TRAITÉ ÉLÉMENTAIRE

DES MALADIES

DES VOIES URINAIRES

DU MÊME AUTEUR

Étude sur la lithotritie à séances prolongées. Paris, Doin, 1882.

De l'aspiration des fragments calculeux après la lithotritie. (En collaboration avec M. le professeur Guyon.) — (*Ann. des m. des org. gén. urinaires*, 1883.)

Recherches expérimentales sur les sondes à double courant. (*Ibid*, 1883.)

De la lithotritie à évacuations successives. (*Ibid.*, 1885.)

Contribution à l'étude de la cystite blennorrhagique. (*Bull. de thérapeutique*, 1886.)

Recherches anatomiques sur l'appareil génital des vieillards. (*Mémoire couronné par l'Acad. des Sciences.* Prix Godard, 1885.) Paris, Coccoz.

Extirpation des néoplasmes de la vessie par la voie hypogastrique. (*Premier Congrès français de chirurgie.* Paris, 1886.)

Sur quelques accidents consécutifs aux lavages de la vessie sans sonde. (*Union méd.*, 1888.)

Foyers anormaux des suppurations périprostatiques. (*Ibid.*, 1888.)

Article Prostate. (*Dictionnaire encyclopédique des Sciences médicales.*)

Article Corps étrangers de l'urèthre. (*Ibid.*)

Article Rétrécissements de l'urèthre. (*Ibid.*)

Article Uréthrotomie. *Ibid.* (Ces deux derniers en collaboration avec M. Kirmisson), etc., etc.

ÉVREUX, IMPRIMERIE DE CHARLES HÉRISSEY

BIBLIOTHÈQUE DE L'ÉLÈVE ET DU PRATICIEN

Collection publiée dans le format in-18 jésus. Cartonnage diamant, tranches rouges.

OUVRAGES PARUS DANS CETTE COLLECTION :

Histoire de la Médecine d'Hippocrate à Broussais et ses successeurs, par le Dr Guardia, 1 volume de 600 pages. . . . . 7 fr.

Manuel pratique de médecine mentale, par le Dr E. Régis, ancien chef de clinique de la Faculté de médecine de Paris, à Sainte-Anne, précédé d'une préface de M. B. Ball, profesfesseur de clinique des maladies mentales, à la Faculté de médecine de Paris. 1 vol. de 600 pages avec planches. . . . . 7 fr. 50

De la Suggestion et de ses applications à la thérapeutique, par le Dr Bernheim, professeur à la Faculté de médecine de Nancy, 2e édition, 1 vol de 600 pages, avec figures dans le texte. . . . . 7 fr.

Manuel pratique de laryngoscopie et de laryngologie, par le Dr G. Poyet, ancien interne des hôpitaux de Paris. 1 vol. de 400 pages, avec figures dans le texte et 24 dessins chromolithographiques hors texte. . . . . 7 fr. 50

Manuel pratique des maladies des fosses nasales, par le Dr Moure, 1 vol. de 300 pages, avec 60 figures et 6 planches hors texte. . . . . 5 fr.

Manuel pratique des maladies des yeux, par le Dr L. Vacher, 1 vol de 700 pages, avec 120 figures. . 7 fr. 50

Manuel d'ophtalmoscopie, par le Dr A. Landolt, dir. du laboratoire d'ophtalmoscopie à la Sorbonne, 1 vol., avec figures dans le texte. . . . . 3 fr.

Hygiène de la vue, par le Dr G. Sous (de Bordeaux). 1 vol. de 350 pages, avec 67 figures. . . . . 6 fr.

Manuel d'accouchement et de pathologie puerpérale, par M. A. Corre, 1 vol. de 600 pages, avec 80 figures et 4 planches chromolithograqhiques hors texte . . . 6 fr.

Traité élémentaire des maladies des voies urinaires, par le Dr E. Desnos, ancien interne de l'hôpital Necker, précédé d'une préface du professeur Guyon. 1 vol. de 1,000 pages, avec figures . . . . 10 fr.

Traité pratique des maladies des organes sexuels, par le Dr Langlebert. 1 vol de 550 pages, avec figures. . 7 fr.

Traité pratique de la syphilis, par le Dr Langlebert, 1 vol. de 620 pages. . . . . 7 fr.

Manuel clinique de l'analyse des urines, par P. Yvon, pharmacien de 1re classe ancien interne des hôpitaux de Paris, 3e édition, revue et augmentée. 1 vol de 400 pages, avec 45 figures dans le texte et 8 planches hors texte. . 7 fr.

Manuel pratique des maladies de la peau, par le Dr Berlioz, professeur à l'Ecole de médecine de Grenoble, 2e édition très augmentée. 1 vol. de 550 pages. . . . . . . 6 fr.

Traité pratique de massage et de gymnastique médicale, par le Dr J. Schreider, ancien professeur libre à l'Université de Vienne, membre des Sociétés d'hygiène et d'hydrologie de Paris. 1 vol. de 350 pages, avec 117 figures dans le texte . . . . 7 fr.

Manuel d'hydrothérapie, par le Dr Paul Delmas, inspecteur du service hydrothérapique de l'hôpital Sainte-André de Bordeaux. 1 vol. de 600 pages, avec 39 figures, 9 tableaux graphiques et 60 tracés. . . . . 6 fr.

Manuel pratique de médecine thermale, par le Dr H. Candellé, ancien interne des hôpitaux de Paris, membre de la Société d'hydrologie médicale. 1 vol. de 450 pages. 6 fr.

Guide thérapeutique aux eaux minérales et aux bains de mer, par le Dr Campardon, avec une préface de M. Dujardin-Beaumetz. 1 vol. de 300 pages. . . . . 5 fr.

Des vers chez les enfants et des maladies vermineuses, par le Dr Elie Goubert. Ouvrage couronné (médaille d'or) par la Société protectrice de l'enfance. 1 vol. de 180 pages, avec 60 figures dans le texte. . . . . . 4 fr.

Manuel de dissection des régions et des nerfs, par le Dr Charles Auffret, professeur d'anatomie et de physiologie à l'Ecole de médecine navale de Brest. 1 vol. de 471 pages, avec 60 figures originales dans le texte, exécutées pour la plupart d'après les préparations de l'auteur. . . . . 7 fr.

Nouveaux éléments d'histologie, par R. Klein, professeur adjoint d'anatomie et de physiologie à l'Ecole médicale de Saint-Bartolomew's hospital de Londres, traduit de l'anglais et augmenté de nombreuses notes, par le Dr G. Variot, chef de clinique des Enfants assistés et préparateur des travaux d'histologie de la Faculté de médecine de Paris, et précédé d'une préface du professeur Ch. Robin. 1 vol. de 540 pages, avec 183 figures dans le texte. . . . . 8 fr.

Nouveaux éléments de petite chirurgie (*pansements, bandages et appareils*), par le Dr Chavasse, professeur agrégé au Val-de-Grâce. 2e édition revue et augmentée. 1 vol de 900 pages, avec 527 fig. . . . . 9 fr.

Nouveaux éléments de chirurgie opératoire, par le Dr Chalot, professeur à la Faculté de médecine de Montpellier. 1 vol. de 750 pages, avec 450 figures. . . . . . 8 fr.

Manuel d'embryologie humaine et comparée, par le Dr Ch. Debierre, professeur à la Faculté de médecine de Lille, chef des travaux anatomiques. 1 vol. de 800 pages, avec 321 figures dans le texte, et 8 planches en couleur hors texte. . . . . 8 fr.

Manuel pratique de microbiologie, comprenant les *fermentations, la Physiologie, la technique histologique, la culture des bactéries et l'étude des principales maladies d'origine bactérienne*, par le Dr H. Dubief, ancien interne des hôpitaux de Paris. 1 vol. de 600 pages, avec 162 figures et 8 planches en couleur hors texte. . . . . 8 fr.

Manuel pratique de médecine militaire, par le Dr Audet, médecin-major à l'Ecole spéciale militaire de Saint-Cyr. 1 vol. de 300 pages, avec planches hors texte. . . . . 5 fr.

TRAITÉ ÉLÉMENTAIRE

DES MALADIES

DES VOIES URINAIRES

PAR

LE Dr E. DESNOS

Ancien interne des Hôpitaux de Paris
Lauréat de l'Institut, etc., etc.

AVEC UNE PRÉFACE DU PROFESSEUR F. GUYON

Et figures dans le texte.

PARIS

OCTAVE DOIN, ÉDITEUR

8, PLACE DE L'ODÉON, 8

1890

A MON MAITRE

M. LE PROFESSEUR GUYON

PRÉFACE

Il m'eût été difficile de présenter au public médical le livre de M. Desnos s'il n'avait été que le fidèle exposé de mon enseignement. Mais j'y ai trouvé réunis et coordonnés les travaux de tous ceux qui ont concouru aux progrès accomplis dans l'étude des maladies des voies urinaires et dans leur traitement. Et d'ailleurs, les appréciations judicieuses, la méthode parfaite, l'expérience particulière de l'auteur donnent à son œuvre un caractère très personnel qui me permet d'en parler librement. Chacun sait combien il est difficile d'être concis ; aussi les livres qui ont pour but d'abréger et de simplifier la tâche de ceux qui ont tout à apprendre ne leur fournissent-ils, souvent, que l'illusion du savoir. M. Desnos a su éviter cet écueil : sa

a

connaissance approfondie du sujet lui a permis de consacrer à certaines parties de ses descriptions des développements étendus et de condenser tout ce qui pouvait, sans trop de détails, être suffisamment explicite. La pratique est le but de l'auteur dont le livre n'a pas d'autre objectif; mais elle a besoin de trop de lumières pour que l'exposé en soit réduit à des questions de technique opératoire ou de formules. Aussi, tout ce qui permet d'établir le diagnostic, d'y trouver le guide et le frein toujours nécessaires à la sécurité et à la moralité de l'intervention, tout ce qui peut permettre de prévoir, de prévenir et de combattre ses inconvénients et ses dangers est-il exposé aussi longuement qu'il était utile.

Le livre de M. Desnos ne perd cependant pas pour cela son caractère synthétique et ne s'éloigne pas du rôle qu'il est destiné à remplir. Ecrit à une époque de rénovation, il devait être le résumé de l'état actuel de la science. Les travaux qui se poursuivent ne peuvent concourir aux progrès que s'ils utilisent un nombre considérable de matériaux fournis par l'observation et l'expérimentation. C'est en procédant de la sorte que j'ai cherché depuis vingt années, avec la collaboration de mes élèves, à reprendre dans toutes ses parties l'étude des affections des voies urinaires. Mais l'étendue même des descriptions rend difficiles la diffusion et l'utilisation de semblables travaux. Aussi ai-je vu avec grande satisfaction l'un de ceux qui ont été directement mêlés à ces œuvres de détail, présenter clairement, dans un tableau d'ensemble, ce qui a été fait par nous et par tous ces hommes distingués, dont les travaux ont apporté de si importantes contributions à l'une des parties de la chirurgie qui réclame le plus impérieusement l'union de la science et de la pratique.

F. Guyon.

AVANT-PROPOS

Pendant les vingt dernières années, l'étude des maladies des organes urinaires a subi d'importantes modifications. Le diagnostic a acquis une précision inconnue jusqu'ici ; l'étiologie, l'anatomie pathologique, la thérapeutique se sont enrichies de précieuses conquêtes; enfin, une partie de cette pathologie, la chirurgie du rein, a été créée de toutes pièces. Les progrès sont venus de tous côtés, de la France et de l'étranger; parmi nous, il faut reconnaître que l'Ecole de Necker y a contribué pour la plus large part. En dehors des ouvrages si complets et si fournis de faits du professeur Guyon, et de l'enseignement clinique qu'il poursuit depuis 1868, des travaux inspirés par lui se succèdent sans relâche et sont conçus avec un esprit de suite qui n'échappe à personne.

Résumer l'enseignement de ce maître et de son

école, réunir sous une forme concise des publications étendues et des monographies éparses, en y ajoutant le fruit de mon expérience personnelle, tel est le but que je me suis proposé. Les travaux de beaucoup d'autres auteurs, français et étrangers, ont été également mis à profit.

Je me suis surtout attaché au côté pratique et c'est le diagnostic et le traitement qui occupent la plus large place ; mais je n'ai pas voulu me limiter étroitement à ces deux points de la pathologie, car c'eût été faire œuvre stérile et dénuée d'intérêt, et n'offrir au lecteur qu'une sorte de formulaire ou d'aide-mémoire. Si j'ai donné à l'étiologie et à l'anatomie pathologique quelques développements, c'est qu'ils m'ont semblé indispensables à l'intelligence des symptômes et du traitement : en agissant ainsi, je suis certain de ne pas m'être écarté du but clinique que j'avais en vue. Par contre, toutes les discussions théoriques, toutes les questions de doctrine ont été volontairement et de parti-pris passées sous silence.

Quant aux différents modes de traitement, il m'eût été impossible d'exposer, dans un cadre aussi restreint, toutes les méthodes proposées pour chaque affection, parfois même de les énumérer. Aussi ai-je dû me borner à un ou à deux des procédés les plus usuels, mais en leur consacrant quelques détails. C'est ainsi que les uréthrotomies, les tailles, la lithotritie sont l'objet de descriptions assez étendues, je l'espère, pour servir de guide et permettre de mener à bien ces opérations. Parmi les diverses méthodes, celles qui sont employées à l'hôpital Necker m'ont toujours donné les meilleurs résultats : voilà pourquoi ce sont elles que je propose comme modèles.

Aussi, en inscrivant en tête de ce livre le nom de mon cher et vénéré maître le professeur Guyon, n'ai-je pas seulement cédé au plaisir de remplir un devoir de reconnaissance et de lui rendre un public hommage; ce soin m'a semblé nécessaire parce qu'à chaque page, alors même que son nom n'est pas cité, on reconnaîtra les théories qu'il professe avec tant d'autorité, les méthodes et les procédés qu'il emploie avec tant de succès.

On trouvera également souvent mentionnés les travaux de ses élèves parmi lesquels je compte de nombreux amis et dont l'érudition a été pour moi d'un constant et utile secours.

Je ne terminerai pas sans adresser à mon éditeur, M. Doin, mes remerciements pour les soins qu'il a apportés à la publication de ce livre.

Dr E. Desnos.

Août 1889.

MALADIES
DES
VOIES URINAIRES

PREMIÈRE PARTIE
MALADIES DE L'URÈTHRE

CHAPITRE PREMIER
ANATOMIE ET PHYSIOLOGIE DE L'URÈTHRE ET DE LA PROSTATE

ANATOMIE

Au point de vue chirurgical l'urèthre de l'homme se divise en deux portions : une périnéale ou fixe (Blandin, Richet), et une pénienne ou mobile, ou bien, mieux encore, en urèthre postérieur et antérieur (Guyon). Le premier comprend les portions prostatique et membraneuse ; l'urèthre antérieur est constitué par toute la portion spongieuse qui elle-même se divise en quatre régions : naviculaire, pénienne, scrotale, périnéo-bulbaire ; enfin, en avant, le méat.

Direction. — L'urèthre antérieur peut être considéré comme droit. S'il forme un angle au niveau du ligament suspenseur celui-ci peut être redressé et l'est en effet pendant la miction, l'érection et surtout le cathétérisme. Un instrument parcourt aisément et sans déviation tout l'urèthre antérieur jusqu'au cul-de-sac du bulbe. Ce point, le plus déclive de l'urèthre, est situé au-dessous de la symphyse.

La direction de l'urèthre change alors et décrit une courbe à concavité antérieure et supérieure. Le rayon de courbure a été évalué par Gély à 6 centimètres et la longueur de la courbe à 1/3 de cercle. Ces dimensions sont exagérées en ce qui concerne l'adulte et surtout l'enfant; elle varient suivant les sujets et les âges. Guyon a trouvé une différence variant de 31 à 60 millimètres, chez des sujets de 25 à 60 ans.

D'ailleurs on observe, non pas exactement une courbure, mais une ligne brisée formée par trois plans successifs, qui n'existent d'ailleurs qu'au niveau de la paroi inférieure. La supérieure décrit au contraire une courbe régulière qu'on redresse facilement pendant le cathétérisme, car le ligament suspenseur ne s'oppose pas à l'abaissement de la portion pénienne et la portion courbe peut être relevée grâce à ce que le plexus de Santorini, situé au-dessus, se laisse déprimer sans grande résistance. Pendant ce trajet l'urèthre contourne la symphyse; les distances qui le séparent de ce point de repère sont les suivantes, d'après Sappey : au niveau du cul-de-sac du bulbe, 14 millimètres; un peu plus loin, au point le plus déclive, 18 millimètres; enfin le col en est distant de 30 à 34 millimètres, et situé sur une ligne horizontale qui traverserait la symphyse à l'union de son 1/4 inférieur avec les 3/4 supérieurs.

LONGUEUR. — La longueur moyenne de l'urèthre est de 16 centimètres (Sappey) ; mais il existe de très grandes différences suivant les âges ; chez les vieillards, la portion prostatique et très souvent la portion pénienne en même temps subissent un allongement considérable. Aussi le professeur Guyon recommande-t-il de ne pas s'exprimer en chiffres pour désigner la localisation d'une lésion uréthrale ; mais de spécifier la région anatomique qui en est le siège.

CALIBRE. — Le calibre de l'urèthre est variable suivant qu'on le considère à l'état de repos, d'activité ou de distension (Quenu).

A l'état de repos, l'urèthre se présente sous la forme d'une fente dont la direction et la longueur varient ; son étude n'offre pas un grand intérêt clinique.

A l'état d'activité, pendant la miction par exemple, les dimensions de l'urèthre diffèrent sensiblement suivant les régions. Le méat est le point en même temps le plus étroit et le moins dilatable ; la fosse naviculaire présente une ampliation fusiforme assez considérable qui cesse au niveau du frein, et les portions périnéale et scrotale un resserrement à peu près partout uniforme. Le cul-de-sac du bulbe est le siège d'une dilatation très remarquable à laquelle succède la traversée étroite de la région membraneuse. Enfin, dans la prostate, l'urèthre est plus large et au niveau du col il existe un léger rétrécissement.

Ces diverses dispositions sont faciles à constater sur le vivant si on explore l'urèthre à l'aide d'une bougie terminée par une boule un peu volumineuse. Toutes ces ampliations sont produites aux dépens de la paroi inférieure. La supérieure reste sensiblement rectiligne.

Aux points les plus étroits, l'urèthre mesure de 15 à 18 millimètres de diamètre (Sappey). Mais il est presque toujours possible d'introduire dans un urèthre sain des instruments plus volumineux en mettant en jeu son extensibilité; la limite à laquelle on peut ainsi parvenir sans produire de déchirement constitue le calibre artificiel.

Les chirurgiens américains, et en particulier Otis, ont fait sur ce point des recherches qui les ont conduits à des résultats évidemment exagérés. De mensurations multiples, Otis conclut que la moyenne varie de 28 à 40 millimètres de circonférence, ce qui donne un diamètre de $8^{mm},90$ à $12^{mm},73$. De plus il établit entre la circonférence du pénis et celle de l'urèthre un rapport qui serait constant et qu'il évalue à $\frac{1}{2,25}$; ainsi une verge de 75 millimètres correspondrait à un urèthre de 30 millimètres. Les faits contradictoires abondent, et d'ailleurs, l'état de turgescence essentiellement variable des corps caverneux rend cette mensuration impossible à faire avec exactitude.

Des recherches sur le même sujet, faites par MM. Guyon et Campenon, permettent de fixer la limite de la dilatabilité à $10^{mm},4/6$, dimension qui a été obtenue 4 fois avec des déchirures insignifiantes sur la paroi inférieure.

L'urèthre n'est pas également dilatable dans toutes les régions. — Le méat, qui est le point le plus étroit, est aussi le moins extensible; la fosse naviculaire l'est beaucoup au contraire et atteint facilement 30 à 38 millimètres de diamètre. La région la plus extensible est le cul-de-sac du bulbe; lorsqu'on a fendu en ce point la paroi supérieure de l'urèthre, on peut à l'aide d'un stylet exercer une dépression de plus d'un centimètre; en le faisant simplement glisser le long de la paroi inférieure, il se coiffe de la muqueuse et ne peut plus avancer.

L'urèthre membraneux, étroit naturellement, se laisse facilement dilater; quant au col, il pourrait, d'après Dolbeau, être porté jusqu'à 20 millimètres de diamètre.

La paroi supérieure est infiniment plus résistante que l'inférieure (Guyon) ; elle est en même temps, comme nous le verrons bientôt, moins mobile; aussi est-ce elle que l'on s'efforcera de suivre pendant le cathétérisme.

MUQUEUSE. — Sur la surface interne de l'urèthre, on remarque des sillons, des papilles et des rides. Tous ces plis sont longitudinaux et aucun ne se présente transversalement comme le ferait une valvule. La muqueuse est rouge dans la fosse naviculaire et dans la portion membraneuse, rosée dans la portion spongieuse, et blanche dans la prostate.

Ces orifices sont désignés suivant leurs dimensions en foramina et foraminula ou lacunes de Morgagni, auxquels Sappey ajoute des orifices moyens; leur ouverture est dirigée en avant, les plus grands ont une forme elliptique, plus ou moins semblable à l'embouchure d'un uretère. Ce sont des replis de la muqueuse; parmi eux il en est un constant situé à 2 ou 3 centimètres du méat sur la paroi supérieure et connu sous le nom de valvule de Guérin. D'après Robin et Cadiat, ces orifices sont distincts des glandes uréthrales. Des papilles existent sur toute la muqueuse, excepté sur le verumontanum.

De la structure de la muqueuse, dont nous n'avons pas à nous occuper dans ce résumé d'anatomie chirurgicale, nous ne relèverons que deux points : d'abord la richesse en fibres élastiques du chorion ; il suffit de pratiquer une incision sur la muqueuse pour en voir les deux lèvres s'écarter et la plaie prendre un aspect losangique. De plus, l'adhérence de la muqueuse aux tissus sous-jacents, très intime au niveau de la paroi supérieure, est au contraire très faible sur l'inférieure, qui se laisse facilement plisser et déprimer.

En outre, on sait que le squelette de l'urèthre est formé par une gaîne de tissu érectile désignée sous le nom de corps spongieux. Cette gaîne n'est pas partout continue ; au niveau du cul-de-sac du bulbe, la paroi supérieure est essentiellement constituée par la muqueuse reposant sur un tissu fibro-plastique, interposé entre elle et l'origine des corps caverneux (Guyon) ; le corps spongieux ne commence réellement qu'au point où l'urèthre s'engage dans la gouttière des corps caverneux.

Rapports de l'urèthre. — Aussitôt après son origine au col vésical l'urèthre s'engage dans la prostate, est contenu dans la loge périnéale inférieure, puis traverse l'aponévrose moyenne et reçoit l'insertion du muscle de Guthrie ; à ce niveau cesse la région membraneuse. La région bulbaire et tout l'urèthre antérieur sont contenus dans la loge inférieure qui, on le voit, se continue avec la gaine fibro-élastique du pénis. Ces dernières régions seront successivement décrites.

Prostate. — Les rapports de la prostate sont indiqués par les limites de la loge uréthro-prostatique sur laquelle elle n'est pas exactement appliquée mais dont la séparent d'abondants plexus vasculaires. Cette loge occupe l'étage supérieur du périnée ; elle est limitée en haut par l'aponévrose supérieure; en bas par l'aponévrose moyenne; latéralement par les lames pubio-rectales, et médiatement par les parois du bassin dans l'intervalle compris entre les deux aponévroses supérieure et moyenne; en arrière par l'aponévrose prostato-péritonéale de Denonviliers, lame fibreuse qui s'étend du bord postérieur de l'aponévrose moyenne au cul-de-sac péritonéal; en avant la prostate est séparée par le plexus de Santorini du pubis, auquel elle est reliée par deux trousseaux fibreux, dits ligaments pubio-prostatiques ou ligaments antérieurs de la vessie.

Telle est, sommairement indiquée, la situation de la prostate. Considérée en elle-même cette glande se présente sous la forme d'un petit corps arrondi dont le volume est ordinairement comparé à celui d'une châtaigne; sa forme est celle d'un cône aplati d'avant en arrière. Elle se dirige obliquement de haut en bas et d'avant en arrière. Son poids moyen est de 17 grammes, d'après Sappey; les poids extrêmes ont été de 13 et de 21 grammes, d'après les relevés du même auteur.

Les dimensions que Thompson et Sappey ont données de la surface extérieure ne concordent pas.

	THOMPSON	SAPPEY
De la base au sommet...........	34 mm	»
Face pubienne..................	»	24 mm
Face rectale...................	»	30
Diamètre transverse mesuré à la base..................	44	42
Diamètre antéro-postérieur.......	15	27

La face rectale, légèrement bombée, présente sur la ligne médiane un sillon peu marqué chez les jeunes sujets. Elle est facilement sentie au travers du rectum dont elle est néanmoins séparée par trois plans membraneux : une couche celluleuse mince en rapport avec la prostate; l'aponévrose prostato-péritonéale déjà décrite; une autre couche celluleuse mince, très lâche, en rapport avec le rectum. Elle s'écarte un peu de l'intestin vers sa partie inférieure laissant un espace connu sous le nom d'angle uréthro-rectal de Richet.

Les faces latérales, peu étendues et quelquefois appelés bords sont en rapport avec du tissu cellulaire lâche, les aponévroses latérales, le releveur de l'anus et des plexus veineux dont les parois sont adhérentes aux plans aponévrotiques qui les maintiennent béantes (Campenon).

Le sommet empiète sur la région membraneuse jusqu'à 10 à 12 millimètres du bulbe dont il est séparé par l'aponévrose moyenne du périnée.

Quant à la base, elle regarde directement en haut et est entièrement recouverte par la vessie ; on y remarque un orifice qui est le col vésical, une dépression formée par l'écartement des lobes latéraux qui s'enfonce jusqu'à l'utricule prostatique.

L'urèthre traverse la glande de la base au sommet. Ce fait est admis universellement aujourd'hui : les mensurations de Sappey et de Richet ont montré que l'urèthre est situé à l'union du quart antérieur avec les trois quarts postérieurs de la prostate.

L'épaisseur des parois prostatiques a été évaluée diversement. Une connaissance exacte en est nécessaire au point de vue chirurgical. Voici les chiffres de Sappey et de Senn qu'on doit accepter :

	SAPPEY	SENN
Rayon médian antérieur....	5 mm	»
Rayon médian postérieur....	17	15 à 18 mm
— transverse...........	15	20
— oblique.............	23	22 à 25

Les parois supérieure et latérales du canal sont parsemées de quelques orifices glandulaires ; sur la paroi postérieure, ces orifices sont beaucoup plus nombreux ; on y remarque en outre deux gouttières latérales où viennent s'ouvrir les conduits sécréteurs de la prostate ; la crête uréthrale ou verumontanum, saillie médiane qui présente à son extrémité supérieure un peu renflée trois orifices : deux latéraux qui sont ceux des conduits éjaculateurs, un médian, l'orifice de l'utricule prostatique; cette dernière cavité n'est autre qu'un diverticule de la muqueuse prostatique (Sappey). On sait que la paroi inférieure est celle à laquelle les progrès de l'âge font subir des déviations importantes et qu'elle présente des coudures sur lesquelles nous n'avons plus à revenir, tandis que la paroi supérieure conserve sa forme normale sans modifications notables.

A la coupe la prostate se présente sous l'aspect d'une masse grisâtre, d'une dureté assez grande et qui se laisse difficilement pénétrer.

Nous ne dirons que quelques mots de la structure de la prostate. Des fibres musculaires striées et lisses, du tissu conjonctif, des glandules, entrent dans sa composition élémentaire. En haut, une première portion va du col vésical à l'embouchure des canaux éjaculateurs ; la seconde portion, antérieure et supérieure comprend un muscle strié que Sappey a désigné sous le nom de sphincter prostatique. Il s'étend d'un bord de la glande à l'autre ; c'est un plan triangulaire, concave en arrière, convexe en avant, dont le sommet tronqué se confond en bas avec les fibres annulaires de la portion membraneuse et dont la base s'adosse, sur la ligne médiane au sphincter vésical. En avant, il est recouvert par les fibres longitudinales antérieures de la vessie.

Des fibres lisses existent au centre et à la périphérie. Dans la trame de la glande elles limitent des loges qui circonscrivent les éléments glandulaires (Kölliker). A la périphérie, on voit une couche plus ou moins épaisse de fibres lisses mêlées à une forte proportion de tissu cellulaire et à quelques fibres striées isolant nettement la prostate des tissus voisins.

Des acini existent toujours en avant, d'après Sappey. Ils se présentent sous forme d'utricules tantôt ronds, tantôt allongés ou courbes et se réunissent pour former des troncules longs, bosselés et irréguliers qui arrivent à la surface prostatique au nombre de quarante-cinq à cinquante.

Les artères sont fournies par les vésico-prostatiques et accessoirement par la vésicale postérieure.

Le réseau veineux est assez peu développé chez l'adulte, mais forme déjà à cet âge deux cercles complets dont l'un est central et presque sous-muqueux et l'autre périphérique. Les veines se rendent dans les gros plexus veineux qui entourent la prostate. Quant aux lymphathiques ils se réunissent en quatre plexus, deux latéraux qui se rendent à un ganglion situé sur les parties latérales et inférieure du bassin et deux supérieurs qui se dirigent vers un ganglion situé derrière la branche horizontale du pubis.

Portion membraneuse. — Elle s'étend du sommet de la prostate au collet du bulbe; il est bon de remarquer, avec Quenu, qu'elle n'est pas entièrement contenue dans le ligament de Carcassonne et qu'on doit lui reconnaître deux portions, une sus-ligamenteuse et une intra-ligamenteuse. La première est en rapport en avant avec le plexus de Santorini et le muscle de Wilson et en arrière avec le rectum dont la sépare l'aponévrose prostato-péritonéale; c'est dans cet espace que portent les incisions dans la taille périnéale. Le segment intra-ligamenteux est en rapport en arrière avec les glandes de Cowper et le bulbe dont l'extrémité renflée en recouvre une partie. Cette portion est entourée de tous côtés par le muscle de Guthrie, situé comme elle dans le dédoublement de l'aponévrose moyenne.

Ces deux muscles de Wilson et de Guthrie ont donné

lieu aux descriptions les plus contradictoires. Des recherches de Sappey et de Quenu il résulte que le muscle de Guthrie est différent du sphincter uréthral. Ses fibres ont une direction circulaire concentrique à celle de l'urèthre. Elles constituent donc un sphincter ajouté au sphincter uréthral. Le muscle de Wilson existe réellement et ses fibres sont longitudinales ou obliques : il s'insère au ligament sous-pubien au moyen d'une couche de tissu fibreux creusée de lacunes veineuses.

La région bulbaire a pour limites en arrière le renflement du bulbe et en avant l'angle uréthral. Elle est comprise dans la loge inférieure du périnée; tout le bulbe est recouvert par le muscle ischio-bulbaire.

Quant aux glandes bulbo-uréthrales, dites glandes de Cowper ou plus justement glandes de Mery, elles siègent à la base du bulbe dans l'angle qu'il forme avec l'urèthre; elles sont bilatérales et symétriques. Leur volume varie entre celui d'un pois et celui d'une noisette ou d'une cerise. Ce sont des glandes en grappe dont les conduits viennent après un trajet oblique de 3 à 4 centimètres, s'ouvrir sur la paroi inférieure de la région bulbaire, en avant, par conséquent, du sphincter membraneux.

Dans la portion pénienne, l'urèthre occupe la gouttière formée en bas par l'adossement des deux corps caverneux; le tout est enveloppé par une membrane fibro-élastique. Le corps spongieux se renfle en avant pour former le gland, comme en arrière pour former le bulbe.

PHYSIOLOGIE

L'urèthre antérieur est le siège d'une sensibilité assez obtuse qui acquiert une vivacité très grande à l'état pathologique. La portion membraneuse est au contraire à l'état normal d'une exquise sensibilité au contact des instruments dont le passage est toujours un peu douloureux. Quant à la prostate, elle réagit peu aux contacts; elle serait le point de départ de réflexes sur lesquels nous reviendrons.

L'élasticité de l'urèthre est certaine et a été démontrée par les expériences du professeur Guyon. On peut en avoir la preuve en incisant dans un sens quelconque la muqueuse dont les deux lèvres s'écartent immédiatement. Il existe sous ce rapport une grande différence entre les parois supérieure et inférieure. Cette dernière est infiniment plus extensible, et sous l'action d'un poids de 250 grammes par exemple elle présente une élongation de 5 centimètres, tandis que la supérieure ne s'allonge que de 22 cent. et demi. Cette extensibilité est remarquable surtout dans la portion spongieuse; elle est presque nulle dans les régions prostatique et membraneuse.

Les parois de l'urèthre, accolées pendant le repos de l'organe, s'écartent pendant la miction, l'érection, etc., pour se rapprocher immédiatement après en vertu de leur rétractilité.

La portion spongieuse ne se contracte pas; Thompson, Mercier, Voillemier ont démontré ce fait, et le professeur Guyon, en appliquant l'électricité à cette recherche, l'a prouvé de la manière la plus irréfutable. Il n'en est pas de même de la portion membraneuse. Si on introduit dans l'urèthre un explorateur à boule, on le conduira facilement jusqu'au cul-de-sac du bulbe. Là, une résistance plus ou moins grande se fera sentir, puis se laissera vaincre bientôt; mais le cheminement de la boule ne sera plus aussi facile ; elle paraîtra serrée en même temps que le malade accusera une sensation plus ou moins douloureuse. Plus loin l'instrument se meut librement et ce n'est qu'au niveau du col vésical qu'on rencontre un ressaut, beaucoup moins marqué toutefois qu'au niveau de la portion membraneuse.

Cette portion semble donc fermée à l'état normal ; en voici d'autres preuves. Sur un cadavre, si on essaie de faire le cathétérisme pendant que la rigidité cadavérique existe encore, on éprouve de grandes difficultés à vaincre la résistance du sphincter membraneux qui, une fois surmontée, ne se reproduit plus et cela, quel que soit le sens dans lequel est conduit l'instrument, d'avant en arrière ou d'arrière en avant. L'électrisation localisée le prouve aussi : lorsqu'on conduit une boule métallique au delà de la portion membraneuse et qu'on fait passer un courant faradique, on éprouve au retour une résistance bien plus grande, et si, après avoir ramené la boule dans l'urèthre antérieur, on essaie de franchir de nouveau, on sera complètement arrêté.

Autre preuve : en instillant quelques gouttes de liquide en avant de la portion membraneuse on les voit bientôt revenir en suintant vers le méat. Si au contraire l'extrémité de l'instrument a dépassé la région membraneuse, le liquide ne s'écoulera que pendant la prochaine miction ou, si une quantité notable en a été versée, il refluera dans la vessie. Des faits pathologiques le montrent également. Une hémorrhagie de l'urèthre antérieur se manifeste par un écoulement de sang qui s'échappe par le méat : c'est une uréthrorrhagie. Si la blessure siège dans la région prostatique, le sang retombe dans les veines et est évacué au moment de la miction : on assiste à une hématurie. Les urèthrites antérieures donnent lieu à un écoulement purulent continu ; dans les postérieures, le pus n'apparaît que d'une manière intermittente.

Le rôle de cette portion dans l'occlusion de la vessie est considérable. Cette contraction n'est pas constamment en jeu. A l'état de repos la fermeture de la vessie est assurée par la tonicité de l'appareil musculaire non seulement du col vésical, mais de toute la région prostatique ; on a vu que depuis l'orifice du col jusqu'à l'aponévrose moyenne, les parois de l'urèthre sont doublées d'une épaisse couche musculaire qui en maintient les parois appliquées. Mais lorsque la vessie se contracte, cette barrière ne suffit plus et c'est alors que la portion membraneuse, qui joue alors le rôle de *sphincter uréthral* se contracte violemment. On se rend compte de ce fait en sondant un individu suivant qu'il éprouve le besoin d'uriner ou non. Dans le premier cas, à peine la sonde a-t-elle franchi la portion membraneuse, que l'urine s'écoule. Quand la vessie est peu remplie, il faut au contraire dépasser le col pour que le liquide apparaisse.

Cette disposition est tellement évidente que l'on en a exagéré l'importance en localisant les sensations du besoin d'uriner dans la muqueuse prostatique, qui serait le siège d'un réflexe particulier (Küss). L'urine ne produirait aucune sensation tant qu'elle ne dépasse pas le col ; lorsque la vessie est remplie, elle pénètre dans l'urèthre prostatique et son contact avec cette muqueuse donne naissance à la sensation du besoin. Nous verrons plus loin que cette sensation réside dans la vessie elle-même ; le besoin n'est que la traduction de la contraction de ses parois.

La force qui projette l'urine en dehors est fournie par la contraction vésicale ; les parois du canal cèdent et s'écartent sous l'action de la colonne liquide, puis en revenant sur elles-mêmes, régularisent le débit et rendent le jet continu ; l'étroitesse relative du méat contribue à augmenter la portée du jet. La direction postéro-antérieure des conduits éjaculateurs, leur petitesse, la présence du verumontanum empêchent que l'urine ne pénètre dans ces conduits.

Les dernières gouttes de l'urine sont évacuées par saccades, ce qui résulte des contractions non plus de la vessie, mais du bulbo-caverneux. Ce muscle et ceux qui entourent la prostate rapprochent, en se contractant, les parois du canal d'une façon brusque pour en chasser l'urine qui y stagne à la fin de miction. D'après Guérin, ce mécanisme serait plus complexe ; le bulbo-caverneux comprime le bulbe et projette le sang de l'appareil érectile en avant, du côté de la muqueuse uréthrale. Celle-ci devenue turgescente est refoulée vers le centre du canal, en rétrécit brusquement le calibre et chasse le liquide qui s'y était accumulé.

CHAPITRE II

EXPLORATION DE L'URÈTHRE ET DE LA PROSTATE

Les moyens dont le chirurgien dispose pour pratiquer l'examen de l'urèthre sont l'*inspection*, la *palpation*, le *cathétérisme* et l'*endoscopie*. L'inspection n'est utilisable que pour la portion pénienne. La palpation peut être faite sur tout le trajet de l'urèthre, mais, dans ses parties profondes, c'est à l'aide d'une manœuvre spéciale qui est le toucher rectal. Les renseignements les plus nombreux et les plus précieux sont fournis par le cathétérisme; enfin dans quelques cas particuliers l'endoscopie est d'un utile secours.

A. Inspection. — L'inspection du trajet de l'urèthre n'est jamais à négliger; très utile, par exemple, en face d'une inflammation périuréthrale, elle permettra même de faire presque tout le diagnostic, dans certains cas de fistules ou de vices de conformation. Mais le plus souvent l'aspect extérieur de la région uréthrale n'est pas modifiée.

B. Palpation. — Par la palpation on reconnaîtra les modifications de la sensibilité et les déformations du canal. Cette exploration doit être conduite très doucement; la verge étant relevée mais non tendue, un doigt parcourt tout le trajet de l'urèthre; celui-ci, à l'état de flaccidité de la verge ne se distingue pas par une sensibilité spéciale; à peine est-il, chez certains sujets, le siège d'une résistance un peu plus marquée que celle des tissus voisins. Aussi l'éveil d'une douleur localisée est-il un signe précieux, souvent révélateur d'un corps étranger, ou plus rarement d'une lésion inflammatoire ou traumatique. On constate dans certains cas l'existence d'une saillie anormale au niveau du point douloureux. Il est alors nécessaire de saisir l'urèthre entre deux doigts, pour s'assurer de sa mobilité et de ses connexions. Ce pincement permet d'isoler la tuméfaction et de bien l'explorer (Guyon).

Les sensations fournies par le palper deviennent plus nettes quand on combine avec lui le cathétérisme; une boule exploratrice étant introduite dans l'urèthre, on en suit la progression et les ressauts et on s'assure de l'épaississement partiel ou total des parois.

Toutes ces remarques s'appliquent aux portions pénienne et scrotale. La région périnéale est difficilement accessible à travers les téguments, et pour l'explorer le toucher rectal est nécessaire.

Toucher rectal. — La dernière portion de l'urèthre et la prostate ne sont séparées du rectum que par une mince couche cellulaire, ce qui rend facile l'exploration de ces organes par la voie rectale. Ajoutons que le bas-fond de la vessie et les vésicules séminales sont accessibles au toucher par la même voie.

Le toucher doit être pratiqué de la manière suivante :

Le malade sera placé près du bord droit du lit dans le *décubitus dorsal*, position la plus avantageuse pour permettre à la face palmaire du doigt de se mettre bien en contact avec les organes à explorer. Il reposera bien horizontalement, sans qu'il soit besoin d'un coussin pour élever le siège, les jambes allongées ou à peine fléchies. En un mot le toucher rectal doit se pratiquer comme le toucher vaginal.

L'index est dans l'extension pendant que les autres doigts sont repliés sur la région palmaire. L'ongle aura été coupé court; on recommande quelquefois de faire pénétrer dans sa rainure un peu de savon pour empêcher que les matières fécales ne s'y déposent; puis le doigt est enduit d'un corps gras, de vaseline ou de cérat de préférence à l'huile : le *pourtour de l'anus* est de même largement graissé. On recherche l'orifice anal, et celui-ci une fois reconnu, le doigt est poussé lentement, doucement et sans brusquerie, en suivant la paroi de l'intestin, aussi profondément que possible.

Alors seulement l'exploration commence, à l'aide de petits mouvements de flexion de la phalangette on déprime légèrement les tissus. *Au point le plus élevé est la vessie* qu'on atteint généralement à moins d'une saillie prostatique excessive. Chez l'enfant on peut explorer la plus grande partie de sa face postérieure. Quand elle est distendue, le bas-fond se présente sous la forme d'une saillie globuleuse : nous aurons à revenir sur les sensations diverses que donnent les altérations de la paroi vésicale.

A peu près au même niveau, mais latéralement, sont

les *vésicules séminales*, toujours facilement appréciables et dont l'exploration est possible chez tous les sujets. Elles se présentent sous la forme de petites masses mollasses, à peine saillantes, légèrement bosselées, n'ayant pas de sensibilité propre à l'état normal : leur volume varie avec le degré de replétion, mais la résistance est toujours des plus faibles. On constatera ainsi les modifications de la sensibilité, la consistance, la tuméfaction, etc.

Nous ne parlons pas ici de l'exploration de l'extrémité inférieure des uretères sur lesquels on arrive souvent; nous aurons à y revenir.

Plus près de l'orifice anal est la prostate; il ne faut donc pas la chercher au niveau de l'extrémité du doigt enfoncé tout entier dans l'intestin; pour la bien sentir, il convient de l'explorer de haut en bas, c'est-à-dire que le doigt après s'être porté sur la paroi vésicale redescendra peu à peu. A l'état normal, la prostate ne forme pas de relief dans l'intestin; il faut déprimer la paroi antérieure de celui-ci pour sentir une petite masse non pas indurée, mais un peu plus résistante que les tissus ambiants; on parvient avec un peu d'habitude à en délimiter les contours; la forme et le volume varient suivant les âges; on compare assez justement la prostate de l'adulte à une châtaigne. Plus bas encore on sent peu à peu la prostate s'effiler et le doigt arrive au contact de l'urèthre, dont il s'éloigne de plus en plus à mesure qu'il se rapproche de l'orifice anal.

Pour pratiquer un examen d'ensemble de la prostate il importe de promener le doigt méthodiquement sur tous les points, de bas en haut, d'abord, puis latéralement, en dépassant, s'il est possible, les limites de la glande et en faisant glisser le doigt de gauche à droite ou inversement sur toute la face rectale. On comparera les dispositions constatées au niveau de chaque lobe, aussi bien que les sensations accusées par le malade.

Les modifications portent sur : 1° le volume qui est amplifié — hypertrophie, abcès, tumeurs, etc., — ou diminué — atrophie partielle ou totale ; 2° la consistance, — induration partielle ou totale ; — points ramollis ou fluctuants ; 3° la régularité de la surface, — bosselures ou saillies, dépressions ; 4° la sensibilité, — le plus souvent exaltée ; parfois, au contraire, la sensation du besoin d'uriner que provoque le toucher n'est pas perçue. Ailleurs, la glande est effacée, comme voilée par un épaississement du tissu cellulaire prérectal comme dans les inflammations périprostatiques aiguës ou chroniques.

Cathétérisme. — L'étude du cathétérisme, qui s'adrese tantôt à l'urèthre, tantôt à la vessie, ne pourrait être scindée sans inconvénients : et nous exposerons dès maintenant l'ensemble des manœuvres que cette opération comporte. Quant à l'*endoscopie* de l'urèthre, ou uréthroscopie, nous l'étudierons plus loin en même temps que l'endoscopie de la vessie ou cystoscopie. (V. IIIe part., chap. III.)

CHAPITRE III

TECHNIQUE DU CATHÉTÉRISME

Le cathétérisme est une opération qui consiste à introduire dans l'urèthre et dans la vessie un instrument destiné à l'exploration et au traitement de ces organes. Il est dit *uréthral*, tant que l'instrument ne dépasse pas les limites du canal, et *vésical*, lorsque la traversée uréthrale n'est qu'un temps préliminaire pour permettre d'aborder la vessie.

Suivant la définition donnée, il se divise en cathétérisme *explorateur* et *thérapeutique ;* ce dernier peut lui-même être *thérapeutique proprement dit*, ou *évacuateur*.

Ces divisions sont utiles à connaître et résultent de la multiplicité des cas où on a recours à cette opération. Mais nous avons à cette place surtout en vue le manuel opératoire qui diffère suivant la nature et la forme des instruments employés.

Aussi étudierons-nous successivement le cathétérisme pratiqué à l'aide :

1° D'instruments souples ;

2° D'instruments métalliques à petite courbure ;

3° D'instruments métalliques à grande courbure;
4° D'instruments métalliques droits.

Bougies et sondes. — 1° Les instruments souples sont de caoutchouc ou de gomme.

Les sondes de caoutchouc vulcanisé sont d'une flexibilité extrême et ont, par cela même, l'avantage d'être absolument inoffensives. Les sondes ou bougies dites de gomme sont faites d'un tissu de soie recouvert d'un mélange siccatif d'huile de lin et de caoutchouc dont on répand plusieurs couches successives. Les sondes de gutta-percha sont peu employées en France; elles sont, en effet, un peu offensives et assez friables; mais elles présentent le grand avantage de se laisser ramollir quand on les trempe dans l'eau bouillante et de garder en se refroidissant la courbure qu'on leur a imprimée.

Quant aux bougies de baleine, de corde à boyau, de laminaire, il en sera question à propos des rétrécissements.

On peut donner aux instruments souples des formes variées au moyen d'un mandrin constitué par une tige métallique de petit calibre; pour laisser plus de prise à cette tige, qui est très mince et glisse facilement, on peut y adapter un ajutage (fig. 5), sorte de curseur terminé par deux ailettes latérales et qu'une vis de pression permet de fixer sur la tige. Son extrémité conique s'engage dans le pavillon de la sonde qui y adhère à frottement dur, on peut ainsi la manier avec autant de précision qu'un instrument métallique.

Les instruments métalliques sont d'acier, de maillechort, d'argent. Ceux d'acier sont peu employés en France et ne servent guère à l'exploration (Thompson). Le maillechort a l'avantage du bon marché, mais il est facilement cassant. C'est à l'argent qu'on doit donner la préférence.

PRÉCAUTIONS GÉNÉRALES. — Les précautions qui sont recommandées dans la méthode antiseptique sont applicables ici dans toute leur rigueur; on évitera ainsi une très grande partie des accidents imputables au cathétérisme. Avant tout, il faut se rappeler que la première règle de l'antisepsie est une *propreté absolue*.

Au moment de pratiquer cette opération, le chirurgien devra s'être lavé les mains avec soin; l'emploi d'une solution antiseptique n'est pas utile en général, à moins qu'on ait à toucher à la partie de l'instrument qui sera en contact avec la muqueuse.

L'antisepsie des instruments s'obtient d'une façon différente suivant qu'ils sont métalliques ou non. Dans le premier cas, l'ébullition ou le flambage, suivis de l'immersion immédiate dans un liquide antiseptique constituent deux moyens également bons. Les instruments mous, de gomme ou de caoutchouc, seront conservés dans une enveloppe de linge sec phéniqué, sublimé, boriqué, etc.; lorsqu'on prévoit le moment où l'on doit s'en servir, on les laissera tremper pendant plusieurs heures dans une solution boriquée; ce procédé a l'inconvénient d'altérer assez rapidement les sondes de gomme, lorsqu'il est souvent renouvelé. Aussi peut-on, au moment où l'on prend un instrument, se borner à l'essuyer fortement, et à plusieurs reprises, avec une compresse ou un tampon d'ouate imbibé d'une solution antiseptique, puis à le tremper en entier dans un bocal ou une éprouvette remplie de la même solution. Dans ce cas, l'acide borique possède un pouvoir antiseptique insuffisant ; une solution de sublimé à 2/1000 convient mieux : l'instrument, bien entendu, ne sera pas essuyé avant d'être graissé. On pourrait craindre que le liquide qui séjourne sur les parois de la sonde n'irrite le canal; d'ordinaire, le corps gras suffit pour le déplacer; mais si l'on avait des craintes à ce sujet, on tremperait la sonde, après le nettoyage au sublimé, dans une solution boriquée ou simplement dans de l'eau récemment bouillie.

Les corps gras seront de l'axonge ou de la vaseline à l'acide borique (à 1/10) ou au sublimé (à 1/1000); l'huile phéniquée (à 5/100) est préférable et produit un glissement plus régulier. Ces substances devront être fraîchement préparées ; s'il s'agit de pommades, on en recouvrira la surface d'une couche légère d'une solution de sublimé renouvelée chaque jour; quant à l'huile phéniquée, elle sera remplacée tous les cinq ou six jours ou portée à une température de 100 degrés.

On fera, au moyen d'une solution antiseptique, des lavages du gland et de l'urèthre. Cependant, s'il s'agit d'explorer l'urèthre *antérieur* au point de vue des sécrétions, par exemple, un lavage préalable priverait le diagnostic de renseignements importants; aussi un explorateur à boule sera-t-il conduit jusqu'au cul-de-sac du bulbe, mais ne pénétrera pas dans l'urèthre postérieur. A l'exception de ce cas particulier, une irrigation uréthrale sera pratiquée soit à l'aide d'une sonde à jet récurrent qu'on introduira lentement tout en faisant passer le courant liquide, soit à l'aide d'un explorateur à boule perforée de faible dimension ou d'une petite sonde, conduite jusqu'au cul-de-sac du bulbe, et par laquelle on poussera doucement une petite quantité de solution boriquée. Plus simplement encore, le lavage sera fait à l'aide d'une seringue à embout assez fin pour ne pas remplir l'orifice du meat; il suffit de presser sur le piston pour que le liquide pénètre dans le canal et en ressorte immédiatement.

Telles sont les précautions à prendre localement avant de pratiquer le cathétérisme. Dans un service hospitalier, dans un cabinet de consultations, elles peuvent toujours être employées et doivent l'être dans la grande majorité des cas, toutes les fois que les manœuvres ont une certaine importance ou quelque durée. Dans la pratique de la ville, il est souvent difficile de réunir les conditions de leur stricte application; le praticien, avec les moyens qui seront à sa disposition, devra s'en rapprocher le plus possible. Pour cela, il suffit le plus souvent d'une qualité que tout le monde peut avoir et qui est capitale : c'est la propreté.

Dans l'immense majorité des cas, l'anesthésie chloroformique n'est pas nécessaire. Il faut faire cependant une exception pour les enfants chez qui l'emploi en est presque toujours indiqué, et permet seul une bonne exploration. On peut étendre l'exception à certains sujets pusillanimes ou névropathes. Mais en règle générale on ne doit pas l'employer.

Le chlorhydrate de cocaïne trouve par contre de fréquentes indications, non seulement pour les personnes impressionnables, mais aussi dans certains cas où la sensibilité est très vive; en outre la contraction de la région membraneuse étant souvent d'ordre réflexe et tenant à une irritation de l'avant-canal, très souvent il nous est arrivé de faire cesser le spasme en employant la cocaïne. Celle-ci est contre-indiquée lorsqu'on veut se rendre compte de la sensibilité du canal et aussi lorsqu'il y a des lésions de la muqueuse assez étendues pour faire craindre une absorption du médicament par les vaisseaux ouverts. On procède comme pour une injection ordinaire; dans certains cas, il est préférable de se servir d'une bougie à instillations portée jusqu'au niveau de la portion membraneuse; on est alors certain de la pénétration profonde du liquide. L'emploi d'une sonde ou d'un instillateur est indispensable lorsqu'on veut anesthésier la région prostatique.

Quant aux indications tirées de l'état général du sujet, nous les envisagerons dans chaque cas en particulier, notamment en ce qui concerne les accès de fièvre, l'état du tube digestif, les hémorrhagies de l'urèthre et de la vessie, etc.

Quel que soit l'instrument qu'on se propose d'introduire dans l'urèthre, sonde ou bougie, métalliques ou non, on devra toujours commencer par pratiquer l'exploration de ce canal suivant les règles que nous allons exposer.

Cathétérisme explorateur. — L'instrument qui doit par excellence servir à l'exploration de l'urèthre est une bougie de gomme à renflement terminal dite *bougie à boule* (fig. 1). Elle se compose d'une tige beaucoup plus petite que le renflement terminal; la partie qui l'unit à la boule, ou col, doit être également mince et souple. Quant à la boule, elle est de forme olivaire, son extrémité antérieure est un peu allongée et à pointe mousse; l'autre extrémité qui la relie au col, ou talon, présente au contraire un évasement assez large pour permettre aux sécrétions uréthrales de s'y déposer et d'être ramenées au dehors.

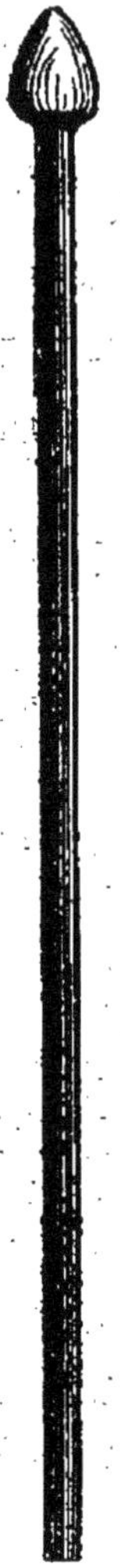

Fig. 1.

Des instruments métalliques de même forme ont été construits; leur emploi n'est pas justifié. Pour l'urèthre antérieur, ils ne sont pas meilleurs que ceux de gomme, mais pourraient à la rigueur être employés. Ils sont mauvais pour la région prostatique, qui est courbe, souvent irrégulière et exige un instrument souple qui se prête à toutes ses sinuosités : une tige métallique n'y pénétrera pas sans effort; or les sensations recueillies n'auront une netteté parfaite qu'à la faveur de manœuvres très douces.

Il est bon de posséder une série complète d'olives du n° 6 ou 7 au n° 25; dans la pratique ordinaire on peut facilement sauter un numéro sur deux et même deux sur trois.

Le malade est placé dans le décubitus dorsal, sur un plan horizontal, la tête légèrement soulevée par un mince oreiller, les cuisses un peu fléchies; on tâche d'obtenir un relâchement musculaire complet, en recommandant au malade de respirer librement, la bouche ouverte. Le chirurgien se place à sa droite : il saisit la verge entre l'annulaire et le médius en l'attirant légèrement en haut et en avant et en écartant un peu les lèvres du méat avec le pouce et l'index ; à moins d'indications spéciales, telles que l'existence probable d'un rétrécissement serré, on choisira d'abord une boule d'un volume moyen, un n° 16 ou 18.

L'instrument tenu de la main droite, près de son extrémité extérieure, est introduit dans l'écartement des lèvres du méat et conduit lentement, régulièrement et sans saccades ; il glisse sans rencontrer d'obstacle jusqu'à la région membraneuse, où il éprouve une résistance plus ou moins marquée. En ce point, le chirurgien redoublera de précautions. En effet, un instrument droit, quel qu'il soit, souple ou métallique, suit toujours la paroi uréthrale inférieure ; en arrivant au cul-de-sac du bulbe, au niveau de la muqueuse flasque et distensible qui le tapisse, tout instrument a une tendance à repousser celle-ci devant lui en la plissant et en s'en coiffant. Cela est inévitable lorsque la progression est brusque et rapide ; il faut donc alors conduire la bougie avec une douceur extrême, faire en sorte qu'elle glisse sur la muqueuse sans la déprimer. La boule arrive ainsi au contact de l'orifice de la portion membraneuse; une légère pression entr'ouvre ce sphincter. Si, comme cela arrive souvent, la résistance ne cède pas immédiatement, l'emploi de la force ne sert à rien ici ; on doit seulement maintenir la boule au contact, au besoin rétrocéder de quelques millimètres, puis essayer encore. Une fois la boule engagée, elle est serrée de toutes parts et on éprouve une sensation de frottement qui n'avait pas encore été perçue ; puis après un

2.

trajet de quelques millimètres, la progression redevient subitement facile.

La boule est alors dans la prostate, où elle ne rencontre plus de résistance jusqu'au niveau du col ; en ce point on constate quelquefois un faible ressaut, sensation toujours moins accusée qu'en avant du sphincter interuréthral ; mais le plus souvent on pénètre dans la vessie sans se heurter à aucun obstacle.

La région membraneuse est donc la seule qui crée quelques difficultés dans le cathétérisme, dans un canal normal. Celles-ci ne sont pas insurmontables, et avec de la patience, de la douceur, on arrive facilement à les vaincre. Quoi qu'il en soit, cette sensation d'obstacle ne manque jamais et c'est un point de repère précieux qui permet de ne pas s'égarer dans l'urèthre.

Une fois dans la vessie on revient en avant, avec la même douceur et en interrogeant les sensations qui sont les mêmes. On a pu ainsi se rendre compte : 1° de la sensibilité du canal ; c'est au niveau de la portion membraneuse qu'elle est le plus considérable ; 2° de la largeur de la portion pénienne, puis de la portion prostatique ; 3° des différences de calibre tenant à une altération de la muqueuse soit inflammatoire, comme dans l'uréthrite aiguë, soit dues à un rétrécissement ; 4° des déviations prostatiques ; 5° de l'existence à l'intérieur du canal, soit de produits physiologiques tels que du liquide des glandes de Cowper ou de la liqueur prostatique sécrétée en excès, soit de pus, de sang, d'un corps étranger ou de débris de calculs.

Les renseignements doivent leur précision à l'existence d'une saillie *unique*, les instruments d'un calibre régulièrement croissant, tel que les bougies dilatatrices ou à renflements successifs, transmettent au chirurgien les sensations provenant à la fois de divers points de l'urèthre et ne permettent pas d'établir une localisation précise.

Rappelons en dernier lieu combien il est avantageux pour la précision du langage chirurgical de spécifier la région anatomique de l'urèthre que l'on explore et de ne point s'exprimer en chiffres. La longueur du canal est extrêmement variable, et un obstacle qu'on rencontre à quinze centimètres du méat par exemple, peut, suivant les sujets, siéger à la région scrotale ou à la région membraneuse.

INSTRUMENTS SOUPLES ET DROITS. — Le cathétérisme pratiqué à l'aide d'instruments souples et rectilignes, mais d'une forme différente de celle des explorateurs, se pratique en suivant les *mêmes règles*. Les *bougies à extrémité conique* (fig. 2), terminées par un renflement olivaire, dites bougies dilatatrices, peuvent être considérées comme le type des instruments de ce genre. On sait qu'ils suivent la paroi inférieure de l'urèthre, la plus flasque et la plus dépressible; aussi évitera-t-on toute brusquerie pendant leur introduction, toute manœuvre qui aurait pour résultat de plisser la muqueuse.

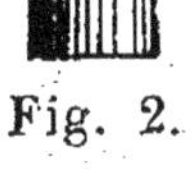
Fig. 2.

Si l'on était arrêté au cul-de-sac du bulbe, au lieu de

chercher à se dégager par de petits mouvements saccadés, on ramènerait la sonde un peu en avant pour recommencer la manœuvre avec plus de douceur encore.

Une fois dans la prostate, les instruments droits progressent sans difficulté quand la traversée en est normale ; lorsqu'elle est le siège d'altérations pathologiques ces instruments ne conviennent plus au cathétérisme.

Sondes molles de caoutchouc. — Les sondes molles de caoutchouc rouge, dites sondes de Nélaton, échappent par leur souplesse même à la direction qu'on voudrait leur imprimer ; on doit se borner à leur donner une impulsion suffisante. Pour cela un bon graissage est nécessaire : les fabricants conseillent en général d'enduire la sonde de glycérine plutôt que d'huile qui a la propriété d'attaquer le caoutchouc : cette altération ne se produit que s'il y a contact prolongé ou immersion ; aussi devra-t-on employer l'huile comme pour tout autre sonde, car la glycérine amène un glissement imparfait. D'ailleurs avant de se servir d'une de ces sondes, il ne faut jamais oublier d'exercer sur elle des tractions énergiques en la saisissant par ses deux extrémités ; car un des inconvénients du caoutchouc est de devenir facilement cassant.

La verge étant modérement tendue ; la sonde sera poussée par *petits coups ;* on aura soin de la saisir sur un point toujours très rapproché du méat et de ne la faire avancer que de un centimètre à un centimètre et demi à chaque impulsion, surtout au moment où elle s'engage dans la région membraneuse.

Pendant ces manœuvres les doigts ont des contacts multipliés avec toute l'étendue de la sonde ; il est donc utile que les mains aient été préalablement lavées et immergées dans une solution antiseptique. Cette recommandation s'adresse au chirurgien, mais aussi aux malades qui ont de fréquentes occasions de se servir eux-mêmes de ces instruments.

INSTRUMENTS SOUPLES ET COUDÉS. — L'introduction des sondes souples coudées se fait d'une manière sensiblement différente. Nous ne parlons pas en ce moment des sondes à grande courbure qu'on trouve toutes fabriquées, ou qu'on incurve séance tenante, suivant un rayon variable, au moyen d'un mandrin approprié ; leur mode d'introduction diffère peu de celui des instruments métalliques de même forme ; nous aurons à l'exposer bientôt.

Il n'en est pas de même des instruments coudés, dont la *sonde-béquille* (fig. 3) représente le type ; cette sonde de gomme est construite de telle sorte qu'à une petite distance de l'extrémité vésicale, à un centimètre et demi ou deux centimètres en moyenne, existe un angle plus ou moins obtus, dont l'ouverture a été fixée par Mercier à 150 degrés ; au point opposé existe une saillie, ou talon ; celui-ci doit-être arrondi, tout à fait mousse pour éviter qu'il ne s'accroche aux saillies

Fig. 3.

uréthrales. Le bec est donc situé sur un plan quelque peu distant du corps de la sonde, qui est percée de deux yeux latéraux ou d'un seul œil situé soit sur un des côtés soit dans la concavité.

L'introduction se fait de la manière suivante : le bec est rigoureusement maintenu en contact avec la paroi supérieure, suivant un plan vertical. Pour éviter que des déviations ne se produisent pendant le trajet, il est bon de prendre un point de repère sur la partie de la sonde qui doit rester extérieure. Certains fabricants ont la précaution de placer l'inscription du numéro de la sonde en regard de la concavité de l'angle; autrement, on fera sur cette portion, une raie, une fente ou une encoche qu'on ne perdra pas de vue pendant tout le temps du cathétérisme.

Si le canal est libre la sonde progresse librement jusqu'au cul-de-sac du bulbe; là elle s'engage ordinairement d'elle-même dans le sphincter membraneux grâce à la position de son bec qui suit *la paroi supérieure.* En cas de résistance on tend fortement la verge en la ramenant vers la paroi abdominale pour effacer autant que possible les saillies. De plus, tout en maintenant le bec au niveau de la portion membraneuse, mais sans appuyer sur elle, on lui fait exécuter de petits *mouvements d'oscillation* qui l'inclinent à droite et à gauche, lui permettant de s'y engager s'il n'était pas exactement vis-à-vis de l'orifice. A-t-on encore échoué, on retirera l'instrument et on recommencera toute la manœuvre.

Une fois dans la prostate la sonde-béquille est de nature à triompher des obstacles qu'on rencontre dans cette portion de l'urèthre, car ils siègent presque toujours sur la paroi inférieure. Or le bec étant relevé reste en contact avec la paroi supérieure, tandis que le talon offre une surface qui lui permet de glisser par-dessus les irrégularités de la paroi inférieure. De petits mouvements oscillatoires seront encore bons pour dégager le bec de la sonde qui s'y serait accroché ; ailleurs le toucher rectal permettra de relever la sonde comme lorsqu'il s'agit des instruments métalliques. Jamais on n'exercera de violence ; c'est par un glissement doux que la sonde doit progresser (Guyon).

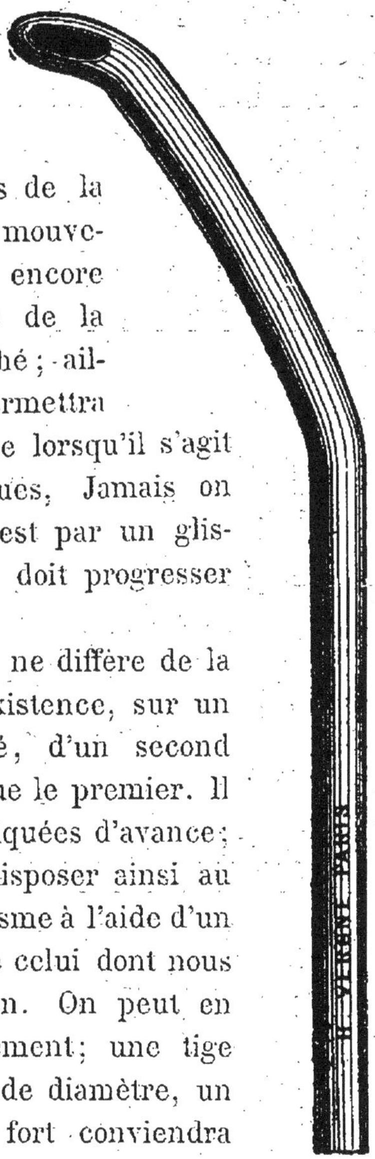

La sonde *bicoudée* (fig. 4) ne diffère de la sonde-béquille que par l'existence, sur un point un peu plus éloigné, d'un second coude à angle plus obtus que le premier. Il existe des sondes ainsi fabriquées d'avance ; souvent il vaut mieux les disposer ainsi au moment même du cathétérisme à l'aide d'un mandrin approprié, tel que celui dont nous avons donné la description. On peut en construire un extemporanément ; une tige de un à deux millimètres de diamètre, un simple fil de fer un peu fort conviendra bien à l'occasion. Il suffit de couder cette tige à deux centimètres et demi à son extrémité de façon à produire un angle de 150 degrés environ.

Fig. 4.

Les sondes bicoudées ont pour effet d'exagérer les dispositions des sondes-béquilles et de maintenir le bec plus intimement appuyé contre la paroi supérieure. Un mandrin coudé, introduit dans la sonde-béquille jusqu'à une certaine distance de la coudure terminale, permet non seulement de donner une seconde coudure à la sonde, mais aussi d'exécuter une manœuvre qui rend de très utiles services dans le cas de prostates grosses et irrégulières (fig. 5). L'instrument étant ainsi armé et conduit jusqu'à l'entrée de la région prostatique, le mandrin est tenu de la main droite, l'extrémité de la sonde de la gauche. A ce niveau, au lieu de chercher à faire pénétrer l'instrument ainsi disposé dans la vessie, la main droite retire un peu le mandrin, tandis que la gauche pousse rapidement la sonde en avant. Il en résulte un mouvement de bascule tel que le bec de la sonde se relève à mesure qu'il avance, se maintenant sur un plan supérieur aux obstacles prostatiques et saute, pour ainsi dire, par-dessus la lèvre inférieure du col quand celle-ci est hypertrophiée.

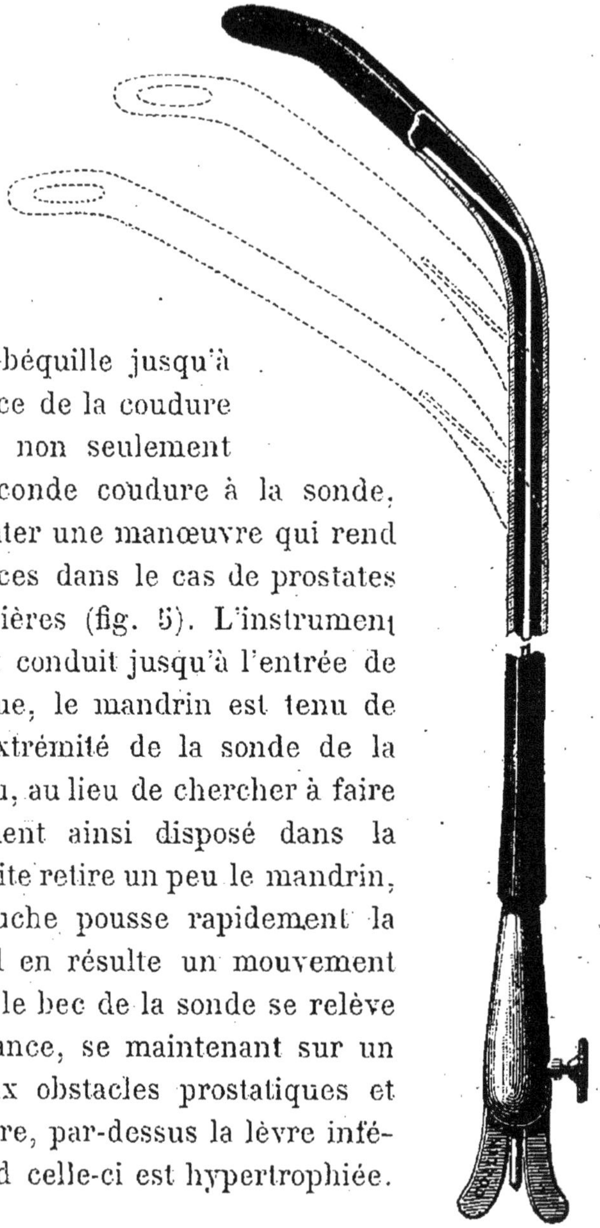

Fig. 5.

CATHÉTÉRISME SUR CONDUCTEUR. — Ce procédé

a pour but de faire glisser sur une bougie fine préalablement introduite dans l'urèthre et la vessie, une sonde ouverte à ses deux extrémités (fig. 6) et d'un calibre suffisant pour assurer un libre écoulement à l'urine. Il trouve d'assez nombreuses applications, notamment après l'uréthrotomie interne ; nous renvoyons à ce chapitre, pour ce qui concerne le mode d'application.

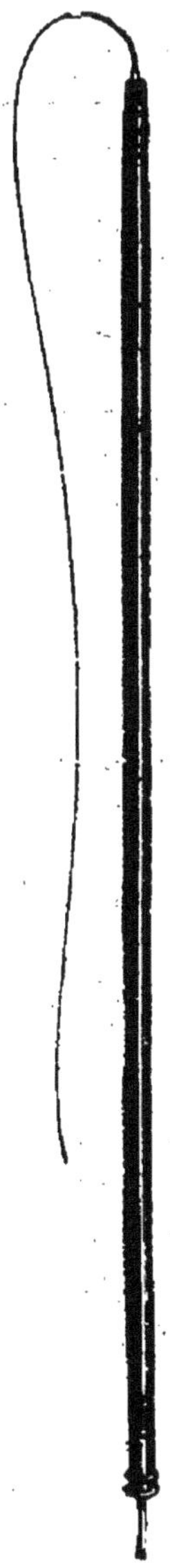

Fig. 6.

Instruments métalliques. — Les instruments de forme très variée qu'on a employés pour le cathétérisme répondent à trois types principaux : les instruments coudés, courbes et droits.

Sondes coudées et a petite courbure. — Le type des sondes de ce genre est la sonde de Mercier, qui présente à deux centimètres environ de son extrémité une inflexion telle que la portion terminale fait avec le corps un angle obtus à peine plus ouvert que l'angle droit. Une coudure aussi brusque rend le talon un peu offensif, et l'introduction est facilitée lorsqu'on a donné au bec un peu plus d'inclinaison. L'angle peut même être arrondi sans inconvénient : les sondes coudées se trouvent ainsi transformées en sondes à petite courbure ; ces dernières sont d'un maniement plus commode et rendent autant de services que la sonde de Mercier ;

une seule description convient aux unes et aux autres, parce que leurs usages sont les mêmes, et les manœuvres d'introduction peu différentes.

La sonde exploratrice de Thompson est canaliculée; sa partie recourbée a un peu moins de 25 millimètres de longueur. Le bec est terminé par un léger renflement. Elle est munie d'un index placé le long de la tige et d'une poignée cylindrique qui en rend le maniement plus commode. Le professeur Guyon l'a modifiée en adaptant un robinet tout près de la poignée cylindrique.

Plus tard, le professeur Guyon a fait construire une série d'explorateurs pleins de dimensions diverses dont il se sert presque uniquement aujourd'hui (fig. 7). Le bec, court, est relié à la tige par une courbure à petit rayon; très régulièrement aplati, il s'élargit à son extrémité et se termine par un renflement rappelant la disposition d'un lithotriteur à mors plats. Il existe quatre modèles de ces explorateurs, de dimensions différentes; la longueur du bec varie de 20 à 34 millimètres. Quant au manche, il est creux, cylindrique et sert de résonnateur. La forme de cet instrument ressemble donc beaucoup à celle d'un lithotriteur ; aussi les manœuvres d'introduction sont-elles les mêmes pour l'un et l'autre instrument.

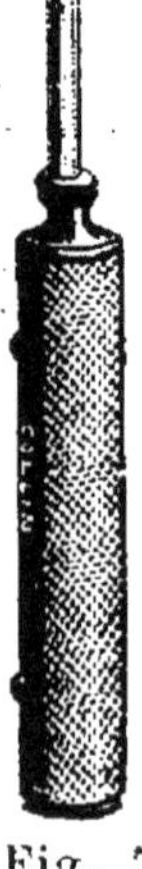

Fig. 7.

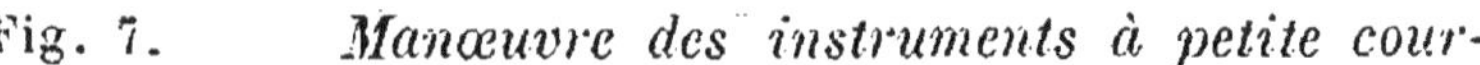

Manœuvre des instruments à petite cour-

bure. — Le malade est couché le plus près possible du bord droit du lit; la position doit être rigoureusement horizontale, la tête un peu relevée par un mince oreiller, le bassin soulevé par un coussin dont l'épaisseur, variable avec la mollesse du lit sur lequel repose le malade, est calculée de façon à faire une saillie de 15 centimètres environ. Un oreiller ou une couverture roulée et assujettie par des lacs suffit dans tous les cas. Le malade soulève le siège en se cambrant et en prenant ses points d'appui sur les talons et sur les coudes, puis on glisse le coussin sous les fesses et non sous le sacrum. Les jambes sont modérément fléchies; on tâchera d'obtenir du malade le relâchement musculaire le plus complet.

Le cathétérisme à l'aide des instruments à petite courbure, s'adressant presque uniquement à la vessie, il est nécessaire que ce réservoir contienne du liquide. Souvent l'injection est inutile et la plupart du temps on peut s'en passer (Guyon), parce que, comme nous le verrons plus tard, *une petite quantité d'urine* est suffisante et que l'injection provoque des contractions qui gênent les manœuvres. Cependant si le malade vient d'uriner à l'instant, ou s'il y a lieu de s'assurer de la capacité de la vessie, ou pour quelque autre motif, le chirurgien pratiquera une injection.

Dans ce cas, il faut faire de l'injection une manœuvre préalable à l'introduction de l'explorateur métallique. Les instruments de ce genre qui sont tubulés, possèdent un canal étroit qui assure mal l'évacuation; de plus, pendant le temps plus ou moins long qu'exigent l'évacuation et l'injection, la tige rigide et rectiligne de la sonde reste dans l'urèthre pour lequel elle est toujours un peu offensive (Guyon).

L'injection sera donc faite d'avance à l'aide d'une sonde molle. Le chirurgien placé à la droite du malade introduit un liquide antiseptique au moyen d'une seringue à anneaux fonctionnant parfaitement; le piston est poussé très doucement et le chirurgien interroge sans cesse ses propres sensations et celles du malade. Aussitôt qu'une légère résistance est perçue il s'arrête, car le malade aura bientôt une envie d'uriner pressante; on laisse écouler alors un peu de liquide et la sonde est retirée : la quantité ne peut être mathématiquement indiquée et n'est fixée que par la tolérance de la vessie. En moyenne 100 à 125 grammes suffisent pour les manœuvres.

Premier temps. — La verge étant tenue de la main gauche, entre le médius et l'annulaire, la sonde est saisie de la main droite et présentée au méat de façon à ce que la *concavité de sa courbure regarde le milieu de la cuisse droite du malade.* Elle est conduite dans cette situation jusqu'au niveau du cul-de-sac du bulbe qu'elle aborde transversalement. A mesure que la sonde a avancé, la verge a été tendue puis relevée de façon que, verticale au début, elle se trouve obliquement renversée vers l'abdomen quand la sonde est arrivée au bulbe. C'est alors qu'on fait exécuter à l'instrument une *rotation d'un demi-tour* sur son axe pour que le bec se place dans la direction de l'orifice du sphincter membraneux où il s'engage spontanément.

Cette manœuvre a pour but d'abord de déplisser le

cul-de-sac du bulbe, de maintenir la muqueuse tendue pendant tout le temps que dure la rotation du bec et d'empêcher qu'elle ne se laisse déprimer par lui; ensuite on a là un point de repère précieux qui permet de ne pas s'égarer dans l'urèthre : enfin la tension de la verge rend encore plus unie la surface de la muqueuse et force le bec de la sonde à se tenir contre la paroi supérieure.

Si malgré ces précautions l'orifice n'est pas franchi, c'est que le bec aura dépassé l'orifice; il faut alors ramener l'instrument dans sa position primitive et recommencer la manœuvre; ou bien maintenir le bec *appuyé sans violence* contre l'orifice et le soutenir quelque temps dans cette position. Enfin, si celui-ci tarde à s'ouvrir, on exerce une pression légère sur la courbure de la sonde à travers le périnée pour la faire pénétrer doucement; mais jamais on n'essaiera de passer en abaissant l'instrument; ce mouvement de levier pourrait amener les plus grands désordres (Guyon).

Deuxième temps. — La pénétration du bec donne lieu à un sentiment *de liberté* particulière; à ce moment on abaisse l'instrument entre les jambes du malade. Pour faciliter cette manœuvre, la main gauche, placée à plat sur le pubis, *appuie fortement* sur cette région en déprimant et en abaissant les parties molles; le ligament suspenseur se trouve ainsi relâché, la courbure de l'urèthre diminue et la tige rectiligne de la sonde aura peu de choses à faire pour le redresser complètement. La main droite pendant ce temps n'a guère qu'à soutenir la sonde pour en empêcher la déviation; la pénétration se fait d'elle-même.

Troisième temps. — Le troisième temps s'accomplit spontanément dans un urèthre normal; le trajet que doit parcourir la sonde est très court, le chirurgien n'a qu'à la pousser légèrement en continuant le mouvement d'abaissement. Aussitôt que la sonde a pénétré dans la vessie on éprouve un sentiment de *liberté complète*, tout différent de la liberté relative qu'on a souvent pendant la traversée d'un canal prostatique dévié et dilaté. Ce troisième temps est hérissé de difficultés, parfois insurmontables, quand la prostate est déformée et hypertrophiée, difficultés dont nous aurons à nous occuper plus tard.

Sondes a grande courbure. — Les dimensions de la courbure des sondes constituent un des points les plus importants. Elles sont aujourd'hui exactement fixées, grâce aux recherches de Gély (de Nantes), qui a montré que la courbe de la partie postérieure du canal appartenait à un cercle de 12 centimètres de diamètre. Il faut donc que la sonde possède une courbure égale pour s'y accommoder; de plus, cette traversée est longue et la sonde doit présenter un arc de cercle d'une *longueur* égale à un tiers de circonférence. Suivant les cas, suivant les âges, il existe des différences qui font varier la courbe entre 10 et 13 centimètres de diamètre. Ces incurvations diverses seront données sur-le-champ à toute sonde molle, grâce à l'introduction d'un mandrin convenablement préparé.

Il suffit de jeter un coup d'œil sur une sonde métallique dite sonde de trousse pour voir que cet instrument ne remplit aucunement ces conditions : sa courbure est trop petite et trop courte ; aussi dans beaucoup de cas où elle est employée, notamment dans l'hypertrophie prostatique, elle vient buter contre la paroi uréthrale ; c'est à elle que sont imputables la plupart des fausses routes qu'on observe. Son emploi s'est généralisé grâce surtout à la facilité avec laquelle on peut la transporter et à ses dimensions qui lui permettent d'être contenue dans une trousse ordinaire.

Les manœuvres nécessaires pour l'introduction des sondes ou des bougies à grande courbure sont identiques; nous ne leur consacrerons qu'une seule et même description.

Les précautions préalables sont les mêmes que pour la manœuvre des instruments coudés : cependant il est inutile la plupart du temps d'élever le bassin du malade à l'aide d'un coussin. Le chirurgien se place indifféremment à la droite ou à la gauche du malade. Cette dernière position est cependant préférable, car elle permet à la main gauche d'agir sur le périnée en cas de besoin.

Premier temps. — La verge est saisie de la main gauche, les lèvres du méat légèrement écartées ; de la main droite, la sonde est tenue comme une plume à écrire et dirigée parallèlement au pli de l'aine. On lui fait dans cette position, doucement, lentement parcourir la partie initiale de la région pénienne, puis à mesure qu'on avance, le pavillon de la sonde est conduit vers la ligne médiane par un mouvement de rotation, de telle sorte que le manche de l'instrument est parallèle à la ligne médiane au moment où le bec de la sonde se trouve à l'entrée de la portion membraneuse : pendant ce temps, la verge est modérément tendue puis ramenée obliquement et presque couchée sur l'abdomen. Dans cette position, le bec est appliqué contre la paroi supérieure, à l'entrée de la portion membraneuse et s'y engage de lui-même en transmettant une sensation particulière de liberté qu'un peu d'habitude permet bientôt de reconnaître.

Lorsque l'engagement tarde à se faire, on laisse la sonde en contact avec le sphincter qui cède généralement au bout de peu de temps, mais on évite de pousser avec force et surtout de faire basculer l'instrument avant que l'engagement ne soit complet. On peut encore le faciliter en pressant très légèrement à travers le périnée sur la convexité de la sonde, mais sans en changer la position, en se gardant bien de la porter en bas entre les jambes du malade ; on la ferait ainsi pivoter sur le point d'appui que lui offrent les doigts appliqués au périnée ; la sonde serait transformée en un levier très puissant et le bec, pressant contre l'urèthre, en intéresserait la paroi.

Ce contact médiat des doigts à travers le périnée peut d'ailleurs aider au cathétérisme simplement en soutenant la sonde et en empêchant que le bec ne quitte la paroi supérieure et ne se coiffe de la muqueuse du cul-de-sac du bulbe.

La manœuvre autrefois si vantée du *tour de maître* est aujourd'hui rejetée, car elle est à juste titre considérée comme dangereuse. Elle consiste, on le sait, à introduire la sonde en tournant la concavité en bas et en portant le pavillon entre les jambes du malade ; puis lorsque le bec est en contact avec le sphincter membraneux, à ramener rapidément la sonde vers l'abdomen en dirigeant la concavité en haut et à abaisser de nouveau le pavillon entre les cuisses. Dans les cas difficiles on est parfois autorisé à employer cette manœuvre, mais en lui faisant subir une modification qui est capitale, c'est-à-dire en l'exécutant en plusieurs temps et avec la même lenteur et la même douceur que les autres opérations intra-uréthrales.

Deuxième temps. — Il consiste dans un mouvement d'abaissement. Celui-ci ne peut et ne doit être commencé que lorsque le bec a déjà pénétré dans l'urèthre profond, ce qui a eu lieu à la fin du premier temps. Le pavillon de la sonde est alors abaissé entre les jambes du malade, lentement; on imprime en même temps un très léger mouvement de propulsion en avant; d'ordinaire la sonde progresse d'elle-même.

Troisième temps. — Le troisième temps est la continuation du mouvement d'abaissement avec une propulsion en avant un peu plus marquée. Il se fait de lui-même dans une prostate saine. Il n'en est pas de même dans les altérations pathologiques de cette glande qui existent presque toujours sur la paroi inférieure. Il faut alors appliquer le bec de l'instrument contre la paroi supérieure et pour cela rien n'est plus utile que le toucher rectal.

A travers la prostate, un doigt exerce une pression sur la courbure de la sonde, dont le bec s'éloigne ainsi des irrégularités et des saillies où elle pourrait s'accrocher.

Sondes droites. — Les positions du chirurgien et du malade sont les mêmes. L'instrument est porté jusqu'au cul-de-sac du bulbe où il s'arrête toujours ; pour l'engager dans l'orifice membraneux, il est nécessaire de l'abaisser entre les jambes du malade afin que le bec suive la paroi supérieure ; de petits mouvements d'impulsion lui seront imprimés à travers le périnée, jusqu'à ce qu'on ait le sentiment d'avoir passé. Le troisième temps pourra rencontrer des difficultés et la traversée prostatique ne se fera le plus souvent qu'en abaissant fortement le pavillon entre les jambes du malade. Ce procédé, anciennement employé, notamment par Amussat, a été repris par Bigelow et est mis quelquefois en pratique en Amérique ; il ne trouve guère d'application que pour l'évacuation des fragments après la lithotritie.

Cathétérisme a la suite. — Ce procédé consiste à introduire d'abord une bougie fine dont le talon est muni d'un pas de vis. Sur celui-ci on visse un instrument métallique qui, tout en étant conduit par la bougie filiforme, la chasse peu à peu dans la vessie où elle s'enroule sur elle-même ; on l'emploie surtout dans le cathétérisme au moyen des bougies Béniqué-Guyon et dans l'uréthrotomie.

Sondes a demeure. — Quand il est nécessaire de maintenir une sonde d'une manière permanente dans l'urèthre, le chirurgien doit obéir à des règles très précises dont l'inobservation rendrait ce moyen thérapeutique, d'une si haute utilité pratique, passible de toutes les objections qu'on lui a injustement adressées.

Une sonde métallique ne doit pas être laissée à demeure, sauf dans des cas de force majeure, et alors elle sera au plus tôt remplacée par un instrument souple. C'est donc une sonde molle qu'on choisira ; cependant les sondes de caoutchouc vulcanisé se prêtent mal à la fixation ; elles sont trop flexibles ; chassées par la pression du liquide, elles se plient et s'enroulent dans l'urèthre. Les sondes de gomme seront donc presque exclusivement employées ; on les choisira aussi souples que possible.

Le calibre d'une sonde à demeure varie suivant les dimensions de l'urèthre, mais il ne faut pas qu'elle amène une distension de ce canal ; on laissera toujours un *certain espace entre ses parois et celles de la sonde ;* en effet, l'urine a une tendance constante à s'insinuer, à filtrer entre le canal et la sonde, si parfait qu'en soit le fonctionnement ; si elle est poussée avec une certaine force par la pression vésicale, il faut qu'elle trouve un libre écoulement, sans quoi il en résulterait une distension du canal (Guyon) ; il en est de même du sang ou du pus qui pourraient s'y accumuler.

La sonde est portée à une faible profondeur dans la vessie. Pour la placer convenablement, on note le point où l'urine commence à s'écouler, ce qui indique que l'œil entre en contact avec le col, puis on enfonce l'instrument de un travers de doigt environ ; moins engagée, elle risquerait de sortir sous l'influence de quelques mouvements du malade ou à la suite d'érections ; si elle pénétrait plus loin, elle se plierait ou buterait contre la paroi vésicale postérieure et déterminerait un sphacèle localisé (Guyon).

Elle doit jouir de toute liberté dans la région pénienne ; il faut veiller à ce qu'elle n'y soit pas coudée et à ce que l'urèthre ne subisse pas une compression entre elle et un corps étranger tel que le rebord d'un urinoir. Un sphacèle localisé, une fistule consécutive ont été observés.

On a proposé de nombreux procédés de fixation. Un des plus pratiques, consiste à attacher la sonde aux poils du pubis. Un lien double de fil de coton, un peu épais, est noué sur elle à une très faible distance du méat. On le porte latéralement sur un des côtés du gland, jusqu'à sa base où un nœud permet de séparer les deux chefs qui entourent chacun une moitié de la couronne du gland ; au point opposé, ils se rejoignent et on les réunit par un nouveau nœud. Les deux chefs sont alors portés ensemble en arrière jusqu'au niveau d'un bouquet de poils qu'on aura isolés et roulés et auxquels on les fixe par un double nœud. La même manœuvre est répétée du côté opposé.

Ce moyen est souvent insuffisant quand la sonde doit rester longtemps ; on fixe alors les fils qui enlacent la sonde, au moyen de bandelettes de diachylon à la base du gland, ou mieux on dispose celles-ci de façon à ce que, enroulées sur la sonde, elles viennent s'imbriquer sur le gland qui est ainsi entouré complètement comme dans un cornet.

On a inventé de nombreux systèmes de contention, entre autres un petit appareil de caoutchouc en forme de muselière qui assure rarement une fixation d'une solidité suffisante.

Quel que soit le soin apporté à la fabrication des

sondes molles, elles ne peuvent pas rester longtemps en place. Elles se gonflent et leur lumière diminue ; elles peuvent aussi s'incruster de sels calcaires ; aussi doivent-elles souvent être changées, suivant les indications cliniques variables pour chaque cas. De toute façon une antisepsie rigoureuse sera assurée au moyen de lavages du gland et du prépuce et d'injections antiseptiques, à condition toutefois que celles-ci n'irritent pas la vessie.

EXPLORATION DE L'URÈTHRE ET CATHÉTÉRISME CHEZ LA FEMME

Exploration de l'urèthre. — L'exploration préalable à l'aide d'une bougie à boule n'est pas indispensable dans le cas le plus simple où il ne s'agit que d'évacuer la vessie. Il n'en est pas de même quand on cherche à connaître s'il existe des altérations de l'urèthre tenant à un rétrécissement, à une dilatation telle qu'une poche urineuse ou encore à des tumeurs de ce canal. L'étude de la sensibilité est instructive autant sur le trajet du canal qu'au niveau du col : une boule exploratrice permet de bien recueillir tous les renseignements relatifs à ces diverses altérations morbides. Les règles de l'introduction de l'explorateur sont ici singulièrement simplifiées ; si on emploie une boule d'un calibre moyen, n° 18 par exemple, elle chemine facilement en ne provoquant qu'une très légère sensibilité jusqu'au niveau du col où elle éprouve une légère résistance en même temps qu'un peu de douleur est accusée.

L'exploration périphérique est ici très utile; à l'aide d'un doigt introduit dans le vagin on suit tout le trajet de l'urèthre et on s'assure du point exact que parcourt l'explorateur.

Quoique des plus faciles à pratiquer, l'endoscopie ne donne pas de brillants résultats (Hegar et Kaltenbach). Il existe des instruments de forme spéciale pour l'urèthre de la femme; l'endoscope de Skene (de Brooklyn) se compose essentiellement d'un tube de verre analogue à un tube à expérience dans lequel on fait mouvoir un miroir, semblable à celui d'un laryngoscope et éclairé par un miroir frontal.

Il est plus pratique d'examiner l'urèthre en y introduisant une petite valve ressemblant à un spéculum de Sims en miniature; on détermine ainsi l'écartement d'une des parois qui permet, pour les cas ordinaires, une exploration suffisante de ce canal.

Enfin signalons le procédé de la boutonnière uréthrale d'Emmet. Ce chirurgien, dans les cas où l'exploration ne doit laisser aucun doute, pratique une section de la paroi inférieure de l'urèthre, entre le méat et le col qui sont respectés, soit à l'aide d'une incision sur une sonde maintenue dans l'urèthre comme conducteur soit à l'aide de ciseaux à boutonnières de son invention. Si l'opération n'a pour but que l'exploration, on suture, immédiatement après, les lèvres de l'incision l'une à l'autre. Si, au contraire, pour faciliter le traitement d'une lésion, on veut maintenir l'ouverture béante, on suture la muqueuse uréthrale à la muqueuse vaginale de chaque côté de la plaie.

Cathétérisme évacuateur. — Le cathétérisme évacuateur se pratique ordinairement à l'aide d'une sonde métallique courte, à extrémité légèrement coudée. L'emploi de cet instrument métallique est justifié, car l'opération est tellement facile qu'il ne peut guère être offensif, et une antisepsie parfaite est ainsi aisément obtenue; mais une sonde de gomme, droite ou à béquille, surtout une sonde de caoutchouc, sont de mise dans les cas de sensibilité extrême du canal. Il n'est pas nécessaire de relever le siège ni de placer la malade en travers de son lit; la position couchée, surtout si les matelas ne sont pas déprimés, suffit dans la grande majorité des cas.

La vulve sera lavée, abstergée avec une éponge ou de l'ouate antiseptique. Il sera bon également de diriger à distance sur le méat un jet de liquide antiseptique qui pénétrera suffisamment dans l'urèthre. Le chirurgien placé à la droite de la malade, écarte de la main gauche les petites lèvres : ayant ainsi découvert le méat, il y engage l'extrémité de la sonde, la concavité tournée en haut. Elle chemine facilement; on n'a qu'à abaisser légèrement le pavillon pour pénétrer dans la vessie.

La nécessité des précautions antiseptiques est plus grande peut-être encore chez la femme que chez l'homme à cause de la présence des sécrétions vaginales et vulvaires qui s'accumulent au pourtour du méat. Aussi devra-t-on éviter, autant que possible, de pratiquer le cathétérisme sous les draps. Si cependant la malade refusait absolument de se laisser sonder d'une autre façon, on ferait ou on lui ferait faire à elle-même les lavages antiseptiques aussi complets que possible. Ce procédé de cathétérisme n'offre pas, d'ailleurs, de difficulté. Le chirurgien écarte les nymphes de la main gauche, de la droite il tient la sonde parallèlement à la face palmaire de l'index et avec l'extrémité de ce doigt explore d'arrière en avant la fourchette, l'orifice du vagin, la colonne antérieure du vagin et, en avant de celle-ci, un petit tubercule, immédiatement au-dessus duquel il rencontre l'urèthre. Il fait pénétrer la sonde en exécutant le mouvement d'abaissement que nous avons signalé. Si l'on éprouvait quelques difficultés dans cette recherche, on introduirait l'index gauche à l'entrée du vagin et sur ce doigt, comme conducteur, on ferait glisser la sonde, qui rencontre forcément le méat.

Ce dernier orifice est quelquefois profondément enfoncé sous le pubis, dans les derniers temps de la grossesse ou chez les femmes âgées ; la courbe est alors beaucoup plus oblique et on doit porter la sonde tout à fait en bas, entre les jambes de la malade. Une sonde très courbe est parfois nécessaire.

CHAPITRE IV

AFFECTIONS TRAUMATIQUES DE L'URÈTHRE

Les traumatismes de l'urèthre comprennent les plaies, les contusions et les plaies coutuses. Ces deux dernières lésions, désignées ordinairement sous le nom de ruptures, seront décrites séparément.

A. — PLAIES DE L'URÈTHRE

Nous nous occuperons d'abord des plaies proprement dites. Elles se divisent en plaies *de dehors en dedans* et de *dedans en dehors*. Celles-ci sont presque toujours d'origine chirurgicale et prennent alors le nom de *fausses routes*.

1° PLAIES DE DEHORS EN DEDANS

Piqures. — Blessures sans gravité, qui s'accompagnent d'un léger écoulement sanguin par l'urèthre et parfois d'une petite ecchymose au niveau de l'orifice cutané. Les complications qui résulteraient d'une inoculation par un instrument septique, n'offrent ici rien de spécial.

Plaies par instruments tranchants. — Les blessures

chirurgicales des portions membraneuse et prostatique sont le résultat d'une opération telle que la taille ou l'uréthrotomie externe; on verra avec quelle facilité elles guérissent. Les blessures accidentelles sont rares; elles se reconnaissent facilement à une *hémorrhagie* d'abondance variable et à l'*issue de l'urine* par la plaie au moment de la miction. Si le trajet est anfractueux, une infiltration est à craindre et on devra le régulariser par des débridements. Si la plaie est régulière et nettement linéaire, on peut se conduire comme avec une plaie chirurgicale qui d'ordinaire guérit spontanément, et se dispenser de placer une sonde à demeure. On prendra, surtout pendant les premiers jours, la précaution d'instituer une médication interne pour rendre l'urine aseptique. La suture des deux lèvres de la plaie *uréthrale* est inutile quand la solution de continuité est petite; quand la section intéresse une grande partie de la circonférence du canal, elle amène une cicatrisation plus rapide, mais présente de grandes difficultés d'exécution.

Les plaies de la région pénienne ou scrotale sont presque toujours transversales ou obliques. La paroi divisée *se rétracte* en se recroquevillant, même si la section est incomplète; lorsqu'elle est complète l'écartement est relativement considérable. Dans ce dernier cas, il existe toujours une blessure concomitante des corps caverneux suivie souvent d'une hémorrhagie qui crée des indications spéciales.

D'ordinaire l'hémorrhagie s'arrête promptement; une rétention d'urine est peu à craindre même quand il y a rétraction du bout postérieur, car le bourrelet intra-uréthral est peu prononcé. L'infiltration est plus fréquente parce que la mobilité des téguments détruit facilement le parallélisme entre la plaie uréthrale et la plaie cutanée, surtout lorsque la blessure a eu lieu pendant l'érection.

On voit que les dangers immédiats sont médiocres. Pour l'avenir, une section de l'urèthre expose à deux accidents : l'un, certain, est *un rétrécissement;* l'autre, possible, et dont la production dépend en partie de la thérapeutique, *une fistule.*

Aussi le traitement aura-t-il pour but, d'assurer la cicatrisation de la plaie dans le plus bref délai. La réunion par première intention est réalisable. On doit donc *rechercher les deux bouts du canal divisé;* et, s'il est possible, en pratiquer immédiatement la suture au catgut. Si cette dernière a pu être menée à bien, une sonde à demeure est inutile. En cas contraire, on tente de faire le cathétérisme qui est facile si la section est incomplète. On suivra exactement la partie supérieure; une fois que la sonde a pénétré dans la vessie, on la fixe et on rapproche les téguments à l'aide d'une suture a points très rapprochés (Voillemier). La sonde ne doit pas rester en place plus de 48 heures.

Quand le bout postérieur complètement sectionné est rétracté au fond de la plaie, la sonde passe très difficilement; *il ne faut pas insister* ni faire des manœuvres très prolongées. Dans un cas de ce genre, Reybard aurait suturé la plaie superficielle sans chercher à savoir si les deux bouts de l'urèthre étaient affrontés et sans renouveler le cathétérisme; le malade urina facilement et guérit. Une telle conduite n'est pas à conseiller, car elle expose à l'infiltration dont il faut surveiller incessamment le développement. Le *cathétérisme rétrograde* qu'on ferait en pratiquant une boutonnière à l'urèthre entre la vessie et la plaie donnerait sans doute un meilleur résultat.

Quel que soit le traitement employé, les suites sont toujours fâcheuses et un rétrécissement très dur et rétractile survient à bref délai; aussi faut-il habituer le malade au cathétérisme dès que la cicatrisation est complète.

2° PLAIES DE DEDANS EN DEHORS

Les plaies de l'urèthre ont quelquefois pour origine un corps étranger, un fragment de calcul venu de la vessie, ou bien elles sont produites pendant le retrait d'un instrument, par exemple d'une sonde dans l'œil de laquelle un fragment calculeux était engagé. Dans ce dernier cas, tout exceptionnel, les plaies sont de petites dimensions ; néanmoins elles exposent assez fréquemment à la pénétration de l'urine dans les tissus et les vaisseaux et sont alors suivies d'accidents d'intoxication.

Dans l'immense majorité des cas, elles surviennent pendant l'introduction d'un instrument de cathétérisme et sont désignées sous le nom de *fausses routes*.

FAUSSES ROUTES. — Les perforations de l'urèthre qui sont produites par une sonde s'observent dans deux conditions bien différentes, suivant que l'urèthre est sain ou qu'il est le siège d'altérations pathologiques. Dans le premier cas, le lieu d'élection de ces traumatismes est le *cul-de-sac du bulbe*. Tantôt un instrument droit métallique, de gomme ou de baleine, etc., est poussé rapidement ou violemment ; en suivant la paroi inférieure, il rencontre au niveau du cul-de-sac du bulbe une muqueuse souple et dépressible qu'il plisse, qu'il refoule devant lui et dont son extrémité ne tarde pas à se coiffer ; pour peu qu'une certaine force soit développée, une perforation se produit. Ailleurs l'instrument employé est courbe ; si on n'a pas eu soin d'en maintenir le bec en contact immédiat et constant avec la paroi supérieure, si l'on a accroché la paroi inférieure, on s'expose, en commençant trop tôt l'abaissement de l'instrument, à déchirer le repli de muqueuse soulevé par le bec.

Signalons enfin la possibilité de l'engagement d'un instrument de petit calibre dans une des lacunes de Morgagni, accident observé par Voillemier.

Dans une *prostate saine*, les fausses routes sont rares ; une courbure trop courte peut cependant permettre au bec de léser la paroi inférieure ; très rarement la supérieure est atteinte ; c'est à titre de curiosité pathologique qu'on signale l'engagement d'une sonde entre la prostate et le pubis.

Les fausses routes sont plus fréquentes lorsqu'il existe des lésions du canal. Dans l'urèthre antérieur, elles siègent presque toujours en avant d'un *rétrécissement* et par conséquent se rencontrent dans tous les points, mais comme la déchirure se fait au niveau de l'obstacle, c'est encore la région bulbaire où on la rencontre le plus souvent. Il est possible, mais très exceptionnel, de voir une fausse route en arrière de l'obstacle ; cependant des bougies de baleine ont pu, après avoir franchi un rétrécissement, aller s'engager sous la muqueuse et cheminer ainsi en se traçant parfois de très longs trajets.

C'est au niveau des déformations prostatiques qu'on voit se produire le plus grand nombre des fausses routes ; la sonde pénètre soit dans des lacunes qui ne sont que des orifices glandulaires élargis, soit au milieu de saillies prostatiques, La déchirure se fait d'autant plus facilement que le tissu des prostates hypertrophiées est plus friable. Elle est le résultat des manœuvres peu violentes, mais surtout de l'emploi d'instruments dont la courbure n'est pas appropriée à celle du canal : nous avons vu pourquoi la sonde courbe dite sonde de trousse était de nature à produire de tels accidents.

Dans l'immense majorité des cas, c'est la *paroi inférieure* qu'occupe la perforation, au niveau du bulbe ou dans la prostate.

La fausse route est tantôt *incomplète*, se terminant en cul-de-sac après un trajet sous-muqueux plus ou moins long, tantôt *complète*. Dans ce dernier cas l'instrument continue sa route, parallèlement au canal et vient aboutir à la vessie, créant une sorte de tunnel uréthro-vésical. Ce trajet est parfois très long ; il commence, par exemple, au cul-de-sac du bulbe, contourne la prostate et s'ouvre dans le trigone. En général, la fausse route complète intéresse la région prostatique. Ailleurs. on a vu la sonde s'ouvrir un chemin à travers la paroi rectale et même perforer le péritoine.

La fausse route ne se produit pas toujours d'emblée, très souvent l'instrument refoule devant lui la muqueuse du cul-de-sac du bulbe, creuse une dépression où la sonde s'engage facilement ; cette difficulté du cathétérisme se présente souvent chez les vieillards, dont la muqueuse flasque et mobile se plisse facilement au-devant de l'instrument. Il n'y a pas encore fausse route, mais il existe déjà une *fausse direction* (Guyon). Une fois cette dépression produite, les instruments courent grand risque d'y tomber chaque fois.

Au moment où la muqueuse se rompt, le chirurgien éprouve une sensation de résistance vaincue; la progression en avant se fait très difficilement et par saccades; les mouvements en arrière, sont au contraire faciles (Voillemier).

Par la sonde il ne s'écoule pas d'urine; rarement apparaissent quelques gouttes de sang. Lorsque la fausse route a lieu dans la région périnéale, le doigt introduit dans le rectum sent alors le bec de la sonde séparé de lui par une faible épaisseur de tissus. En retirant l'instrument, un saignement plus ou moins abondant se montre au méat. La douleur, variable, est d'ordinaire assez vive.

L'*hémorragie*, d'une abondance variable, ne persiste longtemps que dans les cas de blessures très graves, lorsque, par exemple, le bulbe a été déchiré; par contre, toute manœuvre intra-uréthrale rappelle un écoulement sanguin.

Les *troubles de la miction* consistent surtout et le plus souvent en une légère cuisson; d'ailleurs la rétention est complète aussitôt après la blessure, elle peut persister ou céder au bout de peu de temps ou encore reparaître par *intermittences;* ces différences s'expliquent par la présence de caillots, le gonflement inflammatoire, l'irrégularité de la plaie et le spame.

Pendant les jours suivants, il est rare que l'infiltration ou des phénomènes d'intoxication urineuse se produisent, immunité qui tient à ce que l'orifice de la plaie regarde en avant et que l'urine a peu de tendance à y pénétrer; le contraire a lieu dans les plaies uréthrales par calcul venant de la vessie (Maisonneuve). La raison en est surtout dans ce fait qu'il y a rarement oblitération de l'urèthre et que l'urine, s'écoulant à peu près librement, n'est pas chassée avec force dans la plaie par les contractions vésicales.

Le diagnostic est facile lorsque le chirurgien est présent au moment même de l'accident. Il est plus fréquent d'avoir à poser un diagnostic rétrospectif qui s'appuiera sur les commémoratifs; une abondante hémorrhagie survenue après le cathétérisme chez un malade qui n'en présente pas habituellement est un signe de présomption des plus importants.

Le *siège* de la fausse route est révélé par l'*explorateur à boule*. Instrument droit, il suit forcément la paroi inférieure de l'urèthre et tombe dans la cavité accidentelle; en s'aidant du toucher rectal, on saura si la fausse route siège au cul-de-sac du bulbe ou dans la prostate.

Traitement. — La conduite à tenir est diffférente suivant que le calibre de l'urèthre est normal, ou qu'il existe un rétrécissement.

1° *Le calibre est normal.* On sait que la fausse route intéresse presque toujours la paroi inférieure; aussi est-ce la supérieure qu'on s'efforcera de suivre. Les instruments à grande courbure conviennent bien à cet effet, ainsi que les sondes coudées et bicoudées. En général, il suffit d'instruments de gomme tels qu'une sonde-béquille de moyen volume (nº 16 à 18) armée d'un mandrin; mais les instruments métalliques permettent des manœuvres plus précises. Quoi qu'il en soit, on doit se rappeler que le meilleur moyen de ne pas abandonner la paroi supérieure, surtout au niveau du point blessé, est de tendre assez fortement la verge et de l'attirer sûr le ventre.

L'instrument tenu très obliquement est presque parallèle à la paroi abdominale au moment où le bec arrive à l'entrée de la portion membraneuse. Il conserve ainsi un contact intime avec la paroi supérieure, et quand on commence le mouvement d'abaissement, il passe par-dessus l'obstacle sans s'y engager.

Aussitôt qu'on a pénétré dans la vessie, il est indispensable de laisser une *sonde à demeure*, seul moyen d'obtenir une bonne réparation de la plaie uréthrale. Une sonde de gomme sera donc fixée aussitôt après son introduction.

Exceptionnellement, quand un explorateur à boule a pénétré dans la vessie sans rencontrer d'obstacle, on est en droit de supposer que la fausse route siège sur la paroi supérieure; un instrument droit, tel qu'une sonde-bougie, passe alors facilement.

2º *Il existe un rétrécissement.* La situation peut ici être d'emblée très grave; dans le cas par exemple de rétention complète, car la vessie n'est pas vidée, et les manœuvres ultérieures sont rendues très difficiles. En pareille occurrence, les tentatives de cathétérisme seront modérées et de courte durée; si elles ne réussissent pas, on aura recours sans tarder à la *ponction hypogastrique* de la vessie. On peut la renouveler un grand nombre de fois sans danger. Cette ponction devra, bien entendu, être faite dans tous les cas, qu'il s'agisse ou non de rétrécissement, si les manœuvres restées infructueuses, n'ont pas permis d'évacuer la vessie. Très souvent, en maintenant au repos la région blessée pendant quelques jours, on pénètre facilement dans un urèthre où l'on avait été arrêté.

La plupart du temps, la miction est possible et on doit alors tenter de faire le cathétérisme. Il est très rare qu'une sonde, si petite qu'elle soit, pénètre dans la vessie. Pour franchir l'obstacle on essaiera l'emploi de *bougies tortillées* d'un calibre n° 6 ou 7; leur extrémité, se présentant successivement sur tous les points du canal, s'engage quelquefois assez facilement; lorsqu'une d'elles aura passé elle sera laissée à demeure et tracera en général un chemin suffisant à l'urine.

Le cathétérisme à l'aide de bougies tortillées, rend des services même en l'absence de rétrécissement, alors que les sondes à grande courbure n'ont pas pénétré. On en choisit une, armée d'un pas de vis qui permet de fixer à sa suite un conducteur et d'introduire une bougie à bout coupé.

Enfin, il reste une dernière ressource qui consiste à pratiquer l'uréthrotomie externe sans conducteur ou même le cathétérisme rétrograde.

B. — RUPTURES DE L'URÈTHRE

Étiologie et mécanisme. — Les causes des ruptures de l'urèthre sont différentes suivant les régions et spéciales à chacune d'elles.

A. *Région pénienne.* — Les ruptures n'y sont pas rares et surviennent, dans l'immense majorité des cas, pendant l'*érection*, presque toujours pendant le coït. Elles consistent alors en une petite éraillure qui laisse suinter à peine quelques gouttes de sang, et qui passerait inaperçue si un rétrécissement n'en était la conséquence prochaine ; plus rarement un faux mouvement, une violence quelconque, amènent une rupture complète accompagnée d'une lésion analogue des corps caverneux désignée sous le nom de *pseudo-fracture* par Demarquay. L'hémorrhagie peut alors être considérable. La rupture est également le résultat d'une *torsion* de la verge avec la main, à la suite d'un choc, d'un coup de pincette (Voillemier).

Au cours des blennorrhagies très intenses, le corps spongieux enflammé se prête mal à l'élongation de la verge pendant l'érection qui est alors très douloureuse, et détermine une incurvation en arc dont l'urèthre représente la corde. Les ruptures, fréquentes alors, ont lieu dans deux conditions différentes : 1° à la suite de la pratique absurde et brutale qui consiste à *rompre la corde*, c'est-à-dire à produire un redressement brusque de l'organe ; 2° spontanément, sous la seule influence de l'érection. On l'a vu également en arrière de très anciens rétrécissements, au point où la muqueuse est rendue très friable et a perdu son élasticité (Terrillon).

Les ruptures de la verge à l'état *de flaccidité* sont rares ; on en a observé cependant à la suite du passage d'une roue de voiture (Bollard), de l'action d'un projectile (Labbé), d'un coup de pied de cheval, du pincement de la verge dans un tiroir de commode (Voillemier), etc.

B. *Région périnéale.* — Trois circonstances différentes sont à considérer :

1° Le *corps vulnérant est lui-même animé de vitesse* et vient épuiser son action sur le périnée ; tels sont le passage d'une roue de voiture, un coup de bâton, un coup de pied, de sabot, etc.

2° *Le sujet tombe d'un lieu élevé* sur un corps résistant immobile ; les *chutes à califourchon* sont les causes les plus ordinaires ; nombreux sont les cas où les blessés tombent les jambes écartées sur le rebord d'un tonneau, d'une porte, d'un coffre, etc. ; ces accidents sont assez communs chez les marins, souvent exposés à être précipités du haut d'une vergue. On a cité des chocs sur le pommeau d'une selle, ruptures qui seraient fréquentes (Desruelles) chez des cavaliers atteints d'uréthrite aiguë. En pareil cas, la rupture a lieu dans la portion périnéale inférieure.

Quand le traumatisme a agi de cette façon, on a admis pendant longtemps que l'urèthre repoussé en haut était écrasé contre le pubis. Velpeau a étudié ce mécanisme d'une façon plus précise ; pour lui, la région membraneuse trouve un point d'appui contre le bord de l'arcade pubienne, et les régions bulbaire ou spongieuse contre la face antérieure de la symphyse pubienne ; Voillemier, Thompson, avec la plupart des auteurs, ont accepté ces faits sans trop les discuter. D'expériences faites sur le cadavre par Ollier et Poncet, il résulte que l'urèthre se rompt, non pas sur le rebord osseux, mais sur l'arête tranchante d'un ligament spécial, le ligament de Henle. Cras fit remarquer que le ligament de Carcassonne fixe l'urèthre à deux centimètres du bord inférieur de la symphyse et l'empêche de s'en rapprocher. D'autre part, l'inclinaison de la symphyse étant telle qu'elle se rapproche de l'horizontale, on peut admettre, pour peu que le sujet soit incliné en avant, que cette portion du canal est écrasée contre la face antérieure du pubis.

D'après Cras, le corps contondant atteint rarement la ligne médiane, mais un des côtés de la crête osseuse ; il tend à gagner son sommet ; pendant ce mouvement il repousse l'urèthre qui est porté du côté opposé et *coincé* entre le corps contondant et la partie la plus élevée de la branche descendante du pubis. En effet, les deux lèvres de la face interne de la branche descendante du pubis sont fortement déjetées en dehors et en avant et se réunissent pour former une crête osseuse, arête vive, qui dépasse un plan tangent à la face antérieure de la symphyse et qui joue le principal rôle dans le mécanisme de la section uréthrale (Cras).

Les expériences de Terrillon confirment cette théorie et lui ont fait voir que, dans ce cas, la lésion siège à la partie moyenne du bulbe sur la paroi inféro-latérale. Quand la chute à califourchon a lieu sur un corps volumineux, s'enclavant difficilement sous le pubis, l'urèthre est pressé directement sur la ligne médiane contre la partie inférieure de la face antérieure du pubis ou même sur la partie la plus saillante du bord inférieur et il se rompt à ce niveau (Terrillon).

3° *Rupture de la portion périnéale par fracture du pubis.* — L'urèthre peut être blessé indirectement, c'est-à-dire sans que le corps vulnérant ait porté sur lui; c'est ce qui a lieu dans la fracture du bassin. En effet, la portion membraneuse est immobilisée par le ligament de Carcassonne qu'elle traverse et qui ne peut fuir. De plus, elle est solidement fixée à cette aponévrose, et tout mouvement violent qui lui sera imprimé retentira sur le canal. L'urèthre est ainsi intéressé dans plusieurs circonstances. Une portion du pubis détachée par le choc et entraînée vers les parties profondes mobilisera l'aponévrose et déchirera l'urèthre. Un fragment aigu, une esquille peut perforer l'urèthre en produisant une plaie contuse. Ailleurs, l'action s'exerce à une distance plus grande; les branches du pubis ont subi au niveau de la symphyse une dislocation; les deux os chevauchent l'un sur l'autre entraînant dans leurs mouvements les aponévroses qui, tiraillées en sens inverse, dilacèrent la paroi uréthrale.

On comprend comment la portion membraneuse est toujours intéressée; quant à la portion prostatique, mieux protégée, isolée et plus résistante, on ne l'a vue déchirée que lorsqu'il existait des désordres considérables de toute la région.

Anatomie pathologique. — 1° *Lésions du corps spon-*

gieux. Suivant leur importance, on reconnaît trois degrés aux ruptures du corps spongieux (Terrillon).

Premier degré ou *ruptures interstitielles*. — On sait que le corps spongieux, formé de tissu érectile à larges vacuoles, est entouré d'une gaîne fibreuse inextensible en dehors, et limité en dedans par la muqueuse uréthrale. Sous l'action d'un traumatisme, les trabécules du tissu spongieux, friables, peuvent se rompre sans qu'*aucune des deux enveloppes soit intéressée;* il en résulte que le sang épanché s'accumule au sein du tissu déchiré; cette poche sanguine rétrécit la lumière du canal et parfois l'oblitère. La rupture au premier degré est ainsi constituée. Ces lésions existent quelquefois seules, mais ne manquent jamais dans les cas plus graves.

Deuxième degré. — *La muqueuse est intéressée*. Tantôt il ne s'agit que d'érosions superficielles, transversales; tantôt la déchirure est étendue et occupe même toute la circonférence du canal. De toute façon, cette solution de continuité ouvre une voie au sang qui se répand dans le canal et à l'urine qui pénètre dans les tissus.

Troisième degré. — *Le tissu spongieux et les membranes interne et externe sont divisés* incomplètement ou complètement : dans la rupture incomplète, tantôt la division n'existe que sur un point peu étendu, tantôt, au contraire, les deux extrémités du canal ne sont reliées que par un lambeau de muqueuse intacte, lequel occupe en général la paroi supérieure. Si la rupture est complète, les deux bouts du canal se rétractent, entraînés par l'élasticité des parois, limitant une cavité intermédiaire remplie de caillots et bientôt d'urine.

La solution de continuité, à bords plus ou moins déchiquetés, est constamment transversale.

Siège et étendue de la rupture. — Trois procédés d'investigation, dont les résultats concordent à peu près, ont permis d'établir le siège des ruptures : ce sont les autopsies, les explorations faites sur le vivant au cours d'une opération et les expériences sur le cadavre. Ce siège varie, on l'a vu, suivant la cause.

Dans les traumatismes portant directement sur le périnée, tel qu'une chute à califourchon, l'urèthre se rompt *au niveau de la portion moyenne et antérieure du bulbe.* Il reste toujours, en avant du ligament de Carcassonne une languette de muqueuse de un à trois centimètres. La rupture, ordinairement incomplète, intéresse presque toujours la paroi inférieure (Guyon); les résultats contradictoires des expériences d'Ollies n'ont pas été confirmés par les autopsies. Les ruptures complètes sont loin d'être rares. Dans l'un et l'autre cas on trouve les deux bouts de l'urèthre rétractés à la manière d'une artère coupée; ils ne tardent pas à contracter des adhérences avec les parties voisines. Entre eux existe une caverne, une anfractuosité, dont les parois sont formées de tissus déchiquetés, suffisamment ouverte pour se remplir d'urine et permettant la stagnation de ce liquide, du sang et du pus.

Quand la région membraneuse est rompue, c'est qu'il y a en même temps fracture du bassin; s'il est possible de voir la muqueuse simplement fendillée, la rupture totale est la règle.

Dans la région pénienne, on a observé des déchirures dans presque tous les points; les éraillures qui sont le résultat d'un faux mouvement du coït ou d'une érection pendant la blennorrhagie se rencontrent, en effet, dans toute la région pénienne, parfois très près du méat; les ruptures plus étendues et surtout celles qui sont le résultat du redressement brusque de la verge dans la chaude-pisse cordée, siègent à la portion scrotale. Elles sont transversales, occupent la paroi inférieure et restent généralement incomplètes; mais il n'est pas rare de voir la muqueuse et le tissu spongieux adjacent déchirés sur toute la circonférence.

3° *Lésions des parties voisines*. — L'attrition des parties molles, les décollements, sont limités au point frappé, ou bien s'étendent à de grandes distances, aux attaches du ligament de Carcassonne, dans la fosse ischio-rectale, etc. — La déchirure du ligament triangulaire sous-pubien a été observée, de même que le décollement, l'arrachement de la racine des corps caverneux. Enfin, la peau est parfois divisée et cette plaie contuse tantôt reste indépendante de la rupture uréthrale, tantôt communique avec ce foyer; dans certains cas, une telle ouverture a offert une voie à l'urine et prévenu l'infiltration.

Quant aux fractures du bassin, nous ne reviendrons pas sur celles que nous avons déjà signalées, ni sur le mécanisme qui amène secondairement une déchirure de l'urèthre; mais il en existe une seconde variété qu'on observe lorsque le corps contondant, après avoir rompu l'urèthre, n'a pas épuisé son action sur les parties molles et vient fracturer le pubis.

SYMPTÔMES. — Trois symptômes dominent la scène : ce sont : la douleur, l'uréthrorrhagie, les troubles de la miction.

La *douleur*, variable dans son intensité, ne manque jamais au moment de l'accident, tantôt atroce, tantôt assez peu violente pour permettre au blessé de continuer à marcher ou à travailler, ou s'effaçant au milieu de l'ébranlement de toute l'économie provoqué par un traumatisme grave. Elle diminue en général peu après, devient sourde jusqu'au moment de la première miction ; les efforts ou le passage de l'urine en provoquent le retour. Enfin, dans les ruptures de la région pénienne, pendant le coït par exemple, la douleur est parfois telle qu'elle amène une syncope.

L'*uréthrorrhagie* présente de grandes variétés. Dans les cas rares de rupture interstitielle du corps spongieux, elle peut manquer ou n'apparaître que plusieurs jours après. En effet, une solution de continuité de la muqueuse est nécessaire à la production de l'hémorrhagie. Tantôt c'est un simple suintement, tantôt un abondant écoulement qui se fait sous forme de jet. Ailleurs, le sang s'échappe en petite quantité pendant plusieurs jours, ou bien un flot de sang sort immédiatement et cesse presque aussitôt, grâce à l'obturation probable du canal par des caillots. Dans ces cas, on a prétendu que le sang pouvait refluer dans la vessie ; ce fait a été observé, mais seulement dans les cas de rupture de la portion membraneuse ; quand cette région est intacte, sa contraction empêche le reflux en arrière. En résumé, la variété des lésions anatomiques rend compte de ces différences d'aspect de l'hémorrhagie. Elle est subordonnée à l'étendue de la déchirure, à la blessure des artérioles de la région, à l'obturation de la plaie par des caillots ou des lambeaux membraneux.

Les *troubles de la miction* sont le résultat d'un obstacle au passage de l'urine. Dans les cas légers, la miction est douloureuse, le jet paraît seulement un peu diminué. Si la lésion est plus prononcée, il est encore plus petit et enfin dans un degré plus avancé, la *rétention* s'établit, complète ou incomplète.

Elle peut s'installer immédiatement après l'accident ; ailleurs, la miction a lieu pendant un certain nombre d'heures ou de jours, puis est tout d'un coup empêchée. Suivant les cas, l'obstacle est constitué par l'épanchement sanguin interstitiel du corps spongieux, par l'écartement des deux bouts du canal qui ne correspondent plus ; enfin, par le spasme de la portion membraneuse. Si la rétention est tardive et ne survient qu'au bout de deux ou trois jours, elle résulte le plus souvent d'une tuméfaction inflammatoire.

Les symptômes sont ceux des rétentions : envies incessantes, violents efforts, pesanteur au périnée, ténesme, douleurs sus-pubiennes et rénales : la région hypogastrique est tuméfiée, globuleuse dans les cas extrêmes ; ailleurs, le toucher rectal seul permet de sentir la vessie distendue.

Lorsqu'en présence de tous les signes d'une rétention on ne constate pas de distension vésicale, le pronostic s'assombrit, car il est probable alors que l'urine s'est infiltrée dans les tissus périuréthraux. Dans quelques observations (Maheot, Civiale), on a vu une incontinence immédiate au lieu d'une rétention.

A ces symptômes, s'ajoutent ceux qui sont sous la dépendance des lésions des parties voisines. Dans la région pénienne, le gonflement se localise au point blessé; il prend assez rarement un aspect fusiforme et simule plutôt un anneau fibreux plus ou moins résistant.

Dans la région périnéale, un traumatisme léger produit une *ecchymose* qui s'étend rapidement au scrotum et à la verge; lorsqu'elle n'apparaît qu'au bout de plusieurs jours elle est l'indice d'une lésion profonde des tissus périnéaux; le pronostic n'est pas nécessairement grave.

A un degré plus avancé, se développe une *tumeur périnéale* située sur la ligne médiane, oblongue, limitée par la racine des bourses; elle est souvent du volume d'un œuf de poule, mais elle peut acquérir celui d'un chapeau (Demarquay) ou d'une tête de fœtus (Voillemier). L'ecchymose n'y apparaît pas toujours immédiatement, mais ne manque jamais au bout d'un certain temps. Cette tumeur mollasse, faussement fluctuante, se montre dès les premières heures et doit être distinguée de celle qui est le résultat d'une infiltration d'urine; cette dernière est un accident secondaire plus ou moins tardif. En effet, la tumeur sanguine primitive n'a de tendance à se résorber que si elle est de petit volume. Formée de caillots et de sang qui ne trouvent aucune issue, communiquant avec l'urèthre, elle est fatalement destinée à s'enflammer et à se laisser envahir par l'urine. Il semble cependant que ce foyer puisse suppurer sans que l'urine y pénètre : on assiste alors à l'évolution d'un volumineux abcès dont l'évacuation spontanée est des plus rares. L'infection purulente est la terminaison ordinaire dans ces cas.

L'*infiltration de l'urine* dans la plaie se fait de trois façons différentes : 1° immédiatement, ou peu après l'accident, l'urine, sous l'influence des efforts, pénètre peu à peu dans le périnée ; 2° après une rétention plus ou moins prolongée, le malade éprouve un soulagement subit : l'obstacle a cédé et brusquement l'urine a fait irruption ; 3° enfin après le rétablissement de la miction, une petite quantité d'urine envahit les tissus, s'y creuse une loge et forme une véritable tumeur urineuse.

Quel qu'en soit le mode d'infiltration, l'urine, une fois épanchée dans le périnée, y provoque des désordres, à moins qu'une plaie contuse ne lui livre passage ou que l'intervention ne soit rapide ; mais abandonnée à elle-même, l'infiltration est le point de départ d'accidents phlegmoneux, qui se diffusent et prennent un caractère gangréneux. On assiste aux accidents de l'infiltration d'urine dans la loge périnéale inférieure et la marche est ordinairement d'une rapidité foudroyante.

Dans la *région pénienne* ces accidents prennent rarement une extension considérable. S'il s'agit d'une rupture dans la *région bulbaire*, on observe l'envahissement graduel du scrotum, de la verge, du tronc, etc. Dans la rupture de la *région membraneuse*, la loge périnéale supérieure est envahie et on est en face d'une cellulite pelvienne dont le diagnostic, difficile, se fait surtout à l'aide de symptômes généraux.

La description qu'on vient de lire s'applique aux cas graves ; fort heureusement il en existe de bénins, et nous retrouverons ces degrés en étudiant la marche et le pronostic.

MARCHE ET PRONOSTIC. — Les différences de gravité des lésions sont tellement tranchées que l'on doit admettre trois variétés : 1° cas légers ; 2° cas moyens ; 3° cas graves (Guyon).

1° *Cas légers.* — Une douleur subite, une uréthrorrhagie d'abondance très variable constituent ordinairement tous les symptômes ; les premières mictions, peu ou point gênées, sont néanmoins douloureuses. On observe souvent une ecchymose sur la verge ou le périnée, mais sans tumeur. Tous ces symptômes diminuent rapidement ; l'abcès ou l'infiltration sont des plus rares. Cependant cet accident, qui semble si léger, est l'origine d'un rétrécissement qui surviendra fatalement. C'est là le type des ruptures de la région pénienne survenant pendant le coït.

2° *Cas moyens.* — Ici on retrouve trois symptômes nettement accusés : l'hémorrhagie uréthrale abondante, souvent continue ; la miction possible mais pénible, lente et douloureuse ; enfin une tumeur périnéale. Ces lésions peuvent encore se réparer sous l'influence d'un traitement rationnel : le fait est malheureusement rare ; en général, on assiste à la production d'une infiltration ou d'un abcès plus ou moins localisés. Ces accidents ne se montrent parfois qu'au bout de quelques jours, indiquant qu'un cas léger s'est transformé en un cas grave.

3° *Cas graves.* — Rétention complète, uréthrorrhagie souvent très abondante, cathétérisme impossible ou très difficile, tumeur périnéale volumineuse, tels sont les symptômes qui comportent une gravité exceptionnelle. Celle-ci est due à ce que l'infiltration est inévitable et se produit dès les premières heures qui suivent l'accident. L'impossibilité où l'on est de rétablir le cours de l'urine par les voies naturelles impose l'obligation d'une intervention immédiate.

A cette rétention déjà si grave s'ajoutent dans des cas déterminés des lésions osseuses du bassin; parfois le foyer d'une fracture est en communication avec la plaie; l'ostéo-myélite, l'infection purulente en sont les conséquences ordinaires.

Quel que soit le degré de la rupture, il est un accident auquel les blessés sont voués fatalement dans un délai prochain, c'est *le rétrécissement*. Qu'il s'agisse de la région membraneuse, bulbaire ou pénienne, du moment qu'il y a rupture de la muqueuse ou du corps spongieux, un tissu cicatriciel viendra diminuer la lumière du canal. Dans certains cas, dès le 24e, le 14e, le 11e jour, on a constaté l'existence d'un de ces rétrécissements que nous étudierons plus loin.

D'autres troubles fonctionnels existent; ils portent surtout sur l'érection qui est gênée, souvent douloureuse, incomplète; l'éjaculation se fait mal. La miction est elle-même entravée et l'expulsion des dernières gouttes demeure imparfaite.

Quant au pronostic immédiat des ruptures de l'urèthre, les éléments nous en sont fournis par la thèse de Terrillon qui, sur 170 cas, a trouvé 12 morts dont voici les causes principales : hémorrhagie uréthrale, urémie, infection purulente, infiltration et suppuration abondante, etc.

Diagnostic. — Le diagnostic s'appuiera sur les symptômes précédents et les commémoratifs. On ne devra s'aider du cathétérisme que suivant les indications formulées plus loin, à propos du traitement. Dans les cas graves, l'usage de la sonde est superflu, dangereux et ne confère pas toujours la certitude. Souvent on croit avoir pénétré dans la vessie alors que l'explorateur est dans une poche remplie de caillots ; le toucher rectal est alors nécessaire. On se rappellera que le cathétérisme peut provoquer ou ramener une uréthrorrhagie. Aussi doit-on le proscrire en règle générale (Guyon). Dans les cas légers seuls, un explorateur servira quelquefois à préciser le siège de la rupture.

Les causes d'erreur sont peu nombreuses ; dans les contusions simples du périnée, les symptômes principaux des ruptures manquent ; néanmoins on fera quelques réserves pour les épanchements sanguins interstitiels du corps spongieux. Les ruptures extra-péritonéales de la vessie prêtent quelquefois à confusion : la tumeur hypogastrique survenant dans ces conditions spéciales, ne se rencontre pas dans les ruptures profondes de l'urèthre.

Traitement. — A chaque degré de gravité, correspondent des indications thérapeutiques particulières.

1° *Cas légers.* — Le *cathétérisme est inutile*, car les malades urinent bien en général : il peut être dangereux et agrandir une plaie d'abord insignifiante. On prescrira le repos complet, des cataplasmes, des tisanes délayantes ; il sera bon d'administrer à l'intérieur quelques grammes de biborate de soude dans la proportion qui sera tolérée par l'estomac (4 à 10 grammes).

2° *Cas moyens.* — Ici la difficulté des mictions, l'étendue de la plaie commandent d'empêcher le contact de l'urine avec la muqueuse déchirée et rendent le *cathéthérisme nécessaire*. De grands ménagements doivent être apportés dans les manœuvres, car, on le sait, il provoque souvent un saignement. La paroi supérieure étant presque toujours intacte, c'est elle qu'on devra suivre en se servant par conséquent d'instruments recourbés ; une sonde-béquille, avec ou sans mandrin, conviendrait bien. Mais il vaut mieux (Guyon) essayer tout d'abord d'une sonde en caoutchouc vulcanisé ou d'une bougie armée, à courbure maintenue fixe au moyen d'une couche de collodion et pouvant suivre exactement la paroi supérieure. Cette bougie sert de conducteur à une sonde à bout coupé.

Si l'introduction a été facile, on retire la sonde et on pratique le cathétérisme toutes les fois que le besoin est impérieux ; en cas contraire, elle est laissée à demeure.

La sécurité que donne le fait d'avoir pénétré dans la vessie n'est pas absolue. Souvent le cathétérisme devient tout à coup impossible et la rétention complète. Ou bien, pendant le séjour d'une sonde, on voit se développer des accidents inflammatoires qui commandent un traitement différent.

3° *Cas graves.* — Le *cathétérisme est ici formellement interdit* pour les raisons que voici :

Il est entouré de grandes difficultés ; le bec de la sonde vient buter dans la plaie qui sépare les deux bouts de l'urèthre ; le bout postérieur, recroquevillé et déchiqueté, est le plus souvent introuvable. Des manœuvres, même prudentes et modérées, font reparaître ou augmentent l'hémorrhagie. Enfin et surtout, c'est un moyen insuffisant : toute sonde maintenue à demeure au milieu d'un foyer sanguin, en provoque la suppuration ; de plus l'urine s'insinue le long de la sonde, se décompose et fermente au contact du sang extravasé (Guyon).

Le moyen de suppléer au cathétérisme impossible est la *ponction hypogastrique*. Pratiquée à l'aide d'une canule fine et avec aspiration, on peut la répéter autant de fois qu'il est nécessaire. C'est un moyen palliatif excellent qui soulage le malade, empêche ou retarde l'infiltration, pare aux premiers accidents, mais ne guérit pas le malade ; l'obstacle persiste.

L'incision simple du périnée est également un palliatif qui arrête les progrès de la suppuration ou de l'infiltration, mais ne rétablit pas le cours normal de l'urine.

L'*incision périnéale avec recherche immédiate du bout postérieur* et application de la sonde à demeure remplit toutes les indications thérapeutiques (Guyon). Le malade étant dans la position de la taille, on pratique sur la ligne médiane du périnée une longue incision qui dépasse les limites de la tumeur ; en procédant couche par couche, on atteint l'aponévrose au travers de laquelle un flot de sang s'échappe ; la plaie une fois détergée, on aperçoit l'urèthre divisé. Une sonde est alors introduite dans l'urèthre antérieur ; quand on aperçoit son extrémité dans la plaie, il faut la soutenir avec le doigt et, en la poussant doucement, on la fait pénétrer directement dans le bout postérieur. Si on ne réussit pas ainsi, il faut rechercher ce dernier dans la plaie ; en opérant comme dans l'uréthrotomie externe, on arrive à le découvrir le plus souvent. Plus hâtive est l'intervention et plus ces manœuvres sont faciles. L'opération se termine comme une uréthrotomie externe.

La sonde ne doit pas être laissée à demeure plus de cinq à six jours : au bout de ce temps, on pratiquera le cathétérisme dilatateur quotidien. Si toutes ces tentatives échouent, il reste encore la ressource du cathétérisme rétrograde (v. p. 178). Ce dernier serait surtout nécessaire dans les cas de rupture de la portion membraneuse entraînant des désordres toujours considérables.

CHAPITRE V

URÉTHRITES

L'inflammation de l'uréthre est aiguë ou chronique. Elle reconnaît des causes très nombreuses ; l'une d'entre elles, l'infection blennorrhagique, est bien plus fréquente que toutes les autres réunies, et imprime à la maladie des caractères particuliers.

1° URÉTHRITE AIGUË

A. — URÉTHRITE NON BLENNORRHAGIQUE

ÉTIOLOGIE. — 1° *Uréthrites traumatiques.* — Les ruptures, les *déchirures* de l'urèthre à la suite des blessures graves, sont accompagnées d'une inflammation de la muqueuse qui passe inaperçue au milieu de désordres plus importants ; il n'en est pas de même quand il s'agit de déchirures légères, d'éraillures consécutives à un traumatisme léger ou plus souvent à une fausse manœuvre pendant le coït. Le séjour des *corps étrangers* dans l'urèthre, détermine une inflammation dont l'intensité est variable et qui se manifeste au bout de peu de temps ; certains de ces corps séjournent longtemps sans amener de suppuration. Ce fait est possible lorsqu'ils sont aseptiques et s'ils n'ont produit qu'une faible érosion, mais s'ils sont offensifs, irréguliers, chargés de matières organiques inoculables, ils déterminent de la suppuration; à ce titre le séjour des calculs et surtout des fragments provenant d'une lithotritie, entraîne toujours un pronostic d'une certaine gravité.

C'est le *cathétérisme* qui a été surtout incriminé : le contact simple de l'instrument a pu produire une uréthrite ; ordinairement celle-ci résulte de ce que la muqueuse est intéressée et plus souvent de l'inobservation des règles de l'antisepsie et d'un cathétérisme malpropre. Avec les sondes à demeure maintenues un certain temps, il est difficile de ne pas voir un peu de suppuration apparaître ; nous connaissons les précautions à prendre pour réduire cet inconvénient à son minimum.

Enfin les *injections caustiques* un peu fortes agissent à la manière d'une brûlure sur l'urèthre.

La violence de ces uréthrites est en rapport avec leur cause. Celle-ci supprimée, l'inflammation disparaît ordinairement d'elle-même, c'est ce qu'on voit avec évidence après l'enlèvement d'une sonde à demeure; des lavages du canal avec une solution antiseptique aident à la disparition du pus. Le pronostic est donc bénin : cependant on doit faire des réserves pour le cas où une éraillure en est la cause ; on constate souvent plus tard l'existence d'un rétrécissement d'une nature particulière qu'on est tenté d'attribuer faussement à une uréthrite blennorrhagique.

2° *Uréthrites ab ingesta.*—Certaines substances entraînées avec des produits de sécrétion sont amenées au contact de l'urèthre soit par l'urine, soit par les glandules de la muqueuse et déterminent une inflammation. On connaît l'action des *cantharides* sur la vessie et les reins; elle peut s'étendre à l'urèthre, bien plus rarement il est vrai; mais il en existe des exemples incontestables. On a accusé les *balsamiques*, parce qu'on a vu des écoulements cesser après leur suspension, puis d'autres médicaments tels que les iodures, l'arsenic, le nitrate de potasse, etc., les boissons diurétiques et surtout, cela avec plus de vraisemblance, les *boissons alcooliques* en excès et en particulier la bière. Sans mettre en doute la réalité des observations produites, il faut n'accepter qu'avec réserve certains faits avancés sans preuves suffisantes. Ce qui est fréquent, c'est de voir à la suite d'une de ces causes, une uréthrite chronique latente et souvent ignorée du sujet, redevenir aiguë sous une de ces influences. On doit donc les considérer comme causes plutôt prédisposantes qu'efficientes.

3° *Uréthrites diathésiques.*—Existe-t-il réellement des épidémies d'uréthrites survenant à certaines saisons, et dans le développement desquelles les variations atmosphériques joueraient un rôle ? Malgré l'affirmation de Mercier, qui semble établir une analogie entre ces écoulements et la grippe, leur existence est loin d'être prouvée. Toutes les diathèses ont été invoquées et en particulier l'*arthritisme* et l'herpétisme : on a publié (Homolle) des observations d'uréthrites développées au cours et sous la seule influence du rhumatisme. En

Angleterre l'*uréthrite goutteuse* est acceptée généralement et décrite avec une symptomatologie à part. La cessation d'éruptions cutanées aurait été suivie souvent d'un écoulement uréthral. Il est peu de ces observtions qui soient probantes et les cas sont rares où on peut acquérir la certitude absolue de l'absence de toute contagion blennorrhagique, actuelle ou antérieure.

Les manifestations de la tuberculose et de la syphilis sur l'urèthre sont très rares et leurs symptômes les font ranger parmi les uréthrites chroniques.

Symptômes. — Nous avons peu de chose à dire de la symptomatologie des uréthrites; l'écoulement est proportionnel à leur violence, de même que la douleur, quoique ce dernier symptôme soit plus variable. A la suite de certains traumatismes, et surtout d'injections très caustiques, on voit survenir une exfoliation de la muqueuse et des fausses membranes, déchiquetées et de faibles dimensions; l'œdème muqueux et sous-muqueux peut alors être tel que la dysurie devienne extrême et que l'urine ne s'écoule que goutte à goutte au prix de violents efforts et de vives douleurs; nous avons observé des faits de ce genre à la suite d'irrigations continues de l'urèthre.

A part ces cas extrêmes et exceptionnels, l'écoulement disparaît rapidement après la suppression de la cause; des complications sont très rares, à l'exception de celles qui tiennent à la violence de l'inflammation. L'ascension des lésions vers la vessie et les voies urinaires supérieures ne s'observe que chez des sujets diathésiques ou prédisposés : par contre, les propagations à faible distance sont assez communes; des prostatites s'observent souvent, des épididymites sont encore plus communes, surtout au cours des uréthrites par corps étrangers ou par cathétérisme. Dans ce dernier cas même, l'uréthrite peut passer inaperçue et l'épididymite paraît primitive.

B. — URÉTHRITE BLENNORRHAGIQUE

Quoique la blennorrhagie soit la cause de beaucoup la plus commune des inflammations de l'urèthre, l'usage l'a fait ranger parmi les affections vénériennes qui n'entrent pas dans le cadre que nous nous sommes tracé : nous en donnerons cependant un rapide exposé en rappelant surtout quelques-unes de ses particularités les plus importantes ; la connaissance en est indispensable pour l'intelligence des complications ; l'influence de la blennorrhagie se fait en effet sentir à chaque pas dans les affections des voies urinaires et ne doit jamais être perdue de vue pendant l'examen d'un malade.

ÉTIOLOGIE ET NATURE. — La cause de la blennorrhagie est une contagion pendant le coït. L'élément virulent paraît être aujourd'hui hors de contestation ; c'est un microbe, étudié par Bouchard en 1878, nettement isolé en 1879 par Neisser qui lui a donné le nom de *gonococcus*. Il se présente « sous l'aspect d'un petit point arrondi, réfringent, mobile ; on trouve rarement ces microbes isolés, le plus souvent ils forment de petits amas, mais ne sont jamais disposés en chaînettes ; leur diamètre oscille entre 0 μ, 2 et 0 μ, 4 ; ils siègent tantôt dans les cellules du pus ou dans les cellules épithéliales, tantôt en dehors où ils forment de petits amas » (Dubief). On les retrouve dans le pus recueilli à l'aide d'une pipette au méat, ou plus sûrement dans l'intérieur du canal; ils sont abondants surtout pendant la première période, mais ils persistent pendant toute la durée de l'affection, dans les formes chroniques et même latentes. On les rencontre aussi à la vulve, dans le vagin, dans la cavité utérine, surtout sur le col; et dans toutes les inflammations d'origine blennorrhagique, telles que la conjonctivite. La constatation de ce microbe dans les articulations atteintes d'arthrite blennorrhagique d'une part, et d'autre part la possibilité de produire la maladie par des liquides de culture (Bockhardt, C. Paul, Bousquet) en démontrent la spécificité.

Le gonococcus ne serait pas le seul agent infectieux capable de déterminer la blennorrhagie (Aubert). Il en existerait de plusieurs espèces dont la virulence, probablement différente, expliquerait la diversité des formes de ces inflammations uréthrales.

De recherches récentes (Legrain), il semble même résulter ce fait que, si le gonococque est l'agent infectieux nécessaire et suffisant pour produire une blennorrhagie uréthrale aiguë, il n'en est plus de même pour la forme chronique et les manifestations extra-uréthrales. A l'état normal et à l'état pathologique, l'urèthre contient un certain nombre d'organismes tout différents qu'on retrouverait en majorité et quelquefois à l'exclusion des gonococques, dans les formes chroniques: enfin dans les manifestations para-uréthrales ou éloignées on rencontre surtout les organismes ordinaires de la suppuration.

A côté de cette blennorrhagie spécifique, on a admis des uréthrites contractées par contagion, après un coït avec une femme affectée d'écoulement vaginal ou utérin de nature non blennorrhagique (Fournier, Diday). Les progrès de la bactériologie établiront sans doute bientôt la véritable nature de ces inflammations. Quoi qu'il en soit, le tempérament lymphatique, la scrofule, l'arthritisme, etc., les excès de boissons et de coït, etc., constituent des causes prédisposantes.

Symptômes. — L'uréthrite blennorrhagique débute par un sentiment de prurit, bientôt suivie de l'apparition d'un liquide opalin et visqueux et, au bout de quelques heures, d'une gouttelette purulente; vingt-quatre heures après, le pus devient jaunâtre, plus épais et enfin d'une teinte verdâtre plus ou moins foncée pendant toute la période d'état. Il est à peu près continu tant que l'inflammation n'a pas dépassé la région membraneuse. — Le gland est rouge, les lèvres du méat tuméfiées, surtout pendant la période d'augment; le prépuce et même la verge sont souvent un peu œdématiés. L'urèthre est dur et sensible, mais les douleurs spontanées sont peu intenses et peu communes; il existe seulement un sentiment de tension pénible.

Pendant la miction, la douleur manque rarement : elle persiste pendant toute la durée de cet acte en conservant la même intensité et cesse généralement aussitôt après. Le jet d'urine est déformé et aminci.

Les érections, pénibles dans certaines formes très aiguës, sont le résultat de l'état congestif où se trouve l'organe; l'urèthre, rendu peu extensible, ne se prête pas à l'élongation de la verge qui est alors recourbée en arc; ce tiraillement y détermine des douleurs souvent très vives; des ruptures partielles et une uréthrorrhagie consécutives ne sont pas rares dans ces circonstances : on dit vulgairement alors que la chaude-pisse est cordée.

Dans l'uréthrite aiguë postérieure, à l'écoulement continu se joint de temps en temps l'apparition brusque d'un flot purulent peu abondant; c'est le pus sécrété par la région prostatique qui s'accumule entre le sphincter membraneux et le col vésical et est déversé par intermittences. Les besoins sont fréquents, rarement très impérieux; la douleur, assez vive pendant la miction, s'accroît au moment de l'expulsion des dernières gouttes et se prolonge quelques minutes après. Une tension douloureuse irradie au périnée; parfois on observe du ténesme rectal.

Marche. Durée. — L'écoulement apparaît du 2ᵉ au 5ᵉ jour qui suit le coït infectant : il reste d'abord limité à la fosse naviculaire et s'étend lentement, au bout de 6 à 7 jours seulement, jusqu'au cul-de-sac du bulbe. Le sphincter membraneux oppose une barrière à son extension à l'urèthre profond où l'inflammation se montre exceptionnellement; cette propagation se fait sous l'influence d'excès ou simplement de l'usage de boissons alcooliques, de la reprise du coït, de la masturbation, de pollutions, d'érections prolongées, etc. L'inflammation profonde apparaît souvent à la suite de l'introduction d'une sonde; plus souvent encore il s'agit d'une *injection* qui, copieuse et poussée avec violence, force le sphincter uréthral, transporte dans l'urèthre profond qu'elle contusionne en même temps le pus blennorrhagique accumulé dans le cul-de-sac du bulbe. Elle agit ainsi en produisant une sorte d'inoculation. C'est de traumatismes de ce genre, qui joignent à l'action contusive le transport d'éléments septiques, que relèvent non seulement les uréthrites postérieures, mais la plupart des cystites et des prostatites blennorrhagiques.

Enfin certaines diathèses déjà invoquées comme prédisposant à la contagion facilitent également la propagation vers les parties profondes; nous signalerons surtout la tuberculose.

La blennorrhagie peut se limiter à la portion antérieure du canal et cesser en quelques jours; c'est une exception; presque toujours elle progresse jusqu'au cul-de-sac du bulbe. Entre cette forme subaiguë et avortée et la chaudepisse cordée, tous les degrés d'intensité s'observent. La durée moyenne est de 5 à 6 semaines; très souvent la décroissance n'est pas régulière et graduelle et on observe des recrudescences provoquées surtout par des écarts de régime.

Traitement. — Le traitement *abortif* n'a de chances de réussite que s'il est employé *dès les premières heures* qui suivent l'apparition de l'écoulement. Le surlendemain il est déjà trop tard; d'ailleurs ce moyen est loin d'être infaillible, mais bien employé il ne fait courir aucun risque et s'il échoue, la maladie reprend ensuite son cours normal. La médication interne n'a aucune efficacité; l'action des injections n'est pas limitée et s'étend sur des surfaces non encore malades. Le moyen d'agir le plus sûrement est de porter dans la portion antérieure du canal, un peu au delà de la fosse naviculaire, un liquide caustique au moyen d'une fine bougie à instillation. L'urèthre a été préalablement lavé à l'aide d'une solution boriquée; puis on conduit l'appareil disposé comme pour une instillation en arrière la fosse naviculaire et on fait *écouler* doucement, sans secousses et goutte à goutte, de 4 à 5 grammes d'une solution de nitrate d'argent à 1/50. La réaction est assez vive pendant les douze heures qui suivent et les mictions sont très douloureuses. Quand ce traitement doit réussir, il n'y a plus au bout du deuxième jour qu'un suintement séreux à peine coloré qui disparaît lui-même en un jour ou deux.

Quelques chirurgiens ont essayé également d'arrêter la blennorrhagie à une époque un peu plus tardive, au 3e ou 4e jour de l'écoulement, à l'aide d'instillations portées dans le cul-de-sac du bulbe et accompagnées de lavages de l'urèthre à canal ouvert. Nous n'avons obtenu par ce procédé que de très rares succès.

Dans la grande majorité des cas, le chirurgien est appelé à donner des soins alors que la maladie est à la période d'état et qu'il n'est plus temps de songer à l'arrêter rapidement. Une hygiène sévère sera instituée. On interdira les fatigues, les veilles, les marches prolongées; on écartera toute cause, vénérienne ou congestive, de nature à provoquer des érections. Le malade évitera les boissons alcooliques quelles qu'elles soient, sauf le vin en petite quantité coupé de deux tiers d'eau, le thé, le café, les aliments épicés, les truffes les asperges, etc. La constipation sera combattue.

L'expérience semble avoir aujourd'hui prouvé les avantages qu'on trouve à ne pas chercher à arrêter l'écoulement pendant la période d'augment (Fournier). Le malade prendra des boissons délayantes, des tisanes d'orge, de graine de lin, de chiendent, de stigmates de maïs, etc., auxquelles on ajoutera de 5 à 8 grammes de bicarbonate de soude. De grands bains seront donnés tous les deux jours ; enfin, dans certains cas d'inflammations intenses, on fera des applications de sangsues au périnée ; ces émissions sanguines diminuent rapidement l'état congestif et en particulier les douleurs dues aux érections prolongées.

A ce traitement antiphlogistique, nous croyons utile de joindre dès le début l'emploi des antiseptiques. Ceux-ci peuvent être administrés à l'intérieur ; le biborate de soude donne d'excellents résultats quand les voies digestives en supportent une grande quantité ; mais 10 à 15 grammes par jour sont nécessaires dans ce cas particulier, et il est rare que les malades supportent une telle dose plus de trois à quatre jours. Ajoutons que ce médicament est encore efficace à la dose de 6 à 8 grammes. Quant aux préparations mercurielles, telles que la liqueur de Van-Swieten par exemple, la quantité éliminée par le rein est trop faible et l'action du médicament sur la muqueuse est peu marquée.

L'antisepsie de l'urèthre devra être pratiquée directement au moyen d'injections ; celles-ci seront faites immédiatement après une miction et autant que possible après chaque miction, à canal ouvert, la verge maintenue dans une direction rectiligne et légèrement tendue de façon à ce que le liquide ressorte aussitôt; il s'agit, on le voit, plutôt d'un lavage plusieurs fois répété que d'une injection. Des solutions antiseptiques diverses ont été employées, le sublimé (1, 2 et jusqu'à 10 p. 10.000) donne de bons résultats et est peu irritant. Il en est de même du sulfate de quinine et surtout de la résorcine (résorcine 4, eau distillée 100) et du permanganate de potasse.

Sans doute, ce traitement antiseptique institué dès le début abrège la durée de la maladie, et chez la plupart des sujets ainsi traités, l'écoulement a cessé au bout de trois semaines. Mais il faut que l'injection soit faite prudemment et suivant des règles énoncées plus haut. Ces lavages ne doivent pas être trop prolongés, 2 à 3 seringues suffisent. Les irrigations continues faites dans le même but produisent en général, une certaine irritation de l'urèthre. Si on croyait devoir les pratiquer, on introduirait jusqu'au cul-de-sac du bulbe une sonde de petit calibre par laquelle on ferait écouler goutte à goutte une quantité variable de liquide ; il faut que celui-ci puisse refluer librement. Les sondes à jet récurrent qui confèrent une apparente sécurité, sont souvent la cause d'accidents ; leur disposition semble autoriser à pousser le liquide avec une certaine force ; mais il peut tout aussi facilement qu'avec d'autres sondes refluer vers l'urèthre postérieur si le canal antérieur n'est pas parfaitement libre, et nous connaissons plusieurs cas de prostatites provoquées par des irrigations faites à l'aide d'instruments de ce genre.

Quel qu'ait été le traitement de la première période, il faut, dès que les symptômes inflammatoires ont disparu, dès que l'écoulement est moins abondant, chercher à arrêter la suppuration. C'est aux balsamiques qu'on s'adressera. Les doses convenables sont de 8 à 12 grammes pour le copahu, 10 à 15 pour le santal, 15 à 25 pour le cubèbe. Les capsules préparées par le commerce contiennent en général 1 gramme de médicament. Il est avantageux d'associer ces substances sous forme d'opiat.

Baume de copahu.	ââ 30 grammes.
Cubèbe pulvérisé	
Essence de santal	
Extrait thébaïque.	0,10 centig.

(15 grammes à prendre dans les 24 heures.)

L'usage des balsamiques devra être longtemps prolongé même au delà de la disparition complète de l'écoulement. Les injections antiseptiques seront continuées pendant toute cette période.

En général, c'est du troisième au septième jour après l'administration des balsamiques que l'écoulement se tarit; cette médication interne suffit ordinairement, mais si la disparition n'était pas nette et graduelle, les injections astringentes ou caustiques sont indiquées. Elles seront précédées d'un lavage antiseptique de l'urèthre à canal ouvert; puis on injectera lentement, avec une seringue dont le piston fonctionne sans secousses et régulièrement une très petite quantité, 2 centim. 1/2 à 3 centim. cubes de liquide, c'est-à-dire 1/4 à 1/3 du contenu d'une seringue ordinaire; on le conservera dans le canal de 2 à 4 minutes.

Les médicaments employés varient à l'infini. Ceux

qui nous semblent devoir être préférés sont le nitrate d'argent (1/1000), le tannin (1 à 2 p. 100), le permanganate de potasse, les sulfates de zinc et de cuivre (1 p. 100), ou mieux encore l'injection dite aux trois sulfates :

Sulfate de fer	}	ââ
— de zinc	}	1 gramme.
— de cuivre	}	
Eau distillée	100	—

Les injections dites isolantes (sous-nitrate de bismuth 10 gr., eau 100) donnent rarement des résultats durables. En général, les médicaments qui réussissent le mieux sont ceux qui joignent à une action caustique suffisante un pouvoir antiseptique des plus marqués.

2° URÉTHRITE CHRONIQUE

L'*uréthrite chronique simple* relève des causes déjà signalées à propos des formes aiguës ; elle est exceptionnelle et cette rareté s'explique par la grande tendance qu'affectent les uréthrites non blennorrhagiques à guérir spontanément. On en a signalé à la suite d'excès de coït, de masturbation, causes en général assez problématiques. Parfois elles sont chroniques d'emblée, comme lorsqu'elles se développent derrière un rétrécissement. Celles qui résultent du maintien d'une sonde à demeure ou du cathétérisme répété doivent plutôt être considérées comme des uréthrites aiguës ou subaiguës d'une faible intensité que comme chroniques.

Leur étude n'offre aucun intérêt particulier, elles cessent rapidement dès que la cause en est supprimée : parfois elles persistent, à la suite, par exemple, de la dilatation d'un rétrécissement ; quelques instillations argentiques suffisent alors pour la faire cesser.

Uréthrite chronique blennorrhagique. — Dans l'immense majorité des cas l'uréthrite chronique est d'origine blennorrhagique.

Étiologie. — Une uréthrite aiguë dont l'évolution régulière s'effectue normalement peut et doit guérir au bout d'un temps plus ou moins court et sans laisser de traces. Lorsqu'elle présente des alternatives de mieux et de pire, et lorsqu'après avoir diminué d'intensité, elle reste stationnaire, cette persistance reconnaît une des trois causes suivantes : mauvaise hygiène, traitements intempestifs ou mal dirigés, tare constitutionnelle (Jamin).

Les *écarts de régime* sont nuisibles à toutes les époques, mais sont commis bien plus fréquemment à la période de déclin, lorsque le malade croit n'avoir plus à prendre de précautions ; il en est de même des fatigues, même modérées, du retour au genre de vie habituel, et surtout de la reprise trop hâtive des rapports sexuels.

La *mauvaise direction du traitement* a une grande influence sur la durée de l'écoulement ; tel est l'usage prématuré des balsamiques ; la durée trop prolongée du traitement antiphlogistique ; l'emploi simultané de médications contradictoires, par exemple de tisanes émollientes associées aux balsamiques. Quant aux injections, ou elles sont ou mal administrées et deviennent une cause de complication aiguë ou chronique, ou bien, trop violentes, elles peuvent faire reparaître une nouvelle uréthrite (Fournier). Enfin certains malades cessent prématurément tout traitement dès que les phénomènes aigus ont disparu.

Les *états constitutionnels* jouent un rôle important, mais dont il est assez difficile d'établir la valeur pour chaque malade en particulier. Les scrofuleux par exemple semblent prédisposés aux écoulements de longue durée. Il en est de même des rhumatisants, des arthritiques en général et surtout des individus porteurs d'une affection cutanée récidivant telle que le psoriasis et l'eczéma. Quant à la tuberculose, l'étude en est intimement liée à celle de l'uréthrite chronique. D'une part cette inflammation favorise le développement des bacilles dans cette région; en outre, les individus menacés de tuberculose ou qui en présentent des lésions dans d'autres organes voient, sans autre cause appréciable, leur uréthrite blennorrhagique s'éterniser et gagner l'urèthre postérieur.

Les *blennorrhagies antérieures* créent également une prédisposition : si on peut dire avec Ricord, que plus on a eu de blennorrhagies plus on en contracte de nouvelles, il faut reconnaître également que ces récidives ne sont souvent qu'un retour aigu d'une affection chronique mal guérie.

On a beaucoup incriminé les *rétrécissements*. Certains auteurs, Otis en particulier, attribuent la persistance de l'écoulement à la présence d'un rétrécissement, dans presque tous les cas; or on sait que pour ce chirurgien, tout urèthre qui n'admet pas un n° 33 de la filière Charrière est rétréci; on comprendra combien souvent il a pu trouver chez les individus atteints d'uréthrites chroniques, un obstacle au passage d'aussi volumineux instruments. Il a désigné ces cas sous le nom de rétrécissements larges.

Cette théorie est inadmissible, car les dimensions du calibre normal sont en réalité de beaucoup inférieures; quant aux rétrécissements vrais, c'est là sans doute une condition mauvaise, car l'existence d'un obstacle au libre écoulement du pus retarde la guérison. Mais c'est un fait exceptionnel; sur 103 malades atteints d'uréthrite chronique, Jamin a pu chez presque tous introduire une boule exploratrice n° 18 ou 20 et, sur 61 rétrécis, 4 seulement avaient un écoulement. L'influence de l'atrésie du méat est également peu marquée.

Anatomie pathologique. — Les lésions ont été rarement constatées à l'autopsie. Elles sont localisées soit dans l'urèthre prostatique (uréthrite postérieure), soit et plus souvent dans le cul-de-sac du bulbe (uréthrite antérieure); elles s'étendent parfois en avant à 4 ou 5 centimètres dans l'urèthre antérieur. La muqueuse est irrégulièrement dépolie et ulcérée, parsemée d'un semis de granulations très fines (Jamin). D'après Fournier, à une simple exfoliation épithéliale succéderait bientôt une exulcération vraie et, plus tard encore, le tissu spongieux s'infiltrerait de dépôts plastiques. Au moyen de l'endoscope de Grunfeld on constate à l'extrémité de cet instrument un bourrelet épaissi et rouge sombre; la muqueuse est fortement congestionnée et saignante; il existerait parfois des érosions de la muqueuse qui apparaîtrait alors desquamée, irrégulière, avec de petites saillies très fines (P. Raymond).

Voillemier admet l'existence de granulations. Désormeaux en a constaté au moyen de l'endoscope et Thiry (de Bruxelles) leur fait jouer un rôle considérable; le pus serait un virus granuleux qui produirait des lésions de même nature par contagion. Enfin l'école allemande a voulu distinguer un grand nombre de variétés que l'endoscope aurait permis d'isoler comme espèces morbides distinctes. De récentes recherches bactériologiques, il résulte (Legrain) que, dans l'inflammation chronique, le gonocoque est rare, mais que d'autres espèces microbiennes y pullulent.

Symptômes. — L'uréthrite aiguë reste longtemps dans le cul-de-sac du bulbe; elle ne le dépasse qu'à la suite de certaines circonstances déjà signalées. Nous retrouvons cette même notion étiologique à propos des uréthrites chroniques. La blennorrhagie peut passer à l'état chronique, et c'est le cas le plus fréquent, sans s'être étendue à l'urèthre postérieur (Guyon). Quand elle a envahi ce dernier elle devient quelquefois aussi chronique. Les symptômes sont sensiblement différents dans les deux cas et exigent qu'on leur consacre deux descriptions différentes.

a. *Uréthrite chronique antérieure.* — Le symptôme principal et souvent unique est un écoulement léger, tantôt consistant en un simple suintement maintenant accolées les lèvres du méat, tantôt assez abondant pour laisser quelques taches sur le linge du malade; il est dans tous les cas plus apparent le matin; au réveil une goutte se montre au méat, spontanément ou après une pression sur le canal. Cet écoulement est *continu;* s'il parait plus abondant le matin, c'est que le repos a permis au pus de s'accumuler dans le canal antérieur sans être entraîné par l'urine; en tout cas, il ne se produit pas par intermittences sous la forme de masses purulentes plus ou moins abondantes.

Cette particularité indique que le lieu d'origine de la sécrétion est en avant de la portion membraneuse. On peut s'en convaincre par l'exploration directe. On attend que deux heures environ se soient écoulées depuis la dernière miction; puis une bougie à boule olivaire du numéro 18 ou 20, est conduite jusqu'au niveau de la traversée scrotale ; dans l'immense majorité des cas, elle ne provoque pas de sensation douloureuse et le talon de l'instrument ne ramène aucune sécrétion. Si au contraire l'instrument est poussé dans le cul-de-sac du bulbe, jusqu'à l'entrée de la portion membraneuse, mais sans entrer dans cette dernière, on éveille ordinairement une légère sensibilité et on voit la saillie de la boule enduite de pus semblable à celui qui apparaît au méat. Si enfin, après avoir lavé l'urèthre antérieur, on fait pénétrer la boule jusque dans la prostate, on provoque une douleur assez vive au moment de la traversée membraneuse, comme à l'état normal, mais on ne ramène aucun produit de sécrétion purulente.

Il est très rare de voir un foyer d'uréthrite chronique en un autre point ; néanmoins nous avons constaté quelquefois par le même procédé d'exploration la présence du pus en arrière de la fosse naviculaire. Il est probable que le dépôt purulent constaté dans ce point est situé dans un pli valvulaire ou glandulaire, car nous en avons provoqué l'issue même immédiatement après que les malades avaient uriné. Enfin, dans les cas de rétrécissements multiples, l'uréthrite peut se localiser en arrière de chaque stricture.

C'est à la constatation de cette sécrétion purulente que se réduit la symptomatologie de l'uréthrite antérieure ; la miction est normale et non douloureuse. Dans l'urine on ne trouve que le pus qui est entraîné avec les premières gouttes ; les dernières n'en contiennent pas ; il est facile de s'en assurer en recueillant le produit d'une même miction dans deux verres différents.

b. *Uréthrite postérieure.* — L'uréthrite postérieure n'est jamais isolée (Jamin) ; quand il y a du pus dans la prostate on est certain d'en trouver dans le cul-de-sac du bulbe. L'écoulement présente un aspect différent. Aux symptômes précédents qui relèvent de l'uréthrite antérieure concomitante, s'ajoute un écoulement intermittent. Au lieu de suinter au méat d'une manière continue, le pus s'accumule en arrière de la portion membraneuse : s'il est peu abondant, il est entraîné avec les premières gouttes d'urine dont l'aspect lactescent frappe le malade ; si la sécrétion est copieuse, elle remplit la cavité de l'urèthre profond et reste confinée entre le col vésical et le sphincter membraneux. Ce dernier finit par s'entr'ouvir et on voit apparaître au méat une masse de pus plus ou moins considérable ; tantôt cette sorte d'éjaculation avortée s'accompagne d'une sensation de chatouillement, de titillations plus ou moins vagues du périnée, tantôt le malade ne s'en aperçoit que parce qu'il se sent mouillé.

Cette issue du pus est aussi provoquée par la défécation lorsque la quantité accumulée en est grande ; il y a souvent alors complication de prostatite chronique.

Les mictions sont toujours fréquentes (Jamin). Cette fréquence succède en général à un état aigu ; elle n'est pas très grande et les malades peuvent souvent attendre une heure, une heure et demie sans uriner. Peu impérieuses, les mictions sont d'ordinaire assez pénibles et même vraiment douloureuses au moment de l'expulsion des dernières gouttes. Cette douleur est parfois très tenace et persiste même après la cessation de l'écoulement. Quant aux douleurs périnéales dans l'intervalle des mictions, elles sont presque toujours sous la dépendance d'une prostatite chronique concomitante.

L'exploration uréthrale donne des renseignements précieux. Une bougie à boule, conduite avec les précautions déjà indiquées, après un lavage de l'urèthre antérieur, provoque dans la région prostatique une douleur qui cesse aussitôt que le col vésical a été franchi ; en ramenant la boule au dehors on remarque sur son talon des mucosités plus ou moins abondantes, verdâtres, visqueuses, mélangées de grumeaux. L'exploration par le rectum est négative, à moins qu'il n'existe en même temps une prostatite chronique.

Diagnostic. — Il se basera surtout sur ces deux symptômes : écoulement de pus par petites masses expulsées par intermittences, fréquence et douleur pendant et surtout après la miction ; tandis que l'uréthrite antérieure se caractérise par la présence d'un écoulement sensiblement continu et par l'absence de tout symptôme fonctionnel ; enfin l'exploration directe, bien conduite, confère la certitude.

La *prostatite chronique* qui s'accompagne d'ordinaire d'uréthrite prostatique s'en distingue par l'existence de lésions matérielles de la glande, par un écoulement purulent au moment de la défécation et par l'ensemble des signes fonctionnels qui lui sont propres.

Entre la *cystite cervicale* et l'uréthrite postérieure, les analogies sont telles que Leprévost a voulu établir l'identité de ces deux affections, ou plutôt, prouver que les lésions du col n'existaient pas dans l'affection désignée sous le nom de cystite blennorrhagique ; cette dernière serait simplement une uréthrite postérieure. Nous croyons cependant qu'il s'agit de deux affections différentes, que, si la cystite est constamment liée à l'uréthrite postérieure, celle-ci est souvent isolée. Dans la cystite, les douleurs et la fréquence sont plus grandes, les besoins plus impérieux ; souvent, même, dans les formes qui ne sont pas suraiguës, on observe un peu de sang au moment de l'expulsion des dernières gouttes. Enfin, en recueillant le produit d'une même miction dans trois verres, on constate dans le premier du pus et des filaments blanchâtres qui, déposés le long des parois uréthrales, ont été entraînés par l'urine ; dans le deuxième, une urine généralement limpide ; dans le troisième une urine tantôt limpide si l'inflammation est limitée à l'urèthre, tantôt, et c'est là le point le plus important, mélangée de pus s'il y a cystite cervicale.

Dans des cas très rares, le pus dépend de l'existence d'un *chancre* qui, ordinairement situé près du méat, est facile à reconnaître au toucher, ou même à la vue, et à l'existence d'une pléiade ganglionnaire à développement rapide; l'écoulement est quelquefois très abondant et en impose pour une uréthrite aiguë. Un *abcès de l'urèthre* ouvert dans le canal donne lieu à un écoulement ordinairement de courte durée et survenant dans des conditions qui ne permettent guère la confusion. Ces collections s'observent d'ailleurs au cours de la blennorrhagie.

L'*uréthrite tuberculeuse*, apparaissant isolément et sans lésion concomitante, est une affection fort rare. Il n'en est pas de même des *tubercules qui évoluent à la suite d'une blennorrhagie chronique;* celle-ci crée pour bien des malades qui sont sous l'influence d'une prédisposition morbide, un appel à la manifestation diathésique; la région uréthrale et prostatique devient un *locus minoris résistentiæ* où le bacille trouve un terrain favorable à son extension; en clinique, il est extrêmement difficile de saisir le moment précis où le tubercule fait son apparition; ce sont là des *cas limites* (Guyon) dans lesquels les deux affections évoluent sans doute simultanément pendant quelque temps. Le doute n'est pas, en général, de longue durée et les lésions tuberculeuses ne tardent pas à prédominer; c'est surtout d'après la constatation de lésions similaires dans d'autres organes, vésicules, prostate, etc., ainsi que sur l'examen histologique des sécrétions que le diagnostic sera établi.

Existe-t-il une uréthrite chronique rhumatismale? On peut, avec beaucoup d'auteurs admettre comme une réalité pathologique certains écoulements chroniques d'emblée, rarement épais, parfois à peine teintés et analogues à de la glycérine. Ce qui est certain, c'est la tendance à la chronicité qu'affectent les uréthrites chez les rhumatisants et leur facile propagation à l'urèthre postérieur.

La description qui précède s'applique aux cas les plus nombreux où un écoulement, un suintement est appréciable. Très souvent les produits de sécrétion sont trop peu abondants pour apparaître d'emblée au méat et ne se retrouvent que dans le fond d'un vase contenant de l'urine qu'on a laissée longtemps reposer, ou mieux encore à l'aide d'un explorateur conduit dans le cul-de-sac du bulbe ou dans la prostate. Ces *uréthrites latentes* (Guiard) sont dues sans doute à la contamination des glandules ; elles peuvent reprendre de l'acuité sous l'influence de causes congestives ou d'excès et éclairent l'étiologie de certaines affections en apparence spontanées, telles que des uréthrites qui semblent s'être développées sans contagion, des épididymites, des cystites, qu'aucun lien apparent ne rattachent à une blennorrhagie. Ces uréthrites latentes sont très tenaces et rebelles aux différents traitements.

TRAITEMENT

Traitement général. — L'hygiène en est l'agent principal. On renouvellera toutes les recommandations qui sont habituelles dans les cas d'uréthrite aiguë : au point de vue de l'alimentation, des boissons, de la fatigue, des excès de toute sorte. Le coït sera rigoureusement interdit, malgré les assertions d'un grand nombre de malades qui prétendent s'être guéris par la reprise et même l'usage excessif des rapports sexuels. Des toniques à l'intérieur, une stimulation cutanée sous forme de douches, surtout de frictions sèches, sont utiles; enfin. certains états diathésiques, le rhumatisme, la scrofule et surtout la tuberculose commandent une médication générale particulière.

C'est surtout en vue de cette dernière indication qu'un séjour à une station thermale sera profitable. Les eaux. faiblement minéralisées, telles que Vittel, Contrexéville Evian, Capvern, etc., conviennent dans certains cas où l'urine provoque par son passage une certaine irritation. L'absorption d'une grande quantité de liquide agit à la manière d'un lavage fréquemment renouvelé. Plus souvent est indiquée l'action stimulante des eaux sulfureuses, celles, par exemple, des Pyrénées centrales, en particulier chez les scrofuleux et certains rhumatisants. Chez les arthritiques et surtout chez les sujets atteints d'éruption cutanée, les eaux alcalines de Vichy, de Pougues, etc., nous ont donné de bons résultats. Ailleurs. les diathèses tuberculeuse ou herpétique sont combattues par les eaux arsenicales, parmi lesquelles la Bourboule tient le premier rang.

Les médicaments internes restent en général sans efficacité. Tels sont les balsamiques à haute dose dont l'usage prolongé devient préjudiciable au tube digestif. Il n'en est pas de même de la médication qui s'adresse à la diathèse; ainsi s'expliquent les succès qu'on doit à l'emploi des alcalins dans certains cas.

Traitement topique. — Localement, des moyens très

nombreux ont été employés. Les injections ne sont plus indiquées à cette période; insuffisantes, si elles sont faibles, elles produisent une irritation des points non malades si le titre de leur solution est élevé. Quelques personnes se servent de bougies médicamenteuses composées d'une substance qui entre en fusion sous l'influence de la chaleur du canal, et dans laquelle on a incorporé des substances caustiques, astringentes, antiseptiques, etc. Souvent le séjour d'un corps étranger dans l'urèthre produit une irritation qui a pour conséquence un retour plus ou moins marqué à l'état aigu.

Des médicaments ont été introduits sous forme de poudres (Mallez, Bouloumié), de pâtes molles, de glycérolés (Paillasson), d'injections solidifiantes, de vapeurs iodées (Hammonic). Les résultats ont été variables, mais ne paraissent pas s'être maintenus. L'inconvénient de ces divers procédés (celui d'Hammonic excepté) est d'agir sur une trop grande surface et de ne pas localiser l'action du médicament.

C'est pour y obvier qu'on a employé la cautérisation, soit à l'aide du porte-caustique de Lallemand, soit, d'une façon plus précise, à l'aide d'un endoscope. L'usage de ces différents instruments est un peu offensif pour le canal et exige une certaine habitude qui ne permet pas de les considérer comme devant entrer dans la pratique courante.

Le procédé qui nous a donné les résultats les plus constants et permet de localiser le mieux l'action des médicaments consiste en instillations intra-uréthrales, telles que les pratique le professeur Guyon.

Instillations. — Les instruments nécessaires aux instillations consistent en : 1° un explorateur de gomme (fig. 8) à boule olivaire, percé d'un canal dans toute sa longueur, dit *instillateur*; le centre de la boule terminale présente ainsi un pertuis filiforme ; 2° une seringue de Pravaz, de dimensions assez grandes, d'une contenance de 4 grammes d'eau environ ; à son embout s'adapte une canule conique, munie d'un pas de vis à l'extérieur, et dont l'extrémité est filiforme (Guyon.)

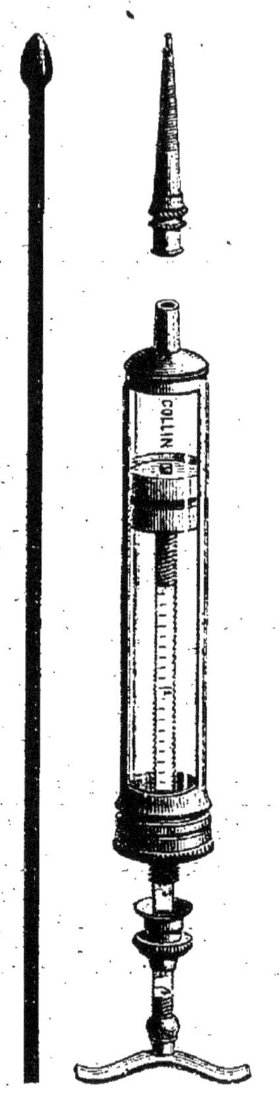

Fig. 8.

On commence par charger la seringue ; la canule est fixée à l'instillateur au moyen de son pas de vis, puis ajustée à la seringue ; il faut alors amorcer, c'est-à-dire faire tourner le piston jusqu'à ce que le liquide apparaisse à l'extrémité de la boule olivaire ; chaque tour imprimé au piston déterminant l'issue d'une goutte, on comprend avec quelle précision on pourra se rendre compte de la quantité de liquide injecté.

Si l'instillation est destinée à l'urèthre antérieur, au cul-de-sac du bulbe, par exemple, on choisit une boule assez volumineuse (nos 18 à 22) pour qu'elle entre en contact assez intime avec les parois uréthrales et empêche le reflux du liquide.

L'instillateur est alors conduit jusqu'à la portion membraneuse dont la résistance sert de point de repère; puis on le ramène en arrière, on maintient la boule à une distance de 1 à 3 centimètres de la barrière membraneuse et on instille un nombre variable de gouttes de liquide (de 6 à 12). L'appareil est laissé en place pendant quelques minutes, puis la sonde une fois retirée, le liquide s'écoule librement par le méat.

Son action sur la portion la plus antérieure du canal est nulle, car le passage est rapide. Il est d'ailleurs possible d'empêcher même ce contact rapide en aspirant le liquide contenu dans le cul-de-sac du bulbe avec la seringue avant de retirer l'instillateur.

Pour l'urèthre postérieur, quelques précautions sont à prendre. Le malade devra uriner immédiatement avant, car si la vessie était remplie, une certaine quantité d'urine s'épancherait dans le canal prostatique et sa présence modifierait l'action du liquide.

Un lavage de l'urèthre antérieur est utile, mais ordinairement on peut s'en dispenser, car presque toujours l'uréthrite est à la fois antérieure et postérieure. On le pratique d'une manière très simple, soit avec une sonde droite d'un calibre de beaucoup inférieur à celui de l'urèthre, soit avec ce même appareil à instillations en ayant soin d'employer une boule petite qui permette le reflux immédiat du liquide et en ayant soin de la conduire jusqu'au cul-de-sac du bulbe. L'instillateur franchit ensuite la région membraneuse; là il n'est plus nécessaire d'employer un instrument volumineux, mais une boule de dimensions assez grandes pour que la traversée membraneuse donne lieu à des sensations bien nettes (n° 13 ou 14). Une fois dans la prostate, on instille un nombre de gouttes un peu plus considérable, de 15 à 25, quantité suffisante pour remplir cette portion de l'urèthre. Le liquide séjourne en arrière du sphincter membraneux et n'apparaît pas au méat.

Différentes substances ont été employées; les sulfates de zinc, de cuivre à 1/40, 1/20 produisent, au moment même de l'instillation, une irritation assez vive qui se calme bientôt; mais les effets sont peu durables; l'écoulement diminue pour reparaître presque aussi intense le lendemain.

Le sublimé à 3, 4, 6 pour 1000, le biiodure à 2, 3 pour 1000 sont des agents plus puissants, mais la réaction est très violente, dure longtemps et oblige à trop espacer les séances; à un titre plus faible, l'effet curatif est peu marqué; quant à l'iodoforme finement pulvérisé et tenu en suspension dans une solution de gomme, son action est trop peu prolongée pour que les résultats soient appréciables.

Le nitrate d'argent est la substance qui nous a donné les meilleurs résultats. Immédiatement après l'instillation la douleur est assez vive, très variable d'ailleurs, suivant les sujets et peut-être aussi la gravité des lésions. Elle est plus intense quand le liquide a été porté dans l'urèthre postérieur, et donne lieu à un certain degré de ténesme rectal. Tous ces symptômes passent assez rapidement, dans un délai qui varie de quelques minutes à 2 heures. La réaction inflammatoire se manifeste bientôt après sous forme d'un écoulement purulent plus ou moins abondant, d'abord très liquide, puis plus épais au bout de quelques heures. Après les premières instillations, cet écoulement dure de 12 à 18 heures, beaucoup moins longtemps après les suivantes.

Le titre de la solution le plus souvent employée est de 1/50. Au bout de 5 à 6 instillations, on peut l'élever progressivement, arrivant ainsi à 1/30, 1/20 et même 1/10. Dans ce dernier cas, une à deux gouttes seulement doivent être instillées; la réaction est alors très vive et l'écoulement consécutif d'ordinaire teinté de sang. Nous avons obtenu quelques succès au moyen de ces solutions très concentrées; mais elles ne doivent être conseillées que dans des cas exceptionnels et lorsque l'urèthre est très tolérant. Quand une uréthrite ne cède pas après des instillations à 1/20, il est rare qu'on obtienne un bien meilleur résultat en employant des doses plus concentrées.

Les instillations sont faites en général tous les deux jours. Cet intervalle est nécessaire pour que les phénomènes réactionnels s'apaisent. On voit peu à peu l'écoulement devenir de moins en moins abondant, se réduire à un suintement, puis disparaître tout à fait.

Chez des sujets assez nombreux, l'écoulement change de nature au bout d'un certain temps; un suintement absolument limpide, analogue à de la glycérine, succédant à la suppuration, apparaît de temps en temps au méat. Un examen microscopique de ce liquide est alors nécessaire. S'il contient encore des leucocytes et des cellules abondantes, la maladie n'est pas guérie et la suppuration reparaîtra; lorsqu'on n'y voit que très peu d'éléments figurés, il n'est autre qu'un produit de sécrétion des glandes de Cowper et cette hypersécrétion, due sans doute à une irritation prolongée du canal, diminue peu à peu et disparaît spontanément sans aucune médication au bout d'un temps plus ou moins long.

Les instillations constituent une méthode précieuse et efficace; 8 à 10 instillations sont en général suffisantes pour obtenir une guérison. Cependant il faut reconnaître qu'un petit nombre d'uréthrites très tenaces leur résistent, aussi bien d'ailleurs qu'aux autres les moyens employés. Il ne faut pas prolonger trop longtemps leur emploi; lorsqu'au bout de 12 à 15 instillations, régulièrement pratiquées et sans écarts de régime, l'état reste stationnaire, il est bon de suspendre tout traitement. On laissera reposer le malade pour reprendre après quelques semaines une nouvelle série d'instillations.

C. — URÉTHRITES CHEZ LA FEMME

L'uréthrite chez la femme est simple ou blennorrhagique.

L'*uréthrite simple* est presque toujours traumatique; nous ne connaissons pas d'exemples d'uréthrites *ab ingesta* ou constitutionnelles. Le traumatisme est chirurgical (dilatation forcée, ablation de tumeur) ou accidentel (pratiques d'onanisme, introduction de corps étrangers, épingle, étuis, calculs, etc.), ou bien il s'agit de matières septiques introduites le plus souvent par le cathétérisme.

Ailleurs l'inflammation se développe par propagation et est chez les petites filles consécutive à la vulvo-vaginite, chez la femme enceinte à l'inflammation et à la congestion des organes génitaux externes qui lui est particulière. — Exceptionnellement, on l'observe au cours du cancer, de la tuberculose, de l'estiomène des parties génitales externes.

L'*uréthrite blennorrhagique* est caractérisée par la présence dans le pus uréthral du *gonococcus de Neisser*. Elle constitue la première et souvent l'unique manifestation de la blennorrhagie chez la femme (Horand, Aubert); quant à la vulve et surtout au vagin, la blennorrhagie ne s'y montrerait que d'une façon très exceptionnelle (Eraud).

Les *symptômes* sont peu différents de ce qu'ils sont chez l'homme, mais ils présentent en général une intensité et surtout une durée moindre; la cuisson est souvent très vive, l'écoulement spontané peu appréciable. La muqueuse est rouge, congestionnée et apparaît souvent sous forme d'un petit bourrelet au méat; la pression exercée par le vagin sur la face inférieure du canal est douloureuse; elle permet le plus souvent de faire sourdre une goutte de pus au dehors. — L'époque d'apparition après le coït infectieux est très difficile à préciser; l'incubation paraît être un peu moins longue que chez l'homme; mais il est très difficile d'obtenir des malades des renseignements exacts sur ce point.

La cystite est une complication fréquente, moins cependant que ne pourrait le faire croire la brièveté du canal qui reste au point de vue pathologique indépendant de la région cervicale de la vessie. Elle reconnaît ici les mêmes causes que chez l'homme; nous verrons qu'une cause déterminante est nécessaire à sa production.

La durée moyenne de l'uréthrite blennorrhagique est de trois semaines, avec recrudescence possible au moment de l'époque menstruelle.

Le *traitement* variera avec la nature de l'uréthrite. Les uréthrites simples guérissent très facilement dès que la cause en a disparu, par exemple après l'ablation d'un calcul uréthral, d'un corps étranger quelconque. Quant à l'uréthrite blennorrhagique, souvent elle s'éteint d'elle-même ; lorsqu'elle persiste, c'est à la médication locale qu'on aura recours, et en particulier aux instillations de nitrate d'argent. Le traitement interne trouve ici les mêmes indications que chez l'homme.

3° COMPLICATIONS DE L'URÉTHRITE

Parmi les nombreuses complications des uréthrites, celles qui ont pour siège l'appareil urinaire nous occuperont seules ; ce sont la prostatite et la cystite blennorrhagiques, les rétrécissements, les ruptures de l'urèthre, etc., qui sont décrits plus loin ; enfin les phlegmons périuréthraux et la cowperite.

1° PHLEGMONS PÉRIURÉTHRAUX

On comprend sous ce nom des phlegmons qui sont le résultat de l'inflammation du tissu cellulaire périuréthral.

Ils se développent au cours de la blennorrhagie *aiguë* et doivent être considérés comme absolument exceptionnels dans la forme chronique. Ils reconnaissent pour cause efficiente une congestion ou une irritation du canal, un excès, une fatigue, ou plus souvent une érection ou une pollution nocturne; nous en avons observé à la suite d'injections trop fréquentes et après une légère uréthrorrhagie due à une érection longtemps prolongée.

Leur point de départ paraît être le plus souvent un *follicule uréthral* dont le conduit excréteur s'oblitère et qui permet la distension des culs-de-sac glandulaires. Dans ces cas, la glande enflammée arrive parfois à s'isoler et à apparaître sous la forme d'une petite tumeur arrondie, occupant la face inférieure de l'urèthre et mobile sous la peau (Ch. Hardy). Cet aspect a conduit Ch. Hardy à en faire une affection à part qu'il a désignée sous le nom d'*abcès folliculaire* ou de *kyste suppuré de Morgagni*. Quelquefois, en effet, l'inflammation reste bien limitée à la glande jusqu'au moment ou l'abcès s'ouvre à la peau; l'affection suivrait une marche lente qui l'a fait comparer aux loupes du cuir chevelu (Ch. Hardy). Cette folliculité peut même rétrocéder, et c'est là le cas le plus fréquent; lorsqu'elle arrive à un degré avancé (3e degré de Mauriac) elle détermine une inflammation du tissu cellulaire périphérique; elle se confond alors avec les phlegmons périuréthraux classiques. L'origine glandulaire de ceux-ci est en effet des plus probables; les acini sont contaminés, le conduit excréteur s'oblitère, emprisonnant des éléments infectieux qui continuent à proliférer. Ailleurs, l'inflammation débute par le tissu cellulaire même sans qu'il soit possible d'invoquer l'inflammation primitive d'un follicule.

Ces phlegmons affectent trois sièges de prédilection : les parties latérales du pénis, l'extrémité postérieure de la fosse naviculaire et le cul-de-sac du bulbe : c'est aussi en ces points que se cantonne le plus volontiers la blennorrhagie.

Souvent au cours d'une uréthrite très aiguë, un phlegmon périuréthral au début peut se confondre avec l'inflammation uréthrale elle-même; cependant aux lieux d'élection existe une douleur très vive exaspérée par la pression, puis bientôt un empâtement de la région, et enfin une tuméfaction assez mal limitée. La peau ne rougit qu'assez tardivement et déjà, à ce moment, la fluctuation est manifeste.

Les troubles fonctionnels résultent de la compression du canal par la tumeur sous-jacente ; le jet est aplati, son volume et sa force de projection ont diminué ; une rétention passagère complète est peu commune.

Ces phlegmons se résolvent rarement ; la suppuration est la terminaison habituelle (Fournier). Le pus une fois collecté fait une saillie d'aspect variable suivant les régions. Au niveau du frein dont ils occupent un des côtés, les abcès périuréthraux se présentent sous la forme d'une tumeur plus ou moins arrondie variant du volume d'un pois à celui d'une noisette. Ils sont rarement doubles, mais occupent assez souvent la ligne médiane et la présence du frein leur donne alors un aspect bilobé. Sur le trajet de la fosse naviculaire, leur disposition est à peu près la même ; ils paraissent cependant moins saillants et plus aplatis. Enfin, au niveau du bulbe, on voit en arrière du scrotum une tumeur assez mal limitée, à grosse extrémité tournée en arrière et affectant la forme d'une raquette (Rollet). Les téguments ne contractent d'adhérence avec eux que dans une période assez tardive.

Trois terminaisons sont possibles (Fournier) : 1° ouverture uréthrale ; 2° ouverture cutanée ; 3° ouverture uréthro-cutanée.

L'ouverture par l'urèthre paraît la plus fréquente ; l'abcès se vide dans le canal, mais l'orifice de communication permet à l'urine de pénétrer dans la cavité de l'abcès. En pareil cas, on a vu se développer, rarement il est vrai, de graves accidents d'infiltration d'urine ; souvent elle y séjourne comme dans une poche ou un abcès urineux, sans tendance à faire issue hors de la poche. Bien plus souvent encore, quoique il y ait un orifice de communication, elle passe au-dessus de lui sans pénétrer dans l'abcès; ce fait trouve son explication dans la forme, la direction de l'orifice et la faible pression de l'urine.

La terminaison la plus heureuse est l'ouverture cutanée qui assure le mieux une guérison complète.

Une double ouverture uréthro-cutanée, beaucoup plus rare, ne se produit pas d'emblée; à la suite de l'évacuation d'un abcès dans l'urèthre, le pus dont l'issue est insuffisante pointe vers la peau ; une fistule en est la conséquence.

Le traitement consistera en antiphlogistiques et en émollients tant qu'aucun signe n'indiquera la production du pus. Dès qu'un abcès sera soupçonné, il faudra lui donner issue par une incision cutanée suffisamment large; plus tôt elle sera faite et mieux on évitera la perforation de l'urèthre : elle doit être prématurée (Ricord).

Si le pus s'est fait jour dans le canal, il faut être prévenu du danger possible d'infiltration et pratiquer une contre-ouverture non pas préventivement, mais à la moindre menace de cette complication.

2° COWPERITE ET PÉRI-COWPERITE

On désigne sous le nom de cowperite l'inflammation des glandes bulbo-uréthrales ou de Cowper.

La participation de ces glandes à l'infection blennorrhagique a été mise pour la première fois en évidence par Gubler dans sa thèse inaugurale de 1847. Depuis ce temps, nombre de travaux se sont succédé. Nous citerons le mémoire de Mauriac et Guiard, 1880 ; la thèse de Grassin, 1887 ; enfin un travail inédit de M. Critzmann, interne à l'hôpital du Midi, qui a bien voulu nous le communiquer, nous fournira d'importants documents.

Etiologie. — L'inflammation des glandes de Cowper succède généralement à une uréthrite. La cause la plus commune est *la blennorrhagie*. L'envahissement de la partie profonde de l'urèthre n'est pas nécessaire. La cowperite peut éclater à la suite de ces injections précoces, désignées à tort sous le nom d'abortives et destinées à enrayer la marche ultérieure de l'affection. Or, pendant les premiers jours, la blennorrhagie siège presque exclusivement au niveau de la portion pénienne de l'urèthre et occupe surtout la fosse naviculaire. Dans ces cas, le microbe de Neisser, très superficiel à cette période de l'affection, est refoulé par le liquide injecté jusqu'au niveau du sphincter uréthral. L'infection des organes qui s'y trouvent est donc facile, et les glandes de Cowper subissent une atteinte assez fréquente.

Lorsque l'inflammation glandulaire est spontanée, par opposition aux cas où le traumatisme et le transport sont incontestables, elle arrive en moyenne vers le vingtième jour de la blennorrhagie; dans des cas plus rares, elle se montre au cours de l'uréthrite chronique.

Les causes occasionnelles sont d'ordre banal et souvent dificiles à découvrir; ailleurs au contraire ce sont des traumatismes uréthraux, tels qu'une injection abortive, le cathétérisme ou bien une fatigue prolongée, l'équitation, la danse, etc.

Symptômes. — 1° *Forme aiguë.* — La cowperite blennorrhagique se montre presque toujours pendant la période aiguë. Elle se manifeste le plus souvent par une vague sensation douloureuse au niveau du périnée. Cette douleur est généralement mise sur le compte de la blennorrhagie ; aussi l'on ne se contentera jamais de la déclaration du malade. Il faudra toujours explorer le périnée avant d'expliquer par le tenesme les sensations pénibles.

L'exploration du périnée est nécessaire : on place le malade dans la position de la taille et l'on percute, à petits coups, la surface périnéale d'avant en arrière. On provoque alors une douleur intense, étroitement limitée à un point correspondant au siège anatomique de la glande. C'est à gauche que se manifeste le plus souvent cette sensation.

Cette localisation précise de la douleur est déjà un

symptôme important, quelquefois même c'est le seul, dans un premier degré de l'inflammation. Les cowperites qui ne le dépassent pas sont fréquentes; l'affection avorte et dans l'immense majorité des cas elle passe inaperçue si on n'a pas pris le soin d'examiner le périnée.

Il n'en est pas toujours ainsi : l'évolution ultérieure de la phlegmasie glandulaire est caractérisée par l'apparition d'une petite tumeur dure, unilatérale, ovalaire, du volume d'une noisette, à grand diamètre antéro-postérieur, à grosse extrémité tournée vers l'anus. Sous l'influence du repos associé ou non à quelques révulsifs, la tumeur peut encore disparaître. Lorsqu'au contraire elle doit suppurer, elle ne tarde pas à acquérir le volume d'un œuf de poule, tuméfaction limitée, en arrière par la ligne biischiatique. Sa surface rougit, l'induration disparaît pour faire place à de la mollesse, à de l'empâtement qui annonce l'existence d'une péricowperite, et bientôt à de la fluctuation. Le pus peut se faire jour, soit du côté du périnée, soit du côté de l'urèthre, et alors le malade est exposé à une série de complications dont la plus importante est une fistule uréthro-périnéale, car il est rare qu'alors l'abcès ne s'ouvre pas à la fois dans l'urèthre et la peau.

Les troubles fonctionnels surajoutés à ceux de l'uréthrite, n'ont pas une très grande importance ; la marche est entravée, la station debout pénible ; les mictions sont plus ou moins gênées, surtout à cause de la tumeur qui comprime le canal. Le spasme uréthral provoqué par l'inflammation voisine doit être considéré comme un accident rare. La défécation n'est pas gênée.

La *marche* est en général rapide. Si l'affection ne dépasse pas le premier degré, on voit dès le cinquième ou le sixième jour la douleur disparaître. Lorsque la tumeur s'est déjà montrée, la résolution est encore possible et semble être la règle (Critzmann) ; en cas contraire, la fluctuation est manifeste au bout d'une dizaine de jours. L'abcès s'ouvre, nous l'avons vu, soit au périnée, soit dans l'urèthre, terminaison peu favorable, car en général, il y a dans ce cas une double ouverture et une fistule consécutive.

2° *Forme chronique.* — La cowperite chronique est peu commune ; elle se caractérise surtout par un écoulement visqueux, abondant surtout le matin, qui est généralement mis sur le compte d'une uréthrite chronique. Dans ces cas, il faut toujours explorer le périnée. La palpation fournit une sensation de résistance, d'induration localisée au niveau du siège de la glande. Le centre de la masse indurée, occupé par la glande, est presque toujours plus résistant que la périphérie. Enfin on ne négligera jamais d'examiner au microscope le produit de l'écoulement. La rencontre de cellules cylindriques et de petites cellules cubiques, est une forte présomption en faveur d'une cowperite ; d'ailleurs, ces éléments anatomiques peuvent être expulsés sous la forme de filaments de deux à trois centimètres de longueur, sur un millimètre d'épaisseur. Ce sont les moules cellulo-muqueux des conduits excréteurs des glandes de Cowper ; les petites cellules cubiques qui y dominent.

On voit que ces caractères présentent une certaine

ressemblance histologique avec ceux de l'uréthrite prostatique ; ils n'ont donc de valeur diagnostique qu'autant qu'ils s'accompagnent de la tuméfaction périnéale ci-dessus décrite.

La péricowperite, qui est un phénomène accessoire de la cowpérite aiguë, est presque constante dans la forme chronique, soit que l'évolution de l'inflammation glandulaire ait abouti à l'état chronique, soit qu'il s'agisse d'une suppuration de longue durée consécutive à un abcès aigu de la glande ouvert incomplètement. Le tissu conjonctif périglandulaire s'organise, limitant une poche bientôt remplie de pus. Ces abcès périnéaux rappellent de très près par leur forme et leur situation les abcès aigus, mais leur marche est beaucoup plus lente. Ils s'ouvrent spontanément au périnée et sont très souvent l'origine d'une fistule à trajet induré et à bords calleux. Tantôt ces fistules font communiquer plus ou moins largement l'urèthre et le périnée, tantôt et plus souvent la communication avec l'urèthre est imparfaite ; il s'agit alors d'une fistule uréthrale non urinaire (Reliquet), par laquelle l'urine ne passe pas et qui laisse néanmoins refluer dans le canal les liquides qu'on injecte par la fistule.

Diagnostic. — La cowperite blennorrhagique aiguë arrivée à la période de tumeur est facile à reconnaître. Son siège est absolument pathognomique, mais le diagnostic est plus délicat à la période initiale ou de douleur. Pour distinguer cette douleur du ténesme anal ou vésical propre à la blennorrhagie, il faudra procéder comme nous l'avons indiqué plus haut. Celle qu'on provoque par la pression au niveau d'un point exactement localisé et correspondant au siège anatomique de la glande enlève toute hésitation.

Plus difficile parfois est le diagnostic d'un abcès urineux; celui-ci est ordinairement médian, il succède à un rétrécissement et sa marche est moins rapide que celle de la cowperite; cependant il est des cas où, en face d'abcès périuréthraux du périnée, il est impossible d'en préciser l'origine et le point de départ.

La *tuberculose* des glandes de Cowper est rare et demande à être recherchée; elle est d'autant plus difficile à diagnostiquer qu'elle paraît être primitive et qu'elle peut ne pas s'accompagner d'infection spécifique des organes avoisinants ou éloignés. M. Critzmann en a trouvé deux cas avec examen bactériologique à l'appui. Nous ne croyons pas qu'on en ait jamais publié d'autres.

La cowperite blennorrhagique peut, nous l'avons vu, passer à l'état chronique. Il est cependant à noter que même au cours des uréthrites chroniques elle guérit presque toujours. Lorsque sa durée se prolonge, il faut soupçonner la tuberculose. Les deux cas de M. Critzmann ont été diagnostiqués cowperite et péricowperite chronique d'origine blennorrhagique; or, leur nature tuberculeuse était incontestable. Nous ne voulons pas nier la réalité des cowperites chroniques blennorrhagiques, nous voulons simplement dire qu'en présence des cas semblables l'attention du médecin devra s'éveiller.

L'oblitération des conduits excréteurs des glandes bulbo-uréthrales, donne naissance à de petits kystes par rétention. Le contenu de ces kystes est muqueux. Il devient rarement purulent. Chez les enfants, ces kystes peuvent provoquer des difficultés dans la miction. L'affection est d'ailleurs fort rare.

PRONOSTIC. — La cowperite aiguë guérit presque toujours ; l'ouverture dans l'urèthre donne une certaine gravité à l'affection ; le plus souvent l'issue en est cependant heureuse. Le pronostic est donc bénin.

Il en est autrement de la cowperite chronique; affection rebelle par excellence, elle dure quelquefois des mois et des années et amène des complications qui, comme les fistules périnéales, sont très difficiles à guérir. Elles constituent dans certains cas une véritable infirmité.

TRAITEMENT. — On aura recours pendant toute la première période aux antiphlogistiques, bains, cataplasmes et même sangsues au périnée si l'inflammation est très intense. On s'abstiendra de toute manœuvre intra-uréthrale à l'exception de celles que nécessiterait une rétention d'urine.

Dès que la fluctuation est manifeste, il faut évacuer le pus ; malgré les succès obtenus au moyen d'une simple ponction, nous croyons préférable de faire une large incision, d'absterger et de modifier au besoin avec du nitrate d'argent les parois qu'on bourrera de gaze iodoformée pour que la cicatrisation se fasse de la profondeur vers la superficie ; c'est le seul moyen efficace d'empêcher la production d'une fistule.

CHAPITRE VI

RÉTRÉCISSEMENTS DE L'URÈTHRE

Définition. — Sous le nom de rétrécissement de l'urèthre on désigne une diminution permanente du calibre de ce canal tenant à la production dans l'épaisseur de ses parois d'un tissu fibreux, d'origine soit inflammatoire, soit traumatique. Cette définition élimine les rétrécissements dus à une inflammation actuellement aiguë, les rétrécissements spasmodiques et ceux qui tiennent à la compression des parois par une tumeur de voisinage.

ÉTIOLOGIE

La classification des rétrécissements ainsi envisagés devient des plus simples : nous en admettrons trois classes, ce sont : 1° les rétrécissements inflammatoires ; 2° les rétrécissements cicatriciels, auxquels nous joindrons la forme scléro-cicatricielle, qui emprunte ses caractères aux deux précédentes ; 3° les rétrécissements congénitaux, qui seront décrits avec les vices de conformation.

A. *Rétrécissements inflammatoires.* — Les uréthrites simples, dont les variétés ont été énumérées plus haut, sont très rarement l'origine d'un rétrécissement, grâce à leur courte durée et à leur tendance à la guérison spontanée.

Dans la grande majorité des cas, la cause première est une blennorrhagie, ce qui justifie le nom de blennorrhagique qu'on donne souvent à ces rétrécissements; La forme aiguë suivie d'une guérison franche, y donne rarement lieu, à moins de complications (ruptures de la muqueuse, accidents de cathétérisme, abcès). Presque toujours le rétrécissement succède une *blennorrhagie chronique*, à des écoulements invétérés, récidivants; souvent cette inflammation reste latente, elle n'en crée pas moins une disposition à la rétraction fibreuse. On sait qu'alors les lésions se cantonnent dans le cul-de-sac du bulbe : c'est aussi le lieu d'élection des rétrécissements inflammatoires. Mais la proposition inverse n'est pas vraie; une blennorrhagie chronique peut durer de nombreuses années et même toute la vie sans que le calibre du canal soit jamais modifié.

L'apparition du rétrécissement est toujours *tardive*. Il est très exceptionnel de la voir avant la deuxième année qui suit une blennorrhagie. Le relevé suivant de 142 cas (Guyon) en est la preuve.

APPARITION DES RÉTRÉCISSEMENTS

Pendant la première année.	4
De 1 à 2 ans.	10
2 à 4 —	20
4 à 6 —	19

De 6 à 8 ans	....	24
8 à 10 —	....	16
10 à 15 — et au delà	....	49

D'après un relevé de Thompson, le début de la stricture serait un peu plus précoce.

C'est de trente à cinquante ans qu'on observe le plus de rétrécissements, mais il n'est pas rare d'en rencontrer chez des vieillards ; ils peuvent coïncider avec une hypertrophie de la prostate.

B. *Rétrécissements cicatriciels*. — Toutes les causes énumérées au chapitre *Traumatismes* de l'urèthre se retrouvent ici : rupture pendant une chute à califourchon, fracture du bassin, rupture de la corde pendant la blennorrhagie, section par une balle, par une morsure, etc. Certains rétrécissements résultent aussi et plus souvent de traumatismes moins graves, de petites ruptures pendant une érection au cours de la blennorrhagie, *pendant le coït* (faux pas du coït, Guyon), lésions qui ont pour siège la région pénienne.

Plus rarement le traumatisme porte directement sur la muqueuse ; tels sont les déchirures par *calculs* par *corps étrangers*. Ailleurs ces blessures sont chirurgicales ; on les observe après des manœuvres malheureuses de *cathétérisme* (v. *Fausses routes*), pendant le retrait d'une sonde ou d'un brise-pierre entraînant avec eux un fragment calculeux engagé, après une amputation de la verge, etc. Enfin les opérations, autrefois pratiquées, de cautérisations violentes, d'excisions intra-uréthrales, amenaient des cicatrices dures et résistantes.

Les *ulcérations* sont peu fréquentes ; les tubercules, le chancre de l'urèthre sont des raretés pathologiques ; celui-ci siège en général très près du méat et disparaît d'ordinaire sans laisser de traces. A la suite du séjour d'un corps étranger on voit, assez rarement d'ailleurs même quand le séjour a été prolongé, des ulcérations de la muqueuse qui guérissent rapidement dès que la cause a disparu, sans produire de cicatrices rétractiles.

La masturbation, les excès de coït, les érections longtemps prolongées ne déterminent pas par eux-mêmes des rétrécissements, à moins d'une rupture concomitante de la muqueuse. L'existence des syphilomes de l'urèthre (Harrison, de Santi) n'est rien moins que prouvée.

Civiale, Philips, Després, etc., ont incriminé les *injections uréthrales*, surtout celles de nitrate d'argent ; les preuves fournies ont peu de valeur, à part les cas ou un caustique trop énergique a déterminé une eschare profonde de la muqueuse. On connaît au contraire la puissante action du nitrate d'argent contre les uréthrites chroniques ; ce médicament constitue à ce titre un excellent moyen préventif pour empêcher la production d'un rétrécissement.

Quant à la fréquence relative des diverses espèces de rétrécissements, elle résulte du tableau suivant (Martin) :

Rétrécissements blennorrhagiques....	187
— traumatiques........	27
— chancreux..........	5
Sur	219

ANATOMIE ET PHYSIOLOGIE PATHOLOGIQUES

A. *Rétrécissements inflammatoires.* — *Siège et nombre.* Tout urèthre rétréci présente une *diminution de calibre au niveau du cul-de-sac du bulbe*; presque toujours il existe d'autres points rétrécis dans la portion antérieure (Guyon). En effet on rencontre une série d'obstacles qui vont en général en se resserrant jusqu'au bulbe ; ce fait est caractéristique du rétrécissement blennorrhagique. Sur 168 cas, Martin a trouvé trente et une fois seulement un rétrécissement unique. On en voit quelquefois un grand nombre, 7, 8, et jusqu'à 11 ; l'urèthre tout entier participe au resserrement : il s'agit alors d'un urèthre rétréci (Voillemier) plutôt que de rétrécissements. Citons en terminant l'opinion du professeur Verneuil, pour qui les strictures ne dépassent pas la région spongieuse : l'obstacle profond tiendrait à un spasme de la portion membraneuse. Enfin Thompson, sur 270 préparations, n'aurait rencontré que 41 rétrécissements multiples. Ces relevés ont été faits sur des pièces pathologiques ; or, il arrive souvent que sur un urèthre fendu, on ne retrouve plus la trace d'un rétrécissement peu serré.

La *forme* est des plus variables ; on admet généralement une disposition en infundibulum qui existe en effet au niveau de l'extrémité postérieure, où il est le résultat de la pression exercée par l'urine. L'orifice antérieur est entouré d'irrégularités, de saillies faussement comparées par certains auteurs à des végétations, des polypes : il est surtout utile de remarquer que ces dispositions rejettent en général l'orifice antérieur sur un des côtés, disposition qu'on aura présente à l'esprit en pratiquant le cathétérisme.

La *longueur* ne dépasse pas en général quelques millimètres, mais lorsque plusieurs rétrécissements très voisins fusionnent, ils donnent lieu à une bande longue de tissu fibreux. Ailleurs, au contraire, l'obstacle n'est constitué que par une membrane très mince qui a été comparée à une bride, une valvule. Ces saillies sont ordinairement multiples ; on en a compté jusqu'à douze sur une pièce.

Un rétrécissement peut atteindre un *degré* extrême ; tel qu'il n'existe plus qu'un mince pertuis. Néanmoins, dans les rétrécissements dits infranchissables, l'obstacle tient plutôt à l'irrégularité de l'orifice qu'à son étroitesse. On a dit que si l'urine n'exerçait pas son action dilatatrice, l'oblitération surviendrait bientôt ; ce processus est loin d'être fatal, car l'urèthre est resté perméable, dans certains cas de fistules par lesquelles s'écoulait la totalité de l'urine : l'oblitération complète est cependant possible (Ladroitte).

Quand des rétrécissements sont multiples, ils affectent, dans leur ensemble, une disposition infundibuliforme, le plus serré étant le plus profond.

Il est difficile de préciser le *calibre minimum*, audessous duquel un canal doit être dit rétréci. On sait cependant combien est exagérée l'opinion d'Otis, qui considère comme tel tout urèthre dans lequel il ne peut introduire une bougie de 11 millimètres de diamètre (n° 33, Charrière). D'ailleurs, dans l'immense majorité des cas, un rétrécissement se caractérise par l'existence d'un anneau, d'une bride qu'il est facile de constater, bien plutôt que par une diminution de calibre répartie sur toute l'étendue de l'urèthre.

La *consistance* des rétrécissements est très variable ; ils tendent à devenir d'autant plus durs qu'ils sont plus anciens et ont mérité le nom de fibreux, calleux ; souvent ce caractère s'étend à toute la muqueuse et ces *urèthres durs* opposent parfois une grande résistance au cathétérisme ; ils sont en général difficilement extensibles. Quant à la rétractilité, elle ne peut se juger que par la rapidité de la récidive pendant ou après le traitement.

Structure. — Le tissu nouveau exubérant constitue une sorte d'anneau ou de cylindre dont les limites se perdent insensiblement en avant et en arrière. Le tissu est dur, serré, la coloration variable, blanc jaunâtre vers la lumière du canal, plus foncée à la périphérie, où on voit souvent de petits îlots rougeâtres, vestiges d'infarctus hémorrhagiques. D'un très important mémoire de Brissaud et Segond, il résulte que la paroi *inférieure* est entièrement constituée par un *tissu fibreux* serré, très dense, faisant corps avec la muqueuse. Sur la paroi *supérieure*, au contraire, on constate une zone étendue formée de *tissu élastique*. En somme, le cercle périurétral comprend quatre segments parfaitement nets : 1° un segment inférieur fibreux ; 2° un segment supérieur élastique ; 3° deux segments latéraux de tissu spongieux respecté.

Pathogénie. — Laissant de côté l'histoire des caroncules, des carnosités, invoquées par les anciens auteurs, de même que les productions polypeuses admises à titre d'exception, il est vrai, par Thompson et Dittel, nous n'exposerons ici que les trois théories encore défendues de nos jours :

1° *Le rétrécissement succède à une ulcération.* — Després est aujourd'hui le représentant le plus convaincu de cette théorie, d'après laquelle certaines blennorrhagies, surtout celles qui ont été traitées par le nitrate d'argent, laissent à leur suite des cicatrices. L'anatomie pathologique vient à l'encontre de cette manière de voir. On peut faire une réserve pour l'uréthrite granuleuse de Voillemier et de Thiry (de Bruxelles), qui ne guérirait qu'en produisant un tissu de cicatrice plus ou moins rétractile.

2° *Le rétrécissement est le produit de l'inflammation du tissu spongieux de l'urèthre* (A. Guérin). — Pendant la période aiguë de la blennorrhagie, A. Guérin a vu le bulbe rempli de sang et les mailles les plus rapprochées de la muqueuse contenant de la fibrine décolorée semblable au caillot qu'on trouve dans les veines enflammées. Ce serait là le point de départ de l'induration et de l'épaississement partiel du tissu spongieux. L'auteur en conclut que la muqueuse n'est jamais le siège exclusif du rétrécissement; celui-ci est la conséquence d'une lésion située en dehors d'elle et produit par la rétraction des fibres du tissu réticulaire sous-jacent à la muqueuse.

3° *La muqueuse est le point de départ des lésions*

(Thompson, Guyon, etc.). C'est là l'opinion le plus généralement adoptée. Si au centre même du rétrécissement on voit la muqueuse et les tissus sous-muqueux envahis à la fois, il n'en est plus de même à une certaine distance au-dessus et au-dessous de ce point, où on trouve que la muqueuse est seule atteinte; il est donc vraisemblable d'admettre que les lésions ont ainsi commencé par un point superficiel. D'ailleurs, de grandes différences existent dans l'étendue et la profondeur de ces lésions, aussi bien que dans leur rétractilité et leur caractère. Aussi ne serait-il pas impossible que l'existence de plusieurs variétés fût plus tard démontrée. — Au point de vue clinique, il est utile de rappeler une autre division des rétrécissements en fibroïdes et fibreux proposée par Gosselin.

B. *Rétrécissements cicatriciels.* — A l'exception de la prostate où leur existence n'est pas démontrée (de Smet), on rencontre des rétrécissements traumatiques dans toute l'étendue de l'urèthre. Ceux de la région membraneuse résultent des fractures du bassin, ceux de la région périnéo-bulbaire des chutes à califourchon; dans les autres régions, nous en avons déjà exposé les causes (coït, érection, etc.).

Un des caractères distinctifs du rétrécissement traumatique est d'être *unique*. Son étendue, faible en général dans la portion pénienne, peut être considérable dans les régions périnéo-bulbaire ou membraneuse à la suite des grands traumatismes. Le trajet et la disposition des orifices sont très irréguliers; la consistance en est dure, l'étroitesse en devient rapidement très grande et l'oblitération complète, mal démontrée pour le rétrécissement blennorrhagique, est ici hors de doute : Ladroitte en a réuni dix-neuf observations.

La paroi inférieure est tout d'abord occupée par le tissu cicatriciel qui envahit peu à peu les parties latérales et supérieure. Le corps spongieux est presque toujours compris dans ce travail et est englobé dans le tissu cicatriciel; d'après Voillemier, la muqueuse seule serait atteinte dans les rétrécissements de la région membraneuse, assertion que les examens anatomiques ne confirment pas.

Les déviations du canal ne sont pas seulement le résultat de l'irrégularité de la masse cicatricielle; un épanchement sanguin, un abcès de voisinage, peut faire contracter à l'urèthre une position vicieuse qui devient définitive.

A la suite d'un chancre, le développement de la cicatrice est rapide; du tissu fibreux se substitue à l'ulcération et affecte la forme d'un triangle à sommet saillant dans l'urèthre et intéressant surtout le tissu sous-muqueux (Voillemier).

Le fait qui domine l'histoire des rétrécissements cicatriciels est la *rapidité de leur apparition*. C'est au bout de quelques mois que le rétrécissement se manifeste; dans certains cas, 25, 20, 11 jours même ont suffi.

Rétrécissements scléro-cicatriciels. — Sous ce nom, le professeur Guyon désigne des rétrécissements qui parcipent à la fois de la forme blennorrhagique et de la forme cicatricielle. Ils occupent exclusivement la *ré-*

gion pénienne où on les rencontre disposés en îlots. Quoique friables, ils résistent cependant à la dilatation et sont formés d'un tissu cicatriciel très serré. Ils prennent naissance à la suite de *traumatismes légers* survenus au cours d'une blennorrhagie sous l'influence du coït, de la masturbation, d'érections ou d'injections violemment poussées. La muqueuse est déchirée en un point; il s'écoule à peine quelques gouttes de sang, mais cette éraillure est suffisante pour déterminer la production rapide d'un rétrécissement qui revêt un caractère particulier.

Lésions concomitantes. — Une fois que le rétrécissement est constitué et forme un obstacle à l'urine, il survient souvent, mais non toujours, un certain nombre de complications qui tiennent le pronostic sous leur dépendance. Tels sont les poches, les tumeurs urineuses, les abcès urineux, l'infiltration d'urine, les fistules; les calculs de l'urèthre sont décrits dans un chapitre spécial. Il en est de même des lésions ascendantes, qui intéressent la vessie et les voies supérieures; elles sont constantes lorsque l'obstacle est considérable et ancien. Celles des reins et des uretères seront exposées plus loin; quant à la vessie, elle se présente aux autopsies sous quatre aspects différents :

1° Une vessie grande avec des parois minces indique que la distension a été rapide et le muscle vésical forcé (rétrécissements traumatiques);

2° Une vessie grande à parois hypertrophiées a lutté au contraire contre un obstacle lentement progressif (rétrécissements blennorrhagiques);

3° Une vessie petite, rétractée, revenue sur elle-même, mais à parois non épaissies, ne se rencontre guère que dans les cas de fistule ; la vessie est physiologiquement supprimée ;

4° Une vessie petite, rétractée, à parois épaisses, est ou a été le siège d'une cystite ancienne et intense qui a accompagné le rétrécissement.

SYMPTÔMES ET MARCHE

Un rétrécissement peut pendant longtemps passer inaperçu ; s'il est d'origine blennorrhagique, la formation en est *lente ;* le malade prend inconsciemment l'habitude de faire des efforts plus grands pendant la miction, et surtout le muscle vésical, en présence d'un obstacle, s'hypertrophie de telle sorte que l'urine est soumise à une pression plus forte et que le débit n'est pas diminué.

Tôt ou tard, cependant, apparaissent des *troubles de la miction*, consistant tout d'abord *en modifications du jet.* Celui-ci est aplati, soit uniformément, soit avec un étranglement au centre, ou bien contourné, enroulé sur lui-même en vrille ou en tire-bouchon ; ailleurs, il existe deux jets divergents, en fourche. Ces modifications ont une *médiocre valeur* séméiologique ; elles se retrouvent au cours d'uréthrites aiguës ou chroniques, dans le spasme de l'urèthre et même chez des personnes dont le canal est normal.

La *diminution de la force de projection* est plus importante, néanmoins elle est subordonnée plutôt à l'état de la vessie qu'à celui de l'urèthre. Avec une vessie hypertrophiée, fortement musclée, le jet, même en passant au travers d'un urèthre très rétréci, peut conserver une certaine longueur. C'est ce qu'exprime le professeur Guyon en disant qu'on urine avec sa vessie et non pas avec son urèthre.

Bientôt l'équilibre se rompt, le jet n'est plus projeté qu'à quelques centimètres, et tombe perpendiculairement. Les malades disent « qu'ils pissent sur leurs chaussures »; puis il devient filiforme, et l'urine ne s'échappe plus que goutte à goutte; quelquefois un jet très mince reparaît pendant quelques heures. Tous ces symptômes sont en effet influencés par les congestions fréquentes de l'appareil urinaire.

La vessie ne se vidant plus que difficilement, les besoins sont fréquents et bientôt continuels.

En arrière du rétrécissement, le *sperme* est arrêté comme l'urine, il peut être strié de sang; l'éjaculation s'accompagne de douleurs parfois vives, irradiant dans les régions lombaire et périnéale.

L'*incontinence* d'urine est ordinairement un symptôme des dernières périodes; quelquefois cependant il se montre au début. Dans ce cas, on ne peut admettre une dilatation de l'urèthre en amont du rétrécissement; il est probable que les quelques gouttes qui s'écoulent involontairement sont retenues à la fin de la miction par un spasme de la région membraneuse.

Les accidents se précipitent; les besoins deviennent de plus en plus fréquents, impérieux, rendant infructueux les efforts pour retenir l'urine. Cette fréquence est au début *plus grande pendant le jour*, mais bientôt les nuits sont également troublées; on a vu les malades uriner plus de cent fois en vingt-quatre heures; quoique l'urine ne puisse être retenue et que l'écoulement en soit presque continu, une telle fréquence, due à une cystite concomitante est à distinguer de l'*incontinence par regorgement*.

Cette dernière est l'indice d'une période avancée; la vessie est alors remplie et distendue ainsi que la portion membraneuse, condition nécessaire pour que l'écoulement soit continu; le col vésical participe à cette dilatation. Au début, l'incontinence est seulement diurne et se fait sous l'influence de la pesanteur. Plus tard la distension de la vessie est suffisante pour que le phénomène se produise aussi pendant la nuit.

Des *douleurs* sont constantes à ce moment; elles accompagnent généralement la miction et ne sont guère plus intenses vers la fin même quand il y a une uréthro-cystite, contrairement à ce qui se passe dans les autres variétés d'inflammation vésicale. C'est que la vessie ne se vide pas et que les contractions nécessaires pour l'expulsion des dernières gouttes ne se produisent pas dans les mêmes conditions que lorsque les parois vésicales arrivent au contact. Plus tard se montrent en outre des douleurs continues, sourdes, occupant le périnée, les cuisses, les reins et l'hypogastre.

Les *urines sont altérées* lorsqu'il existe une inflammation des organes situés en amont du rétrécissement. On voit alors au fond du vase un dépôt muco-purulent plus ou moins abondant, caractéristique d'une cystite; il devient souvent glaireux et est l'indice de la transformation ammoniacale des urines, phénomène commun chez les rétrécis dont les parois vésicales sont souvent altérées (Guiard). Ailleurs, la masse de l'urine qui surmonte le dépôt au lieu de rester limpide par le repos, prend un aspect lactescent : ce sont des *urines* dites *rénales* (Guyon) caractéristiques d'une pyélo-néphrite.

L'urèthre participe certainement à cette inflammation et cela à toutes les périodes, mais cette uréthrite est loin d'être constante ; elle est bien moins fréquente qu'on ne l'a dit et s'accompagne rarement d'un écoulement uréthral abondant. Sur soixante et un rétrécis que Jamin a examinés à ce point de vue, il n'a trouvé que quatre fois un écoulement uréthral. Cette rareté permet de supposer que la stagnation de l'urine en amont ne suffit pas pour le produire et qu'il existe, dans les cas où on l'a constaté, un élément septique ou inflammatoire. Enfin, dans une autre catégorie de faits, la suppuration peut provenir d'une ulcération ; ces faits, quoique rares, existent, mais ils appartiennent à une période avancée.

C'est dire que la théorie d'Otis sur les rétrécissements larges ne repose pas sur l'exacte observation des faits. Cet auteur explique la longue durée et la ténacité de certaines uréthrites chroniques par l'existence d'un rétrécissement, lésion qui existe toujours, suivant lui, lorsqu'un canal a moins de onze millimètres de diamètre.

Le rétrécissement atteint à un moment donné un degré tel que la miction exige des *efforts considérables*. Dans ce cas, cet effort doit être soutenu pendant tout le temps de la miction ; il diffère de celui auquel doivent se livrer les prostatiques et qui n'est violent qu'au début ou même avant le départ du jet.

A une période avancée, tous les symptômes précédents offrent des exacerbations atrocement pénibles. Les malades cherchent instinctivement, pour venir en aide à la contraction vésicale insuffisante, les positions diverses pour augmenter l'efficacité de leurs efforts, debout, ou le corps penché en avant, ailleurs accroupis, courbés sur eux-mêmes, ils prennent un point d'appui en saisissant les objets environnants. Ils croient aider à la miction en exerçant des tiraillements sur la verge, ou en la plongeant dans l'eau froide, ou en prenant un bain de siège. On observe alors les accidents qui accompagnent les efforts violents : la syncope, la congestion et l'hémorrhagie cérébrale, plus souvent l'issue des gaz ou des matières par le rectum ou le prolapsus de la muqueuse.

Un pareil accès de rétention ne dure pas très longtemps, en général, il reconnaît souvent des causes précises et cesse avec elles ; ce sont les excès ou la pratique du coït, une érection prolongée, des libations copieuses. Cependant la rétention peut devenir complète, jeter le malade dans une situation des plus pénibles et, si la miction ne se rétablit pas, l'exposer à des accidents terribles tels que l'infiltration d'urine ou la rupture de la vessie.

L'état général s'altère bientôt et on voit se dérouler une série de symptômes caractéristiques de l'empoisonnement urineux, tels que : appétit irrégulier, digestions pénibles et difficiles, langue sèche et rouge, ainsi que le pharynx, difficultés de la déglutition avec les caractères particuliers désignés par le professeur Guyon sous le nom de dysphagie buccale ; la fièvre se montrant par accès intermittents d'abord, puis devient continue ;

tous ces phénomènes indiquent une profonde atteinte de l'organisme, qui est souvent elle-même sous la dépendance d'une altération rénale. Plus tard encore ces accidents s'accentuent et conduisent le malade à la cachexie urinaire ; le facies devient jaune et pâle, les yeux se creusent, le nez est pincé, les forces se perdent rapidement et le malade succombe dans un coma plus ou moins prolongé.

On a vu combien souvent, au cours de cette description, nous avions été obligé de signaler les symptômes de la cystite qui s'observe au cours des rétrécissements. Cette complication imprime à la maladie un caractère déterminé, et a une telle influence sur son évolution que nous devons dès maintenant en signaler les principales particularités.

Cystite des rétrécis. — Le développement de l'inflammation de la vessie est subordonné à l'intégrité de structure de ses parois. Lorsque la vessie fonctionne d'une façon normale, parce que le rétrécissement est peu serré, ou parce que le muscle hypertrophié compense, grâce à la puissance de ses efforts, la faible dimension du canal, la muqueuse reste saine. C'est ce qui arrive chez un sujet jeune dont le rétrécissement s'est formé lentement. Si au contraire son développement a été rapide, comme il arrive après un traumatisme, s'il atteint un vieillard dont la vessie sclérosée est facile à distendre, celle-ci cède dans la lutte qu'elle a à soutenir contre l'obstacle.

Les malades arrivent rapidement à la rétention incomplète qui favorise la congestion en même temps que le séjour prolongé d'une certaine quantité d'urine crée un milieu favorable pour le développement des germes infectieux.

Aussi la cystite est-elle aussi fréquente chez les rétrécis parvenus à une période avancée que rare au début. A cette altération des parois qui joue le rôle de cause prédisposante, il faut joindre les causes occasionnelles qui relèvent de la congestion : un excès de fatigue ou de boisson, le coït, la masturbation.

Ailleurs la cause agit d'une façon plus directe; c'est une injection forcée ou, plus souvent, c'est le cathétérisme. Tantôt il s'agit d'une simple exploration, tantôt c'est après des manœuvres de dilatation que la cystite éclate. Une bougie à demeure en est quelquefois la cause tellement nette que les accidents cessent dès qu'on l'a retirée; mais c'est aussi lorsqu'on a voulu aller vite, faire usage de bougies trop volumineuses que l'accès éclate. Ici la congestion partielle provoquée par une irritation de voisinage peut être incriminée; mais il n'est pas douteux non plus qu'un élément septique introduit par les instruments doit s'y joindre nécessairement.

A ce titre on a fait jouer un rôle peut-être exagéré à la blennorrhagie; pour en démontrer la réalité, il faudrait constater l'existence du gonococcus en arrière du rétrécissement; le fait n'en est pas moins extrêmement probable.

Quoi qu'il en soit, on doit admettre aujourd'hui que l'influence du malade et en particulier celle de son état diathésique sont prépondérants dans le mécanisme des propagations inflammatoires vers la vessie (Guyon).

Les symptômes de la cystite des rétrécis ont déjà été indiqués dans l'exposé de la marche de la maladie. On a vu que des trois symptômes fondamentaux des cystites, fréquence, douleur, pyurie, les deux premiers n'avaient une véritable valeur que dans les phases initiales de la maladie. La cystite, surtout spontanée, est rare alors : mais à ce moment l'apparition plus ou moins rapide de la fréquence et de la douleur est un signe des plus nets et qui ne laisse pas de doute sur l'envahissement de la vessie. Dès que la rétention incomplète s'est installée, les besoins deviennent incessants et sont incomplètement satisfaits ; l'élément inflammatoire ajoute peu de choses à cette fréquence. Quant à la douleur de la fin de la miction, elle est modérée ou du moins elle se distingue mal de la gêne douloureuse qui est constante alors.

La présence du pus dans l'urine est plus caractéristique ; non seulement on constate au fond du vase un dépôt verdâtre constitué par du pus, mais il est fréquent d'observer ces masses glaireuses et filantes qui sont l'indice de la transformation ammoniacale et d'un degré avancé de cystite.

La masse de l'urine reste ordinairement claire après repos : un aspect trouble et lactescent doit faire porter un pronostic sérieux, car on ne peut douter alors que les reins ne soient envahis.

La marche est influencée par toutes les causes congestives et présente par conséquent des poussées aiguës. Au début la cystite peut disparaître avec la cause, mais lorsque les parois de la vessie sont altérées ou lorsqu'il y a rétention, la cystite une fois installée diminue quelquefois d'intensité, mais ne cède pas complètement. Il est très rare de voir des urines redevenir parfaitement limpides.

Un autre fait caractéristique est la résistance de la cystite aux divers traitements s'adressant directement à la vessie et, au contraire, l'extrême facilité avec laquelle elle disparaît dès que le rétrécissement a cédé, soit après dilatation, soit après uréthrotomie. Dans l'espace d'une journée, parfois en quelques heures, les urines redeviennent acides, reprennent leur limpidité et tout phénomène inflammatoire disparaît.

Le diagnostic se fera en observant l'ordre dans lequel se sont succédé les symptômes. Aux difficultés de la miction s'ajoutent des symptômes plus douloureux qui offrent des recrudescences fréquentes. L'examen des urines, recueillies dans trois verres différents, au commencement, au milieu et à la fin d'une même miction, permettra de constater dans le dernier un dépôt purulent plus abondant, ce qui indique une inflammation vésicale et non exclusivement uréthrale.

L'inflammation peut remonter plus haut; les uretères les bassinets et les reins sont envahis à leur tour : nous ne pouvons qu'indiquer ici cette complication que nous retrouverons en faisant l'histoire des pyélo-néphrites. Tous les rétrécis n'y sont pas exposés également et la résistance de la vessie tient sous sa dépendance l'ascension vers les voies supérieures. Chez un homme jeune à vessie vigoureuse, l'obstacle peut être compensé pendant longtemps et les uretères ne sont pas influencés; au contraire si les parois sont altérées soit primitivement, soit par le fait de l'anciennté de l'inflammation, l'ascension des lésions est la règle et se produit presque fatalement dans des conditions énoncées plus loin.

SIGNES PHYSIQUES

L'exploration de l'urèthre est indispensable pour acquérir la *certitude* de l'existence d'un rétrécissement. Les bougies porte-empreinte (Ducamp) rapportant le moulage des lésions du canal ont été employées et bien vite délaissées. L'endoscope ne peut fournir que des résultats incomplets.

C'est à l'aide de bougies de gomme que l'exploration devra se faire ; on a déjà vu que l'*explorateur à boule olivaire* était l'instrument de choix. On commencera toujours par introduire un numéro un peu élevé (16 à 18) et on s'arrêtera au premier obstacle sans chercher à le dépasser; on descendra progressivement aux plus faibles numéros de la filière jusqu'à ce qu'on ait franchi le rétrécissement; à ce moment, on éprouve un sentiment de liberté très net, la boule n'est plus serrée et s'avance librement. Au retour, on recueille les mêmes sensations ; on sent l'instrument traverser un espace plus ou moins étendu, rigide et comme rugueux, puis un *ressaut brusque* au delà duquel l'instrument se trouve libre de nouveau. Cette sensation de ressaut au retour est nécessaire pour établir sûrement le diagnostic. On ne peut affirmer l'existence d'un rétrécissement qu'après l'avoir franchi (Guyon).

Le siège de l'obstacle est variable ; souvent on est arrêté au méat dont l'étroitesse entrave l'exploration, ou plus loin dans la région penienne ; si l'obstacle est unique, c'est qu'il existe dans les antécédents du malade un chancre ou un traumatisme; si les rétrécissements sont multiples et si leur étroitesse augmente et acquiert son maximum au cul-de-sac du bulbe, on est en face d'un rétrécissement blennorrhagique. Lorsqu'on n'a trouvé qu'un seul obstacle à la région bulbaire, le rétrécissement est probablement traumatique; le rétrécissement blennorrhagique unique est peu commun. Enfin certains urèthres indurés font éprouver à l'instrument une série de ressauts sur tout leur parcours.

Dans quelques cas, tout instrument est arrêté, si délié qu'il soit; on essaiera de se faire jour à l'aide de bougies filiformes soit droites soit contournées en vrille ou en baïonnette, suivant des règles que nous indiquerons en parlant du traitement.

Diagnostic.—Le diagnostic s'appuiera tout d'abord sur les *commémoratifs;* on s'informera des blennorrhagies antérieures, de leur nombre, de leur durée, surtout de la date de la première. Il en sera de même des traumatismes; non pas seulement des grandes blessures telle qu'une chute à califourchon, mais des ruptures légères au cours d'un écoulement, des saignements survenus pendant le coït; enfin on fera le diagnostic rétrospectif d'un chancre uréthral.

Certaines causes d'erreur sont facilement évitées par un examen attentif. Les symptômes des calculs vésicaux ne sont pas les mêmes. Dans l'hypertrophie prostatique, la rétention suit une marche différente et lorsqu'un explorateur est arrêté, c'est dans la prostate, région où on n'observe jamais de rétrécissements. Les calculs uréthraux ne pourront induire en erreur que lorsqu'ils coexistent avec un rétrécissement derrière lequel ils se sont engagés ; complication qu'on parvient à diagnostiquer par l'examen des commémoratifs et l'emploi de l'explorateur à boule.

Par contre, il est un point du diagnostic des plus délicats, c'est celui du rétrécissement vrai et d'une contracture de la région membraneuse ou *spasme uréthral*, question qu'on ne peut résoudre qu'en étudiant dans son ensemble le spasme de l'urèthre.

Spasme de l'urèthre. — On désigne sous ce nom une contraction tonique d'un ou de plusieurs éléments musculaires de l'urèthre, qui en rétrécit ou en obture une certaine portion. Ce spasme ne se produit que dans la région membraneuse. Certains auteurs (Hunter, Civiale Reybard, etc.); en ont admis l'existence dans la région spongieuse. Ni l'anatomie, ni la clinique ne permettent d'accepter cette localisation rejetée par Voillemier, Mercier, Thompson, etc.: le professeur Guyon a de plus démontré que l'électrisation n'y déterminait aucune diminution de calibre.

Cette unanimité n'existe plus lorsqu'il s'agit de savoir si un spasme peut se produire dans cette même région spongieuse au niveau d'un rétrécissement. Nombre d'auteurs, entre autres Voillemier et Thompson, pensent qu'une contraction spasmodique peut se surajouter au rétrécissement. Ces auteurs ont été abusés par des sensations perçues pendant l'exploration, car l'examen histologique des parties rétrécies démontre que le spasme y est réellement impossible. Ainsi toutes les fois qu'un explorateur est arrêté dans la région spongieuse, on sera certain qu'il existe un obstacle permanent. Il n'en est pas de même de la région bulbo-membraneuse.

Les auteurs admettent d'un commun accord l'existence d'une contraction de l'appareil musculaire de la région membraneuse qui peut, à un moment donné, opposer une barrière infranchissable aux instruments et même à l'urine. Aussi lorsqu'une boule exploratrice après avoir franchi la région pénienne est arrêtée dans la région bulbo-membraneuse, il est souvent difficile de décider si l'obstacle est le fait d'un rétrécissement ou d'un spasme du sphincter interuréthral.

Si l'instrument pendant sa traversée pénienne a déjà éprouvé plusieurs ressauts, on est certain d'en rencontrer un à la région bulbaire et d'autre part, un rétrécissement unique à la région bulbaire est exceptionnel; mais le fait peut se présenter. Les sensations perçues doivent être enregistrées avec soin. Un arrêt sur le rétrécissement; donne lieu à un choc brusque et un peu sec, contrastant avec la mollesse, l'élasticité du sphincter interuréthral.

On maintient la boule en contact pendant un certain temps avec l'obstacle en exerçant une pression légère; dans le cas de spasme, la résistance cède tout à coup et l'instrument s'engage en produisant une certaine douleur. En le ramenant en avant, on sent qu'il est serré et on éprouve de nouveau une résistance, mais la sensation du ressaut brusque ne se produit pas. Un rétrécissement constitue un obstacle immuable qui ne cède pas devant une pression douce.

Cependant, malgré une longue persistance, il peut se faire que le spasme ne cesse pas devant une bougie de gomme. On introduira un instrument métallique volumineux qui, progressant doucement, pénètre quelquefois avec une facilité remarquable. Ailleurs le sphincter membraneux s'écarte peu, de façon à ne laisser passer qu'une fine bougie; si on a pris soin de choisir cette dernière armée d'un pas de vis, on y adapte une bougie de Béniqué-Guyon, qui pénètre toujours à travers la boutonnière musculaire.

Enfin on attachera une très grande importance aux commémoratifs et aux symptômes fonctionnels. Ceux qui sont propres au spasme consistent en des difficultés variables de la miction. A un degré très faible, le départ du jet est plus lent et exige quelques efforts, mais la miction se fait normalement ensuite; ailleurs des efforts sont nécessaires pendant toute la durée de l'écoulement de l'urine; ailleurs encore la miction ne s'achève pas; la rétention incomplète s'établit. Dans un degré encore plus élevé, il y a rétention complète avec un bruyant cortège symptomatique. Enfin dans d'autres cas la miction, plus ou moins facile, s'interrompt brusquement. Il est rare que dans ces différentes formes le spasme conserve la même intensité pendant un temps très long; il y a presque toujours des intermittences qui permettent de faire le diagnostic. Supposons un malade qui présente certains de ces troubles, mais dont les mictions ne sont pas extrêmement lentes et ne nécessitent pas de grands efforts, du moins d'une manière constante; si la plus mince bougie ne peut pénétrer dans son canal, on verra une disproportion entre les signes physiques et les signes fonctionnels et on conclura au spasme.

Les causes du spasme sont multiples ; sans parler des lésions du système nerveux central, nous envisagerons seulement les lésions de voisinage. Celles-ci siègent au-dessus ou au-dessous du sphincter membraneux.

Les premières comprennent les affections vésicales, telles que la cystite, les calculs vésicaux, etc., une affection douloureuse des reins ou des bassinets et en particulier, la lithiase ; enfin et surtout les affections de l'uréthre profond et de la région cervicale de la vessie. Voilà les causes qui à nos yeux provoquent le plus souvent le spasme uréthral.

Les affections de l'urèthre antérieur peuvent également le produire, de même qu'un phimosis. Suivant le professeur Verneuil, les rétrécissements de la portion pénienne détermineraient toujours, une contracture réflexe de la portion membraneuse. Il s'appuie sur ce fait que lorsqu'on a constaté un rétrécissement de la portion pénienne, un instrument explorateur est toujours arrêté à une distance de 11 à 13 centimètres du méat.

Otis a repris et développé cette théorie : il appelle *uréthrisme* le spasme provoqué par ces causes par analogie avec le vaginisme. Ces spasmes sont dus soit à un rétrécissement pénien, soit à une atrésie du méat. On sait ce qu'il entend par urèthre rétréci, et on voit combien loin peut s'étendre ainsi le champ des spasmes uréthraux.

PRONOSTIC. — Tant que parmi les symptômes, si effrayants et si douloureux qu'ils soient, on n'observe ni fièvre, ni troubles digestifs, le pronostic peut être considéré comme bénin; la cystite dont les symptômes sont prédominants, guérit en effet avec une merveilleuse facilité dès que l'obstacle a cédé; du matin au soir les douleurs se calment et disparaissent. Lorsque l'état général, la fièvre, le trouble des urines dénotent une inflammation des bassinets et des reins, le pronostic n'est pas encore forcément grave et une intervention rapide peut encore amener une guérison. Mais si les lésions des voies supérieures sont anciennes ou avancées, elles continuent à évoluer et la pyélo-néphrite est définitivement constituée.

En résumé la gravité du pronostic dépend de la cause, de la rapidité de la marche, de la tolérance de la vessie et des reins. D'une manière générale un rétrécissement constitue une affection sérieuse, qui cède facilement sans doute à un traitement bien dirigé, mais dont les retours sont inévitables. Ainsi que nous le verrons, il n'existe pas de traitement qui mette à l'abri des récidives; si elles peuvent être conjurées la plupart du temps, c'est au prix d'une surveillance constante et d'une docilité dont les malades ne sont pas toujours doués.

Traitement. — Le traitement médical du rétrécissement consiste en des prescriptions générales applicables à toute affection des voies urinaires et qui varient suivant la production de tel ou tel accident. Une thérapeutique *chirurgicale* est seule efficace; les moyens employés, très nombreux, ont été divisés en méthodes de douceur et méthodes de force.

Les premières comprennent la cautérisation, les courants électriques continus, la dilatation graduelle. Les méthodes de force sont la dilatation forcée, la divulsion, l'uréthrotomie.

MÉTHODES DE DOUCEUR

Cautérisation. — C'est là un procédé très ancien, employé par les anciens chirurgiens et dans l'application duquel Hunter et E. Home apportaient beaucoup de méthode : le caustique employé était le nitrate d'argent. Ducamp perfectionna ce procédé en imaginant la cautérisation latérale ; c'est-à-dire en introduisant dans la lumière du rétrécissement, un stylet dans une rainure duquel on avait déposé du nitrate d'argent fondu ; Leroy d'Etiolles proposa, à son tour, la cautérisation rétrograde. Enfin, Whateley accusant le nitrate d'argent de faire une cicatrice rétractile, lui substitua la potasse caustique. Tous ces procédés, qui exposaient à des récidives rapides, sont tombés dans un juste oubli.

Courants continus. — Suivant qu'on emploie des intensités grandes ou faibles, on a deux méthodes bien différentes : l'une, la galvano-caustique chimique, se rapproche beaucoup des méthodes dites de force ; dans l'autre, le mode d'action des courants faibles est au contraire comparable à celui de la dilatation progressive.

Galvano-caustique chimique. — Le principe de la galvano-caustique chimique repose sur ce fait que les eschares des caustiques alcalins sont souples et peu rétractiles ; or, après l'application d'un courant continu sur les tissus vivants, on trouve au pôle positif une eschare dure, semblable à celles que produisent les acides, et au pôle négatif, une eschare molle, analogue à celle qui résulte de l'action des alcalins.

Mallez et Tripier firent les premières applications au moyen d'un instrument qui a subi plusieurs modifications ; Jardin, entre autres, a imaginé un appareil qui confère une grande sécurité et dont la disposition rappelle l'uréthrotome de Maisonneuve. La glissière conductrice est recouverte d'une substance isolante ; la lame est remplacée par une tige de platine de même forme, qu'on met en communication avec le pôle négatif. L'électrode positive étant placée sur la cuisse, on fait passer le courant en appuyant légèrement sur la tige pour la maintenir au contact du rétrécissement. Une douleur assez vive se manifeste au début et diminue peu à peu, à mesure que l'eschare devient plus épaisse. La dilatation consécutive ne serait pas nécessaire (Tripet). Un instrument, préconisé par Fort, est composé d'une longue bougie filiforme parcourue dans sa première moitié par un fil de platine isolé qui conduit le courant jusqu'à une lame de platine triangulaire qui émerge de l'instrument.

L'application des courants continus d'une faible intensité au niveau des rétrécissements constitue une méthode employée par Newmann et quelques chirurgiens américains, et qui a été expérimentée avec succès par Danion. Nous lui devons nous-même quelques bons résultats. Une olive métallique, d'un calibre un peu supérieur à celui du rétrécissement, montée sur un conducteur, est introduite jusqu'à ce niveau; elle est reliée à une pile par un fil métallique isolé; on place l'électrode positive sur la jambe du malade et on fait passer un courant galvanique d'une très faible intensité qui ne dépasse pas trois à cinq milliampères, pendant dix minutes. Au bout de ce temps, on voit très souvent l'olive s'engager dans le rétrécissement et le franchir. On laisse une huitaine de jours d'intervalle entre chaque séance. Ce procédé est en tout cas absolument inoffensif et on n'a pas à craindre la production d'une eschare : il est, ainsi qu'on le voit, absolument différent de la galvanocaustique.

Dilatation. — Pour pratiquer la dilatation, il est nécessaire de faire passer un ou plusieurs instruments au travers du rétrécissement. Or le premier temps de cette manœuvre, l'engagement de la bougie, est parfois très difficile quand l'orifice est étroit ou tortueux. Pour y parvenir, on a employé des moyens nombreux dont voici les principaux :

Moyens employés pour pénétrer dans les rétrécissements difficiles à franchir. — La difficulté d'introduction des instruments tient moins en général à l'étroitesse qu'à l'irrégularité de l'orifice du rétrécissement. Aussi la plupart des procédés ont-ils pour but de modifier la forme de cet orifice ou de le contourner.

Les *injections forcées* étaient faites autrefois avec de l'huile qui servait en même temps de véhicule à diverses substances, telles que la belladone, l'opium. Délaissée pendant longtemps, l'huile a été de nouveau conseillée par Thompson. Amussat employait de l'eau destinée, d'après lui, à débarrasser l'orifice des mucosités. Reybard a injecté du mercure qu'il soumettait à une pression soutenue pendant une heure ou deux.

La *pression hydraulique* a donné un certain nombre de succès au professeur Guyon. Une sonde de moyen calibre étant introduite dans l'urèthre, on place une ligature sur la verge et on adapte à la sonde un tube communiquant avec un réservoir porté à une hauteur variable. Une colonne d'eau de 1 mètre et une demi-heure de pression sont des maxima qu'on ne doit pas dépasser. L'eau s'engage en général peu à peu et le malade se plaint d'un besoin croissant d'uriner; ailleurs au contraire, l'irruption est brusque; ailleurs, enfin, aucune goutte ne s'engage. De toute façon, aussitôt après avoir enlevé le siphon, on tente de passer à l'aide d'une bougie filiforme. Des appareils imaginés par Reybard, par Duchastelet (fig. 9), permettent d'essayer l'introduction de la bougie pendant que la pression hydraulique s'exerce.

On a aussi utilisé, souvent avec succès, les effets de la pression exercée d'arrière en avant en faisant le cathétérisme *pendant la miction.*

Le *cathétérisme appuyé* se pratique à l'aide d'une bougie de gomme ou mieux une bougie de cire, qui est conduite sur le rétrécissement et qui est maintenue appuyée doucement sur lui pendant quelques heures. L'effet probable de ce contact est de modifier la disposition de l'orifice et de créer un infundibulum. Toujours est-il que ce moyen est très efficace.

Tous ces procédés ne sont que des opérations préliminaires destinées à faciliter l'introduction d'une bougie filiforme. Malgré tout, celle-ci rencontre souvent beaucoup de difficultés. On essaiera tout d'abord une bougie filiforme droite; si elle ne passe pas, on peut en faire pénétrer un *faisceau* dans l'urèthre antérieur et exercer sur chacune d'elles successivement des mouvements de propulsion. Les *bougies de baleine* ne seront employées que par un opérateur qui aura une grande habitude du cathétérisme, car leur extrémité rigide et un peu pointue, déchire facilement la muqueuse.

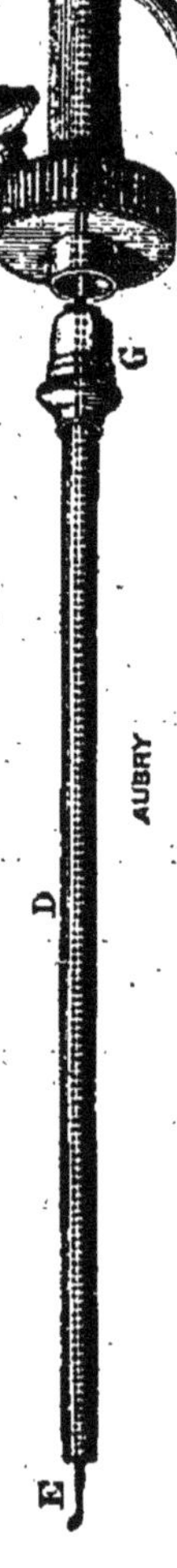

Fig. 9.

C'est avec des bougies fines à extrémité contournée dites *bougies tortillées* qu'on réussit le plus souvent. On doit en posséder en réserve une certaine quantité de formes variées, en spirale, en vrille (fig. 10), en baïonnette (fig. 11), etc.; ces modifications de l'extrémité ne doivent pas être faites au moment où on va s'en servir, mais quelque temps auparavant; on les maintient dans cet état de torsion au moyen d'une couche de collodion. Les succès obtenus ainsi s'expliquent par la situation ordinairement excentrique du rétrécissement ; l'accès en est défendu par des saillies du tissu fibreux ; or, les bougies tortillées permettent de le contourner et de présenter l'extrémité de l'instrument dans toutes les directions.

Cette recherche se fait d'ailleurs presque par hasard ; sans se départir de la plus grande douceur, on doit multiplier les tentatives, employer des bougies de formes variées et ne pas se rebuter ; un rétrécissement qui aura résisté pendant des jours et des semaines, se laissera quelquefois franchir tout d'un coup avec des instruments déjà essayés.

Une première bougie ayant été introduite, on emploiera, suivant les cas, une des méthodes de dilatation que nous allons exposer.

Fig. 10. Fig. 11.

Dilatation graduelle. — On verra que la dilatation graduelle constitue à nos yeux le procédé par excellence du traitement des rétrécissements ; le plus souvent efficace par elle-même, elle complète la plupart des autres procédés ; on peut même considérer ceux-ci comme un temps opératoire préalable destiné à faciliter la dilatation.

Pour pratiquer la dilatation on se sert très rarement de sondes, mais presque toujours de bougies molles ou métalliques ; nous nous occuperons tout d'abord des premières. On en connaît la composition ; les *bougies de gomme* sont le plus souvent employées ; celles de baleine reconnaissent quelques indications. Quant aux bougies formées d'une substance qui se gonfle dès qu'elle est mise en contact avec des parois uréthrales, telles que la corde à boyau, la laminaire, la gélosine, elles présentent l'inconvénient d'augmenter de volume en arrière du rétrécissement et de ne pouvoir être retirées facilement.

La forme la plus généralement adoptée est celle des bougies à extrémité conique dont la pointe est pourvue d'un renflement olivaire ; elles doivent être flexibles ; les bougies anglaises, beaucoup plus rigides, sont considérées en France comme trop offensives.

Suivant que l'instrument est laissé en place pendant un certain temps ou retiré immédiatement, la dilatation lente est dite permanente ou temporaire.

Dilatation lente, progressive, permanente. — La bougie une fois introduite est fixée au moyen de lacs ; il faut l'enfoncer de façon à ce que son extrémité *affleure le col* vésical et le dépasse à peine. Le malade devra uriner sans la retirer. Dans les premières heures il se produit au point rétréci un peu de gonflement qui gêne parfois sensiblement la miction, mais au bout de peu de temps, l'urine s'écoule librement le long de la bougie, parfois même il existe un certain degré d'incontinence. L'inflammation des parois que cherchait à provoquer Voillemier, et qui se caractérise par un écoulement purulent, n'est pas utile ; aussi ne faut-il laisser la bougie à demeure que deux ou trois jours au plus, puis la remplacer par une plus volumineuse ; en général, on peut sauter deux ou trois numéros, mais elle doit toujours *glisser librement dans le canal*, la moindre pression serait dangereuse. Pendant son séjour, il est prudent de faire un lavage antiseptique de l'avant-canal plusieurs fois par jour.

La dilatation permanente ne doit pas être poussée très loin ; une fois qu'on a atteint les numéros 7 ou 8, la dilatation temporaire donne d'aussi bons résultats. Aussi est-il inutile de remplacer les bougies pleines par une sonde-bougie comme le faisait Dupuytren. L'emploi de ces instruments exige toujours un calibre (6 à 7) assez grand pour que la dilatation permanente ne soit plus nécessaire ; d'ailleurs l'urine s'écoule aussi bien le long des parois d'une bougie et joue certainement un rôle dans le mécanisme de la dilatation.

Dilatation lente, graduelle, temporaire. — Cette dilatation se fait à l'aide d'instruments souples ou de bougies métalliques dites bougies de Beniqué.

L'introduction de bougies de gomme relève des règles établies déjà. Nous rappellerons seulement que l'antisepsie doit être appliquée ici dans toute sa rigueur.

L'examen de l'urèthre pratiqué au moyen de bougies

exploratrices à boule a déjà fait connaître exactement le numéro par lequel on commencera la dilatation. Si une première bougie passe sans rencontrer d'obstacle, on en choisit une d'un numéro plus élevé ; est-elle au contraire simplement engagée, on exerce une pression *très modérée ;* si elle passe, c'est que le rétrécissement cède facilement et le numéro était celui qui convenait ; si on éprouve une résistance, on la remplace par une bougie plus petite. Dans aucun cas de dilatation graduelle, il ne faut *user de violence ;* les bougies doivent glisser sur les parois uréthrales à frottement doux.

Il faut que la progression soit très régulière ; la main de l'explorateur suit la bougie plutôt qu'elle ne la pousse. Les instruments sont retirés immédiatement ; ce n'est que dans les cas de rétrécissements très durs, denses, rétractiles, qu'on peut laisser séjourner pendant une demi-heure un instrument qui remplit le rétrécissement ; c'est une méthode d'exception, autorisée seulement lorsqu'on aura épuisé les moyens ordinaires.

Les séances doivent être *très courtes*. Deux, trois bougies au plus seront introduites; on se guidera surtout sur le degré de résistance. Il faut à tout prix éviter un saignement, si léger qu'il soit. Le professeur Guyon compare la pression intra-uréthrale à des médicaments dont on ne doit pas élever la dose au point de la rendre toxique ; la pression uréthrale veut, elle aussi, être dosée. Les sensations des malades pendant les séances et dans leur intervalle seront interrogées avec soin.

En général, les séances successives sont espacées de *quarante-huit heures au moins ;* si une réaction un peu vive détermine de la douleur ou de l'inflammation du canal, on laissera ce dernier au repos pendant plusieurs jours. Chaque séance commencera par le passage de la dernière bougie introduite et non par un numéro supérieur.

Quand on a atteint un certain calibre (12 ou 13), on préfère en général continuer la dilatation au moyen des *cathéters rigides de Béniqué*. Ces instruments sont d'étain ou de maillechort : leur forme présente une double courbure à grand rayon destinée à s'adapter à celle de l'urèthre. La différence entre deux numéros consécutifs n'est que de 1/6 de millimètre : c'est la moitié de la filière Charrière; un numéro 30 Béniqué, par exemple, correspond à un numéro 15 Charrière.

Le professeur Guyon a fait pratiquer à l'extrémité de ces bougies (faites exclusivement de maillechort), un pas de vis auquel on adapte une bougie filiforme qui sert de conducteur; on fait le cathétérisme à la suite. Non seulement les fausses routes sont ainsi évitées, mais le chirurgien, n'étant plus arrêté par aucun obstacle, se rend mieux compte de la pression qu'il exerce sur l'urèthre. La dilatation devra être lente et graduelle; à chaque séance, il est possible d'introduire de quatre à cinq bougies Béniqué.

Sans chercher à atteindre par la dilatation un calibre exagéré, il faut se rapprocher des dimensions normales. En général, on arrive facilement à un numéro 22 ou 23; au-dessous de ce chiffre, la récidive est ordinairement rapide.

Mode d'action de la dilatation lente. — Bichat, le premier, proposa une théorie d'après laquelle la compression déterminerait une *adhérence* de la portion rétrécie avec les tissus sous-jacents. Dupuytren, après Hunter, reconnut à la dilatation une action mécanique très faible et une *action vitale* prépondérante qui « opère, soit en excitant une force d'expansion, soit en déterminant une sécrétion de mucosités et par suite, le dégorgement des parties ». Voillemier fait jouer un rôle considérable et nécessaire à l'inflammation, sous l'influence de laquelle les tissus musculaires et élastiques réagissent. C'est la *dilatation inflammatoire atrophique;* d'autre part le maintien à demeure d'une sonde volumineuse finit par ulcérer la muqueuse et produit une *dilatation inflammatoire ulcérative.*

Quoi qu'il en soit, il est certain que c'est le *contact* du corps étranger avec le rétrécissement qui détermine des modifications du tissu pathologique. L'action est la même, que la dilatation soit permanente ou temporaire. Dans cette dernière même, ce n'est pas au moment du passage que se produit la dilatation, mais dans l'intervalle de deux séances; il arrive souvent que quelques jours après l'introduction d'une bougie du numéro 14, par exemple, un instrument du numéro 16 ou 17 passe sans rencontrer d'obstacle. L'action dynamique est donc ici très faible, presque nulle; on pourrait appeler ce cathétérisme modificateur mieux peut-être que dilatateur.

MÉTHODES DE FORCE

Cathétérisme forcé. — Procédé ancien, employé surtout par Boyer. Une sonde conique, munie d'un mandrin destiné à en augmenter la solidité, est poussée jusqu'au rétrécissement et on exerce sur elle une pression assez forte pour la faire pénétrer dans la vessie; on la laisse en place trois ou quatre jours, puis on la remplace par une sonde de gomme qu'on change tous les huit jours.

La dilatation forcée de Mayor (de Lausanne) se pratique au moyen de cathéters, qui sont au nombre de sept, variant de quatre à neuf millimètres de diamètre, destinés à être introduits successivement. On fait le chemin, s'il est nécessaire, au moyen d'une sonde conique avec laquelle on appuie sur le rétrécissement, « comme un artisan poussant un poinçon dans le trou trop étroit d'un cuir épais ». — La *tunnelisation* de Hirschberg (de Francfort) consiste à traverser l'épaisseur du rétrécissement à l'aide d'un cathéter à pointe mousse.

Enfin, Thiry (de Bruxelles) a proposé la *dilatation rapide par compression méthodique, rationnelle, progressive et soutenue*, qui est un procédé de cathétérisme forcé.

Dilatation rapide. — Dans cette méthode on produit, dans un temps très court, une distension de l'urèthre suffisante pour en rétablir le calibre normal; ces procédés diffèrent du cathétérisme forcé en ce qu'ils exigent qu'un instrument plus ou moins fin ait préalablement franchi le rétrécissement.

Les dilatateurs de Michelena et de Rigaud (de Strasbourg) se composent d'une tige divisée en deux moitiés sur toute sa longueur, de façon à former deux demi-cylindres de très petit diamètre reliés sur toute leur longueur par une série de tiges très courtes, cachées entre les deux moitiés de l'instrument quand celui-ci est fermé.

Une fois introduit, une vis de rappel produit l'écartement des deux moitiés de l'instrument. Perrève, Charrière ont apporté à cet instrument des perfectionnements qui l'ont rendu plus pratique.

Le cathéter composé de Buchanan (de Glasgow), consiste en une série de cylindres métalliques emboités les uns dans les autres, qu'on introduit successivement dans une même séance.

Corradi a inventé deux instruments dilatateurs. Le *dilatateur à chapelet* est formé d'une tige rigide à l'extrémité de laquelle sont fixées de petites perles métalliques augmentant graduellement de volume. Le *dilatateur à archet* est un cathéter courbe qui cache dans sa concavité un fil métallique, lorsque l'instrument est fermé ; une traction exercée sur le fil le fait saillir et, en sous-tendant la courbe, il produit une section mousse.

Dilatation immédiate progressive (Le Fort). — Maisonneuve avait déjà, en 1855, proposé de dilater les rétrécissements en introduisant une série de bougies de gomme dont l'extrémité, munie d'un pas de vis, s'adaptait au talon d'une bougie conductrice. Le professeur Le Fort se sert de cathéters métalliques ; voici comment il procède. Une bougie fine terminée par un pas de vis est maintenue à demeure pendant vingt-quatre heures. Un cathéter de maillechort (n° 12 Charrière), à extrémité conique est vissé sur la bougie et on procède au cathétérisme à la suite ; dès que le rétrécissement est franchi, on ramène la bougie conductrice au méat et on passe de même successivement un cathéther n° 17 et un n° 22. L'opération terminée, on laisse à demeure une sonde n° 16 ou 18 pendant trois ou quatre jours. Si le rétrécissement est trop résistant, on n'introduit pas de suite les trois cathéters et on remet la suite de l'opération au lendemain.

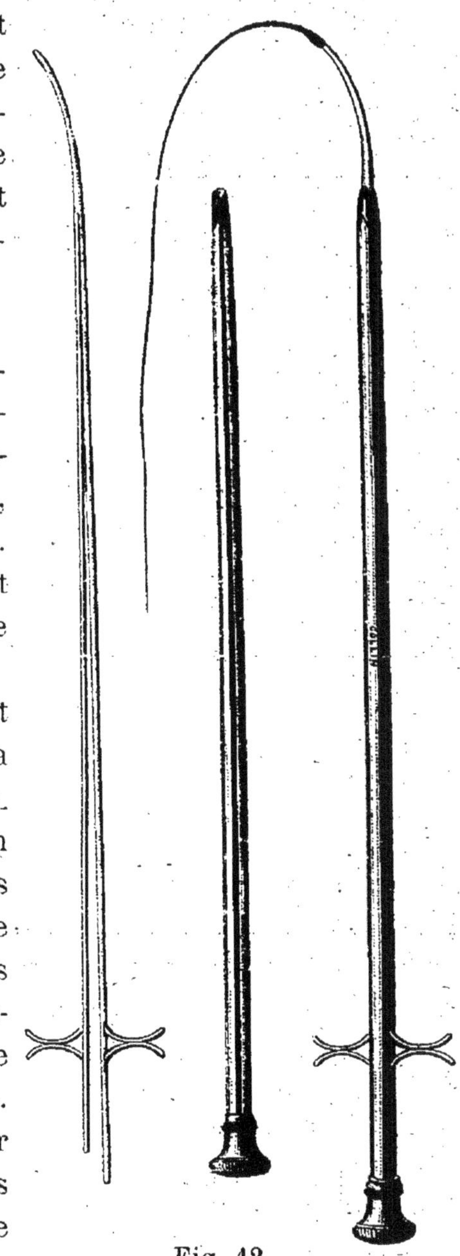

Fig. 12.

Divulsion (Voillemier). — Cette opération consiste à diviser un rétrécissement brusquement et d'un seul coup, par une pression excentrique. L'action est ici instantanée et diffère par conséquent de celle de la dilatation.

Holt a modifié l'instrument de Perrève à cet effet et a construit un instrument composé de deux tiges dont on produit un écartement plus ou moins considérable à l'aide de mandrins de différentes dimensions. Holt vide la vessie après l'opération, mais ne laisse pas de sonde à demeure.

Le divulseur de Voillemier (fig. 12) est composé de lames très minces qui forment, une fois appliquées l'une contre l'autre, un petit cathéter de deux millimètres de diamètre dont l'introduction est en général facile. Le mandrin est conique et creusé sur ses faces latérales de deux gouttières dans lesquelles s'engagent les tiges conductrices. Le conducteur étant en place, on pousse brusquement le mandrin une fois qu'il est bien engagé dans les rainures, puis on retire séparément, le mandrin d'abord, puis le conducteur. On laisse une sonde à demeure. La douleur est en général modérée et très passagère; un écoulement sanguin insignifiant s'arrête dès que la sonde est en place.

Uréthrotomie. — L'uréthrotomie est une opération dans laquelle on incise les parois de l'urèthre dans le but de rétablir le cours normal de l'urine à travers ce conduit. Suivant que la section est faite de dedans en dehors ou de dehors en dedans, on a deux méthodes distinctes, dites l'une *uréthrotomie interne*, l'autre *uréthrotomie externe*.

URÉTHROTOMIE INTERNE

Avant que Maisonneuve ait présenté son instrument à l'*Académie des sciences* (1855), diverses tentatives avaient été faites pour sectionner les brides intra-uréthrales; mais les uns agissant d'avant en arrière sans guide assuré ne produisaient que des scarifications insuffisantes; tels étaient les instruments de Physick, d'Amussat, de Leroy d'Etiolles, etc.; les autres se servaient pour franchir le rétrécissement et agir d'arrière en avant d'instruments volumineux qui dilataient fortement l'urèthre et rendaient presque inutile la section (uréthrotome de Charrière, de Civiale) ; ou bien, comme Reybard, ils pratiquaient des incisions trop profondes ou trop étendues. C'est à Maisonneuve que revient le mérite d'avoir rendu pratique le procédé ; de l'uréthrotomie interne.

Procédés opératoires : 1° *Incisions d'arrière en avant.* — Le type des instruments qui servent à pratiquer l'incision uréthrale de cette manière est l'*uréthrotome de Civiale.* Il se compose d'une gaine creusée d'une rainure longitudinale et terminée à l'une de ses extrémités par un renflement olivaire dans lequel est cachée la lame coupante. Une fois que l'olive a franchi le rétrécissement, le mandrin qui porte la lame est attiré en avant et, dans ce temps, celle-ci subit un mouvement de bascule pendant lequel elle s'élève obliquement du fond de la rainure où elle est cachée et vient sectionner le point rétréci.

L'instrument de *Ricord*, premier en date, est analogue au précédent ; il porte en avant un conducteur en forme de stylet cannelé long de quatre centimètres. L'uréthrotome de Charrière a comme conducteur une bougie filiforme qui se visse sur l'extrémité de l'instrument.

Thompson, pour qui l'instrument de Maisonneuve ne présente pas une sécurité suffisante, a modifié celui de Civiale ; l'olive ne proémine que d'un des côtés de la tige. En ramenant l'instrument d'arrière en avant, le chirurgien peut mieux accrocher le rétrécissement ; la lame n'est rendue saillante qu'à ce moment et on coupe les parties dans toute l'étendue où on éprouve une résistance.

L'*uréthrotome de Reybard* est d'un mécanisme fort compliqué. A l'aide d'une lame, introduite cachée, à laquelle on faisait faire dans le canal une saillie considérable, on pratiquait des sections multiples et profondes des parois. Deux bandes d'acier minces et flexibles produisaient immédiatement un écartement du canal. On comprend comment de graves accidents et en particulier des hémorrhagies ont suivi l'emploi de cet instrument.

2° *Incisions d'avant en arrière.* — L'*uréthrotome d'Horteloup* présente une disposition toute différente. Il a la forme d'un cathéter à petite courbure précédé d'une bougie conductrice. Toute la portion rectiligne est creuse et à 4 millim. 1/2 en avant de la partie courbe se trouve une fente par laquelle vient sortir une lame mousse ; à la partie opposée de cette fente se trouve une olive qui sert à bien indiquer le point du rétrécissement. Dès que l'olive a buté contre l'obstacle on fait saillir la lame ; quatre instruments de dimensions croissantes sont introduits successivement.

Uréthrotome de Maisonneuve. — Il se compose (fig. 13) : 1° d'une *bougie fine* dont le talon est armé d'un pas de vis; 2° d'un *conducteur métallique courbe* pourvu dans toute sa longueur d'une cannelure qui doit occuper sa face concave ; à l'une de ses extrémités, ce conducteur porte un pas de vis sur lequel vient se fixer la bougie filiforme. L'autre extrémité est pourvue d'un anneau métallique qui sert à maintenir l'instrument quand il est dans l'urèthre ; 3° dans la rainure du conducteur s'engage une *lame* coupante portée par un mince mandrin métallique. La lame a la forme d'un triangle dont la base repose dans la rainure du conducteur où elle est maintenue par deux ailerons latéraux. Le sommet du triangle est mousse de façon à écarter devant lui la paroi uréthrale sans l'intéresser ; les deux côtés du triangle sont tranchants et destinés à sectionner le rétrécissement, d'abord d'avant en arrière, puis d'arrière en avant. Une lame n° 21 à 23 produit une section suffisante et met à l'abri des accidents ; 4° Une *tige métallique* munie d'un pas de vis peut s'adapter à la bougie conductrice pour guider l'introduction d'une sonde à demeure ; 5° enfin une *sonde à bout coupé* n° 15, 16 ou 17 et percée de deux yeux latéraux (fig. 14) devra être préparée d'avance.

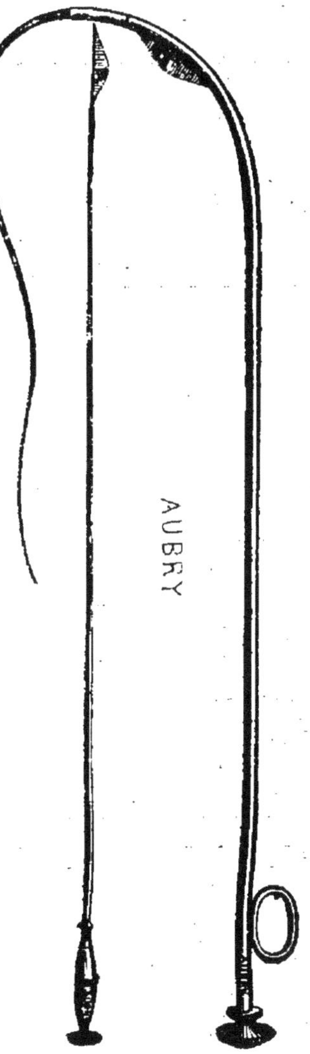

Fig. 13.

Manuel opératoire. — Les soins préliminaires se bornent à l'administration d'un purgatif la veille de l'opération. Si on a lieu de redouter un accès de fièvre, 6 à 8 décigrammes de sulfate de quinine seront administrés avant l'opération.

On observera une rigoureuse antisepsie : flambage des instruments métalliques, (ou séjour dans l'eau bouillante pendant 10 minutes), immersion des sondes molles dans une solution antiseptique forte, lavages des mains, etc. Le gland et l'avant canal seront irrigués et la verge et le scrotum entourés de linges antiseptiques. L'administration de 8 à 10 grammes de biborate de soude à l'intérieur est utile et on ne doit renoncer à ce moyen préventif excellent que si l'estomac ne tolère pas ce médicament.

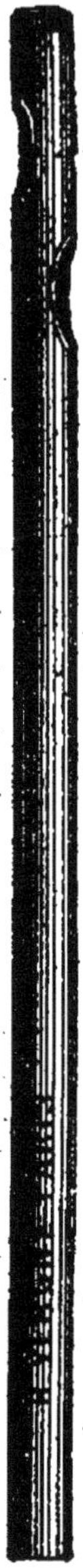

On s'assure du bon fonctionnement des instruments ; on fait glisser la lame jusqu'au bout de la rainure ; on vérifie si la vis du conducteur se fixe solidement à l'armature de la bougie et si la sonde à bout coupé parcourt librement et jusqu'au bout la tige métallique vissée sur la bougie.

Quant à la sonde, elle doit être de petit calibre ; un numéro 15, 16 ou 17 convient bien.

Le chloroforme est en général inutile, car la douleur est faible et de très courte durée ; il a l'inconvénient de provoquer des vomissements qui peuvent gêner le fonctionnement de la sonde à demeure. Une anesthésie plus ou moins complète est d'ailleurs ordinairement obtenue au moyen de l'injection ou mieux de l'instillation au niveau de l'obstacle, de quelques grammes d'une solution *de cocaïne* à 1/20.

Fig. 14.

La bougie armée est introduite *isolément* dans l'urèthre ; le meilleur moyen de s'assurer qu'elle n'est pas repliée dans le canal est de visser la tige métallique à son extrémité, de la faire pénétrer profondément et d'exécuter des mouvements de va-et-vient qui doivent donner le sentiment d'une entière liberté. On remplace la tige par le conducteur cannelé qu'on introduit selon les règles ordinaires du cathétérisme. Le chirurgien confie alors le conducteur à un aide, qui le tient très solidement par l'anneau, dans une position immuable et surtout *sans le faire basculer* en l'inclinant en bas; puis prenant la verge de la main gauche et l'allongeant légèrement sur le conducteur, il enraye la lame dans la glissière et pousse doucement la lame qui pénètre sans résistance jusqu'au rétrécissement; là il exerce une pression plus ou moins forte, sans secousse, de manière à permettre à la lame de le franchir; s'il existe plusieurs obstacles, on éprouve chaque fois la même sensation. La lame ayant parcouru tout l'urèthre est ramenée en avant et on retrouve les mêmes obstacles, mais moins résistants; c'est à ce moment que la section se produit d'arrière en avant. Enfin la lame est retirée; jamais, sous aucun prétexte, *elle ne sera réintroduite une seconde fois.*

Le conducteur cannelé est dévissé, on lui substitue la longue tige métallique que l'on fait tenir verticalement par un aide et sur elle on fait glisser la sonde à bout coupé. Aussitôt l'urine s'écoule en entraînant quelques gouttes de sang; *ce saignement est presque toujours insignifiant* et s'arrête aussitôt. Une injection d'eau boriquée est pratiquée à petits coups dans la vessie. La sonde est fixée et l'extrémité en est laissée *ouverte* dans un urinoir. On la maintient à demeure pendant 48 *heures* en ayant soin de faire une injection boriquée matin et soir.

Pendant 12 ou 15 jours on s'abstient de toucher à l'urèthre, puis on pratique la dilatation de préférence avec les cathéters Beniqué.

Accidents. — Ils sont des plus rares aujourd'hui.

Hémorrhagie. — Fréquente autrefois, surtout avec l'instrument de Reybard (18 fois sur 34), on peut dire *qu'elle n'existe plus* depuis qu'on emploie une lame de petites dimensions et qu'on évite les introductions successives. Sur 500 opérations, le professeur Guyon n'a eu que 5 hémorrhagies importantes; aucune d'elles n'a eu des suites fâcheuses. Depuis l'époque où cette statistique a été faite, cette proportion de 1 p. 100 s'est de beaucoup abaissée.

Infiltration d'urine. C'est un accident exceptionnel, on l'évite surtout en introduisant une sonde de *moyen volume*, sensiblement inférieure à la surface de section des tissus divisés. Une grosse sonde produirait une plaie par déchirement dont on ne peut mesurer l'étendue. De plus, il est nécessaire qu'il y ait un certain espace entre la paroi uréthrale et la sonde; en effet, si cette dernière se trouve bouchée par un caillot ou pour toute autre cause, l'urine *tend à s'engager entre le canal et la sonde;* si elle trouve un espace libre elle s'écoule vers le méat en glissant sur la surface cruentée, mais elle n'y séjourne pas; en cas contraire elle est soumise à une pression plus ou moins considérable, et au niveau de la plaie, elle pénètre dans les vaisseaux béants dans lesquels elle est comme injectée par les contractions vésicales.

Prostatite. — Segond n'a pu en réunir que cinq exemples, qui tous se sont terminés par la guérison.

Pyohémie. — Déjà peu commune autrefois, l'infection purulente paraît avoir complètement disparu depuis l'emploi de la méthode antiseptique.

Accès de fièvre, néphrite. — Dans la majorité des cas il n'y a pas d'élévation de température. On peut observer le jour même de l'opération, une ascension thermométrique de quelques dizièmes. Mais quand elle survient, c'est d'ordinaire au 3e jour, c'est-à-dire au moment où l'enlèvement de la sonde à demeure a laissé les parois de la plaie uréthrale en contact avec l'urine. Presque tous les malades qui présentent une élévation thermique durable portent des lésions rénales depuis un temps plus ou moins long : en effet, dans la plupart des observations, celles-ci sont préexistantes. Une néphrite développée sous l'influence de l'uréthrotomie interne est d'une extrême rareté.

URÉTHROTOMIE EXTERNE

L'incision du périnée, permettant d'aborder l'urèthre, a été pratiquée exceptionnellement par les anciens chirurgiens, par J.-L. Petit, entre autres. Syme (d'Edimbourg), formula le premier des règles précises pour cette opération (1844).

Suivant qu'un instrument conducteur peut ou non être conduit dans l'urèthre, on a deux procédés distincts : 1° l'uréthrotomie externe sur conducteur ; 2° l'uréthrotomie sans conducteur.

1° *Uréthrotomie sur conducteur.* — Le malade étant placé dans la position de la taille, on introduit un cathéter, cannelé sur sa convexité, et sans arrêt à sa partie terminale, dit cathéter de Syme. Ce cathéter peut être vissé sur une bougie conductrice. Le chirurgien pratique alors sur la ligne médiane une incision de 3 à 4 centimètres. Arrivé sur l'urèthre, il recherche la cannelure du cathéter avec l'ongle de l'index gauche et sectionne le rétrécissement avec le bistouri dont le tranchant est dirigé en bas.

Quand le rétrécissement est très étroit, on peut (Gouley) introduire dans le rétrécissement une bougie de baleine dont on fait passer l'extrémité libre dans un petit pont ménagé à cette intention à l'extrémité du cathéter cannelé. Celui-ci ne peut s'engager dans le rétrécissement, mais il en indique l'extrémité antérieure, et à l'aide d'un bistouri de Weber glissé le long de la bougie de baleine, on incise les tissus cicatriciels de dedans en dehors.

Dans le dernier temps de l'opération, on place une sonde à demeure. Pour cela on utilise une bougie filiforme armée, qui est déjà dans la vessie ou qu'on introduit facilement ; on visse à la suite une longue tige pouvant servir de conducteur à une sonde à bout coupé n° 20 ou 22, qui passe alors par la plaie périnéale : pour en ramener l'extrémité dans l'urèthre antérieur, il suffit de passer par le méat une bougie ordinaire de moyen calibre qui apparaît, elle aussi, dans la plaie ; le bout conique en est engagé dans la sonde et fixé à l'aide d'un point de suture ; puis le tout est attiré en dehors par le méat et la sonde se trouve entraînée et engagée tout entière dans le canal.

La suture des parois de l'urèthre *doit être tentée en règle générale* (Guyon). Cependant quand le périnée est souple et les tissus sains, la guérison est presque aussi rapide quand on ne la pratique pas. Par contre, cette durée est singulièrement abrégée par l'uréthroplastie dans les grands délabrements périnéaux. Dans les cas simples, cette reconstitution de l'urèthre se fait en suturant directement les lèvres de la plaie uréthrale au moyen de catgut. Quand il existe une induration fibreuse étendue, on peut pour ainsi dire dédoubler le périnée, tailler deux lambeaux latéraux qu'on ramène, à la manière de volets, vers la ligne médiane et qu'on suture au catgut. Puis, la peau et les tissus sous-cutanés sont réunis ensuite au moyen d'un second plan de sutures superficielles (Guyon).

Quoiqu'on ait conseillé de ne pas mettre de sonde à demeure, il est dangereux de s'en passer; on s'expose tout au moins à créer des difficultés parfois insurmontables au cathétérisme. Pour éviter les complications que détermine le maintien à demeure de la sonde, on ne la laissera que 10 ou 12 jours.

2° *Uréthrotomie sans conducteur.* — Le cathéter de Syme est poussé au contact du point rétréci, et un aide en fait saillir en ce point l'extrémité sous les téguments. Le premier temps consiste à pratiquer une incision du périnée sur la ligne médiane, à diviser les téguments jusqu'à l'urèthre dont on incise la partie saine sur le cathéter.

Le second temps consiste dans la traversée du point rétréci. Il importe tout d'abord de *se donner du jour* en écartant les bords de l'incision au moyen d'un fil passé dans les lèvres de la boutonnière uréthrale (Sédillot,

Voillemier) et attiré en bas et en dehors par un aide. L'angle antérieur est tendu de la manière suivante : une bougie filiforme est introduite par le méat jusqu'au niveau de la plaie périnéale où l'extrémité en est saisie; elle est attirée au dehors et fixée à son autre extrémité pour constituer une anse sur laquelle un aide exerce une certaine traction.

On essaiera d'abord de traverser le rétrécissement au moyen d'un stylet fin qu'*on cherche à insinuer dans l'orifice antérieur* du rétrécissement; on peut alors inciser les parties rétrécies sur conducteur. Cette recherche est en général infructueuse et on ne doit pas s'y attarder (Guyon).

Il faut alors *pratiquer directement la section des parties rétrécies*, en suivant rigoureusement *la ligne médiane* et en incisant d'avant en arrière. Les limites de cette incision sont celles du tissu induré de la cicatrice qu'on divisera dans toute sa longueur. En arrière d'ailleurs il est un autre point de repère : c'est le ligament sous-pubien dont on sent facilement le bord inférieur, net et saillant, à travers les tissus péri-uréthraux. Ce ligament marque la limite antérieure de la portion membraneuse, région dans laquelle, à moins de fracture du bassin, on ne rencontre jamais de rétrécissement. Pendant toute la durée des incisions, les tissus fibreux sont écartés de chaque côté à l'aide d'érignes simples ou doubles munies de longs manches (Guyon).

Le bulbe ne constitue un obstacle que dans les cas de rétrécissements blennorrhagiques. A la suite d'un traumatisme, en effet, celui-ci est ordinairement déchiré et transformé en une masse fibreuse; en sectionnant cette dernière à petits coups, on éprouve une résistance particulière qui cesse quand la section est complète et qui constitue un excellent guide.

Dans les rétrécissements blennorrhagiques, le bulbe est intact, et sa blessure donne souvent lieu à un saignement abondant. On peut le contourner et attaquer l'urèthre latéralement à lui; cette manœuvre est délicate et difficile et expose à en blesser une des faces. Il est préférable de l'*inciser franchement*. Si l'on reste bien exactement sur la *ligne médiane*, *l'hémorrhagie est peu importante* et avec des précautions antiseptiques rigoureuses, les dangers de phlébite ne sont pas grands (Guyon).

Le troisième temps consiste dans le *cathétérisme du bout postérieur*. A l'extrémité postérieure de la masse fibreuse incisée et sur la ligne médiane, on en cherche l'orifice à l'aide d'un stylet dont il est bon de courber légèrement l'extrémité; on en guide la progression à l'aide d'un doigt introduit dans le rectum; une fois le stylet dans la vessie, on peut le remplacer par une sonde cannelée qu'on glisse à côté de lui; mais il est préférable de se servir d'emblée d'une sonde cannelée spéciale (Guyon), à l'extrémité de laquelle est vissé un stylet boutonné de quelques centimètres de longueur. Cette sonde étant en place, on pratique à l'aide d'un bistouri fin deux petits débridements latéraux et souvent un troisième en bas; il *faut ménager la paroi supérieure* à cause du voisinage du plexus de Santorini.

Dans le quatrième temps, on introduit une sonde dans la vessie. Pour cela une bougie armée est glissée à côté de la sonde cannelée; un conducteur métallique est vissé sur elle et une bougie à bout coupé est conduite dans la vessie. Le reste de l'opération se termine comme dans l'uréthrotomie sur conducteur.

La présence d'une fistule, loin de constituer une complication, facilite en général la recherche du bout postérieur vers lequel elle conduit.

Disons enfin que parfois, malgré les recherches les plus minutieuses et les plus prolongées, le bout postérieur demeure introuvable. Demarquay a proposé dans ce cas d'aller à la recherche de l'urèthre en arrière de l'obstacle, de l'ouvroir et de procéder par cet orifice au cathétérisme rétrograde : mais une telle conduite n'est pas exempte de dangers ; cette opération est d'une exécution difficile et ne donne pas des résultats excellents. Il vaut mieux, dans ce cas, pratiquer le cathétérisme d'arrière en avant à l'aide d'une ouverture faite à la vessie ; ce procédé de cathétérisme rétrograde sera exposé en détail un peu plus loin.

3° *Uréthrotomie en deux temps* (Civiale). — Le premier jour, on incise la peau et les tissus fibreux et vingt-quatre heures après, le canal dans lequel on place une sonde à demeure.

4° *Uréthrotomie au thermocautère* (Verneuil). — L'opération serait ainsi plus facile et moins dangereuse qu'avec le bistouri.

5° *Uréthrotomie sous-cutanée* (Syme, Teevan). — Un conducteur étant introduit dans l'urèthre, on pratique une ponction au périnée en avant du rétrécissement ; on glisse par cette petite plaie un bistouri à lame étroite qui, conduit par le cathéter, divise le rétrécissement.

6° *Uréthrotomie interne et externe* (Otis). — Otis pratique une petite ouverture périnéale par laquelle il fait pénétrer dans la vessie une bougie filiforme armée; il visse sur elle le conducteur de Maisonneuve qui lui sert à pratiquer une uréthrotomie sur la paroi supérieure.

7° *Excision ou résection* (Bourguet, Voillemier).— *Uréthrectomie* (Mollière, Poncet).— La résection d'une partie du canal dans le but de permettre la formation d'un tissu nouveau moins rétractile que le tissu du rétrécissement a été tentée par Roux, Bourguet (d'Aix), Voillemier, etc. L'opération, qui n'est pas inoffensive, n'a pas tenu ses promesses au point de vue de la prophylaxie de la récidive. Elle était abandonnée quand plusieurs chirurgiens de Lyon (Mollière, Poncet) l'ont reprise en perfectionnant le manuel opératoire. L'*uréthrectomie* qu'ils pratiquent est partielle ou totale. Dans la première, on excise une partie seulement de la tunique uréthrale, le canal étant représenté par une portion plus ou moins large de la paroi. Dans l'uréthrectomie totale on isole et on résèque l'urèthre sur une étendue variable. Quand les tissus périphériques ne sont pas trop sclérosés et que la portion excisée ne dépasse pas 2 à 3 centimètres, on doit tenter la réunion de deux bouts de l'urèthre qu'on suture au catgut. Dans ce cas on peut essayer la réunion par première intention de la plaie périnéale; autrement le canal se comble par bourgeonnement.

8° *Formation d'un canal latéral.* Bourguet (d'Aix). — Sans se préoccuper du rétrécissement qui reste en dehors de la plaie, Bourguet plaçait une sonde à demeure qui, du bout postérieur à l'antérieur, traçait une voie nouvelle plus ou moins parallèle au canal normal. C'est le résultat auquel on arrive en faisant l'uréthroplastie indiquée par le professeur Guyon, mais l'incision de la masse fibreuse permet de conserver à l'urèthre sa direction primitive.

CATHÉTÉRISME RÉTROGRADE

On donne ce nom à une opération qui a pour but de permettre l'introduction d'une sonde par l'orifice vésical de l'urèthre au moyen d'une cystotomie préalable. La voie hypogastrique est seule utilisable.

La décision opératoire varie suivant qu'il existe ou non une fistule hypogastrique. Dans le premier cas, on utilisera le trajet artificiel préexistant pour introduire une sonde et tenter par le moyen que nous allons indiquer d'aborder le col vésical. On est autorisé quelquefois à agrandir l'orifice fistuleux, mais avec beaucoup de ménagements (Monod).

Quand il n'y a pas d'orifice préexistant, on aborde la vessie soit par une ponction, soit par la taille.

La ponction, qui n'est praticable que lorsque la vessie est distendue ou au moins remplie, doit se faire le plus haut possible, sans dépasser toutefois 5 centimètres au-dessus du pubis. L'introduction de la sonde est assez difficile par ce procédé qui expose à l'infiltration d'urine.

La taille est préférable, car elle constitue une opération mieux réglée, moins dangereuse et qui facilite les manœuvres intra-vésicales. Le manuel opératoire est peu différent de celui de la taille hypogastrique qui sera exposé plus loin. Cependant on ne pourra faire d'injection antiseptique dans la vessie, car il existe un obstacle au milieu de l'urèthre dont les parois sont presque toujours divisées. L'introduction dans le rectum du ballon de Petersen est utile, mais non indispensable.

L'incision sera donc verticale et médiane et non parallèle au pubis (Cauchois). Une fois sur la vessie, on pourra, pour éviter à la plaie le contact d'une urine plus ou moins altérée, la ponctionner et en aspirer le contenu; enfin, pour faciliter l'incision, nous conseillons d'injecter, à la place de l'urine, une solution boriquée. Il sera également bon de fixer la vessie latéralement à l'aide de deux pinces à forcipressure (Péan), ou de la transfixer à l'aide d'une aiguille très courbe, pour passer un fil suspenseur à travers ses parois.

Il n'est pas besoin de faire à la vessie une incision très étendue. Par celle-ci on introduit une sonde à grande courbure; on la choisira métallique de préférence s'il y a une solution de continuité au périnée. « Le bec de l'instrument suivra doucement la face postérieure de la symphyse pubienne; il sera tenu bien exactement sur la ligne médiane. Une sensation particulière de dépressibilité de la paroi et surtout la possibilité d'accentuer le mouvement de renversement de bas en haut du cathéter, avertiront de la pénétration dans le col. » (Monod.)

Si l'engagement est difficile on guidera l'extrémité de la sonde au moyen de l'index gauche, introduit dans la vessie; dans d'autres cas, le doigt porté dans le rectum renseignera sur la position du bec. Une sonde de gomme munie d'un mandrin à grande courbure est également utilisable.

Une fois que cet instrument aura apparu dans la plaie périnéale, on lui substituera une sonde de gomme destinée à rester à demeure. Elle sera introduite par le méat, puis, au moyen d'un fil on fixera son bec à celui de la sonde métallique qu'on fera sortir par la plaie hypogastrique; la sonde de gomme suivra et sera ainsi mise en place, le fil étant maintenu et fixé au dehors par la plaie hypogastrique.

S'il n'existe pas d'orifice périnéal, on emploiera une sonde de gomme munie d'un mandrin à grande courbure et on agira comme ci-dessus : quand le bec de la sonde apparaîtra au méat, on attachera au moyen d'un fil et on attirera en sens inverse une autre sonde de gomme qui sera fixée comme nous l'avons dit plus haut.

Les indications du cathétérisme rétrograde ont été ou seront précisées dans les diverses parties de cet ouvrage. Le plus souvent on l'emploie après une uréthrotomie externe qui n'a pas permis de rencontrer le bout postérieur; mêmes indications, mais bien plus pressantes, dans les ruptures uréthrales. Enfin, il peut être utilisé dans quelques cas de fausses routes ou lorsque le cathétérisme est complètement impossible chez des prostatiques.

Les résultats du cathétérisme rétrograde ont été jusqu'à présent des plus favorables, surtout quand l'ouverture consiste en une taille véritable et non pas en une ponction. Si brillante qu'elle soit, on ne doit pas cependant se dissimuler l'importance de cette opération. On ne l'emploiera donc pas à la légère et on la considérera toujours comme une ressource dernière, alors que les autres moyens employés pour pénétrer dans la vessie auront échoué.

INDICATIONS ET CONTRE-INDICATIONS DES DIVERSES MÉTHODES

La cautérisation par des substances chimiques est tombée dans l'oubli et ne mérite plus d'être discutée aujourd'hui.

Il semblait en être de même de la *galvano-caustique*, mais des publications récentes ont été faites dans le but de réhabiliter ce procédé. Quelle que soit la théorie relative au mode d'action de l'électrode négative sur les tissus, il s'agit d'une cautérisation ou plutôt d'une uréthrotomie interne faite au moyen d'un caustique. Or on verra qu'un des principaux avantages de l'uréthrotomie interne est de produire sur la paroi la moins malade de l'urèthre une plaie nette que réparera une cicatrice souple et à peine appréciable. Si on détermine en ce point une eschare, on obtiendra une cicatrice plus épaisse, plus rétractile. La galvano-caustique a surtout été imaginée pour éviter les hémorrhagies; nous n'hésitons pas à dire qu'avec l'uréthrotomie interne, pratiquée comme elle doit l'être, l'hémorrhagie est d'une extrême rareté. Quant à l'avantage qu'on retirerait de ce procédé au point de vue de la rapidité, ou plutôt de l'instantanéité de la guérison, il nous serait difficile de l'apprécier, car nous ne croirions pas devoir permettre à un malade de marcher et de vaquer à ses occupations immédiatement après avoir subi un traumatisme intra-uréthral de ce genre.

L'emploi des *courants continus faibles* a donné de bons résultats ; c'est une méthode inoffensive qui paraît de nature à étendre le champ de la dilatation progressive ; mais elle est encore trop peu connue, en France du moins, pour que nous puissions porter un jugement sur elle.

La méthode de choix dans le traitement du rétrécissement est la *dilatation lente*. A moins de circonstances d'urgence indiquées plus loin, c'est toujours par cette méthode que l'*on commencera le traitement*. Si la stricture est très étroite, la dilatation *permanente* à l'aide d'une bougie fine sera faite tout d'abord ; au bout de 2, 3 ou 4 jours on essaiera la dilatation temporaire ; si le rétrécissement résiste, on placera de nouveau une bougie à demeure, puis on reviendra au passage de bougies de gomme ; lorsque celles-ci sont arrêtées de nouveau après avoir permis de gagner quelques numéros, on pourra laisser à demeure pendant une demi-heure environ une bougie qui remplit le canal sans le distendre. Enfin aussitôt que le numéro 10 ou 12 aura été atteint, les bougies métalliques Béniqué seront indiquées surtout dans les cas de rétrécissements multiples et de parois uréthrales indurées : il sera bon dans tous les cas de les faire précéder d'une bougie conductrice.

Quelquefois on est arrêté par un obstacle qui tient à un gonflement inflammatoire du canal ; on cessera pendant quelque temps la dilatation ; après l'usage d'une médication antiphlogistique, le canal redevient dilatable au bout de peu de jours. La qualification de lente donnée à cette méthode de dilatation sera présente à l'esprit ; jamais on ne cherchera à précipiter les manœuvres ou les séances. **La moyenne du temps nécessaire pour** dilater un rétrécissement qui n'admet qu'un numéro 7 ou 8, est de trois semaines.

Dans la majorité des cas, la dilatation est applicable et réussit. Il existe cependant des contre-indications : les voici :

1° *Résistance.* — Certains rétrécissements sont absolument inextensibles ; on ne peut en acquérir la certitude qu'après plusieurs tentatives de dilatation par des procédés variés.

2° *Difficulté de l'accès.* — Quand l'orifice a été très difficile à franchir et qu'on a lieu de craindre de ne pouvoir passer une seconde fois, on devra se servir d'une bougie armée, à l'aide de laquelle on pratiquera une opération telle que l'uréthrotomie interne. La même conduite s'impose en présence de fausses routes qui rendent l'engagement des bougies successives difficile et incertain.

3° *Rétrécissement irritable.* — Dénomination que les auteurs anglais appliquent à ceux qui réagissent vivement à chaque contact et s'accompagnent de rétention passagère ou d'autres phénomènes inflammatoires ou réflexes.

4° *Inflammations de voisinage.* — Le rétrécissement se complique parfois d'une uréthrite profonde, d'une prostatite, d'une cystite à qui chaque cathétérisme imprime une poussée aiguë et qui interdisent les manœuvres répétées.

5° *Fièvre*. — Lorsque chaque séance de dilatation, et surtout chaque tentative faite pour franchir, détermine une élévation thermique, quelquefois même des frissons, de l'inappétence et tout le cortège d'un accès fébrile, l'indication est de lever l'obstacle en une fois. A plus forte raison ne devra-t-on pas tenter la dilatation lente lorsque cette fièvre préexiste et se montre avec des caractères qui indiquent l'existence d'une pyélo-néphrite. La fièvre est une des indications les plus précises de l'uréthrotomie interne.

Dans tous ces cas c'est à un procédé rapide qu'on aura recours.

Le cathétérisme forcé est justement abandonné. La dilatation rapide à l'aide des instruments anciens ou d'invention récente n'a pas fait fortune. La *méthode du professeur Le Fort* a donné entre les mains de son auteur une longue série de succès ; mais des accidents, même mortels, ont suivi l'application de ce procédé faite par d'autres chirurgiens. Des *récidives* surviennent rapidement et avec le caractère d'un rétrécissement par rupture. En attendant que ce procédé soit vulgarisé, il est donc difficile de porter sur lui un jugement définitif.

La *divulsion* paraît également peu employée ; c'est néanmoins l'opération qui peut le mieux être mise en parallèle avec l'uréthrotomie interne (Le Dentu). Elle serait réservée aux rétrécissements relativement souples et élastiques, mais qui ont une tendance à la récidive,

Elle produit une plaie contuse, une déchirure sur la *paroi inférieure*, c'est-à-dire dans un point où un tissu fibreux abondant donnera naissance à une cicatrice très rétractile. Des accidents graves ont été signalés à la suite de la divulsion ; tels que la phlébite, l'infection purulente ; reconnaissons toutefois qu'ils sont rares et que l'hémorrhagie est d'ordinaire peu abondante. Les statistiques les plus étendues qui donnent comme proportions 2 décès sur 120, 1 sur 80, 0 sur 19, 2 sur 26, montrent que la divulsion est d'une grande bénignité.

L'*uréthrotomie interne* agit d'une façon plus précise ; que l'on choisisse l'instrument de Civiale, de Thompson, ou de Maisonneuve, le rétrécissement est incisé, au point voulu par le chirurgien et les autres parties de l'urèthre sont respectées. C'est la paroi supérieure qui doit être sectionnée, c'est là que se trouve en abondance du tissu élastique (Brissaud et Segond). Immédiatement après la section les deux lèvres de la plaie s'écartent ; la cicatrice qui en résulte est souple et mince. Aussi la dilatation consécutive est-elle tres facile à conduire et plus tard, lorsque la rétraction a une tendance à se produire, les rétrécissements anciennement incisés restent dilatables.

Aussi croyons-nous l'uréthrotomie interne applicable à l'immense majorité des cas dans lesquels la dilatation est impraticable. Les statistiques en démontrent la bénignité. Thompson sur 340 opérations n'a eu que 6 décès ; les relevés du professeur Guyon pris en bloc donnent 3,38 p. 100 de mortalité : mais si on retranche les décès survenus à la suite d'une affection déjà existante, comme une pyélo-néphrite, ou intercurrente telle qu'une tuberculose pulmonaire, la mortalité portant sur 1,000 opérations environ, s'abaisse à 1 sur 200.

L'*uréthrotomie externe* est une méthode d'exception. L'opération de Syme appliquée à la majorité des rétrécissements ne saurait être admise, malgré les progrès que l'antisepsie a fait faire à cette opération et la rapidité relative de la cicatrisation. Elle doit être réservée aux rétrécissements infranchissables qui sont en réalité très rares, et elle se fait alors sans conducteur ; en second lieu, l'uréthrotomie externe sur conducteur est applicable à un petit nombre de rétrécissements très durs, très étroits, récidivant facilement et surtout à ceux qui sont compliqués de fistules.

Quel que soit le procédé d'uréthrotomie employé, il ne faut pas chercher par cette opération une cure radicale. L'uréthrotomie est un temps préparatoire de la dilatation qu'elle rend possible ou plus facile ; elle assure ainsi, mieux que tout autre opération, la liberté du canal ; mais vouloir au moyen d'une section interne ou externe rendre au canal toutes ses propriétés physiologiques et empêcher la rétraction, c'est s'exposer à de grands mécomptes. On serait ainsi conduit, comme l'a été Reybard, par exemple, à proposer une opération qui, bonne en principe, a donné autant de catastrophes que de succès.

RÉTRÉCISSEMENTS CHEZ LA FEMME

Les rétrécissements de l'urèthre sont chez la femme d'une extrême rareté.

Étiologie. — Il existe quelques observations de rétrécissements congénitaux : tel le fait signalé par Blum, et dans lequel une bride congénitale se trouvait située à 1 centimètre du méat.

Laissant de côté ces curiosités pathologiques, nous ne nous occuperons ici que des rétrécissements acquis. Ces derniers sont de deux sortes : blennorrhagiques et cicatriciels.

Les rétrécissements *blennorrhagiques* chez la femme seraient, d'après Ricord, plus fréquents qu'on ne le suppose, et s'ils passent inaperçus, c'est qu'ils ne déterminent que tardivement des symptômes fonctionnels. Leur rareté, tout au moins relative, trouve son explication la plus pausible, non dans la grande dilatabilité du canal (Boucher), non dans sa faible longueur (Thompson), non plus que dans son analogie avec l'urèthre membraneux de l'homme, qui est toujours indemne (Mercier), mais dans le peu de durée de l'uréthrite blennorrhagique chez la femme (Blum). La pathogénie est la même que chez l'homme.

Les rétrécissements *cicatriciels* sont le fait d'un traumatisme ou d'une ulcération. Presque toujours le traumatisme est survenu pendant l'accouchement : il a été produit par le passage de la tête fœtale, et souvent il a eu pour conséquence, outre le rétrécissement, une fistule vésico-vaginale ; peut-être dans quelques cas le forceps doit-il être incriminé. Plus rarement le traumatisme est accidentel.

Les ulcérations sont une cause fréquente de stricture. Nous mentionnerons seulement les ulcérations déterminées par le séjour de corps étrangers. A la suite d'un chancre, Fournier a vu le méat enserré par un tissu d'aspect cartilagineux : il est bon de savoir que souvent de tels rétrécissements sont passagers et disparaissent en même temps que l'induration chancreuse. Les plaques muqueuses végétantes, les chancres phagédéniques (Després), laissent des cicatrices dures et rétractiles, et le rétrécissement est d'autant plus serré que les nombreux plis de la muqueuse s'accolent pendant la cicatrisation.

Anatomie pathologique. — Quoiqu'ils puissent siéger sur tous les points du canal, les rétrécissements affectent cependant des lieux d'élection qui varient pour chaque variété : blennorrhagiques, ils se voient surtout près du méat, ils sont parfois multiples; traumatiques, ils occupent principalement les parties moyenne et postérieure du canal.

La lésion se présente le plus souvent sous la forme d'un anneau fibreux plus ou moins complet, quelquefois c'est une simple bride, exceptionnellement c'est un épaississement de tout le canal (B. Brodie).

Symptômes. — Grâce à la facile dilatabilité de l'urèthre féminin, les symptômes sont *lents à apparaître*.

Une difficulté peu marquée au début, mais croissante, nécessitant bientôt des efforts pendant toute la durée de la miction; l'issue de l'urine goutte à goutte ou en bavant; des douleurs hypogastriques, inguinales et lombaires; des envies incessantes non seulement parce que la vessie se vide mal, mais parce qu'une cystite survient assez souvent; un suintement mucopurulent quelquefois mélangé de sang, tels sont les signes fonctionnels qu'on observe. Enfin, comme chez l'homme, apparaît l'incontinence par regorgement (Carle).

Une sonde, ou mieux une bougie à boule introduite par le méat est brusquement arrêtée, et le toucher vaginal permet quelquefois de sentir une induration au niveau du point rétréci.

La *marche* de la maladie est incessamment progressive. Des complications sont assez fréquentes : la rupture intra-péritonéale de la vessie n'est pas démontrée, mais des fistules vésico-vaginales ont été signalées (Fissiaux); peut-être ont-elles été consécutives à un abcès de la paroi. Ce qui survient le plus souvent, c'est une incontinence définitive même après la guérison du rétrécissement (Mercier), soit que le col vésical trop longtemps dilaté par l'urine ait perdu sa contractilité, soit qu'il ait subi une dégénérescence fibreuse.

Le *diagnostic* est généralement facile; on tiendra un grand compte des commémoratifs; ni le gonflement inflammatoire des parois uréthrales, reconnaissable à l'examen de la vulve, ni le spasme avec son apparition soudaine ne prêtent à la confusion. Une tumeur, un polype, une coudure brusque du canal dans les cas de fistule vésico-vaginale (Verneuil), demandent un examen plus attentif.

TRAITEMENT. — Il est presque impossible actuellement d'apprécier les différentes méthodes de traitement, étant donné le petit nombre des faits observés.

L'*électrolyse*, qui aurait donné de bons résultats à Newmann et à Leblond, nous semble passible des mêmes critiques que chez l'homme.

L'*uréthrotomie*, jugée inoffensive par Ricord, considérée par Blum comme une opération dangereuse exposant aux hémorrhagies, a été pratiquée avec succès par Carle et par Thompson, trop rarement pour être jugée.

La *dilatation graduelle* : la dilatation permanente donne rapidement lieu à une cystite (Demarquay, Thompson, Curling), mais la dilatation temporaire, qui paraît avoir été heureusement employée, peut être essayée d'abord. Malheureusement elle est souvent inefficace. Si les accidents causés par la rétention de l'urine sont quelque peu menaçants ou si le rétrécissement ne cède pas, la *dilatation rapide*, sinon brusque, nous semble devoir être employée. La facilité avec laquelle l'urèthre sain de la femme se laisse distendre, le peu de fréquence des accidents imputables à cette opération (quoique Verneuil en ait signalé de graves, un même suivi de mort), l'extrême rareté de l'incontinence consécutive, nous feraient incliner vers ce dernier procédé, qui a complètement réussi entre les mains de Simonin (de Nancy), de Wilmot, de Simon (de Heidelberg) et de Jewet.

CHAPITRE VII

INFILTRATION D'URINE

Lorsque l'urine a fait irruption en dehors des voies naturelles et pénètre dans les tissus environnants, on dit qu'il y a infiltration d'urine.

Cet accident se produit sur toute l'étendue de l'appareil urinaire ; il est rare au niveau des bassinets, des uretères ou de la vessie, et l'infiltration affecte alors une forme spéciale qu'on trouvera indiquée dans les différents chapitres relatifs aux traumatismes de ces organes.

Étiologie, pathogénie et anatomie pathologique. — Lorsque l'infiltration a pour point de départ l'urèthre, deux cas sont à distinguer suivant que la solution de continuité s'est faite au-dessous de l'aponévrose moyenne ou au-dessus ; ce dernier cas s'observe dans des circonstances particulières telles qu'une taille périnéale ou une rupture membraneuse. Presque toujours, l'infiltration a lieu en avant de la région membraneuse ; si des calculs engagés, des plaies de l'urèthre faites de dedans en dehors ont pu en déchirer la paroi et créer une voie à l'urine, c'est à titre exceptionnel. Dans l'immense majorité des cas, l'infiltration succède à un rétrécissemei. Les deux *conditions nécessaires* pour qu'elle se produi, sont, d'une part, en amont du rétrécissement, des *aé-rations uréthrales*, et d'autre part, une *pression énergiqe de l'urine* contenue dans la vessie. Au-dessus du rétr-cissement, l'urèthre est dilaté, la muqueuse aminci; on y voit très rarement des ulcérations, mais les lésios inflammatoires sont fréquentes. Cette uréthrite chroniqe rend la paroi très friable et constitue la cause prédisp-sante essentielle. Quant à la vessie, ses parois se sot hypertrophiées depuis longtemps en présence de l'ob-tacle apporté par le point rétréci ; à la contraction vés-cale s'ajoutent les efforts volontaires faits par le malae et c'est presque toujours à la suite d'un de ceux-ci qe la rupture uréthrale se produit.

Le degré d'étroitesse du rétrécissement joue un rôe secondaire beaucoup moins important que l'uréthrie concomitante. On a vu des infiltrations en arrière ds strictures qui admettaient un numéro 8 ou 9. Si la rup-ture est peu étendue, l'urine s'épanche progressivemen et donne lieu à des accidents à marche plus lente, à ds abcès urineux. Pour que l'infiltration diffuse se produis, il faut une large déchirure. Elle siège en général su une des parties latérales de l'urèthre (Voillemier), immé-diatement en arrière du rétrécissement, c'est-à-dire le plus souvent dans la région bulbaire.

L'urine une fois épanchée suit une marche qui lui est tracée par la disposition des plans aponévrotiques, et qui est la suivante :

L'aponévrose moyenne du périnée ou ligament de Car-cassonne s'insère en avant à la symphyse pubienne et laté.

ralement aux branches descendantes du pubis et ascendantes de l'ischion. En arrière, elle se dédouble en feuillets supérieur et inférieur; ce dernier, qui seul nous intéresse ici, contourne le muscle transverse du périnée pour se continuer avec l'aponévrose superficielle et constitue la limite postérieure, barrière résistante et difficile à franchir, de la loge périnéale inférieure. Celle-ci est fermée latéralement par l'aponévrose superficielle qui s'insère sur les côtés de l'ogive pubienne et se continue en avant avec la gaine fibreuse de la verge jusqu'à la base du gland.

L'urèthre traversant le ligament de Carcassonne au niveau de la portion membraneuse, on comprend comment la rupture qui se fait en avant de cette portion donne accès dans cette loge périnéale inférieure et jamais dans l'étage supérieur du périnée. L'urine fait d'abord irruption dans le périnée, s'épanche dans le fourreau de la verge, puis, au niveau du gland franchit cette barrière membraneuse, suit alors un trajet rétrograde dans la couche celluleuse superficielle, envahit le scrotum. Son extension peut être considérable; elle gagne le pubis, l'abdomen, la région lombaire, et on l'a vu remonter jusqu'à l'aisselle; les cuisses sont le plus souvent protégées par l'adhérence de la peau au ligament de Fallope. Quelquefois, la verge et le scrotum sont épargnés quand une solution de continuité de l'aponévrose superficielle permet à l'urine de gagner la paroi abdominale et le pubis.

SYMPTÔMES ET MARCHE. — Le *début* est *subit*, mais il est ordinairement précédé par une recrudescence de la rétention et une difficulté croissante de la miction. Le malade éprouve, après des efforts plus ou moins violents, un soulagement instantané et le besoin d'uriner disparaît. A cette sensation de bien-être succède au bout de peu de temps une gêne, une tension pénible de tout le périnée. Si l'on est à même d'observer le malade à ce moment, on constate que la tumeur hypogastrique préexistante a disparu et que presque immédiatement, en moins d'un quart d'heure dans un cas observé par nous, apparaît une *tumeur périnéale.*

Celle-ci n'est bien examinée que si l'on place le malade dans la position de la taille ; on voit une tumeur quelquefois exactement médiane, prédominant d'ordinaire sur un des côtés, étendue de l'anus à la racine des bourses, empiétant rarement sur le scrotum. La peau ne présente pas de changement de couleur; on voit à ce niveau un œdème mou, gardant l'impression du doigt, non douloureux.

Bientôt l'infiltration s'étend à la verge dont le tissu cellulaire très lâche se laisse facilement distendre et produit un gonflement énorme. Il en est de même du scrotum qui peut acquérir le volume d'une tête de fœtus et dont la peau devient tendue et luisante.

Au bout d'un temps variable, mais toujours *très court* et qui dépasse rarement deux à trois jours, la peau rougit, s'enflamme, devient douloureuse; bientôt apparaissent des petites plaques noirâtres et la palpation permet de sentir une crépitation fine produite par les gaz qui accompagnent le développement du sphacèle. Enfin des phlyctènes s'élèvent, remplies d'une sérosité roussâtre, et si l'on n'intervient pas, des lambeaux de peau nécrosée se détachent et forment de larges pertes de substance.

Ces délabrements atteignent parfois une *étendue et une profondeur considérables ;* la peau tout entière du périnée et de la verge est détruite ; le scrotum dénudé laisse voir les testicules à nu. Malgré cela, grâce à une bonne intervention, tout peut encore se réparer et se répare en général avec une certaine rapidité.

Les différences qu'on a observées dans la marche de lésions destructives tiennent-elles à des qualités différentes de l'urine ? D'après Menzel, Gosselin et Robin, Terrillon, etc., une injection sous-cutanée d'une urine *ammoniacale* produit la purulence et la gangrène des tissus, tandis que l'urine *acide* détermine à peine un peu d'induration du tissu cellulaire. Ces faits sont exacts lorsqu'il s'agit d'une petite quantité de liquide. Mais quand on en injecte à la fois une masse plus considérable (Muron), on voit les accidents de gangrène se développer aussi vite lorsque l'urine employée est acide que lorsqu'elle est ammoniacale. Or, dans l'infiltration, la quantité est considérable et toujours renouvelée.

Enfin, les accidents sont-ils sous la dépendance d'un *organisme septique* dont la présence ou l'absence expliquerait les différences observées ? Le fait est très probable, mais les résultats expérimentaux ne permettent pas encore de l'affirmer d'une manière positive. On doit cependant remarquer que dans les expériences de Muron et de Terrillon, il n'a été tenu aucun compte des micro-organismes que pouvait renfermer l'urine. Il n'est donc pas démontré que les différences constatées dans les résultats ne tiennent pas à la présence ou à l'absence, à la nature, à la quantité de ces micro-organismes.

Les *symptômes généraux* peuvent manquer ou se réduire à une réaction fébrile insignifiante pendant les premiers moments ; la fièvre n'apparaît qu'au bout de plusieurs jours ou tout au moins plusieurs heures après l'accident. Elle traduit le développement d'accidents *gangréneux;* on observe alors tout le cortège du phlegmon diffus avec ses frissons irréguliers, ses transpirations abondantes et surtout un état d'adynamie profonde qui se termine par la mort.

Dans d'autres cas qui, sans être rares, ne constituent pas la règle, les phénomènes généraux sont tout autres. Très peu de temps après la rupture, quelquefois au moment même, apparaît un frisson, ordinairement court et peu intense. Après un calme de faible durée, éclate un nouveau frisson plus prolongé et plus violent ; la température ne baisse plus alors et se maintient de 39 à 40 degrés. Lorsque les choses se passent ainsi, ces manifestations fébriles traduisent un *accès urineux*. On verra que dans la pathogénie de l'intoxication urineuse, la question de dose est capitale ; or, ces frissons, petits d'abord, intenses ensuite aboutissant à l'établissement définitif de la fièvre, sont en rapport et presque proportionnels à la quantité d'urine absorbée.

Peu de jours après, on peut voir se dérouler tous les phénomènes de l'intoxication urineuse, circonstance rare, car les accidents dépendent surtout de l'importance du sphacèle.

Au cours de ce processus gangréneux, éclate quelquefois une complication des plus graves, la *pyohémie*.

Hâtons-nous de dire qu'elle est de plus en plus rare aujourd'hui et qu'elle peut et doit être évitée par une intervention chirurgicale hâtive et antiseptique. L'infection purulente prend naissance non seulement au niveau des plaies sous-cutanées, mais le corps spongieux qui baigne aussi dans le foyer devient un milieu d'absorption très actif ; nous verrons que le chirurgien devra avoir présente à l'esprit cette disposition pendant la durée du traitement et que des règles très précises en découlent.

Le *diagnostic* se fera d'après les commémoratifs et les signes extérieurs et on évitera à tout prix d'introduire une sonde dans le canal. L'infiltration pourrait être confondue avec un érysipèle ; mais la rougeur de la peau n'est pas un phénomène précoce et ne se montre que lorsqu'il existe déjà une tumeur périnéale caractéristique.

Traitement. — L'*intervention sera aussi hâtive que possible*. La principale indication est de pratiquer une incision périnéale assez étendue et assez profonde pour ouvrir le *foyer principal* de l'infiltration.

Le malade étant placé dans la position de la taille, les précautions antiseptiques observées, le chirurgien pratique *sur la ligne médiane* une incision étendue *de la racine des bourses jusqu'au-devant de l'anus* ; il incisera couche par couche la peau, le tissu cellulaire sous-cutané et enfin l'aponévrose superficielle du périnée au-dessus de laquelle est le foyer principal. Un flot de pus et d'urine s'échappe à ce moment et avertit qu'on est bien dans le foyer. *Cette aponévrose sera incisée dans toute son étendue* (Guyon). Enfin, le doigt introduit au fond de la poche détruit les brides et les cloisons et ramène souvent de larges lambeaux de tissus sphacélés. On doit garder exactement la ligne médiane, même quand la tumeur proémine à droite ou à gauche; on évite ainsi la blessure de l'artère superficielle du périnée.

Cette incision, capitale dans le traitement de l'infiltration, ne suffit pas toujours. Lorsque l'urine a fusé au loin sous les téguments jusqu'au niveau du pubis ou des parois abdominales, d'autres incisions, dites libératrices, sont nécessaires. Elles doivent comprendre la peau et diviser le tissu cellulaire infiltré jusqu'à l'aponévrose superficielle qui sera respectée. En suivant la marche de l'infiltration, on a vu que le liquide se répand entre la peau et l'aponévrose superficielle. Ouvrir celle-ci serait donc créer à l'urine et au pus une voie vers les parties profondes. Ces incisions seront pratiquées de préférence aux parties déclives et surtout sur les limites des parties envahies; elles sont dites *incisions de limitation* (Guyon).

La méthode antiseptique, sera appliquée dans toute sa rigueur ; cependant l'anfractuosité de la poche, la richesse vasculaire de ces tissus et la large voie ouverte à l'absorption feront observer une *grande réserve dans l'emploi des antiseptiques forts*. Il est en effet ordinaire de voir les urines devenir noires après des pansements et surtout des lavages phéniqués; à plus forte raison, l'emploi du sublimé doit-il être surveillé, de même que celui de l'iodoforme. On aura soin, après avoir pratiqué des lavages avec une solution forte de sublimé ou d'acide phénique, d'irriguer la plaie avec de l'eau bouillie ou une solution boriquée.

L'incision périnéale ouvre une issue à l'urine qui s'écoule tout entière par la plaie ; le malade sera donc protégé au moyen d'éponges ou de linges absorbants et d'appareils.

On commettrait une faute en voulant rétablir d'emblée la miction par le canal : nous avons vu que la gaine spongio-vasculaire de l'urèthre plonge dans le foyer rempli de débris septiques ; or la manœuvre la mieux conduite et la plus modérée peut produire une lésion des tissus uréthraux, ouvrir les vaisseaux et faciliter l'introduction d'éléments infectieux dans le torrent circulatoire, d'autant plus facilement que ces tissus sont depuis longtemps altérés et friables. Aussi ne fera-t-on, sous aucun prétexte, *le cathétérisme pendant les premiers jours.*

L'écoulement de l'urine, assuré par la plaie périnéale, permet d'attendre pendant un temps qui varie de 3 à 4 semaines. C'est à ce moment qu'on s'occupe du rétrécissement ; les manœuvres répétées que nécessite la dilatation graduelle sont souvent l'occasion d'accès de fièvre ; aussi le traitement de choix est-il dans ces cas l'uréthrotomie interne.

CHAPITRE VIII

ABCÈS URINEUX

On désigne sous ce nom des collections purulentes, contiguës à l'urèthre et développées à la suite de l'effusion d'une *petite quantité d'urine* en dehors de ce canal. Ils sont donc distincts de l'infiltration, qui est le résultat de l'irruption d'une masse plus ou moins considérable d'urine.

Des abcès urineux peuvent se montrer dans d'autres régions, à l'hypogastre, au pli de l'aine par exemple : ils sont d'une extrême rareté.

A. — ABCÈS AIGUS

ÉTIOLOGIE ET PATHOGÉNIE. — La plupart du temps, il existe une lésion de la muqueuse *en arrière d'un rétrécissement*. Celle-ci est de nature inflammatoire, souvent ulcérative ; on doit admettre que les tissus sont assez profondément désorganisés, car ici la pression de l'urine ne joue pas un rôle important ; il n'y a pas de rupture brusque à travers une large solution de continuité. Un calcul, un *corps étranger* de l'urèthre produisent quelquefois une petite plaie par laquelle l'urine s'épanche ; il en est de même d'un *cathétérisme* violent ou mal conduit. Quant aux ruptures de l'urèthre, elles s'accompagnent d'un épanchement sanguin qui se transforme en collection purulente; ces inflammations offrent des caractères spéciaux et ont été décrites déjà.

Quelle que soit la cause de la déchirure, l'urine passe entre ses bords, lentement, goutte à goutte à chaque miction; ne pouvant plus refluer dans le canal, elle distend les mailles du tissu cellulaire et se creuse un foyer. En même temps que les parties centrales sont désorganisées, il se forme à la périphérie une inflammation adhésive qui crée une barrière aux liquides et enkyste l'abcès.

On ne peut affirmer que les choses se passent toujours ainsi et des faits en apparence contradictoires abondent. C'est ainsi qu'une plaie uréthrale étendue, le séjour d'un corps étranger amènent des lésions traduites par un saignement persistant, mais qui ne sont suivies d'aucun phénomène inflammatoire. Ailleurs, au contraire, on voit se développer des abcès à la suite d'un cathétérisme inoffensif en apparence ou au cours d'un rétrécissement demeuré jusque-là exempt de complications.

Les recherches récentes de Hallé et d'Albarran ont jeté une vive lumière sur cette pathogénie : ces auteurs ont pu isoler et étudier un micro-organisme, une bactérie pyogène qu'ils ont retrouvée sur tout le trajet de l'appareil urinaire depuis le parenchyme rénal jusqu'à l'urèthre et qui serait l'agent producteur de l'empoisonnement urineux lorsqu'elle s'introduit dans la circulation. Ces auteurs ont retrouvé dans les abcès urineux, ce même microbe dont la pénétration dans le tissu cellulaire semble nécessaire à leur développement. L'urine ne servirait que de véhicule ; si elle est exempte d'agents infectieux, elle se résorbe facilement comme cela a lieu dans mainte autre circonstance sans produire d'accident. D'autre part, plusieurs de ces abcès, consécutifs par exemple au cathétérisme, paraissent ne pas contenir d'urine et cette variété est admise avec quelques réserves par Voillemier, qui la désigne vaguement sous le nom d'abcès simples. Il devient probable qu'il s'agit au contraire d'inflammations d'une nature parfaitement déterminée, que le transport de l'organisme infectieux s'est fait par inoculation de la muqueuse et par la voie lymphatique et qu'enfin ces collections de pus mélangé ou non avec de l'urine, *reconnaissent une origine parasitaire*.

Symptômes. — Les abcès siègent sur toute la longueur de l'urèthre (Voillemier). Voillemier décrit des abcès urineux développés dans la loge supérieure du périnée à la suite de rétrécissements. Nous n'en avons pas trouvé d'exemple et leur pathogénie est d'une interprétation difficile. La description qu'il en donne est celle des suppurations périprostatiques, qui sont en effet relativement fréquentes au cours des rétrécissements.

Dans la portion antérieure de la verge, au niveau de la fosse naviculaire ou de la région péno-scrotale, les abcès urineux se présentent sous la forme de *petites tumeurs dures*, faisant corps avec l'urèthre, indolentes et non adhérentes à la peau; au bout d'un temps des plus variables, qui varie de quelques jours à plusieurs semaines, elles deviennent plus sensibles, le peau rougit à leur niveau, s'abcède et la tumeur liquide s'ouvre au dehors. Très souvent ils communiquent à la fois avec l'urèthre et laissent à leur suite une fistule.

Dans la majorité des cas, l'abcès urineux se développe dans la région périnéo-bulbaire immédiatement en arrière d'un rétrécissement. Sans prodromes, sans cause occasionnelle ou quelquefois à la suite d'un excès de boisson ou de coït, on voit apparaître dans la région profonde du périnée une tumeur arrondie *indolente, adhérente aux parties profondes*. Dans les cas aigus, cet aspect change rapidement, la peau rougit, s'œdématie, la région est le siège d'une douleur vague d'abord, puis plus ou moins aiguë et accompagnée de battements. La tumeur elle même augmente de volume, se ramollit; néanmoins la *fluctuation est souvent tardive* et difficile à percevoir.

Il est rare que l'on observe des troubles de la miction pendant les premiers jours, mais bientôt il survient une dysurie particulière qui tient à la compression de l'urèthre par la tumeur liquide, assez prononcée parfois pour amener une rétention. Les mictions, alors très douloureuses, ne sont *ni fréquentes, ni impérieuses* à moins que l'obstacle ne permette pas une évacuation suffisante de l'urine. Ces rétentions presque complètes sont des plus rares. Les urines restent normales.

Abandonnés à eux-mêmes les abcès s'ouvrent dans le canal ou au périnée. L'*ouverture dans l'urèthre* s'annonce par l'apparition au méat de pus souvent mélangé de sang pendant les premiers jours : l'écoulement se fait d'une manière plus ou moins continue; les mictions en expulsent une certaine quantité avec les premières gouttes. Si cependant la poche est volumineuse, l'urine se déverse d'abord dans la poche et entraîne pendant toute la miction du pus et des produits de désorganisation. Cette ouverture uréthrale ne comporte pas un pronostic favorable et elle est parfois l'origine de décollements profonds ou d'une infiltration diffuse.

Ordinairement *l'abcès se fait jour par la peau* que l'on voit s'amincir, devenir violacée; un ou plusieurs orifices donnent issue à une quantité variable de pus et d'urine. Presque toujours ces ouvertures spontanées sont suivies de fistules, et elles ne se font en général qu'après avoir amené des désordres assez étendus, disséqué les corps caverneux, les testicules que l'on trouve à nu au fond de la plaie.

Les phénomènes généraux sont en rapport avec les dimensions de l'abcès. Un violent accès de fièvre au début de la suppuration est rare; plus souvent on assiste à l'apparition de petits frissons, à répétition irrégulière; la température, assez élevée, oscille aux environs de 39°; elle est d'ailleurs en corrélation avec la rétention du pus, et elle s'abaisse aussitôt que l'évacuation en est assurée. L'état général sera surveillé avec grand soin, surtout au point de vue de l'apparition des phénomènes de l'intoxication urineuse.

Le *diagnostic* est facile : la rétention pourrait faire croire à un rétrécissement, sans complications; mais l'examen du périnée lèvera les doutes. La tumeur périnéale inflammatoire est plus difficile à distinguer d'une cowpérite. (V. p. 146.)

Traitement. — La collection sera évacuée par le périnée aussi hâtivement que possible dès qu'on sera en possession de signes certains de son existence, sans attendre que la fluctuation soit manifeste. Cette incision, pour ainsi dire prématurée (Hache), doit être *large*, *s'étendre de l'anus à la racine des bourses*, sur lesquelles elle empiétera au besoin. Elle occupera rigoureusement la *ligne médiane* et divisera successivement toutes les couches jusques et y compris l'aponévrose superficielle : dans quelques cas, l'épaisseur des tissus œdématiés qu'il faut diviser atteint sept à huit centimètres. L'aponévrose une fois ponctionnée, le pus fait irruption sous forme de jet ; on introduit une sonde cannelée ou le doigt dans la boutonnière et on incise sur toute la longueur de la poche dans une étendue égale à celle de la peau ; on évite ainsi de laisser des culs-de-sacs aponévrotiques où s'accumulerait le pus. Le doigt, introduit dans la plaie, déchire toutes les cloisons et les anfractuosités jusqu'au niveau de l'urèthre. Quelquefois, dans les cas anciens, le pus a perforé l'aponévrose superficielle et on le trouve dès les premières incisions.

Cette plaie doit rester *largement ouverte* et la cicatrisation se faire de haut en bas, de façon à éviter de laisser s'établir des trajets fistuleux. Les pansements à plat ou consistant dans l'interposition de tissus antiseptiques ne suffisent pas. Le professeur Guyon conseille l'artifice suivant pour assurer le drainage. Il pratique une *contre-ouverture au sommet de la poche*. Le doigt est conduit en ce point, qui correspond ordinairement à la partie latérale d'un des corps caverneux et, en refoulant les tissus, il détermine une saillie des téguments sur laquelle on incise de dehors en dedans. Un très gros drain, du volume du petit doigt, est passé dans cette contre-ouverture et fixé à l'aide d'une épingle anglaise.

Il doit rester en place jusqu'à ce que la plaie soit comblée autour de lui; on le remplace alors par un drain plus petit et on ne le retire que peu à peu. La position de ce drain *au plafond* (Guyon) permet d'éviter les fistules. On peut cependant s'en passer dans les petits abcès peu profonds et sans anfractuosités.

La cicatrisation est malgré tout assez lente; le passage de l'urine ne saurait être mis en cause, car les abcès, qui ne communiquent pas avec l'urèthre, ne guérissent pas plus vite.

Le pansement sera, bien entendu, antiseptique, mais on évitera de laisser séjourner des liquides qui, comme l'acide phénique ou le sublimé, peuvent produire une intoxication.

On se gardera de toute manœuvre uréthrale; la règle et la raison de cette conduite sont ici les mêmes qu'en présence d'une infiltration d'urine.

B. — ABCÈS CHRONIQUE; TUMEURS URINEUSES

La pathogénie et la cause de ces abcès sont les mêmes que celles des abcès aigus. Le début est lent et insidieux, ce n'est qu'au bout d'un certain temps que le malade remarque une tumeur petite, arrondie ou plus souvent allongée, présentant quelquefois une crête saillante et d'une *dureté presque pierreuse* caractéristique. Pendant cette période initiale on désigne cette induration inflammatoire sous le nom de *tumeur urineuse*. Les symptômes fonctionnels sont à peu près nuls et la miction n'est pas gênée.

La résolution est possible mais *exceptionnelle ;* la tumeur se ramollit et prend peu à peu les caractères d'un abcès qui le plus souvent affecte alors une marche aigue, mais qui peut évoluer comme un abcès froid et aboutir silencieusement à la formation d'une fistule.

Les abcès chroniques reconnaissent parfois une toute autre origine et *succèdent à des abcès chauds*, qui, ouverts dans l'urèthre, se sont imparfaitement vidés. Certains auteurs, Voillemier, entre autres, ont décrit une variété de *poches urineuses* avec perforation de l'urèthre. Pour cet auteur, une collection de sang et de pus, voisine de l'urèthre, s'ouvre dans ce canal ; elle peut se cicatriser spontanément, mais le plus souvent l'urine s'y engage et la transforme en poche urineuse.

Les choses se passent de deux manières : dans une première forme l'abcès ne communique qu'avec le canal ; les symptômes sont alors ceux des poches urineuses : tumeur le long de l'urèthre augmentant pendant la miction, écoulement involontaire d'urine après la miction, urines troubles et chargées de débris, etc. Il est rare que cet état persiste longtemps, et la guérison, quand elle survient spontanément, a lieu au bout de quelques jours ; une double communication est plus fréquente ; presque toujours il se fait une autre ouverture du côté des téguments et *une fistule* en est la conséquence.

Les parois de ces abcès sont épaisses, indurées et anfractueuses, parfois creusées de culs-de-sac plus ou moins profonds.

Le *traitement* est alors sensiblement différent de celui des abcès chauds. L'ouverture large et le drainage ne suffisent plus ; il est nécessaire de détruire les parois de la poche et tous les diverticules : le grattage avec une curette tranchante est un moyen efficace, mais qui donne lieu à un saignement abondant ; les caustiques liquides, tels que le chlorure de zinc, ont une action qu'il est difficile de limiter. Le *thermo-cautère* répond à toutes les indications, pare aux hémorrhagies et assure la destruction des parois calleuses de la poche.

CHAPITRE IX

FISTULES DE L'URÈTHRE

A. — FISTULES CONGÉNITALES

Les plus fréquentes se rencontrent dans les cas d'hypospadias incomplet dans lesquels la portion périnéo-scrotale de l'urèthre n'est pas soudée à la portion pénienne, et dont il sera question plus loin.

Des fistules de ce genre ont été observées au niveau du gland et constituent une variété d'hypospadias balanique incomplet (Guyon).

En dehors de ces vices de conformation, il existe des fistules vraies congénitales.

Un point quelconque de l'urèthre est oblitéré, et il se forme au périnée un ou plusieurs orifices fistuleux; ils jouent le rôle de canaux de dérivation pour l'urine qui, ainsi que l'a démontré Depaul, est sécrétée et excrétée pendant la vie intra-utérine.

B. — FISTULES ACQUISES

Suivant leur siège, on les divise en : 1° fistules uréthro-rectales; 2° fistules uréthro-périnéo-scrotales; 3° fistules uréthro-péniennes. Nous y joindrons les fistules juxta-uréthrales, qui constituent une variété particulière.

1° FISTULES URÉTHRO-RECTALES

Étiologie. — Ces fistules, les plus rares des fistules uréthrales, reconnaissent trois origines qui sont : traumatique, inflammatoire et diathésique.

Les *traumatismes accidentels* sont peu communs, et résultent du passage à travers les parois de l'intestin et de l'urèthre de corps offensifs, tels que fragments d'os, crayons, épingles, etc., introduits dans le rectum. Les *traumatismes chirurgicaux* consistent dans la perforation du rectum pendant l'opération de la taille, accident dont la production est assez facile pour qu'un chirurgien tel que Thompson l'ait rencontré quatre fois dans sa pratique. Ailleurs, le bec du cathéter, après s'être tracé une fausse route dans les tissus prérectaux, perfore la paroi intestinale.

Plus souvent c'est à la suite d'une *suppuration de voisinage* que la communication uréthro-rectale s'établit. Tels sont les abcès de la prostate, ouverts à la fois dans le rectum et dans l'urèthre; ou, plus rarement, des abcès stercoraux ouverts dans l'urèthre. Ailleurs, un trajet fistuleux dont l'orifice uréthral est situé en avant de la prostate, contourne cette glande et s'ouvre dans l'intestin : les orifices sont ordinairement multiples dans ce cas.

Les fistules qui reconnaissent une origine diathésique se produisent au cours d'un cancer intestinal ou prostatique. Quant aux suppurations d'origine tuberculeuse, d'ordinaire elles se font jour isolément dans l'urèthre, dans le rectum ou à la région périnéale; une double ouverture dans ces deux conduits à la fois est rare, mais incontestable.

Enfin elles peuvent avoir pour cause un obstacle intra-uréthral, comme celui des régions plus antérieures.

Anatomie pathologique. — L'orifice uréthral est en général étroit quand il y a eu traumatisme, très large au contraire et anfractueux à la suite des suppurations. Du côté du rectum, l'orifice, presque toujours sus-sphinctérien, est souvent très apparent, lorsqu'il est entouré de masses fongueuses au milieu desquelles il s'ouvre par une sorte d'infundibulum. Ailleurs il est masqué sous un repli muqueux, ou consiste en un pertuis étroit. Le trajet, bien qu'assez court et presque rectiligne, présente généralement un clapier sur un de ses points. La prostate est le plus souvent intéressée; mais le trajet fistuleux peut la contourner pour s'ouvrir alors à la partie inférieure de l'intestin. Il est quelquefois bifurqué et offre un embranchement qui aboutit au périnée.

Symptômes. — Les urines s'échappent par le rectum au moment de la miction. Dans des cas rares où l'orifice interne s'ouvre dans la prostate, on a vu l'écoulement d'une petite quantité d'urine en dehors des mictions, lorsque les besoins sont violents ; parfois ce ne sont que quelques gouttes qui s'écoulent soit au moment même, soit, plus rarement, quelque temps après. Ailleurs la presque totalité du liquide passe par l'intestin, en présence, par exemple, de délabrements cancéreux. Souvent du pus abondant mélangé à l'urine, indique l'existence d'un clapier interposé au trajet. Le contact de l'urine produit peu à peu une rectite avec ulcération. On a observé également l'issue du sperme par l'anus.

Le passage des matières fécales par l'urèthre est plus rare et n'a guère lieu que lorsque celles-ci sont liquides ou demi-solides ; cependant on a vu l'expulsion de matières solides et même de corps étrangers. Les gaz peuvent également s'échapper par l'urèthre.

Les signes physiques sont appréciables au toucher et à la vue. Souvent le doigt rencontre une sorte de dépression soit au niveau de la muqueuse peu modifiée (traumatisme), soit au milieu de bourgeons (suppuration, cancer). Avec un *speculum ani* ou mieux avec une valve de Sims de petites dimensions on découvre la lésion rectale ; si l'on fait uriner le malade à ce moment, la sortie anormale du liquide permettra de trouver facilement l'orifice et d'y introduire un stylet droit ou recourbé ; il est rare qu'on puisse le faire progresser jusqu'à l'orifice uréthral. Un cathéther métallique aura préalablement été introduit dans le canal.

Presque toujours le diagnostic s'impose ; un écoulement continu de l'urine caractérise les fistules vésico-rectales.

Le pronostic est assez grave ; ces fistules ont une durée très longue, surtout quand elles succèdent à des abcès et quand il existe des clapiers ou des diverticules sur leur trajet. Elles offrent une grande résistance aux différents modes de traitement. Enfin, elles sont l'occasion d'accidents inflammatoires, de rectite, de recto-colite, etc., et leur longue persistance conduit à l'hecticité.

Traitement. — On commencera par rétablir la perméabilité de l'urèthre, s'il y a obstacle ; puis on soustraira la fistule au contact de l'urine au moyen d'une sonde à demeure ou du cathétérisme répété. Des guérisons ont été ainsi obtenues. Plus difficile est le détournement des matières fécales et des gaz ; on l'obtiendra en partie au moyen de lavements simples, d'injections rectales boriquées, en évitant à la fois la diarrhée et la constipation. Cocteau a proposé l'emploi d'une canule qui protégerait les parois rectales, procédé qui ne paraît pas avoir reçu la sanction de la pratique.

Ces moyens échouent le plus souvent, et il devient nécessaire d'agir sur le trajet fistuleux lui-même. Les moyens varient suivant qu'on a affaire à des orifices petits, moyens ou larges, et sans perte de substance.

Contre un orifice petit, des cautérisations suffiront souvent. On se servira de caustiques tels que le nitrate d'argent, le chlorure de zinc ou mieux d'une pointe fine de thermo-cautère (Guyon), ou encore de l'anse galvano-caustique (Thompson).

Si les dimensions sont moyennes, une suture avec avivement des bords de la plaie peut être tentée, mais elle échoue souvent, et il vaut mieux (Segond) essayer la réunion immédiate secondaire comme le recommande le professeur Verneuil, c'est-à-dire faire bourgeonner le pourtour de l'orifice et suturer ensuite. L'autoplastie, pratiquée comme pour une fistule vésico-vaginale, donne rarement de bons résultats. Cependant le professeur Duplay a obtenu un succès en taillant un large lambeau muqueux, laissé adhérent à un des bords de la fistule et renversé de façon à être suturé à l'autre bord.

Une opération plus rationnelle, mais aussi plus dangereuse, est celle qui consiste à décoller la paroi uréthrale ou rectale au moyen d'incisions analogues à celle de la taille prérectale qu'on poursuit jusqu'à ce qu'on ait rencontré et dépassé le trajet fistuleux ; on maintient béante la plaie qui se cicatrise de haut en bas. Enfin, quand il existe en même temps une fistule périnéale et que la fistule rectale est près de l'anus, on peut agir comme pour la fistule à l'anus et inciser jusqu'aux téguments.

2° FISTULES URÈTHRO-PÉRINÉO-SCROTALES

Étiologie. — Les traumatismes entrent rarement en jeu. Les plaies accidentelles de la région guérissent en général, il en est de même des plaies chirurgicales telles que celles qui résultent de l'uréthrotomie externe, d'une boutonnière périnéale, de la taille, etc. Par contre, les ruptures de l'urèthre s'accompagnent souvent d'une infiltration d'urine qui s'ouvre au périnée et laisse à sa suite un trajet fistuleux ; les conditions pathogéniques sont ici multiples et le développement rapide d'un rétrécissement facilite l'engagement des urines par la plaie. Les suppurations des glandes péri-uréthrales peuvent s'ouvrir à la fois dans l'urèthre et la peau et établir une communication fistuleuse. A ce point de vue les cowpérites suppurées offrent beaucoup d'intérêt; une fistule urinaire en est ordinairement la conséquence, mais on voit aussi se produire des fistules uréthrales non urinaires à la suite des suppurations des glandes de Cowper (Reliquet). Dans ces cas, il y a communication de la glande vers l'urèthre et un liquide coloré, injecté dans la fistule pénètre dans l'urèthre, tandis que l'urine ne sort pas par la fistule.

Par ordre de fréquence, il faut ranger ensuite les *abcès de la prostate* ouverts à la fois dans le périnée et dans l'urèthre.

Les *calculs* déterminent très rarement une suppuration uréthrale, ailleurs que dans la prostate. Le plus souvent, ceux qui donnent lieu à des fistules sont arrêtés en arrière d'un rétrécissement ; la pathogénie de la fistule est alors fort complexe.

Dans la grande majorité des cas, les fistules uréthrales ont pour cause un *rétrécissement;* les rétrécissements traumatiques y exposent plus que les autres. Tantôt le mode de production en est bien net : à la suite d'un abcès urineux, d'une infiltration d'urine, on voit la suppuration s'éterniser et aboutir à une fistule. Dans d'autres cas, la marche des lésions est moins facile à saisir ; il se fait un travail de suppuration insidieux dont les symptômes vagues se confondent avec ceux du rétrécissement lui-même ; une toute petite collection purulente s'ouvre au périnée, et passe généralement inaperçue ; le malade croit alors que la fistule s'est établie d'emblée.

L'influence de certaines diathèses est à considérer, le développement de lésions *tuberculeuses* détermine des suppurations péri-uréthrales, décrites comme une affection à part sous le nom de périuréthrite tuberculeuse (English).

Des gommes syphilitiques périuréthrales peuvent envahir les parois du canal et les ulcérer (Fournier). C'est une exception remarquable dans l'évolution de la syphilis qui paraît épargner absolument les voies urinaires inférieures.

ANATOMIE PATHOLOGIQUE. — L'*orifice interne* est situé en arrière d'un rétrécissement : il est ordinairement unique, et infundibuliforme.

Du côté du périnée, il existe en général des orifices multiples, dont le siège est des plus variables ; ils occupent tous les points du périnée et du scrotum ; on en voit assez souvent à la marge de l'anus.

A titre d'exception, nous signalerons les fistules ouvertes dans des points très éloignés : le pli de l'aine, la région ombilicale, le genou, les fesses et même l'angle inférieur de l'omoplate.

Les orifices cutanés ne font leur apparition que successivement; de l'urine et du pus qui stagnent dans un diverticule du trajet, deviennent l'origine d'un nouvel abcès qui s'ouvre à la peau : ces pertuis sont situés quelquefois au sommet d'un petit bourgeon rougeâtre; ailleurs, ils font suite à un décollement sous-cutané.

Le *trajet*, plus ou moins sinueux, présente une longueur qui varie de 3 à 10 centimètres dans les cas ordinaires. Il est rarement rectiligne et offre des anfractuosités, des sinuosités, des embranchements et surtout des culs-de-sacs, où séjournent le pus et l'urine.

La nature des parois a une telle importance au point de vue du pronostic qu'on peut adopter la classification de Thompson : 1° fistules simples sans induration ;

2° fistules compliquées d'induration, auxquelles il ajoute; 3° des fistules avec pertes de substance.

1° *Fistules simples.* — Les parois sont *relativement souples*, cependant on les sent sous la peau former une corde appréciable au toucher. A la longue la surface interne du trajet se recouvre en totalité ou en partie d'une couche épithéliale; cette *épidermisation* est à rapprocher de celle des fistules anales (Monod).

2° *Fistules compliquées d'induration.* — Sous l'influence du contact de l'urine, il se fait un travail d'inflammation chronique, de *sclérose des tissus* qui amène la production de bosselures et de dépressions. Plus tard ces parois deviennent calleuses, offrent un aspect lardacé à la coupe, et prennent un développement hypertrophique. On voit alors tantôt et le plus souvent une induration diffuse et répartie sur toute l'étendue des tissus malades; tantôt des tumeurs isolées qui sont, au point de vue histologique, un myôme fibreux (Cocteau), un fibrome éléphantiasique (C. Monod). Enfin on a constaté la *transformation épithéliomateuse* de tout le trajet (Guiard, Robert).

3° *Fistules avec une perte de substance étendue.* — Elles sont peu communes au périnée et succèdent à un processus nécrosique, à une infiltration d'urine, par exemple, ou à des opérations chirurgicales dirigées contre des fistules.

On rencontre parfois des corps étrangers dans les trajets, des fragments de sonde, des séquestres, surtout des calculs. Ceux-ci proviennent de la vessie ou, plus rarement, se forment de toutes pièces au sein de la fistule. Exceptionnellement on a constaté l'incrustation calcaire des parois.

Symptômes fonctionnels. — Le signe fonctionnel capital est *l'écoulement anormal de l'urine* par un orifice de la région périnéo-rectale *pendant la miction*. Ordinairement on voit un double écoulement par le méat et par la fistule; dans des cas exceptionnels le produit de toute la miction passe par la fistule. Plus souvent, l'orifice est au contraire très petit; on ne voit sourdre que quelques gouttes au périnée, soit pendant, soit *après la miction*. On a conseillé dans ce cas, pour aider au diagnostic, de pincer les lèvres du méat pendant la miction, pour forcer l'urine à s'engager en plus grande quantité par le trajet fistuleux. L'écoulement du sperme par l'ouverture anormale a été signalé.

Dans l'intervalle des mictions, il existe un *suintement purulent* dont l'abondance est des plus variables : la pression sur le périnée détermine l'évacuation des clapiers et fait sourdre à l'orifice du liquide purulent.

Signes physiques. — Tantôt les orifices sont manifestes et ils s'ouvrent au périnée sans altérations cutanées périphériques ou au contraire au milieu de productions végétantes et indurées; tantôt, des trajets obliques ou situés très près de l'anus, sous des plis cutanés, ne sont découverts que lorsqu'on fait uriner le malade.

L'exploration du trajet devra être précédée de celle de l'urèthre et, si le calibre le permet, de l'introduction d'une sonde qu'on y laissera; dans bien des cas la présence de rétrécissements serrés empêche la progression de l'instrument jusqu'au niveau de la fistule. Un stylet introduit dans le trajet rend compte de sa direction, de sa largeur, fait reconnaître les corps étrangers; très souvent il est arrêté par une anfractuosité, dans un clapier où la pointe de l'instrument s'engage. En ce cas l'injection par les orifices d'un liquide coloré, refluant par le méat, et réciproquement, établit d'une manière certaine l'existence d'une perforation. Il en est de même du contact du stylet avec la sonde introduite dans l'urèthre.

Diagnostic. — L'écoulement d'urine par les fistules permet de ne pas les confondre avec celles qui seraient entretenues par une lésion osseuse du voisinage. Les fistules rectales à ouvertures anormales très antérieures peuvent prêter à confusion. Quant aux fistules d'origine vésicale, l'écoulement continu de l'urine lèvera tous les doutes.

Traitement. — La première indication consiste *à supprimer la cause*, c'est-à-dire presque toujours à faire disparaître l'obstacle uréthral.

La deuxième, à détourner le cours de l'urine de la fistule.

La troisième, à agir directement sur la fistule.

1° *Rétablissement du calibre de l'urèthre.* — En cas d'échec de la dilatation progressive, on aura recours à l'uréthrotomie interne; l'uréthrotomie externe sans conducteur sera nécessaire contre les rétrécissements infranchissables; quant à l'uréthrotomie externe sur conducteur, nous aurons à revenir sur cette opération. Très souvent alors les fistules *guérissent d'elles-mêmes* sans autre traitement.

2° *Détournement du cours de l'urine.* — Lorsque la fistule ne s'est pas fermée spontanément, une des causes de sa persistance est le passage de l'urine dont on doit alors chercher à détourner le cours. Deux moyens sont en présence : la sonde à demeure et le cathétérisme répété. La *sonde à demeure* est un moyen d'une efficacité très grande ; elle est en général bien supportée, mais elle exige le repos au lit ou une immobilité relative.

Le *cathétérisme répété* a donné également de fort bons résultats et peut être plus facilement employé. D'une façon générale ce dernier convient bien aux cas simples, mais il exige, de la part des malades, des soins et une intelligence qu'on ne rencontre pas toujours.

Ces deux moyens peuvent se combiner et être substitués alternativement l'un à l'autre.

Le *siphon vésical* du professeur Panas est une variété de sonde à demeure, qui est de très petit calibre et se prolonge au moyen d'un long tube dans un vase placé au-dessous du lit du malade. L'étanchéité de la vessie serait ainsi complètement et toujours assurée.

En même temps, on a conseillé d'exercer sur le périnée une compression énergique pendant la miction ; ce moyen adjuvant est de quelque utilité.

3° *Moyens dirigés contre la fistule.*

Les *injections* (teinture d'iode, nitrate d'argent), réussissent quelquefois dans les cas *de fistule récente.*

La *cautérisation* est plus efficace. Elle peut se faire à l'aide du nitrate d'argent fondu (Thompson) déposé dans la cannelure et à la surface d'un stylet fin et porté aussi loin que possible dans le trajet. A ce procédé, d'une grande bénignité apparente, nous opposerons la cautérisation ignée. Bonnet, qui l'a surtout préconisée, débridait largement les fistules et éteignait jusqu'à quinze cautères dans les anfractuosités de la plaie. Le *thermo-cautère* supprime les incisions préalables et permet d'agir plus sûrement. Mieux encore, l'*anse galvanique* peut être conduite à froid dans les sinuosités et produit des délabrements moins considérables.

L'*incision* se pratique en introduisant dans les trajets une sonde cannelée sur laquelle les trajets sont divisés jusqu'au niveau de l'urèthre. Dans un grand nombre de cas, c'est en somme le premier temps d'une uréthrotomie externe qu'on pratique en se servant des fistules comme guides pour arriver à l'urèthre. Ces incisions conviennent dans les cas de trajets anfractueux avec des clapiers ou des corps étrangers.

On doit le plus souvent y associer les cautérisations soit avec un caustique puissant tel que le chlorure de zinc, soit plutôt avec le *thermo-cautère*. Le professeur Verneuil exécute tous les temps de l'opération avec cet instrument. La destruction des surfaces suppurantes des trajets s'obtient aisément par le *râclage* (Guyon) à l'aide d'une curette tranchante.

Dans des cas malheureusement trop nombreux, où les parois sont indurées, épaissies, infiltrées de pus, aucun de ces moyens ne réussit. Plusieurs chirurgiens, assimilant à une tumeur ces masses indurées qui entourent le rétrécissement, en ont pratiqué l'*excision*. Voillemier a surtout contribué à répandre cette opération et a conseillé d'enlever non seulement les parois, mais une partie, une tranche du périnée.

C'est une opération très rationnelle dans les cas de fistules invétérées et il faut la pratiquer aussi largement que possible.

Mollière (de Lyon) a proposé une méthode dans laquelle il réunit plusieurs des procédés précédents. Il extirpe les tissus indurés, suture les deux bouts de l'urèthre mis à nu et avivés, et suture enfin la plaie périnéale.

Enfin, il reste une dernière ressource pour les cas très rebelles, c'est de détourner le cours de l'urine au moyen d'une boutonnière périnéale ou hypogastrique; les fonctions de l'urèthre étant ainsi supprimées, les fistules tendraient rapidement vers la cicatrisation. Cette opération, qui a réussi (Dubar) pour une fistule pénienne, trouve également ici son indication.

3° FISTULES URÈTHRO-PÉNIENNES

Étiologie. — Elles peuvent succéder à des rétrécissements péniens, en particulier à une étroitesse congénitale du méat, à un calcul, à un abcès périuréthral, à une plaie contuse comme dans les autres régions de l'urèthre. De plus, il existe des causes spéciales à la région pénienne : les plaies par armes à feu, une perte de substance produite par une balle, une plaie par instrument tranchant, un sphacèle localisé par constriction prolongée de la verge. Le chancre mou amène une perte de substance dans un point en général assez rapproché du méat.

Les fistules consécutives à un épithélioma de la verge, très rares, sont généralement le résultat d'une obstruction du méat. Des gommes syphilitiques du fourreau de la verge, du gland, du prépuce, du corps caverneux (Fournier, Ozenne) ont produit, après ulcération, une perte de substance de l'urèthre. Quant à la blennorrhagie, en dehors des abcès périuréthraux, elle peut être la cause de fistules juxta-uréthrales (Jamin), dont il sera bientôt question.

Anatomie pathologique. — L'orifice interne est infundibuliforme ; ses bords sont constitués par du tissu fibreux qui a remplacé le tissu spongieux ; il communique par un trajet très court, le plus souvent rectiligne, avec l'orifice cutané. Celui-ci peut occuper tous les points de la région pénienne ; tantôt on n'observe qu'un mince pertuis où le stylet a peine à s'engager ; tantôt la perte de substance est considérable. Il est rare de voir des bourgeons exubérants ou calleux entourer cet orifice.

L'état du canal est intéressant à étudier ; presque toujours du tissu cicatriciel ou fibreux fait saillie dans l'urèthre au niveau de l'orifice, constituant un véritable rétrécissement, ou tout au moins formant une barrière en aval de la fistule. Il en résulte une plus grande tendance de l'urine à s'engager par cet orifice et bien des insuccès opératoires s'expliquent ainsi (Reverdin).

Symptômes. — Les symptômes fonctionnels sont ici

les mêmes que dans les fistules du périnée et consistent essentiellement en l'issue anormale de l'urine et du sperme par une ouverture située sur le trajet de l'urèthre pénien. L'orifice, quand il est très étroit, est souvent assez difficile à découvrir, même quand le malade urine. Ailleurs, au contraire, une large perte de substance met à nu la muqueuse. Ces délabrements, sans être fréquents, se rencontrent assez souvent pour que Thompson ait pu en faire une classe à part de fistules.

Traitement. — La cautérisation, la suture des parois ou uréthrorrhaphie, l'autoplastie ou uréthroplastie constituent les trois principales méthodes du traitement.

Cautérisation. — Elle n'est applicable qu'aux fistules petites et surtout dans lesquelles la surface cutanée n'est pas adhérente aux parties profondes et à la muqueuse; lorsque les tissus, en un mot, sont susceptibles de rétraction. L'acide nitrique, le nitrate d'argent, le chlorure de zinc, le cautère actuel, le galvano-caustique, etc., ont été employés avec succès; en tout cas, il faut se servir du caustique avec de grands ménagements, sous peine de produire un agrandissement de l'orifice avec des rétractions fibreuses qui rendraient plus difficiles d'autres opérations en cas d'échec.

2° *Uréthrorrhaphie.* — La *suture des parois* constitue le traitement de choix des fistules petites contre lesquelles la cautérisation a échoué et des fistules de dimensions moyennes.

Pour l'exécuter, il est nécessaire de pratiquer au pourtour de l'orifice un avivement oblique et sur de larges surfaces cutanées, mais en respectant la muqueuse.

L'affrontement devient ainsi très étendu (Verneuil); c'est là une condition essentielle du succès. On fera une suture enchevillée à un seul fil (Duplay) ou une suture à points séparés (Verneuil) avec des fils métalliques. Le crin de Florence donne de bons résultats et peut être maintenu plus longtemps en place. De toute façon, les fils devront pénétrer jusqu'à la muqueuse, mais rester en dehors d'elle et ne pas la comprendre dans la suture. Plusieurs opérations successives sont souvent nécessaires.

3° *Uréthroplastie.* — C'est une méthode de nécessité qui est seule capable de remédier aux larges pertes de substance. Des très nombreux procédés qui ont été proposés, nous n'exposerons ici que les deux principaux, qui paraissent avoir donné le plus grand nombre de succès.

1° *Procédé de Nélaton*, par dédoublement et adossement des surfaces. On avive les bords de la fistule; au delà de chaque extrémité de la fistule, à 2 centimètres environ, on pratique deux incisions transversales; puis on décolle toute l'étendue de peau comprise entre ces deux incisions, décollement qui comprend par conséquent les bords de la fistule. En pliant longitudinalement ce lambeau, on met en contact les surfaces cruentées qu'on maintient au moyen de points de suture.

2° *Procédé de Duplay.* Il se rapproche beaucoup de celui que ce chirurgien a imaginé pour l'hypospadias. Deux petits lambeaux longitudinaux sont taillés le long des bords de la fistule, rabattus en dedans de façon à ce que leur face cutanée serve de paroi uréthrale; enfin la peau est décollée sur les parties latérales de la verge et ramenée en dedans pour recouvrir les surfaces cruentées.

FISTULES JUXTA-URÉTHRALES DU MÉAT (Jamin).

Elles consistent dans la présence sur une des lèvres du méat d'un orifice plus ou moins étroit, peu profond et qui s'observe chez les individus à méat très large ou légèrement hypospades. Ces trajets terminés en culs-de-sac existent en l'absence d'inflammation, mais ne deviennent ordinairement manifestes qu'à l'occasion d'une blennorrhagie (Jamin). Une légère pression sur le gland fait alors sourdre une gouttelette de pus. Un stylet introduit par cet orifice est ordinairement arrêté à 5 ou 6 millimètres; ailleurs la fistule est complète.

L'origine de ces fistules paraît être une dilatation d'un canalicule glandulaire où se cantonnerait la blennorrhagie. C'est le cas des fistules borgnes. Ailleurs un follicule clos, compris dans l'épaisseur de la muqueuse, s'enflamme et suppure; dans certains cas, le pus décolle peu à peu la muqueuse et produit soit une fistule à double orifice, soit une véritable poche urineuse au niveau du gland; l'urine accumulée pendant la miction est chassée par une légère pression au travers d'un orifice extrêmement étroit placé sur une des lèvres du méat.

CHAPITRE X

POCHES URINEUSES

A. — POCHES URINEUSES CHEZ L'HOMME

Nous comprendrons sous ce nom des cavités formées aux dépends des parois de l'urèthre. Elles sont de deux ordres : 1° congénitale (voy. *Vices de conformation*); 2° par dilatation des parois du canal. Quant aux cavités formées en dehors de l'urèthre, après effraction de ses parois et communiquant avec lui, elles se comportent comme des abcès chroniques, étudiés déjà.

Poches urineuses par dilatation de l'uréthre. — Ces dilatations ne se produisent qu'en présence d'un *obstacle à la miction.*

Le mécanisme en est simple; l'expulsion de l'urine, ainsi entravée, exige de la vessie des efforts plus considérables qui aboutissent à l'hypertrophie de ses parois. La pression du liquide, devenue de plus en plus grande, s'exerce sur tous les points de l'urèthre dont les parois, périodiquement distendues, cèdent peu à peu et se dilatent. Une autre condition, non moins importante, est l'*intégrité de structure de ces parois;* une inflammation chronique, une ulcération en arrière de l'obstacle constitue un *locus minoris resistentiæ;* ce point cède, d'où une infiltration ou un abcès urineux.

L'obstacle consiste en un rétrécissement ou un corps étranger. S'il s'agit d'un rétrécissement, ces poches peuvent siéger dans tous les points; mais elles s'observent presque toujours dans la région périnéale, même quand l'obstacle occupe le méat ou une région voisine. La cavité est irrégulière, arrondie, un peu allongée, de volume très variable. Dans les pièces que nous avons pu examiner, la cavité est peu volumineuse, située au niveau du cul-de-sac du bulbe; les parois de l'urèthre sont saines, à peine vascularisées. Voillemier, au contraire, décrit des poches plus grosses, à parois blanchâtres, anfractueuses, présentant un aspect fasciculé, ou des brides qui séparent des cavités et des culs-de-sac; plus tard, dit cet auteur, les éléments des portions membraneuse et prostatique sont méconnaissables. Ces observations, en apparence contradictoires, semblent établir qu'au début la muqueuse est relativement saine; elle ne s'altère que consécutivement aux efforts répétés et à la stagnation de l'urine.

Les corps étrangers sont représentés presque toujours par un calcul. Le développement des poches urineuses en amont d'un obstacle de ce genre est rapide et peut devenir considérable et mesurer 5 centimètres de longueur au bout de quelques jours. Dans la région spongieuse la tumeur prend une forme allongée; elle est sphéroïdale dans la région périnéo-scrotale. Les parois sont lisses, souples, sans lésions inflammatoires.

Symptômes. — A l'état de vacuité, ces poches passent inaperçues; remplies d'urine, elles affectent la forme d'une tumeur faisant corps avec l'urèthre, allongée, ovoïde, ou sphéroïdale, de consistance mollasse, le plus souvent indolente. Le volume en est parfois considérable et dans un cas où la poche occupait la région scrotale elle a pu être confondue avec une hydrocèle. Une pression exercée à ce niveau fait alors apparaître de l'urine au méat. Suivant que les parois sont saines ou enflammées, le liquide est tantôt limpide, tantôt trouble surtout au moment de l'évacuation des dernières gouttes; dans ce cas la pression est quelquefois douloureuse.

Au moment de chaque miction, la poche se remplit, puis le liquide s'échappe peu à peu au bout d'un temps variable et souille les vêtements du malade; celui-ci essaie instinctivement de la vider en exerçant des tractions sur la verge ou en appuyant sur le périnée. Pendant l'éjaculation le sperme est projeté dans la cavité d'où il s'échappe en bavant au bout d'un certain temps.

La marche de cette affection est subordonnée à la persistance de la cause; en général, l'inflammation s'y développe tôt ou tard et lui donne les caractères d'un abcès.

Traitement. — Il consiste presque uniquement à faire disparaître l'obstacle. En général les parois reviennent sur elles-mêmes, car leur structure normale est peu altérée. On favorise ce retrait en exerçant pendant et après chaque miction une légère compression, au moyen de la main ou d'un tampon d'ouate ou de linge.

Si la poche est enflammée, comme il arrive à la suite

d'un rétrécissement, la guérison est plus lente; des lavages antiseptiques et une compression après chaque miction suffisent ordinairement. La sonde à demeure ne donne pas de bons résultats; il faut en tout cas qu'elle soit de très petit volume; autrement une petite quantité d'urine, s'épanchant entre le canal et la sonde, serait retenue dans la poche. Le cathétérisme répété est préférable.

B. — POCHES URINEUSES CHEZ LA FEMME

Uréthrocèle vaginale. — Des faits publiés et réunis dans un travail récent (Piedpremier), aussi bien que de nos observations personnelles, il nous semble résulter qu'on a réuni sous le nom d'uréthrocèle diverses lésions sensiblement différentes. Dans un cas il s'agit d'une dilatation d'une portion plus ou moins étendue de l'urèthre aux dépens de sa paroi inférieure (uréthrocèle vraie); dans l'autre, de poches urineuses développées en dehors de la muqueuse de l'urèthre et ne communiquant avec ce canal que par un orifice plus ou moins large. Néanmoins, l'étude de ces affections est encore trop imparfaitement connue pour qu'on puisse en donner deux descriptions isolées.

ÉTIOLOGIE ET PATHOGÉNIE. — En première ligne nous placerons le *traumatisme* (Duplay, Emmet), tel qu'une chute, un coup de pied, de même que la masturbation et l'introduction de corps étrangers dans l'urèthre, mais presque toujours c'est pendant l'*accouchement* que le traumatisme se produit, au moment du passage ou du séjour à ce niveau de la tête fœtale ; il en résulte soit un relâchement de la paroi inférieure de l'urèthre, soit une éraillure de la muqueuse qui est le point de départ d'une infiltration et de la formation d'une poche urineuse (Duplay).

L'ouverture d'un *kyste du vagin* dans l'urèthre a été invoquée (Cheron) ; certains kystes profonds siègent en effet à l'entrée du vagin, sur sa paroi antérieure.

Plus fréquente paraît être l'influence de la blennorrhagie. On a décrit (Martineau) des petits abcès glandulaires qui se font jour dans l'urèthre et peuvent frayer une voie à un épanchement d'urine.

Les rétrécissements sont certainement de nature à jouer ici un rôle, mais ils sont peu communs et pour que la dilatation se produise il est nécessaire que la muqueuse soit relativement saine, condition qu'on ne rencontre pas toujours dans les rétrécissements anciens et étroits.

Les calculs de l'urèthre s'y creusent une loge et s'y accroissent ; nous avons étudié ailleurs ces faits qui ne sauraient rentrer dans la classe des uréthrocèles (v. p. 255).

Il existerait enfin des uréthrocèles congénitales (L. Tait) ; pour Newmann, certaines de ces dilatations seraient dues à un trouble de la nutrition générale.

Si l'on considère la multiplicité de ces causes et en même temps la dissemblance des lésions observées, on est conduit à admettre qu'il existe plusieurs variétés de ces poches urineuses qui ont été jusqu'à présent réunies dans une commune description.

ANATOMIE PATHOLOGIQUE. — Les lésions anatomiques

sont peu connues et ont été étudiées surtout au cours des opérations. La muqueuse de l'urèthre est vascularisée, quelquefois granuleuse ou même ulcérée (Newmann) ; la muqueuse vaginale peut présenter un aspect d'une coloration rosée ou d'un bleu ardoisé (Piedpremier).

La tumeur semble formée par des masses kystiques se divisant en plusieurs lobes et ayant l'apparence d'un kyste à enveloppe mince laissant voir par transparence le liquide qu'il contient. La paroi de la cavité est épaisse, légèrement tomenteuse (Lyot *in* Th. de Piedpremier). — Dans un cas qui nous est personnel, l'aspect était tout différent ; la poche communiquait largement avec l'urèthre et était remplie de fongosités mollasses, grisâtres, se laissant facilement détacher. Au microscope, on n'a trouvé trace d'épithélium dans aucun de ces cas ; nous avons vu dans la paroi nombre de petits foyers hémorrhagiques anciens et une vascularisation très développée.

Symptômes. — Les symptômes fonctionnels restent souvent nuls pendant longtemps ; puis apparaît une incontinence légère qui se traduit par l'écoulement involontaire d'une petite quantité d'urine, accumulée dans la poche après la miction ; dans d'autres cas, plus fréquents, on note une sensation de chaleur plus ou moins vive. Tôt ou tard, la *douleur* apparaît, faible au moment de la miction, augmentant après l'émission des dernières gouttes. Tantôt il ne s'agit que d'une cuisson, tantôt d'une douleur atroce provoquant une grande agitation nerveuse et même la syncope. Cette douleur se *prolongé* pendant un temps qui varie de quelques minutes à plusieurs heures.

L'affection peut se borner à ces symptômes tant que la poche reste de dimensions moyennes, mais si elle s'agrandit au point de s'étendre jusqu'au col vésical, il en résulte une *incontinence* permanente, ou qui se produit pendant un effort ou une secousse.

Ailleurs au contraire il y a *rétention* plus ou moins passagère. Elle s'explique par un spasme réflexe. C'est également à un phénomène de ce genre que nous rapportons les *difficultés d'uriner* notées souvent comme un phénomène initial : dans quelques cas cependant, cette difficulté paraît due à la présence d'un obstacle matériel et on peut, dans ces cas, invoquer un gonflement inflammatoire de la muqueuse, ou, plus rarement, et dans une période avancée, une compression de l'urèthre par la tumeur sous-jacente. Il existe parfois un écoulement uréthral assez abondant pour simuler une leucorrhée; ailleurs et plus souvent, ces produits de suppuration ne se retrouvent que dans l'urine et sont entraînés par les premières gouttes de la miction; plus rarement elles se montrent au moment ou un instant après l'expulsion des dernières. Sauf complication de cystite, la masse de l'urine n'est pas altérée.

Signes physiques. — Lorsque l'uréthrocèle est volumineuse, on aperçoit une *tumeur globuleuse* qui fait saillie à la vulve, entre les petites lèvres; ce cas est exceptionnel, et le plus souvent il est nécessaire d'écarter les parois vaginales; le toucher seul, chez certaines malades, permet d'en reconnaître l'existence.

Le volume varie de celui d'une noisette à celui d'un petit œuf de poule.

Au moyen du *toucher* vaginal on constate une tumeur de consistance variable, rénitente et fluctuante (Duplay), ou dépressible et mollasse; une sensibilité assez vive existe à ce niveau. *Par la pression, la tumeur diminue* généralement de volume et on voit pendant ce temps apparaître au méat une certaine quantité de pus mal lié, plus ou moins mélangé d'une urine ammoniacale : tantôt on peut faire sourdre une quantité notable d'une urine à peine altérée, tantôt quelques gouttes à peine de pus presque pur; dans d'autres cas, la tumeur est irréductible ou ne peut se vider que lorsqu'on y introduit un instrument par l'urèthre.

Le *cathétérisme* permet d'apprécier l'intégrité de la paroi supérieure. Un explorateur à boule peut donner des renseignements : il vaut mieux se servir d'un instrument métallique, tel qu'une sonde de femme, d'une sonde cannelée ou d'un hystéromètre. Les altérations de la paroi inférieure sont de deux sortes : tantôt le bec de la sonde s'enfonce progressivement et on le sent déprimer peu à peu la paroi vaginale et, sans l'abandonner, glisser ainsi jusque dans la vessie; tantôt au contraire, il rencontre à une certaine distance du méat une dépression brusque et tombe dans une poche communiquant avec l'urèthre par une sorte de collet; si on veut alors pousser la sonde en avant, on sent qu'elle est située dans une cavité; elle refoule la muqueuse vaginale, mais elle ne pénètre pas dans la vessie. Ces cas sont de beaucoup les plus fréquents.

Marche et complications. — Le *début*, nous l'avons vu, est ordinairement insidieux et la marche est lente; les douleurs, toujours assez vives, atteignent parfois un degré extrême de violence. L'affection paraît être fatalement progressive. Newmann parle pourtant d'uréthrocèles qui ont rétrocédé par involution (Piedpremier).

La *cystite* est une complication possible, mais qui n'est pas très fréquente. Elle est souvent signalée parce que les malades souffrent après la miction et que les dernières gouttes sont purulentes. Mais ces douleurs, qui se prolongent pendant plusieurs heures après la miction, ne ressemblent pas à celles de la cystite, qui s'atténuent et disparaissent beaucoup plus vite : elles ne sont pas expulsives et ne s'accompagnent pas de poussées vers le rectum; enfin les mictions sont souvent fréquentes, mais non impérieuses. Néanmoins une cystite par propagation peut se montrer et se reconnaîtra aux caractères qui lui sont propres.

Des *calculs* se sont quelquefois, mais très rarement, développés dans une uréthrocèle. Des fistules uréthro-vaginales paraissent n'avoir jamais été observées.

On a signalé la chute de la vessie, du rectum et de l'utérus; nous ne croyons pas que l'uréthrocèle en ait été le point de départ, mais dans ces cas au contraire elle a participé sans doute à un prolapsus de la muqueuse du vagin, qui constitue une affection fréquente.

Diagnostic. — Nous avons déjà indiqué les symptômes qui pouvaient faire penser à la cystite. Les tumeurs diverses de l'urèthre se reconnaîtront par l'exploration de l'urèthre et les troubles de la miction qui sont moins sujets à variations. La cystocèle occupe un siège différent; lorsqu'elle empiète sur l'urèthre et devient appréciable à la vulve, elle atteint un volume beaucoup plus considérable que les très grosses uréthrocèles. Quant aux kystes du vagin, ils ne s'accompagnent pas des mêmes troubles fonctionnels et ne sont pas réductibles par la pression.

Traitement. — Les cautérisations par le nitrate d'argent au moyen d'un tube endoscopique introduit dans la poche n'ont donné que des résultats incomplets. Il en est de même des raies de feu faites sur la paroi vaginale dans le but d'en amener la rétraction. La guérison n'a guère été obtenue qu'après une ouverture de la poche. Celle-ci a été faite au thermo-cautère (Duplay), ou au galvano-cautère (Chéron); l'emploi de ces instruments paraît une complication inutile et le bistouri est préférable; l'hémorrhagie est peu redoutable si on suit exactement la ligne médiane. Une valve de Sims est placée contre la paroi rectale du vagin et une sonde cannelée à laquelle on donne une courbure convenable est introduite dans la poche par l'urèthre. On pratique sur elle une incision antéro-postérieure de la paroi de la poche, autant que possible d'un seul coup de bistouri, pour éviter le glissement des différents plans et bien exactement sur la ligne médiane; on peut ainsi facilement explorer les parois et en pratiquer la cautérisation; un raclage à l'aide d'une curette tranchante nous a donné d'excellents résultats. Presque toujours il sera nécessaire de réséquer un lambeau de la paroi sur chaque lèvre de la plaie. On réunira les deux surfaces cruentées à l'aide de sutures profondes. La sonde à demeure n'est pas indispensable, surtout si tous les jours l'on fait prendre à la malade de 6 à 8 grammes de biborate de soude à l'intérieur.

CHAPITRE XI

TUMEURS DE L'URÈTHRE

Les tumeurs de l'urèthre sont extrêmement rares chez l'homme. Thompson a, il est vrai, décrit un polype pédiculé situé à l'union des portions prostatique et membraneuse, mais la nature de cette production n'est pas clairement établie. Par contre l'existence des polypes siégeant au méat ou dans la fosse naviculaire est nettement établie (Velpeau, Forget).

Chez la femme, les tumeurs de l'urèthre sont assez fréquentes : elles constituent des variétés nombreuses, qui sont : 1° l'hypertrophie de la muqueuse ; 2° les polypes, comprenant des tumeurs papillaires et folliculaires ; 3° les tumeurs vasculaires ; 4° les tumeurs de mauvaise nature ; 5° le prolapsus de la muqueuse.

1° HYPERTROPHIE DE LA MUQUEUSE

Suivant le siège qu'elle occupe, on distingue l'hypertrophie du méat, du centre du canal, ou celle qui avoisine le col vésical (Garnier-Mouton) ; cette dernière est la plus fréquente. L'hypertrophie atteint principalement la paroi postérieure du canal; elle comprend toute l'épaisseur de la muqueuse et envahit le tissu cellulaire péri-uréthral, d'où un relief appréciable à travers la paroi vaginale antérieure.

Au niveau du méat, il se forme un bourrelet qui n'est pas toujours régulier et qui présente des mamelons parfois pédiculisés (Bouilly), souvent cachés par les petites lèvres. La muqueuse qui recouvre la tumeur est lisse, résistante et se continue avec la muqueuse uréthrale. Cette hypertrophie, loin de produire un rétrécissement du canal, s'accompagne en général d'une dilatation du méat telle qu'elle admet l'extrémité du petit doigt.

2° POLYPES

Tumeurs papillaires. — Elles présentent l'aspect de petites masses granuleuses rouge vif, parfois violacé, dépassant rarement le volume d'une lentille. Elles peuvent occuper toutes les parois de l'urèthre; elles sont plus fréquentes dans la région voisine du méat et apparaissent dès qu'on en entr'ouvre les lèvres ou font une légère saillie à l'extérieur. Verneuil les range dans la classe des hypertrophies papillaires, remarquables par le grand développement de leurs vaisseaux.

Tumeurs folliculaires. — Elles sont développées aux dépens des follicules de la muqueuse, surtout au niveau de sa partie moyenne, ne dépassent pas la limite du canal et viennent faire saillie à l'extérieur.

Ces deux variétés de polypes présentent une différence capitale au point de vue symptomatique. Les tumeurs folliculaires sont indolentes et c'est le plus souvent au hasard qu'on doit leur découverte. Les tumeurs papillaires sont au contraire douées d'une sensibilité très vive et occasionnent parfois des douleurs violentes.

3° TUMEURS VASCULAIRES

Formées par un épaississement partiel de la muqueuse, accompagné d'un état variqueux des vaisseaux, rarement profondes, elles siègent de préférence sur la paroi inférieure du méat. Leur volume varie d'une tête d'épingle à une framboise (Bouilly) ; elles ne sont presque jamais pédiculées et offrent l'aspect de végétations rougeâtres, parfois d'un rouge-brun ou grisâtre. Elles sont tendues, résistantes et se gonflent sous l'influence de toutes les causes congestives, station debout, effort, époque cataméniale, etc. Leur turgescence et la coïncidence presque constante d'hémorrhoïdes anales les a fait désigner par le professeur Richet sous le nom d'hémorrhoïdes uréthrales.

4° TUMEURS MALIGNES

Celles-ci sont fort rares en dehors des tumeurs de voisinage qui envahissent l'urèthre par propagation. On a signalé des épithéliomes, des adénomes, fibro-myomes, des kystes.

Symptômes. — La grande variété qu'on observe dans les symptômes ne dépend pas toujours de la nature de la tumeur. A part les tumeurs folliculaires, qui sont généralement indolentes, et les tumeurs papillaires, qu'on a désignées sous le nom de polypes douloureux, elles peuvent être très bien tolérées; mais le plus souvent elles amènent des troubles de la miction et des symptômes douloureux.

Les troubles de la miction sont fréquents et constants quand la tumeur est volumineuse; mais, même dans le cas où elle est de petit volume, l'émission de l'urine est gênée et devient incomplète, phénomène qu'on ne peut attribuer qu'à un spasme réflexe. Il existe alors une rétention d'urine plus ou moins complète, des envies fréquentes, impérieuses, laissant une sensation de ténesme qui devient permanente. Enfin une cystite par rétention éclate le plus souvent au bout d'un certain temps. Les urines sont souvent sanglantes; la quantité de sang est rarement considérable.

D'autres phénomènes douloureux sont indépendants de la miction et semblent même à première vue ne pas dépendre d'une affection uréthrale. Ils consistent en des douleurs vagues irradiées aux aines, à l'hypogastre. Le plus souvent cependant celles-ci offrent un maximum au niveau de l'urèthre et sont exaspérées par le contact : le coït est douloureux et souvent impossible. Dans certains faits exceptionnels, la moindre pression arrache des cris à la malade, pendant l'exploration faite à l'extérieur; le cathétérisme ne peut être pratiqué sans anesthésie chloroformique.

Dans les cas ordinaires cependant, ce dernier mode d'exploration ne devra pas être négligé; en le pratiquant à l'aide d'un explorateur à boule un peu volumineuse, on recueille des renseignements sur la sensibilité du canal, les modifications de son calibre, ses régularités ou la présence de ressauts ou de rétrécissements; enfin, en retirant la boule, on entraînera quelquefois de petites tumeurs pédiculées qui apparaissent au méat.

Il est important de poser un diagnostic très exact; souvent les états douloureux de la vessie ou de l'anus sont d'ordre réflexe et les malades restent longtemps soumises à des traitements divers avant que la cause de leur mal soit découverte. On comprend qu'il est nécessaire dans certains cas de procéder à l'exploration directe au moyen de la dilatation forcée de l'urèthre, ou même, si l'on conserve encore des doutes, de pratiquer, ainsi que le conseille Emmet, une boutonnière uréthro-vaginale qui permet un minutieux examen de la muqueuse et en même temps facilite le traitement.

Traitement. — Il consiste dans l'ablation de la tumeur. Les caustiques chimiques, tels que le chlorure de zinc, l'acide chromique, ont une action qu'il est difficile de limiter. L'extirpation, la torsion ne permettent pas de détruire la base. Il est donc préférable d'avoir recours à l'excision à l'aide des ciseaux, du bistouri ou du cautère actuel. Dans le premier cas, il est souvent nécessaire, pour arrêter l'hémorrhagie, d'employer le nitrate d'argent ou le perchlorure de fer. Il vaut donc mieux pratiquer l'excision à l'aide du fer rouge, d'une anse galvanique ou du thermo-cautère. Dans l'un et l'autre cas, on combinera cette excision avec une dilatation modérée de l'urèthre, de manière à pouvoir l'explorer d'une façon complète. Enfin on évitera de faire de trop grands délabrements pendant l'excision, dans la crainte de voir se produire plus tard un rétrécissement cicatriciel.

CHAPITRE XII

CORPS ÉTRANGERS DE L'URÈTHRE

Les corps étrangers qui ont pénétré par le méat reconnaissent des causes multiples qu'on peut ranger en trois classes.

Ce sont :

1° *Un accident de cathétérisme;*

2° *Une manœuvre érotique ;*

3° *L'ivresse ou la folie.*

1° On a trouvé des débris de sonde de gomme, de caoutchouc surtout; des fragments de brise-pierre, la cuvette d'un porte-caustique, etc.

Les sondes d'argent se fragmentent rarement; le plus souvent il s'agit de pièces mal ajustées qui se sont séparées dans l'urèthre.

2° Les objets introduits dans un but érotique sont des plus variés. Ce sont des aiguilles, des épingles, des plumes, des crayons, des morceaux de bois, de baleine, de craie, un cure-oreilles, un cure-dents, une canule à lavement, une alène de cordonnier, des tuyaux de pipe, des allumettes, des boules de verre, de métal, des épingles à cheveux, des étuis à aiguilles, des épis de céréales, des noyaux de fruits, une gousse d'ail, une mèche de coton, une fourchette de 4 pouces, une clef, des vertèbres caudales d'un écureuil, une arète de poisson, etc., etc.

3° Les corps étrangers poussés dans l'urèthre sous l'empire de l'ivresse ou de la folie sont en général plus offensifs ; tels sont des cailloux, des morceaux de métal, des épingles, des agrafes, etc.

Cette grande diversité fait qu'une description d'ensemble n'est pas possible. Les objets pénètrent en général, par leur extrémité la moins offensive ; l'autre extrémité vient au contraire s'accrocher aux parois uréthrales et rend l'extraction plus difficile. Ailleurs leur longueur seule les empêche d'entrer dans la vessie tout entiers comme lorsqu'il s'agit d'une sonde de 20 à 25 centimètres.

Quelques corps étrangers subissent des modifications pendant leur séjour dans le canal ; les corps mous, les sondes s'accommodent aux courbures de l'urèthre ; d'autres, tels que les tuyaux de pipe, des tubes de verre se fragmentent ; on doit toujours avoir ces particularités présentes à l'esprit, car le diagnostic s'égare d'autant plus facilement que les renseignements fournis par le malade sont souvent faux et incomplets.

Siège, mobilité. — D'une manière générale les corps étrangers occupent les parties les plus larges de l'urèthre, telles que la fosse naviculaire où cependant ne se logent que ceux de petit volume, des haricots, des agrafes, etc. (Guyon) ; le plus souvent on les trouve dans le cul-de-sac du bulbe où ils butent contre la barrière membraneuse ; mais la grande diversité de ces objets crée beaucoup d'exceptions à la règle précédente, applicable seulement aux corps mobiles ; ceux qui présentent des aspérités, une extrémité pointue, restent fixés au point où la violence extérieure les a placés ; souvent on voit des pointes d'aiguilles traverser les parois de l'urèthre et le gland.

Quoi qu'il en soit, on peut dire que tout corps étranger introduit dans l'urèthre a une tendance à gagner les parties profondes et à tomber dans la vessie. Il est assez curieux de remarquer que c'est contre le courant de l'urine que ces corps étrangers progressent.

Plusieurs interprétations ont été données de ce fait. Denucé croit à une action antipéristaltique de l'urèthre qui se manifesterait après chaque miction. Philips regarde les fibres musculaires longitudinales comme les agents de cette progression d'avant en arrière. L'explication la plus vraisemblable a été donnée par Foucher, qui fait jouer un rôle capital aux érections. Supposons en effet un corps étranger à extrémité offensive, tel qu'une épingle, dont la pointe est dirigée en avant. Celle-ci, pendant l'érection, empêchera tout mouvement en avant ; au moment du retrait de l'organe, l'extrémité mousse sera repoussée vers la région membraneuse. Ajoutons à cela les traillements que le malade exerce sur sa verge et qui agissent de la même manière (Voillemier).

Symptômes. — La douleur est rarement vive au moment de l'introduction ; elle ne se manifeste que lorsque un corps offensif, comme un morceau de verre, un clou vient blesser les parois du canal; elle augmente alors pendant les mouvements imprimés à la verge et les érections; dans ces cas on voit souvent un léger écoulement sanguin qui comporte un pronostic d'une certaine gravité, car il indique qu'une voie est ouverte à la pénétration de l'urine.

Les troubles de la miction sont subordonnés à la forme et au volume du corps étranger : tantôt la rétention est complète, tantôt les difficultés sont moindres et même à peine sensibles, s'il s'agit par exemple d'un corps tubulé comme un tuyau de pipe ou un tube de verre, dont le canal central livre passage à l'urine. Enfin l'émission peut être entravée par le spasme de la région membraneuse développé sous l'influence du corps étranger.

Au bout de peu de jours on assiste à l'apparition d'un écoulement muco-purulent symptomatique d'une uréthrite. Celle-ci en effet se développe rapidement en présence d'un corps étranger; on en voit chaque jour la preuve dans la suppuration qui se produit autour des sondes à demeure.

Les urines, ordinairement limpides au début, se teintent souvent de sang après des mouvements ou une érection; elles entraînent également avec elles une certaine quantité de pus.

La fièvre est un symptôme inconstant. Nulle, lorsque le canal est absolument indemne, elle accompagne parfois la plus légère érosion; ailleurs au contraire elle manque en présence d'une plaie étendue. Son apparition est liée à la pénétration de l'urine ou plutôt à la présence d'un élément septique, car on observe dans ce cas toutes les formes de l'intoxication urineuse, même les plus graves. C'est dire que la nature du corps étranger, chargé ou non de matières virulentes, ainsi que le traitement des complications, a ici la plus grande importance.

Abandonnés à eux-mêmes, les corps étrangers ne déterminent pas fatalement des accidents et l'urèthre présente dans certains cas une tolérance remarquable. Le corps étranger s'y creuse une loge dans laquelle il peut faire un séjour très prolongé ; deux ans et demi, sept ans, seize ans ont été observés.

Dans d'autres cas des complications locales graves surviennent sous la dépendance d'une lésion de la muqueuse ; on voit alors la verge devenir rouge, tendue, être le siège d'un œdème qui atteint parfois des proportions énormes, et de douleurs vives. Jusque-là on est en face d'un phlegmon simple mal circonscrit ; mais bientôt les douleurs augmentent ; la tension, la rougeur se diffusent ; en même temps une aggravation de l'état général indique que l'urine a fait irruption dans le tissu cellulaire. Quelle que soit la région de l'urèthre intéressée, l'infiltration prendra une extension considérable ; le point de départ de cet accident est d'ordinaire dans la région périnéo-scrotale.

Plus souvent les accidents inflammatoires se localisent et aboutissent à la formation d'un abcès urineux ; on a vu le corps étranger éliminé en même temps que la collection purulente. Une fistule en est presque toujours la conséquence.

DIAGNOSTIC. — Il portera sur trois points : la forme et

la nature du corps étranger; le siège qu'il occupe; l'état du canal. L'exploration de l'urèthre au moyen de la *palpation* devra être faite avec de grands ménagements pour ne pas fragmenter des corps étrangers cassants ni blesser la muqueuse. Le *toucher rectal* permettra de reconnaître ceux qui sont situés dans l'urèthe profond. Quant au *cathétérisme*, c'est un moyen bien moins précieux. Avant de le pratiquer, on appliquera un doigt soit sur l'urèthre, soit dans le rectum en arrière de l'objet pour l'empêcher d'être refoulé pendant les manœuvres; à l'aide d'un explorateur à boule, on pourra quelquefois reconnaître sa forme et sa position. La même manœuvre renseignera sur l'état du canal et sa sensibilité; mais l'étude des troubles fonctionnels offre ici un plus grand intérêt.

TRAITEMENT. — Trois méthodes peuvent être employées. Elles consistent à 1° favoriser l'expulsion spontanée; 2° pratiquer l'extraction par le méat; 3° créer une voie artificielle.

1° *Expulsion spontanée.* — L'*expulsion spontanée* est favorisée par les procédés suivants. On a engagé le malade à retenir son urine, puis à faire des efforts de miction, sans résultats bien positifs. Amussat a conseillé de pincer le méat au moment de la miction, puis de l'ouvrir brusquement pour que l'urine, dilatant d'abord le canal, permette ainsi au corps étranger de se dégager et l'entraîne avec elle. Quant à la succion du gland, pratiquée par les Arabes, c'est une méthode justement abandonnée aujourd'hui comme inefficace et répugnante.

2° *Extraction par le méat.* — L'*extraction par le méat* réussit quelquefois à l'aide de *manœuvres externes* à travers les téguments ; avec un doigt placé dans le rectum ou le long de l'urèthre, on repousse peu à peu le corps étranger au devant duquel on refoule l'urèthre. Ces manœuvres sont dangereuses quand il s'agit d'épingles ou de corps offensifs.

Le plus souvent des manœuvres *intra-uréthrales* à l'aide d'instruments sont nécessaires.

Beaucoup de procédés ont été inspirés par les circonstances. Pour retirer un fragment de sonde, Voille-

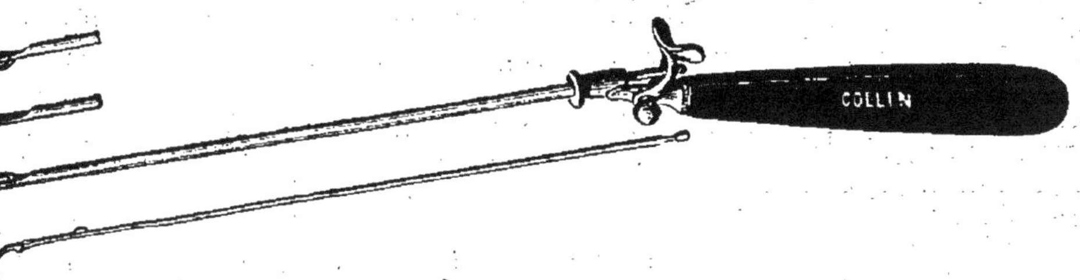

Fig. 15.

mier a introduit une corde à boyau dans la lumière de cet objet ; un gonflement s'est produit et l'adhérence a été suffisante pour permettre l'extraction. La pointe d'une épingle implantée dans l'extrémité d'une sonde de gomme (Caudmont), une anse de fil métallique conduite en arrière du corps étranger et attirée en avant (Marchetty), etc., sont des procédés qui ont été utiles à l'occasion.

Des instruments appropriés rendront de plus grands services ; on en a inventé un certain nombre parmi lesquels nous citerons : la *curette articulée* de Leroy d'Etiolles, modifiée par Collin (fig. 15), utile surtout pour les objets de petit volume. La *pince dite de Hunter*, se compose de deux tiges dont les extrémités terminées en cuillers, s'écartent naturellement grâce à leur élasticité; elles sont placées dans une canule qui en glissant sur elles, détermine leur rapprochement et leur éloignement. On introduit l'instrument fermé dans l'urèthre, jusqu'au contact du corps étranger, puis on l'ouvre. Dans l'intervalle de l'écartement on cherche à insinuer le corps étranger et quand on croit l'avoir saisi on repousse la canule qui rapproche les branches.

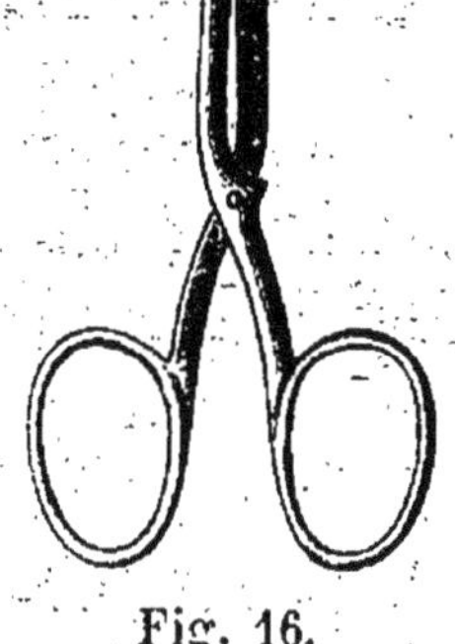

Fig. 16.

La *pince de Collin* (fig. 16) est une modification des plus heureuse de l'instrument de Hunter et permet d'agir mieux, plus rapidement et avec une seule main. C'est l'instrument qui trouve les plus nombreuses applications.

Le corps étranger une fois saisi est le plus souvent facile à extraire, mais quelquefois un bourrelet de la muqueuse vient faire obstacle; des injections d'huile facilitent le glissement. Ailleurs, on est arrêté au méat, sur lequel on pratique un léger débridement.

3° *Extraction par une voie artificielle.* — Il existe deux principaux procédés d'extraction qui reconnaissent chacun des indications. C'est la ponction (procédé Sue-Dieffenbach) et la boutonnière.

La *ponction* n'est possible que lorsque le corps étranger est pointu et sans renflement. S'il occupe la région pénienne, le manuel opératoire consiste à couder la verge à angle droit après avoir fixé avec les doigts l'objet à extraire, une aiguille, par exemple, dont on fait saillir la pointe à travers les téguments. Ce procédé est applicable aux épingles doubles; on transperce la peau avec les deux pointes et on redresse l'épingle au niveau de la courbure; puis on coupe une des branches le plus près possible de sa partie courbe; un mouvement de bascule la fait alors facilement sortir.

Au périnée l'opération est plus compliquée; on fixe l'épingle avec un doigt introduit dans le rectum et on refoule les téguments au-devant de la pointe; ce procédé réussit rarement dans cette région.

La *boutonnière* est nécessaire toutes les fois que le corps étranger, plus ou moins volumineux, mais ni allongé, ni pointu, n'aura pu être extrait par les voies naturelles; il en sera de même quand il sera encroûté de sels calcaires. A la région pénienne on fera sur le corps étranger préalablement fixé, une incision parallèle à l'urèthre; il n'est pas utile de la faire longue d'emblée, car certains objets peuvent basculer et être retirés suivant leur petit diamètre. Cependant si elle était jugée trop petite, on l'agrandirait de suite, parce que les tractions et les déchirures sont redoutables.

Au périnée, si le corps étranger est volumineux et

facile à sentir à travers les téguments, il sert de conducteur et on incise couche par couche à son niveau. Dans le cas contraire on introduira un cathéter et on ira à sa rencontre comme dans l'uréthrotomie externe.

CHAPITRE XIII

CALCULS DE L'URÈTHRE

A. CALCULS DE L'URÈTHRE CHEZ L'HOMME

En raison de leurs analogies, nous réunirons dans un même chapitre les calculs uréthraux proprement dits et les calculs périuréthraux.

Calculs uréthraux. — *Étiologie, pathogénie.* Les calculs qu'on rencontre dans l'urèthre reconnaissent deux origines.

Les uns (*calculs migrateurs*), sont descendus tout formés des voies urinaires supérieures, soit directement du rein sans séjourner dans la vessie, comme après une colique néphrétique, soit de la vessie, spontanément ou après une opération de lithotritie. Ce fait est plus rare, car d'une part les calculs vésicaux ont peu de tendance à s'engager dans l'urèthre, du moins dans l'âge mûr et la vieillesse, et d'autre part, depuis l'adoption de la lithotritie rapide, l'engagement consécutif des fragments calculeux dans le canal est devenu exceptionnel.

La deuxième espèce de calculs uréthraux comprend

ceux qui se sont développés sur place (*calculs autochtones*).

Les calculs migrateurs s'arrêtent en général en arrière des rétrécissements pathologiques ou des points normalement plus étroits du canal. On les rencontre dans la région prostatique, surtout dans le cul-de-sac du bulbe, dans la fosse naviculaire en arrière du méat, ou bien dans la portion membraneuse de l'urèthre lorsque la région bulbaire est le siège d'un rétrécissement.

Les calculs nés sur place peuvent aussi se développer en amont d'un rétrécissement. Dans ce cas, et par là ils touchent aux calculs périuréthraux, ils se forment plus volontiers au niveau d'une poche ou d'une fistule urinaire. Dans un autre ordre de faits, un corps étranger, une épingle, un fragment de bois, sert de noyau à des concrétions phosphatiques, ce qui n'a pas lieu de surprendre, si l'on se rappelle avec quelle rapidité ces corps étrangers, et en particulier les sondes à demeure, se recouvrent parfois d'un dépôt semblable.

Les calculs uréthraux sont surtout fréquents chez l'enfant; le petit calibre de son urèthre et le faible développement de sa prostate expliquent cette prédominance. En seconde ligne vient l'âge mur, l'âge des rétrécissements et celui des manifestations de la diathèse urique.

Anatomie pathologique. — De nombre indéterminé, quoique le plus souvent uniques, les calculs uréthraux sont ordinairement petits : exceptionnellement on en a vu qui mesuraient 4 et 6 centimètres, qui pesaient 6 et 24 grammes.

Leur forme est très variable; beaucoup sont creusés

d'une gouttière qui livre passage à l'urine; d'autres fois celle-ci s'écoule grâce aux irrégularités du calcul.

Selon leur siège on peut les distinguer en péniens, bulbaires, membraneux et prostatiques. Comme ils se moulent en général sur le canal, leurs caractères habituels sont différents pour chacune de ces localisations. Ainsi les calculs péniens ont une forme irrégulièrement allongée; dans la région bulbaire ils sont plus arrondis et munis d'une sorte de collet; ils acquièrent un volume souvent considérable dans la région membraneuse, grâce à la grande dilatabilité du canal en ce point; enfin les calculs prostatiques, rarement limités à l'urèthre, se prolongent souvent en haut dans la vessie, en bas dans la portion membraneuse et quelquefois jusqu'au bulbe; ils ont une forme allongée et présentent des étranglements au niveau des points rétrécis qu'ils traversent. On distingue des calculs prostato-vésicaux, calculs primitivement prostatiques qui ont poussé consécutivement un prolongement vésical, et des calculs vésico-prostatiques dont l'accroissement s'est fait d'une façon inverse.

Parmi les calculs qu'on a vus occuper à la fois plusieurs régions, le plus remarquable, extrait par Lanzert (de Saint-Pétersbourg), est figuré dans le traité de Voillemier : il s'étendait du méat au collet du bulbe et était composé de six pierres articulées entre elles.

Au point occupé par la concrétion, il se produit souvent une dépression des parois qui peut aller jusqu'à l'enchatonnement du calcul. La muqueuse à ce niveau est tantôt simplement rouge ou à peine érodée, tantôt elle présente une ulcération susceptible de devenir plus tard l'origine d'un rétrécissement. Au-dessus, le canal est souvent dilaté, et dans les cas anciens on peut rencontrer toutes les lésions de la vessie et des reins consécutives aux rétentions.

Symptomes, diagnostic. — Les symptômes fonctionnels sont à peu près les mêmes, quelle que soit la région qu'occupe la pierre. Lorsque le calcul est petit, il peut ne manifester sa présence que par une légère douleur, soit au point où il s'est arrêté, soit au bout de la verge ; plus rarement on observe de temps à autre un arrêt brusque du jet. S'il est volumineux, les douleurs sont vives, accompagnées d'érections ; plus tard apparaît un écoulement. Mais la miction surtout est entravée : il existe une dysurie intense et parfois une rétention absolue avec tumeur hypogastrique. Dans ce cas, il faut craindre une infiltration d'urine, car le calcul, en général offensif, a pu déchirer la muqueuse et ouvrir une voie à l'épanchement. Telles sont les deux formes extrêmes : elles sont exceptionnelles, et les cas intermédiaires sont les plus fréquents. La rétention absolue est surtout rare ; bien plus souvent il se fait autour du calcul, quand il est volumineux, un suintement qui simule une incontinence par regorgement.

Les signes physiques varient suivant les régions. Dans la portion pénienne, une petite concrétion peut passer inaperçue : le calcul est généralement senti avec le doigt, à travers les téguments, sous la forme d'un corps dur plus ou moins mobile, situé dans l'axe du canal ; mais cette saillie manque souvent. L'existence d'une douleur nettement localisée, est un signe de présomption très important. Le cathétérisme avec un explorateur métallique fait quelquefois entendre un choc caractéristique; d'ordinaire ce choc n'est perçu que par la main; la même sensation est obtenue avec la bougie en gomme à renflement terminal, qui permet de mieux apprécier l'épaisseur, les rugosités, la mobilité du calcul.

A la région bulbaire on méconnaît quelquefois des calculs assez volumineux (Bourdillat). Le palper donne en tout cas des renseignements moins précis que dans la région pénienne.

Dans les régions membraneuse et prostatique, c'est au toucher rectal qu'il faut avoir recours.

On a vu dans des cas exceptionnels un calcul uréthral rester latent pendant de longues années; au contraire, les symptômes que nous venons de décrire sont, en général, précoces et peuvent débuter brusquement. Le calcul donne rarement lieu à des phénomènes inflammatoires très violents; cependant une uréthrite intense, des abcès périnéaux quelquefois très étendus aboutissant à une fistule complète ont été observés. On a même vu des calculs s'éliminer spontanément en même temps que le pus d'un abcès. Quand ils sont engagés derrière un rétrécissement, ils comportent un pronostic sévère.

Le diagnostic est en général facile quand le corps étranger occupe la région pénienne et bulbaire où la pression éveille une douleur localisée caractéristique. Les erreurs sont plus fréquentes quand les calculs occupent la région prostatique; on les a confondus avec les calculs vésicaux et avec une altération de la glande, tuberculose, hypertrophie, calculs intra-glandulaires. Les signes de ces diverses affections sont assez nets pour que nous n'ayons pas besoin d'insister.

TRAITEMENT. — L'extraction par le méat devra être tentée tout d'abord. La curette articulée de Leroy d'Etiolles offre des avantages. Pour éviter de blesser les parois de l'urèthre, le professeur Guyon recommande, au moment de l'extraction, d'appuyer sur la face supérieure du calcul à l'aide d'une bougie de cire : ainsi fixé, il ne peut être offensif pour la muqueuse. La pince de Hunter, la pince uréthrale de Collin, les injections d'huile ou d'eau tiède rendront ici de grands services; enfin on ne négligera pas la dilatation qui, poussée très loin, a permis l'issue de calculs volumineux. On aura recours au besoin à la lithotritie uréthrale soit au moyen des brise-pierres de Civiale, de Nélaton, de Reliquet, soit à l'aide d'une pince uréthrale dont la manœuvre est souvent plus facile. Lorsqu'un calcul occupe la prostate, on doit essayer, mais avec prudence, de le refouler dans la cavité vésicale où il sera plus facile de le broyer. Si le calcul est situé en arrière d'un rétrécissement pathologique, c'est ce dernier qu'on traitera tout d'abord.

La création d'une voie artificielle à travers les téguments est commandée :

1° Lorsque le calcul a déterminé la production d'une infiltration urineuse ou phlegmoneuse des parois; souvent alors, surtout dans la région pénienne, le calcul est extrait par l'ouverture même qui a donné issue au pus ou à l'urine;

2° Lorsque les tentatives d'extraction ou de broiement sont restées infructueuses; mais dans ce cas l'opération ne doit pas être considérée comme inoffensive, et souvent il en résulte une fistule très difficile à obturer. Cependant, il faudrait y recourir rapidement pour un calcul engagé derrière un rétrécissement, s'il survenait, comme c'est la règle, des accès de fièvre de quelque intensité. D'ailleurs, l'emploi des antiseptiques, intus et extra, permet d'assurer le succès d'une suture de la plaie, pratiquée immédiatement après l'extraction. Pour les calculs profonds qui n'ont pu être ni retirés par le méat, ni refoulés dans la vessie, Demarquay conseille une véritable taille prérectale : le bulbe n'est incisé que si le calcul est trop volumineux pour passer sans produire une déchirure.

CALCULS PÉRI-URÉTHRAUX

Etiologie, pathogénie.— Ces calculs occupent un trajet fistuleux, ou bien sont situés dans le tissu cellulaire périuréthral : dans ce second cas leur existence suppose toujours une solution de continuité antérieure.

Comme les calculs uréthraux d'ailleurs, ils peuvent avoir eu pour origine un gravier venu des voies urinaires supérieures, ou bien s'être formés sur place par décomposition de l'urine dans des culs-de-sac ou des trajets fistuleux. En s'accroissant ils ont déterminé la formation d'une poche artificielle plus ou moins étendue, qui communique avec le canal par un orifice de dimensions variables; on l'a trouvée dans des cas rares complètement obturée.

Anatomie pathologique. — Le nombre de ces calculs

est variable; le plus souvent uniques, ils peuvent exceptionnellement se rencontrer au nombre de 80 (Blasius, Colot). Leur multiplicité s'explique par l'infiltration simultanée de l'urine dans différentes loges du tissu cellulaire; ils sont fréquemment taillés à facettes. Dans certains calculs uniques, on trouve plusieurs noyaux: ils résultent alors de l'accolement d'un nombre plus ou moins considérable de petites concrétions primitivement distinctes.

Les calculs périuréthraux peuvent atteindre un volume beaucoup plus considérable que ceux de l'urèthre : on en cite qui ont approché du poids de 1500 grammes (Bourdillat).

Leur forme est irrégulière comme la cavité dans laquelle ils se développent : parfois ils sont creusés d'une gouttière à leur point de contact avec le canal.

Rares dans la région pénienne, en raison de la minceur des tissus périuréthraux, ils sont plus fréquents au niveau du scrotum, où ils présentent le volume le plus considérable, ainsi que dans la région périnéale antérieure. Dans le périnée postérieur ils sont absolument exceptionnels : il n'en existe qu'une observation. Quant aux calculs situés dans l'épaisseur de la prostate, ils seront décrits séparément avec les maladies de cet organe.

Symptômes, diagnostic, évolution. — Les troubles de la miction font le plus souvent défaut. Lorsqu'il existe des symptômes fonctionnels, ils consistent surtout en une dérivation de l'urine et du sperme par les trajets fistuleux qui peuvent exister, ou bien en une dysurie plus ou moins marquée due à la compression du canal par le corps étranger sous-jacent.

Les signes physiques se rapprochent beaucoup de ceux des calculs uréthraux. La nodosité sentie par le doigt est plus superficielle et n'occupe pas l'axe du canal; lorsqu'elle est formée par des calculs multiples, on obtient quelquefois une sorte de crépitation; le canal est perméable. Dans certains cas un stylet, introduit dans le trajet fistuleux, arrive au contact de la concrétion.

Les calculs périuréthraux sont facilement tolérés : on en a vu dont la présence remontait à 18, à 36 et jusqu'à 50 ans (Vanzetti, Deschamps, Louis). Leur élimination spontanée par une fistule soit préexistante, soit consécutive (abcès, gangrène), est plus fréquente que celle des calculs uréthraux; elle s'est produite 18 fois sur 50 cas (Bourdillat).

Il est facile, d'après ce qu'on vient de voir, de distinguer un calcul périuréthral d'un calcul du canal; une erreur plus grave consisterait à prendre pour un calcul scrotal une concrétion développée dans une cystocèle de la région.

Traitement. — Dans l'extraction des calculs périuréthraux, on devra utiliser autant que possible les trajets fistuleux qui peuvent exister : on les dilatera ou on les débridera, et, pour prévenir la persistance de la fistule, on ne fera la suture qu'après avivement des parois. En cas d'absence de fistule complète, on incisera sur le calcul. L'emploi d'une sonde à demeure est indiqué après l'opération.

B. — CALCULS DE L'URÈTHRE CHEZ LA FEMME

Calculs uréthraux. — Non seulement ils sont rares en raison de la grande dilatabilité et de la brièveté de l'urèthre, mais presque toujours (Morgagni, Larrey, Blache) ils sont vésico-uréthraux.

Ils sont de petite taille, parfois multiples et s'arrêtent en arrière du méat. Après un séjour plus ou moins long, ils sont ordinairement expulsés spontanément du canal. Lorsqu'ils s'y accroissent, c'est en repoussant la paroi vaginale de l'urèthre.

Leurs symptômes ne sont marqués que quand le calcul a atteint un certain volume; on signale en particulier l'existence de douleurs violentes et la possibilité de certains accidents : rupture de l'urèthre, hémorrhagies, fistules, etc.

L'extraction directe est généralement possible grâce à la grande dilatabilité du canal, et malgré l'opinion de Civiale, c'est à ce procédé qu'on aura d'abord recours. En cas d'échec on tentera de repousser le calcul dans la vessie et de l'y broyer. En dernier lieu, on choisira une méthode sanglante ; à la taille par le petit appareil préconisée par Larrey, on préférera l'incision sur la paroi même de l'urèthre au niveau de la tumeur, procédé qui expose moins à l'incontinence.

Calculs périuréthraux. — Ils sont exceptionnels; il existe pourtant des exemples de calculs développés soit dans une fistule uréthro-vaginale, soit dans le vagin lui-même. L'ablation en est facile.

CHAPITRE XIV

VICES DE CONFORMATION

1° ABSENCE DE L'URÈTHRE

Cette malformation est infiniment rare. Il existe une observation d'absence complète (Richardson, d'après Chopart), dans laquelle le sujet urinait par l'anus, et une d'absence incomplète (Goschler, d'après Guyon); dans ce dernier cas, on voyait au-devant de l'anus un orifice qui livrait passage à l'urine et au-devant de lui un bourgeon charnu, vestige du pénis.

2° IMPERFORATIONS INCOMPLÈTES

Il s'agit en réalité d'un rétrécissement congénital. L'obstacle siège au méat, ce qui est fréquent, ou, beaucoup plus rarement, sur une autre portion de l'urèthre.

Etroitesse congénitale du méat. — Elle est parfois telle qu'un stylet de trousse y pénètre avec peine, et elle donne lieu à tous les *symptômes des rétrécissements péniens*.

Si l'on n'intervient pas à temps, des désordres étendus dépendant de la rétention d'urine peuvent survenir;

autrement cette malformation n'entraîne pas un pronostic grave, car elle est justiciable d'un traitement des plus simples qui est le *débridement*. A l'aide d'un bistouri boutonné ou mieux d'un bistouri à bascule, dit méatotome de Civiale, on sectionne la commissure inférieure. La partie rétrécie n'occupe en général que la dernière portion de l'urèthre et ne s'étend pas au delà d'un centimètre et demi ; il est donc inutile de faire une incision étendue.

Rétrécissements congénitaux proprement dits. — Quoique très rares, ils constituent deux variétés (Guyon) : les rétrécissements cylindriques et annulaires (Philips et Syme) et les rétrécissements valvulaires (Velpeau, Jarjavay, Godard).

3° IMPERFORATIONS COMPLÈTES

On en distingue trois variétés (Guyon) :

1° L'occlusion par les téguments seuls :

Il s'agit d'occlusion congénitale du méat; l'obstacle peut se prolonger à une certaine distance dans l'intérieur du canal.

2° Occlusion par la membrane muqueuse seule.

On rapporte quatre ou cinq cas dans lesquels un ou plusieurs diaphragmes muqueux cloisonnaient complètement l'urèthre, à une profondeur variable.

3° Occlusion par transformation de l'urèthre en un cordon plein.

Cette transformation est ordinairement très étendue ; ailleurs elle n'occupe qu'une petite portion de l'urèthre, ou bien elle s'étend jusqu'à la prostate. Elle coïncide le plus souvent avec d'autres malformations, telles que l'imperforation de l'anus.

Tantôt l'obstruction est complète, et l'enfant succombe rapidement. Tantôt il existe des orifices de dérivation, soit que l'urèthre s'abouche dans le rectum, soit que la vessie s'ouvre elle-même dans cet intestin ou qu'elle communique avec l'ombilic par l'ouraque resté perméable.

4° URÈTHRES DOUBLES

Cette variété d'anomalie n'existe pas (Guyon), sauf dans les cas de verge double; mais on a signalé un certain nombre de *canaux accessoires* de l'urèthre étudiés récemment par Lejars, qui en reconnaît quatre variétés; ce sont, d'après lui, tantôt des ectopies de divers canaux voisins de l'urèthre, tantôt une variété d'épispadias.

A. *Ectopie de l'extrémité inférieure du rectum.* — Dans un fait de Monod, un canal anormal très superficiel, sous-jacent à l'urèthre vrai, parallèle au raphé de la verge et des bourses, traversait le périnée pour s'aboucher dans le rectum qui n'avait pas d'ouverture anale.

B. *Ectopie des conduits éjaculateurs.* — Le cas le plus célèbre est celui de Cruveilher, dans lequel un orifice situé près de la couronne du gland, conduisait dans un canal à parois minces qui, au niveau du ligament suspenseur, s'introduisait entre les corps caverneux et l'arcade pubienne, pour se diviser en deux branches de bifurcation entourant les côtés de la prostate.

C. *Ectopie congénitale des conduits excréteurs de la prostate.* — Plusieurs faits se rapportent, d'après Verneuil, à ce genre de malformation; l'existence des canaux anormaux n'a été révélée dans la plupart des cas que par l'existence d'une blennorrhagie qui les avait envahis. L'orifice en est situé tantôt à la racine de la verge, tantôt au-dessus du méat normal (Picardat); il laisse écouler un liquide filant, limpide, après l'éjaculation.

D. *Canal accessoire se terminant en cul-de-sac.*— C'est une variété d'épispadias (Lejars).

Dans deux cas (Pedrowski, Lejars), il existait un canal collatéral et supérieur à l'urèthre normal dont la paroi supérieure était constituée par un repli cutané; ce canal s'étendait à toute la longueur de la verge et s'arrêtait au niveau de la racine, en formant un cul-de-sac; ni l'urine, ni le sperme ne s'écoulaient par ce conduit; Lejars voit dans cette anomalie une variété d'épispadias constituée par l'adossement incomplet de deux bourgeons caverneux.

5° DILATATION CONGÉNITALE DE L'URÈTHRE POCHES URINEUSES

L'urèthre peut présenter une ampliation congénitale sans obstacle au cours de l'urine (Guyon). Ordinairement il existe une atrésie d'un point quelconque voisin du méat. Ailleurs, la cause de la dilatation réside dans une minceur extrême de la paroi uréthrale inférieure, qui peut être réduite à une membrane fine et transparente et sans trace de tissu spongieux.

Deux observations remarquables en sont rapportées dans la thèse du professeur Guyon.

6° EMBOUCHURE ANORMALE DU MÉAT

L'urèthre peut s'ouvrir à la partie supérieure du gland (Malgaigne) ou latéralement à lui, sur les côtés d'une poche qui se distend au moment de la miction. Les autres ouvertures anormales de l'urèthre, plus près de son origine, ne sont que des variétés d'hypospadias et d'épispadias.

7° EMBOUCHURE ANORMALE DES URETÈRES DANS L'URÈTHRE

Vice de conformation extrêmement rare qui s'accompagne en général de l'absence plus ou moins complète de la vessie.

8° EMBOUCHURE ANORMALE DU RECTUM DANS L'URÈTHRE

Cette malformation est liée le plus souvent à une imperforation de l'anus. Duret, qui en a observé récemment un bel exemple, a pu rétablir le cours normal des matières.

9° FISSURES DE L'URÈTHRE

Hypospadias. — Ce vice de conformation est constitué par l'absence ou la division de la paroi uréthrale inférieure.

L'étiologie en est fort obscure : l'hérédité paraît jouer un certain rôle.

Voici comment on explique l'existence de cette difformité, qui résulte d'un arrêt de développement :

On sait que de chaque côté du sinus uro-génital existent les quatre bourgeons génitaux externes de Coste, deux supérieurs qui fourniront les corps caverneux et se réuniront sur la ligne médiane, et deux inférieurs qui, par leur fusion, formeront le scrotum et en arrière desquels s'ouvre l'urèthre. Dans une première phase du développement, la réunion de ces deux moitiés laisse à la partie inférieure une gouttière qui est transformée en canal par l'accolement des deux bords latéraux.

Si ce dernier travail ne s'effectue pas, l'hypospadias est constitué et, suivant que la soudure manque dans telle ou telle portion, on en distingue plusieurs espèces.

1° La première comprend trois variétés : les hypospadias *péno-scrotal*, *pénien* ou *balanique*, variétés de beaucoup les plus communes.

2° La deuxième espèce est constituée par l'hypospadias *périnéal* ou *périnéo-scrotal*. Il s'accompagne le plus souvent d'un hypospadias pénien ; cependant le canal antérieur peut exister isolément : enfin ces deux portions antérieure et postérieure de l'urèthre sont quelquefois complètes sans fissures, mais ne sont pas soudées l'une et l'autre ; il en résulte une *fistule congénitale*.

1° *Hypospadias balanique.* — La limite du canal est le gland dont la face inférieure présente une excavation en gouttière assez irrégulière. L'orifice de l'urèthre est constitué par un repli cutané en forme de valvule semi-lunaire. Le gland à son extrémité est excavé et ordinairement aplati, étalé, recourbé à sa pointe (Duplay) ;

parfois il est bifide. Un orifice uréthral existe au-dessus de la fissure et se termine ordinairement en cul-de-sac peu profond.

Le prépuce épais, plissé recouvre la face dorsale du gland. Souvent la verge est contournée; le trajet uréthral est alors absolument spiroïde (Verneuil). Enfin il y a aussi parfois coexistence de verge palmée, malformation constituée par un prolongement du scrotum sous forme de repli triangulaire qui vient se terminer près du gland.

Hypospadias pénien et péno-scrotal. — La disposition est analogue à celle de la variété précédente, avec cette différence que l'ouverture uréthrale est située plus ou moins près du scrotum. Le trajet du canal est représenté tantôt par une gouttière à bords assez saillants, tantôt par une surface presque plane. En même temps la verge présente une courbure très marquée pendant l'érection.

Voici trois variétés très rares (Duplay) : 1° le canal est conservé dans la partie antérieure avec un méat normal, mais il existe une fistule congénitale plus ou moins étendue; 2° le canal existe en avant de l'hypospadias et se termine en cul-de-sac; 3° le canal existe en avant de l'hypospadias et se termine en cul-de-sac ouvert en arrière.

2° *Hypospadias périnéo-scrotal.* — Le scrotum est divisé en deux moitiés contenant chacune un testicule; ces glandes sont atrophiées, souvent absentes. L'orifice de l'urèthre occupe le périnée, ordinairement immédiatement en arrière de la limite normale des bourses, et se présente sous la forme d'une fente allongée verticalement, bordée de deux replis cutanéo-muqueux, circonscrivant une dépression plus ou moins profonde qui rappelle, jusqu'à un certain point, l'entrée du vagin (Duplay).

La verge, très courte d'ordinaire, atrophiée, est fortement incurvée en bas, ce qui est dû à l'existence d'une bride cutanée muqueuse et aussi à l'arrêt de développement des corps caverneux dont l'enveloppe fibreuse est épaissie.

Très souvent, ces malformations, surtout celles de la dernière variété, coexistent avec d'autres arrêts de développement et en particulier la cryptorchidie.

Lorsqu'une telle disposition est très prononcée, elle offre une certaine ressemblance avec les organes génitaux externes de la femme. En effet, la verge est très courte et très rétractée, les deux moitiés du scrotum, inhabitées et atrophiées, simulent les grandes lèvres. Des erreurs de sexe ont été ainsi commises : on les évitera en recherchant les testicules dans les trajets inguinaux et en examinant par le rectum s'il existe une prostate ou un utérus.

Les *troubles fonctionnels* sont peu marqués dans la variété pénienne et surtout balanique. La miction et l'éjaculation sont à peu près normales. Il n'en est pas de même de la variété périnéo-scrotale ; la miction est gênée surtout à cause de l'incurvation de la verge sur laquelle le jet d'urine vient se briser : les malades sont obligés de s'accroupir pour uriner. Les érections sont parfois douloureuses à cause du tiraillement exercé sur la bride fibreuse; le coït est le plus souvent impossible, car la verge en s'allongeant se dirige en bas dans l'écartement des cuisses : la fécondation en tout cas est irréalisable.

Traitement. — *Bouisson* a, le premier, indiqué une opération rationnelle qui consiste à redresser la courbure de la verge et à tailler des lambeaux de façon à ce que leur surface cutanée serve de paroi à l'urèthre. Un procédé de *Moutet*, suivi tout d'abord d'insuccès, semble complètement abandonné. *Th. Anger* et *Thiersh* ont décrit des procédés qui ont entre eux beaucoup de rapports et que nous exposerons brièvement. Le manuel opératoire tracé par le *professeur Duplay* est le plus communément employé aujourd'hui.

1° *Procédé de Bouisson.* — Un lambeau allongé est disséqué aux dépens du scrotum, relevé et suturé le long de la face inférieure de la verge ; deux lambeaux longitudinaux taillés de chaque côté de la fente hypospadienne recouvrent la surface cruentée et sont suturés à leur tour.

2° *Procédé de Th. Anger.* — Une incision longitudinale est pratiquée de chaque côté de la fente hypospadienne. Sur un des côtés, à gauche par exemple, on dissèque un lambeau en forme de volet, de façon à ce qu'il puisse être rabattu, la face cruentée en dehors, et à ce que la peau serve de paroi inférieure au canal. On dissèque à droite un autre lambeau, en sens inverse et on mobilise la peau à une assez grande distance pour que ce dernier lambeau puisse être ramené à gauche, et recouvre toute la surface cruentée laissée à nu par la dissection précédente. Des points de suture fixent les lambeaux dans cette position.

Au niveau de l'ouverture hypospadienne, un avivement et des sutures convenables assurent la continuité du nouveau canal avec le tronçon d'urèthre normal. L'opération se fait en un seul temps.

3° *Procédé de Duplay*. — On procède par temps successifs qui sont :

1° Le redressement de la verge ;

2° La création d'un nouveau canal depuis le gland jusqu'au voisinage de l'ouverture hypospadienne ;

3° L'abouchement des deux portions du canal uréthral.

1° *Premier temps. — Redressement de la verge.*

On pratique au niveau de la partie moyenne de la verge une incision transversale en sectionnant couche par couche jusqu'à l'enveloppe fibreuse des corps caverneux qui peut être comprise dans l'incision, de même qu'une partie des corps caverneux. Le redressement de la verge rend cette plaie lozangique ; on rapproche les bords de l'incision cutanée au moyen de sutures (fig. 17).

Pour se mettre à l'abri des rétractions fibreuses, il est bon d'attendre 6 *à* 8 *mois* avant de commencer le deuxième temps.

Deuxième temps. — Création d'un nouveau canal.

Ce temps peut lui-même être divisé en deux parties, qui sont la restauration du méat et la confection du nouveau canal.

Pour effectuer la *restauration du gland*, on procède

à l'avivement de deux lèvres de l'échancrure, et on les réunit au moyen de sutures. Si on juge que le calibre du méat n'est pas suffisant, on pratique sur la

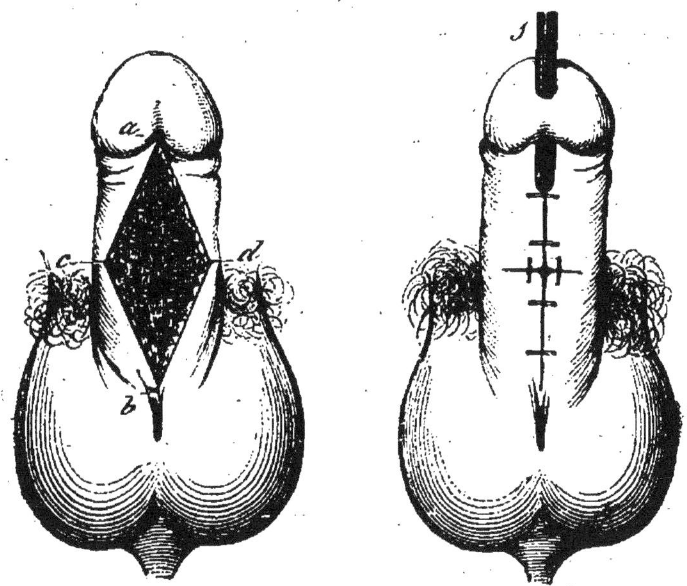

Fig. 17 [1].

ligne médiane ou sur les parties latérales une ou deux incisions dans l'épaisseur du gland (*a*, *a'* fig. 18).

Confection du nouveau canal. — De chaque côté de la gouttière hypospadienne on pratique une incision longitudinale, *ab*, *a'b'*, étendue de la base du gland jusqu'à un demi-centimètre de l'ouverture hypospadienne (fig. 19). La distance à laquelle ces incisions doivent être faites est

[1] Ces figures et les suivantes sont empruntées au traité de pathologie externe de Follin et Duplay.

telle que les lambeaux disséqués puissent être renversés en dedans et soient assez larges pour recouvrir une sonde d'un calibre convenable ; il n'est pas nécessaire toutefois

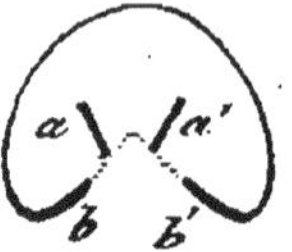

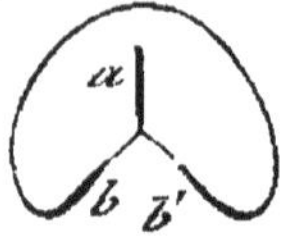

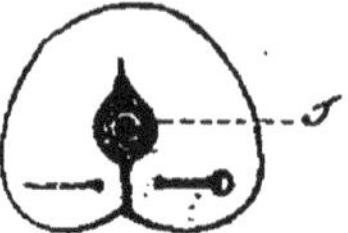

Fig. 18.

qu'ils arrivent à un affrontement parfait. On dissèque alors, à partir de la lèvre externe des incisions longitudinales, la peau des faces latérales de la verge, jusqu'à une distance assez grande pour que ces lambeaux externes *cd*, *c'd'* puissent être attirés vers la ligne médiane et recouvrir la face cruentée de lambeaux internes.

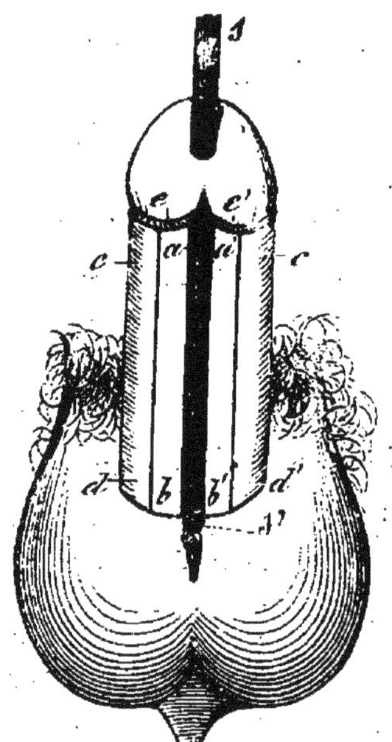

Fig. 19.

Le professeur Duplay se sert pour les sutures de fils d'argent très fins passés uniquement dans les lambeaux externes. Primitivement il comprenait dans la même anse de fil les 4 lambeaux externes et internes, complication qu'il a depuis jugée inutile (fig. 20). A un demi-centimètre environ d'intervalle, les extrémités des fils sont engagées dans de petites tiges de plomb percées de trous de distance en distance ; lorsque la constriction est jugée suffisante, les fils sont assujettis par des tubes de Galli ; les bords de la plaie cutanée bâillent quelquefois et exigent alors quelques sutures superficielles (fig. 21).

Il arrive fréquemment que la réunion ne réussit pas sur un ou plusieurs points. Dans ce cas des opérations complémentaires sont nécessaires.

Troisième temps. — Abouchement des deux portions du canal.

On avive le pourtour de l'ouverture anormale et on applique le même mode de suture que dans

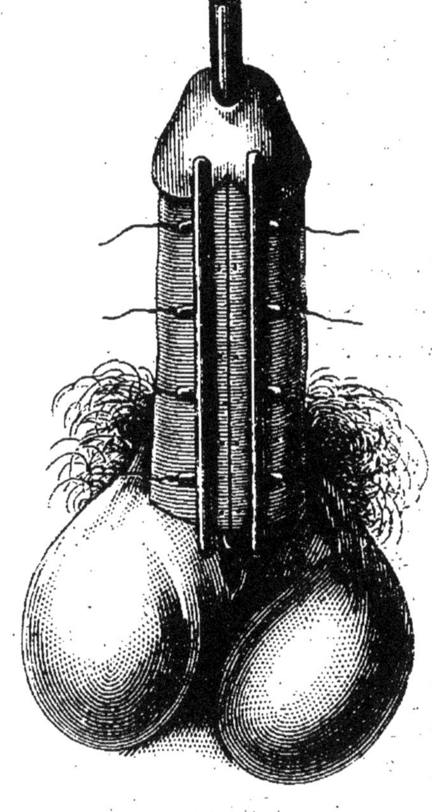

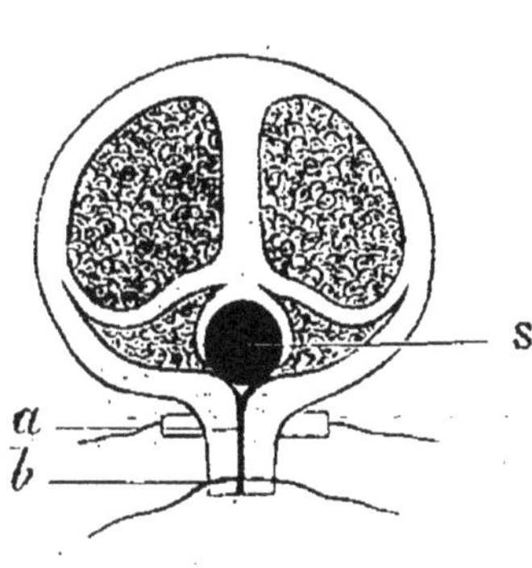

Fig. 20. Fig. 21.

le cas précédent, à l'aide de fils d'argent passés dans des tiges de plomb et arrêtés par des tubes de Galli au delà des tubes de plomb latéraux.

Une sonde à demeure, placée pendant 2 ou 3 jours, a donné de bons résultats au professeur Duplay ; d'autres chirurgiens laissent l'urine s'écouler par le nouveau canal.

Epispadias. — On désigne sous ce nom la division ou l'absence de la paroi supérieure de l'urèthre.

Etiologie, pathogénie. — L'hérédité est la seule cause qu'on puisse invoquer.

L'explication la plus vraisemblable du mode de formation de l'épispadias a été donnée par Dolbeau. Les bourgeons génitaux externes supérieurs de Coste, au lieu de se réunir par en haut, se soudent par en bas de façon à former une gouttière : lorsque les bords de celle-ci se réunissent, il y a inversion de l'urèthre; s'ils restent écartés, il y a épispadias.

Il existe trois variétés dites :

1° *Epispadias balanique;*

2° *Epispadias spongo-balanique;*

3° *Epispadias complet.*

1° *Epispadias balanique.* — Le gland est creusé sur sa face supérieure d'une gouttière qui se continue sur la portion spongieuse de l'urèthre. Au fond de cette gouttière existent 1 sillon médian et 2 sillons latéraux plus ou moins marqués. La verge est courte et étalée.

2° *Epispadias spongo-balanique.* — La division du gland se prolonge sur la face dorsale de la verge jusqu'à la rencontre de la portion restante de l'urèthre. La gouttière ainsi formée est rétrécie au niveau du méat, évasée à la fosse naviculaire (Duplay). On observe au fond les orifices des lacunes uréthrales.

3° *Epispadias complet.* — La verge est courte, rétractée en haut et en arrière, de telle sorte que la face supérieure se trouve en contact avec la paroi abdominale. Presque-toujours il existe une torsion de l'organe; le prépuce, divisé sur sa moitié supérieure, est épais, exubérant.

En abaissant la verge on aperçoit une gouttière qui commence au gland et se termine profondément sous l'arcade pubienne. Il existe à ce niveau une sorte d'infundibulum, formé en haut par la peau de la paroi abdominale et en bas par la gouttière uréthrale. Cet infundibulum conduit à l'orifice de sortie des urines, limité en haut par un repli cutanéo-muqueux en forme de croissant à concavité inférieure, se continuant par ses extrémités, d'une part avec la peau et d'autre part avec la muqueuse de la portion membraneuse (Duplay). Les corps caverneux sont réunis sur la ligne médiane; on ne retrouve à leur partie inférieure aucun vestige d'urèthre.

D'autres malformations accompagnent souvent l'épispadias. Telles sont une hernie, la cryptorchidie et l'atrophie des testicules. L'écartement des pubis est plus grave, car l'ouverture épispadienne se trouve élargie, le sphincter fonctionne mal et il y a souvent alors incontinence d'urine. L'exstrophie de la vessie s'accompagne toujours d'épispadias.

Troubles fonctionnels. — Quand l'épispadias est complet, il existe ordinairement, mais non fatalement, une incontinence des urines. Quelquefois celle-ci n'apparaît que dans la station verticale : elle consiste en un suintement qui cesse lorsqu'on écarte la verge de l'abdomen.

Chez tous le jet est divisé et éparpillé, et la plupart sont obligés de s'accroupir pour uriner.

Traitement. — Nous n'exposerons ici que la méthode du professeur Duplay, car les procédés de Dieffenbach,

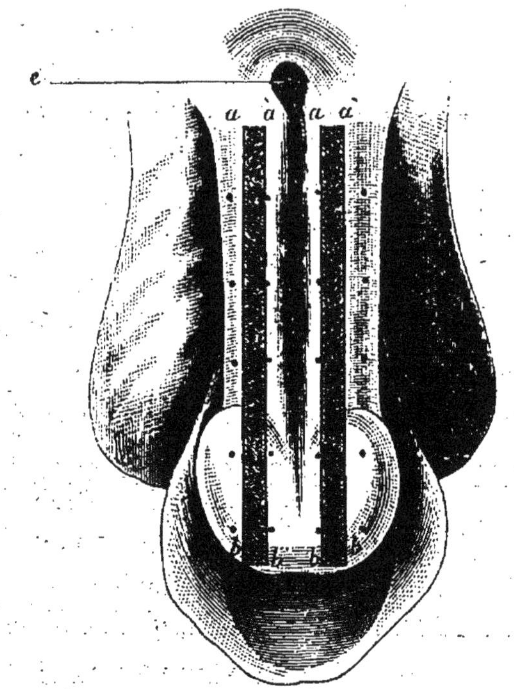

Fig. 22.

de Dolbeau, de Thiersch, ont donné des résultats incomplets.

Cette méthode comprend trois temps :

1° Redressement de la verge;

2° Création d'un nouveau canal, jusqu'au voisinage de l'ouverture épispadienne;

3° Abouchement des deux portions du canal.

Premier temps. — Redressement de la verge.

On pratique des sections simples ou multiples pénétrant d'autant plus profondément dans le corps caverneux qu'elles sont plus rapprochées du pubis. Malgré cela, le redressement complet est souvent difficile à obtenir.

Deuxième temps. — Création d'un nouveau canal.

De chaque côté de la gouttière épispadienne, on pratique un avivement de forme quadrilatère *ab*, *a'b'* (fig. 22), large d'un demi-centimètre environ, sur toute la longueur de la gouttière.

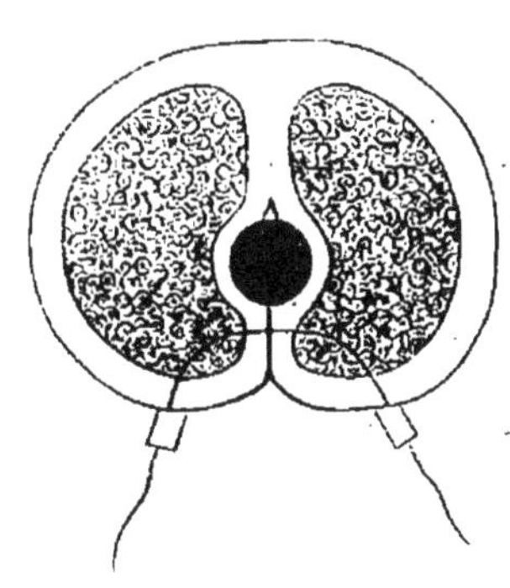

Fig. 23.

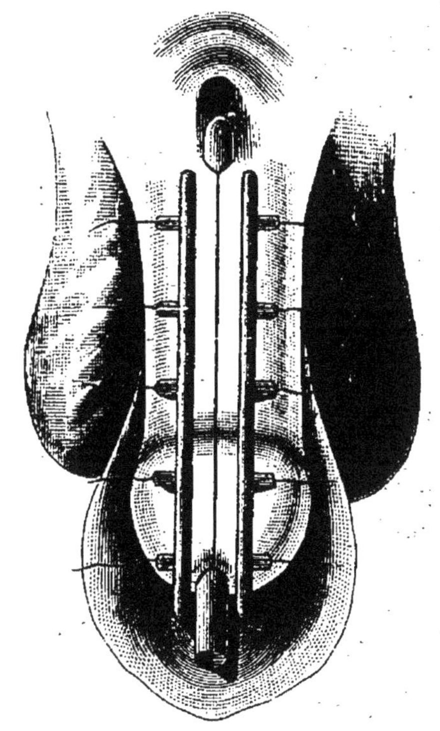

Fig. 24.

Puis on adosse les deux surfaces avivées et on les réunit à l'aide d'une suture enchevillée au moyen de tubes de plomb, comme pour l'hypospadias (fig. 23 et 24).

L'écartement des deux lèvres de la gouttière est en

général suffisant pour y loger une sonde; en cas contraire, on pratique sur la ligne médiane une incision qui augmente la profondeur.

Une sonde introduite par l'ouverture épispadienne permet de détourner l'urine et de l'empêcher de mouiller la partie suturée.

Troisième temps. — Abouchement des deux portions du canal.

Après le deuxième temps, il ne reste plus qu'une fistule infundibuliforme. On en avivera largement le pourtour et on fera la réunion au moyen d'une suture enchevillée.

Cette opération ne réussit pas toujours la première fois; on doit la renouveler jusqu'à ce que la réunion soit parfaite.

Comme pour l'hypospadias, il convient de laisser un intervalle de plusieurs mois entre chacun des temps opératoires.

DEUXIÈME PARTIE

MALADIES DE LA PROSTATE

CHAPITRE PREMIER

LÉSIONS TRAUMATIQUES

A. — CONTUSIONS

En dehors du cathétérisme, les contusions de la prostate sont si rares et si mal connues qu'on en a même contesté l'existence. La situation profonde de la glande, que protège le squelette du bassin, sa mobilité qui, pour être faible, n'en est pas moins beaucoup plus grande que celle des organes voisins, de l'urèthre membraneux par exemple (Terrillon), expliquent cette immunité.

Toutefois, lorsqu'il existe une désorganisation étendue des parties environnantes, la prostate ne reste pas toujours indemne. Dans une autopsie, Velpeau a vu le parenchyme glandulaire profondément altéré et criblé de petits grumeaux sanguins. Bien qu'exceptionnel, ce fait a son intérêt, et c'est peut-être par ces sortes d'hémorrhagies interstitielles que débutent certaines prostatites dites traumatiques.

B. — PLAIES

Nous n'étudierons ici que les plaies de dehors en dedans. Les plaies de dedans en dehors, dues le plus souvent au cathétérisme, ont déjà été décrites (voy. *Plaies de l'urèthre*).

Étiologie. — Si l'on excepte les plaies par armes à feu et celles qui, dans des cas extrêmement rares de fracture du bassin, résultent de la pénétration d'un fragment osseux, la prostate peut être atteinte par trois voies : par l'hypogastre, par le rectum et par le périnée.

Souvent les plaies hypogastriques sont produites par le trocart dans la ponction sus-pubienne, et suivies dans ce cas d'une prostatite aiguë. Quant aux blessures accidentelles, leur intérêt s'efface devant la gravité des lésions vésicales ou péritonéales qui les accompagnent.

Les plaies faites par la *voie rectale* sont devenues rares depuis qu'on a cessé de ponctionner la vessie par le rectum. Actuellement elles ne reconnaissent plus guère d'autres causes que la présence de corps étrangers dans cet intestin (noyaux de fruits, épingles, graviers, objets divers introduits dans un but de lubricité); le traumatisme de la prostate est presque toujours le résultat des manœuvres que nécessite l'extraction de ces objets, surtout lorsqu'ils sont fragiles, comme ceux de verre ou de porcelaine.

Les plaies *périnéales*, les plus fréquentes, sont chirurgicales (taille, ponction) ou accidentelles. Dans ce dernier cas elles sont dues, soit à la pénétration d'un instrument piquant ou coupant (pointe d'épée, couteau, tranchet de cordonnier), soit à une chute à califourchon sur quelque corps aigu et résistant (échalas, branche d'arbre).

SYMPTOMES. — Deux cas se présentent : l'urèthre est indemne ou il est blessé.

Dans le premier, on a souvent pour tous symptômes une douleur plus ou moins vague et un écoulement sanguin par la plaie rectale ou périnéale. L'hémorrhagie toutefois, même avec une plaie étroite, peut être assez abondante pour nécessiter le tamponnement du rectum. Un autre danger menace, c'est celui d'un abcès périprostatique, dont la production est favorisée par le voisinage d'un milieu septique tel que l'intestin et par le facile épanchement du sang dans le tissu cellulaire péri-rectal.

Lorsque l'urèthre est atteint, à moins que l'instrument ne soit de très petit calibre, comme une aiguille, un trocart capillaire, la pénétration se traduit par deux symptômes principaux : une uréthrorrhagie et un écoulement d'urine par la plaie.

Sauf lorsqu'elle est très abondante, l'*uréthrorrhagie* est intermittente, la tonicité des muscles de la région ne livrant que par intervalles passage au sang qui reflue plutôt dans la vessie, surtout lorsque le col est sectionné (Le Dentu). Dans les cas de large plaie périnéale, l'hémorrhagie peut se faire par le périnée en même temps que par l'urèthre.

L'*issue de l'urine* par la plaie peut aussi être intermittente ; elle coïncide alors avec le commencement de la miction ; d'autres fois l'écoulement est continu ; dans ce cas il révèle souvent une lésion du col vésical, mais ne permet pas d'affirmer son existence. On sait en effet que la véritable barrière normale qui retient l'urine dans la vessie est constituée non par le sphincter du col, mais par celui de l'urèthre membraneux (Guyon).

On a signalé l'écoulement du sperme et du *liquide prostatique* par la plaie. Le premier ne peut indiquer qu'une blessure des vésicules séminales ; quant au liquide prostatique, la quantité qui en est sécrétée en dehors de l'orgasme vénérien est trop faible pour être cliniquement appréciable.

L'*exploration directe*, faite, selon les dimensions de la plaie, à l'aide du doigt ou du stylet, ne doit être pratiquée que très exceptionnellement, lorsqu'il est urgent de connaître la direction du trajet ou lorsqu'on y soupçonne la présence de corps étrangers.

Le toucher rectal permet d'apprécier les lésions de la face postérieure de la prostate et surtout de suivre le développement des complications.

MARCHE ET COMPLICATIONS. — Une plaie simple de la prostate, même étendue, reste peu grave si elle est régulière et facilement perméable : témoin la facilité avec laquelle guérissent les incisions de la taille. Il ne faut pas pourtant qu'elle dépasse les limites de la glande : dans ce cas la blessure des plexus veineux aggrave le pronostic. Cette complication, redoutable surtout chez le vieillard dont les veines sont dilatées et turgescentes, expose à une hémorrhagie primitive considérable, et ultérieurement à l'infection purulente

Les plaies anfractueuses sont à peu près fatalement suivies de prostatite, de périprostatite, et, s'il y a eu pénétration de l'urèthre, d'infiltration d'urine. Celles de la partie supérieure de la prostate frayent une voie à l'infiltration sous-péritonéale ; quand elles sont situées entre les aponévroses supérieure et moyenne, l'urine s'épanche dans les fosses ischio-rectales.

Dans deux cas (Lapeyronie, Demarquay), la blessure des canaux éjaculateurs, suivie d'oblitération, entraîna l'atrophie du testicule correspondant.

Traitement. — Il varie suivant l'état du canal.

1° L'*urèthre est respecté*.—On combattra l'hémorrhagie par la compression, les réfrigérants, et mieux encore par l'eau très chaude. Il est rare qu'on ait besoin de recourir au fer rouge, que le voisinage du rectum, de l'urèthre et de la vessie doivent faire repousser.

2° L'*urèthre est ouvert*.—Si le trajet est large et régulier, s'il permet un écoulement facile de l'urine, le traitement se bornera à des lavages antiseptiques. S'il est étroit, anfractueux, on s'opposera au passage de l'urine à travers la plaie en plaçant une sonde à demeure ; dans le cas seulement où sa présence amènerait une suppuration du canal, on aura recours au cathétérisme répété. Lorsque celui-ci, pour une raison quelconque, est reconnu difficile ou dangereux, il est indiqué d'élargir et de régulariser la plaie par des débridements convenables (Le Dentu).

L'administration à l'intérieur de 6 à 8 grammes de biborate de soude rend l'urine aseptique et hâte la cicatrisation.

La plaie ayant une certaine tendance à rester fistuleuse, on se hâtera, si les tissus tardent à se rapprocher, de recourir aux cautérisations, aux injections irritantes et à la compression.

CHAPITRE II

PROSTATITE AIGUË

Étiologie. — Les causes de la prostatite aiguë sont déterminantes et prédisposantes.

CAUSES PRÉDISPOSANTES

La prostatite aiguë, survenant le plus souvent au cours de la blennorrhagie, se rencontre surtout chez l'adulte (de 20 à 35 ans) ; elle est rare chez le vieillard, exceptionnelle chez l'enfant. Quant aux diathèses invoquées, l'arthritisme, la scrofule ; elles ne paraissent agir que parce qu'elles prédisposent à la blennorrhagie ; la tuberculose imprime à la maladie un caractère spécial.

Toutes les causes de congestion locale favorisent le développement de la prostatite : habitude de la station assise, constipation, excitations sexuelles répétées ou longtemps prolongées, excès alcooliques bien plutôt que l'alcoolisme chronique.

Enfin la blennorrhagie que nous retrouverons comme cause déterminante agit aussi comme cause prédisposante lorsqu'elle a passé à l'état chronique. Un traumatisme léger devient souvent, chez un sujet atteint de blennorrhagie chronique, l'occasion d'une prostatite.

CAUSES DÉTERMINANTES

On peut distinguer des causes indirectes et des causes directes (Le Dentu, Segond).

Causes indirectes. — Trois ou quatre *maladies générales* sont citées comme ayant donné lieu à cette affection. Ce sont d'abord les oreillons (Gosselin), la variole (Guyon), l'infection purulente (Désormeaux, Socin). On a signalé en outre (Gaillard, de Rochefort) une prostatite goutteuse à laquelle appartiendraient des caractères particuliers (Harrison, Coulson).

Peut-être l'absorption de certains médicaments (cantharides, balsamiques, boissons diurétiques) n'est-elle pas sans influence sur le développement de la prostatite. L'usage de la médication suppressive de la blennorrhagie ne paraît pas avoir une grande importance (Fournier).

La prostatite *a frigore* est exceptionnelle (Segond); le froid peut être considéré comme un facteur plus ou moins important, mais très rarement capable de déterminer à lui seul la prostatite.

Causes directes. — Les agents vulnérants qui épuisent leur action sur les téguments n'intéressent que très rarement la prostate, protégée comme on l'a vu. La prostatite aiguë peut résulter pourtant d'une *chute sur le périnée* (Barbier). Certaines contusions lentes, chroniques pour ainsi dire, ont été incriminées, en particulier l'équitation. Toutefois aucune des observations citées (Demarquay, Lallemand, Reimonenq) n'est démonstrative : ou bien les antécédents sont passés sous silence, ou bien les malades ont à leur actif de nombreuses blennorrhagies. Encore Thompson fait-il remarquer que, même chez les cavaliers en puissance d'uréthrite aiguë ou chronique, la prostatite n'est pas commune. Les plaies périphériques de la prostate peuvent, nous l'avons dit, déterminer une suppuration de cet organe.

Beaucoup plus fréquents sont les traumatismes qui agissent sur la glande par l'urèthre. Tels sont ceux qui résultent d'un *cathétérisme* maladroit ou brutal (fausses routes, éraillures de la muqueuse, contusions) ; encore les accidents consécutifs au cathétérisme deviennent-ils plus rares à mesure que l'emploi des précautions antiseptiques se généralise. L'influence des *injections* est moins connue, mais non moins évidente ; le liquide, poussé avec violence, force le sphincter membraneux et exerce une action vulnérante sur l'arrière-canal. A côté de ces traumatismes brusques, il faut citer ceux dont l'action est prolongée : le cathétérisme répété ne peut guère être incriminé en dehors d'une maladresse, d'une violence ou de l'introduction d'un élément septique ; les sondes à demeure, placées dans de bonnes conditions et surveillées, ne provoquent que bien rarement l'uréthrite, à plus forte raison la prostatite ; enfin les cautérisations. Dans ce dernier cas, le traumatisme paraît être le résultat de l'introduction même de l'instrument, plutôt que de l'action caustique, car elles sont inoffensives lorsqu'elles sont faites par le procédé des instillations du professeur Guyon.

Les *inflammations propagées* par continuité de tissus sont les plus communes. Elles sont consécutives à trois affections surtout, qui sont par ordre de fréquence : l'*uréthrite blennorrhagique* (46 cas sur 115, Segond), l'*uréthrite* développée en arrière des *rétrécissements* (23 cas), beaucoup plus rarement la *cystite* du col. Ces prostatites par propagation éclatent le plus souvent à l'occasion d'un excès, d'une injection violente, d'une fatigue, etc.

ANATOMIE PATHOLOGIQUE

Nous étudierons successivement la prostatite, les abcès de la prostate, enfin la périprostatite.

PROSTATITE

La prostate présente un volume deux, trois, quatre fois plus considérable qu'à l'état normal ; sa consistance est ferme et résistante ; des vaisseaux remplis de sang coagulé l'entourent.

Bien que toute la glande participe à l'augmentation de volume, ordinairement un des lobes latéraux prédomine, et cet inégal développement détermine une déviation de l'urèthre. La tumeur, bosselée, *proémine surtout vers le rectum.*

A la coupe, le tissu prostatique est rouge foncé ; on en fait sourdre par la pression un liquide louche d'abord, puis purulent. Le pus sort des culs-de-sac glandulaires, où il est rarement assez abondant pour former de petits foyers.

Velpeau, Harrison ont distingué différentes formes de prostatites, selon que l'inflammation atteint en premier lieu tel ou tel élément de la glande. Ce dernier auteur admet une prostatite folliculaire ou glandulaire et une prostatite parenchymateuse ou totale.

A la vérité, certaines prostatites d'origine particulières (traumatique, métastatique), peuvent débuter par le parenchyme, mais c'est une exception : presque toujours les glandules sont intéressées les premières et voici quelle est, d'après Brissaud, la marche de l'affection :

Certains groupes de glandes sont atteints à l'exclusion absolue des groupes voisins, ce qui explique la formation de bosselures à la surface de l'organe (Velpeau). L'altération est le résultat d'une prolifération de l'épithélium. Cette prolifération est surtout prononcée au niveau des culs-de-sac glandulaires, que les cellules remplissent peu à peu, donnant à tout l'organe, suivant l'expression de Vidal de Cassis, l'aspect d'une prostate injectée à la cire. Puis survient dans certains tubes une désintégration des cellules, qui ne forment bientôt plus qu'un détritus méconnaissable, au milieu duquel on distingue quelques globules de pus.

Cependant, les tissus sous-jacents à l'épithélium se sont enflammés à leur tour. Autour des culs-de-sac, le tissu musculaire interglandulaire présente une néoplasie nucléaire des plus abondantes qui, par places, peut aboutir à la suppuration. C'est ainsi que s'explique la formation de petits abcès miliaires disséminés dans le parenchyme glandulaire. Enfin le processus s'étend de proche en proche des glandules à tout le tissu de la prostate.

Dès cette période, quelques organes voisins, le col

vésical, les vésicules séminales peuvent s'enflammer à leur tour.

ABCÈS DE LA PROSTATE

Ils sont dus le plus souvent à la confluence secondaire des petits foyers purulents développés au niveau des culs-de-sac. Plus rarement apparaissent dans le parenchyme glandulaire des infarctus hémorrhagiques et de petites masses jaunâtres dont le volume varie de celui d'une perle à celui d'un pois et qui constituent le point de départ des abcès.

Les abcès, plus ou moins nombreux au début (Lallemand en a compté jusqu'à 30), ne tardent pas à se réunir en *un foyer généralement unique* et de volume variable.

Celui-ci occupe généralement la portion postérieure de la prostate ; presque toujours les lobes latéraux sont intéressés d'abord ; le lobe médian ne l'est que consécutivement et par extension de la collection latérale.

Les parois de l'abcès présentent un aspect qui varie suivant son âge. A la période de début, elles sont épaisses, dures, résistantes, anfractueuses ; les loges ne communiquent souvent que par d'étroits pertuis ; à la dernière période, les parois deviennent minces, dépressibles ; quelques brides sont les seuls vestiges des cloisons disparues. Le contenu consiste en un pus glutineux et poisseux.

L'*urèthre traverse le foyer ;* il est plus ou moins disséqué, ses parois sont rarement indemnes et d'ordinaire la collection s'est ouverte dans le canal. L'orifice aurait, d'après Le Dentu, des dimensions proportionnelles au volume de l'abcès. Dans les abcès volumineux, il se présente quelquefois sous la forme d'un vaste clapier, rempli d'un mélange de pus et d'urine et qui simule une vessie supplémentaire, ou bien des orifices multiples sont groupés en pomme d'arrosoir; l'abcès semble alors s'évacuer par les conduits des glandules prostatiques. En général l'orifice, unique, n'est pas très large.

Dans certains cas, le pus perfore l'aponévrose d'enveloppe; il s'échappe alors par le rectum ou suit différents trajets sur lesquels nous aurons à insister. La rupture périphérique peut coexister avec l'ouverture uréthrale.

Les canaux éjaculateurs sont tuméfiés, indurés et parfois contiennent du pus. Les vésicules séminales peuvent présenter des lésions analogues.

Quand le pus dépasse les limites de la glande, la capsule s'ulcère, se rompt, et c'est là une des origines de l'abcès périprostatique.

PÉRIPROSTATITE, PHLEGMON PÉRIPROSTATIQUE

On désigne sous ce nom l'inflammation et les suppurations développées dans l'espace celluleux situé entre le rectum et l'aponévrose prostato-péritonéale. Exceptionnellement elles peuvent se développer sous des influences telles que : blessures, plaies, déchirures du rectum (Pozzi), inflammation des vésicules séminales (Reliquet), inflammations vésicales (Segond, Labarraque). Ailleurs un abcès d'une région voisine, de la fosse ischio-rectale par exemple, fait irruption dans l'espace rétro-prostatique et s'ouvre même dans la vessie; mais presque toujours la prostatite en est la cause première.

La périprostatite qui succède à la prostatite se développe de deux façons (Guyon).

Tantôt c'est un phlegmon *par diffusion;* un abcès prostatique, même petit, rompt la paroi postérieure de la capsule, s'ouvre et se répand dans le tissu cellulaire prérectal, où il peut produire un phlegmon étendu et de vastes décollements. Tantôt c'est un phlegmon *par propagation :* la propagation se fait par le système veineux, par le système lymphatique, ou par le tissu cellulaire.

La propagation par le *réseau veineux* est évidente; quelques autopsies (Segond, Carpentier-Méricourt, Moysant) montrent les veines du plexus péri prostatique remplies de sang coagulé et de pus; dans un cas même, les veines semblaient s'ouvrir dans un abcès rétroprostatique du volume d'une noix.

Bien plus fréquente est la propagation par la *voie lymphatique;* l'inflammation suit les troncs intra-prostatiques jusqu'au plexus à mailles serrées qui, d'après Sappey, s'étend de la partie postérieure du ligament de Carcassonne au cul-de-sac vésico-rectal du péritoine. A la lymphangite se joindrait une inflammation des ganglions signalés par Lannelongue sur les côtés et en avant du rectum, dans les cas rares où ces ganglions, niés par Sappey, se trouvent exister. La théorie lymphangitique explique bien certains faits de périprostatite suppurée survenue sans l'intermédiaire d'un abcès de la prostate, à la suite d'un traumatisme (cathétérisme malheureux, uréthrotomie) ou d'une inflammation de la muqueuse uréthrale. Ces faits ne sont pas sans analogie avec ceux qui président au développement du phlegmon du ligament large (Reliquet, Segond).

La *propagation cellulaire* est le mode le plus simple ; elle se fait par contiguïté de tissus. Dans ce cas, le phlegmon est primitivement peu étendu, comme on le constate par le toucher rectal; il s'agrandit ensuite progressivement.

Le phlegmon par propagation, quel que soit son mode de production, se présente sous deux aspects différents : tantôt l'inflammation est peu développée dans la glande et beaucoup dans le tissu cellulaire périphérique : c'est le *phlegmon périprostatique d'emblée;* tantôt elle progresse d'un pas égal dans les tissus prostatiques et périprostatiques : c'est la *prostatite phlegmoneuse diffuse.*

La forme et le volume des abcès varient suivant la cause productrice et suivant l'époque de la maladie. Dans le phlegmon par diffusion, la cavité peut rester longtemps bien limitée. Les phlegmons par propagation sont plus étendus ; on n'y rencontre ni brides ni cloisonnements comme dans les abcès intra-prostatiques; ils sont primitivement uniques, et rarement constitués par la réunion de plusieurs foyers indépendants, à l'exception des abcès d'origine phlébitique.

Ces collections siègent en général à la partie postérieure de la glande; tantôt elles n'occupent qu'un point plus ou moins central, tantôt elles en dépassent les limites. Le pus se propage par toutes les traînées celluleuses en continuité avec la couche rétro-prostatique.

Les organes voisins ne sont pas forcément envahis; on voit de vastes suppurations ne s'accompagner que de troubles fonctionnels peu marqués et suivies de *restitutio ad integrum;* certaines autopsies montrent les vésicules, la prostate, le bas-fond de la vessie baignant dans le pus et néanmoins indemnes. D'autres fois ces organes participent à l'inflammation. L'urèthre, puis le rectum sont le siège des plus fréquentes altérations de voisinage; le canal déférent, les vésicules et la prostate résistent mieux à l'action ulcérative.

Une fois la collection évacuée, on voit parfois persister une fistule à trajet compliqué dont l'oblitération est des plus difficiles. Quelquefois aussi de vastes cavernes rétro-prostatiques communiquent avec la vessie, se remplissent d'urine et constituent dans certains cas une sorte de cavité vésicale surnuméraire; ailleurs elles se sont ouvertes dans le rectum ou bien elles sont interposées à un trajet uréthro-rectal et contribuent à entretenir une suppuration qui conduit le malade à la cachexie et à la mort.

SYMPTOMES

PROSTATITE

Le début de la prostatite diffère suivant que l'inflammation s'ajoute à une affection préexistante ou qu'elle se développe spontanément.

Dans le premier cas, quand, par exemple, la prostatite survient au cours d'une affection uréthrale, ce début est absolument *insidieux*. Il peut coïncider avec une diminution de l'écoulement et avec une douleur plus violente des mictions (Fournier). Rarement observe-t-on un léger frisson, et la fièvre est tout d'abord peu marquée ou nulle. Il existe surtout une gêne, une pesanteur périnéale qui s'accroît pendant et après la miction. La défécation est douloureuse; elle le devient plus ou moins rapidement, selon que l'inflammation commence par la périphérie de la glande ou se localise sous la muqueuse; dans ce dernier cas elle peut évoluer et même aboutir à la formation d'un petit abcès sans donner lieu à d'autres symptômes qu'à de la dysurie. Ces petits abcès, assez fréquents d'après Civiale, passent facilement inaperçus, même lorsqu'ils s'ouvrent, le pus se confondant généralement avec la suppuration intra-uréthrale, concomitante ou préexistante.

Lorsque la prostatite est spontanée, le début est bruyant. Un *frisson* donne le signal, violent, prolongé, puis apparaissent une soif vive, une céphalalgie intense, et tous les signes généraux d'une grande pyrexie. Bientôt l'attention est appelée sur la région prostatique par une douleur locale vive, gravative, et par une dysurie qui peut être assez marquée pour nécessiter une ponction hypogastrique. Une ascension thermométrique considérable et rapide n'indique nullement que l'affection doive être plus grave et se terminer par suppuration : d'après le professeur Guyon, le début brusque et violent qu'on observe surtout à la suite d'une manœuvre intra-uréthrale, traduit non pas la prostatite, mais un accès urineux concomitant déterminé par le traumatisme. Ce dernier passe, et la prostatite évolue dès lors avec des allures plus calmes qui sont, disons-le de suite, celles qu'elle prend le plus souvent.

Bientôt la gravité des symptômes augmente. Une *douleur vive*, accompagnée de battements, irradie aux lombes, au périnée, aux cuisses; la position assise, la marche, la station debout sont pénibles.

La *dysurie* s'accentue, quelques gouttes d'urine ne sont évacuées qu'au prix d'efforts violents et de douleurs intenses; quelquefois une rétention absolue survient, résultant soit du gonflement de la glande, soit d'un spasme réflexe. La *fréquence des mictions n'est pas grande;* elle est augmentée cependant parce que l'évacuation de la vessie est difficile et presque toujours incomplète; mais les besoins ne sont pas impérieux, subits, comme dans la cystite (Fournier).

Les troubles de la défécation deviennent plus marqués; les garde-robes, extrêmement douloureuses, sont suivies d'un *ténesme* qui plus tard est continu et donne au malade la sensation « d'un gros tampon de matiere fécale prêt à sortir du rectum » (Desault).

L'*examen physique* à cette période doit se borner en général au toucher rectal. Le *cathétérisme explorateur* présente en effet des difficultés sérieuses qui tiennent d'abord au spasme de la région membraneuse, ensuite aux déformations de la prostate. L'introduction d'un instrument est extrêmement pénible et la friabilité des tissus rend les fausses routes faciles (Le Dentu); de plus, les renseignements qu'on recueille ainsi ont une médiocre valeur; l'extrême sensibilité de la glande est connue, et quant à l'augmentation de son volume, il faudrait, pour s'en assurer, combiner le cathétérisme avec le toucher rectal; or ce dernier fournit à lui seul des renseignements suffisants.

Le *toucher rectal* éveille tout d'abord une douleur violente qui commande la plus grande douceur dans les manœuvres. Il montre la prostate augmentée de volume, dure et douloureuse, rarement bosselée quand l'inflammation est franchement aiguë et a déjà envahi toute la glande. Dans quelques cas elle présente des déformations ; elle deviendrait carrée, d'après Vidal de Cassis.

Périprostatite. — La périprostatite soit isolée, soit concomitante de la prostatite, s'annonce au début par des signes fonctionnels analogues : la défécation est surtout entravée, la dysurie est moindre, enfin la sensation de gêne est encore plus diffuse.

Les différences sont plus grandes en ce qui concerne les signes physiques. Dès le début de la périprostatite, on sent par le toucher rectal tantôt une large nappe phlegmoneuse, tantôt un simple noyau induré et douloureux qui s'étale consécutivement et prend la forme d'une *plaque phlegmoneuse*, *recouvrant et dépassant la glande* dont elle masque le contour. On constate une rénitence particulière et mal limitée qui rappelle la sensation du phlegmon périutérin; l'analogie est complétée par la perception de battements artériels désignés quelquefois sous le nom de pouls rectal (Reliquet).

Que la prostatite soit simple ou compliquée de périprostatite, cette période dure en moyenne de 8 à 10 jours, au bout desquels l'affection se termine par résolution ou par suppuration ; plus rarement on observe le passage à l'état subaigu ou chronique. Quant à la gangrène du tissu glandulaire, qu'on explique par l'étranglement des tissus (Béraud), ou par l'infiltration de l'urine (Velpeau), son existence n'est pas démontrée (Le Dentu).

ABCÈS PROSTATIQUES

La suppuration s'annonce par une *aggravation de l'état général :* frissons petits et répétés, redoublement de la fièvre, ascensions vespérales dépassant 40 et 41°, sécheresse de la langue, etc. L'état local subit des changements importants : la tension des premiers jours fait place à des battements perçus par le malade; la sensibilité est extrême et rend tout mouvement impossible, la défécation provoque d'*atroces douleurs;* il en est de même du toucher rectal.

Nouveau changement dans les symptômes généraux et locaux lorsque le pus se collecte. Aux deux types de la fièvre du début, qui est violente ou modérée selon qu'il y a eu ou non concomitance d'un accès urineux, succèdent deux autres types, propres à la période de suppuration. L'un consiste en une *recrudescence fébrile* qui cesse après l'évacuation du pus, à moins que l'abcès ne se vide mal, auquel cas la température baisse peu et présente des ascensions vespérales caractéristiques. L'autre, heureusement plus rare, se traduit par des *frissons petits et répétés*, par une élévation thermique considérable, presque sans rémission matinale, qui indique l'envahissement du système veineux périprostatique et le début de la pyohémie. Tels sont les quatre types cliniques (Guyon), dont la détermination présente la plus grande importance.

Localement, la collection purulente, explorée par le toucher rectal, se manifeste par une augmentation du volume de l'organe, et en un point donné, par une *mollesse qui n'est pas de la fluctuation* franche, mais qui contraste néanmoins avec l'induration et la rénitence du tissu prostatique voisin ; elle donne au doigt la sensation d'un diaphragme de baudruche soutenu par un cadre résistant (Segond). Les sensations sont plus vagues quand le foyer est voisin de l'urèthre, ou quand il existe une périprostatite non suppurée : dans certains de ces cas, le toucher n'a révélé l'existence de l'abcès que lorsque celui-ci était déjà ouvert dans l'urèthre, où des gouttes de pus se déversaient à chaque pression sur la glande.

A cette période encore, le *cathétérisme* ne doit être employé qu'avec *les plus grands ménagements*. Avec l'explorateur à boule olivaire une main exercée peut seule (Campenon) sentir le degré de rénitence de l'obstacle prostatique, et distinguer entre le phlegmon et l'abcès. Encore cet instrument, qui est le plus inoffensif, risque-t-il d'ouvrir par l'urèthre un abcès auquel il aurait mieux valu ménager une autre issue. La combinaison du toucher rectal et du cathétérisme donnerait des renseignements plus sûrs, mais elle doit être évitée comme dangereuse.

Abandonnés à eux-mêmes, les abcès aboutissent en général à une évacuation spontanée. Dans des cas *rares* les symptômes aigus s'atténuent et l'affection se prolonge sous une forme subaiguë pendant des semaines et des mois : on assiste, selon l'expression de Chassaignac, « à l'accroissement froid d'un abcès chaud ». Ailleurs l'évolution est encore plus insidieuse, et un abcès, véritablement latent (Campenon), peut survenir dans deux circonstances : au cours d'une pyohémie (Désormeaux), où il est alors masqué par des symptômes plus bruyants ; ou bien chez des prostatiques dont tout l'appareil urinaire est le siège de suppurations anciennes : on croit à une poussée inflammatoire, à une congestion prostatique qui gêne le cathétérisme; mais le toucher rectal révèle l'existence d'un abcès prostatique dont la marche peut rester silencieuse plusieurs mois et même plusieurs années (Civiale).

L'ouverture des abcès intraprostatiques se fait *ordinairement dans l'urèthre* (35 fois sur 125 observations, Segond), spontanément, sous l'influence d'un effort de défécation, plus rarement pendant la miction ; ou bien elle est provoquée accidentellement par le cathétérisme. Le foyer, une fois ouvert, continue à se vider soit pendant les mictions, soit dans leur intervalle : l'écoulement alors n'est pas continu ; le pus, arrêté par le sphincter membraneux, ne s'échappe que par intermittences, par saccades, projeté sous forme d'éjaculation. Quand l'abcès est petit, la guérison est la règle ; lorsqu'une évacuation tardive a permis à une vaste collection de se développer, l'étroitesse de l'orifice, presque toujours insuffisant, expose à des complications graves, en particulier à l'infection purulente et à l'infiltration d'urine. La guérison peut être encore retardée par la fermeture trop rapide de la plaie uréthrale, qui force le pus à se frayer un autre chemin. Ainsi s'explique la production des trajets à orifices multiples.

L'ouverture directe *dans la vessie* n'a été signalée que deux fois (J.-L. Petit, Érichsen). L'issue *par le rectum* est au contraire fréquente. Exceptionnellement des adhérences préalables entre le rectum et l'aponévrose prostato-péritonéale permettent au pus de se déverser directement dans le rectum. Presque toujours il commence par se diffuser dans le tissu cellulaire périprostatique : il y a *abcès périprostatique* par diffusion.

ABCÈS PÉRIPROSTATIQUES. — Quand du pus s'est épanché dans l'espace prérectal, il suit une marche dont on trouve l'explication dans les différences de résistance des plans fibreux qui entourent la prostate. La disposition de ceux-ci est la suivante (Segond) : sur les côtés, l'aponévrose latérale de la prostate oppose une barrière infranchissable à la marche du pus; en bas, sur la ligne médiane, la résistance est médiocre, l'index pénètre sans trop d'effort et gagne le périnée antérieur; en bas et en dehors, la résistance est très faible, une pression légère conduit en pleine fosse ischio-rectale; en arrière se présente immédiatement le rectum, et en avant la face postérieure de la prostate, perforée déjà souvent par le pus d'un abcès prostatique.

Un abcès périprostatique s'ouvrira donc le plus souvent dans l'urèthre, le rectum, les fosses ischio-rectales ou le périnée antérieur.

L'ouverture *exclusivement uréthrale* est rare; presque toujours le pus suit en même temps une autre direction : il contourne une des faces de la prostate et se fait jour dans la portion membraneuse du canal.

Au contraire une double ouverture simultanée dans le *rectum et dans l'urèthre* est relativement commune (21 fois sur 115 observations, Segond). Une fistule en est la conséquence; elle est d'autant plus difficile à guérir que d'ordinaire une cavité est interposée sur son trajet. L'orifice rectal est dans ce cas la principale porte de sortie du pus; mais une fistule est établie, et l'urine s'écoule par le rectum à chaque miction. Dans des cas exceptionnels, on a signalé l'issue de gaz intestinaux (Guyon) et même de matières par l'urèthre.

Lorsque la collection tend à pointer vers le *rectum*, le toucher permet d'en reconnaître la présence. Il existe quelquefois un abcès en bouton de chemise constitué par la communication de deux abcès, rétro et intra-prostatiques.

Quand le pus envahit la *fosse ischio-rectale*, il y produit des désordres considérables : les symptômes sont à peu près ceux d'un abcès de la marge de l'anus.

Un peu plus souvent, il fuse vers le *périnée antérieur* à travers la partie postérieure du ligament de Carcassonne. Il peut poursuivre sa marche vers les corps caverneux qu'on a trouvés quelquefois comme disséqués (Segond), et même mis à nu (Demarquay). L'issue de ces collections par le périnée n'en offre pas moins le pronostic le plus favorable.

Parmi les *propagations rares*, il faut citer les cas où le pus, traversant le trou obturateur et gagnant la gaine vasculo-nerveuse, apparaît à la racine de la cuisse (Tillaux, Guyon), et ceux où il suit le tissu cellulaire périfuniculaire pour pointer au niveau du trajet inguinal. Dans des cas exceptionnels, on l'a vu s'étendre jusqu'à la cavité de Retzius, l'ombilic, la fesse, passer par la grande échancrure sciatique (Guyon), ou contourner la vessie et remonter le long des muscles droits jusqu'aux insertions costales du transverse (Curtis), ou encore s'ouvrir dans le péritoine au niveau du cul-de-sac recto-vésical (Dransart).

En somme toute traînée celluleuse en continuité avec la couche rétro-prostatique est un chemin ouvert à la suppuration (Guyon). Les fusées à longue distance peuvent se produire même après l'ouverture du foyer dans l'urèthre ou le rectum. Quand une collection abandonnée à elle-même affecte un trajet compliqué et produit de larges décollements, on observe des perforations spontanées ordinairement multiples.

TERMINAISONS, COMPLICATIONS, PRONOSTIC

La marche de la prostatite suppurée ressort de la description qui précède. Sa durée est variable : comme limites extrêmes des cas de guérison, on trouve notés 12 jours, et 15 mois. Sur 114 observations, la terminaison a été la suivante : guérison 70 fois, persistance 10, mort 34, celle-ci amenée 11 fois par une cause étrangère à l'affection prostatique.

Parmi les complications de la prostatite, il en est une, la gangrène, dont l'existence est problématique. La phlébite, l'infection purulente sont au contraire fréquentes, ce qui s'explique par la riche vascularisation de la prostate : 9 morts sur 23 ont été produites par la pyohémie (Segond). Viennent ensuite la pyélonéphrite, la péritonite, la rétention complète de l'urine. Comme complications éloignées, nous citerons la persistance des trajets fistuleux et les suppurations prolongées qui conduisent à la cachexie, l'atrophie de la glande et quelquefois même sa disparition ; dans certains cas celle-ci a eu pour conséquences une diminution dans la sécrétion du sperme et la production d'une douleur vive au moment de l'éjaculation (Reimonenq).

Le pronostic est surtout basé sur le volume de l'abcès et sur ses complications. Dans la périprostatite, on tiendra compte de la rapidité et de l'étendue des propagations. Les affections concomitantes : hypertrophie de la prostate, rétrécissement, calcul, doivent être considérées comme des circonstances fâcheuses.

DIAGNOSTIC

L'existence de la prostatite, soupçonnée d'après l'ensemble des troubles fonctionnels, ne peut être affirmée que si l'on a constaté l'existence des signes physiques.

Le diagnostic doit être fait à trois périodes : au début, une fois que le pus est collecté, et lorsque l'abcès s'est fait jour par l'urèthre.

Au début, le cathétérisme est inutile. Le toucher rectal, auquel on se rapportera surtout, fait sentir une tumeur douloureuse, dure, inégale quelquefois, et souvent animée de battements. Le palper abdominal ne permet d'apprécier la tuméfaction que lorsqu'elle est considérable et s'est surtout développée du côté de la vessie.

Dans la congestion prostatique, la douleur à la pression est beaucoup moins vive ; il n'y a généralement ni sensation de chaleur, ni pulsations artérielles. On ne confondra pas l'inflammation de la glande avec la périprostatite au début, car l'empâtement de tous les tissus prérectaux est dans ce dernier cas beaucoup plus marqué, et la tuméfaction dépasse les limites de la prostate, dont elle efface le contour.

La cystite a été souvent prise pour de la prostatite. M. Fournier a tracé avec une parfaite netteté le tableau des différences symptomatiques que nous reproduisons ici :

DANS LA CYSTITE DU COL	DANS LA PROSTATITE
I. Ténesme vésical caractéristique. — Envies d'uriner fréquentes, impérieuses.	I. Ténesme vésical bien moindre. — Ténesme rectal plus accusé (ajoutons comme caractère important que la fréquence de la miction n'est point augmentée).
II. Mictions spécialement douloureuses au moment où les dernières gouttes d'urine sont évacuées. A ce moment épreintes convulsives caractéristiques.	II. Rien de semblable.
III. Dans le dernier temps de la miction, excrétion d'un liquide dysentériforme mélangé de pus et de sang; souvent aussi excrétion de sang pur.	III. Rien de semblable. — Urine normale.
IV. Simple sensibilité périnéale. — Douleur d'irradiation vers l'anus, bien moins violente que dans les prostatites.	IV. Douleur périnéale profonde, très vive, accrue par les mouvements, par la défécation, etc., etc.
V. Prostate normale.	V. Au toucher rectal, tumeur prostatique très douloureuse, dure, etc.
VI. Pas de rétention d'urine.	VI. Dysurie. — Rétention d'urine.
VII. Peu ou point de symptômes généraux.	VII. Symptômes généraux assez accentués. — Fièvre, inappétence, etc., etc.

Dans la cowpérite, la rétention d'urine est rare, quoique démontrée (Voillemier). Le cathétérisme explorateur indique que la douleur siège en avant de l'urèthre profond; au toucher rectal, la prostate est intacte. Enfin la cowpérite pointe plus rapidement vers le périnée (Le Dentu). La vésiculite, affection exceptionnelle, est, grâce au toucher, d'un diagnostic facile.

Une fois que le pus est collecté le cathétérisme est dangereux. Au toucher rectal on perçoit un certain degré de mollesse, mais jamais une fluctuation franche.

L'abcès tuberculeux se distingue de l'abcès simple

par certains caractères que nous exposerons plus loin.

Dans l'abcès périprostatique, la sensation de mollesse est plus diffuse, plus étendue que dans la collection intra-prostatique. Le diagnostic est surtout difficile lorsqu'il y a concomitance de ces deux suppurations, et qu'un abcès prostatique a fait irruption dans le tissu cellulaire prérectal.

Une collection provenant d'un foyer osseux et descendu de la région rénale, par exemple, au-devant du rectum, un épanchement d'urine consécutif à une fausse route qui aurait perforé la région membraneuse et contourné la prostate, peuvent en imposer pour un abcès prostatique. Il suffit d'être prévenu de ces éventualités.

Lorsque l'abcès s'est ouvert dans l'urèthre, le cathétérisme est sans danger, mais il est quelquefois trompeur. Une sonde pénétrant dans une caverne prostatique peut donner issue à une quantité d'urine suffisante pour qu'on croie avoir pénétré dans la vessie. Le toucher rectal donne la sensation d'une paroi flasque, sans résistance ; la pression du doigt fait refluer du pus par l'urèthre.

TRAITEMENT

Au début tous les efforts doivent tendre à empêcher la suppuration.

On aura d'abord recours aux *antiphlogistiques*.

On prescrira des bains généraux, soit tièdes et prolongés pendant plusieurs heures (Le Dentu, Vidal), soit très chauds, mais de courte durée (Thompson). Quant aux bains locaux, ils doivent être évités ; tièdes ils sont inutiles; chauds, ils ne font que congestionner les organes pelviens.

Nous placerons en première ligne les *émissions sanguines*. L'application de ventouses au périnée, conseillée par Thompson, est un moyen peu pratique. Les sangsues constituent le procédé de choix. On a proposé (Bégin) de les porter directement sur la muqueuse rectale; cette application, difficile et douloureuse, n'a pas d'efficacité spéciale et n'est d'ailleurs pas sans dangers. C'est donc au périnée que l'on posera 15, 20 et même 30 sangsues s'il est possible (Fournier). Dans les cas de périprostatite tendant à se propager aux régions voisines, si le palper abdominal révèle de la douleur, de l'empâtement dans le petit bassin, le long du cordon par exemple, des sangsues seront également appliquées au-dessus de la région inguinale.

En regard des émissions sanguines, il faut mettre *les applications très chaudes* et aussi étendues que possible autour de la prostate (Reclus). On administre, deux fois par jour, des lavements à une température de 55°; la canule est introduite peu profondément et on pousse le liquide lentement, presque goutte à goutte, de façon à employer 10 à 15 minutes pour en injecter 500 grammes. En même temps on fait au périnée des applications de compresses imbibées d'eau à la même température, que l'on renouvelle trois ou quatre fois par jour dans les cas pressants.

Contre le symptôme douleur, on utilisera les pommades calmantes, les cataplasmes laudanisés appliqués au périnée, les *injections hypodermiques de morphine*, les suppositoires morphinés ou belladonés, les lavements de chloral ou de laudanum. Les lavements ont un avantage spécial, qui est de faciliter les garde-robes, la constipation étant la règle. Pour prévenir les douleurs atroces de la défécation, on fera même bien d'administrer tous les jours un léger purgatif, en particulier de l'huile de ricin.

Complète ou incomplète, la rétention d'urine sera combattue par le *cathétérisme*. L'opération est souvent rendue difficile par la tuméfaction de la prostate. A l'exclusion des instruments métalliques, on choisira une sonde molle de caoutchouc ou de gomme, une sonde-béquille de préférence, et dans les cas difficiles on l'armera d'un mandrin. Si la sonde pénètre assez difficilement pour faire craindre qu'elle ne puisse être introduite de nouveau, elle sera maintenue à demeure. Si enfin l'obstacle est insurmontable, on aura recours, pour vider la vessie, à la ponction aspiratrice sus-pubienne.

Lorsque le pus est manifestement collecté, il faut lui donner issue au plus vite ; on a le choix entre trois voies : l'urèthre, le rectum et le périnée.

Si l'on veut pratiquer une ouverture par l'*urèthre*, on conduit une sonde métallique jusqu'à l'obstacle, sur lequel on exerce une pression assez forte pendant qu'un doigt introduit dans le rectum comprime la prostate. L'incision par la *voie rectale* se fait de la façon suivante (Guyon) : après avoir placé le malade dans la position de la taille, le chirurgien introduit l'index gauche jusqu'au point qu'il veut ponctionner, et qui ne ne doit pas être le siège de battements. Le long du doigt il fait glisser un bistouri dont la pointe est cachée dans une boulette de cire, et le tranchant recouvert de diachylon jusqu'à un centimètre de son extrémité. Arrivé au point d'élection, le chirurgien abaisse le manche du bistouri pour que la pointe se relève et incise largement. Une hémorrhagie abondante, immédiate ou consécutive, a été quelquefois observée; on lui opposera soit le tamponnement, soit les irrigations d'eau très chaude (Reclus) ou au contraire glacée (Segond).

L'*incision périnéale* se fait comme l'incision du premier temps de la taille prérectale (Segond); il est nécessaire qu'elle soit large. Les différents plans sont attaqués jusqu'à l'aponévrose d'enveloppe, qui est divisée à son tour, ainsi que le tissu prostatique, jusqu'à la collection purulente.

Quelle est la valeur relative de ces différents procédés ?

L'ouverture uréthrale ne livre au pus qu'une issue insuffisante et ne l'empêche pas de se diffuser par d'autres voies ; elle expose par conséquent à la formation de trajets multiples et de fistules consécutives. C'est elle, d'ailleurs, qui donne le chiffre de mortalité le plus élevé.

L'incision rectale présente deux dangers : l'hémorrhagie au moment de l'opération, les accidents de septicémie plus tard.

D'une façon générale, la voie périnéale doit être préférée; quelle que soit la région vers laquelle pointe l'abcès, on doit ouvrir le périnée et aller à sa recherche dès qu'on est certain de son existence (Segond). Les accidents sont rares et faciles à combattre; le libre écoulement du pus et l'antisepsie sont assurés. Il ne faut pas cependant repousser d'une façon absolue les autres procédés (Guyon). L'incision rectale surtout peut être indiquée dans certains cas déterminés, lorsque par exemple un abcès est immédiatement sous-jacent à la muqueuse de l'intestin.

Les complications (rétention de pus, fusées purulentes), doivent être surveillées avec le plus grand soin.

CHAPITRE III

PROSTATITE CHRONIQUE

Sous le nom de prostatite chronique, nous comprendrons l'inflammation des glandules et des autres éléments constitutifs de la prostate, à l'exception pourtant de l'uréthrite prostatique. Bien que cette dernière coïncide ordinairement avec l'inflammation intra-glandulaire, son étude ne peut être distraite de celle des uréthrites en général. La prostatite est dite folliculaire ou parenchymateuse suivant que les acini seuls sont envahis par l'inflammation ou que les éléments fibro-musculaires le sont avec eux.

Étiologie. — Une inflammation de l'urèthre postérieur, devenue chronique, franchit la limite de la muqueuse et, par l'intermédiaire des orifices glandulaires, pénètre au sein même de la trame prostatique ; telle est le processus ordinaire de la prostatite chronique.

La propagation peut se faire spontanément ; plus souvent elle est favorisée par une cause congestive.

Deux cas se présentent :

Tantôt la *cause congestive* est la première en date.

Elle est très variable : la constipation habituelle (Bouloumié), les excès de coït, la masturbation (Deslandes) ont été notés ; plus souvent c'est une inflammation de voisinage du rectum et de l'anus, une opération sur ces organes, des hémorrhoïdes (Périvier), une cystite et peut-être même les calculs vésicaux (Civiale, Amussat). Une uréthrite survient alors ; elle envahit le canal prostatique, trouve l'organe vascularisé à l'excès, s'y cantonne et contamine les éléments glandulaires.

Tantôt l'*uréthrite* existe depuis un temps plus ou moins long, quand une cause congestive vient déterminer l'envahissement de la glande. C'est une injection irritante (Civiale) ou poussée avec trop de force (Guyon), une cautérisation (Coulson), la reprise du coït vers la fin de la blennorrhagie, la masturbation, une pollution nocturne ; on a également invoqué l'usage immodéré des balsamiques (Velpeau, Ledwich), le séjour prolongé au froid ou à l'humidité (Thompson).

Dans certains cas beaucoup plus rares, la prostatite chronique peut se développer en dehors de la blennorrhagie. Ainsi, il existe des exemples incontestables de prostatites apparaissant à la puberté (Harrison, Ledwich), chez des jeunes gens indemnes de toute uréthrite. Les traumatismes locaux prolongés et répétés (cathétérisme souvent renouvelé, maintien d'une sonde à demeure) ont été accusés. Les rétrécissements très serrés déterminent une inflammation chronique de tout l'appareil urinaire en amont, à laquelle n'échappe pas la prostate. Quant à l'hypertrophie prostatique, qui se complique parfois de prostatite aiguë, elle pourrait aussi.

à la suite de congestions répétées, être le siège d'une prostatite chronique. Ce fait n'est démontré ni par la clinique, ni par l'anatomie pathologique.

C'est de vingt à quarante ans que se rencontre surtout cette affection. Rare avant la puberté, elle est exceptionnelle chez le vieillard. Les diverses diathèses n'ont qu'une faible influence; seule la goutte doit faire exception : Harrison a tracé le tableau d'une prostatite goutteuse subaiguë à laquelle il assigne certains caractères spéciaux. Il est plus intéressant de remarquer que la plupart des observations de prostatite chronique se rapportent à des sujets impressionnables, hypocondriaques, dont les facultés intellectuelles sont mal équilibrées.

Anatomie pathologique. — La glande est ordinairement augmentée de volume en totalité, ou occupée par des masses qui semblent noyées au milieu d'un tissu relativement sain.

A la coupe, la coloration en est foncée; le tissu, d'une assez grande friabilité, paraît spongieux. Une légère pression en fait sourdre un liquide trouble, parfois rosé, qui occupe les culs-de-sac glandulaires et leurs conduits excréteurs. Ceux-ci sont élargis ; la muqueuse à la surface de laquelle ils s'ouvrent est, dans la plupart des cas, violacée, épaissie, et recouverte d'exsudats pseudo-membraneux ; en un mot la prostatite chronique s'accompagne généralement d'uréthrite prostatique.

On peut admettre que souvent l'inflammation ne dépasse pas cette limite et laisse indemne le tissu cellulaire périacineux : la prostatite reste glandulaire, et, si bien caractérisé que soit l'écoulement, le toucher rectal ne révèle que des lésions insignifiantes ou nulles. Mais lorsqu'elle persiste longtemps, l'inflammation devient généralement parenchymateuse et les déformations ont lieu. Quant à l'existence d'une inflammation non glandulaire de la prostate, elle est pour le moins douteuse.

Les lésions peuvent rester stationnaires pendant un temps extrêmement long : 10, 15, 20 ans quelquefois. Dans l'immense majorité des cas, elles disparaissent peu à peu. L'atrophie de la glande qui en serait la conséquence manque chez un grand nombre de sujets. Quant à la suppuration, elle survient dans les circonstances que nous allons étudier.

Abcès chroniques. — Les abcès sont rares dans la prostatite chronique, et manquent presque toujours dans les variétés que nous avons étudiées jusqu'à présent, et qui relèvent surtout de la blennorrhagie. Lorsqu'ils se produisent, ils succèdent à un abcès chaud dont l'évacuation est restée imparfaite, ou bien évoluent d'emblée insidieusement à la manière d'un abcès froid.

Le plus souvent ils s'observent chez des sujets atteints de lésions multiples de l'appareil urinaire, dans l'hypertrophie de la prostate (Le Roy d'Etiolles, Thompson), et quelquefois autour des calculs de cette glande (Malteste, Bourdillat) ; ils sont relativement fréquents chez les rétrécis ; mais dans ce cas il est rare qu'il n'y ait pas coexistence d'autres lésions suppuratives en amont de l'obstacle.

Un abcès chronique entraîne une déformation totale de la prostate, plus ou moins accentuée, mais toujours assez considérable. Tantôt la glande est creusée d'aréoles que remplit un liquide visqueux de la couleur du gros miel, tantôt elle présente de véritables cavernes tapissées d'une fausse membrane grisâtre (Le Dentu).

Ainsi les abcès, ordinairement multiples, au début tout au moins, se réunissent et forment des cavités pouvant contenir 8 à 10 grammes de liquide, à parois épaisses, irrégulières, tomenteuses, d'un gris ardoisé. Cette coloration s'étend à toute la partie enflammée de la glande, et le travail de suppuration continuant, la prostate disparaît quelquefois en entier. Dans ces cas l'urèthre conserve en général son intégrité, et passe au travers du foyer comme un tube qui relierait la vessie à l'urèthre membraneux.

Les éléments de la glande éliminés par la suppuration, avec ou sans fistule concomitante, sont remplacés par du tissu fibreux. Dans des cas très rares cette production nouvelle, devenue exubérante, amène un épaississement des tissus périprostatiques et même une variété de rétrécissements du rectum dont la pathogénie a été récemment étudiée par Kirmisson et par nous.

L'histoire clinique de ces abcès est à peine ébauchée. Toujours secondaires, leurs symptômes s'effacent devant ceux de l'affection primitive, des calculs, par exemple, ou des rétrécissements qui en sont le point de départ. Le plus souvent cependant le toucher rectal permet de les diagnostiquer.

Symptomes. — La prostatite chronique n'étant que

très exceptionnellement une maladie primitive, a rarement un *début* bien caractérisé.

Quand elle succède à une affection aiguë de l'urèthre, les douleurs qui étaient plus ou moins vives et lancinantes deviennent sourdes, s'atténuent peu à peu et sont enfin remplacées par un vague sentiment de pesanteur du côté du périnée et du rectum. Est-elle consécutive à un état chronique, la gêne périnéale préexistante augmente et s'accentue.

Signes fonctionnels. — Une fois établie, l'affection se manifeste par les symptômes qui consistent en des phénomènes douloureux et un écoulement souvent désigné sous le nom de prostatorrhée : on peut y joindre des troubles de la miction, des troubles génitaux et des troubles nerveux.

Les phénomènes *douloureux* ne méritent guère ce nom et consistent ordinairement en une gêne, un malaise périnéal très vague; ailleurs, il existe une douleur gravative mal localisée, s'exagérant non seulement par la position assise prolongée, mais, comme la douleur des calculeux (Coulson), par la marche et les secousses de la voiture; elle se propage quelquefois à la région sacrée (Thompson); souvent alors les malades éprouvent une sensation de brûlure. D'autres fois on observe des irradiations voluptueuses ou des sensations bizarres comme celles que produiraient des gouttes d'eau tombant par intermittences dans le canal profond (Gross).

Les caractères de l'*écoulement* sont les suivants : un

liquide blanc, laiteux, apparaît au méat *pendant la défécation*, ou spontanément et par intermittences, sous forme de petites éjaculations avortées (Guyon). Ce liquide laisse sur le linge des taches de grandes dimensions, à bords irréguliers et festonnés. Il est différent du liquide prostatique normal.

Ce dernier est d'un blanc crémeux ; il a la consistance du lait épais, et n'est pas visqueux. Sa réaction est alcaline : il est formé de mucus renfermant de nombreuses granulations d'aspect graisseux qui lui donnent sa couleur blanche, de granulations moléculaires grisâtres, et de cellules épithéliales prismatiques ciliées (Ch. Robin).

Le liquide pathologique est plus jaunâtre, plus dense, plus alcalin. Outre des granulations graisseuses et d'abondantes cellules épithéliales, il renferme de nombreux leucocytes. Ainsi, on le voit, le mot de prostatorrhée, qui semble désigner un mode anormal d'écoulement d'un liquide normal, ne saurait être admis. Ce n'est en tous cas qu'un symptôme et la prostatorrhée ne constitue pas une entité morbide.

On a signalé des troubles de la miction : ténesme, fréquence, retard, douleur, affaiblissement du jet ; ils relèvent presque toujours d'une cystite concomitante. La fréquence peut pourtant tenir à ce que l'attention du malade est attirée constamment du côté de l'appareil urinaire ; mais les besoins ne sont pas impérieux.

Sauf complications, l'urine ne subit pas de modifications (Guyon). Contrairement à l'assertion d'Ultzmann, elle ne renferme ni albumine, ni liquide prostatique

que le muscle interuréthral, plus puissant que le col aurait fait refluer dans la vessie ; on y a signalé la présence de cylindres ressemblant aux cylindres d'origine rénale (Gross et A. Clark).

Les troubles des fonctions génitales, tels que des éjaculations hâtives ou douloureuses et des érections incomplètes, tiennent surtout à l'état mental des malades. Quant aux éjaculations sanglantes, elles font plutôt penser à une vésiculite qui n'exclut pas d'ailleurs la prostatite (Guyon) ; il en est de même des pollutions nocturnes (Finger).

Les *troubles du système nerveux* sont fréquents (Ledwich, Thompson) ; ils consistent en perte d'appétit, viciation et suppression des sécrétions, rachialgie, affaiblissement de la mémoire, dépression intellectuelle plus ou moins marquée, etc. Nous verrons qu'il y a ici à distinguer s'ils sont cause ou effet.

Signes physiques. — Le *toucher rectal* éveille rarement une vive douleur. Il détermine l'issue par le méat d'un liquide dont l'origine prostatique est certaine, si l'urèthre antérieur a été préalablement exploré à l'aide d'une bougie à boule ou détergé au moyen d'une injection.

La prostate est *augmentée de volume* soit en masse, soit plus souvent au niveau d'un de ses lobes seulement ; sa surface est inégale et mamelonnée ; les bosselures, généralement volumineuses et mal limitées, font corps avec la glande, bien différentes de celles de la prostatite tuberculeuse, qui sont plus petites et mieux isolées.

D'après les Allemands (Finger), la spermatocystite,

assez fréquente au cours de la prostatite chronique, se traduirait par une induration et une lobulation de la vésicule. On doit, au contraire, considérer comme rare la coïncidence de la vésiculite dans les inflammations chroniques simples ou blennorrhagiques de la prostate (Guyon) ; la constatation d'indurations lobulées au niveau des vésicules constitue une présomption en faveur d'une autre affection, de la tuberculose qui, comme nous le verrons, envahit au contraire fréquemment ces organes.

Il n'existe aucune relation entre l'abondance de l'écoulement et l'intensité des signes fonctionnels d'une part, et le degré des lésions constatées par l'examen physique d'autre part. Dans certains cas où l'écoulement est considérable, la prostate semble normale ; dans d'autres où il est minime, la glande est fortement bosselée. Il ne faut pas en conclure à l'existence distincte d'une prostatite glandulaire et d'une prostatite interstitielle. Ces deux formes, si bien tranchées en apparence, correspondent à deux degrés différents d'une même affection. Il en est de même des autres signes fonctionnels. Hartmann a examiné 27 sujets atteints d'uréthrite postérieure ; sur 10 d'entre eux il a trouvé des lésions au toucher, mais 6 seulement présentaient des troubles fonctionnels. Nous avons répété le même examen sur 46 malades ; 9 fois il existait des lésions appréciables au toucher, 5 fois il y avait des troubles fonctionnels.

Il ne faut pas voir dans ces dissemblances l'expression de formes anatomiques spéciales ; tout se borne vraisemblablement à l'absence ou à l'intervention d'un élément congestif; c'est ainsi qu'une prostatite longtemps ignorée peut, sous l'influence d'une cause congestive, donner lieu brusquement à des troubles fonctionnels.

Marche, durée, pronostic. — La prostatite chronique est rarement une affection à évolution continue ; elle procède par poussées qui, plus ou moins rapprochées et prolongées au début, vont en diminuant de fréquence et de durée. Il est exceptionnel que ces poussées congestives déterminent une inflammation aiguë.

L'affection est tenace; mais elle n'entraîne pas un pronostic grave ; elle finit toujours par disparaître au bout d'un temps quelquefois très long. Il faut savoir toutefois qu'elle constitue un *locus minoris resistentiæ* pour le développement de la tuberculose.

Quelques auteurs, Bouloumié entre autres, ont décrit une prostatite subaiguë. Dans cette forme, des symptômes plus ou moins aigus suivent une marche très irrégulière. A nos yeux il s'agit là plutôt d'une prostatite chronique avec des poussées congestives plus marquées que de coutume.

Le nom de prostatite subaiguë est cependant à conserver; on le substituera utilement devant le malade à celui de prostatite chronique que certaines publications, adressées aux gens du monde, présentent comme une affection des plus graves. Aussi les réponses du chirurgien doivent être aussi réservées que possible. Il faut savoir que parmi les personnes atteintes de prostatite chronique, il y a beaucoup de malades imaginaires qui doivent leur affection à une lecture mal comprise, à une réponse inconsidérée d'un médecin. Si l'affection n'existe que dans l'esprit du sujet, on tâchera de le lui démontrer; s'il y a réellement prostatite chronique, on évitera de prononcer ce mot, et on préviendra le malade de la longue durée, mais de la bénignité de la maladie.

Diagnostic. — L'hypersécrétion des glandes de Cowper est facile à distinguer de l'écoulement prostatique : le liquide est hyalin, extrêmement visqueux, il s'étire comme du verre fondu. Sa réaction est alcaline, et il est dépourvu de toute espèce d'éléments anatomiques. Il s'écoule sous l'influence d'une excitation sexuelle, d'une manière continue, et se dépose sur le linge sous forme de gouttelettes plus ou moins fines.

La spermatorrhée procède par éjaculations véritables, facilement reconnaissables, se produisant en dehors de la défécation. La constatation de spermatozoïdes n'est pas un signe absolu; on peut en trouver quelques-uns dans le liquide provenant de l'urèthre prostatique.

On distinguera aisément la cystite cervicale; la fréquence, la douleur de la miction, surtout au moment de l'expulsion des dernières gouttes, appartiennent à cette affection qui peut d'ailleurs coexister avec la prostatite chronique.

L'uréthrite chronique postérieure accompagne souvent la prostatite dont elle est l'origine : l'exploration minutieuse de l'urèthre postérieur renseignera sur son existence.

Plus difficile est le diagnostic de la tuberculose au

début. Certains symptômes fonctionnels, certains signes obtenus par le toucher rectal rappellent ceux de a prostatite simple. Mais l'écoulement de liquide prostatique est exceptionnel, la gêne du début se transforme rapidement en douleurs irradiées plus ou moins vives; les nodosités perçues par le toucher rectal sont moins diffuses, mieux limitées; enfin les autres organes génito-urinaires, les vésicules, la vessie, les testicules, etc., sont souvent atteints eux-mêmes de lésions tuberculeuses.

Les troubles du système nerveux ne sont pas constants dans la prostatite chronique; d'autre part certains névropathes se créent une maladie imaginaire qu'ils aggravent par la lecture; hantés par les idées d'impuissance, de stérilité, de folie, ils tombent dans un état d'hypochondrie qui peut les conduire au suicide. On se gardera de confondre ces névropathes avec les sujets atteints réellement de prostatite chronique.

Traitement. — Il faut s'occuper avant tout de la cause productrice : traiter le rétrécissement, l'uréthrite postérieure, et soustraire le malade à toutes les causes de congestion prostatique. Quant au traitement de l'affection elle-même, il sera local et général.

Le traitement local s'adresse au périnée, au rectum ou à la muqueuse uréthrale.

Au périnée, les seuls moyens qui soient de quelque utilité, consistent dans des émissions sanguines (ventouses scarifiées, sangsues), réservées aux cas de poussées congestives intenses, et dans l'hydrothérapie; les bains de siège congestionnent la prostate et exposent le malade à des crises aiguës; mais les douches locales sont efficaces.

Par le rectum on administrera des lavements, utiles contre la constipation, que l'on combattra également au moyen de laxatifs, et contre la douleur; on y ajoutera alors des calmants, du chloral, du laudanum, du chlorhydrate de morphine. Les lavements d'eau très chaude (50°) décongestionnent la glande et diminuent momentanément les douleurs : l'injection est faite lentement, et répétée deux fois par jour.

La même voie servira à l'introduction de suppositoires dans lesquels on a incorporé du copahu, de l'iodure, du bromure de potassium, du camphre, de l'opium et de la belladone, de l'onguent napolitain, etc. Guillon père a eu l'idée d'injecter dans le rectum avec une seringue spéciale une pâte, formée de farine de riz ou d'amidon, à laquelle il mélangait diverses substances médicamenteuses : c'est ce qu'il a désigné sous le nom de cataplasmes rectaux.

Pour l'urèthre, le cathétérisme avec les bougies de gomme ou métalliques, au lieu d'émousser la sensibilité (Civiale, Mercier), est plutôt une cause d'irritation; il en est de même du massage pratiqué pour exprimer le pus contenu dans les glandes, des injections lorsqu'elles atteignent la région prostatique, et de l'introduction de bougies iodoformées, bien que celles-ci diminuent l'écoulement. Les cautérisations donnent de meilleurs résultats; les porte-caustique de Lallemand et de Mercier sont avantageusement remplacés par les instillations (Guyon). Celles-ci permettent de connaître exactement la région que l'on traverse, de doser avec précision la quantité de médicament qu'on injecte (solution de nitrate d'argent au 1/50 ou au 1/20), enfin elles agissent plus sûrement sur la muqueuse et les orifices des glandules; elles ne doivent être faites qu'après évacuation de la vessie. L'électricité a été employée sous forme de courants induits ou plus souvent de courants continus; le pôle négatif est placé dans le rectum, le positif plutôt sur le périnée que dans l'urèthre prostatique pour lequel il est irritant et offensif. Pour éviter la production d'eschares au niveau des électrodes, on doit établir un courant assez faible, ne dépassant pas 10 ou 12 milliampères; on peut le faire durer dix minutes (Tripier).

Le traitement général varie selon la constitution du sujet. Chez les anémiques le fer, le quinquina et les toniques; chez les strumeux l'huile de foie de morue et les iodures; chez les herpétiques l'arsenic et les alcalins sont indiqués. L'hydrothérapie convient dans presque tous les cas, mais elle est surtout utile chez les malades dont le système nerveux est atteint. A ceux-là on conseillera les douches générales, préférables aux douches périnéales. Si elles sont mal supportées, on les remplacera par des frictions sèches avec le gant de crin. On prescrira (Guyon) le grand air, le séjour à la campagne, et selon les cas tantôt une vie régulière, tantôt des distractions. Ce traitement moral, nécessaire à tous les malades, est, bien entendu, le seul qui convienne à ces malades imaginaires dont nous avons parlé et dont le nombre est si grand.

CHAPITRE IV

TUBERCULES DE LA PROSTATE

ÉTIOLOGIE. — Les tubercules de la prostate commencent à se montrer à la puberté, ils atteignent leur maximum de fréquence de *vingt à quarante ans*. Ils constituent donc une affection de la période d'activité sexuelle, bien qu'on les ait observés par exception chez le vieillard et chez le jeune enfant (Verneuil).

L'*hérédité* joue un rôle important : sur 35 cas où l'existence en a été recherchée, 16 fois se trouve notée la tuberculose chez les ascendants. Quant aux rapports de la tuberculose prostatique avec celles des autres organes, ils seront étudiés avec l'anatomie pathologique.

Les excès de coït ont été invoqués ; ils agissent sans doute en entretenant un état congestif de la prostate comme toutes les circonstances qui déterminent un afflux sanguin de ce côté. Les inflammations de voisinage jouent un rôle important, mais très variable suivant leur localisation, leur nature et leur intensité. Ainsi les cystites cantharidienne ou calculeuse, l'existence d'un rétrécissement, les prostatites simples, aiguës, ou chroniques sont assez rarement suivies de tuberculisation prostatique, même chez les sujets en puissance de cette diathèse.

Tout autre est l'influence de *l'uréthro-cystite blennorrhagique*. Souvent au cours de cette affection se développent des lésions tuberculeuses de la prostate qui survivent à la lésion blennorrhagique disparue, sans qu'il ait été cliniquement possible de fixer le moment précis où le gonocoque a fait place au bacille. Le professeur Guyon a spécialement appelé l'attention sur ces *cas-limites;* pour lui la blennorrhagie sert de pierre de touche; très souvent un individu, chez qui la tuberculose existe à l'état latent, présente au cours d'une blennorrhagie chronique, des manifestations tuberculeuses de la prostate devenue un *locus minoris resistentiæ.*

Anatomie pathologique. — Les lésions prédominent sur un des côtés de la prostate qui souvent même est exclusivement atteint.

L'organe est *augmenté de volume*, moins par le fait du développement des nodules tuberculeux eux-mêmes que par suite de l'inflammation périphérique. L'atrophie prostatique, signalée par Dufour et Béraud, ne se rencontre qu'à une époque tardive, après élimination d'abcès et rétraction cicatricielle.

La surface de la glande est irrégulière, plus ou moins bosselée, surtout en arrière. Sa *consistance*, si dure au début que l'on dirait une « prostate injectée au suif » (Richet), devient inégale plus tard et présente de nombreux points ramollis.

A la coupe, on a rarement l'occasion d'observer seulement des granulations grises, bien que ce soit par cet élément que débute la néoplasie (Thompson). Les bacilles se rencontrent au début entre l'épithélium et la couche conjonctive sous-jacente (Simmonds). Il est plus habituel de constater des tubercules caséeux, masses d'un blanc jaunâtre souvent entourées de granulations grises. Irrégulièrement disséminés, ils s'accumulent moins volontiers au voisinage de l'urèthre qu'à la périphérie de la glande, en particulier dans les lobes latéraux; cette dernière forme est dite excentrique (Guyon, Thompson).

Leur évolution, plus ou moins rapide, est irrégulière; ils se ramollissent et se transforment en abcès tuberculeux.

Les *abcès* peuvent rester multiples; au nombre de 20 ou 30 quelquefois, ils sont contenus dans de petites aréoles qui communiquent entre elles et laissent intacte une grande partie de la glande. Souvent, par contre, ils se réunissent en une seule poche, ordinairement de dimensions moyennes, avec des parois irrégulières, indices de la fusion de cavités primitivement isolées; ailleurs elle est assez vaste pour contenir 30 grammes de liquide, soulever le bas-fond de la vessie et atteindre même le cul-de-sac péritonéal (J.-B. Durand) : le tissu glandulaire a dans ce cas complètement disparu. Au milieu de ces désordres, l'urèthre est d'ordinaire intéressé mais il peut rester intact comme dans les abcès phlegmoneux simples.

Il est rare que les collections purulentes se terminent par résorption et induration (Le Dentu), ou par transformation crétacée (Broca); le plus souvent elles se vident au dehors, quelquefois par la vessie et le trigone, ordinairement par l'urèthre. L'évacuation peut être successive pour chaque foyer, et, malgré la résistance des plans fibreux qui limitent la loge prostatique, la cicatrisation est possible. D'autres fois l'élimination se fait en masse, et il reste une caverne avec une coque de matière tuberculeuse.

Qu'il existe ou non un orifice uréthral, on voit souvent s'établir des fistules, surtout périnéales, mais quelquefois rectales, anales (Ricord), sus-pubiennes, abdominales. Ces trajets sont cicatrisables (Dolbeau) ou non, suivant que leurs parois sont ou ne sont pas parsemées de tubercules.

Lésions concomitantes. — L'examen clinique permet de supposer que la tuberculose prostatique est assez souvent la première localisation de l'infection. Cette localisation primitive pourrait dans certains cas résulter d'une contagion uréthrale : par le coït, un cathétérisme septique (Verneuil).

A l'autopsie, il est rare de constater des lésions limitées à la prostate. L'épididyme porte généralement des altérations contemporaines, sinon antérieures ; plus rarement, avec une prostate caséifiée ou creusée d'abcès on ne rencontre dans les épididymes que des noyaux durs ou peu volumineux. Les vésicules aussi sont le siège de lésions précoces, dont la constatation clinique constitue un signe important pour le diagnostic (Guyon). Les ganglions pelviens (Lannelongue), situés entre la vessie et le rectum, seraient également envahis de bonne heure et pourraient donner naissance à des suppurations et à des fistules de l'espace pelvi-rectal supérieur. Les reins sont quelquefois pris avant la prostate (Rayer, Tapret, Durand-Fardel, Cayla) : il faut admettre dans ces cas que le bacille, apporté dans les glomérules par la circulation, s'est propagé par les uretères à la vessie, à la prostate et aux épididymes ; l'affection a commencé par être urinaire avant de devenir génitale (Cayla). Un tel processus, dont il existe des exemples incontestables, n'en doit pas moins être considéré comme tout à fait exceptionnel.

Parmi les lésions des organes éloignés, les plus communes sont celles qui ont le poumon pour siège ; d'après Jullien, le degré de ces dernières serait en raison inverse de celui des lésions prostatiques : ainsi, avec une caverne prostatique coexisteraient des altérations pulmonaires nulles ou peu avancées.

Voici d'une façon générale la fréquence de la tuberculose prostatique comparée à celle des autres organes.

Sur 100 phthisiques, Reclus a rencontré chez deux d'entre eux seulement de la tuberculose génito-urinaire ; sur 30 tuberculeux génito-urinaires vivants, il a observé 16 fois des signes pulmonaires ; enfin sur 30 sujets morts avec des tubercules de l'appareil génital, il a constaté 20 fois l'existence de lésions de même nature dans d'autres organes.

Jullien, sur 41 cas de tuberculose prostatique, a trouvé les autres organes envahis dans la proportion suivante :

Poumons.	23 fois.
Reins	23 —
Vésicules séminales	20 —
Testicules.	17 —

Canaux déférents	14 fois.
Vessie.	13 —
Epididymes.	13 —
Ganglions lymphatiques.	8 —
Cerveau.	4 —
Os.	4 —

les intestins, la moelle épinière deux fois; les capsules surrénales, le foie, les muscles une fois seulement.

Ainsi les poumons étaient atteints dans la moitié des cas. De notre côté, sur 16 autopsies de tuberculose dans lesquelles nous avons rencontré des lésions prostatiques, nous en avons trouvé également dans les organes suivants :

Epididyme et testicules	14 fois.
Vésicules séminales	12 —
Vessie.	10 —
Poumons	9 —
Reins.	7 —

L'affection débute souvent par l'appareil génito-urinaire. De là elle peut gagner différents organes, où elle revêt quelquefois des allures suraiguës, aboutissant par exemple à une granulie pulmonaire, à une méningite.

Symptômes. — Le *début* de l'affection varie avec le siège primitif des lésions. Quand celles-ci se développent au centre même du parenchyme, elles peuvent rester absolument latentes. Sont-elles voisines de la face rectale, elles ne se traduisent souvent que par un peu de pesanteur au périnée et une certaine gêne pendant la défécation. Au contraire, dans la forme uréthrale, les tubercules s'affirment d'une façon précoce par des symptômes d'uréthrite profonde, par des mictions fréquentes, impérieuses, douloureuses, auxquelles s'ajoute une variété d'écoulements uréthraux.

Symptômes fonctionnels. — La maladie une fois constituée, se manifeste par des écoulements uréthraux, des troubles de la miction et des hématuries.

Depuis Vidal de Cassis, on a attaché une grande importance aux *écoulements uréthraux.* Il est rare que la tuberculose débute ainsi chez un sujet dont les voies urinaires sont restées saines jusqu'alors; mais une blennorrhagie qui s'éternise et résiste à un traitement rationnel, est souvent le signal de l'envahissement de la tuberculose. Chez un individu prédisposé, une localisation génito-urinaire de la diathèse ne reconnaît pas d'autre cause.

Les écoulements offrent plusieurs variétés. Tantôt la muqueuse seule en est l'origine, les lésions y restent superficielles et le tissu glandulaire sous-jacent n'est pas atteint : c'est à ces cas que Ricord appliquait la dénomination, assez impropre sous plusieurs rapports, de blennorrhagie tuberculeuse. La région prostatique étant seule atteinte, l'écoulement se produit par petites masses simulant des éjaculations avortées. Tantôt les glandules intra-prostatiques sont enflammés et on se trouve en présence non plus d'une uréthrite, mais d'une véritable prostatite chronique; des décharges purulentes, rarement spontanées, sont provoquées par le passage du bol fécal ou par la pression du doigt pendant le toucher. Ce symptôme indique l'envahissement de l'élément glandulaire, sinon par les tubercules, du moins par l'inflammation qu'ils ont provoquée ; il se produit beaucoup plus rarement que dans le cours de la prostatite chronique simple. En effet, le néoplasme peut rester longtemps périglandulaire, sans provoquer d'autres troubles qu'une certaine gêne, un peu de douleur, tandis qu'un écoulement purulent est l'indice d'une inflammation intra-acineuse.

Enfin le pus reconnaît une troisième origine ; il provient d'un abcès tuberculeux qui s'ouvre dans l'urèthre ; ordinairement ces évacuations sont successives et se répètent à intervalles plus ou moins éloignés ; dans les périodes avancées de la maladie au contraire la suppuration est continue. Il ne faut pas chercher à juger de l'étendue d'un foyer par la quantité de pus évacuée. Certaines cavernes à parois anciennes et presque organisées ne donnent lieu qu'à une très légère sécrétion, tandis qu'un foyer jeune en voie de désorganisation suppure abondamment.

L'*examen microscopique des sécrétions* est des plus importants et permet d'établir divers points du diagnostic : on peut y retrouver des éléments dissociés de la prostate ; on y constate surtout la présence bacilles de Koch. L'époque de leur apparition, variable suivant les formes de la tuberculose, n'est précoce que dans la forme muqueuse de la prostatite. Pour être certain de son lieu d'origine, il faut avoir directement ramené du pus au moyen d'un instrument explorateur ou en avoir fait sourdre par le toucher rectal, car les bacilles peuvent émaner d'autres organes et leur point de départ n'est pas déterminé par le seul examen histologique. Cette remarque s'applique surtout à l'urine au sein de laquelle la découverte de l'organisme de Koch ne permet d'affirmer qu'un fait : l'existence de la tuberculose dans un point quelconque de l'appareil génito-urinaire.

Les *troubles de la miction*, peu marqués au début, s'accentuent avec les progrès de la maladie. Ils consistent en une douleur pendant la miction, un retard dans le départ de l'urine, une satisfaction incomplète des besoins et un certain degré de ténesme. Quant à la douleur *après* la miction, au retour fréquent et surtout impérieux des besoins, ces symptômes sont sous la dépendance d'une extension du néoplasme à la vessie.

Les premières gouttes de chaque miction entraînent le dépôt purulent accumulé dans l'urèthre prostatique quand la suppuration est assez abondante. Le liquide du milieu de la miction est toujours limpide ; la présence du pus dans les dernières gouttes est un signe de cystite ; cependant quand les glandules sont gorgées de pus, les contractions des muscles périprostatiques peuvent en faire apparaître à la fin de la miction.

L'*hématurie* se rencontre à toutes les périodes de la prostatite tuberculeuse. Ordinairement précoce et comparable à l'hémoptysie prémonitoire de la phthisie pulmonaire, elle se produit alors sans ulcération sous la seule influence d'un état congestif ; elle a lieu surtout dans la tuberculose de la muqueuse. Le sang est entraîné, comme le pus, par les premières gouttes de l'urine ; il apparaît plus souvent à la fin, car l'écoulement en est provoqué par le passage de l'urine et par les contractions musculaires de l'appareil sphinctérien de la vessie.

Une hémorrhagie de l'urèthre postérieur qui se montre sous forme d'uréthrorrhagie (Jullien) est exceptionnelle : le sang en effet se déverse plus volontiers dans la vessie; s'il s'échappe isolément par l'urèthre, c'est par saccades qui simulent de petites éjaculations. Ces hématuries se répètent quelquefois à toutes les mictions; en revanche, la quantité de sang rendue est toujours peu considérable, si bien qu'une hémorrhagie profuse doit éveiller aussitôt l'idée d'un autre néoplasme. Quant aux véritables éjaculations sanglantes, signalées, mais non encore nettement démontrées (Lansac), elles sont vraisemblablement sous la dépendance d'une altération des vésicules.

Signes physiques. — Le cathétérisme explorateur ordinairement difficile à cause du spasme de la région membraneuse, est parfois atrocement douloureux. Il ne donne d'ailleurs que peu de renseignements. Parfois une collection purulente proémine dans l'urèthre et en diminue le calibre (Dubuc); ce fait est exceptionnel, car, contrairement aux collections phlegmoneuses, les abcès tuberculeux ulcèrent rapidement la muqueuse et deviennent rarement très volumineux; ailleurs l'instrument pénètre et s'arrête dans une caverne prostatique.

Le talon d'une boule exploratrice permet de ramener et d'examiner au microscope un échantillon des sécrétions accumulées dans la prostate.

Plus précieuses sont les indications fournies par le

toucher rectal. La douleur à la pression, quoique constante, est d'une intensité très variable; c'est un signe précoce et utile pour le diagnostic, car, dans la prostatite chronique, la glande est à peu près indolente. L'organe est augmenté de volume, rarement en masse; le plus souvent un de ses lobes prédomine. On sent à sa surface tantôt des bosselures plus ou moins saillantes, tantôt, quand le tubercule est tout à fait superficiel, des rugosités analogues à des grains de plomb enchâssés dans la prostate. Cette présence de petits nodules disséminés à la surface de la glande est exceptionnelle, mais le fait à signaler est la tendance qu'affecte la production tuberculeuse à s'isoler : tant qu'elle ne suppure pas, on en délimite presque toujours les contours; elle contraste par sa rénitence avec les tissus voisins, et nous avons vu que c'est là un des signes par lesquels on distingue la tuberculose prostatique de la prostatite chronique simple.

Considérée dans son ensemble, la tuméfaction de la prostate atteint de médiocres dimensions. Lorsqu'elle se développe au point de doubler de volume, elle renferme ordinairement un ou plusieurs foyers purulents. Rarement la fluctuation y est manifeste car la paroi de l'abcès s'ulcère rapidement; il en résulte un clapier à parois anfractueuses. La glande tout entière peut participer à la suppuration, mais celle-ci procède par petits foyers.

Les vésicules sont le plus souvent envahies en même temps et même avant la prostate (Guyon). Une certaine sensibilité, la présence de bosselures et de nodosités indiquent leur contamination.

Le bas-fond de la vessie est douloureux à la pression lorsque des tubercules s'y sont développés, même à une période peu avancée de la maladie.

Marche et pronostic. — La marche de la prostatite tuberculeuse est essentiellement irrégulière. Qu'elle affecte la forme excentrique ou la forme centrale, elle passe longtemps inaperçue et prend des allures bénignes tant que la muqueuse est respectée. Lorsque celle-ci n'est envahie que tardivement, l'étendue des lésions étonne dans une maladie qui semble à son début; au contraire si la muqueuse est frappée dès l'origine, les symptômes fonctionnels très marqués sont en contradiction apparente avec les altérations légères que révèle l'examen physique.

L'affection est entrecoupée de poussées congestives et inflammatoires, et somme toute, ce sont les lésions inflammatoires pérituberculeuses, bien plus que les nodules tuberculeux, qui donnent lieu aux symptômes. Il importe donc de distinguer la *tuberculose de la prostate* de la *prostatite tuberculeuse;* la première reste longtemps latente jusqu'à ce qu'un élément inflammatoire se développe autour de la production néoplasique.

La régression des produits tuberculeux est possible : les symptômes disparaissent pendant des mois et des années; la guérison complète semble même avoir été obtenue. Aussi le pronostic est-il subordonné aux allures et à la marche plus ou moins rapide de la maladie, et surtout à son extension aux voies urinaires supérieures.

Les *fistules* sont fréquentes : la plupart de celles qu'on rencontre au cours de la tuberculose génito-urinaire ont pour point de départ des abcès de la prostate qui se sont fait jour successivement en plusieurs points.

D'ordinaire les trajets, uréthro-périnéaux ou rectaux, sont sinueux et présentent des clapiers, des cavités à parois indurées et épaissies. En général ils se rencontrent à une période assez avancée de la maladie; les lésions peuvent cependant évoluer assez insidieusement pour que la production d'une fistule constitue le premier symptôme manifeste de la tuberculose.

Diagnostic. — Dans la *cystite*, les mictions sont fréquentes et impérieuses. Ce signe manque dans la prostatite, tuberculeuse ou non, lorsque la vessie est indemne.

La *syphilis prostatique* donne des signes analogues à ceux de la tuberculose, mais elle est trop exceptionnelle pour qu'on puisse s'y arrêter. Il n'en existe qu'une seule observation, due à Reliquet. Un homme était atteint d'un écoulement très tenace se produisant sous forme de petites masses comparables à des crachats blancs; le testicule et l'épididyme étaient gros et indurés; enfin la prostate tuméfiée, d'une consistance moins dure que la normale, présentait une masse saillante sur un des côtés. Un traitement antisyphilitique fit disparaître peu à peu tous les accidents.

Traitement. — Le *traitement général* de la tuberculose : arsenic, phosphates, huile de foie de morue, etc., est applicable ici. La créosote surtout semble donner de bons résultats et favoriser la régression des masses tuberculeuses. Quant aux eaux minérales, aux eaux sulfureuses en particulier, elles peuvent être utiles dans les formes lentes, mais dans d'autres cas on les a vues accélérer la marche des lésions si facilement influencées par les congestions (voy. *Cystite tuberculeuse*).

L'*intervention intra-uréthrale doit être proscrite* en principe (Guyon). Les instillations argentiques amélioreraient peut-être une uréthrite tuberculeuse, mais elles pourraient nécroser la muqueuse amincie qui recouvre un tubercule et en déterminer l'ulcération. De même le cathétérisme sera évité aussi longtemps que possible (Thompson), ainsi que les bougies médicamenteuses, iodoformées par exemple, laissées à demeure. Une exception doit être faite toutefois pour certains cas d'urgence : en présence d'une rétention absolue, par exemple, l'introduction d'une bougie filiforme suffit quelquefois pour rétablir le cours de l'urine (Dubuc).

Les préparations opiacées et belladonées, le chloral, en lavements ou en suppositoires, combattent efficacement la douleur.

S'il existe un abcès plus ou moins volumineux, on l'incisera ; au contraire, de petites collections multiples seront abandonnées à elles-mêmes, car une opération risquerait de rester incomplète et mauvaise. Rarement du reste l'intervention est nécessaire, car l'ulcération est rapide.

En présence de cavernes et de fistules entretenant une suppuration interminable il est indiqué, dans certaines circonstances, de débrider largement les trajets fistuleux et de faire le raclage ou la cautérisation (Bouilly). L'envahissement d'autres organes par le tubercule ne constitue pas une contre-indication, à moins que des lésions trop avancées n'aient conduit le malade à la cachexie.

Le traitement, d'ailleurs, ne procure pas la guérison, mais il a pour but de diminuer la suppuration et de s'opposer à l'épuisement du malade.

CHAPITRE V

CANCER DE LA PROSTATE

(CARCINOSE PROSTATO-PELVIENNE DIFFUSE)

ÉTIOLOGIE. — Le cancer de la prostate est primitif ou secondaire. Ce dernier est exceptionnel; il a pour point de départ un organe éloigné, l'estomac, la dure-mère; plus souvent un organe voisin, le rectum, la vessie, les vésicules séminales. Le cancer primitif, de beaucoup le plus fréquent, nous occupera surtout.

Cette affection n'est pas aussi rare que l'a cru Lebert; sur un ensemble de 700 malades atteints d'affections des voies urinaires, 4 porteurs de cancer étaient de la prostate (Engelbach).

Elle atteint de préférence les individus au-dessus de cinquante ans, mais se rencontre chez les enfants dans une proportion remarquable. Dans 96 cas recueillis par Engelbach on trouve :

Au-dessous de 10 ans	9
De 10 à 20	3
De 20 à 30	5
De 30 à 40	6
De 40 à 50	4

De 50 à 60	19	62
De 60 à 70	24	
De 70 à 80	6	
Vieillards sans indication d'âge. .	13	
Age non indiqué.	1	

Nous ne mentionnons l'influence de l'hypertrophie de la prostate que parce qu'elle a été affirmée par Thompson.

Anatomie pathologique. — Le carcinome est la forme ordinaire du cancer prostatique (48 fois sur 55 cas, Engelbach) ; le sarcome (7 fois sur 55 cas) est presque spécial à l'enfant.

L'encéphaloïde est la variété la plus fréquente du cancer prostatique ; des cancers colloïdes, mélaniques, ossifiants sont rarement observés.

En général le néoplasme porte sur la totalité de la glande, on a constaté que le lobe droit prend un développement plus grand que le gauche. Le volume total de la tumeur est toujours considérable ; il varie entre celui, ou d'un œuf de poule, d'une orange, ou d'une tête de fœtus.

La tumeur, lobulée, bosselée, est molle et comme gélatineuse chez l'enfant. Chez l'adulte elle est dure au début, ou tout au moins de consistance inégale : ici squirrheuse, là presque fluctuante. Sa teinte générale est gris-rose extérieurement. Sur une coupe, la coloration est la même ; par places on trouve des taches ecchymotiques résultant d'hémorrhagies interstitielles, et des cavités irrégulières qui, lorsqu'elles sont abondantes, se réunissent pour former des kystes remplis de sang plus ou moins altéré. Il existe d'autres anfractuosités que remplit une matière puriforme résultant de la fonte du tissu carcinomateux; elles s'ouvrent quelquefois et laissent à leur place des ulcérations végétantes. La constitution histologique n'offre rien de spécial, si ce n'est la présence de fibres musculaires dans les travées du carcinome (Clado).

Le caractère dominant du néoplasme prostatique est sa grande diffusibilité. Par exception, la vessie se laisse difficilement envahir; mais le néoplasme franchit les limites aponévrotiques de la glande, prend un aspect spécial, change de consistance, ne présente plus de limites appréciables, affecte en un mot plutôt la forme d'une néoplasie du petit bassin que celle d'une tumeur prostatique. C'est à ce développement envahissant, et, si l'on peut dire ainsi, à ce débordement de la tumeur, que le professeur Guyon a donné le nom de *carcinose prostato-pelvienne diffuse;* cette masse volumineuse est constituée à la fois par la prostate dégénérée et par les ganglions pelviens envahis.

La *dégénérescence des ganglions* lymphatiques est constante, précoce et étendue; on la rencontre sous forme de masses, de chaînes situées le long de la colonne vertébrale; le tissu cellulaire périganglionnaire se prend à son tour et se transforme en une gangue dure entourant l'aorte et la veine cave, le hile du rein et la partie supérieure des uretères.

En outre, des *prolongements* émanant de la tumeur elle-même viennent compléter cet aspect si caractéristique. Voici comment le professeur Guyon les divise : tout d'abord des prolongements latéraux se perdent du côté des échancrures sciatiques; d'autres, postérieurs, vont envahir et remplir l'excavation sacrée; enfin des prolongements antérieurs se dirigent vers l'ogive pubienne.

Il en résulte des *localisations secondaires* : en avant, la tumeur gagne l'urèthre, la partie postérieure du corps caverneux et conséquemment les *ganglions inguinaux*, en même temps qu'elle envahit les parties molles de la région périnéale. Sur les côtés, des prolongements se confondent avec les ganglions dégénérés, touchent partout aux parois pelviennes, contractent des adhérences avec le squelette et s'insinuent à travers les échancrures sciatiques; les plexus nerveux sacré et lombaire sont souvent intéressés. En arrière, le rectum est rarement envahi, mais il est dévié ou comprimé par la tumeur. Les vésicules séminales sont intéressées en moyenne 1 fois sur 8. Dans certains cas, le néoplasme s'étalant à la face postérieure de la vessie comprime, sans les envahir, la portion terminale des uretères : c'est ce qu'on a nommé le cancer en cuirasse (Jullien). Quant à la vessie elle-même, elle est intacte 4 fois sur 5 (Guyon); lorsqu'elle est atteinte, toutes les tuniques sont rarement prises, et la muqueuse reste d'ordinaire intacte. On a déjà vu que par contre, les néoplasmes vésicaux ne s'étendent presque jamais à la prostate. Les artères traversent les masses cancéreuses sans participer à la dégénérescence (Moore); les parois veineuses sont plus souvent intéressées.

La généralisation (reins, face, colonne vertébrale, poumons) est assez fréquente.

Symptômes. — Ils sont sensiblement différents chez l'enfant et chez l'adulte.

Chez l'enfant, les troubles prémonitoires sont peu accusés : le *début est en apparence brusque*, et le premier symptôme consiste en une rétention d'urine subite et complète. Cette soudaineté n'est pas réelle : le néoplasme a, pendant un certain temps, évolué d'une façon latente, lorsque, sous une influence quelconque, spasmodique ou congestive, la rétention s'installe. On est alors surpris de trouver par le toucher rectal une masse volumineuse dont aucun symptôme n'avait signalé la présence.

Chez l'adulte aussi, le *début est insidieux*, mais au moins y trouve-t-on quelques symptômes prémonitoires d'ordre banal : dysurie légère, douleurs surtout vers la fin de la miction, envies plus fréquentes. Ailleurs, les difficultés d'expulsion sont telles qu'elles font penser à un rétrécissement. Les douleurs véritables, quand elles existent, sont très vagues et peu violentes au début ; il en est de même de l'hématurie qui ne se montre pas de bonne heure quand elle n'est pas provoquée par le cathétérisme. Ainsi d'ordinaire, c'est lentement et peu à peu que s'installe la période d'état. Quelquefois pourtant, comme chez l'enfant, un accès de rétention ouvre la scène.

Signes fonctionnels. — La *dysurie* occupe ici le premier rang. Les symptômes du début sont accentués, aggravés ; la fréquence, la gêne des mictions, l'expulsion pénible des dernières gouttes qui rappelle la cystite dite cervicale, sont dues à la compression du col par le néoplasme ou à une déviation de l'urèthre. A ces symptômes s'en ajoutent d'autres qui sont ceux de l'hypertrophie prostatique : la polyurie, la fréquence s'exagérant la nuit, le retard des mictions. Plus tard, on voit s'installer l'incontinence qui se fait par regorgement après une rétention complète, ou qui dépend d'une destruction plus ou moins étendue de la région cervicale.

Après ces troubles urinaires, le symptôme le plus constant est la *douleur*. Nous ne reviendrons pas sur les douleurs vésicales, si ce n'est pour dire qu'elles se montrent en dehors de la miction et qu'elles acquièrent parfois une extrême violence. Très exceptionnellement, on a vu des malades s'éteindre sans souffrir ; presque toujours des douleurs, vagues d'abord, se localisent dans diverses régions. Celles qui se montrent au niveau du périnée, de l'hypogastre, de la verge et surtout de la base du gland appartiennent également à bon nombre d'autres affections des voies urinaires. Il n'en est pas de même de celles qui occupent la région sacrée : presque continues, soumises à des exacerbations tantôt spontanées, tantôt correspondant aux efforts de la défécation, elles s'étendent à tout le bassin, à la cuisse ; une névralgie sciatique horriblement pénible indique que les racines du nerf sont atteintes par le néoplasme. La propagation continuant, les douleurs apparaissent aux régions hypogastrique, abdominale et scrotale et sont alors souvent augmentées par la station assise. D'autres fois une paraplégie traduit l'envahissement du canal médullaire (Thompson, Guyon).

Du côté du *rectum*, les symptômes, quelquefois nuls, sont ailleurs extrêmement prononcés. Très souvent, on observe dès le début un bourrelet hémorrhoïdal. La constipation, légère d'abord, croît progressivement à mesure que s'étend la compression exercée par le néoplasme. Rétréci dans son calibre, dévié dans sa direction, le rectum ne tarde pas à s'enflammer et donne lieu à des écoulements glaireux, purulents ou sanguinolents; la constipation devient extrême et il se produit parfois une obstruction intestinale qui a nécessité la colotomie lombaire. Mais on n'observe jamais d'aplatissement du bol fécal, pas plus que dans l'hypertrophie prostatique, où, comme nous le verrons, J.-L. Petit l'a signalé à tort.

Les *urines* ne se troublent que tardivement, lorsqu'il survient de la cystite. L'expulsion de petits fragments de la tumeur est un signe précieux, mais rare et peu précoce.

L'*hématurie*, notée 21 fois sur 79 observations (Engelbach), ne se produit guère que chez l'adulte; encore est-elle généralement tardive. Quelquefois elle survient à la suite d'un cathétérisme et peut, dans ce cas, être très abondante. Le plus souvent elle est spontanée et se montre tantôt au début de la miction, sous forme de petites masses sanguines expulsées du canal prostatique avec les premières gouttes d'urine, tantôt à la fin, sous l'influence des derniers efforts et toujours peu considérable. Quant à l'hématurie vraie, constituée par du sang intimement mélangé à l'urine, elle n'est relevée que 12 fois sur 79; exceptionnellement elle acquiert une abondance extrême : (6 litres en 6 jours, Armitage).

Elle apparaît dans les circonstances les plus diverses et ne possède aucun caractère pathognomonique.

Signes physiques. — L'exploration physique est de la plus haute importance.

Par le *toucher rectal* on constate une exagération de la sensibilité très peu marquée, mais suffisante pour permettre d'éliminer l'hypertrophie prostatique simple. L'augmentation de volume est toujours notable, même au début; le doigt ne retrouve plus les limites normales de la glande. Celle-ci est immobilisée, fixée par ses adhérences aux branches ischio-pubiennes. A une période plus avancée, le prolongement postéro-supérieur, presque constant, empêche d'atteindre la limite supérieure de la tumeur; dans d'autres cas, la masse morbide a pris un développement tel qu'elle donne la sensation d'une tête fœtale occupant l'excavation pelvienne. Quelquefois, d'après Joly, la prostate serait diminuée de volume; ce fait reste douteux. Dans des cas rares, on observe un inégal développement de la glande dont un des lobes prédomine.

La surface de l'organe présente ordinairement des bosselures disséminées, plus ou moins nombreuses, volumineuses, en général dures, ne s'isolant pas du reste de la tumeur comme les nodules plus petits de la prostatite tuberculeuse : « la prostate n'est pas lobulée, elle est lobée » (Guyon).

Sa consistance dure, ligneuse (Nélaton), au moins au début, permet quelquefois à elle seule un diagnostic précoce. Plus tard, à côté de masses d'une dureté presque cartilagineuse, on rencontre des parties dépressibles, presque fluctuantes. Ces foyers ramollis peuvent s'ouvrir dans le rectum, où le doigt rencontre alors des bourgeons végétants et facilement saignants.

Quant aux vésicules et aux canaux déférents, ils ne sont reconnaissables qu'au début ; plus tard ils sont englobés dans le néoplasme.

La *palpation abdominale* permettra de reconnaître les chaînes ganglionnaires qui occupent les fosses iliaques et la région pelvienne. On les sent, irrégulières et volumineuses, obliquement étalées et se continuant en dedans avec la masse de la tumeur. Une *adénopathie inguinale* est la règle ; elle est d'une interprétation difficile, puisque les lymphatiques de la prostate se rendent directement dans les ganglions lombaires. Broca invoquait un phénomène de reflux. Il est plus naturel de voir là une conséquence de la propagation de la tumeur à l'urèthre et au pénis (Engelbach).

Combinée avec le toucher rectal, la palpation hypogastrique permet de saisir le néoplasme entre les deux mains, de sentir la limite supérieure qui dépasse quelquefois le pubis de plusieurs travers de doigt, et de constater la rigidité anormale du plancher vésical.

Quant au *cathétérisme explorateur*, il doit être évité ; il ne peut ajouter que peu de chose aux renseignements acquis, et il expose le malade à de redoutables hématuries. Mais une rétention complète ou incomplète, rendra nécessaire le cathétérisme évacuateur : dans ce cas, l'introduction d'un explorateur à boule doit précéder toute autre manœuvre. Il arrive quelquefois que l'instrument, butant contre une saillie prostatique, ne pénètre pas dans la vessie. Une sonde courbe entre plus facilement, mais on sent qu'elle est serrée entre deux parois dures et inextensibles.

MARCHE, DURÉE, TERMINAISON. — L'affection peut suivre une marche foudroyante et évoluer en quelques jours; une telle rapidité n'est qu'apparente et tient à ce que les premiers symptômes ont passé inaperçus. Le plus souvent les progrès sont lents et la mort n'arrive qu'au bout de deux ou trois ans.

Chez l'enfant, la maladie évolue promptement; d'après Engelbach, la durée est d'autant plus longue que le sujet est plus avancé en âge. Le sarcome, qui expose davantage aux complications (Engelbach), amène plus vite une terminaison fatale.

La marche n'est pas toujours régulière, on observe des temps d'arrêt de plusieurs mois ; par contre on voit des accélérations tantôt inexpliquées, tantôt dues aux complications suivantes : œdème généralement localisé aux membres inférieurs, par compression ganglionnaire inguinale ou iliaque, phlegmatia alba dolens, gonflement des testicules et des bourses par obstruction des veines spermatiques, fistule vésico-rectale, hydronéphrose ou plus ordinairement pyélonéphrite à la suite d'une oblitération des uretères.

Rarement le malade succombe aux progrès seuls de la cachexie, qui n'arrive qu'après une durée fort longue. Le plus souvent, la mort est due, soit à une généralisation, soit à une des complications que nous venons de signaler.

DIAGNOSTIC. — L'examen minutieux des symptômes

fonctionnels joint aux signes fournis par le toucher rectal permet, quoi qu'en ait dit (Jolly, Jullien), de constater un ensemble propre au cancer de la prostate. La seule présence dans l'urine de cellules détachées n'a pas de valeur diagnostique ; quant aux fragments de néoplasme expulsés pendant la miction, on les rencontre très rarement et à une période assez avancée pour que la nature de la maladie ne soit plus douteuse.

Les *calculs vésicaux* ont certains symptômes, tels que leurs hématuries provoquées par le mouvement, si caractéristiques que nous n'avons pas à insister.

Dans l'*hypertrophie prostatique*, les douleurs manquent : elles n'apparaissent qu'à l'occasion d'une cystite, d'une rétention, d'un accident de cathétérisme. Les hématuries sont rares ; le toucher rectal donne la sensation d'une tumeur plus ou moins régulière, non bosselée, comme dans le cancer. Ce dernier s'accompagne d'ailleurs d'une adénopathie inguinale et iliaque qu'on peut considérer comme pathognomonique.

Les tumeurs de la vessie prêteraient plus facilement à l'erreur, mais leurs hématuries spéciales, continues, ne cédant ni au repos, ni à aucun traitement, n'ont pas de rapport avec les uréthrorrhagies du cancer prostatique. Au toucher rectal, une rénitence au niveau du bas-fond de la vessie indique toujours une tumeur occupant l'intérieur de cet organe (Guyon); en pareil cas, la prostate est régulière, souple et peu développée.

La tuberculose prostatique, on le sait, présente au toucher des noyaux indurés, dépassant rarement le volume d'un haricot, enchâssés dans le tissu glandulaire dont ils restent très distincts, bien différents par conséquent des bosselures du cancer.

Traitement. — L'extirpation du cancer de la prostate a été tentée sans succès par Demarquay et par Spanton. Un malade de Billroth survécut quatorze mois et mourut d'une récidive dans la cicatrice. D'une façon générale, c'est une opération très difficile ; la résection de la symphyse pubienne que Glück a pratiquée, est parfois nécessaire. Une telle tentative est toujours contre-indiquée comme inutile, en raison de la propagation précoce de la tumeur par les nombreux lymphatiques qui partent de la prostate.

On se borne à instituer un traitement palliatif. Contre les douleurs, on emploiera les opiacés, la morphine en suppositoires, lavements, injections hypodermiques. Contre les rétentions complète ou incomplète, on aura recours au cathétérisme avec une sonde de caoutchouc ou de gomme, et si le cathétérisme est impossible, aux ponctions hypogastriques répétées et même à la cystotomie, moins pour extirper une partie quelconque de la tumeur, comme l'a fait Harrison, que pour détourner le cours de l'urine : la voie hypogastrique sera préférée.

L'obstruction du rectum, lorsqu'elle résiste aux lavements, aux purgatifs et aux bougies rectales, peut nécessiter la création d'un anus lombaire ou iliaque (Oswald, Fenwick).

CHAPITRE VI

KYSTES DE LA PROSTATE

On désigne sous ce nom des tumeurs développées au sein de la prostate et formées par une poche dont la paroi est organisée et le contenu liquide.

Eliminant les kystes péricalculeux (Planty-Mauxion), et les kystes purulents (Thompson), il nous reste à étudier : les kystes par rétention d'une sécrétion normale ou kystes séreux, et les kystes hydatiques. (Le Dentu).

1° *Kystes séreux.*

Le tissu des prostates hypertrophiées est quelquefois creusé de petites cavités remplies d'un liquide épais e jaunâtre ; dans les cas rares où celles-ci acquièrent un certain volume, elles constituent des kystes séreux dont il existe deux variétés.

Un premier groupe se compose de tumeurs relativement petites, ne dépassant pas le volume d'un grain de raisin ; absolument enkystées, elles sont développées aux dépens du lobe moyen et sur un point très rapproché de la muqueuse uréthro-vésicale. On les rencontre de chaque côté du vérumontanum (deux observations de Dolbeau cité par Béraud), ou bien au-dessous de l'orifice vésical de l'urèthre (Le Dentu); ailleurs elles proéminent dans la vessie, en arrière de la lèvre inférieure du col (Le Dentu). Ces kystes, qui renferment le plus souvent un liquide lactescent ayant l'aspect extérieur et les caractères histologiques du liquide prostatique, semblent bien s'être développés aux dépens des follicules distendus. D'autres, au contraire, observés surtout chez le nouveau-né (English), résulteraient d'une distension de l'utricule prostatique.

Le second groupe comprend des tumeurs beaucoup plus volumineuses. Tantôt la prostate est occupée par des dilatations kystiques multiloculaires (cas unique de Cruveilhier), tantôt elle est convertie tout entière (Cruveilhier) ou partiellement (Le Dentu, Desnos) en une vaste poche unique de la grosseur d'une mandarine. Cette poche n'est pas absolument close, mais communique avec le canal prostatique par une dizaine de petits pertuis complètement indépendants des orifices des canaux éjaculateurs et des vésicules, et par lesquels une pression légère peut faire sortir un liquide légèrement rougeâtre, visqueux et filant.

Dans le cas qui nous est propre, il s'agit bien d'un kyste et non d'une cavité d'abcès transformé ; en effet, les parois de la poche étaient formées par un tissu conjonctif fibrillaire sur lequel reposait, par l'intermédiaire d'une membrane anhyste, un épithélium simple, irrégulier, cylindroïde, cubique ou polyédrique. Nulle part il n'existait de trace d'inflammation soit aiguë, soit chronique (Brault).

De semblables kystes doivent facilement subir la

transformation purulente sous l'influence d'une suppuration voisine des voies génitales ou urinaires, et certains abcès latents des vieillards, souvent méconnus, n'ont peut-être pas d'autre origine.

2° *Kystes hydatiques.*

Le développement d'hydatides au sein même du tissu prostatique n'a pas encore été démontré.

Sur 33 exemples de kystes hydatiques occupant le bassin (Nicaise), 4 fois seulement le kyste est indiqué comme provenant du tissu glandulaire. Or, dans deux de ces cas (Millet, Tillaux), la localisation n'a pu être vérifiée car les malades ont guéri. Dans les deux autres, l'autopsie a été faite, mais une fois (Lodwell) le kyste avait donné lieu à des désordres trop étendus pour permettre d'affirmer son origine parenchymateuse; une autre fois (Butruille), il débordait le tissu prostatique; par conséquent, il avait pu se développer en dehors de ce tissu; de plus, il ne renfermait pas de crochets.

Il n'existe cependant pas de raison anatomique pour refuser aux hydatides la possibilité de se développer dans la prostate; on a allégué la densité de son tissu qui n'est cependant pas supérieure à celle d'autres organes et en particulier du foie.

Symptômes et diagnostic. — Quelle que soit leur nature, les kystes de la prostate donnent surtout lieu à des symptômes de compression : gêne plus ou moins grande de la défécation et plus souvent de la miction; les accidents de rétention ont, sur 33 cas, causé la mort de 11 sujets.

Le cathétérisme est difficile et fréquemment suivi de fausses routes. Le kyste peut s'ouvrir dans le rectum, dans l'urèthre, spontanément et à la suite du cathétérisme ou dans ces deux organes à la fois. L'irruption de l'urine dans la poche après sa rupture dans la vessie ou l'urèthre expose aux accidents septicémiques (Millet).

Le diagnostic de ces kystes est rarement fait. Le cathétérisme n'indique que la présence d'un obstacle, le toucher rectal permet de constater l'existence d'une tumeur plus ou moins volumineuse, ordinairement médiane, lisse, arrondie, rénitente plutôt que fluctuante remontant à une certaine hauteur dans le bassin.

Les lésions vésicales et rénales sont les mêmes que dans toutes les rétentions anciennes.

Traitement. — Il consiste à donner issue au liquide. On essayera d'abord une ponction exploratrice qui peut être en même temps curatrice (Hutchinson, Périer, Mallez). Si cette ponction ne suffit pas, on agrandira l'ouverture. L'incision sera faite par le rectum (Tillaux) ou, ce qui est préférable pour l'antisepsie et le drainage, par la marge de l'anus.

CHAPITRE VII

CONCRÉTIONS ET CALCULS DE LA PROSTATE

Nous les distinguerons, suivant leur origine, en endo-prostatiques et extra-prostatiques ; à ces deux groupes nous ajouterons les phlébolithes.

1° CALCULS ENDOPROSTATIQUES

Ces calculs, presque constants dans le tissu prostatique, n'ont pas le rôle que leur a attribué Sappey dans la pathogénie de l'hypertrophie prostatique.

On en distingue deux sortes : les concrétions azotées (première variété de Robin) et les concrétions phosphatées (deuxième variété du même auteur).

A. *Concrétions azotées.* — Fréquentes chez l'adulte, elles sont constantes chez le vieillard.

Elles occupent les culs-de sac glandulaires et se retrouvent aussi sous l'épithélium uréthral de chaque côté du vérumontanum.

Sur une coupe de la prostate, au milieu du liquide blanchâtre qui s'écoule, on voit de petites granulations de nombre et de volume variables. Dans un cas de

Thompson on en a compté plus d'un millier. Leur forme est tantôt ovoïde, tantôt arrondie, parfois même triangulaire ; souvent elles présentent des facettes formées par pression réciproque qui leur donnent une apparence polyédrique. Leur coloration varie avec leur volume ; à mesure que ces concrétions grossissent, elles se déshydratent et perdent peu à peu leur eau de composition. Quand elles sont très petites, elles sont presque incolores (Robin) ; plus grosses, elles ont une couleur ambrée et peuvent même devenir assez noirâtres pour que Morgagni les ait comparées à des grains de tabac.

Au microscope, la coloration est la même, sauf pour les calculs noirâtres, qui prennent alors une teinte rouge. On dirait qu'ils sont formés de stratifications concentriques d'autant plus marquées que le calcul est plus gros, rappelant celles que l'on observe sur les grains d'amidon (Virchow).

Ces calculs sont formés d'une matière organique azotée ; leur opacité résulte d'une incrustation de phosphate et de carbonate de chaux ou de magnésie. Quant à leur origine, Virchow l'attribue à un mélange de sperme et d'une substance protéique insoluble. Stilling, Launois admettent que des cellules glandulaires, ayant subi la dégénérescence amyloïde, forment le noyau autour duquel viendront se placer les couches concentriques résultant des sécrétions de la glande.

Les concrétions azotées ne restent pas continuellement dans la prostate ; Robin, Furbinger, les ont trouvées dans le sperme ; ce sont en un mot des sympexions.

B. *Calculs phosphatés.* — Beaucoup plus rares, ils se

rencontrent surtout chez les individus âgés, mais on en trouve aussi chez des jeunes gens de vingt à vingt-cinq ans.

Occupant généralement la partie inférieure de la prostate, quelquefois les orifices des conduits éjaculateurs, ils peuvent s'enkyster, et la poche qui leur sert d'enveloppe contient quelquefois en même temps une certaine quantité de liquide (Planty-Mauxion, Thompson). Autour d'eux existe une induration interstitielle, et les culs-de-sac glandulaires sont atrophiés et disparaissent (Launois).

Ordinairement multiples, ils atteignent parfois le nombre de 20, 50, 200. Leur volume est en raison inverse de leur nombre, et varie de celui d'un grain d'orge à celui d'une fève, d'une noix (Bourdillat) et même d'un œuf de poule (Goyard). Ovoïdes, quelquefois polyédriques et à facettes, ou allongés, ils présentent ailleurs une disposition arborescente.

Ils sont habituellement bruns ; leur surface, rugueuse quand ils sont isolés, est unie quand ils sont multiples ; leur consistance est très ferme.

Leur composition est variable. Certains sont uniquement formés de phosphate de chaux (Le Roy d'Etiolles). D'autres, plus complexes, renferment, par exemple :

Phosphate de chaux	60 p. 100
Phosphate ammoniaco-magnésien.	20
Carbonate de chaux	20

(*Musée Dupuytren.*)

ou encore sous une enveloppe de phosphate de chaux on trouve :

Oxalate de chaux	75 p. 100
Carbonate de chaux.	20

(*Musée Dupuytren.*)

Les calculs phosphatés résultent de l'infiltration calcaire des concrétions azotées déjà décrites.

Symptômes. — Les symptômes de ces calculs sont ordinairement si peu marqués qu'on ne les découvre qu'à l'autopsie. Cependant lorsque leur nombre ou leur volume est considérable, ils donnent lieu à certains troubles qui varient suivant leur siège. Occupent-ils le voisinage de la face rectale, il en résulte une gêne et une pesanteur du périnée ; au toucher rectal, on perçoit des saillies et même quelquefois de la crépitation quand les calculs sont multiples. S'ils proéminent du côté de la vessie et de l'urèthre, ils offrent les mêmes symptômes que l'hypertrophie prostatique ; tôt ou tard ils se font jour dans le canal, où un cathéter révèle souvent leur présence. Dans la sphère génitale, on a signalé le priapisme et les éjaculations douloureuses. Les urines deviennent quelquefois sanguinolentes sous l'influence d'une cause congestive, inflammatoire ou ulcérative. On a observé du spasme de la portion membraneuse (Reliquet), des accidents de rétention complète ou incomplète, d'infiltration et exceptionnellement des abcès et des fistules consécutives.

Traitement. — Lorsqu'ils ne donnent lieu à aucun accident, les calculs endoprostatiques ne demandent pas de traitement. En cas contraire, l'intervention varie suivant les indications. Les calculs qui proéminent vers le rectum seront extraits non par l'intestin, car il y aurait à craindre l'établissement d'une fistule, mais par le périnée, au moyen soit d'une boutonnière, soit d'un procédé de taille que Demarquay, après Dupuytren, a nettement indiqué : Une incision demi-circulaire est faite à 2 centimètres de l'anus ; on divise successivement la peau, le tissu cellulaire et le sphincter ; le rectum une fois disséqué et la surface prostatique mise à nu, on incise la glande et l'on extrait le calcul. Si des fistules conduisent sur le calcul, il faut les utiliser (Duplay).

Quand les calculs proéminent vers l'urèthre, s'ils sont petits et engagés dans le canal, on essayera de les broyer avec un brise-pierre uréthral ou de les extraire à l'aide des pinces de Collin. Les manœuvres sont difficiles et pénibles ; si elles déterminent de la fièvre, il faut renoncer à l'extraction par les voies naturelles.

2° CALCULS D'ORIGINE EXTRA-PROSTATIQUE

Ils comprennent deux variétés : les calculs urinaires autochtones et les calculs urinaires exotiques (Jullien).

Les *calculs autochtones* se développent dans une cavité artificielle de l'urèthre prostatique, ulcération en arrière d'un rétrécissement, caverne tuberculeuse ou autre, plus souvent dans une fistule consécutive à une opération de taille ou d'uréthrotomie externe. Cette solution de continuité livre passage à l'urine, dont les sédiments, se déposant et se conglomérant dans le tissu même de l'organe, donnent lieu à des concrétions qui peuvent atteindre le volume d'un œuf (Guyon).

Les *calculs exotiques* pénètrent tout formés dans la prostate. Tantôt cette pénétration a lieu par une solution de continuité d'origine chirurgicale ou par un trajet fistuleux. Tantôt le calcul lui-même creuse sa loge, après une séance incomplète de lithotritie, ou à la suite de la migration naturelle des calculs rénaux, surtout chez l'enfant.

L'évolution de ces calculs est lente ; ils sont souvent tolérés pendant plusieurs années. Plus tard, ils provoquent des poussées inflammatoires caractérisées par des douleurs très vives, séparées par des périodes de calme qui durent souvent un an et plus. Ordinairement, ils finissent par déterminer des fistules uniques ou multiples ; les fistules rectales ne sont pas rares en ce cas.

Le traitement varie selon les cas. D'une manière générale on utilisera, pour leur extraction, les trajets fistuleux qui pourront exister ; en cas contraire, on emploiera un procédé d'uréthrotomie ou de taille périnéale.

3° PHLÉBOLITHES

On désigne sous ce nom des concrétions qui se produisent dans les veines prostatiques.

Elles sont fréquentes chez le vieillard, chez qui leur développement est favorisé par la dilatation des veines prostatiques et par la stase sanguine qui en résulte. Elles siègent plutôt dans les plexus périprostatiques que dans les veines intraglandulaires. Leur volume, en général très petit, dépasse rarement celui d'un pois.

Leur pathogénie ne présente rien qui soit spécial à cette région, mais il importe de connaître ces phlébolithes pour ne pas les confondre avec les véritables calculs prostatiques.

CHAPITRE VIII

HYPERTROPHIE DE LA PROSTATE

(SCLÉROSE VÉSICO-PROSTATIQUE)

La lésion prostatique tour à tour désignée sous les noms d'hyperthrophie (Baillie), d'engorgement (Civiale), de myome (Harrison), de tumeur bénigne (Le Dentu), etc., ne peut être étudiée isolément. Elle n'est en réalité que la localisation prostatique d'un processus scléreux qui, simultanément ou successivement, envahit tout l'ensemble des organes urinaires, depuis la prostate jusqu'au rein. La sclérose de l'appareil urinaire, ou plus simplement la sclérose vésico-prostatique, telle est, dans toute son étendue, la lésion qui répond au syndrome clinique appelé *prostatisme*.

Etiologie. — Autant sont nettes et précises les causes qui font surgir certains accidents congestifs et inflammatoires au cours de l'affection qui nous occupe, autant sont obscures celles qui président au développement de la sclérose elle-même. C'est pour avoir confondu cette double étiologie, qu'on a incriminé quantité de circonstances, dont l'influence est en réalité nulle sur la production de l'hypertrophie.

De ce nombre sont : la congestion veineuse, invoquée par E. Home, les excès de table et de coït, la masturbation, les habitudes sédentaires, l'équitation, la blennorrhagie, accusée par Hunter, les rétrécissements, certaines manœuvres chirurgicales telles que le cathétérisme et le maintien d'une sonde à demeure. Il en est de même des calculs vésicaux.

Dans ces diverses conditions on a vu survenir des congestions et des inflammations aiguës ou chroniques de la prostate, mais non pas le développement des lésions de sclérose. Les affections générales, la scrofule, la tuberculose, la syphilis ; les diathèses, l'arthritisme, l'herpétisme, n'exercent pas non plus grande influence. Un accès de goutte, un eczéma ou un psoriasis peuvent disparaître et faire place immédiatement à des accidents de dysurie et de rétention, qui s'expliquent simplement par la production d'une poussée congestive dans le cours d'une sclérose déjà constituée.

Une seule condition étiologique est certaine, c'est la vieillesse ; encore s'en faut-il que l'hypertrophie prostatique soit la règle à cette période de la vie. Sur 164 vieillards entre 60 et 94 ans examinés par Thompson, 67 présentaient des lésions prostatiques, dans 11 cas c'était une atrophie, dans 56 une hypertrophie ; mais dans 15 ou 16 seulement l'hypertrophie se traduisait par des signes précis (Thompson) ; ces chiffres concordent avec ceux que nous avons recueillis dans le service du professeur Guyon. C'est de 50 à 65 ans que la maladie débute, rarement elle apparaît après 70, plus rarement encore à un âge très avancé, époque à laquelle la prostate semble même subir une sorte de régression.

ANATOMIE PATHOLOGIQUE

Les lésions ne portent pas seulement sur la prostate, mais aussi sur la vessie, les uretères et les reins.

PROSTATE. — *Lésions macroscopiques.* — La lésion la plus frappante de la sclérose vésico-prostatique est l'*augmentation du volume* de la prostate. Toutefois cette augmentation de volume n'est pas constante, et dans certains cas la glande peut même présenter une sorte d'atrophie.

D'autre part, tous les degrés se rencontrent dans l'hypertrophie, depuis une prostate à peine plus grosse qu'une châtaigne et pesant de 15 à 20 grammes, jusqu'à des masses du volume d'une noix de coco (Ch. Bell) ou du poids de 288 grammes (Gross). Dans un relevé d'autopsies faites par nous, le poids de 47 prostates provenant de sujets de plus de 60 ans variait entre 23 et 85 grammes; la moyenne était de 46 gr. 85.

L'hypertrophie est dite *excentrique ou rectale* lorsque la tumeur proémine du côté de l'intestin, dont elle refoule la paroi ; elle est dite *uréthro-vésicale* lorsqu'elle se développe du côté de l'urèthre ou du col, dont elle modifie les dispositions. Ces deux formes coexistent fréquemment, mais sans qu'on puisse jamais, du degré atteint par l'une, conclure à un développement proportionnel de l'autre.

Rectale ou uréthrale, la tuméfaction prostatique est le

plus souvent symétrique, comme on peut le voir d'après les chiffres suivants, relatifs aux différentes pièces que nous avons observées ou trouvé décrites :

		Thompson	Musée Dupuytren	Musée Civiale	Total
Hypertrophie symétrique	générale	74	7	10	91
	limitée au lobe moyen	19	8	6	33
	— aux lobes latéraux	8	5	7	20
	— à la commissure antérieure	3	»	»	3
Hypertrophie asymétrique	avec prédominance du lobe droit	8	1	2	11
	gauche	11	1	3	15

Dans le relevé qui nous est personnel, nous avons rencontré 12 fois sur 47 l'hypertrophie du lobe moyen, proportion un peu supérieure à celle des autres statistiques.

On voit que l'augmentation de volume porte presque toujours, sinon exclusivement, sur la masse prostatique rétro-uréthrale. La lame préuréthrale ne participe aux lésions que dans une très faible mesure, disposition qui ne contribue pas peu à la production des déformations dont il nous reste à parler.

Celles-ci portent sur l'urèthre et sur la vessie.

Déformations de l'urèthre. — Une seule modification de l'urèthre est constante, c'est son allongement. La portion prostatique, dont la longueur normale est 2 centimètres et demi, peut atteindre 5, 6, 8 et jusqu'à 9 centimètres ; nos mensurations nous ont donné une moyenne de 4 centimètres et demi. La portion pénienne ayant souvent elle-même ses dimensions accrues, le canal uréthral tout entier peut mesurer jusqu'à 30 centimètres (Guyon et Bazy).

L'allongement du canal prostatique n'existant pour ainsi dire qu'à la paroi postérieure, il en résulte un changement de direction de l'urèthre dont la courbure, normalement arrondie, devient anguleuse par suite du développement du lobe moyen. La paroi supérieure, presque indemne, lisse, unie et beaucoup plus courte, constitue, comme on le verra, un chemin facile qu'on s'efforcera de suivre pendant le cathétérisme. Le calibre du canal, parfois normal, est le plus souvent augmenté.

Chaque type d'hypertrophie produit une modification particulière de l'urèthre. Si un seul lobe est tuméfié, l'urèthre est dévié en sens inverse et décrit une courbe à concavité latérale. Dans quelques cas (Le Dentu), les hypertrophies latérales n'ayant pas lieu au même niveau, ont pour résultat une déviation alterne ou en S. Les déformations du lobe postérieur sont les plus importantes : nous ne parlons pas seulement ici des tuméfactions isolées de ce lobe qui, comme l'indique notre tableau, sont assez rares : mais dans l'hypertrophie en masse, l'augmentation de cette partie de la glande oppose les plus grands obstacles au cathétérisme. On voit assez souvent à ce niveau une bifurcation de l'urèthre dessinant une sorte d'Y. Le cathétérisme, ordinairement nécessaire, agrandit une de ces gouttières et la rend prédominante. Ailleurs, ces bifurcations se subdivisent et on compte trois et même quatre sillons qui conduisent dans la vessie. Dans ces cas l'aplatissement de l'urèthre n'a plus lieu latéralement, mais d'arrière en avant et, comme le soulèvement est irrégulier, il en résulte une fente transversale et sinueuse.

Saillies intravésicales. — La principale déformation que présente le col vésical est une surélévation produite par la tuméfaction sous-jacente, qui le place sur un plan supérieur au bas-fond vésical. Le bas-fond ne peut s'élever au niveau du col que par une contraction énergique de ses fibres musculaires qui, au bout d'un certain temps, ne sont pas toujours capables de cet effort.

En arrière du col, la saillie que fait la prostate revêt des aspects multiples qu'on peut ramener à trois types (Guyon) : 1° L'hypertrophie en *croupion de poulet*, constituée par une saillie sessile ou pédiculée, mais se détachant nettement des parties voisines. Ordinairement unique et médiane, cette saillie détermine des troubles de la miction qui peuvent d'ailleurs exister sans elle. — 2° L'hypertrophie en *éventail* représente une tumeur aplatie, triangulaire, à grosse extrémité postérieure, limitée par l'écartement des deux gouttières que nous avons signalées dans l'urèthre, traversée quelquefois par des sillons intermédiaires rayonnés et divergents. — 3° L'hypertrophie en *barre*, qu'il ne faut pas confondre avec les lésions musculaires ou muqueuses désignées sous le nom de valvules du col, consiste en un relief transversal qui soulève la partie antérieure du bas-fond vésical. Elle est formée par l'hypertrophie de la portion située au-dessus du verumontanum ; c'est elle que Mercier désigne sous le nom de sus-montanale.

Lésions histologiques. — Ces lésions ne sont pas spéciales aux prostates hypertrophiées : on les retrouve dans toutes les prostates de vieillards (Launois).

Sur une coupe de la glande, on voit à l'œil nu, surtout dans ses parties latérales et postérieures, c'est-à-dire dans les régions les plus riches en culs-de-sac glandulaires, de petites masses blanchâtres, dures, faire saillie à la surface de section; elles s'énucléent facilement. De forme arrondie, elles ont un volume qui, souvent inférieur à un pois, peut dépasser celui d'une noisette. Leur nombre varie en raison inverse de leurs dimensions : très abondantes, juxtaposées, tassées même lorsqu'elles sont petites, elles peuvent n'exister qu'au nombre de trois ou quatre par lobe lorsqu'elles sont volumineuses. Ce sont ces petites tumeurs qui déterminent les saillies parfois si bizarres des lobes moyens et latéraux.

A un très faible grossissement voici ce que l'on constate: la capsule fibreuse de la glande est épaissie; elle pousse à l'intérieur de nombreux prolongements ramifiés de même nature qu'elle. Les zones fibreuses suivent un trajet sinueux, s'accolant par places, circonscrivant ailleurs des espaces que remplissent du tissu cellulaire sclérosé et une petite quantité de fibres musculaires lisses. Les petites masses dont nous venons de parler sont constituées par des groupes arrondis de culs-de-sac glandulaires très apparents et affectant une disposition arborescente, groupes enserrés dans des anneaux fibro-musculaires dépendant de la trame hypertrophiée.

Un grossissement de 800 diamètres montre les culs-de-sac séparés eux-mêmes les uns des autres par d'épaisses travées qui n'ont pas moins de 6 à 8 μ de large.

Sur les saillies rentrantes on reconnaît, plus ou moins déformé et dégénéré, l'épithélium glandulaire stratifié sur deux ou trois couches. En somme, il existe une véritable lobulation de la glande (Launois).

Les nombreuses théories qui ont été émises sur la nature de ces lésions prostatiques peuvent se réduire à trois principales :

1° Suivant une première hypothèse défendue par Cruveilhier, Rokitansky, Billroth, Rindfleisch, Le Dentu, etc., l'hypertrophie résulte surtout du développement de l'élément glandulaire ;

2° Forster, Zambianchi, Harrisson, sir J. Paget, etc., considèrent le tissu musculaire comme prédominant, et font des petites tumeurs prostatiques des myomes comparables aux myomes utérins ;

3° Enfin la troisième théorie reconnaît autant de variétés d'hypertrophie prostatique qu'il y a dans la prostate d'éléments de nature différente. Ainsi Nélaton distingue trois formes : glandulaire, musculaire et fibreuse. Thompson en compte quatre, suivant que l'hypertrophie porte également sur tous les éléments ou sur le stroma, ou sur l'élément glandulaire (rareté pathologique), ou enfin qu'il existe un agencement nouveau des éléments fibreux et glandulaire sous forme de tumeurs. Virchow admet deux formes seulement : fibreuse simple (ou fibro-musculaire) et fibro-glandulaire.

En réalité, la tuméfaction sénile de la prostate est surtout caractérisée par une hyperplasie de son stroma, coïncidant avec le développement de tumeurs multiples qui tendent à s'isoler. Composées de tissu fibro-musculaire, ces tumeurs qui ont eu pour noyau un cul-de-sac glandulaire dilaté, méritent moins le nom d'adénomes ou d'adénomyomes (Cornil et Ranvier), que celui d'adénofibromyomes ou de *fibromes glandulaires* (Launois).

Il existe bien une variété d'hypertrophie prostatique due au développement exclusif et à la dilatation de l'élément glandulaire, les travées fibro-musculaires étant au contraire réduites à leur minimum, mais cet adénome prostatique est exceptionnel; Launois n'a pu en réunir que trois exemples.

Il nous reste à parler des lésions qui portent sur l'élément vasculaire de la prostate. Celui-ci prend chez le vieillard un développement considérable. Mais les modifications des artères sont bien différentes de celles des veines. Les artérioles périprostatiques, au nombre de quatre ou cinq, sont entourées d'un anneau fibreux épais qui en rétrécit et parfois en oblitère la lumière. Elles sont atteintes d'endopériartérite, comme l'est d'ailleurs tout le système artériel du malade, car *les prostatiques sont essentiellement des athéromateux* (Guyon). Les veines périprostatiques au contraire, volumineuses, dilatées, à parois amincies, affectent autour de la glande l'aspect de sinus; elles contiennent souvent des phlébolithes. Dans la prostate même, elles sont surtout développées autour de l'urèthre ; la muqueuse uréthrale renferme de nombreuses veinules et des capillaires gorgés de sang : ainsi s'explique le mécanisme des hémorrhagies abondantes qu'on observe quelquefois à la suite du cathétérisme même le mieux conduit.

VESSIE, URETÈRES, REINS. — Les lésions de la vessie ont une importance capitale, car elles tiennent sous leur dépendance la marche et le pronostic de l'affection. La capacité vésicale est le plus souvent augmentée; cet accroissement se fait aux dépens du bas-fond, qu'on voit descendre au-dessous de la prostate et atteindre quelquefois jusqu'à 7 centimètres et demi de diamètre. Quant aux parois, l'hypertrophie est la règle, l'amincissement l'exception (Guyon). L'épaississement n'est pas uniformément réparti. Par places les fibres musculaires se tassent en faisceaux qui dessinent à l'intérieur du réservoir vésical des saillies connues sous le nom de colonnes. Celles-ci sont disposées, d'après Jean, en couronne horizontale autour du bas-fond, décrivant des anses dirigées en haut et en avant et destinées à relever le bas-fond vers le col; elles ne sont pas uniquement formées de fibres musculaires, mais sont envahies par le tissu fibreux. Dans l'intervalle, leur paroi musculaire est réduite au minimum. La muqueuse, d'épaisseur partout normale, tapisse les colonnes et leurs interstices, et affecte des adhérences intimes avec le tissu cellulo-fibreux sous-jacent; si le plan profond s'amincit encore et cède, elle fait hernie entre les colonnes et forme des poches ou cellules vésicales.

La distension vésicale et même la production de saillies musculaires, qui résultent le plus souvent de la lutte de la vessie contre une saillie prostatique considérable, peuvent exister dans une vessie de vieillard même sans modifications prostatiques appréciables à l'œil nu. Dans ce cas, il faut admettre une dégénérescence scléreuse primitive de la vessie; celle-ci a lutté d'abord à l'aide de ses fibres restées indemnes qui se sont hypertrophiées, puis ont fini par se laisser vaincre sous la pression de l'urine. Dans une *vessie sclérosée*, sans hypertrophie prostatique, *l'amincissement des parois est la règle.*

De même que dans la prostate, les artères sont atteintes d'endopériartérite, et les veines dilatées, variqueuses, communiquent largement avec les plexus prostatiques.

Les uretères ont leur calibre augmenté et leurs parois épaissies par l'hypertrophie et par l'adjonction de fibres musculaires lisses et de tissu conjonctif dense. Au contraire, quand il s'est fait un travail inflammatoire, ces conduits se dilatent au point d'être parfois comparables à l'intestin grêle ; ils présentent des alternatives d'expansion et de resserrement qui leur donnent un aspect ampullaire (Hallé). Les bassinets participent aux lésions des uretères.

Les reins s'atrophient et présentent les caractères macroscopiques de la néphrite interstitielle. Leur poids est réduit de 167 grammes à 100 ou même à 60. La substance corticale est atrophiée, son épaisseur est souvent réduite à 12 millimètres. Une lésion caractéristique dans les cas d'inflammation est l'existence d'une quantité considérable de graisse qui se prolonge en dedans jusqu'au sommet des pyramides et se continue au-dehors du hile avec une masse cellulo-adipeuse très épaisse. Les lésions histologiques ne sont pas systématisées ; d'après Launois, elles sont localisées tantôt sous la capsule, tantôt autour des glomérules, tantôt entre les tubuli.

PATHOGÉNIE. — NATURE

Pour Velpeau qui voyait dans l'hypertrophie prostatique l'analogue de tumeurs fibreuses de l'utérus, pour

Mercier qui considérait cette affection comme un effet de la stase sanguine, pour Nélaton et pour Thompson, l'obstacle prostatique est le point de départ de la maladie : il est le seul facteur des rétentions et de l'incontinence, il commande la genèse des lésions vésicales, qu'elles soient dues à la cystite ou à la lutte que la vessie soutient contre l'obstacle.

Le Dentu, pour qui la tuméfaction prostatique est produite par une réunion de tumeurs bénignes, considère également les lésions vésicales comme secondaires : l'obstacle prostatique détermine d'abord une hypertrophie compensatrice de la vessie, qui s'accompagne de sclérose au bout d'un temps plus ou moins long.

Civiale proclame l'indépendance de l'atonie vésicale qui peut produire à elle seule les troubles urinaires chez les vieillards et isole nettement cette lésion de l'hypertrophie de la prostate.

La conception d'une maladie générale, d'une sclérose atteignant simultanément et dans leur ensemble tous les organes de l'appareil urinaire est toute nouvelle, et l'honneur en revient au professeur Guyon, dont les idées se trouvent exposées dans la thèse de son élève Launois.

Cette sclérose est inégalement répartie depuis le rein jusqu'à la prostate, tantôt plus marquée dans la prostate qui est hypertrophiée, tantôt dans la vessie ou même dans le rein.

Les lésions vésicales ne consistent pas, comme dans les rétrécissements de l'urèthre par exemple, en une hypertrophie véritable compliquée d'un élément inflammatoire. Chez le prostatique, l'hypertrophie du tissu musculaire, rarement considérable, est étouffée au milieu d'une hyperplasie de tissu fibreux dont ne rend pas compte un simple obstacle au cours de l'urine. Les lésions vésicales sont analogues aux lésions prostatiques : il s'agit toujours d'une prolifération du tissu conjonctif, du refoulement et de l'isolement en faisceaux du tissu musculaire, d'un développement excessif du réseau veineux. Elles sont contemporaines ; très souvent on rencontre des vieillards chez qui la miction est hésitante au début et lente, la force du jet diminuée, et dont les envies sont fréquentes pendant la nuit; ils sont impressionnables à toutes les causes congestives, et, plus tard, ils offriront des phénomènes de rétention et d'incontinence ; ce sont, en un mot, de véritables prostatiques ; ils ne présentent cependant ni hypertrophie de la prostate ni aucune modification du col, mais le muscle vésical est dégénéré.

En envisageant la lésion de cette façon, on peut dire qu'il existe même des femmes prostatiques. Sur 100 pensionnaires de la Salpêtrière âgées de plus de soixante-cinq ans, que nous avons pu observer, grâce à l'obligeance de M. Berbez, 48 présentaient à des degrés divers des symptômes analogues à ceux d'une hypertrophie prostatique à sa première période : fréquence nocturne, lenteur et retard de la miction, et souvent satisfaction incomplète du besoin d'uriner. Si chez la femme les symptômes ne dépassent guère la première période, c'est que les voies d'émission de l'urine offrent une grande simplicité qui ne permet pas à la distension de s'établir.

Le prostatisme, dans tous ces cas, s'explique par le

seul fait de l'impuissance de la vessie, dont les contractions, trop faibles d'abord, permettent à l'urine de s'accumuler dans le bas-fond ; cette rétention augmente à son tour la dissociation des faisceaux musculaires ; quelques-uns d'entre eux peuvent encore lutter et produire des hypertrophies partielles.

Il ne faut pourtant pas méconnaître ni amoindrir l'importance que prennent les saillies prostatiques dans la production des accidents : il en est du muscle vésical comme du muscle cardiaque. Si, devant une vessie dégénérée et de puissance médiocre, vient s'élever un obstacle tel qu'un lobe prostatique hypertrophié, les accidents se précipiteront et la dilatation surviendra rapidement, de la même façon que la dilatation des cavités cardiaques est hâtée lorsqu'à la dégénérescence de ses parois s'ajoutent des lésions valvulaires.

Ainsi, avec une prostate volumineuse, un malade dont le muscle vésical s'est hypertrophié peut longtemps uriner facilement, tandis qu'avec une prostate d'un volume normal et sans déformations, un autre malade arrive rapidement à la période ultime du prostatisme lorsque les parois de la vessie sont sclérosées.

Telles sont les différentes lésions qui commandent la symptomatologie de la sclérose vésico-prostatique ; il faut y joindre un autre facteur dont nous aurons souvent l'occasion de signaler l'intervention, c'est la congestion.

SYMPTÔMES

Les symptômes de l'hypertrophie prostatique, nombreux et complexes, suivent dans leur évolution un ordre assez régulier pour qu'on puisse assigner à la maladie trois périodes : 1° prémonitoire ; 2° de rétention complète ; 3° de rétention avec distension ou d'incontinence.

1° *Période prémonitoire.* — Le premier symptôme qui attire l'attention est une *fréquence inusitée des besoins :* tout d'abord elle se fait sentir *la nuit*, surtout dans la seconde moitié, quelquefois même après le réveil ou au commencement de la matinée. Ces besoins sont plus ou moins rapprochés, mais se renouvellent à heure fixe avec la plus parfaite régularité. Le décubitus dorsal, qui prédispose aux congestions, est certainement pour quelque chose dans la production de cette fréquence, mais le sommeil a une influence plus grande, car même les malades qui restent couchés continuellement, urinent moins souvent pendant la journée.

La *miction est moins facile :* le départ du jet se fait attendre, le malade croit le hâter en faisant des efforts, en exerçant des tiraillements sur sa verge ou en prenant certaines postures, en s'accroupissant, en s'inclinant en avant ou en appuyant la tête contre un mur, etc. Pendant la miction, il se produit quelquefois des arrêts du jet, et une fois qu'elle est terminée, quelques gouttes peuvent s'écouler involontairement (Le Dentu). Mais, à cette période du moins, les besoins sont complètement satisfaits. Dans la journée, après un peu d'exercice, la miction redevient normale. Toutefois, lorsque le malade a beaucoup attendu avant d'uriner, lorsqu'il est resté longtemps assis ou couché, ou qu'il est habituellement constipé, les retards de la miction deviennent plus marqués. Nous retrouverons à toutes les périodes cette influence des causes congestives.

Les malades attachent en général une grande importance aux déformations du jet, qui sont par elles-mêmes sans signification précise.

La *diminution de la force de projection*, phénomène presque constant, est au contraire un symptôme de grande importance. L'urine n'est plus chassée qu'à une petite distance, le jet s'incline tout près du méat et tombe verticalement, en un mot le malade « urine sur ses chaussures ». Chose remarquable, les efforts auxquels il se livre, assez violents quelquefois pour déterminer l'issue par le fondement de gaz, de matières fécales et même un prolapsus du rectum, restent impuissants à augmenter le débit : le jet reste le même. Bien plus, dans certains cas que nous aurons à étudier, il se ralentit ou s'arrête quand l'effort est trop violent ; c'est que dès ce moment la vessie est malade, ses fibres musculaires ont perdu leur énergie, et la contraction des muscles abdominaux ne supplée pas à celle de la vessie ; elle refoule tout le réservoir vers la cavité pelvienne, mais loin d'aider à l'évacuation de l'urine accumulée dans le bas-fond, elle concourt à augmenter la distension de ce dernier.

Un autre symptôme précoce et de nature évidemment congestive est le retour des *érections* chez des vieillards qui depuis longtemps en ont perdu l'habitude. Elles ont lieu surtout la nuit, pendant le sommeil, au moment où la vessie est remplie, et sont accompagnées d'une sensation de gêne douloureuse : elles cessent d'ailleurs aussitôt que le besoin d'uriner est satisfait, mais la miction est d'autant plus difficile que l'érection a été plus prolongée et plus complète. Ces érections, qui n'ont rien de génésique, sont un effet de la réplétion de la vessie ou du sommeil; non seulement elles sont rarement suivies d'une éjaculation, mais elles ne permettent même pas souvent l'accouplement. On peut les comparer à la turgescence de la verge chez les tout jeunes enfants au moment des besoins d'uriner et des mictions (Guyon).

Cet ensemble symptomatique n'a pas une intensité toujours égale : il s'atténue ou s'accentue sous certaines influences de nature à provoquer ou à conjurer une poussée congestive; c'est ainsi qu'une bonne hygiène, une alimentation convenable, un exercice modéré, des promenades régulières sont favorables; au contraire les excès alcooliques, l'ingestion immodérée d'un liquide quelconque, d'une eau minérale par exemple, qui impose au rein un fonctionnement exagéré; les repas prolongés, les excitations génésiques, le décubitus ou la station assise prolongée, la trépidation des voitures et du chemin de fer, et par-dessus tout la *retenue volontaire et prolongée de l'urine* et les *refroidissements* soit généralisés, comme ceux qu'on éprouve en hiver par la pluie, l'humidité, après une transpiration abondante, soit partiels, tel que le froid aux pieds; toutes ces causes exercent une action fâcheuse et tellement frappante, que certains observateurs ont pu leur assigner un rôle dans la genèse de l'hypertrophie prostatique elle-même.

Ces phénomènes ne se rencontrent ni chez les rétrécis, ni chez les sujets atteints d'abcès prostatiques : ils sont donc bien dus à des poussées congestives. Celles-ci peuvent se produire à tous les âges sous l'influence du décubitus, de la réplétion de la vessie et des excès vénériens ; mais dans ces cas la congestion est passagère.

A cela se bornent en général les symptômes de la première période, lorsque leur physionomie n'est pas dénaturée par l'existence d'une cystite ou d'autres complications. La fièvre n'existe pas, les urines sont normales, la quantité en est très rarement augmentée ; enfin l'état général reste satisfaisant. Le tube digestif ne paraît pas influencé, quoique beaucoup de malades aient déjà à cette époque une tendance marquée à la constipation. Quant à la déformation rubanée des matières que l'on cite depuis J.-L. Petit, elle n'existe jamais : en supposant que la saillie prostatique produise un tel effet sur le bol fécal, son passage à travers l'ouverture anale lui rendrait sa forme normale.

2° *Période de rétention.* — Pendant de longues années, la maladie peut ne pas changer d'aspect. Tôt ou tard cependant apparaît la *rétention d'urine*. Elle est aiguë ou chronique.

Aiguë, elle succède généralement à une cause bien nette : un refroidissement, une retenue prolongée, un excès de table. Ses allures sont bruyantes. Brusquement le malade se trouve impuissant à émettre une seule goutte d'urine : ses efforts redoublés, vains pour évacuer la vessie, peuvent provoquer l'issue par l'anus de gaz ou de matières fécales, ou déterminer un prolapsus du rectum, une hernie, une hémorrhagie cérébrale même. Bientôt les envies sont incessantes, les efforts infructueux, les douleurs occupent les aines, le bas-ventre, les reins ; la vessie se distend : il est rare cependant que le globe se dessine au-dessus du pubis. Le cathétérisme s'impose alors, car il est tout à fait exceptionnel de voir un tel accès se terminer par une miction spontanée. L'accès de rétention aiguë a pour l'état général des conséquences graves et détermine un choc qui retentit longuement sur l'économie. En outre, certains prostatiques restent désormais justiciables du cathétérisme : leur vessie ainsi forcée ne retrouve plus la force de se vider. La rétention devenue chronique est alors complète ou incomplète.

Ce mode de début de la *rétention chronique* est peu fréquent : d'ordinaire un prostatique est conduit à la *rétention incomplète*, puis complète, par une exagération progressive, lente, insidieuse, des symptômes de la première période, et il est souvent fort étonné de voir, immédiatement après une miction, la sonde livrer passage à une notable quantité d'urine. Bientôt la fréquence augmente, puis elle atteint un degré égal le jour et la nuit, mais cela de la façon la plus inconstante, tantôt dès que la vessie retient seulement quelques gouttes d'urine, tantôt lorsqu'elle a déjà subi une certaine distension. L'évacuation incomplète a pour effet de perpétuer l'état congestif vésico-prostatique et d'atténuer le bénéfice que les malades retiraient de la station debout pendant la journée. La quantité d'urine évacuée à chaque miction diminue ; la vessie demande à se vider dès que la quantité rendue est remplacée par une quantité à peu près égale ; les parois sont atones, la musculature en est affaiblie, aussi ne tarde-t-elle pas à se distendre. Si on n'exerce pas une surveillance attentive, le malade entre à ce moment dans la troisième période ou période d'incontinence.

L'*état général* commence dès lors à présenter quelques altérations. En effet, les lésions rénales qui évoluent parallèlement sont déjà assez avancées pour se traduire par des symptômes dont le premier est la *polyurie.* Rare pendant la période prémonitoire, elle apparaît dès que la rétention s'établit, et peu à peu le malade arrive à émettre deux et trois litres d'urine en vingt-quatre heures. Ici encore la congestion joue un rôle, car cette hypersécrétion se produit surtout la nuit, temps pendant lequel les deux tiers et souvent les trois quarts de la quantité totale sont émis. Sans doute la lésion scléreuse du rein facilite cette production, mais la cause véritable est une excitation réflexe du rein sous la dépendance de la stagnation de l'urine. En effet, sauf le cas de pyélo-néphrite, la polyurie disparaît ou diminue quand on vide la vessie par un cathétérisme régulier.

La glycosurie, l'albuminurie peuvent compliquer la maladie, mais n'en sont pas des symptômes : la seule altération chimique constante dans les urines des prostatiques est leur faible minéralisation, conséquence de la polyurie. Elles demeurent limpides pendant très longtemps, jusqu'à la fin de la dernière période, et ce n'est souvent qu'après un cathétérisme qu'elles perdent leur transparence. Des urines troubles chez un prostatique indiquent en effet, soit une cystite, et alors le dépôt purulent gagne rapidement le fond du vase, après repos, soit une pyélo-néphrite, auquel cas elles restent troubles dans leur totalité et ne s'éclaircissent pas par le repos; ce sont des urines rénales (Guyon).

La fièvre, conséquence ordinaire d'une inflammation des reins, est rare à cette période. Cependant chez certains malades cette lésion évolue d'une façon latente, et l'on est étonné de voir que le thermomètre dénote une augmentation vespérale de un à deux degrés. Ils cessent de présenter ce phénomène dès que leur vessie est soumise à une évacuation régulière.

Les troubles digestifs ne sont constants que plus tard, mais quelques malades ont déjà de l'inappétence, une certaine difficulté de la déglutition et des digestions irrégulières. La constipation est la règle dès ce moment, et contribue d'une manière si évidente à augmenter la congestion des organes pelviens, que l'administration régulière de purgatifs suffit quelquefois pour amener une détente dans l'acuité des phénomènes dus à la rétention incomplète.

3° *Période d'incontinence.* — Aux phénomènes précédents vient s'ajouter l'*incontinence* vraie.

Il ne faut pas confondre cette incontinence vraie, avec la fausse incontinence dépendant d'une cystite et qui seule peut se montrer d'une façon précoce. En pareil cas un besoin impérieux, violent, apparaît tout à coup, et le malade laisse malgré lui échapper quelques gouttes d'urine, mais cet acte involontaire est tout au moins conscient lorsqu'il n'est pas douloureux.

L'*incontinence vraie n'est jamais précoce*, quoi qu'on ait dit; seulement, dans certains cas insidieux, elle peut être le premier symptôme observé. La vessie pleine, distendue, incapable de se contracter, laisse échapper l'excès de liquide qu'elle contient : le malade urine *par regorgement*. Ce phénomène, intermittent au début, n'apparaît alors que la nuit ou sous l'influence de causes congestives, d'un excès, d'un écart de régime même insignifiant; chose remarquable, son apparition ne diminue en rien la fréquence des mictions volontaires. Plus tard l'incontinence n'est pas seulement nocturne; elle se montre aussi dans la journée, enfin elle devient permanente et continue : à ce moment il est difficile de faire la part de la miction et celle de l'écoulement involontaire. Dans tous les cas, l'incontinence vraie doit être considérée comme un phénomène grave : le traitement en est délicat et entouré d'écueils, et elle dénote des lésions vésicales telles que le retour à la miction normale est désormais impossible.

Il est tout à fait exceptionnel qu'un prostatique atteigne cette période sans présenter des *troubles généraux* qui sont plus ou moins graves et dépendent de lésions rénales ; ils sont fébriles ou apyrétiques. Tantôt la *fièvre* se présente sous forme d'accès francs : sous une des influences étudiées plus haut, éclatent des frissons répétés et la température s'élève ; tantôt et plus souvent elle est insidieuse, rien ne l'indique et l'on est étonné de voir le thermomètre marquer 38, 39, 39 1/2.

Les symptômes généraux *apyrétiques*, indices non moins certains que la fièvre d'une intoxication urineuse, consistent surtout en troubles digestifs : d'abord d'ordre banal et consistant en de l'embarras gastrique, ils aboutissent à un état dyspeptique habituel. Plus tard la salive est diminuée, la bouche sèche ; la difficulté des mouvements de la langue rend la mastication incomplète; le malade éprouve une sensation d'empâtement jointe à une soif incessante, et quoique les vomissements soient rares, il a des nausées continuelles. On observe des alternatives de diarrhée et de constipation, mais cette dernière prédomine. Plus tard encore, la langue est rouge, l'insalivation incomplète a pour conséquence une dysphagie particulière due à ce que les aliments restent demi solides, d'où le nom de dysphagie buccale (Guyon). La soif est vive, l'appétit s'éteint presque complètement, et le défaut d'alimentation précipite les progrès de la cachexie.

A cette période les urines offrent à un haut degré les caractères déjà signalés. Abondantes surtout la nuit, rarement limpides, elles présentent un trouble uniforme de toute la masse qui indique un mélange intime de l'urine et du pus : cette « *polyurie trouble* » (Guyon), souvent spontanée, est presque inévitable quand le cathétérisme même le mieux conduit et le plus antiseptique a été pratiqué pour la première fois en pleine période de distension vésicale.

SIGNES PHYSIQUES

Les signes fonctionnels donnent souvent la probabilité de l'existence d'une sclérose vésico-prostatique, les signes physiques seuls en confèrent la certitude. La recherche de ces derniers doit néanmoins n'être considérée que comme un complément d'informations, et ne doit jamais précéder l'interrogatoire.

La *percussion* est un procédé d'exploration de médiocre valeur : presque toujours la sonorité est normale à la partie inférieure de l'abdomen. La distension ne se fait pas aux dépens de la face antéro-supérieure de la vessie, qui peut être remplie sans que le globe devienne appréciable au-dessus du pubis. C'est au niveau du bas-fond que l'ampliation se produit, parce que l'urine qui s'y accumule le distend peu à peu, et que les lésions histologiques sont plus marquées dans ce point que dans le reste de la vessie. Dans les cas extrêmes seulement existe une saillie abdominale; la *palpation* et l'*inspection* permettent alors, mieux que la percussion, d'en apprécier les dimensions et les limites.

Le *toucher rectal* est un moyen précieux d'investigation. L'examen portera sur la prostate, les vésicules et la vessie.

A moins de complication inflammatoire ou congestive, la sensibilité n'est pas augmentée.

La *saillie rectale* très variable, est parfois énorme et telle que le doigt vient de suite buter sur une masse dure, plus ou moins arrondie, dont l'extrémité supérieure est difficile et même impossible à atteindre; tantôt ce développement est symétrique, tantôt il porte principalement sur un des lobes, qui est double ou triple de son congénère.

On a avancé dans la description de cette hypertrophie, que la glande est parsemée de noyaux durs qui lui donnent un aspect lobulé; il faut savoir que ces masses ont toujours un certain volume, qu'elles font partie intégrante de l'organe et ne donnent pas, comme certaines prostatites tuberculeuses, l'impression de corps étrangers. La consistance en est assez ferme, plus grande qu'à l'état normal, mais ne ressemble pas à celle des masses ligneuses et presque pierreuses caractéristiques du cancer. Les plus grandes variétés se rencontrent dans le volume et la forme de la glande sénilement altérée : parfois de volume normal, elle est même ailleurs petite et comme effacée.

Lorsqu'on observe une rétention complète ou incomplète et que la prostate paraît petite au toucher, il ne faut pas en conclure nécessairement que l'hypertrophie s'est faite aux dépens du canal déformé, ou qu'une saillie du lobe médian oblitère partiellement l'orifice vésical. Le plus souvent en effet la cause réside dans le degré avancé des lésions de sclérose qui ont porté presque uniquement sur la vessie : distendue et forcée, celle-ci a perdu sa puissance contractile. Cette forme de rétention d'urine, dans laquelle la prostate n'est pour rien, est aujourd'hui hors de contestation. Il est d'autant plus important de la bien connaître que l'expression symptomatique est la même dans les deux cas ; le traitement est identique, et sous prétexte que le doigt ne rencontre pas de tuméfaction prostatique, on n'est pas en droit de repousser le diagnostic auquel l'observation de la marche de la maladie avait conduit. Qu'il y ait ou non tuméfaction de la glande, il s'agit d'une seule et même affection, la sclérose vésico-prostatique.

Aussi ne doit-on pas omettre l'examen du *fond de la vessie*, pour cela, au toucher rectal il faut combiner le palper hypogastrique. L'index droit restant dans l'intestin, la main gauche déprime lentement et progressivement la région hypogastrique, en profitant des mouvements d'expiration du malade. On délimite bien ainsi le fond de la vessie, on apprécie le volume de la masse circonscrite entre les deux mains : si d'autre part ce réservoir est vide et si le sujet n'est pas obèse, on saisit pour ainsi dire entre les deux mains certaines prostates dont l'hypertrophie est considérable. Cet examen de la vessie, pratiqué avant et après une miction, est précieux lorsque la gravité de l'état général ou local rend le cathétérisme dangereux, et il permet de s'assurer de son degré de distension.

Le *cathétérisme* est le mode d'exploration auquel on aura recours en dernier lieu et dans des cas exceptionnels, lorsque par exemple des symptômes commandant l'évacuation obligeront à pénétrer dans l'urèthre.

Ce canal sera examiné à l'aide d'un explorateur à boule. La traversée en est quelquefois remarquablement longue : il est commun de voir la portion prostatique atteindre 5, 6 et même 8 centimètres. Les frottements, les ressauts qui se produisent permettent d'apprécier les déformations ; quelquefois même l'instrument subit un arrêt brusque qui indique un coude de l'urèthre ; c'est ordinairement au niveau du lobe moyen qu'il vient buter.

Une fois dans la vessie, la bougie à boule ne fournit plus aucun renseignement ; un explorateur métallique est alors nécessaire. Le bec renversé sera promené doucement en divers sens sur les parois vésicales. Les arrêts, les ressauts plus ou moins accentués rendront compte du nombre et surtout de l'étendue, du volume des colonnes. On pourra également ainsi évaluer l'épaisseur des parois ; une vessie agrandie, mais non hypertrophiée, donne une sensation de mollesse et de dépressibilité, tandis que des parois épaisses sont résistantes et élastiques.

La profondeur de l'organe est quelquefois extrême : l'instrument peut être enfoncé tout entier dans l'urèthre sans rencontrer de résistance. 15 et 20 centimètres, mesurés du fond de la vessie au col, ne sont pas des dimensions rares, et dans les cas de distension extrême, pour peu que la sonde soit abaissée, on peut ne pas atteindre la paroi vésicale postérieure. Ce moyen de constatation donne une idée suffisante de la capacité de la vessie. Pour l'évaluer plus exactement, il serait sans doute très simple de procéder à une évacuation artificielle ; mais c'est une manœuvre qu'il faut éviter, car si l'on vide complètement et d'emblée la vessie d'un sujet dont on ne connaît pas encore les lésions et qui peut être arrivé à la période de distension, on l'expose, comme nous le verrons, à des accidents d'hémorrhagie et de cystite.

La puissance contractile de la vessie est un utile élément de pronostic : elle est révélée par le mode d'écoulement de l'urine pendant le cathétérisme. Au début le jet est généralement puissant, mais il s'affaiblit sensiblement à la fin : quand il y a rétention incomplète, les dernières gouttes tombent peu à peu, en bavant. Cependant à ces deux périodes le jet peut conserver de l'énergie s'il y a cystite, car les fibres musculaires encore intactes sont surexcitées par l'inflammation de la muqueuse. Il n'en est plus de même lorsque la vessie s'est laissé distendre : le jet possède encore quelque puissance lorsque le malade est debout, car les intestins appuient alors sur la face supérieure de la vessie ;

mais s'il est couché, l'urine tombe sans force dès les premières gouttes; le muscle vésical est désormais sans ressort. Une cystite existe-t-elle à ce moment, les besoins sont fréquents et douloureux, les urines purulentes, mais les efforts n'aboutissent qu'à expulser une petite quantité d'urine, et la vessie ne se vide pas.

MARCHE, DURÉE, PRONOSTIC

La marche de l'hypertrophie est ordinairement lente, mais sa caractéristique est d'être surtout très inégale.

La période prémonitoire, la plus longue, dure souvent plusieurs années; son évolution est subordonnée à l'état général du malade et au traitement qu'il suit. Tôt ou tard la rétention apparaît, généralement incomplète, quelquefois complète d'emblée : à cette seconde période la thérapeutique joue un rôle considérable et permet de prolonger l'existence des malades directement menacés par la stagnation de l'urine. Enfin à la période ultime, appartient l'incontinence, qui dénote un état grave de l'appareil urinaire.

La maladie revêt des caractères différents suivant le point de l'appareil urinaire où la sclérose est prédominante. Si la prostate est primitivement atteinte, si de bonne heure il s'y développe des fibromes glandulaires, ceux-ci créent rapidement un obstacle au libre écoulement de l'urine, mais le muscle vésical, relativement sain, s'hypertrophie pour lutter contre cet obstacle, à peu près comme il le ferait en face d'un rétrécissement. Toutefois, le muscle envahi lui-même par la sclérose finit par faiblir : les accès de rétention le fatiguent de plus en plus ; le cathétérisme devient nécessaire, passagèrement dans certains cas, il est vrai, mais enfin tôt ou tard la vessie est vaincue, et la période d'incontinence est désormais installée. Si au contraire c'est la vessie qui se trouve envahie d'abord, la marche est plus insidieuse, beaucoup plus rapide d'allures, et le malade peut arriver à l'incontinence sans en avoir été prévenu autrement que par un peu de retard des mictions, une fréquence un peu plus grande pendant la nuit, symptômes souvent si peu marqués que le malade n'y a prêté aucune attention : c'est cette forme qu'il convient de désigner sous le nom de *prostatisme vésical* (Guyon). Les troubles généraux sont alors précoces.

En admettant que les fibres musculaires restées intactes s'hypertrophient, la puissance musculaire totale reste malgré tout médiocre ; le bas-fond se distend tout d'abord, puis les autres régions de la vessie ; à ce moment la *restitutio ad integrum* est impossible, et il est nécessaire de suppléer aux contractions absentes par une évacuation artificielle. Lorsque les lésions vésicales et prostatiques se produisent simultanément, l'évolution est plus rapide ; les indications thérapeutiques n'en sont que plus absolues.

La durée de la maladie est essentiellement variable. La première période, parfois très courte, se prolonge chez des malades soigneux et attentifs ; la seconde même peut acquérir une longue durée sous l'influence d'un cathétérisme bien conduit et régulier. Quant à la période d'incontinence, elle n'est jamais compatible avec une survie bien longue.

La terminaison constante est la mort, conséquence de

l'extension de la dégénérescence scléreuse de tout l'appareil urinaire.

COMPLICATIONS

L'évolution normale de la maladie est presque toujours entravée par des complications qui viennent accélérer sa marche ; la plupart d'entre elles sont le résultat du développement d'accidents inflammatoires dans des organes congestionnés. Le passage d'un de ces états à l'autre est des plus faciles dans l'appareil urinaire des vieillards et s'explique par l'état scléreux des vaisseaux, dont les fibres musculaires dégénérées sont impuissantes à faciliter la progression du sang. Quant au rôle des microbes pathogènes, il est incontestable, et grâce aux recherches d'Albarran, les conditions d'évolution de ces organismes sont aujourd'hui mieux connues ; il est probable qu'ils peuvent s'échapper du torrent circulatoire au travers du filtre rénal d'une part, et d'autre part entrer par la voie uréthrale avec ou sans l'intermédiaire de la sonde. Un fait non moins certain (Guiard), c'est que des organismes multiples séjournent longtemps dans la vessie sans déterminer d'accidents, et qu'au contraire ceux-ci éclatent avec violence sous l'influence de toute cause congestive. Donc si le cathétérisme doit être fait de façon à empêcher la pénétration de ces parasites morbigènes, on doit s'attacher avec non moins d'attention à éviter toute manœuvre qui aurait pour résultat d'augmenter l'afflux du sang dans les parois de l'appareil urinaire.

Tous les organes qui composent cet appareil peuvent

s'enflammer : c'est dire que nous aurons à passer en revue successivement la prostatite, la cystite et la néphrite, auxquelles nous ajouterons une quatrième complication qui est l'hématurie.

Prostatite. — Elle n'a pas une fréquence comparable à celle de la cystite. On a vu l'influence des causes congestives sur le développement, le mode de production et la marche de ces abcès de la prostate chez les vieillards. En dehors de ces grandes collections purulentes, il existerait des suppurations localisées de cette glande. Reliquet, Dubuc, Picard ont signalé un écoulement de matière purulente d'origine prostatique qui se produirait surtout après l'évacuation d'une vessie distendue.

Cystite. — Elle se montre à toutes les périodes de la maladie ; souvent très précoce, c'est d'elle que relèvent parfois les premiers symptômes observés : besoins fréquents, impérieux surtout à la fin de la miction, purulence des urines, douleurs dont l'intensité est des plus variables. Elle reconnaît pour cause prédisposante la sclérose des éléments de la vessie, et l'altération des parois de ses vaisseaux, lesquels restent gorgés de sang ; et pour cause déterminante une poussée congestive quelconque, provoquée surtout par le cathétérisme évacuateur, tandis qu'une exploration bien conduite et antiseptique est en général inoffensive. A la période prémonitoire, les dangers n'existent que si l'on pousse une injection assez copieuse ou assez violente pour amener une distension de la vessie, même passagère. A la deuxième période, lorsque le malade offre de la rétention complète, on devra user de beaucoup de prudence et suivre scrupuleusement dans le cathétérisme les règles que nous indiquerons, pour éviter l'afflux du sang qui résulterait d'une décompression brusque des parois. A la période de distension, le danger est plus grand que jamais, et à la suite d'une évacuation, il est rare que l'urine ne se trouble pas au bout de quelques heures et que les mictions ne deviennent pas fréquentes et douloureuses.

La forme aiguë n'est pas ordinaire. Elle se produit le plus souvent chez un malade à la première période et sous l'influence d'une cause précise : refroidissement, excès de table ou de coït, cathétérisme. Cependant elle s'observe aux autres périodes, mais succède alors à un cathétérisme intempestif ou mal conduit. Au cours d'une cystite chronique, elle affecte souvent la forme de crises qui atteignent une violence excessive et se rapprochent de plus en plus. Les douleurs sont des plus vives, la fréquence des mictions considérable, mais, pas plus que les autres cystites, celle des prostatiques ne s'accompagne de fièvre : une élévation de température indique la propagation de l'inflammation aux voies urinaires supérieures.

La cystite chronique, quelquefois consécutive à la forme aiguë, survient plus souvent d'emblée. Elle est en général insidieuse : la fréquence est un peu augmentée, mais les douleurs sont presque nulles au début. Ces deux symptômes vont s'accentuant. Les urines, troubles au moment de la miction, laissent peu à peu déposer une couche épaisse de pus qui a une tendance à subir la transformation ammoniacale ; il devient visqueux, verdâtre, et adhère fortement au fond du verre : c'est à cet état qu'on a souvent appliqué la dénomination de catharre de la vessie. La cystite chronique a toujours une longue durée; elle est souvent interrompue par des poussées aiguës qui laissent chaque fois la vessie dans une situation plus mauvaise, mais qui aboutissent rarement à cet état atrocement pénible désigné sous le nom de cystite douloureuse.

Néphrite. — Cette complication est favorisée par la sclérose des glomérules et celle du tissu cellulaire interstitiel qui se traduisent par de la polyurie; ce ne sont pas là des complications, mais des lésions constantes dans l'hypertrophie prostatique qui n'est, comme nous l'avons montré, qu'une localisation d'une sclérose généralisée à tout l'appareil urinaire. Suivant les périodes, à cette sclérose se joint la dilatation des uretères et des bassinets, consécutive à celle de la vessie.

Les causes occasionnelles de la *néphrite* sont les mêmes que celles de la cystite, et nous retrouvons toujours en première ligne l'influence funeste du cathétérisme, surtout évacuateur. La néphrite est aiguë ou chronique, et chacune de ces formes peut être suppurée ou non suppurée.

La néphrite aiguë non suppurée est rare. Elle s'observe quelquefois dans la première période de la maladie et succède toujours à une cause occasionnelle bien nette; elle peut guérir si les lésions de l'appareil urinaire ne sont pas trop avancées; le plus souvent, elle laisse un certain état d'inflammation chronique.

La néphrite aiguë suppurée n'est jamais primitive ; elle procède par poussées au cours de la néphrite chronique. Inséparable de la pyélite qui domine la scène, elle se distingue de la forme précédente par l'augmentation du nombre des accès de fièvre (quelquefois plusieurs en vingt-quatre heures), qui tendent à perdre de plus en plus leur périodicité, et par une exagération des troubles digestifs.

La néphrite chronique non suppurée évolue sans fièvre et n'a pas d'autres symptômes que ceux de la sclérose du tissu rénal ; la polyurie et l'existence des troubles digestifs mettent sur la voie du diagnostic. Elle ne constitue pas une complication à proprement parler.

La néphrite chronique suppurée, qui survient chez des malades porteurs de lésions anciennes, est toujours en connexion avec une uretéro-pyélite de même nature. A la néphrite appartiennent les petits accès quotidiens avec exaspération passagère, et surtout une accentuation de l'anorexie qui atteint ici son maximum d'intensité ; de l'urétéro-pyélite dépend la grande quantité de pus qui se dépose au fond du vase.

En général, le pus ne s'accumule pas dans les uretères chez les prostatiques et son évacuation est assez régulière ; aussi les bassinets se dilatent-ils rarement et le ballottement rénal (Guyon) qui révèle l'existence d'une tumeur du rein est-il très difficile à percevoir chez eux. De même l'augmentation de volume et la sensibilité des uretères sont rarement appréciables à travers la paroi abdominale. La mort est l'aboutissant fatal de cette forme de pyélo-néphrite. Si des accalmies quelquefois très longues ont été observées, très souvent aussi il survient une poussée de néphrite aiguë qui comporte le pronostic le plus grave.

L'existence de ces différentes formes de néphrites doit être attentivement recherchée.

Hématurie. — L'hématurie est dite primitive ou secondaire, suivant qu'elle succède à bref délai ou tardivement à la cause déterminante. Dans le premier cas, un cathétérisme même régulièrement pratiqué a pu produire une érosion de la muqueuse habituellement congestionnée. Le sang se répand rarement au dehors; il se mélange à l'urine, et, si l'hémorrhagie est abondante, il peut amener une distension de la vessie; ou bien il apparaît spontanément après un décubitus prolongé, un refroidissement, un excès alcoolique, des efforts de défécation nécessités par une constipation opiniâtre, une érection, etc. Mais d'ordinaire l'hématurie se produit dans le cours de la *rétention complète ou incomplète*. Tantôt spontanée, elle se montre après que les parois vésicales ont été distendues et congestionnées pendant longtemps, tantôt et plus souvent, elle résulte de la décompression brusque des parois vasculaires sous l'influence d'un *cathétérisme évacuateur trop rapidement conduit*. Le sang fait irruption dans des vaisseaux dégénérés et friables, en rompt les parois, produit d'abord une ecchymose sous-muqueuse, et si la quantité en est considérable, il se répand dans la vessie. L'épanchement peut être assez abondant pour remplir en quelques instants une vessie qu'on vient de vider complètement; l'évacuation en est difficile, et le pronostic s'offre d'autant plus grave que les uretères et les bassinets, qui participent à la distension, se congestionnent eux aussi et sont le siège de pareilles ruptures vasculaires. Des accidents inflammatoires se développent ordinairement à la suite d'une telle hématurie.

L'hématurie secondaire a pour point de départ certaines lésions de la cystite chronique. Elle présente rarement une sérieuse gravité, et doit être soigneusement distinguée de celle qui se produit après un cathétérisme.

PRONOSTIC

La gravité du pronostic ressort de tout ce qui précède. Cependant il ne faut pas oublier que les symptômes du début peuvent se prolonger, et qu'un traitement bien conduit permet quelquefois aux prostatiques de parvenir à une vieillesse avancée.

Le pronostic des complications que nous venons de passer en revue est variable; rarement une hématurie est assez abondante pour entraîner un pronostic grave par elle-même, mais elle est l'origine d'une inflammation qui s'étend à tout l'appareil urinaire. Il en est de même de la cystite, accompagnée trop souvent d'une néphrite suppurative qui, aiguë ou chronique, constitue un grand danger. Il importe de ne jamais perdre de vue la fréquence de ces néphrites et de les rechercher, car souvent elles se dissimulent derrière des cystites bénignes en apparence.

L'intégrité de l'état général est un point des plus importants à établir ; les investigations porteront surtout sur l'appareil circulatoire ; le degré d'*induration des artères superficielles*, de la radiale, de la temporale, fournira des présomptions sur l'état des vaisseaux des organes urinaires. Les renseignements à tirer de la fièvre et des troubles digestifs ont été exposés plus haut.

TRAITEMENT

Il comprend des indications générales, communes à toutes les périodes, et des indications propres à chacune d'elles. Nous y ajouterons le traitement des complications, l'étude du cathétérisme chez les prostatiques, et enfin un court exposé des méthodes radicales que l'on a préconisées pour la cure de l'affection qui nous occupe.

Indications générales :

Le malade évitera toutes les causes de nature à provoquer une congestion de l'appareil urinaire :

1° Les *refroidissements généraux* (sorties en hiver, courants d'air) ou *localisés* (séjour prolongé des mains dans l'eau, froid aux pieds, en se levant la nuit par exemple).

2° Les *écarts de régime*, les repas irréguliers ou prolongés. Seront rejetés les aliments trop azotés, ceux qui déterminent une suractivité sécrétoire et certains autres reconnus nuisibles sans qu'on en puisse donner la raison. Ce sont, parmi les aliments solides : les viandes rouges, les viandes faisandées ou de conserve, la charcuterie, le foie gras, les salaisons, le gibier, surtout le gibier noir, les poissons de mer, les crustacés, les fromages forts, les truffes, les asperges, tous les aliments épicés ; parmi les liquides : la bière, les vins purs, surtout ceux qui sont un peu alcoolisés, tels que ceux de Bourgogne, d'Espagne, de Champagne, et toutes les liqueurs alcooliques ainsi que le café et le thé. Pourtant, il faut garder une mesure, et il y aurait exagération à nourrir le malade exclusivement de viandes blanches, d'œufs, de légumes : la viande rouge est nécessaire et le vin constitue un stimulant dont on ne peut sans danger priver complètement un vieillard. L'absorption d'une trop grande quantité de liquide (tisanes, eaux minérales) sera évitée aussi : elle détermine en effet un surcroît d'activité dans la circulation rénale qui tend à congestionner l'appareil urinaire.

3° Les *excès vénériens* et même l'usage du coït.

4° Le *décubitus horizontal* prolongé ; il sera bon que le malade se lève la nuit, et fasse dans sa chambre une promenade de quelques minutes ; on interdira de même la station assise prolongée, surtout lorsque la trépidation du chemin de fer s'y ajoute. Mais le malade devra craindre également les fatigues, les exercices violents, la marche exagérée.

5° La *retenue de l'urine :* le prostatique devant uriner à heures fixes, se dérobera aux réunions, dîners, voyages qui ne lui laisseraient pas à cet égard toute liberté.

6° La *constipation :* elle sera combattue surtout par des lavements tièdes ; on les portera très haut avec une longue canule (Reliquet), car souvent le liquide s'accumule dans l'ampoule rectale. On pourra utiliser encore les laxatifs répétés (podophyllin, capsicum annuum, magnésie calcinée, etc.), au besoin les purgatifs salins et l'huile de ricin, mais on se gardera de prescrire les drastiques, surtout l'aloès qui congestionne les organes pelviens.

Contre les poussées congestives, des lavements chauds (45 à 50°), seront administrés lentement avec une courte canule, car ils sont surtout destinés à la partie inférieure de l'intestin (Reclus). Ce sont de bons moyens décongestifs, mais ils réussissent moins bien ici que dans les hyperémies actives.

Les lavements froids, proposés pour les cas d'inertie vésicale, sont suivis d'une réaction congestive qui peut aller jusqu'à la cystite. Aux douleurs, s'adressent les calmants et les narcotiques, en lavements et en suppositoires.

Les stimulants sont quelquefois employés : tels sont les bains légèrement excitants, salés ou alcalins, les douches, les eaux thermales sulfureuses. Les bains ont cependant l'inconvénient d'exposer les malades aux refroidissements; on leur préfèrera les frictions sèches et le massage.

On a administré, dans le but d'amener une fonte de la prostate, beaucoup de médicaments tels que l'extrait de ciguë, le chlorhydrate d'ammoniaque, les mercuriaux, dont l'action est ici absolument nulle. L'emploi des iodures est plus rationnel, car il s'adresse à l'artério-sclérose. L'iodure de sodium, prescrit à la dose de 1 à 2 grammes, n'a pas toujours donné des résultats bien positifs.

INDICATIONS POUR CHAQUE PÉRIODE

Première période. — L'*hygiène* fera presque à elle seule les frais du traitement. Si l'on a besoin de conseiller des calmants, on choisira la *belladone et la valériane*, de préférence aux opiacés qui sont de nature à augmenter la congestion du rein, et aux bromures qui altèrent les fonctions digestives sans grand profit pour l'état local. Si l'on croit devoir agir sur l'élément vasculaire, aux injections sous-cutanées d'ergotine on préférera la *noix vomique* et la strychnine, qui stimulent utilement l'estomac.

A cette première période, sauf le cas de cystite, on *s'abstiendra du cathétérisme* et surtout des lavages qui irritent et congestionnent les parois.

Deuxième période. — Le traitement général sera continué sans modifications.

Mais l'indication change pour le cathétérisme : plus tôt on y aura recours à cette seconde période, et plus le malade en retirera de bénéfice. Il devra être continué tant que la vessie ne se videra pas, c'est-à-dire, dans l'immense majorité des cas, pendant toute la vie du malade. Cependant si les évacuations n'amenaient aucune amélioration, on ferait bien de les suspendre, pendant un certain temps tout au moins.

Troisième période. — Le traitement général reste le même : il doit être appliqué plus rigoureusement que jamais. La décision à prendre relativement au cathétérisme est ici des plus délicates. Deux questions se posent ici au chirurgien : Faut-il intervenir ? Comment intervenir ?

Avant de pénétrer dans l'urèthre d'un prostatique à cette période, il faut être prévenu qu'une tentative de cathétérisme, si bien conduite et si modérée qu'elle soit, peut être suivie d'accidents qui emportent rapidement le malade. En outre, certains sujets arrivés à cette période et abandonnés à eux-mêmes survivent pendant un temps relativement long, sans être tourmentés par de réelles douleurs ; voilà deux raisons qui plaident en faveur de l'abstention. D'autre part, cet état d'équilibre de la santé est des plus instables et la cause la plus futile en apparence le rompra tôt ou tard. Au contraire ces malades, soumis à un traitement convenablement dirigé, reviennent quelquefois à la deuxième période (Guyon).

Aussi le chirurgien ne devra prendre une décision si grosse de conséquences qu'après avoir soumis le malade à une observation rigoureuse pendant laquelle les symptômes généraux serviront surtout de guide. Le véritable critérium est l'état des voies digestives ; si l'alimentation est impossible, la dysphagie portée à un haut degré, la soif vive, la santé générale mauvaise, si enfin les toniques ne sont pas supportés, la partie est perdue d'avance, il faut s'abstenir. Si, au contraire, un régime approprié amène quelque amélioration dans les fonctions gastro-intestinales, on devra espérer que l'état des voies urinaires permet une intervention. Autrefois les chirurgiens, avant de pénétrer dans la vessie, jugeaient bon d'habituer l'urèthre au contact des instruments par le passage de bougies assez volumineuses ; on craint justement aujourd'hui d'introduire par ce moyen des micro-organismes. En tout cas, il ne faut pas passer de longs jours à ce traitement préparatoire, d'ailleurs inutile la plupart du temps ; le professeur Guyon, qui l'employait ordinairement autrefois, y a maintenant recours de moins en moins souvent.

TRAITEMENT DES COMPLICATIONS

Cystite. — D'une façon générale, le traitement de la cystite sera subordonné aux indications thérapeutiques de chaque période,

Le traitement *chirurgical ne doit pas être employé à la première période :* les lavages risquent d'accroître l'inflammation et de la ramener à l'état aigu ; seules les instillations argentiques peuvent être tentées ; encore doit-on en surveiller activement les effets.

A la deuxième période, au contraire, le *cathétérisme est nettement indiqué*, et l'on voit souvent cesser les symptômes aigus dès que la vessie est à sec. On aura recours aussi aux lavages boriqués, tout en ayant soin de ne pas distendre la vessie ; plus tard, on emploiera une solution de nitrate d'argent au 1/500. Si malgré tout les douleurs restaient très vives, il pourrait être utile, dans les cas extrêmes, d'agir comme pour toute cystite douloureuse, et d'ouvrir la vessie soit par le périnée, soit par l'hypogastre.

A la troisième période, la question d'intervention est encore plus délicate à résoudre que lorsque la vessie n'est pas enflammée. Si la cystite est spontanée, toute intervention directe est périlleuse, et les chances de survie sont très réduites ; on se laissera guider surtout par le symptôme douleur. Mais comme aucune éventualité ne peut être pire que celle qui résulterait de l'inaction, on risquera peu à tenter une évacuation qui donne parfois de bons résultats. Quant aux opérations qui constituent un traumatisme important, telles qu'une incision périnéale ou hypogastrique, elles sont peu compatible avec la détérioration de l'état général et de l'état local.

Néphrite. — Le traitement de la néphrite se confond avec celui qui s'adresse à l'état général. Stimuler les fonctions digestives, assurer la liberté de l'intestin, relever les forces à l'aide de toniques, telles sont les indications. Si la néphrite est aiguë, l'alcool et le sulfate de quinine sont de rigueur, en même temps que l'application de révulsifs, de cataplasmes sinapisés, de ventouses sèches, sur la région lombaire.

Hématurie. — L'hématurie a quelquefois sa source dans la prostate et apparaît après le passage des sondes; c'est pourquoi celles-ci seront choisies aussi souples et aussi peu offensives que possible. Rarement l'hémorrhagie est importante, mais si elle se renouvelait souvent une sonde devrait être placée à demeure.

Beaucoup plus redoutables sont les hématuries consécutives aux rétentions et aux évacuations trop rapides; elles peuvent revêtir deux aspects : tantôt le sang est en quantité faible et mélangé à une grande quantité d'urine, tantôt il est versé brusquement et se prend en caillots.

Dans le premier cas, on prescrira le repos au lit et l'immobilité; on administrera les hémostatiques à l'intérieur, limonade sulfurique, alun, perchlorure de fer, acide gallique ou tannique, ergotine, bien que l'efficacité en soit douteuse; localement, on conseillera les lavements glacés ainsi que l'application sur la région hypogastrique d'un sac de baudruche ou de caoutchouc rempli de glace et toutes les prescriptions qu'on trouvera exposées plus loin. (V. *Hématurie*, V^e partie.)

Dans le second cas, si la vessie se trouve remplie par du sang coagulé, il est néanmoins permis d'espérer que la miction se rétablira sans intervention. Thompson a vu se produire spontanément une dissociation et une évacuation des caillots. Si l'urine tarde à apparaître, on essaiera de les diviser au moyen d'une sonde promenée dans la vessie; lorsqu'après cela des fragments ne s'échappent pas seuls, on en fera l'aspiration avec une seringue à large canule (l'aspirateur usité pour la lithotritie serait insuffisant). Enfin la taille hypogastrique sera la suprême ressource si tous les moyens précédents ont échoué.

CATHÉTÉRISME CHEZ LES PROSTATIQUES

Le cathétérisme chez les prostatiques est soumis à des règles spéciales qu'il importe de bien préciser.

Une exploration méthodique du canal à l'aide d'une bougie à boule doit précéder l'évacuation; l'existence de ressauts, d'arrêts successifs, et surtout la longueur de la traversée prostatique guideront le chirurgien dans le choix de l'instrument à employer ensuite.

Quels que soient les obstacles qu'on craint de rencontrer, on devra toujours essayer d'abord l'introduction d'une sonde de Nélaton, sonde de caoutchouc rouge qui, grâce à sa parfaite flexibilité, se prête facilement à toutes les sinuosités du canal.

Si l'on se trouve arrêté, on emploiera une sonde en gomme à bec mousse et relevé pour lui permettre de suivre la *paroi supérieure*, moins déformée que l'inférieure et moins friable. La *sonde béquille* remplit bien ces conditions. On y ajoute au besoin un mandrin coudé à angle obtus au moyen duquel on pourra exécuter une manœuvre que nous avons déjà décrite. (V. p. 36.)

L'emploi des *sondes à grande courbure* est également utile. Celles-ci se trouvent fabriquées d'avance, mais il est préférable de recourir à un mandrin approprié dont on fera varier la courbure suivant chaque cas particulier. D'après Gély, la courbure doit avoir un diamètre de 10 à 11 centimètres; elle doit être *longue* et représenter les deux tiers d'un cercle. Ces dimensions, qui paraissent peut-être excessives, répondent cependant à l'énorme courbure que décrit l'urèthre dans certaines hypertrophies prostatiques.

Le cathétérisme se fait suivant les règles ordinaires. On a bien soin de suivre la paroi supérieure. Dans les cas difficiles, un doigt introduit dans le rectum guide la progression de l'instrument, et par de petits mouvements pousse peu à peu le bec de la sonde vers la lèvre antérieure du col.

Les sondes de gomme ainsi conduites présentent presque tous les avantages qu'on peut retirer des sondes métalliques. Elles ont une rigidité suffisante, leur courbure reste fixe pendant tout le temps du cathétérisme; elles permettent au chirurgien de varier la forme de l'instrument et multiplient ainsi ses ressources. Pour les rendre plus faciles à guider, on peut adapter à leur extrémité libre un curseur à ailettes qu'on fixe au moyen d'un pas de vis et qui offre autant de prise que le pavillon d'une sonde ordinaire. (V. fig. 5.)

C'est dire que nous ne voyons qu'un très petit nombre d'indications à l'emploi des sondes métalliques.

Si l'on était obligé d'y recourir, il faudrait se garder d'employer la sonde de trousse ordinaire dont la courbure est trop courte, car elle est calculée pour s'adapter à celle de l'urèthre normal. On prendra de préférence la sonde de Gély. On pourra également se servir de la sonde élastique de Cusco dans laquelle le bec est relié au pavillon au moyen d'une spirale métallique qui lui donne une grande flexibilité. (V. fig. 25.)

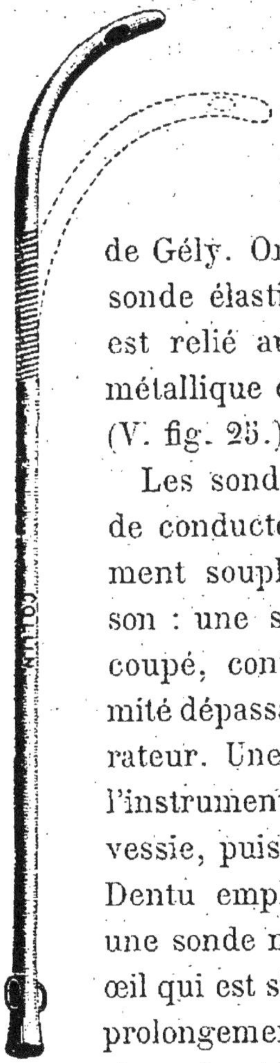

Fig. 25.

Les sondes métalliques servent quelquefois de conducteur pour faire pénétrer un instrument souple. Voici comment procède Thompson : une sonde courbe n° 20 ou 22, à bout coupé, contient une sonde molle dont l'extrémité dépassant un peu le bout coupé sert d'obturateur. Une fois à l'obstacle, on fait progresser l'instrument mou qui pénètre ainsi dans la vessie, puis la sonde métallique est retirée. Le Dentu emploie un autre moyen. Il introduit une sonde métallique courbe percée d'un seul œil qui est situé au niveau de son talon et sur le prolongement de la partie rectiligne. Il engage alors dans le pavillon un très long stylet qui pénètre dans la vessie au travers de l'œil; il retire la sonde, et sur la tige conductrice fait glisser une sonde de gomme à bout coupé.

Lorsqu'il existe une fausse route, on l'évitera en

longeant rigoureusement la paroi supérieure, car elle siège presque toujours au niveau de l'inférieure. Si, malgré tout, le bec vient buter dans la plaie, on se servira avec avantage d'un instrument ingénieux de Mercier. C'est une sonde métallique percée d'un œil à 5 ou 6 centimètres de son extrémité, et pleine au delà de l'œil. Cette extrémité va se loger dans la fausse route. On passe alors dans la sonde métallique un instrument de gomme qui sort par l'œil et a des chances pour pénétrer dans la vessie.

Quel que soit le procédé de cathétérisme employé, l'évacuation sera *lente*, *graduelle* et *antiseptique* (Guyon).

1° *Lente.* L'écoulement devant se faire presque goutte à goutte, on emploiera une sonde de petit calibre, ou si l'on est forcé d'en introduire une volumineuse, on en *règlera le débit* avec le doigt appliqué sur l'orifice de sortie. Le malade sera placé dans le décubitus dorsal pour éviter la pression des viscères sur la vessie, et l'on se gardera pendant l'opération d'appuyer sur la région hypogastrique. Il est difficile de fixer la rapidité de l'écoulement : dans les cas de distension extrême, il ne faut pas moins de douze ou quinze minutes pour évacuer un litre environ.

2° *Graduelle. Sous aucun prétexte, on ne videra la vessie en une fois.* On arrêtera l'évacuation dès que le jet ne sera plus projeté, mais tombera perpendiculairement à la sortie de la sonde. La rapidité avec laquelle on arrive à mettre la vessie à sec dépend du degré de la maladie. S'il n'y a rétention que d'une petite quantité d'urine, on peut en deux ou trois cathétérismes vider la vessie. Au contraire, quand la distension est établie, plusieurs jours et même une ou deux semaines sont nécessaires pour atteindre ce résultat.

On évitera de cette façon les hémorrhagies et la cystite consécutives à une décompression brusque.

3° *Antiseptique.* Après avoir retiré une certaine quantité d'urine qui ne doit pas dépasser 1 litre à 1 litre et demi, on fera bien d'injecter dans la vessie, pour la mélanger à l'urine qui reste, une certaine quantité de solution antiseptique (boriquée à 4 p. 100 par exemple). Il va sans dire que les instruments, la verge et l'urèthre antérieur auront été soumis à des lavages antiseptiques.

Le cathétérisme sera répété aussi souvent que le besoin d'uriner le commandera, et, s'il le faut, douze ou quinze fois par jour. Dans les cas de tolérance qui permettraient d'espacer les opérations de huit, douze, ou même vingt-quatre heures, il ne faut pas attendre ce temps, car alors la vessie serait forcément distendue.

On placera une *sonde à demeure* si les manœuvres sont laborieuses ou déterminent une irritation, ou un saignement du canal. Elle sera choisie d'un calibre tel qu'elle remplisse l'urèthre sans le distendre, enfoncée de façon à affleurer le col vésical et à ne pas léser la muqueuse vésicale, et munie, si on le veut, d'un fausset qui devra être retiré à intervalles réguliers. Aussitôt que possible, on reprendra le cathétérisme répété qui devient généralement plus facile après que la sonde a été maintenue quelques jours à demeure.

Malgré tout, il peut arriver que le *cathétérisme soit impossible*. Que faire alors? Suivre l'exemple de Boyer et de Mayor, c'est-à-dire tenter le cathétérisme forcé en perforant un des lobes de la prostate? Ce serait s'exposer à déterminer des abcès de cette glande, et des accidents d'infiltration d'urine et de septicémie. Pratiquer l'uréthrotomie externe comme le conseille Braun ? Avec Socin et Czerni, nous pensons qu'elle doit être réservée pour les cas où existent des désordres graves résultant de fausses manœuvres ou de suppuration.

C'est à la *ponction hypogastrique* qu'on aura recours : elle offre une sécurité presque absolue ; dans la rétention complète, le cul-de-sac péritonéal remonte assez haut pour qu'on n'ait pas à craindre de le blesser ; de plus l'usage d'un trocart fin et d'un appareil aspirateur rend extrêmement rare l'infiltration consécutive. Sous l'influence de l'évacuation de la vessie, les organes pelviens se décongestionnent, et, quelques heures après la ponction, le *cathétérisme devient possible;* certains malades urinent même spontanément. Le fait s'explique si les rétentions passagères tiennent à ce que l'urine, accumulée dans le bas-fond distendu, repousse la prostate en avant et comprime ainsi l'urèthre (Schlager). Il est plus probable qu'il s'agit là d'une déplétion des veines péricervicales. Aussi ne faut-il pas craindre de *répéter les ponctions* et ce n'est quelquefois qu'au bout de cinq à six évacuations par la voie sus-pubienne qu'une sonde a pu franchir l'urèthre.

Malgré la répétition des ponctions ou à la suite d'une fausse route, le cathétérisme reste quelquefois impraticable ; l'issue de l'urine devra alors être assurée par une voie artificielle non plus temporairement, mais pour un temps plus ou moins long. Deux voies sont en présence : périnéale et hypogastrique. Ici encore Braun se déclare partisan de l'uréthrotomie externe. Le cathétérisme renouvelé dans des conditions difficiles expose, dit-il, aux fausses routes ; la canule hypogastrique peut donner lieu à une péritonite ; l'uréthrotomie externe est au contraire une opération facile, qui permet d'arriver sur la lésion elle-même, de vider et de laver la vessie, de s'opposer aux hémorrhagies et de placer sans inconvénient une canule à demeure.

Malgré ces prétendus avantages, l'établissement d'une *fistule hypogastrique* est généralement préféré opération que Thompson pratique de la façon suivante : il se sert d'un cathéter à grande et brusque courbure dont l'extrémité, ouverte, est obturée momentanément par un bouton fixé à l'extrémité d'un stylet souple ; cette sonde est introduite par l'urèthre et son bec vient s'appliquer sur la face postérieure du pubis ; une petite incision hypogastrique est alors pratiquée : elle intéresse tous les tissus jusqu'à la ligne blanche, et le doigt introduit reconnaît l'extrémité de la sonde. La vessie est incisée dans l'étendue nécessaire pour livrer passage à l'extrémité de l'instrument, qu'un mouvement de bascule fait saillir au dehors. Le stylet boutonné est retiré, un tube de caoutchouc est introduit à sa place et laissé à demeure. Cette pratique employée sur six sujets ne donna pas chez les premiers d'entre eux de résultats bien remarquables : l'opération réussit, mais les malades succombèrent du neuvième au trente-septième jour ; dans le dernier cas le malade vivait au bout du vingt-septième mois. Depuis lors Dittel, Leisrick, Mac Leod, Harrison ont obtenu des résultats satisfaisants. Dans un cas (Forestier, de Seignelay), le malade vécut dix ans sans souffrance, sans complication urinaire, et mourut à quatre-vingt-six ans d'une affection thoracique *a frigore*.

Quant à la *taille hypogastrique* pratiquée dans le but de permettre le cathétérisme rétrograde, procédé employé par Sédillot, Bœckel et surtout par Rohmer, elle a permis l'introduction d'une sonde d'arrière en avant, mais les malades n'en ont pas supporté le séjour à demeure, et on a été obligé de placer une canule hypogastrique. Le résultat a donc été analogue à celui de Thompson, après une opération mieux réglée toutefois et exposant à moins de dangers.

Traitement radical. — On ne peut espérer rendre à la vessie son fonctionnement régulier, en détruisant les obstacles qui siègent au col de la vessie, que dans le cas où la lésion scléreuse s'est cantonnée à peu près exclusivement à ce niveau, déterminant dans la prostate la production de tumeurs volumineuses et laissant au contraire à la vessie la plus grande partie de ses fibres musculaires. Une opération radicale qui supprimerait alors l'obstacle empêcherait l'accumulation de l'urine dans le bas-fond vésical et sa dilatation consécutive, et retarderait la marche de la maladie. Mais il faut s'être rendu préalablement un compte exact de la puissance contractile de la vessie, de la nature, du volume et de la disposition des obstacles, toutes notions ndispensables pour le choix du procédé opératoire. Or, on sait quelles sont les difficultés d'un pareil diagnostic. D'un autre côté, le bénéfice qu'en retirera le malade ne sera pas durable. Il faut se dire que si la vessie est jusqu'alors épargnée, tôt ou tard elle participera à la dégénérescence, les mêmes symptômes reparaîtront et l'opéré se trouvera dans les mêmes conditions que ces prostatiques sans grosse prostate, mais dont la vessie est frappée d'inertie : le cathétérisme régulier deviendra nécessaire.

Aussi, dans la plupart des cas, vaut-il mieux recourir tout d'abord à ce procédé thérapeutique. L'expérience plaide dans ce sens; même avec les procédés nouveaux de cure radicale employés à l'étranger, les guérisons restent toujours des plus rares.

Il est pourtant une indication opératoire particulière, bien précisée par le professeur Guyon, c'est l'impossibilité ou la grande difficulté du cathétérisme chez un prostatique dont il est nécessaire de vider la vessie. Dans ce cas, le chirurgien a pour devoir de modifier les dispositions du col, non pour rétablir la miction normale, mais pour frayer un chemin à la sonde.

Les moyens successivement proposés peuvent se ranger en trois catégories : 1° moyens thérapeutiques destinés à produire une diminution de toute la glande; 2° manœuvres qui ont pour but de modifier la disposition du col; 3° incision ou excision des parties de la glande qui empêchent le libre cours de l'urine.

1° *Moyens thérapeutiques destinés à produire une diminution de toute la glande.*

L'ergot de seigle, les injections hypodermiques d'ergotine conseillés en raison d'une analogie supposée entre l'hypertrophie prostatique et les corps fibreux de l'utérus, paraissent avoir donné des résultats favorables à certains chirurgiens. Les eaux de Kreuznach, à l'intérieur ou sous forme de bains généraux ou locaux ont amélioré quelques malades plutôt en faisant cesser une congestion passagère qu'en amenant une régression de la tumeur prostatique. Les préparations iodés donnent à la longue du soulagement; mais bien qu'elles agissent sur la lésion scléreuse, il est douteux qu'elles fassent diminuer la prostate.

Les injections interstitielles de teinture d'iode (10 injections de XII à XX gouttes), faites avec une seringue de Pravaz introduite par le rectum (Heine), ont pu réduire le volume de la prostate et amoindrir les troubles de la miction; mais dans certains cas des accidents inflammatoires consécutifs (prostatite, cystite, pyélonéphrite) ont été assez violents pour déterminer la mort. On a employé les courants continus (Tripier, Mallez, Moreau-Wolff, Chéron); l'électrode négative constituée par un excitateur cylindrique recouvert d'une toile mouillée est introduite dans le rectum, et l'électrode positive placée sur le périnée plutôt que dans l'urèthre où elle déterminerait un certain degré d'irritation. L'électropuncture a été récemment conseillée par Casper; une aiguille, pénétrant par le rectum dans le tissu prostatique, communique avec le pôle négatif, tandis que l'électrode positive est placée sur la région hypogastrique. Ces différents moyens semblent avoir exercé une action atrophiante; il serait important de savoir quelle a été la durée de l'amélioration.

2° *Manœuvres qui ont pour but de modifier les dispositions du col.*

Elles se font au moyen de différents instruments parmi lesquels nous citerons : les dépresseurs de Mercier et de Le Roy d'Etiolles, instruments qui, une fois introduits dans la vessie, sont susceptibles de développer une ou plusieurs branches divergentes qui dilatent le col et l'urèthre prostatique; la sonde articulée de Charrière qui, introduite courbe dans la vessie, peut être redressée au moyen d'un pas de vis et régulariser ainsi le trajet du canal. Le mieux est encore de *placer à demeure*, pendant plus ou moins longtemps, *une sonde volumineuse ;* cette pratique donne de bons résultats et favorise ultérieurement le cathétérisme (Le Dentu).

3° *Incision ou excision des parties de la prostate qui empêchent le libre cours de l'urine.*

Quoique Guthrie eût déjà proposé l'incision des barres prostatiques, c'est Mercier qui le premier a fait entrer cette méthode dans la pratique. Les sécateurs de Mercier et de Maisonneuve, le kïotome (coupe-brides) de Civiale sont des instruments analogues à des lithotriteurs; une des branches supporte une petite lame qui, cachée pendant l'introduction, peut faire saillie ensuite par différents mécanismes. A l'aide de la partie courbe on reconnaît les saillies du col, surtout la barre transversale qu'on accroche solidement, puis on fait agir la lame; une sonde est placée à demeure.

Ces incisions n'étant pas jugées suffisantes, on tenta l'extirpation d'une partie de la glande; pour cela Mercier inventa son emporte-pièce. C'est un très petit lithotriteur à cuillers dont les bords sont tranchants; de plus entre les mors glisse une aiguille barbelée qui fixe la barre prostatique pendant qu'on ferme l'instrument.

Toutes ces manœuvres, peu utiles et souvent dangereuses (morts par hémorrhagie ou pyohémie), étaient à peu près abandonnées quand Bottini vint rajeunir la méthode en remplaçant par une *anse galvanique* la lame de l'instrument de Mercier ; c'est le prostatome galvanique de Bottini. Ce procédé constitue un progrès réel sur les méthodes sanglantes ; il n'a donné lieu qu'à des accidents de peu d'importance et paraît avoir soulagé momentanément les malades.

Un certain nombre de chirurgiens ont abordé la prostate par une voie artificielle, hypogastrique ou périnéale. C'est cette dernière qu'à suivie Harrison. L'urèthre est incisé sur un conducteur, l'obstacle prostatique, reconnu directement par le toucher, est attaqué partie avec le doigt, partie avec le bistouri. Un cathéter métallique renfermant un drain de caoutchouc est introduit dans la vessie et laissé à demeure pendant un temps prolongé qui varie de six à douze semaines. Au bout de ce temps le cathétérisme uréthral est ordinairement possible ; on laisse la plaie se cicatriser en maintenant la liberté du col au moyen d'un cathétérisme méthodique et régulier.

Tout autre est l'opération qui consiste à extirper un lobe prostatique. C'est surtout dans les cas de tumeurs saillantes intra-vésicales et d'hypertrophie du lobe médian que l'excision a été tentée. On peut suivre la voie périnéale, par laquelle on pratique soit une taille véritable, soit une boutonnière comme celle que conseille Thompson pour l'extirpation des tumeurs vésicales. On sectionne et on enlève le lobe moyen à l'aide d'un écraseur à fil métallique (Gross), qui met, mieux que l'arrachement avec une pince ou avec les doigts, à l'abri d'une hémorrhagie. Pour que ces manœuvres soient faciles et même possibles, il faut une tumeur nettement pédiculée, ce qui est rare. Aussi, en général, la voie hypogastrique a-t-elle semblé préférable : Sw. Edwards, Kœnig, Trendelenburg l'ont suivie avec succès.

On a été plus loin : Helferich, Kœnig, Rosenbach, jugeant la taille hypogastrique insuffisante pour permettre de bonnes manœuvres d'extirpation, ont proposé et tenté la résection partielle de la symphyse pubienne.

Signalons enfin une opération proposée par Langenbuch, mais non encore exécutée sur le vivant, c'est la taille sous-pubienne, dont la possibilité a été démontrée par Waldeyer. Elle conviendrait au cas où la petitesse et l'intolérance de la vessie rendraient impossible la distension nécessaire pour la taille hypogastrique.

CHAPITRE IX

VICES DE CONFORMATION

L'*absence complète* de la prostate ne peut être affirmée qu'après une dissection minutieuse ; dans un cas où elle semblait faire défaut, la glande existait pourtant, histologiquement reconnaissable, sous la forme d'une simple lamelle accolée à la face postérieure de la vessie (Campenon). Aussi des exemples anciens d'absence totale rapportés par Littre, Desault, Chopart, doivent-ils être tenus pour suspects. Sur une seule pièce, présentée par Deville à la Société anatomique, la prostate paraît avoir manqué réellement.

L'*indépendance des deux lobes* a été observée (Campenon, Vrolit).

L'*ectopie partielle* et les *anomalies des conduits excréteurs* de la prostate ont leur histoire intimement liée. Différents cas se sont présentés. Richet a vu l'organe entier situé en avant de l'urèthre. Dans une observation de Luschka, le lobe antérieur de la glande reposait immédiatement sur les corps caverneux revêtus de leur albuginée, et communiquait par quatre conduits avec un trajet fistuleux ouvert à la face dorsale du pénis. Dans un cas figuré par Cruveilhier, dont on peut rapprocher trois autres (Marchal de Calvi, Picardat, Lunardo) réunis par Lejars, l'orifice fistuleux était situé au niveau du gland, le trajet remontait le long de la verge jusqu'au ligament suspenseur, et une fois dans le bassin, se divisait en deux branches qui aboutissaient aux deux côtés de la prostate.

Il existe enfin des rapports anormaux de la glande avec les conduits éjaculateurs, ceux-ci contournant la prostate sans la traverser, ou se fusionnant dans leur trajet intraparenchymateux, ou encore s'ouvrant dans l'utricule (Dolbeau).

TROISIÈME PARTIE

MALADIES DE LA VESSIE

CHAPITRE PREMIER

ANATOMIE ET PHYSIOLOGIE DE LA VESSIE

ANATOMIE

La vessie est le réservoir musculo-membraneux où s'accumule l'urine. Située dans le petit bassin derrière la symphyse pubienne, au-devant et au-dessus du rectum chez l'homme, au-devant et au-dessus du vagin et de l'utérus chez la femme, elle est fixée en arrière et latéralement par le péritoine, en avant par des trousseaux fibreux appelés ligaments de la vessie, en haut par l'ouraque et les artères ombilicales, en bas par la prostate chez l'homme. Sa forme est complètement différente suivant qu'elle est vide ou remplie ; à l'état de vacuité elle figure un triangle isocèle à base postéro-inférieure, à bords curvilignes et dont les deux faces regardent, l'une en avant, l'autre en arrière. A l'état de plénitude elle représente un ovoïde dont le diamètre le plus long est vertical et l'antéro-postérieur le plus court; sa forme est en réalité assez irrégulière, ainsi qu'on l'a constaté sur des cadavres congelés.

La capacité de la vessie est d'environ 500 à 600 centimètres cubes, d'après Sappey. Des expériences cadavériques de Bouley montrent qu'après distension sa contenance dépasse ordinairement 1,000 grammes, et la rupture est produite par une injection de 1,300 grammes d'eau environ. Nous verrons que sur le vivant ces mensurations ont peu de valeur et que la capacité physiologique, la seule qui intéresse le clinicien, est très variable suivant les sujets; elle oscille, d'après les recherches de Duchastelet, entre 60 et 250 grammes. En tout cas, quand la vessie se distend, c'est le diamètre transversal qui arrive le premier à son maximum; mais une fois qu'il a atteint 10 centimètres environ, ses dimensions ne s'accroissent plus (Guyon et Henriet).

Rapports de la vessie. — *Face postérieure.* La vessie est tapissée sur toute cette face par le péritoine qui la sépare du rectum chez l'homme, de l'utérus chez la femme.

Faces latérales. — Le péritoine ne les recouvre qu'en haut; en bas ces faces sont séparées de l'aponévrose pelvienne par le tissu cellulaire sous-péritonéal; elle est en rapport avec les artères ombilicales et, plus en arrière, avec les canaux déférents.

Face supérieure. — Elle est enveloppée dans toute son étendue par le péritoine qui, dans l'état de plénitude de la vessie, est soulevé par l'ouraque et les cordons des artères ombilicales et dessine ainsi trois replis appelés petites faux du péritoine.

Face inférieure. — Elle répond en arrière et sur la ligne médiane au rectum, et latéralement aux vésicules séminales et aux canaux déférents; en avant elle se confond avec la base de la prostate. Le cul-de-sac péritonéal remonte à 8 centimètres de l'anus dans l'état de plénitude et descend à 5 ou 6 quand ce réservoir est vide; chez la femme cette face est en rapport avec le vagin dans toute son étendue; en haut elle est séparée de la portion sous-vaginale du col utérin par le cul-de-sac vaginal antérieur. Elle est longée latéralement par l'extrémité terminale des uretères.

Face antérieure. — Lorsque la vessie est vide, cette face est cachée derrière la symphyse pubienne avec laquelle elle est en rapport; sur les côtés elle répond au muscle obturateur interne; quand elle est physiologiquement distendue, on la voit s'élever jusqu'à 4 centimètres au-dessus du pubis. L'étude de la région prévésicale est devenue des plus importantes depuis que la taille hypogastrique a repris faveur. Les couches que l'on traverse pour arriver à la vessie en passant par la région sus-pubienne sont les suivantes: 1° la peau; 2° le tissu cellulaire sous-cutané, dit fascia superficialis, dont l'épaisseur varie avec l'embonpoint du sujet, et dans lequel rampent des artérioles et quelques fibres provenant du ligament suspenseur de la verge; 3° l'aponévrose abdominale antérieure, ou ligne blanche, facilement reconnaissable à sa coloration blanc bleuâtre; 4° les muscles pyramidaux, ou, quand ils manquent, — ce qui est fréquent — les muscles grands droits, contigus par leurs bords ; 5° le fascia transversalis, d'épaisseur et de résistance très variables; il s'insère par son bord supérieur aux lignes demi-circulaires de Douglas, et se prolonge bien en avant de la vessie (Bouilly) fermant exactement en haut, au niveau des replis de Douglas, un espace qui est largement ouvert en bas et sur les côtés. Cet espace où se meut la vessie quand elle se distend est connu sous le nom de cavité prépéritonéale ou de Retzius ; 6° une couche de tissu cellulo-adipeux sous-péritonéal d'une coloration jaunâtre caractéristique; 7° enfin le péritoine et la vessie dont les rapports réciproques méritent de nous arrêter.

Ils varient suivant le degré de réplétion de ce réservoir. A mesure que la vessie se remplit, elle refoule en haut le péritoine qui se réfléchit de la paroi abdominale inférieure sur elle en formant un cul-de-sac. La distance de celui-ci au bord supérieur de la symphyse est diversement appréciée par les auteurs : d'après Sappey, cette distance est ordinairement de 15 à 20 millimètres et peut atteindre jusqu'à 4 ou 5 centimètres.

On admet généralement que, lorsque la vessie est distendue, une partie de sa face antérieure répond immédiatement à la paroi abdominale sans interposition de péritoine (Richet, Tillaux, Bouley). Bouley a cherché à établir un rapport entre la hauteur de la vessie, appréciable sur le vivant à travers la paroi, et celle du cul-de-sac péritonéal; pour une élévation comprise entre 9 et 15 centimètres au-dessus de la symphyse, il faudrait, d'après cet auteur, retrancher 4 centimètres pour avoir la hauteur correspondante du cul-de-sac; celle-ci, d'après Poulliot, varie entre 3 et 7 centimètres.

SURFACE INTERNE DE LA VESSIE. — La coloration de la muqueuse, d'un blanc rosé chez l'enfant et l'adulte, est plus foncée chez les vieillards; chez ces derniers, l'aspect lisse du jeune âge disparaît et on rencontre souvent des saillies connues sous le nom de colonnes. Ce qui frappe, c'est, à la partie inférieure, l'existence de trois orifices limitant un triangle appelé trigone vésical; les deux orifices postérieurs sont ceux des uretères réunis par une bande musculaire désignée souvent sous le nom de muscle des uretères; en avant se trouve l'orifice de l'urèthre ou méat interne.

En arrière du trigone est le bas-fond de la vessie, situé sur le même plan chez les jeunes sujets, en contre-bas lorsque le développement de la prostate soulève le trigone. Il répond à la face inférieure de la vessie, par conséquent au vagin chez la femme, au rectum chez l'homme.

Col vésical. — La distance qui le sépare de la symphyse pubienne a été diversement évaluée; il en est distant de 30 à 34 millimètres d'après Richet, de 3 centimètres d'après Tillaux : il est situé au niveau de l'union des trois quarts supérieurs et du quart inférieur de cette symphyse (Sappey). D'après Richet, il répondrait à son bord inférieur.

Sa forme est circulaire chez l'homme pendant l'enfance et l'âge mûr et chez la femme à tous les âges.

Dans la vieillesse elle subit souvent des modifications dues aux tuméfactions prostatiques ; en effet le col est comme emboîté dans la prostate qui le circonscrit de toutes parts ; il répond à l'union des trois quarts postérieurs et du quart antérieur de cette glande.

Médiatement il est en rapport avec les ligaments antérieurs de la vessie, les plexus de Santorini et, de chaque côté, les plexus veineux latéraux et les aponévroses latérales de la prostate.

Vaisseaux et nerfs. — Les artères proviennent, les antérieures, de la honteuse interne ; les postérieures, de l'hémorrhoïdale moyenne ; les supérieures, de l'artère ombilicale ; les inférieures, de l'hypogastrique.

Les veines, très nombreuses, forment trois réseaux (Gillette) : un sous-muqueux, d'autant plus développé qu'on se rapproche du trigone et du col ; un réseau inter-musculaire à trajet irrégulier, et un réseau sous-péritonéal divisé en antérieur, latéral et postérieur. Ils communiquent avec les veines dorsales de la verge et le plexus de Santorini. Ce réseau, peu prononcé chez l'enfant, s'accroît sensiblement à la puberté et chez l'adulte et acquiert dans la vieillesse un développement considérable qui joue un rôle des plus importants dans les congestions de l'appareil urinaire.

La vessie, d'après Sappey, ne contient pas de lymphatiques ; on doit considérer cette assertion comme réelle ; elle donne l'explication de bien des faits observés en clinique.

Structure. — Les parois vésicales sont constituées

par trois tuniques : séreuse, musculaire et muqueuse. — La tunique séreuse ou péritonéale, lâchement adhérente au niveau des régions où les glissements sont nécessaires, est au contraire fixée solidement à la face postérieure de la vessie. La tunique musculeuse est formée de trois plans de fibres lisses ; les fibres du plan externe affectent une direction longitudinale, celles de la couche moyenne sont circulaires ; la couche interne est plexiforme à mailles allongées verticalement.

Le chorion de la tunique muqueuse est formé de fibres conjonctives sillonnées de nombreux vaisseaux. L'existence de papilles est loin d'être démontrée. Quant à l'épithélium, il se compose de plusieurs couches de cellules dont les plus profondes, polyédriques, sont recouvertes par un plan de grandes cellules pavimenteuses supportant elles-mêmes un troisième plan de cellules lamelleuses extrêmement minces. Il n'existe, d'après Sappey, aucune glande dans la muqueuse vésicale.

PHYSIOLOGIE

C'est de la sensibilité de la vessie que nous nous occuperons tout d'abord, car elle tient sous sa dépendance la contractilité (Guyon).

A l'état normal la sensibilité est très différente suivant qu'elle est éveillée par le contact ou par la distension des parois. La sensibilité au contact est, à l'état normal, des plus obtuses et presque nulle ; non seulement nous n'avons pas conscience de la présence de l'urine, mais des corps étrangers solides, tels que des instruments explorateurs ou une fine bougie conductrice, refoulée dans la vessie pendant le cathétérisme à la suite, provoquent une sensation vaguement perçue ou nulle. C'est seulement au niveau du col qu'une sonde éveille dans une vessie saine une sensibilité qui se traduit surtout par des envies d'uriner. Il en est de même des calculs et des corps étrangers qui sont remarquablement bien tolérés tant qu'ils n'ont pas déterminé de cystite. Le chaud et le froid produisent au contraire des sensations très nettes.

Par contre, la distension éveille une sensibilité des plus vives; on en a la preuve dans le malaise et la douleur qui accompagnent une retenue prolongée de l'urine et dont on a le tableau dans les angoisses de la rétention complète.

Il y a donc, on le voit, une différence capitale entre les contacts et la distension; on peut l'expliquer en admettant que les contacts n'intéressent que la muqueuse, tandis que dans la distension c'est la tunique musculeuse qui réagit (Hache).

A l'état pathologique la sensibilité devient au contraire très vive sous l'influence des contacts; le cathétérisme d'une vessie enflammée provoque de violentes douleurs et est même souvent complètement impossible. Nous citerons en particulier les cystites blennorrhagique et tuberculeuse en faisant remarquer que les lésions sont surtout localisées autour du col. Les calculs, dont la présence est si bien tolérée par une vessie saine, causent des douleurs atroces quand elle est enflammée. C'est toujours au niveau du col que cette sensibilité est le plus prononcée; les douleurs des calculeux atteignent leur maximum à la fin de la miction, alors que la pierre est pressée contre le col par les contractions vésicales.

A l'état pathologique la sensibilité à la distension est exagérée et acquiert parfois un degré tel que la vessie peut à peine contenir quelques grammes de liquide. On s'en rend compte en essayant de pousser une injection dans ce réservoir; à peine quelques grammes de liquide sont-ils dans la vessie que le piston de la seringue éprouve une vive résistance; si on déploie de la force le liquide reflue entre les parois de la sonde et le canal. Toute manœuvre destinée à vaincre cette contraction en luttant contre elle par une pression intra-vésicale ne fait qu'augmenter l'inflammation et la contracture elle-même; aussi lorsque la vessie répond ainsi douloureusement doit-on proscrire toute injection vésicale.

La sensibilité une fois éveillée par le contact ou la distension a pour conséquence une contraction : celle-ci n'est pas d'emblée totale (Guyon); des contractions partielles, qui ne sont soumises à aucune règle fixe et qu'on rencontre aussi bien au sommet de la vessie qu'au voisinage du col, se produisent successivement. On peut les étudier sur le vivant, comme l'a fait le professeur Guyon, au cours d'une lithotritie. C'est tout d'abord la paroi postérieure qui s'avance, et en général à sa partie moyenne seulement, sous la forme d'un promontoire, d'un éperon; puis le bas-fond de la vessie se soulève. Quant au sommet et aux parois latérales, leur contracture est consécutive et plus difficilement perçue. Quelles qu'elles soient, ces contractions sont lentes et persistent pendant un certain temps. Nous avons constaté ces faits au cours d'expériences dont les résultats sont consignés dans notre thèse inaugurale ; nous arrivions à provoquer des contractions partielles par des contacts localisés.

Ce mécanisme paraît être toujours le même dans toute évacuation de la vessie. « Pour chasser l'urine à l'extérieur, le fond de la vessie s'avance vers le col jusqu'à ce qu'il s'y applique, tandis que son sommet s'abaisse et son fond se soulève, mais l'effacement complet de la cavité est surtout accompli lorsque la paroi postérieure s'est appliquée contre l'antérieure » (Guyon). On voit qu'ainsi, c'est le diamètre transversal de la vessie qui varie le moins ; il est le plus petit quand la vessie est distendue, le plus grand quand elle est vide ; ces notions sont utiles à retenir pour l'étude des corps étrangers de la vessie.

Ces contractions d'ensemble ont lieu à l'état physiologique lorsque la vessie se vide ; celles qui sont provoquées par la distension artificielle paraissent également totales; elles sont, nous l'avons vu, de beaucoup les plus énergiques.

La contraction vésicale est donc bien sous la dépendance d'un réflexe ; mais l'influence de la volonté paraît s'exercer également sur la vessie. En effet, la miction peut avoir lieu en dehors de tout besoin d'uriner ; les uns expliquent ce fait par l'action des muscles abdominaux qui comprimeraient le globe vésical ; d'après d'autres auteurs (Born, d'après Hache), la volonté agirait sur la tunique musculaire elle-même.

Un autre effet constant de la distension de la vessie est la congestion de ses parois. Cette réplétion veineuse est démontrée par plusieurs faits tirés de la physiologie et de la pathologie ; grâce à la solidarité qui unit le réseau vésical périphérique aux veines de la prostate et du plexus de Santorini, la congestion se propage jusqu'au pénis; aussi voit-on des érections se produire chez les enfants et les vieillards alors qu'un besoin d'uriner violent ou prolongé s'est fait sentir.

On en a la preuve directe pendant la taille hypogastrique. La vessie est alors portée à un très haut degré de distension; aussitôt qu'on arrive sur sa paroi, on est frappé du volume et de la turgescence des veines périphériques; vient-on à l'inciser, on fait ainsi brusquement cesser la distension, et on voit les veines s'affaisser; l'écoulement sanguin consécutif est insignifiant.

Enfin, dans les rétentions pathologiques, l'hématurie est fréquente et apparaît spontanément, ou après un cathétérisme évacuateur mal conduit. Aussi dans toute affection congestive ou inflammatoire de la vessie, devra-t-on chercher à faire cesser la distension de ses parois si elle existe; et on évitera de la produire, ne fût-ce qu'un instant, par des manœuvres de nature à mettre la vessie en tension.

La résistance de la vessie dépend de l'intégrité de ses parois. Les ruptures spontanées sont extrêmement rares et ne s'observent guère que lorsqu'il existe des ulcérations profondes ou des cellules. Celles qui résultent de la distension artificielle n'ont guère été produites que dans ce cas; la force nécessaire pour cela serait une pression d'eau de 125 à 150 centimètres; mais les ruptures spontanées reconnaissent un autre mécanisme qu'on a pu saisir au cours d'une taille hypogastrique, par exemple; une vessie très distendue se contracte violemment sur la masse liquide incompressible et se rompt elle-même, plutôt qu'elle n'est rompue, par un phénomène analogue à celui qui amène la rupture de l'utérus pendant l'accouchement.

Absorption par la muqueuse vésicale. — Longtemps controversée, cette question est aujourd'hui résolue : la vessie n'absorbe pas. Les expériences de Susini et d'Alling ne laissent aucun doute à cet égard. Cette propriété est strictement limitée à la muqueuse vésicale; des expérimentateurs ont été induits en erreur parce qu'ils se sont placés dans des conditions qui permettaient aux substances employées de passer dans l'économie par l'intermédiaire de la muqueuse uréthrale, ou qui entravaient le fonctionnement des reins.

L'imperméabilité de la vessie n'existe que lorsque son épithélium est intact. Le rôle de celui-ci est nettement défini; il se comporte à la manière d'un vernis isolant. Au contraire, une vessie enflammée dont le revêtement cellulaire n'est plus complet sur tous les points, absorbe avec une grande facilité et très rapidement. Le fait est démontré pour les substances toxiques introduites dans la vessie; il n'est pas moins certain pour les produits qu'on rencontre dans les urines altérées et la voie est tout ouverte pour le passage dans l'économie des éléments qui déterminent l'intoxication urineuse.

Miction. — L'urine s'écoule d'une façon constante des uretères dans la vessie où elle s'accumule. Elle séjourne un certain temps sans s'échapper par l'urèthre ni refluer par les uretères, dont les orifices sont normalement fermés en vertu d'une disposition particulière. Leur occlusion est toute mécanique; ils s'abouchent dans la vessie très obliquement par une sorte de fente transversale, après un trajet assez long dans l'épaisseur de la paroi vésicale. Il suffit d'une pression légère pour en appliquer les parois l'une contre l'autre et assurer leur fermeture par un mécanisme de soupape. D'après Reliquet, il faudrait faire intervenir la contraction du muscle des uretères.

L'occlusion de l'urèthre est plus complexe. D'après certains auteurs, elle est toute mécanique : l'accolement des parois, l'angle que fait le canal avec la vessie, la pression des deux lobes prostatiques l'un contre l'autre, la saillie du verumontanum suffiraient à empêcher que l'urine ne s'écoulât d'une façon continue (Kuss et Duval). Pour Mercier, un repli musculaire, une valvule située au niveau du col vésical serviraient de barrière; pour Caudmont et Delefosse, c'est la lèvre supérieure qui remplirait ce rôle.

L'action musculaire de l'appareil sphinctérien du col est aujourd'hui suffisamment démontrée. Dans l'état de réplétion moyenne, c'est le sphincter vésical, muscle à fibres lisses, situé à la partie supérieure de la prostate, qui ferme normalement le col : on peut s'en assurer par le cathétérisme; l'urine s'écoule dès que l'œil d'une sonde a dépassé ce niveau. Il n'en est plus de même quand le besoin d'uriner est intense : le sphincter vésical est forcé : l'urine pénètre dans la région prostatique; elle y est arrêtée par le sphincter interuréthral dont nous avons déjà étudié ailleurs l'anatomie et les fonctions.

A l'état normal la présence de l'urine dans la vessie n'est perçue que par intermittences; elle donne lieu à une sensation particulière qui est le besoin d'uriner. D'après Kuss, cette sensation serait localisée au niveau de la muqueuse de l'urèthre prostatique. Tant que l'urine n'a pas franchi la vessie, ce besoin n'existe pas; force-t-elle le sphincter, elle pénètre jusqu'à la région membraneuse qui la retient et l'envie d'uriner apparaît. Mais les objections ne manquent pas : ce besoin se montre tout aussi bien dans les cas de saillie prostatique qui empêchent la pénétration de l'urine dans la portion initiale de l'urèthre; et d'autre part le contact prolongé d'une sonde, du pus qui y séjourne ne la provoque pas.

Le besoin d'uriner est dû à la mise en action des fibres musculaires lisses (Guyon); cette contraction est éveillée par l'entrée en tension de la vessie. La quantité de liquide nécessaire pour la déterminer ne saurait être exprimée en chiffres, car la vessie n'a pas de capacité anatomique : on doit dire qu'elle est pleine, quand le besoin d'uriner se fait sentir. Des expériences de Duchastelet prouvent que l'envie d'uriner se produit toujours quand la pression à laquelle est soumise le liquide intra-vésical atteint un certain degré, qui est fixe pour un même individu, mais qui varie pour chaque personne. De moyennes établies par cet auteur, il résulte que le besoin se fait sentir quand la tension intra-vésicale est mesurée par une colonne d'eau de 25 à 35 centimètres. Or la quantité de liquide qui détermine cette tension a varié, suivant les sujets, de 60 à 250 grammes.

L'expulsion de l'urine est le résultat de la contraction

du muscle vésical, des muscles abdominaux et du diaphragme. Le début de la miction n'est pas instantané ; il exige à l'état normal un certain temps, fort court il est vrai, pour que l'urine surmonte les obstacles mécaniques uréthraux et prostatiques. A ce moment, un léger effort est nécessaire et la pression des muscles abdominaux se transmet par l'intermédiaire de la masse intestinale. Dès lors la vessie suffit à l'expulsion qui se fait très régulièrement ; les efforts volontaires se renouvellent à la fin pour l'expulsion des dernières gouttes d'urine ; mais à ce moment ce sont les muscles du périnée qui entrent en jeu.

CHAPITRE II

EXPLORATION DE LA VESSIE

Les moyens dont dispose le chirurgien pour l'exploration de la vessie sont : l'inspection, la percussion, la palpation, le toucher rectal et vaginal, les injections vésicales, le cathétérisme et l'endoscopie.

INSPECTION. — L'inspection de la région hypogastrique n'est jamais à négliger ; elle n'est guère utile, il est vrai, que dans les cas de distension très grande de la vessie ; mais elle permet alors de faire la plus grande partie du diagnostic qui s'impose quand on voit la paroi abdominale soulevée par une tumeur globuleuse ; les inflammations de la cavité de Retzius sont cependant une cause d'erreur.

PERCUSSION. — Elle fournit rarement des renseignements d'une grande valeur ; à l'état normal la région hypogastrique est sonore sauf dans les cas de retenue très prolongée de l'urine. Quand il y a distension, ou bien celle-ci est considérable et alors l'inspection et la palpation l'ont fait déjà reconnaître ; ou les dimensions de la vessie sont peu modifiées et la matité n'est pas appréciable. D'ailleurs dans beaucoup de cas de distension, notamment chez les vieillards, l'ampliation de la vessie se fait aux dépens de la face postérieure.

Palpation. — Ce moyen est plus précieux. Avec la main placée à plat au-dessus du pubis, on déprime les téguments d'une manière lente et progressive, en profitant des mouvements d'expiration du malade ; on sent alors une saillie globuleuse, plus ou moins profonde quand la vessie est distendue ; ailleurs, c'est un manque de souplesse, un empatement diffus comme dans les cas de péricystite. La palpation permet de bien explorer la sensibilité de la vessie, parfois très différente d'un côté et de l'autre. Dans certains cas, c'est au moment où on retire la main que la douleur apparaît.

Toucher rectal. — On peut ainsi atteindre le fond de la vessie qui est souple et dépressible à l'état normal, plus ou moins saillant et globuleux dans les cas de distension. On notera avec soin les différences de souplesse de la paroi dans le cas où on a lieu de redouter une dégénérescence. Un corps étranger, un calcul peut chez l'enfant être facilement senti. Le toucher vaginal permet mieux encore d'explorer la paroi postérieure de la vessie qui est tout entière accessible au doigt.

La *combinaison du toucher et du palper* est un moyen d'une grande valeur ; la main hypogastrique et le doigt rectal arrivent facilement à se rencontrer au travers des parties molles, chez les sujets non obèses et dont les parois abdominales sont dans un état suffisant de relâchement. On apprécie facilement la sensibilité des diverses régions, la présence d'une tumeur, de corps étrangers; chez l'enfant cette exploration est facile et féconde en résultats. Chez la femme le doigt vaginal rejoint aisément la main hypogastrique; chez elle on doit d'autant moins négliger ce mode d'exploration que le cathétérisme ne confère pas toujours une certitude absolue.

Cathétérisme explorateur. — Il est nécessaire d'employer un instrument coudé ou à petite courbure dont la description a déjà été donnée, ainsi que les règles qui président à son introduction (V. p. 38). Les explorateurs de gomme, si précieux pour l'urèthre, ne sont d'aucune utilité ici; à peine peuvent-ils renseigner sur la sensibilité de la paroi postérieure dans les cas où elle est extrême ou faire soupçonner la présence d'un corps étranger volumineux.

C'est donc d'une sonde métallique à *petite courbure* qu'on se servira. Celle-ci une fois introduite dans la vessie occupera la ligne médiane et sera poussée jusqu'à la *paroi postérieure* de la vessie. Le bec, alors horizontalement couché sur la muqueuse, appuie légèrement sur elle; l'instrument est ramené lentement vers le col, pour permettre de recueillir toutes les sensations de contact. Sur une vessie saine, ce glissement est très doux, se fait presque sans rencontrer d'irrégularités; le contact de la sonde donne à la main une sensation de mollesse particulière, comme celui d'une étoffe souple, veloutée, peu épaisse (Guyon). Au niveau du *col* on sent que la paroi, un peu plus épaisse, est moins dépressible. On explore avec soin cette région en imprimant à la sonde un mouvement de rotation qui permet de la circonscrire. Puis on porte le bec dans l'autre moitié de la vessie et de ce côté on recommence les mêmes manœuvres.

La *paroi supérieure* est également accessible, surtout si on a pris le soin de ne pas trop remplir la vessie; il faut quelquefois pour cela abaisser fortement le manche de l'explorateur entre les jambes du malade. Ailleurs au contraire, chez les vieillards par exemple, le bas-fond est très développé et pour y plonger on est obligé de renverser et de tourner en bas le bec de l'instrument dont on élève le manche; un mouvement complet de rotation est utile pour explorer les saillies péricervicales.

On reconnaît ainsi la disposition de la paroi vésicale, les saillies, les colonnes, etc.; elles présentent une fixité et une constance qui les distingue des irrégularités, des bosselures dues aux contractions partielles; celles-ci sont d'autant plus rares et plus faibles que la vessie est soumise à une moindre tension. Quant aux tumeurs et aux calculs, nous aurons à revenir sur les particularités du cathétérisme dans ces cas.

Chez la femme la *dépressibilité de la paroi* inférieure, les dimensions et l'irrégularité de la vessie rendent l'exploration souvent incertaine; on devra redoubler d'attention et multiplier les manœuvres.

Le *cathétérisme évacuateur* peut être dans quelques cas employé comme moyen d'exploration; le mode d'écoulement de l'urine par la sonde, un jet projeté au loin, saccadé, interrompu, ou au contraire tombant en bavant ou goutte à goutte, la coloration de l'urine, le sang, le pus qui y sont mélangés et qui s'y montrent à différents moments de l'évacuation, l'éveil de la sensibilité, etc.; toutes ces particularités sont utilisable pour le diagnostic.

Une *injection vésicale* rend parfois des services et renseigne sur la capacité et la contractilité de la vessie on doit être fort circonspect dans l'emploi de ce mode d'exploration, car il faut éviter de mettre en tension une vessie supposée malade. L'injection se fera lentement, graduellement, à l'aide d'une seringue d'un fonctionnement parfait et dont le piston transmet à la main la moindre sensation de résistance. Dès que celle-ci se manifeste, il faut s'arrêter, et la quantité injectée indique la capacité de la vessie, très variable suivant les sujets et, chez un même sujet, dans l'état de santé ou de maladie. Ce fait prouve une fois de plus qu'on ne peut assigner à la vessie une capacité anatomique, mais qu'elle possède seulement une capacité physiologique.

CHAPITRE II

ENDOSCOPIE

URÉTHROSCOPIE. CYSTOSCOPIE

On donne ce nom à une méthode d'exploration par laquelle on porte dans une cavité un instrument destiné à l'éclairer et à la rendre visible; suivant qu'elle est appliquée à l'urèthre ou à la vessie, elle constitue l'uréthroscopie ou la cystoscopie.

Desormeaux a le premier, en 1865, donné la description d'un endoscope qui se compose d'un appareil éclairant et d'une sonde. La flamme de la lampe est située au centre de courbure d'un réflecteur concave et sphérique, et refléchie dans la direction d'une sonde introduite dans les parties à éclairer.

Il existe deux sortes de sondes suivant qu'elles sont destinées à l'urèthre antérieur, ou à la prostate et à la vessie. La sonde uréthrale droite est munie d'un embout pour en faciliter l'introduction. Pour la vessie, la sonde est coudée : au niveau de l'angle existe une fenêtre bouchée par un verre et située dans la direction des rayons lumineux; le coude de la sonde n'a d'autre but que d'en faciliter l'introduction.

Longtemps laissée dans l'oubli, cette méthode qui avait rendu des services, a été expérimentée à l'étranger, notamment en Allemagne, où de nombreuses etnportantes modifications ont été apportées à l'endoscope de Desormeaux. Nous ne parlerons ici que des insuments les plus pratiques. Les uns sont utilisables pur l'urèthre et pour la vessie; les autres pour l'un seulement de ces deux organes.

Uréthroscopie. — Nous décrirons d'abord l'uréthroscope de Grünfeld.

Ce chirurgien se sert d'une sonde qui ressemle beaucoup à celle de Desormeaux; elle représente un tube évasé à l'une de ses extrémités en forme de paillon : l'autre extrémité, largement ouverte, en est momentanément fermée par un embout pendant l'introductin dans l'urèthre. Il existe deux modèles de sonde dont la longueur est de 10 centimètres pour l'urèthre antérieur, et de 12 à 15 pour l'urèthre postérieur (Raymond). Le foyer lumineux est indépendant de la sonde; la lumière est fournie par une lampe à gaz ou à hule dont les rayons sont réfléchis par un miroir frontal.

Dans l'endoscope de Anthal, le foyer est également extérieur mais il est fixé au corps de l'instrument. D'après un principe analogue, M. Aubry a construit un uréthroscope (fig. 26) qui se compose d'un foyer électrique extérieur dont les rayons sont dirigés suivant l'axe de la sonde F, après s'être réfléchis sur un miroir B. Celui-ci non étamé à son centre laisse passer les rayons lumineux par un orifice circulaire transparent. Une lunette A, permet à l'observateur de mettre

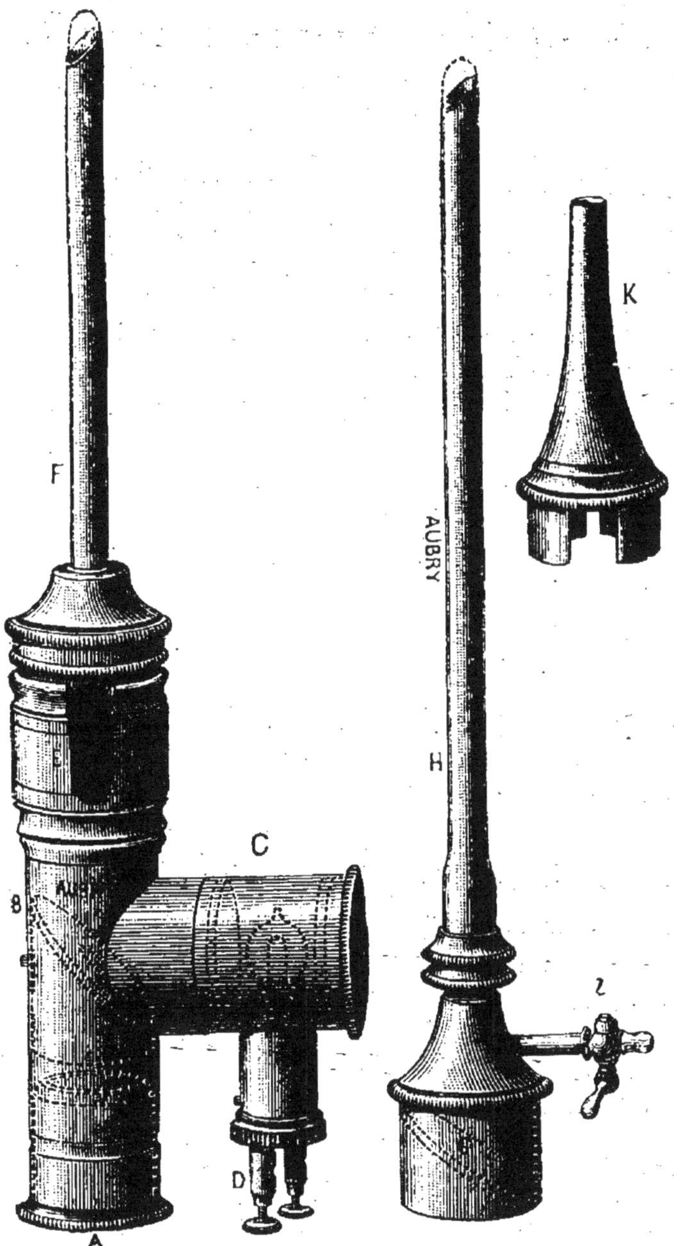

Fig. 26.

l'image au point. L'appareil tout entier est de petit volume, très maniable et permet un bon éclairage.

La sonde H présente un dispositif qui permet d'insuffler de l'air dans l'urèthre dont la muqueuse ainsi déplissée se prête mieux à l'examen. Elle est ouverte à son extrémité intra-uréthrale ; près de l'extrémité extérieure est fixé un embout auquel on adapte un insufflateur. Tout étant disposé comme pour l'examen endoscopique ordinaire, on place sur la verge une ligature modérément serrée et on insuffle légèrement pendant l'examen pour déplisser et étaler les surfaces éclairées. On se rend ainsi mieux compte des lésions de la muqueuse et de ses glandes, de sa souplesse, etc.

Le malade est assis lorsque c'est l'urèthre antérieur qu'on examine ; couché, les jambes demi-fléchies, s'il s'agit de l'urèthre prostatique. Les instruments sont soumis à une antisepsie très exacte ; on porte dans l'urèthre la sonde qui pénètre facilement jusqu'au cul-de-sac du bulbe ; lorsqu'on doit le dépasser, on applique les règles du cathétérisme à l'aide des instruments droits. Des tiges métalliques, pouvant être conduites jusque sur la muqueuse, permettent de la déterger au moyen de petites boulettes de coton ou d'y appliquer diverses substances modificatrices.

L'aspect de l'urèthre ainsi éclairé varie suivant les régions. Dans la partie spongieuse on aperçoit une fente transversale ; au bulbe on voit un petit orifice central ; puis dans la région membraneuse apparaît de nouveau une fente. Enfin dans la prostate, le verumontanum s'offre sous la forme d'une saillie à convexité supérieure d'une couleur rouge claire (Raymond).

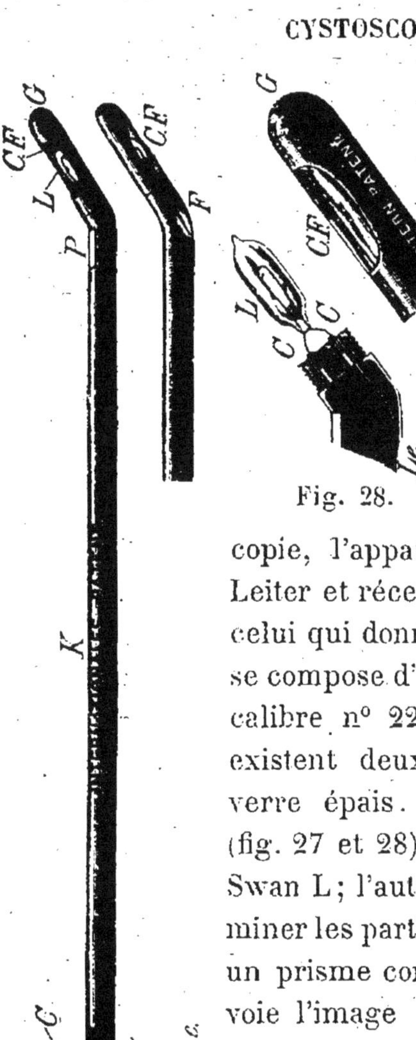

Fig. 27.

Fig. 28.

Les lésions de la muqueuse modifient sensiblement cet aspect : nous en avons dit quelques mots à propos de diverses affections uréthrales.

Cystoscopie. — Pour l'examen endoscopique de la vessie ou cystoscopie, l'appareil de Nitze, construit par Leiter et récemment modifié (fig. 27), est celui qui donne les meilleurs résultats. Il se compose d'une sonde coudée K G, d'un calibre n° 22 environ. A son extrémité existent deux fenêtres fermées par un verre épais. Vis-à-vis l'une d'elle CF (fig. 27 et 28) est fixée une petite lampe Swan L ; l'autre fenêtre P, permet d'examiner les parties éclairées et, à son niveau, un prisme convenablement disposé renvoie l'image à l'œil de l'observateur. Deux cystoscopes de ce genre sont nécessaires; dans l'un, la fenêtre est située sur la partie rentrante P, dans l'autre sur la partie saillante F de l'angle de l'instrument. La lampe est reliée à deux fils aboutissant à deux armatures extérieures qu'on met en contact avec les électrodes d'une pile de 4 à 6 éléments. A l'extrémité, dans la direction du canal central, existe une petite lunette formée d'un verre convexe au moyen duquel l'image est amplifiée.

L'*endoscope de Boisseau du Rocher*, appelé *mégaloscope* par son auteur, présente les avantages suivants : champ beaucoup plus vaste, longueur plus grande de la sonde, éclairage intense et absolument fixe, grâce à une pile d'un modèle spécial qui est suffisante pour un éclairage d'au moins six à sept heures. Elle porte un régulateur et un ampérimètre à cadran ; il suffit de surveiller le mouvement de l'aiguille pour régler le courant de la façon la plus simple ; on évite ainsi de brûler la lampe en donnant une trop grande quantité d'électricité.

Pour pratiquer un *examen cystoscopique*, il faut que l'urèthre soit d'un calibre correspondant à celui de l'endoscope et qu'il ait été lavé (urèthre antérieur et urèthre postérieur) pour empêcher que les mucosités ne salissent au passage les parties transparentes de l'appareil. La vessie est vidée, puis insensibilisée, ainsi que l'urèthre, à l'aide d'une solution de cocaïne ; elle devra être d'une capacité suffisante pour contenir 150 à 200 grammes d'un liquide antiseptique. Enfin on injectera une bulle d'air destinée à servir de point de repère.

Ce milieu doit être et rester transparent. Une telle condition est assez facile à réaliser ; alors même que le contenu vésical est rendu trouble et opaque par du sang ou du pus, on arrive par des lavages appropriés à lui donner une certaine transparence, du moins pendant toute la durée de l'examen. Il suffit d'augmenter l'intensité de la lumière, et d'ailleurs les hémorrhagies vésicales, seuls obstacles sérieux, sont transitoires. On n'a qu'à attendre le moment propice qui répond à l'intervalle de deux hémorrhagies. L'examen endoscopique de la vessie est surtout utile dès le début de l'affection. Une vessie trop petite, un milieu absolument défavorable prouvent que la maladie est de vieille date (Nitze).

L'exploration la plus facile est certainement celle d'une vessie saine. Immédiatement après l'introduction de l'instrument dans cette cavité on aperçoit l'orifice uréthral et le pli qui le limite. En imprimant à l'instrument des mouvements de latéralité, on suit ce pli jusqu'à sa terminaison dans le plancher vésical où normalement il est à peine indiqué. Pour voir sa paroi antérieure et supérieure, de même que la portion la plus élevée de sa paroi postérieure, on n'a qu'à enfoncer l'instrument le bec dirigé en haut. La bulle d'air, que Nitze prend soin d'injecter pour se donner un point de repère dans cette uniformité monotone de la vessie, se voit très nettement sur la paroi supérieure. Les parois latérales, de même que la partie antérieure, deviennent visibles par la rotation de l'instrument autour de son axe, associée à un mouvement de va-et-vient. Pour examiner le fond, on n'a qu'à diriger le bec en bas en ayant soin de repousser l'instrument le plus profondément possible.

La muqueuse vésicale est à un fort éclairage d'une couleur jaune-rougeâtre, plus rarement rosée, et d'une pâleur particulière. Lorsque le prisme est suffisamment rapproché on voit des dessins vasculaires d'une délicatesse telle qu'on croirait avoir devant soi des images ophthalmoscopiques ; l'uniformité de cette surface interne n'est interrompue que par les saillies formées par les fibres musculaires de la couche interne et plus ou moins accusées suivant les sujets.

Cet aspect est surtout remarquable dans les vessies ayant eu pendant longtemps à lutter contre un obstacle tel qu'un rétrécissement, et alors les faisceaux musculaires font une forte saillie; telles sont les vessies à colonnes. On peut assister aussi à la formation de petites logettes, de cellules si caractéristiques chez le vieillard. Ces diverticules sont plus fréquents qu'on ne le croit (Nitze); l'endoscope les montre sur la muqueuse normale sous la forme de taches foncées, nettement circonscrites comme à l'emporte-pièce. Si on fait varier la position de l'instrument, leur aspect se modifie : elles paraissent circulaires, puis semi-lunaires ou allongées tour à tour.

Les orifices urétéraux sont dans la plupart des cas facilement visibles; en général ils sont plus marqués à l'examen endoscopique que sur le cadavre. Ils affectent la forme d'une entaille au milieu d'un tubercule allongé. Leur recherche ne devient difficile que lorsque la muqueuse a perdu son poli, ou qu'ils se trouvent masqués par des saillies musculaires.

Longtemps abandonné, l'examen endoscopique de la vessie a repris faveur depuis quelques années à l'étranger, notamment en Allemagne, grâce au perfectionnement de l'instrumentation. Si précieux que semble au premier abord un moyen d'investigation qui met sous les yeux les lésions intra-vésicales, il ne faut pas exagérer son importance. L'emploi en est souvent impossible, à cause du milieu qui dans certains cas perd rapidement sa transparence, de la contractilité de la vessie, de sa sensibilité, etc. Ailleurs, sous l'influence de la chaleur dégagée par la lampe, du sang peut se coaguler sur la surface transparente et empêcher l'éclairage. De plus, il est rare qu'une vue d'ensemble, si nécessaire au diagnostic, soit possible. Il est surtout difficile de se rendre un compte exact de la localisation des lésions; une grande habitude du maniement de cet appareil est nécessaire et elle s'acquiert lentement.

Nous avons vu que Nitze, dont nous venons de résumer le travail sur l'endoscopie, a répondu à plusieurs de ces objections; grâce à la grande expérience qu'il a de ces sortes de recherches, il est arrivé au diagnostic dans des cas particulièrement difficiles. L'emploi de l'endoscope est donc appelé à rendre des services dans des circonstances déterminées; mais il ne doit jusqu'à présent être considéré que comme un auxiliaire des autres instruments explorateurs, et il ne saurait surtout dispenser de l'étude attentive des troubles fonctionnels.

CHAPITRE IV

AFFECTIONS TRAUMATIQUES DE LA VESSIE

La contusion de la vessie existe certainement, mais se prête mal à une description isolée. En effet, si les lésions sont légères, elles passent inaperçues ; si elles sont plus graves, elles se confondent avec les désordres plus importants des organes voisins, ou bien elles acquièrent un degré tel qu'il y a plaie contuse ou rupture, affections qui seront décrites plus loin.

Les solutions de continuité des parois vésicales se divisent en plaies proprement dites avec concomitance de plaie extérieure, et en déchirures ou ruptures qui se font sans que les téguments soient forcément intéressés.

A. — PLAIES DE LA VESSIE

ÉTIOLOGIE. — Elles sont produites par des instruments piquants, tranchants, contondants.

Les *instruments piquants* qu'on trouve signalés sont une épée, une baïonnette, un couteau effilé, une lance, etc. ; quant aux plaies qui résultent de la ponction de la vessie, nous les étudierons ailleurs.

Existe-t-il des plaies accidentelles par *instruments*

tranchants ? Bartels n'en a pas rencontré d'exemple, et n'aurait jamais réussi à en produire expérimentalement sur des cadavres. Par contre, les plaies chirurgicales de la vessie sont relativement fréquentes : tantôt l'incision est voulue, comme dans la taille ; tantôt elle constitue un accident au cours d'opérations sur les organes pelviens, en particulier pendant l'ovariotomie et l'hystérectomie ; la vessie est alors intéressée soit pendant la dissection des adhérences qui l'unissent aux organes voisins, soit parce que les lésions lui ont fait contracter une disposition anormale non reconnue.

Les *plaies contuses* sont rares en dehors des projectiles de guerre. On a vu la vessie perforée par un pied de chaise, une corne de bœuf, un manche de fourche, etc. Ailleurs elle a été déchirée par une esquille osseuse résultant d'une fracture du bassin. Mais les lésions les plus fréquentes de toutes sont dues à l'action des projectiles, balles, éclats d'obus, de bombe, parfois de pierres ou même une baguette de fusil.

La réplétion de la vessie est une cause prédisposante au moins pour les plaies de la face antérieure et supérieure ; on sait combien petite est la place qu'occupe la vessie revenue sur elle-même, et on comprend que dans cette situation il lui soit facile d'échapper aux traumatismes.

Anatomie pathologique. — Le corps vulnérant peut pénétrer : 1° par le rectum et le périnée ; 2° par le trou obturateur ; 3° à travers les parois osseuses du bassin ; 4° par la paroi abdominale antérieure.

Dans la première catégorie de faits, il existe une

blessure concomitante des organes voisins, rectum, urèthre, prostate; le péritoine peut être intéressé soit au niveau du cul-de-sac recto-vésical, soit lorsque la plaie vésicale est double et que le corps vulnérant perfore la vessie de part en part.

Il n'existe qu'un cas (Larrey) de blessure au travers du trou obturateur. La perforation de la ceinture osseuse du bassin est toujours l'effet de projectiles de petit calibre, qui peuvent atteindre la vessie dans toutes les directions.

Enfin les plaies de la paroi antérieure de l'abdomen sont *extra ou intra-péritonéales* suivant leur siège et surtout le degré de distension de la vessie. Ordinairement, le péritoine est ouvert en même temps; quelle que soit la partie primitivement atteinte, la lésion est souvent double; deux parois opposées de la vessie sont blessées par le corps vulnérant qui n'a pas épuisé son action au niveau de son entrée; un double orifice est la règle pour les projectiles de guerre. On voit même souvent, dans ce cas, deux plaies cutanées, surtout dans les plaies d'arrière en avant. Le trajet est plus ou moins long et direct, selon la nature du corps vulnérant, et la disposition qu'il affecte tient en grande partie le pronostic sous sa dépendance; ses parois peuvent être sphacélées et même brûlées par la déflagration de la poudre; des corps étrangers s'y voient aussi. Enfin un point important à noter est le *chevauchement des parties molles;* la vessie distendue au moment de l'accident se rétracte derrière le pubis; l'orifice cutané et l'orifice vésical ne se correspondant plus, l'infiltration d'urine est imminente (Hache).

Une balle peut, après avoir produit deux plaies vésicales, aller se loger dans les parties molles ou dans le squelette. Souvent elle reste dans la vessie ou bien s'implante dans une des parois, tantôt au niveau de l'orifice d'entrée qui reste incomplet, la muqueuse étant seulement soulevée, tantôt, après avoir traversé la vessie, dans la paroi opposée.

On trouve d'ordinaire des corps étrangers, des débris de vêtements, des esquillles, qui ont été entraînés avec le projectile.

La fréquence des lésions concomitantes se déduit du relevé suivant emprunté à Bartels :

Lésions	osseuses	131
—	de l'intestin et du rectum	70
—	du péritoine	28
—	vasculaires	18
—	des parties génitales	12
—	nerveuses	9
—	de la hanche	3
—	du rein	1
—	de l'uretère	1

Nous n'avons pas à entrer ici dans la description des désordres produits par l'infiltration, ni des lésions péritonéales, que nous exposerons en parlant des ruptures vésicales ; disons toutefois qu'on a observé, assez rarement d'ailleurs, des épanchements localisés, enkystés, sans communication avec la grande cavité séreuse. On a signalé également des collections enkystées dans le tissu cellulaire du bassin ; mais ces faits ont été justement contestés (Le Dentu).

Symptômes. — Les symptômes immédiats consistent

en une *douleur* d'ordinaire assez vive, non seulement au niveau de la plaie, mais dans l'abdomen et les bourses, accompagnée de *ténesme vésical*, avec envies d'uriner impérieuses mais sans résultat, ou n'amenant que quelques gouttes de sang ou d'urine très rouge. Cette *hématurie* a une grande valeur séméiologique, mais elle manque le plus souvent, car l'urine s'écoule par d'autres voies; ailleurs la vessie se remplit de caillots qui empêchent la miction; enfin l'hématurie peut provenir d'une blessure du rein ou de l'uretère. L'*issue de l'urine* par la plaie est un signe pathognomonique; cet écoulement est constant quand la plaie est large, le trajet non anfractueux; il manque dans les circonstances opposées. Il peut être intermittent, cesser pendant un certain temps, par suite du rapprochement des bords de la plaie ou de son obstruction par un caillot; puis il se reproduit lorsque la vessie se remplit de nouveau ou qu'un obstacle s'élève au niveau de l'urèthre.

L'étendue des lésions sera évaluée surtout par l'analyse des symptômes précédents, ainsi que d'après l'aspect de la plaie ou des plaies; au cas où existe une double perforation, il est très difficile de discerner l'orifice de sortie de celui d'entrée. On évitera d'introduire un stylet dans la plaie.

Cette *exploration* est cependant rendue nécessaire lorsqu'on soupçonne la présence de corps étrangers ou de complications que nous étudierons. On ne doit la pratiquer qu'au moment où on est décidé à intervenir chirurgicalement; car elle est à juste titre considérée comme dangereuse.

Il en est de même du *cathétérisme explorateur* pratiqué par l'urèthre à l'aide d'un instrument métallique dont le bec risque d'agrandir la plaie, de détacher des caillots ou de rompre des adhérences déjà formées. Quant au *cathétérisme évacuateur*, il permet de recueillir de précieux renseignements, tels que l'absence de tout écoulement ou l'issue d'une urine sanglante. Il est d'ailleurs nécessaire d'y recourir pour le traitement.

Les *symptômes généraux* sont généralement assez prononcés; les malades sont en proie à un sentiment d'angoisse, suivi de prostration et même de syncope. A ces faits il faut opposer ceux, plus rares, où le blessé ne s'est aperçu de sa plaie que parce que l'urine avait mouillé ses vêtements.

Les douleurs diminuent bientôt et un calme relatif revient; l'urine continue à s'écouler par la plaie, en présentant ces intermittences déjà signalées et qui prédisposent à l'*infiltration*. D'après Larrey, les blessures par projectiles de guerre parcourent trois phases. Pendant les vingt-quatre ou trente-six premières heures, l'infiltration est rare. Du deuxième au sixième jour survient un gonflement et des eschares qui s'opposent à l'issue de l'urine. Au bout de ce temps les eschares commencent à tomber, c'est le moment où l'infiltration est le plus à craindre.

En l'absence de toute complication, la marche vers la guérison d'une plaie simple, à trajet direct, est rapide. On peut s'en faire une idée en considérant la façon dont se comportent les plaies de taille périnéale ou hypogastrique.

Malheureusement une telle marche est exceptionnelle, presque toujours les plaies vésicales présentent des complications, telles que la blessure du péritoine ou des vaisseaux, l'introduction de corps étrangers, l'infiltration d'urine, etc.

Complications. — On peut les diviser en immédiates, secondaires, tardives.

Complications immédiates. — La *blessure du péritoine* détermine une série d'accidents, parfois foudroyants, qui ne sont pas toujours immédiats ; au bout de quelques heures apparaissent des douleurs vives, irradiant dans tout l'abdomen et vers les membres supérieurs, un état nauséeux, du hoquet, un pouls petit et filiforme et surtout une grande tendance aux lipothymies et à la syncope. L'état est rapidement désespéré, à moins d'une intervention chirurgicale des plus précoces. Parfois cependant la mort ne survient que le troisième jour ; mais elle n'a manqué que dans un cas où une seconde plaie vésicale assurait une sorte de drainage dans la région vésicale inférieure (Bartels).

L'*hémorrhagie* est toujours notable sauf dans certaines blessures par armes à feu, et acquiert parfois une importance considérable ; le sang est fourni soit par les parois mêmes de la vessie, soit plutôt par la blessure d'un vaisseau voisin, épigastrique, iliaque, etc. La vessie se remplit alors rapidement de caillots.

Les organes voisins sont souvent intéressés. Nous ne ferons que signaler la blessure de l'intestin ; malgré l'assertion de Legouest, la perforation du rectum ne paraît pas aggraver le pronostic immédiat et expose seulement à une fistule consécutive. Par contre, une lésion de l'urèthre complique souvent le pronostic parce qu'elle rend le cathétérisme difficile ou impossible. La blessure du cordon ou des vésicules entraîne des troubles fonctionnels pour l'avenir.

Les complications du côté du *squelette* se rencontrent dans plus de la moitié des cas; plus ou moins graves, elles peuvent aider à la déchirure de la vessie ou la produire à elles seules.

Les *corps étrangers* se rencontrent presque uniquement dans les plaies par armes à feu; la pénétration des balles est d'ordinaire immédiate; parfois elles s'implantent dans les tissus périvésicaux et tombent dans la vessie un peu plus tard au moment de l'ouverture d'un abcès ou de la chute d'une eschare. Des boutons d'uniforme, des pièces de monnaie, des morceaux de drap ont été rencontrés. Le cathétérisme explorateur en révèle la présence, mais il ne donne pas toujours des renseignements d'une exactitude absolue, lorsqu'il s'agit par exemple d'un lambeau d'étoffe.

La plupart des corps étrangers sont en général bien supportés et beaucoup de blessés les ont gardés longtemps après la fermeture de leur plaie sans s'apercevoir de leur présence; ou bien ils sentaient ces corps rouler dans leur vessie sans en éprouver de douleur. Ailleurs on a vu des souffrances atroces suivre presque immédiatement l'introduction d'une balle dans la vessie. Ces symptômes douloureux sont de règle quand il y a cystite provoquée par un corps lourd, offensif ou chargé de matières septiques.

L'expulsion spontanée par l'urèthre, assez fréquente, a été notée 34 fois sur 92 cas réunis par Bartels; plus rarement la disposition de la plaie a permis de les extraire directement.

Complications secondaires. — Il faut placer ici au premier rang l'infiltration d'urine. Très rare lorsque la plaie est large, béante et régulière, elle se produit surtout dans les plaies par instruments piquants ou mousses; en pareil cas les tissus, momentanément écartés, se déplacent aussitôt après, de sorte que les deux orifices d'entrée et de sortie ne se correspondent plus. Dans les plaies par armes à feu, elle résulte le plus souvent de la chute des eschares. Enfin l'obstruction plus ou moins complète de l'urèthre ou l'absence d'une voie artificielle joue un rôle capital dans la pathogénie de cet accident. Les plaies vagino-vésicales et recto-vésicales sont les seules qui ne s'accompagnent pas d'infiltration.

Celle-ci peut se faire dans les couches superficielles au niveau du *fascia superficialis*, mais d'ordinaire elle est sous-péritonéale et présente alors un pronostic des plus sévères. Quand elle n'affecte pas une marche très rapide et n'emporte pas le malade en amenant une intoxication urineuse aiguë, elle peut secondairement déterminer des phénomènes de septicémie chronique par suite de l'étendue et de l'abondance de la suppuration; ailleurs on observe une péritonite par propagation. Complication bien moins grave, la cystite résulte d'une suppuration de voisinage ou de l'introduction de matières septiques dans la vessie.

Complications tardives. — Les *fistules* sont une conséquence éloignée de l'infiltration. Elles peuvent se produire dès qu'une voie artificielle ou spontanée a été ouverte à l'urine infiltrée. Bartels en a relevé huit variétés qui sont les suivantes : 1° fistule vésico-rectale ; 2° fistule vésico-vaginale ; 3° fistule vésico-hypogastrique ; 4° fistule vésico-inguinale ; 5° fistule vésico-fessière ; 6° fistule vésico-scrotale ; 7° fistule vésico-périnéale ; 8° fistule vésico-crurale.

Diagnostic. — Parfois évident lorsque la plaie livre passage à l'urine, le diagnostic est souvent difficile dans les cas légers, en face d'une plaie étroite, par instrument piquant, par exemple. La direction de la blessure ne fournit aucun indice ; on se basera sur la réaction générale et sur l'évolution des symptômes. En cas de doute il faut agir comme s'il y avait pénétration. Les mêmes difficultés existent dans les circonstances opposées alors que le traumatisme, très considérable, a produit des lésions multiples.

Quant à la *blessure du péritoine*, il est important d'en faire hâtivement le diagnostic ; malheureusement on ne peut guère se baser que sur les symptômes généraux ; et c'est avant leur apparition que l'intervention aurait surtout des chances de succès. Le diagnostic précoce de l'infiltration est également difficile ; et dans ce cas aussi une intervention hâtive est seule efficace.

Pronostic. — Nous n'avons pas à insister sur la gravité du pronostic lorsqu'il existe une lésion du péritoine ; les plaies par armes à feu permettent une survie en général un peu plus longue. La mort survient du deuxième au quinzième jour après ces dernières, et du premier au troisième jour après les plaies d'une autre nature. Les perforations secondaires comportent un pronostic tout aussi grave.

L'intoxication urineuse joue un rôle considérable dans la production des accidents généraux qui accompagnent l'infiltration ; il en est de même des épanchements péritonéaux qui sont l'origine d'accidents septicémiques à marche foudroyante.

Quand le péritoine n'a pas été ouvert, la gravité, bien que considérable encore, est bien moindre et se déduit de chiffres relevés par Bartels.

La mortalité générale est la suivante :

		Guéris.	Morts.	Inconnus.
Plaies par instruments piquants.	27	19	8	»
Plaies par instruments plus ou moins mousses	20	16	3	1
Plaies par cornes d'animaux . .	3	3	»	»
	50	38	11	1

La mortalité est donc ici de 22, 4 p. 100 ; elle s'élève à 24,5 p. 100 pour les plaies par armes à feu ; la présence de lésions osseuses assombrit le pronostic car la proportion des morts, qui est de 29,9 p. 100 lorsque le squelette a été intéressé, tombe à 17,5 lorsqu'il est intact.

Enfin les plaies à deux orifices sont moins graves (23 p. 100 de mortalité) que lorsque la perforation est unique (30 p. 100) ; la terminaison est plus souvent fatale quand le projectile a pénétré d'arrière en avant.

Traitement. — Le traitement des plaies de la vessie doit répondre aux quatre indications principales que voici (Le Dentu) :

1° Faire l'hémostase ;

2° Faciliter l'écoulement de l'urine au dehors par les voies naturelles ou par la plaie;

3° Combattre l'infiltration de l'urine et son épanchement dans la cavité abdominale ;

4° Extraire les corps étrangers enclavés dans la blessure ou tombés dans la vessie.

Telles sont les règles générales du traitement ; mais, dans la pratique, leur application varie suivant qu'il s'agit de cas légers, moyens ou graves (Hache).

Dans les *cas légers*, on se bornera tout d'abord à une expectation attentive ; on surveillera l'aspect de la plaie et les phénomènes réactionnels qui peuvent survenir ; on assurera l'écoulement de l'urine au moyen de cathétérismes répétés ou mieux encore par une sonde à demeure. Si des signes d'hémorrhagie vésicale, de rétention d'urine même légère, et surtout d'infiltration apparaissaient, il faudrait intervenir et pratiquer de larges et profondes incisions ; mais elles sont inutiles dans la plupart de ces cas simples.

Dans les *cas moyens*, les symptômes généraux serviront surtout de guide. S'il n'y a pas de signes de retentissement péritonéal, on placera une sonde à demeure et on pratiquera des débridements de la plaie qui en assureront la régularité, intervention imposée surtout dans les plaies par armes à feu. Quand le siège de la blessure et les symptômes généraux font craindre que le péritoine ne soit ouvert, il faut agir comme en face d'un cas grave.

Enfin la conduite dans les *cas graves* diffère suivant que le péritoine a été lésé ou non.

Lorsqu'il y a *blessure du péritoine*, l'indication de la laparotomie est aujourd'hui absolue ; il faut agir aussi vite que possible, dès les premières heures, faire la toilette du péritoine, évacuer l'urine et le sang épanché, et laver avec de l'eau bouillie. On fera une suture de la vessie soit totale, soit comprenant seulement la portion intra-péritonéale, en introduisant alors par la partie laissée ouverte deux tubes à drainage accolés comme après la taille hypogastrique,

Dans les plaies *extra-péritonéales* il faut tout d'abord arrêter l'hémorrhagie. Des débridements permettront de lier les vaisseaux, ou d'employer temporairement divers moyens hémostatiques. Le sang provenant de la plaie prévésicale ou de la vessie elle-même est quelquefois assez abondant pour la remplir de caillots et la distendre. Il faut procéder immédiatement à son évacuation : on essaiera de dissocier les caillots en poussant à très petits coups une injection peu copieuse avec une sonde introduite par l'urèthre. S'ils ne sortent pas facilement par la sonde, on cherchera à les aspirer à l'aide d'une seringue ordinaire (Guyon) ; un appareil aspirateur comme celui de la lithotritie possède une force expansive insuffisante.

Assurer l'écoulement de l'urine au dehors est l'indication capitale. Une sonde placée à demeure atteint mal ce but ; d'ordinaire elle se bouche ou n'est pas tolérée. On devra alors, surtout s'il y a menace d'infiltration, détourner le cours de l'urine au moyen d'un drainage, soit en utilisant le trajet de la plaie accidentelle, nettoyée et régularisée, soit en pratiquant la taille hypogastrique ou périnéale ; l'une ou l'autre est indiquée suivant les circonstances. La taille hypogastrique est toutefois d'une application difficile quand la vessie déjà perforée ne peut être distendue.

Quel que soit le moyen employé, on fera de fréquentes injections antiseptiques, mais à petits coups et en petite quantité. Le moyen le plus sûr d'éviter l'infiltration de l'urine est, nous venons de le voir, d'assurer l'écoulement de ce liquide soit par les voies naturelles, soit par une issue artificielle. Si malgré tout l'infiltration apparaissait, de nouveaux débridements de la plaie seraient pratiqués.

La suture de la vessie est rarement réalisable et elle est ici passible des objections que nous lui adresserons en parlant de la taille hypogastrique; un bon drainage préserve aussi bien les tissus contre le contact de l'urine.

La conduite à tenir relativement aux *corps étrangers* varie suivant la nature de l'accident. S'il y a une plaie large, on devra l'utiliser pour faire l'extraction immédiate; on agira de même si on se décide à créer une voie artificielle. En cas contraire, la tolérance de la vessie permettra le plus souvent d'attendre et de choisir un moment opportun.

B. — DÉCHIRURES ET RUPTURES

L'usage a fait réserver la dénomination de ruptures et de déchirures aux plaies vésicales sans communication avec l'extérieur. Les *déchirures* sont le résultat d'une action portant sur un point plus ou moins limité et directement appliqué sur la tunique vésicale. Dans la *rupture* le traumatisme agit sur une surface en général plus grande et la solution de continuité, plus étendue, ne correspond pas nécessairement au point d'application de la force.

Étiologie. — *Déchirures.* — Les traumatismes qui déterminent une déchirure de la vessie agissent tantôt de dedans en dehors, tantôt de dehors en dedans. Les premiers sont les résultats d'un *cathétérisme* violent ou maladroit, de l'arrachement d'une portion de la vessie saisie entre les mors d'un lithotriteur; dans le second cas, il s'agit soit de perforation par un fragment osseux, soit d'une violente traction exercée sur les ligaments vésicaux par une fracture du pubis. Le mécanisme présente dans ce cas une certaine analogie avec celui des ruptures de l'urèthre (Le Dentu).

Ruptures. — Les causes et le mécanisme des ruptures sont plus complexes. On décrit séparément les ruptures traumatiques et les ruptures spontanées, mais celles-ci, fort rares d'ailleurs, ne sont qu'une phase dans le cours d'affections telles que les ulcérations, la gangrène de la vessie, que nous étudierons plus loin; en outre, si quelques-unes sont réellement spontanées, elles constituent une extrême rareté, et la plupart du temps le traumatisme y prend une part plus ou moins grande; les unes et les autres présentent une grande analogie symptomatique.

Les causes des ruptures sont prédisposantes et déterminantes.

La plus importante des causes prédisposantes est la distension de la vessie; elle est même nécessaire pour la production des ruptures traumatiques. On s'en rend compte en se rappelant que certaines distensions produisent un tel écartement des fibres musculaires que la séreuse et la muqueuse arrivent au contact (Mercier); dans ces cas la vessie soumise à une pression répartie également dans toute la masse liquide cède au point le plus faible.

L'ivresse est signalée dans un grand nombre d'observations; elle paraît avoir ici des influences multiples, sans parler des altérations qui sont sous la dépendance de l'alcoolisme chronique; pendant l'ébriété, les muscles abdominaux sont dans un relâchement relatif et de plus, le besoin d'uriner étant moins facilement perçu, la vessie est souvent très distendue.

Les altérations de structure ont ici une importance telle que dans des cas d'ulcération, de sphacèle ou de cellules vésicales on a vu des ruptures même pendant l'état de vacuité (Hache). Il faut y joindre la dégénérescence scléreuse, celle qui atteint la vessie des rétrécis, et aussi une hypertrophie des parois musculaires qui détermine la rupture par un mécanisme particulier. Dans quelques cas, des adhérences anciennes immobilisant la vessie, l'empêchent de fuir devant l'agent traumatique et facilitent l'éclatement.

Les ruptures sont beaucoup plus fréquentes chez l'homme et se voient surtout entre 17 et 40 ans.

On peut les diviser en indirectes et directes. Les ruptures *indirectes*, généralement admises comme démontrées, mais relativement rares, se produisent par contre-coup; à la suite d'une *chute* sur le siège, sur les pieds, on a constaté des ruptures de la vessie alors qu'aucun agent vulnérant n'avait pu heurter le globe vésical. Laugier a admis que ce dernier était projeté sur le promontoire au niveau duquel il se déchirait. Ce mécanisme n'est pas rigoureusement démontré et il est plus vraisemblable de voir là le résultat d'un violent effort (Rivington, Hache).

Bien plus souvent la rupture est *directe*, lorsque le traumatisme atteint la vessie d'une manière plus ou moins immédiate par l'intermédiaire des tissus. Telles sont les ruptures par *choc* d'un corps pesant sur la région hypogastrique, tel qu'un coup de poing, un coup de pied, et la *pression* des pieds ou des genoux pendant une lutte ; en second lieu, l'action directe d'un *corps très lourd*, le passage d'une roue de voiture, l'écrasement par un tampon de wagon, etc. Dans ces cas on voit en même temps une fracture du bassin ; cette dernière lésion paraît être le plus souvent concomitante : le corps vulnérant agit sur la ceinture osseuse qu'il brise et, s'il n'a pas ainsi épuisé son action, fait ensuite éclater la vessie, ou bien la violence s'exerce simultanément sur le bassin et sur la vessie. Ce mécanisme est, on le voit, différent des déchirures par des esquilles ou par un tiraillement des ligaments.

Dans ces deux catégories de faits, Laugier avait expliqué la rupture par la *pression de la vessie contre le promontoire* sacro-vertébral, se basant sur la fréquence des divisions de la vessie à ce niveau, fait anatomique qui a une grande valeur. Cependant Ferraton a cherché à démontrer que la rupture n'était autre chose qu'un *éclatement* de la vessie qui, soumise à une pression excessive, céderait dans le point le plus faible ; la rupture serait précédée d'une hernie tuniquaire, précisément au niveau de l'angle sacro-vertébral.

Les ruptures par rétention sont extrêmement rares en l'absence d'altérations vésicales. La pression à laquelle l'urine est soumise a été invoquée, mais ce mécanisme paraît peu vraisemblable, si on tient compte de la lenteur de l'arrivée de l'urine dans la vessie, de la faiblesse de contraction des uretères et du peu de résistance de leurs parois comparée à celle de la vessie (Hache). Il est donc probable que la plupart d'entre elles sont dues à des altérations préalables et que quelques-unes résultent d'une violente contraction du muscle vésical.

Egalement rares sont les *ruptures par effort*, au moins lorsque celui-ci agit comme facteur isolé, car il est probable que la contraction musculaire joue un rôle important pendant les grands traumatismes. Elles se produisent chez les individus qui soulèvent un fardeau, pendant la période d'agitation de l'anesthésie chloroformique ; nous y joindrions volontiers un certain nombre de celles qui sont dites par contre-coup. Quant aux ruptures qui surviennent pendant l'*accouchement*, le mécanisme en est plus complexe et la pression de la tête fœtale sur la paroi vésicale s'unit ici à l'effort.

Enfin il existe une dernière catégorie de ruptures rares, décrites par le professeur Guyon ; ce sont des *auto-ruptures* qui résultent d'une contraction violente du muscle vésical hypertrophié sur une masse liquide incompressible. Elles n'ont lieu que lorsque la musculature de la vessie a acquis un développement excessif à la suite d'une inflammation chronique, et paraissent se produire comme les ruptures de l'utérus pendant l'accouchement. Pousson, qui les a étudiées, rappelle à ce propos les faits expérimentaux de Chaussier, qui en comprimant l'aorte d'un animal est arrivé à déterminer une rupture du cœur au niveau du ventricule droit, c'est-à-dire au point où la musculature est le plus développée et le plus puissante.

Anatomie pathologique. — Les ruptures intra ou sous-péritonéales sont de beaucoup les plus fréquentes : (90 p. 100 Rivington). Le siège se déduit de la statistique suivante :

Ruptures	en arrière et en bas	44 p. 100
—	en arrière et en haut, presque toujours traumatiques . . .	22 —
—	au sommet.	22 —
—	en avant et en haut	3 —
—	en avant	9 —

Ces dernières sont extra-péritonéales ; elles coïncident 13 fois sur 18 avec une fracture du bassin ; celles qui siègent en arrière et en bas peuvent être intra ou extra-péritonéales.

La solution de continuité se présente sous l'aspect d'une fente longitudinale ou oblique, ayant d'ordinaire de 1 à 5 centimètres de longueur, pouvant atteindre 12 centimètres. Quelquefois on constate une perte de substance étendue ou des orifices multiples (Le Fort).

D'après les expériences de Houel et les recherches de Bartels, la rupture paraît être souvent incomplète tout d'abord ; la muqueuse cède la première, puis, sous l'influence d'un nouvel effort, parfois très modéré, le muscle et la séreuse se divisent à leur tour. La déchirure du péritoine est alors plus étendue que celle des autres tuniques.

Dans les ruptures pathologiques, on constate de véritables pertes de substance au niveau de la plaie, tandis que dans les lésions traumatiques les bords de la plaie sont normaux ou peu enflammés ; il est rare de les voir gangrénés ou ulcérés.

Des lésions péritonéales peuvent exister sans qu'il y ait déchirure, comme dans le cas d'épanchement sous-péritonéal. Le plus souvent il y a communication avec la vessie et l'urine se répand dans la séreuse. Il est rare que des adhérences aient le temps de s'établir et permettent un enkystement de l'urine ; en clinique, un tel travail n'a jamais amené la guérison ; mais des faits anatomiques, un tout au moins très probant (Maubrac), montre que l'urine peut être collectée dans une poche extra-vésicale, close de toutes parts au moyen d'adhérences.

A l'autopsie d'un assez grand nombre de blessés, les lésions de la péritonite font défaut, et il est exceptionnel de les voir se développer avec une grande rapidité (Ferraton, Rivington). En réalité, l'urine ne s'épanche qu'en petite quantité pendant les vingt-quatre premières heures, au bout desquelles on n'en trouve que 100 à 125 grammes ; elle n'est rencontrée en abondance qu'au bout de plusieurs jours.

On peut expliquer ces faits par une anurie réflexe, à la suite de l'irritation des filets nerveux du sympathique ; ou, avec plus de vraisemblance, par la faculté d'absorption du péritoine, propriété qui rend compte des phénomènes d'intoxication urineuse si fréquents dans ces épanchements.

Il est probable qu'un élément parasitaire intervient et que la péritonite ne se développe que lorsque l'urine contient des organismes septiques.

Enfin, dans les ruptures extra-péritonéales, on voit parfois, lorsque la perforation est petite, de l'urine se collecter dans le tissu cellulaire et un abcès s'ouvrir à la peau.

Symptômes. — Dans les cas simples, les symptômes se bornent à une *douleur violente* dans le bas-ventre, accompagnée d'envies fréquentes d'uriner, et de ténesme vésical et rectal ; l'expulsion de quelques gouttes d'urine teintée de sang est encore possible.

Le plus souvent les symptômes sont plus graves ; la douleur est extrême et force le malade à se courber sans lui permettre de se relever ; elle irradie dans l'abdomen, les aines, les cuisses ; *les besoins sont incessants* et impérieux ; les efforts violents restent le plus souvent infructueux. Quelquefois le malade se lève et marche après l'accident, puis, à l'occasion d'un léger mouvement ou de toute autre cause, des phénomènes graves apparaissent ; on doit admettre alors une rupture en deux temps, une des tuniques vésicales ayant été tout d'abord herniée, rompue ensuite.

Une sonde introduite dans la vessie ne ramène pas d'urine ou seulement un peu de liquide sanguinolent : parfois, après un ressaut, on en voit s'écouler une certaine quantité qui tombe en bavant.

L'état général est d'emblée fortement ébranlé ; on

constate une dépression profonde, parfois une syncope; le pouls est petit, misérable, la face couverte de sueur.

Au bout de quelque temps, ces symptômes se modifient suivant que la rupture est intra ou extra-péritonéale. Dans le premier cas, les malades meurent souvent dans un état de *collapsus* ou d'hypothermie; ailleurs, une *péritonite* suraiguë éclate avec son bruyant cortège symptomatique. Quand l'épanchement s'est fait en dehors du péritoine, on a vu se dessiner une tuméfaction hypogastrique due à l'épanchement dans la cavité prévésicale; on assiste d'ordinaire au développement de l'*infiltration d'urine*, accompagnée bientôt de phénomènes d'intoxication urineuse; mais on en soupçonne l'existence plutôt qu'on ne peut l'affirmer, surtout lorsque le liquide se répand en arrière et décolle le tissu sous-péritonéal prérectal.

La mort est la conséquence fatale des ruptures intra-péritonéales abandonnées à elles-mêmes; les extra-péritonéales guérissent dans la proportion de 12 p. 100. Elles laissent quelquefois à leur suite des fistules vésico-vaginales, intestinales ou tégumentaires.

Diagnostic. — Il est souvent fort difficile au début, à cause des lésions concomitantes, traumatisme péritonéal, fracture du bassin et surtout de l'état de stupeur dans lequel est plongé le blessé.

Le ténesme dépend aussi bien de la contusion de la vessie ou de celle de l'urèthre; le seul signe qui ait une grande valeur est le cathétérisme par lequel on constate que la vessie est vide ou ne contient qu'un peu d'urine sanglante.

Le diagnostic différentiel entre les ruptures intra et extra-péritonéales est d'ordinaire très épineux : une vive douleur étendue à tout l'abdomen, de même qu'une tuméfaction hypogastrique sont de bons signes dans l'un ou l'autre cas. Le cathétérisme métallique est interdit comme dangereux. Quant à l'injection d'une grande quantité d'eau tiède, qui déterminerait une ascite expérimentale (Ferraton), elle ne doit être tentée que lorsqu'on est préparé à faire une laparotomie (Hache).

Quant au pronostic, il est des plus graves. La mortalité est de 93 sur 94 ruptures intra-péritonéales. Elle tombe à 17 sur 63 dans les ruptures extra-péritonéales, mais augmente quand il y a fracture; on ne compte alors que 9 p. 100 de guérisons; enfin, en cas de fractures multiples, les ruptures vésicales ont toujours été mortelles.

TRAITEMENT. — Dans les ruptures *intra-péritonéales*, la laparotomie s'impose comme la seule chance de salut. Elle doit être précoce et aussi hâtive que possible; cependant si l'état de stupeur était extrême, s'il était impossible de réchauffer le malade, si les injections sous-cutanées d'éther ne le ranimaient pas, il serait inutile de tenter une opération au cours de laquelle le malade courrait le risque de succomber. Dans tous les autres cas, comme la terminaison fatale est constante, on est autorisé à ouvrir la cavité abdominale et on fera la toilette du péritoine, comme nous l'avons déjà indiqué. Bien que la suture totale ait réussi, il vaut mieux ne réunir que la portion intra-péritonéale de la vessie et établir un drainage par la partie antéro-inférieure.

Quelques chirurgiens maintiennent l'ouverture béante et suturent les lèvres de la plaie vésicale à celle de la plaie cutanée.

Les dangers ne sont pas toujours aussi grands et on peut distinguer ici encore les cas légers et les cas graves (Hache).

Les premiers sont ceux dans lesquels le diagnostic est douteux; la rupture existe peut-être, mais sans signe d'épanchement d'urine hors de la cavité. Une sonde installée à demeure permettra de maintenir la vessie à sec et de faire les lavages antiseptiques. Lorsque la sonde fonctionne mal, on fera une boutonnière périnéale par laquelle l'urine s'écoulera et par où on pourra faire l'exploration digitale.

Dans les cas graves, il faut aussitôt que possible pratiquer des incisions qui conduisent jusqu'à la vessie : c'est une véritable taille et, suivant les symptômes, la voie périnéale ou hypogastrique sera indiquée comme en présence d'une plaie vésicale.

CHAPITRE V

CYSTITES

CLASSIFICATION

L'inflammation de la vessie se présente sous des aspects très divers; les causes en sont nombreuses, l'évolution et la marche variables, les lésions anatomiques multiples. En présence de tant de facteurs différents, on comprend que les auteurs aient envisagé dans leur ensemble les cystites de manières fort différentes. Les uns ont pris pour base de leur classification la marche, de la maladie, aiguë ou chronique; d'autres, selon que tel ou tel symptôme prédomine, ont décrit des cystites purulentes, hémorrhagiques, ammoniacales; ailleurs, la division est topographique et la cystite est dite du corps ou du col; ailleurs enfin, c'est l'anatomie pathologique et l'étiologie qui forment la base de la classification.

Les divisions établies d'après les symptômes manquent de précision (Guyon). Une cystite est toujours purulente; et la présence du pus dans l'urine constitue une des conditions nécessaires pour affirmer l'existence de cette inflammation; un dépôt très abondant se rencontre également dans des cystites dont l'évolution, la marche, le traitement sont essentiellement différents. Il en est de même de l'hématurie : le sang se retrouve dans bien des cas, et il n'est pas d'espèce de cystite au cours de laquelle il ne puisse apparaître.

Quant à la dénomination de cystite douloureuse, elle mérite assurément d'être conservée, car il est important d'isoler cette espèce au point de vue des déterminations thérapeutiques; d'ailleurs elle repose, elle aussi, sur un substratum anatomique : c'est l'hypertrophie de la tunique musculeuse, qui pourrait servir de base à son classement.

Les cystites du col et du corps, aiguës et chroniques, sont souvent difficiles, sinon impossibles à délimiter et d'ailleurs ce cadre, trop compréhensif, force à confondre dans une même description des espèces très différentes.

C'est donc l'anatomie pathologique et l'étiologie qui doivent servir de guide (Guyon).

Les espèces ainsi isolées sont certainement très nombreuses, mais chacune d'elles répond à une réalité anatomique et clinique. Nous distinguerons les suivantes :

A. *Cystites par propagation.* — *Cystite blennorrhagique* à laquelle nous joindrons les *cystites chez la femme.*

B. *Cystites par altérations primitives des parois — tuberculeuse, — néoplasique, — par troubles trophiques.*

C. *Cystites par corps étrangers et par calculs, — traumatiques.*

D. *Cystites par altérations de l'urine, — ab ingesta, — cantharidienne.*

E. *Cystites par rétention. — des rétrécis. — des prostatiques.*

F. *Cystites symptomatiques d'une maladie générale ou d'une infection générale.*

Enfin toutes ces cystites peuvent, dans des circonstances déterminées, aboutir à l'une des formes cliniques suivantes : G, *la cystite pseudo-membraneuse*, et H, *la cystite douloureuse*.

Mais avant de parler de chaque espèce, il importe de tracer les caractères principaux des cystites en général.

CYSTITES EN GÉNÉRAL

ÉTIOLOGIE

Il existe un certain nombre de conditions générales qui tiennent sous leur dépendance le développement de la cystite. Elles sont de deux ordres : il faut, d'une part, un terrain favorable représenté par les parois de la vessie plus ou moins altérées, d'autre part, dans l'immense majorité des cas, un élément étranger, un organisme qui s'y développe.

En premier lieu, la *congestion* de la vessie joue un rôle incontestable ; on retrouve son influence dans toutes les espèces de cystites, aiguës et chroniques, totales ou partielles, de quelque nature qu'elles soient. Mais l'action en est plus ou moins fâcheuse et prolongée, suivant le degré d'altération des parois ; c'est ainsi que dans une vessie jeune dont les tuniques muqueuse et musculaire sont saines, une poussée congestive sera de courte durée et disparaîtra sans laisser de traces, tandis que, s'il existe une dégénérescence plus ou moins complète, telle que la sclérose vésico-prostatique, on verra s'intaller une inflammation durable comportant un pronostic sévère.

Toutes les causes qui provoquent les congestions sont de nature à déterminer l'apparition de la cystite. Les hyperhémies sont actives ou passives (Le Dentu); les premières sont dues à un appel direct du sang dans les réseaux de la vessie, comme celles qui se produisent à la suite d'un excès de coït, de la masturbation; ailleurs elles sont dites par répercussion et succèdent à la suppression des règles, à des brûlures étendues, surtout et bien plus souvent à un refroidissement (Le Dentu).

Les congestions passives sont plus fréquentes et accompagnent souvent, à un moment donné, les *rétentions* complète et incomplète qui en sont la cause de beaucoup la plus importante; il en existe d'autres : la position assise longtemps prolongée, la constipation, les hémorrhoïdes, etc. Ces causes générales exercent leur influence sur toutes les espèces de cystite; mais elles sont impuissantes à produire une inflammation à elles seules.

Le second facteur nécessaire est la présence, dans la vessie, d'un *micro-organisme* infectieux. L'action de ce dernier ne peut plus guère être mise en doute aujourd'hui; dans certains cas, elle est évidente comme dans les cystites blennorrhagique, puerpérale, tuberculeuse; ailleurs sa présence est moins nettement établie, et la cystite paraît se développer spontanément, sans suppuration apparente de l'urèthre et sans cathétérisme.

Mais des recherches récentes ont démontré l'existence sur toute l'étendue de l'urèthre normal d'organismes nombreux, dont quelques-uns sont pathogènes bien qu'il n'y ait aucune inflammation actuelle ou ancienne de la muqueuse, et qui peuvent progresser jusqu'à la vessie.

Il en est de même du rein par lequel les organismes peuvent passer et descendre dans la vessie. Quand celle-ci est saine, elle résiste à leur action et il n'y a pas cystite; est-elle prédisposée par une cause congestive, par une altération des parois, les germes se développeront et la cystite éclatera. Le cathétérisme est le mode d'introduction le plus redoutable et le plus fréquent.

Si l'on peut dire que le microbe est impuissant à créer à lui seul la cystite, il faut reconnaître aussi que celle-ci a besoin pour se développer d'un organisme spécial; à des altérations passagères ou permanentes, congestives ou ulcératives des parois doit se joindre la présence de microbes pathogènes. L'individualité et l'action spécifique de plusieurs d'entre eux a déjà été démontrée (Clado, Hallé et Albarran).

Des indications thérapeutiques en découlent. On doit évidemment chercher à diminuer les causes qui sont de nature à entretenir ou à provoquer la congestion vésicale; mais les moyens que le chirurgien dirige vers ce but sont souvent peu efficaces. Au contraire, il peut, dans l'immense majorité des cas, empêcher l'introduction des germes au moyen d'un cathétérisme aseptique.

ANATOMIE PATHOLOGIQUE

A. Cystite aigue. — Dans un *premier degré* on constate une vascularisation exagérée de toute la muqueuse, plus marquée vers le bas-fond et le trigone, surtout vers l'orifice uréthral et l'embouchure des uretères (Guyon) ; la muqueuse est comme œdématiée ; les couches celluleuse et musculeuse sont également hypérémiées. L'urèthre profond participe *toujours* à l'inflammation.

Le *deuxième degré* est caractérisé par la chute des cellules épithéliales qui augmentent de volume, se gonflent et tombent dans la vessie ; on les retrouve, ainsi que des leucocytes plus ou moins abondants, dans les urines qui sont alors alcalines. Ailleurs le soulèvement en masse de l'épithélium produit de petites vésicules. Jusqu'ici la cystite est superficielle (Guyon).

Au *troisième degré*, on trouve une infiltration de cellules embryonnaires, de la muqueuse et de la musculeuse ; la séreuse elle-même est altérée. Il peut se former de petits abcès vésiculeux superficiels qui une fois évacués laissent à leur place une exulcération (Clado).

B. Cystite chronique. — Les lésions atteignent leur maximum au niveau du trigone et du bas-fond dont la coloration est d'un gris ardoisé, parfois noirâtre. Des ecchymoses sous-muqueuses sont assez fréquentes ; les plaques noirâtres se montrent surtout au niveau des orifices des uretères et du col.

La muqueuse est ramollie, épaissie, boursoufflée et se décolle facilement ; tous les éléments normaux semblent dissociés. Un épaississement analogue occupe le tissu musculaire qui est induré et offre une coloration rouge avec des stries grisâtres, indices d'une cystite interstitielle.

Au microscope, on constate que l'épithélium des couches superficielles est tombé ; les couches profondes, en général respectées, manquent aussi quelquefois et laissent des exulcérations. Au-dessous, des cellules embryonnaires infiltrent le chorion. Partout, des vaisseaux à parois plus ou moins hypertrophiées se rencontrent en abondance. Quant à la tunique musculaire, les lésions sont celles de la cystite interstitielle auxquelles se joignent les altérations dues à l'affection primitive, très différentes par exemple s'il s'agit d'un rétréci ou d'un prostatique.

A ces lésions primitives se joignent souvent des productions diverses nées sous l'influence de l'inflammation. Des granulations, surtout au niveau du trigone, donnent à la muqueuse l'aspect de peau de chagrin (Guyon) ; quelquefois elles sont plus grosses et atteignent le volume d'un grain de chènevis. Les villosités, assez peu communes, se montrent dans la cystite blennorrhagique sous forme de filaments de quelques millimètres de longueur réunis par îlots. Des excroissances fongo-vasculaires sont très rares et accompagnent les lésions importantes et étendues des cystites invétérées.

L'inflammation peut s'étendre en dehors de la vessie et déterminer de la péricystite. Cette dernière complication est rare et les altérations péritonéales ne se montrent que dans les cystites intenses et anciennes. On rencontre quelquefois une couche adipeuse péri-vésicale qui ne se voit qu'après les inflammations longtemps prolongées ; elle est comparable à la lipomatose périrénale que nous étudierons plus loin.

Abcès vésicaux. — Des collections purulentes, dont les parois sont formées aux dépens des tuniques vésicales, se rencontrent dans les cystites chroniques très anciennes. Quoique rares, ces abcès constituent plusieurs variétés ; il en existe de sous-muqueux, d'intra et d'extra-musculaires : on a même observé des abcès en bouton de chemise (Guyon) à la fois sous-séreux et sous-muqueux. Leur volume varie de celui d'une lentille à celui d'une petite noix (Le Dentu). Ils peuvent siéger dans tous les points de la vessie.

A côté de ces abcès collectés on doit mentionner l'infiltration purulente de la paroi vésicale elle-même (Le Dentu) ; elle paraît succéder à une suppuration en nappe du tissu cellulaire périvésical.

SYMPTÔMES

A. Cystite aigue. — Le début, des plus variables, est essentiellement subordonné à la cause ; tantôt les symptômes augmentent peu à peu d'intensité comme dans les poussées aiguës au cours d'une cystite chronique, tantôt ils éclatent brusquement.

Les trois symptômes fondamentaux d'une cystite sont la *fréquence* des mictions, la *douleur* pendant et après la miction et la *présence du pus* dans l'urine ; *leur réunion est nécessaire* pour permettre de poser le diagnostic cystite.

La *fréquence* est grande; les besoins se renouvellent toutes les demi-heures, quelquefois beaucoup plus souvent, toutes les 15, 10 et même 5 minutes; la satisfaction en est d'ordinaire si peu complète qu'ils sont presque constants. Très impérieux en outre, ils ne permettent guère aux malades de retenir leur urine même pendant quelques secondes. Il en résulte que certains d'entre eux sont continuellement mouillés. Un tel état est souvent qualifié d'incontinence; c'est là une erreur d'interprétation; ces malades ne sont pas incontinents, car l'urine ne s'échappe pas à leur insu; mais les besoins sont irrésistibles et leur répétition incessante laisse la vessie presque continuellement vide.

La *douleur*, toujours vive, ne se fait sentir qu'au moment de l'acte de la miction : elle atteint son maximum d'acuité au moment de l'expulsion des dernières gouttes, et se prolonge pendant un certain temps, jusqu'à 10 et 15 minutes dans les cas graves. Elle devient alors presque continue car la fréquence est, elle aussi, très grande. Les douleurs occupent un siège difficile à préciser, qu'on rapporte à la région hypogastrique, avec irradiations dans les flancs, les aines, les cuisses, la région lombaire. A la contracture vésicale de la fin de la miction se joint du ténesme rectal. Involontairement le malade se livre à des efforts qui amènent souvent l'expulsion des matières fécales. Il prend des attitudes bizarres, s'accroupit, s'arc-boute contre les objets voisins, urine incliné en avant ou couché sur le côté. La face se congestionne, les traits s'altèrent et prennent une expression de profonde souffrance.

La *présence du pus* dans l'urine ne manque que dans

les périodes initiales de l'affection et encore est-il possible, à l'aide du microscope, de retrouver des leucocytes au fond du vase où on a laissé l'urine se déposer. Il importe de recueillir le produit d'une même miction dans trois verres différents. Les premières gouttes contiennent toujours du pus qui provient de la région cervicale, ainsi que de *la portion profonde de l'urèthre toujours enflammée en même temps* que la vessie; dans certaines cystites très aiguës, telles que la cystite blennorrhagique, cette première expulsion de pus est la plus abondante. Le deuxième verre est celui qui en contient le moins, et souvent l'urine est absolument limpide; cependant dans les cas de cystite totale, on y rencontre une certaine quantité de pus. Enfin celui-ci reparaît en abondance dans le troisième verre; le bas-fond vésical, point le plus déclive, est celui où s'accumule le dépôt; il se soulève à la fin de la miction et les produits de sécrétion qu'il contient sont expulsés avec les dernières gouttes d'urine. Cette étude comparative n'est possible que dans les cas de moyenne intensité, car dans les cystites suraiguës l'urine rendue à chaque miction est trop peu abondante pour être recueillie en plusieurs fois.

La quantité de pus est rarement grande quand la cystite ne se complique pas d'urétéro-pyélite; on songera au contraire à cette inflammation secondaire lorsqu'on verra au fond du vase un dépôt purulent considérable, occupant, par exemple, la moitié de la masse liquide totale.

Il s'y joint quelquefois du sang; la modalité de ces *hématuries* varie avec chaque espèce de cystite; toutefois elles ont un caractère commun qui est l'expulsion avec les dernières gouttes d'une certaine quantité de sang pur, ou tout au moins d'une urine beaucoup plus colorée qu'au commencement. La compression de la région cervicale enflammée par le muscle vésical contracturé explique la prédominance du sang vers la fin de la miction. Aussi est-ce dans les formes où la région cervicale est surtout atteinte, dans la cystite tuberculeuse ou blennorrhagique par exemple, que cette hématurie terminale est le plus nettement observée.

Les douleurs sont la conséquence non seulement de l'inflammation de la muqueuse rendue plus sensible, mais aussi des *contractures musculaires*. Tout le muscle vésical y participe, non seulement le corps, mais aussi le col; elles peuvent s'étendre même à la région membraneuse de l'urèthre, et ont une conséquence, relativement peu commune, la *rétention*. Celle-ci est *complète ou incomplète*. Dans le premier cas l'impossibilité de la miction, jointe aux douleurs et à la violence des besoins, plonge le malade dans un état d'angoisse inexprimable. La rétention *incomplète* est plus difficile à diagnostiquer; les besoins sont continuels, et à chaque effort le malade rend une certaine quantité d'urine; le cathétérisme seul permet un diagnostic certain.

L'*incontinence* vraie s'observe beaucoup plus rarement; elle n'appartient pas en propre à la cystite, mais à un processus destructif d'origine néoplasique qui envahit les régions cervicale et prostatique.

Les *signes physiques* sont tirés du cathétérisme et de l'examen de la vessie par le rectum ou le vagin, et par l'hypogastre. La pression sur ces différentes régions provoque une douleur dont l'intensité est en rapport avec l'acuité de l'inflammation; nous aurons à insister sur ce mode d'exploration à propos des cystites douloureuses.

Des renseignements importants sont fournis par le cathétérisme. Il importe de s'assurer à l'aide d'un explorateur à boule de l'intégrité de l'urèthre antérieur, puis du degré de résistance de la portion membraneuse, souvent assez considérable pour ne pas permettre le passage. Lorsque l'instrument a pénétré dans l'urèthre postérieur, la sensibilité est vive car l'inflammation de cette portion du canal coexiste toujours avec une cystite. Si l'on continue à faire progresser la bougie, on éprouve un léger ressaut en passant au travers du col, et on éveille en ce point une sensation pénible; puis les douleurs cessent; elles reparaissent, s'il y a cystite totale, au contact de la boule avec la paroi postérieure de la vessie. Au retour on recueille les mêmes renseignements. L'exploration du col n'est possible qu'à l'aide d'un instrument métallique à petite courbure; mais cette manœuvre, rarement nécessaire, n'est pas sans inconvénients et doit être évitée autant que possible.

On connaît mieux la sensibilité de la vessie en l'explorant à l'aide d'*injections vésicales;* la distension, on le sait, fait naître les douleurs et le besoin d'uriner d'autant plus rapidement et pour un volume de liquide d'autant moindre que l'inflammation est plus vive. L'emploi de ce moyen serait donc précieux pour en déterminer l'intensité, s'il n'offrait certains dangers; on a vu souvent une recrudescence de la cystite après des injections vésicales.

A ces constatations faites par l'examen direct, il convient d'ajouter les renseignements fournis par l'*examen cystoscopique*. Nitze a donné une intéressante description des lésions que l'on constate au moyen de son instrument et que nous résumons d'après lui.

C'est dans la cystite aiguë que l'injection vasculaire atteint le plus haut degré. Rarement uniforme, elle est le plus souvent circonscrite par places sous forme de taches ou de traînées. Dans un cas la muqueuse vésicale, surtout au niveau du col, était parsemée de taches rouges irrégulières, au point qu'elle était comme marbrée. Tous les degrés s'observent depuis la simple augmentation du calibre des vaisseaux jusqu'aux taches hémorrhagiques. On peut assister, à mesure que l'affection s'améliore, à la disparition successive de ces lésions.

La cystite chronique affecte deux formes principales : dans l'une la muqueuse est d'une paleur surprenante, comme en présence de la légère inflammation qui accompagne certaines affections telles que l'hypertrophie prostatique, et elle paraît presque normale. On voit de petites masses de muco-pus adhérentes à la paroi; on peut se demander s'il y a inflammation véritable ou si cet aspect ne dépend pas seulement de la sclérose vésicale.

Tout autre est la seconde forme, qui répond à des lésions plus profondes. La muqueuse gonflée et boursoufflée abandonne par places la couche sous-jacente et forme ainsi des sortes de bosselures, de phlyctènes proéminant à l'intérieur de la vessie. La forme irrégulière et tourmentée de ces replis la distingue nettement des saillies musculaires élégamment modelées de la vessie à colonnes.

La rougeur de la muqueuse peut atteindre tous les degrés. Elle est tantôt assez pâle, tantôt d'un rouge sale, tantôt enfin d'un rouge intense, mais jamais aussi éclatant que dans la forme aiguë. Au plus haut degré la coloration est sombre, surtout dans les cas hémorrhagiques. Lorsqu'on touche avec le bec de l'instrument un point très vascularisé, on peut provoquer une hémorrhagie. On voit tout d'abord apparaître une petite gouttelette qui augmente de plus en plus, puis fait saillie dans la cavité vésicale et simule un petit polype. Lorsque l'hémorrhagie est plus accusée le sang paraît couler à flots dans le champ de l'endoscope. Il faut un certain temps avant que le liquide vésical ne soit fortement coloré et masque ainsi l'image.

Dans les cystites intenses, on observe des *troubles généraux*, de l'agitation, de l'insomnie, une lassitude plus ou moins grande, souvent de l'anorexie et de l'inappétence, et, si cet état se prolonge, une dépression des forces et de l'amaigrissement. Mais *jamais la cystite ne s'accompagne de fièvre* (Guyon). Quelle qu'en soit la violence, qu'il s'agisse d'une cystite blennorrhagique avec hématuries et épreintes expulsives des plus douloureuses, qu'elle soit causée par un calcul ou un rétrécissement, que la durée en soit courte ou longue, on constatera toujours une apyrexie complète; les diverses fonctions seront assurément troublées sous l'influence de l'agitation extrême où est jeté le malade, mais le thermomètre n'accusera pas la plus légère élévation anormale. L'existence de la fièvre au cours d'une cystite doit faire conclure à une complication et en particulier à une ascension inflammatoire vers les voies urinaires supérieures.

Quant à la marche et à la terminaison, elles sont particulières à chaque espèce.

B. CYSTITE CHRONIQUE — Cette dénomination doit surtout être entendue dans le sens étymologique du mot; c'est la durée longue, parfois indéfinie de l'affection, sa résistance aux diverses interventions thérapeutiques qui permettent de prononcer le nom de chronique. Etudiés isolément, les symptômes de la cystite chronique diffèrent peu de ceux de la forme aiguë. D'ailleurs, une cystite chronique suit rarement son cours sans présenter des retours aigus sous des influences diverses. Souvent même l'inflammation vésicale commence par affecter une marche chronique et se termine par un état aigu.

Toutefois certains symptômes sont quelque peu modifiés. Les douleurs sont moins *violentes;* elles accompagnent la miction et se prolongent longtemps après ; il en résulte un sentiment pénible, une gène qui occupe le périnée, l'hypogastre, la verge et qui devient parfois constante. Elles sont provoquées par l'état congestif; par exemple, s'il s'agit d'un prostatique, elles se font surtout sentir la nuit pendant le décubitus dorsal ; celles d'une cystite calculeuse sont provoquées par le mouvement, etc.

La fréquence subit, elle aussi, des modifications; les besoins sont moins impérieux, le malade leur commande plus facilement, mais leur satisfaction est incomplète et les envies, plus ou moins douloureuses, tendent à devenir perpétuelles.

L'aspect du pus dans les urines est très variable. Parfois il forme au fond du vase un dépôt blanc verdâtre analogue à du pus de bonne nature; plus ordinairement il est blanc jaunâtre et ce dépôt présente un aspect glaireux qui lui a fait donner le nom de muco-purulent. Souvent, dans les cystites très anciennes ou d'une grande violence, l'urine subit la *transformation ammoniacale;* le pus devient épais, filant, forme avec l'urine une masse visqueuse qui adhère fortement au fond du vase. On dit alors qu'il y a *catarrhe de la vessie*, terme qui peut être conservé pour désigner cet aspect caractéristique de certains dépôts, par analogie avec les sécrétions du catarrhe bronchique. Mais on ne saurait en faire une entité morbide ni même une espèce particulière ; car toutes les cystites peuvent, à un moment donné et quelle que soit leur cause, s'accompagner d'un tel dépôt muco-purulent. La masse de l'urine reposée reste claire malgré l'ancienneté de la cystite, à moins qu'il n'y ait complication rénale. Dans ce dernier cas elle devient trouble et lactescente, ce qui est l'indice d'une pyélonéphrite.

La *marche* est entièrement subordonnée à la cause. Elle est quelquefois des plus longues; beaucoup de cystites chroniques ne guérissent pas et entraînent tôt au tard des complications rénales.

Telles sont les principales modifications que la chronicité imprime à la maladie; ce sont plutôt des degrés que des différences réelles. Il est rare d'ailleurs qu'une cystite chronique ne présente pas à certains moments des exacerbations qui la font revenir à l'état aigu.

C. Cystites du corps et du col. — On a coutume de décrire séparément la cystite du corps et celle du col. D'après l'observation des faits, il nous semble bien difficile d'établir une ligne de démarcation entre ces deux espèces. Les lésions sont en effet plus accentuées dans la région cervicale et même lorsqu'elles sont étendues à toute la vessie, elles atteignent un degré plus élevé au niveau du col et du trigone. Il y a là une différence d'intensité et non pas une maladie distincte; les cystites même totales restent toujours des cystites du col, car c'est dans cette région que les lésions sont prédominantes (Guyon).

Existe-t-il des symptômes propres à la cystite du corps : sans doute le dépôt purulent sera plus abondant si la surface sécrétante est plus étendue ; les douleurs elles-mêmes seront plus vives, mais conserveront le même caractère. Il est pourtant un signe caractéristique de la cystite du corps, mais de celle qui a envahi toutes les tuniques et que nous retrouverons en parlant de cystites douloureuses : c'est l'exagération de la douleur due à la contraction excessive de tout le muscle vésical ; or c'est précisément ce symptôme qui est donné généralement comme appartenant en propre à la cystite du col.

TRAITEMENT

Le traitement de la cystite doit surtout s'*adresser à la cause* dont la détermination domine toute la thérapeutique. Celle-ci sera donc bien différente suivant que la cause de l'inflammation vésicale est une blennorrhagie, un rétrécissement, un calcul, etc.

En règle générale, l'existence d'une cystite ne contre-indique pas une *intervention opératoire* qui, lorsqu'elle est de nature à en supprimer la cause, doit être des plus hâtives. Quand, par exemple, une cystite s'est développée derrière un rétrécissement, même élastique et susceptible de céder à la dilatation, l'emploi d'une méthode rapide telle que l'uréthrotomie s'impose et fait cesser presque instantanément les phénomènes inflammatoires, tandis que l'introduction successive de bougies les redouble.

Il n'en est pas toujours ainsi et certaines espèces relèvent d'une cause qu'on ne peut faire disparaître par une opération ; il faut alors employer des moyens thérapeutiques d'ordre médical et chirurgical.

Les malades seront soumis aux règles générales d'une *hygiène sévère*. Il faudra supprimer de l'alimentation les mets relevés, les sauces, le poivre, les truffes, les excitants de toute sorte et les viandes trop fortement azotées, telles que le gibier, le foie gras, etc. ; les asperges, l'oseille, les fruits acides sont nuisibles. Les boissons alcooliques seront défendues, à l'exception de l'eau rougie. Enfin le malade évitera toute excitation génésique, les fatigues, les veilles, les refroidissements.

L'urine concentrée est irritante ; aussi l'usage des boissons délayantes est-il bon. A ce point de vue le *régime lacté*, qui fournit en même temps au malade une nourriture excellente est-il indiqué. A son défaut, l'usage des *tisanes* prises en grande quantité est nécessaire. Elles agissent par la quantité d'eau qui passe par le rein plus que par les qualités des plantes infusées. Le chiendent, la pariétaire, la queue de cerises, le stigmate de maïs, la réglisse, la graine de lin, l'orge, etc., sont réputées diurétiques et lénitives. Les sirops d'orgeat, de gomme peuvent y être ajoutés mais on évitera les sirops de térébenthine, de tolu, etc., qui renferment des balsamiques, de même que le sirop de cinq racines dans la composition duquel entre la racine d'asperge.

Ces boissons seront *alcalinisées* à l'aide de bicarbonate de soude (5 à 8 grammes), ou de nitrate de potasse (4 à 5 grammes), ou remplacées par des eaux minérales alcalines, telles que Vichy, Vals, Pougues, etc. Des antiseptiques seront administrés à l'intérieur; 2 à 6 grammes de biborate de soude sont ordinairement bien tolérés par l'estomac.

Quant aux *balsamiques*, en capsules ou en tisane, ils seront *rigoureusement proscrits* du traitement de la cystite *aiguë*.

Les *bains locaux* et surtout *généraux*, un peu prolongés, produisent un soulagement, de même que l'application à l'hypogastre et au périnée de cataplasmes de farine de graine de lin ou de compresses d'eau de sureau arrosées de 15 à 20 gouttes de laudanum et recouvertes d'une étoffe imperméable. Quant aux *émissions sanguines*, elles doivent être réservées pour les cas suraigus : 12 à 15 sangsues seront alors placées au périnée.

La voie rectale sera utilisée; on assurera l'évacuation du rectum, au moyen d'un grand lavement porté très haut dans l'intestin à l'aide d'une longue canule, dite canule Reliquet; puis, après l'évacuation de celui-ci, on poussera un quart de lavement d'eau de graine de lin ou de guimauve.

Ces moyens sont destinés à faire cesser les phénomènes inflammatoires. La douleur, parfois prédominante, exige une médication spéciale. Le chloral, la belladone rendront des services, mais en ce cas le médicament par excellence est l'opium.

Le *chloral* peut être donné sous forme de sirop à la dose de 2 à 4 grammes, ou en lavements ; on s'opposera à son action irritante, au moyen de la formule suivante (Duj.-Beaumetz) :

Chloral hydraté. . .	5
Eau	50

Dans un verre de lait additionné d'un jaune d'œuf.

Les narcotiques, la *belladone*, la *jusquiame* sont rarement employés seuls.

L'*opium* est administré sous forme de laudanum de Sydenham, versé à la surface des cataplasmes ; dans un demi-lavement à la dose de 15 à 20 gouttes ; à l'intérieur à la dose de 20 à 25 gouttes, ou de 2 à 6 centigrammes d'extrait thébaïque, en pilules ou en potions. La *morphine* est encore plus puissante surtout par les voies hypodermique et rectale ; par cette dernière elle est mieux absorbée en suppositoires qu'en lavements. Les formules suivantes, qu'on variera à volonté, donnent de bons résultats :

Chlorhydrate de morphine.	0, 01 centigr.
Extrait de belladone......	0, 02 —
Beurre de cacao..........	3 grammes

Pour 1 suppositoire ;
1 à 2 en 24 heures.

Extrait thébaïque..........	0, 02 centigr.
Extrait de jusquiame	0, 04 —
Beurre de cacao	3 grammes.

Pour 1 suppositoire;
1 à 2 en 24 heures.

On pourra avec avantage ajouter de la cocaïne, qui s'absorbe bien par la muqueuse rectale.

Chlorhydrate de morphine.	0, 01 centigr.
Chlorhydrate de cocaïne...	0, 05 —
Beurre de cacao	3 grammes.

Pour 1 suppositoire.

Les résultats quoique satisfaisants sont longs à se faire sentir; pour agir vite on s'adressera à la voie hypodermique. Une *injection sous-cutanée* de 6 à 7 milligrammes de morphine suffit pour apaiser la violence des douleurs; on peut la répéter plusieurs fois par jour sans dépasser, autant que possible, la dose de 3 centigrammes.

Des agents thérapeutiques ont été portés directement dans la vessie. On a bien souvent proposé des *lavages*. Ils sont *contre-indiqués* dans toute cystite aiguë et d'autant plus que celle-ci est plus douloureuse : vouloir distendre une vessie qui se contracte, c'est en augmenter la congestion; on exaspère ainsi l'irritabilité et l'inflammation des parois. En outre, chez un grand nombre de sujets qui n'ont pas de rétention, c'est chose inutile, car tout le contenu de la vessie est expulsé à chaque instant; le pus ne s'y accumule pas et il n'est pas nécessaire de laver cette cavité. Quant aux lavages dits modificateurs, destinés à porter des agents thérapeutiques sur la paroi vésicale, ils offrent le grand inconvénient d'introduire dans la vessie une *quantité notable* de liquide et font courir le risque d'une distension.

Il n'en est pas de même des *instillations;* cette méthode consiste, on le sait, à verser sur un point déterminé *quelques gouttes* d'un liquide approprié. On évitera sûrement ainsi de distendre la vessie et on modifiera plus efficacement ses parois.

Les substances calmantes, narcotiques et analgésiantes, la morphine, la cocaïne (Guyon), portées sous forme de solution concentrée sur les points malades produisent quelquefois un soulagement qui est toujours de courte durée. L'action de la cocaïne est en effet très faible ou nulle sur les muqueuses enflammées.

La ressource la plus précieuse lorsque la douleur ne cède pas aux antiphlogistiques et aux calmants est l'emploi des instillations de *nitrate d'argent* (Guyon). Elle est applicable aux cas les plus aigus, même et surtout à ceux qui s'accompagent de petites hémorrhagies à la fin de la miction. On cherche ainsi une action substitutive, une cautérisation dont les effets sont des plus remarquables.

L'instrumentation et le manuel opératoire sont ceux que nous avons déjà indiqués; on fera uriner le malade immédiatement avant l'opération; mais on évitera tout lavage boriqué avant ou après. L'instillateur choisi sera de petit calibre; un n° 13 ou 14 suffit parfaitement. Une fois qu'on a dépassé la région membraneuse, on ramène le talon vers ce sphincter; pour être certain de ne pas s'être trop avancé on commence l'instillation dans la portion prostatique. Les gouttes ainsi versées refluent peu à peu dans la vessie;

pour plus de sûreté, on introduit la boule jusqu'au niveau du col sur lequel on fait tomber encore quelques gouttes; un instillateur un peu recourbé vers son extrémité (Tuffier) permet de bien toucher tout le pourtour du col.

La dose employée le plus souvent est 20 à 30 gouttes d'une solution de nitrate d'argent à 1/50 avec laquelle on fait les premières instillations; au bout de quelques jours, on augmente progressivement ce titre et on va jusqu'à 1/40, — 1/30, — 1/20, sans qu'il soit nécessaire d'atteindre ce dernier chiffre. La cautérisation est renouvelée tous les deux jours, à moins de réaction trop violente.

Une douleur, assez vive au moment même, se prolonge pendant quelques heures, mais il est rare de la voir durer jusqu'au lendemain : une injection sous-cutanée de morphine est utile chez les sujets impressionnables. La réaction est d'ailleurs moindre aux suivantes qu'à la première ; dès la deuxième ou troisième l'amélioration se montre en général. Quant au nombre d'instillations, il varie avec chaque cas et chaque espèce. Enfin, elles ne sont pas partout applicables; nous verrons qu'elles sont formellement contre-indiquées en particulier dans les cystites des tuberculeux et des néoplasiques.

D. Cystite chronique. — Dans la cystite chronique les règles de la médication sont sensiblement modifiées. Les antiphlogistiques ne sont plus de mise : on évitera surtout les grands bains prolongés qui exposent à des refroidissements. On relèvera l'état général, au moyen *de toniques, de stimulants;* on agira sur la peau à l'aide de *frictions sèches*, de préférence aux fumigations et aux douches.

Il est utile de *diluer l'urine* et à ce titre les eaux d'Evian, de Vittel, de Contrexéville, de Capvern sont indiquées; mais les eaux alcalines fortes, si utiles dans les cas aigus, donnent ici de moins bons résultats. Par les reins on peut faire passer des médicaments soit végétaux, soit minéraux. Les premiers sont administrés sous forme de tisanes ou d'extraits. On choisit pour les tisanes des plantes qui, à leur vertu diurétique, joignent une action modificatrice de la muqueuse; il serait difficile de prouver la réalité de ce rôle; néanmoins on prescrit habituellement dans la cystite chronique : le *buchu* (en décoction 30 gr., pour 500 gr. d'eau); le *pareira brava* (2 à 4 gr. en infusion); l'*uva ursi* ou *busserole* (8 à 10 gr., en infusion ou décoction); le *polygala* (30 à 45 gr. en infusion); l'*épigea repens* (60 gr. en infusion). On a fait des teintures et des extraits qu'on peut associer aux tisanes : teinture de buchu, de pareira brava et surtout extrait de *Winter-green* (pyrole ambrée), très en usage en Angleterre et qu'on donne à la dose de 2 à 4 grammes dans de la tisane (Thompson).

Aux tisanes on ajoute avec plus de succès des médicaments destinés à rendre l'urine aseptique, tels que l'acide borique ou le biborate de soude; mais comme l'usage de ce médicament doit être longtemps prolongé, des troubles gastriques obligent souvent à le suspendre, ou à n'employer que des doses très faibles. On conseille également l'acide benzoïque (Gosselin), le benzoate de soude (A. Robin). Nous avons obtenu de bons résultats en associant le benzoate au biborate de soude.

Benzoate de soude. . . . 1 gr.
Biborate de soude . . . . 4 gr.
Pour une dose.
A mélanger dans un litre de tisane.

L'action la plus puissante appartient aux *balsamiques*. On les administre sous forme de sirop (de térébenthine, de goudron, d'eucalyptus, de tolu, etc.), ou de capsules (térébenthine, santal, copahu, goudron, terpine, etc.). Parmi elles l'*essence de santal* paraît la plus active, mais l'usage ne peut en être continué très longtemps, car son action s'épuise vite. Il est bon d'ailleurs de varier l'administration des balsamiques et de les substituer les uns aux autres. L'eau de goudron, les tisanes de bourgeons de sapin, d'eucalyptus, etc., contiennent peu de substance active.

Quand elles sont mal digérées, on remplace les capsules par des pilules dans la composition desquelles des balsamiques figurent.

Térébenthine de Venise } āā
Extrait de quinquina . } 0 gr. 10 cent.
Magnésie calcinée. . . q. s.

Pour 1 pilule.
De 4 à 6 par jour (Guyon).

ou bien :

Terpine . . . . } āā
Poudre de réglisse. . . } 0 gr. 10 cent.
Sirop . . . . q. s.
Pour 1 pilule.
De 6 à 8 par jour.

Dans les cystites chroniques, la médication topique consiste surtout en lavages. Ici la cavité vésicale est moins irritable que dans la forme aiguë et tolère une certaine quantité de liquide; de plus les sécrétions s'y accumulent et les parois de la vessie tout entière ont besoin d'être irriguées ou modifiées. Les lavages trouvent donc ici de nombreuses indications ; on les pratiquera de la façon suivante :

Lavages de la vessie. — Les instruments nécessaires sont une sonde et un appareil injecteur.

Nous laissons ici de côté les lavages faits dans le but d'évacuer des débris calculeux, dont le manuel opératoire sera indiqué plus loin. Ce cas particulier étant excepté, on n'emploiera pas de sonde métallique. Une sonde de caoutchouc rouge, absolument inoffensive, est quelquefois suffisante ; cependant une *sonde de gomme*, dont la lumière est plus large pour un même calibre extérieur, est préférable. Son emploi est nécessaire quand la vessie est encombrée de petits caillots ou de dépôts glaireux. Elle doit être munie de deux yeux latéraux, disposition qui assure un remous plus complet du liquide intra-vésical.

Certaines personnes emploient des sondes à double courant qui sont cependant assez défectueuses. L'existence de deux canaux, d'aller et de retour, fait qu'aucun d'eux ne possède une lumière suffisante. Dans la sonde métallique de Voillemier, par exemple, le canal de sortie répond au n° 15, avec un diamètre extérieur n° 25. On ne peut donc établir un bon remous; les mucosités sont déplacées, mais ne flottent pas et ne sont pas entraînées vers l'orifice de sortie; enfin un débit suffisant à la sortie n'est obtenu qu'au prix d'une distension vésicale. Nous ne pouvons donc pas en conseiller l'emploi.

On a préconisé également les lavages de la vessie sans sonde (Bertholle, Vandenabeele, Lavaux, etc.), au moyen d'un embout qu'on introduit dans l'urèthre et auquel on adapte un injecteur. Pour ne pas exercer de violence sur le sphincter, la force employée doit être très faible ; le liquide n'arrive que goutte à goutte dans la vessie, sans soulever et sans entraîner le pus et les mucosités qu'elle renferme, et il est expulsé par une miction ; aussi Bertholle a-t-il justement donné à ce procédé le nom de lavement de vessie. On se borne à imposer une miction de plus à une vessie déjà trop irritée par des contractions répétées. Cette manière de procéder est loin d'être inoffensive et nous avons observé et signalé des accidents graves qu'elle avait causés. Comme méthode générale, le lavage de la vessie sans sonde doit donc être repoussé : peut-être existe-t-il des cas particuliers auxquels il convient ; mais il est impossible aujourd'hui de reconnaître cette indication.

Quant à l'appareil injecteur, on se servira de préférence d'une *seringue à anneaux* de 150 à 200 grammes de capacité. Il est indispensable que le piston glisse d'un bout à l'autre à frottement très doux et sans secousses. Les malades qui font leurs lavages eux-mêmes se servent d'un irrigateur Eguisier dont le débit est facilement réglé au moyen du robinet ; d'autres emploient une sorte de siphon : ils adaptent un tube en caoutchouc à un entonnoir qu'ils élèvent plus ou moins ou qu'ils accrochent à un mur à une certaine hauteur. La seringue est de tous points préférable, car elle transmet à la main les moindres sensations de résistance auxquelles il faut obéir.

La sonde doit être conduite jusque dans la vessie pour en évacuer le contenu, puis ramenée dans l'urèthre prostatique où un des yeux au moins reste engagé, de façon à assurer le lavage de l'arrière-canal : vers la fin de l'opération elle sera repoussée dans la vessie.

L'embout de la seringue est introduit dans la sonde et l'injection est faite par petits coups ; de faibles quantités de liquide, incapables de produire une distension, 50 à 80 grammes au plus, sont injectées sans violence, mais vivement, de façon à produire un *jet* assez rapide. Puis la seringue est immédiatement retirée et on laisse le liquide s'écouler sans appuyer sur l'hypogastre ; avant que la vessie ne soit complètement vide on renouvelle l'injection et ainsi de suite en ayant soin de ne jamais laisser cette cavité à sec. La quantité totale de liquide à introduire varie avec chaque cas ; en général on s'arrête dès que celui-ci ressort limpide ; 2 ou 3 seringues sont nécessaires pour cela. Aucune règle générale ne peut non plus être tracée relativement à la répétition des lavages qui seront faits tous les jours, ou tous les deux jours, ou plusieurs fois dans la même journée, suivant le degré de la cystite, l'abondance des mucosités, etc.

On emploie le liquide *tiède* ou, bien plus rarement, froid ou même glacé, pour stimuler les parois vésicales ou pour arrêter une hémorrhagie. Quant aux injections *très chaudes*, à 50 ou 55°, qui constituent un bon moyen hémostatique, elles ont l'inconvénient de provoquer des contractions vésicales.

La nature du liquide varie à l'infini; on a proposé des infusions, des décoctions *calmantes*, de pavots, de coquelicots, de camomille; ou *émollientes*, de graine de lin, de guimauve, etc., ou bien des substances *astringentes* comme le ratanhia, l'alun, l'acétate de plomb, etc. La plupart de ces préparations justifient assez mal les qualités qu'on leur reconnaît, mais il n'y a pas d'inconvénient à s'en servir à condition qu'elles aient été *soumises à l'ébullition* pendant une demi-heure au moins et qu'on les emploie dès qu'elles sont refroidies.

En effet l'injection vésicale telle que nous venons de la décrire est un procédé de lavage qui sert en même temps de pansement pour des surfaces enflammées. Il est donc indispensable que les liquides introduits soient *aseptiques ou antiseptiques.* L'eau fraîchement bouillie, chargée ou non de produits d'une infusion végétale, est applicable; mais elle perd rapidement sa pureté; elle est néanmoins d'un emploi facile et recommandable.

La substance dont l'usage est le plus répandu est l'*acide borique.* Une solution saturée, ou à 4 p. 100, suffisante dans la grande majorité des cas, est absolument inoffensive pour les parois de la vessie qui n'en perçoivent pas le contact. Mais son pouvoir antiseptique est faible, et dans l'échelle établie par Miquel l'acide borique occupe un rang peu élevé. On en augmente le degré de solubilité en y ajoutant un peu de biborate de soude. Voici la formule de cette solution :

Acide borique...........	50	grammes.
Biborate de soude.......	5	—
Eau distillée bouillante.	945	—

Quoi qu'il en soit, l'acide borique reste un modificateur peu puissant dans les cas de suppuration ancienne ; il permet surtout de faire une bonne asepsie et, pour une opération sur des voies urinaires non enflammées, pour le lavage des sondes, des mains, il est préférable à tout autre.

Ce n'est donc pas à lui qu'il convient de s'adresser quand on veut agir sur la muqueuse. Dans ce but, de nombreux antiseptiques ont été essayés. L'acide phénique n'est inoffensif qu'au titre de 1/1000, et alors son pouvoir antiseptique est nul ; il en est de même du permanganate de potasse, du chlorure de zinc et du sulfate de cuivre, quoique ce dernier agisse à une très faible dose.

Les trois substances dites éminemment antiseptiques par Miquel sont l'eau oxygénée, le bichlorure de mercure et l'azotate d'argent. L'*eau oxygénée* employée pure est irritante, mais on peut la couper avec de l'eau bouillie. Le *sublimé* est très caustique et même à la dose de 1/2000 produit souvent une sensation de cuisson persistante ; le biiodure est mieux supporté, on emploiera la formule suivante :

Biiodure de mercure..	0, 05	centigr.
Alcool	25	grammes.
Eau distillée	975	—

Mais l'antiseptique par excellence, qui constitue en même temps le plus puissant modificateur de la muqueuse, est le *nitrate d'argent* (Guyon). Pour les injections vésicales, une solution à 1/500 suffit ordinairement, quoiqu'on puisse aller jusqu'à 1/300 et même 1/150. Les solutions destinées au lavage ne doivent pas donner lieu à une sensation pénible et l'apparition d'une douleur un peu vive guidera dans le choix du degré de concentration.

Avec ces solutions d'agents antiseptiques forts, on ne recherchera pas la moindre action mécanique et on se bornera à une irrigation. Pour cela on commence par faire un déblaiement de la vessie avec une solution boriquée, puis on injecte la solution nitratée; 50 à 60 grammes représentent une quantité moyenne, mais celle-ci est subordonnée à la tolérance de la vessie. On ne la laissera séjourner que quelques minutes ; puis on terminera par un nouveau lavage boriqué tiède.

A. — CYSTITES PAR PROPAGATION

1° CYSTITE BLENNORRHAGIQUE

Étiologie. — La cystite blennorrhagique est le résultat de la propagation de l'inflammation blennorrhagique de l'urèthre à la vessie. On sait que la blennorrhagie, aiguë ou chronique, reste longtemps limitée à l'urèthre antérieur ; l'envahissement de la portion prostatique est rarement spontané, mais reconnaît une cause telle que le cathétérisme ou une injection violente. Les *mêmes causes* se retrouvent dans l'étiologie de la cystite ; ici la contamination peut se faire, de l'urèthre antérieur à la fois à l'urèthre postérieur à la vessie, ou bien de ce dernier à la vessie.

Ailleurs le mécanisme de la propagation est moins net : on invoque une fatigue, un excès de boisson et surtout de coït, la masturbation, la prolongation excessive d'une médication diurétique ou balsamique, etc. Les causes générales paraissent seules agir quelquefois ; tels sont le froid, l'humidité, ou une influence diathésique, l'arthritisme, la tuberculose, que nous avons déjà plusieurs fois signalés. Cette prédisposition spéciale à la propagation qu'offrent certains individus a fait considérer la cystite blennorrhagique comme représentant une phase régulière de l'évolution de la blennorrhagie, qui gagnerait de proche en proche le col vésical. Il n'en est rien ; de nombreuses blennorrhagies restent pendant de longues années cantonnées à l'urèthre sans complication de cystite ; celle-ci est un accident et ne se développe que sous l'influence de causes particulières.

La cystite apparaît *rarement au début* de la blennorrhagie ; elle a son maximum de fréquence vers la 3e ou 4e semaine, mais elle peut n'éclater que longtemps après et même *alors que tout écoulement semble avoir disparu ;* une uréthrite latente en est alors le point de départ. C'est à l'extension de ces inflammations chroniques qu'il faut souvent rapporter nombre de cystites dites spontanées dont les causes restent obscures.

Anatomie pathologique. — Une description *de visu* des lésions récentes de la cystite blennorrhagique ne peut être faite, faute d'autopsies ; il est probable qu'elles sont limitées au *pourtour du col,* ce dont on se rend compte sur le vivant par le cathétérisme ou par le toucher vaginal.

L'existence constante de lésions de l'urèthre postérieur est certaine ; une boule exploratrice provoque sur ce point une douleur vive et est retirée chargée de produits de sécrétion muco-purulente.

Dans les cas anciens, les lésions ont été étudiées soit sur quelques rares pièces anatomiques, soit au cours de tailles hypogastriques (Guyon) pratiquées pour des cystites devenues très douloureuses. Le col et le trigone sont recouverts de granulations et de petites végétations fongueuses, ou occupés par des saillies ou des mamelons de grosseur variable. Toute la vessie est le siège d'une inflammation intense; la muqueuse est ardoisée, creusée d'ulcérations ou de petits abcès; la tunique musculaire infiltrée et désorganisée; enfin la couche sous-séreuse elle-même a contracté des adhérences avec les parties voisines. Ces lésions, d'une gravité exceptionnelle, montrent que la cystite blennorrhagique peut atteindre un degré extrême.

Les uretères, les bassinets et les reins sont envahis à un moment donné; cette ascension de l'inflammation est rarement précoce et peu commune dans les cystites de moyenne intensité.

Malgré l'évidence de la localisation inflammatoire, la cystite blennorrhagique a été niée comme espèce morbide par plusieurs auteurs. Diday voit dans les symptômes une contracture du col, une cystalgie de nature non inflammatoire; il s'appuie sur ce que souvent on ne rencontre pas de pus dans l'urine. Les leucocytes manquent quelquefois pendant les premiers jours; la constatation en est souvent délicate et demande certaines précautions que nous indiquerons plus loin.

D'autres auteurs, Van Roosbroeck, Bonnière, Leprévost, contestent également l'existence de la cystite blennorrhagique pour des raisons différentes. Leprévost, en particulier, rapporte à l'uréthrite profonde concomitante tous les phénomènes observés; il se base sur le peu de sensibilité au contact de la muqueuse vésicale et, dans l'expérience qui consiste à recueillir le produit d'une même miction dans trois verres, sur l'absence fréquente du pus dans le dernier. Ses arguments prouvent plutôt la coexistence de l'uréthrite profonde que l'absence de cystite. Celle-ci est démontrée d'abord par les pièces anatomiques, puis par son analogie symptomatique avec d'autres cystites dont l'existence est hors de contestation.

SYMPTÔMES. — Les trois symptômes fondamentaux de toute cystite, *fréquence*, *douleur*, *pyurie*, se retrouvent ici très nettement caractérisés. Toutes les formes ont été observées, depuis la cystite suraiguë, jusqu'à une inflammation légère dont la manifestation se borne à une fréquence un peu plus grande des mictions.

Quand l'acuité est grande, les douleurs sont atroces, les besoins extrêmement précipités, l'*hématurie* est fréquente, et presque constante. Il est rare qu'elle soit profuse et que le sang, par exemple, remplisse la vessie.

Ordinairement, les allures sont moins bruyantes et les besoins laissent un répit plus long, de une demiheure ou de une heure ; ils restent toujours impérieux. Enfin, dans un degré encore moins prononcé, les symptômes se bornent à de la fréquence et à un léger ténesme vers la fin de la miction.

Le pus n'est pas mélangé en quantité égale à toute la masse de l'urine. Si on recueille le produit d'une miction *dans trois verres*, le premier en contient une forte proportion ; le deuxième à peine quelques traces ; on en retrouve dans le troisième, en quantité variable il est vrai, parfois très considérable, mais ordinairement moindre que dans le premier. Ce fait prouve l'existence de l'uréthrite postérieure concomitante, dont les produits, caractérisés par des grumeaux muco-purulents, sont abondants surtout dans le premier verre ; le pus du bas-fond vésical se mélange facilement à l'urine et n'est pas agglutiné en petites masses.

L'examen microscopique permet de constater la présence des *gonocoques ;* malheureusement, il n'est pas toujours facile de reconnaître ces éléments pathognomoniques.

Une *rétention* complète ou incomplète s'observe quelquefois ; il s'agit d'une contracture réflexe née sous l'influence d'une violente inflammation cervicale, et souvent assez intense pour faire obstacle au cathétérisme ; elle est rarement de longue durée (Mauriac). Dans quelques cas elle est incomplète, ce dont on peut s'assurer en pratiquant le cathétérisme après une miction.

L'*incontinence* ne s'observe pas souvent ; par contre, il est fréquent de voir une *fausse incontinence* que simule une fréquence extrême ; les besoins sont incessants et impérieux, la miction, soudaine, ne permet pas la moindre attente.

Quant à l'*écoulement uréthral*, on a dit qu'il cessait au moment où éclatait la cystite. Cette proposition n'est pas absolument exacte ; mais en général la cystite apparaît au déclin de la blennorrhagie, à un moment où la sécrétion est peu abondante ; de plus, les mictions très fréquentes empêchent que le pus ne s'accumule en quantité appréciable dans le canal. On constate moins de pus au méat, mais la quantité sécrétée reste à peu près la même.

Ici comme dans toutes les cystites, des *phénomènes généraux* plus ou moins prononcés sont sous la dépendance de l'excitabilité nerveuse, ou bien consistent en quelques troubles digestifs, de l'insomnie, etc.; mais quelle que soit sa violence, jamais la maladie ne s'accompagne de fièvre (Guyon).

Le *diagnostic* est d'ordinaire facile, lorsque, par exemple, l'affection a débuté au cours d'une blennorrhagie, après une injection ou une fatigue ; ailleurs, au contraire, l'élément blennorrhagique est des moins évidents lorsqu'il s'agit d'une uréthrite très ancienne ou latente. On ne confondra pas la cystite avec une uréthrite profonde qui provoque des envies d'uriner moins impérieuses, moins douloureuses. Quant au diagnostic différentiel avec d'autres cystites, il découle des notions étiologiques, et des symptômes associés qui ne relèvent pas de la cystite ; dans quelques cas, en particulier dans la tuberculose, la difficulté du diagnostic est extrême.

La *marche* est très variable ; parfois la cystite a une durée éphémère et cesse au bout de quelques jours après avoir présenté des symptômes alarmants, hématurie, envies très fréquentes, qui disparaissent eux-mêmes. Le plus souvent la durée est de deux à trois semaines.

Le passage à l'*état chronique* est loin d'être rare et se fait de plusieurs manières ; tantôt on observe une série d'oscillations de mieux et de pire ; puis, la maladie conservant toujours le même caractère, sans augmenter d'intensité et souvent même après une certaine amélioration, n'a plus aucune tendance à la guérison et résiste au traitement ; une telle marche comporte un pronostic fâcheux, car elle est souvent l'indice de l'invasion tuberculeuse. Il est difficile de préciser le moment où l'une de ces infections succède à l'autre, mais c'est un mode fréquent de début de la tuberculose, qui rentre dans les *cas limites* dont nous parlerons plus loin (Guyon). Ailleurs, la maladie poursuit son cours sans modifications et augmente progressivement d'intensité.

Le mot chronique ne s'applique ici qu'à l'élément durée, car les douleurs, la fréquence ne sont pas moindres que dans la forme aiguë : la cystite douloureuse (voy. p. 543) est alors constituée ; c'est alors qu'on observe les lésions graves, décrites au début de ce chapitre. Enfin, ailleurs encore, la maladie guérit imparfaitement, elle reste chronique sans atteindre une intensité très grande et présente souvent des poussées aiguës.

Traitement. — Les moyens généraux réussissent quelquefois en présence d'un cas léger ou de moyenne intensité ; on prescrira d'abord des bains, des cataplasmes sur le bas ventre, des tisanes émollientes, etc., qui possèdent, il faut l'avouer, une action peu énergique. Quand dès les premiers jours on n'a pas un succès bien net ou quand la cystite est très aiguë d'emblée, on pratiquera sur la région cervicale des instillations avec une solution du nitrate d'argent à 1/50 ; dans aucune espèce de cystite, les résultats ne sont plus remarquables qu'ici ; il y a quelquefois, après les deux ou trois premières, une recrudescence apparente pendant les quelques heures qui suivent l'application du topique, mais l'amélioration se fait rapidement sentir ; il est rare que dès le surlendemain la fréquence tout au moins n'ait pas diminué sensiblement La douleur cède un peu plus tard, et enfin les urines restent quelquefois troubles pendant plusieurs jours après que tout symptôme fonctionnel a disparu ; six à huit instillations sont en général suffisantes pour les cas aigus.

Dans la forme chronique, c'est encore aux instillations qu'on a recours ; souvent la ténacité de cette affection oblige à en pratiquer un grand nombre : il est bon alors de les diviser par série de 6 à 8 au bout desquelles on laisse le malade au repos pendant une à deux semaines. Enfin quelques cystites sont rebelles à tout traitement, elles affectent volontiers la forme douloureuse et exigent alors un traitement spécial.

Pendant toute la période que dure ce traitement local, la médication interne constitue un adjuvant de quelque utilité. Dans les cas aigus, des tisanes prises en grande quantité agissent en diluant l'urine ; l'emploi des balsamiques n'est indiqué que lorsque la période aiguë est passée.

L'usage des antiseptiques à l'intérieur, en particulier du benzoate associé au biborate de soude, donne ordinairement de bons résultats ; son action est plus manifeste dans cette cystite que dans les autres espèces et s'explique par sa nature franchement microbienne.

2° CYSTITES CHEZ LA FEMME

La cystite paraît assez rare chez la femme ; cela tient

à ce que certaines causes qui se rencontrent fréquemment chez l'homme, telles que les rétrécissements, l'hypertrophie prostatique, manquent chez elle; l'uréthrite blennorrhagique est moins commune. Par contre, nous trouvons l'influence de la grossesse et la propagation d'une inflammation utérine à la vessie; néanmoins cette rareté relative chez la femme est incontestable.

ÉTIOLOGIE. — Nous n'envisagerons ici que les causes spéciales à la femme, c'est-à-dire l'influence qu'exercent les divers états de l'appareil génital sur les inflammations vésicales.

Causes prédisposantes. — Il existe une sorte de solidarité vasculaire (E. Monod) entre l'utérus et la vessie qui reçoivent l'un et l'autre leurs artères des hypogastriques; il en est de même des réseaux veineux qui communiquent largement.

A l'état physiologique, cette relation se manifeste par une légère augmentation de la fréquence des besoins au moment des règles; s'il existe une inflammation vésicale, aiguë ou chronique, on en constate une recrudescence à ce moment. Quant à la ménopause, son rôle a été exagéré; bien qu'elle détermine des congestions de tous les organes pelviens, il n'est pas admissible que ce phénomène puisse à lui seul créer de toutes pièces une inflammation; mais il n'est pas moins certain que des cystites peu développées, latentes pour ainsi dire, prennent à ce moment une plus grande intensité.

La grossesse est une puissante cause prédisposante.

D'après Monod, la moitié des femmes enceintes présentent des troubles de la miction. Il importe d'éliminer ceux qui dépendent d'une compression de la vessie par l'utérus gravide, et ceux qui consistent en une congestion plus ou moins prolongée. La cystite vraie, avec purulence des urines, fréquence et douleur, a été rencontrée par le même auteur 15 fois sur 124.

L'ampliation de l'utérus, tenant soit à la grossesse, soit au développement de tumeurs utérines, amène une compression de la vessie qui se traduit par une fréquence exagérée due à la diminution de capacité de la vessie ; c'est ce qui arrive aussi dans les antéflexions ou antéversions.

Ailleurs la compression est produite par une rétroversion et le col projeté en avant détermine souvent une rétention. Celle-ci peut être insidieuse, se développer peu à peu sans troubles fonctionnels marqués et atteindre de grandes proportions. De telles causes prédisposantes sont puissantes ; on comprend combien est important le rôle de la congestion ; mais il n'y a pas cystite et celle-ci peut être évitée par un traitement bien dirigé.

L'influence des phlegmasies utérines et péri-utérines s'exerce bien plus souvent et crée un plus grand danger. Cette inflammation de voisinage provoque une congestion de tous les organes, à laquelle participe la vessie. De plus, on sait que les métrites s'accompagnent d'un écoulement leucorrhéique plus ou moins abondant, qui entraîne avec lui des éléments infectieux. La présence de ceux-ci, nous allons le voir, constitue une des causes déterminantes qu'on invoque avec le plus de vraisemblance.

Causes déterminantes. — Les causes générales sont celles qu'on rencontre partout. Le froid, les excès de fatigue, de boissons ou de coït, l'ingestion de certaines substances pourront faire éclater une inflammation dans une vessie prédisposée. Pendant la grossesse, la cystite vraie, rare aux premiers mois, un peu plus fréquente à la fin, atteint le plus souvent des vessies comprimées ou distendues, qui sont congestionnées, et la cause déterminante la plus légère est alors suffisante.

La cystite *post partum* (Boissard) est fréquente et plus grave. On l'a expliquée par une fissure du col (Voillemier), une ulcération de la muqueuse (Spiegelberg). L'existence de ces lésions n'est pas rigoureusement démontrée; tandis qu'il n'est pas rare de voir dans les parties profondes de l'urèthre des surfaces granuleuses qui peuvent en imposer pour une ulcération (Guyon).

Pour un grand nombre d'auteurs, de plus en plus nombreux aujourd'hui (Hervieux, Bumm, Doléris, etc.), la cystite reconnaît une origine infectieuse; il s'agit d'un diplococque analogue à celui dont Doléris a démontré l'existence dans les lochies. Le mode de pénétration dans la vessie s'explique facilement par la brièveté de l'urèthre chez la femme et la fréquence du cathétérisme. Mais si la présence d'un organisme infectieux est indispensable, on ne doit pas oublier que certaines conditions sont nécessaires à son développement. C'est l'état d'hypérémie consécutif aux diverses conditions énumérées plus haut qu'il faut accuser le plus souvent.

Quant aux cystites liées à une inflammation utérine,

leur pathogénie est analogue. Il semble prouvé que l'immense majorité des endométrites est d'origine microbienne; les produits de sécrétion plus ou moins abondants conduisent l'élément infectieux vers l'orifice uréthro-vésical. Ce transport à distance d'un germe infectieux est le mode de contamination le plus fréquent; ailleurs la propagation est directe : l'inflammation s'étend progressivement de muqueuse à muqueuse.

Symptômes. — Les symptômes de la cystite chez la femme offrent peu de caractères particuliers et on retrouve la douleur, la fréquence, la pyurie à des degrés variables, mais toujours plus prononcées pendant la période cataméniale. L'inflammation est tantôt très légère, tantôt d'une intensité extrême sous l'influence des mêmes causes; cependant à la bénignité ordinaire des cystites developpées pendant la grossesse, dans la pathogénie desquelles la congestion liée au développement utérin est prédominant, on peut opposer la gravité de celles où le rôle du micro-organisme infectieux est considérable et en particulier la cystite *post partum*. Celle-ci devient souvent membraneuse; l'expulsion de ces productions morbides indique, ainsi que nous le verrons, un degré d'intensité extrême. Enfin un des caractère des cystites chez la femme est leur tendance à la chronicité et leur résistance au traitement; elles aboutissent, dans une proportion sensiblement plus grande que chez l'homme, à la forme douloureuse.

Le *diagnostic* s'appuiera sur l'ensemble des symptômes fonctionnels. Le cathétérisme éveille, dès que l'instrument a dépassé le col, une sensibilité qui le plus souvent s'étend au corps de la vessie; il est rarement nécessaire de le pratiquer, car ici le toucher vaginal combiné avec le palper hypogastrique permet d'explorer la sensibilité à la pression. Celle-ci est utile à connaître car elle permet d'éliminer les cas où la fréquence et la douleur des mictions tiennent à une cystalgie; quant à la cystocèle vaginale, l'examen local joint à celui des urines permettra d'éviter toute confusion.

Le point le plus important est le diagnostic étiologique. Lorsqu'il s'agit d'une cause bien nette, d'une affection utérine, par exemple, la cause est facilement établie; mais il existe des circonstances assez nombreuses où l'origine de cystites tantôt légères, tantôt rebelles et très intenses est impossible à trouver. La blennorrhagie chronique, latente, invétérée sera minutieusement recherchée dans ces cas.

Traitement. — Comme dans toute cystite, c'est à la cause qu'il convient de s'attaquer tout d'abord; la thérapeutique utérine joue le principal rôle et les progrès accomplis récemment dans le traitement des métrites facilitent la guérison des cystites. La médication interne est la même que chez l'homme; les lavages de la vessie ne sont indiqués que dans les cas anciens et peu intenses : les instillations donnent au contraire de très bons résultats.

B. — CYSTITES PAR ALTÉRATION PRIMITIVE DES PAROIS DE LA VESSIE

1° CYSTITE DES NÉOPLASIQUES

Cette espèce sera décrite avec les tumeurs de la vessie, à la symptomatologie desquelles elle se rattache.

2° CYSTITE TUBERCULEUSE

ÉTIOLOGIE. — La tuberculose de la vessie se rencontre dans deux circonstances bien distinctes, tantôt chez un sujet porteur de tubercules dans d'autres organes, dans le poumon, par exemple ; tantôt comme localisation première de la diathèse. Le premier cas est très rare ; chez les phthisiques, les troubles urinaires sont exceptionnels : il est également peu commun de voir un malade atteint de lésions tuberculeuses de la vessie en présenter plus tard dans le poumon.

Si maintenant nous ne considérons que l'appareil urinaire, la tuberculose vésicale peut encore être primitive ou secondaire : primitive si elle envahit d'emblée la muqueuse vésicale ; secondaire si elle résulte de la propagation des lésions néoplasiques développées tout d'abord dans d'autres organes de cet appareil, le rein, la prostate, les vésicules. Ce deuxième groupe nous paraît un peu plus nombreux que celui de la tuberculose vésicale primitive.

Cette affection se développe surtout de 15 à 40 ans ; on l'a vue chez l'enfant (4 ans, 3 ans et demi) ; elle est moins rare chez le vieillard, mais n'en reste pas moins exceptionnelle à ces âges extrêmes. Elle se rencontre plus souvent chez l'homme (Guebhard), fait qui peut tenir à ce que la vessie de la femme est moins exposée aux propagations parties des organes génitaux.

Les *diathèses* et les états constitutionnels sont à considérer; les manifestations strumeuses, les conjonctivites, les éruptions cutanées, la tendance à contracter des bronchites qui se perpétuent, indiquent un terrain tout préparé ; quant aux abcès froids, aux lésions osseuses et articulaires chroniques, ils constituent un foyer d'où peut se répandre l'organisme infectieux; l'influence de l'arthritisme est douteuse (Boursier). Quant aux excès, surtout aux excès de coït et aux refroidissements, etc., ce sont autant de causes congestives qui hâtent le développement des tubercules.

La *blennorrhagie* doit être placée au premier rang. Lorsqu'une uréthrite chronique s'éternise, se complique de prostatite, d'épididymite à marche lente, ou que la résolution n'en est pas franche, il y a tout lieu de craindre l'envahissement des tubercules. Cela est plus vrai encore pour les cystites blennorrhagiques invétérées qui ont résisté à une thérapeutique rationnelle ; le tubercule s'établit peu à peu sur la région enflammée, préparée par la blennorrhagie. Il est difficile de saisir le moment auquel s'opère la transformation ; ce sont des *cas-limites* (Guyon) où on ne peut faire la part exacte qui revient à l'un ou à l'autre de ces éléments morbides. Ainsi la blennorrhagie fournit à la diathèse l'occasion de se manifester.

Une théorie nouvelle relative à l'étiologie de la tuberculose génitale a suivi de près la découverte du bacille : c'est celle de la contagion par le coït. Plusieurs auteurs (Conheim, Verneuil, Fernet, Derville, etc.) soutiennent que la tuberculose utérine peut se transmettre directement et par inoculation à l'appareil génital de l'homme; la réciproque serait vraie. Derville a recherché et démontré la présence fréquente de bacilles dans les sécrétions utérines; mais les cas où la maladie existe simultanément chez un homme et chez une femme qui ont eu des rapports — cette double constatation est indispensable — sont peu nombreux. Des faits contradictoires abondent; on a vu des tuberculoses urinaires développées en dehors de toute contagion directe possible, chez des enfants, par exemple. Même dans les cas d'éclosion d'une tuberculose génitale après cohabitation avec une personne phthisique, il n'est pas prouvé que l'infection n'a pas suivi une autre voie; le poumon, par exemple, a pu servir de porte d'entrée au bacille qui, répandu dans l'économie, s'est localisé ultérieurement dans l'appareil génito-urinaire. Certes la contagion par le coït est possible, probable même; mais elle n'est démontrée que pour un bien petit nombre de cas et on ne doit l'admettre jusqu'à présent qu'avec beaucoup de réserves.

Rappelons enfin l'opinion de Cayla, déjà signalée (p. 333), pour qui la tuberculose urinaire commencerait toujours par le rein ; les faits nombreux de cystite sans altérations rénales infirment cette hypothèse. Nous conclurons en disant que le bacille, porté dans le torrent circulatoire, trouve dans les tissus péri-cervicaux de la vessie, qui sont si fréquemment le siège de congestions, un terrain favorable à leur éclosion.

Anatomie pathologique. — Il importe de distinguer ici la tuberculose vésicale de la cystite tuberculeuse. La tuberculose est représentée au début par la granulation grise qui siège dans la muqueuse même (Ciado); elle évolue comme partout ailleurs, son centre se ramollit, son sommet devient blanc-jaunâtre; c'est la granulation jaune. Bientôt son contenu s'évacue au-dehors et une *ulcération* est créée. Celle-ci est généralement produite par le ramollissement de plusieurs granulations confluentes; les ulcérations se réunissent et finissent quelquefois par occuper toute une moitié de la vessie. Leurs bords nets, taillés à pic, forment une saillie insignifiante ; la profondeur en est ordinairement peu considérable, car les lésions restent superficielles. A titre d'exception, nous citerons cependant les cas où toutes les tuniques ont été perforées et où un abcès s'est fait jour dans la cavité de Retzius ou au périnée. Les productions néoplasiques prédominent au *pourtour du col* et sur le trigone où elles sont toujours plus avancées que dans les autres régions.

Quant aux lésions qui tiennent à la cystite elle-même, nous les avons déjà signalées ; la muqueuse d'une coloration ardoisée, est vascularisée, épaissie; la vessie est petite, ratatinée et parfois réduite au volume d'un œuf (Boursier).

Des *propagations* se font du côté de l'appareil urinaire et de l'appareil génital : l'urèthre profond est souvent envahi, tandis qu'on signale comme une curiosité pathologique des ulcérations de l'urèthre antérieur. Du côté des voies supérieures, des lésions tuberculeuses des bassinets et des uretères sont plus rares. Quant au rein, nous savons que ses altérations sont secondaires et ascendantes dans la majorité des cas.

En ce qui concerne l'*appareil génital*, l'invasion de la prostate est souvent primitive; une des vésicules est généralement prise en même temps que cette glande; quant à l'épididymite, il est rare qu'elle ne s'accompagne d'aucune lésion des cordons ou des vésicules.

Symptômes. — Les symptômes sont bien différents suivant qu'on les observe à la première période ou à la période d'état (Guyon).

Dans la *période initiale* les symptômes sont sous la dépendance de la congestion provoquée par la présence de la granulation grise. Celle-ci se traduit par de la *fréquence;* les besoins, impérieux, se renouvellent aussi souvent le jour que la nuit. Ils sont peu douloureux à cette période et surtout l'expulsion des dernières gouttes ne détermine pas de crises douloureuses comme celles que nous retrouverons bientôt. Dès le début la fréquence est parfois telle qu'il y a une incontinence apparente.

En même temps et parmi les symptômes les plus précoces apparaît l'*hématurie;* comparable à l'hémoptysie des tuberculeux, elle accompagne les poussées congestives; le sang est mélangé aux dernières gouttes; parfois sa présence donne simplement une teinte rosée à l'urine; ailleurs il se répand dans la vessie une certaine quantité de sang pur, mais jamais en assez grande abondance pour la remplir. Ces hématuries sont *spontanées*, et non influencées par les mouvements; le repos au lit ne les fait pas cesser. Elles sont donc très différentes des hématuries calculeuses, fait important, car les douleurs des tuberculeux vésico-prostatiques sont souvent augmentées par la marche et les secousses de la voiture.

La continuité et la spontanéité feront penser à une tumeur; mais dans la tuberculose les hématuries, relativement peu abondantes, diminuent à mesure que la maladie fait des progrès, contrairement à ce qui se passe pour le néoplasme.

Les symptômes de la période initiale de la tuberculose vésicale se bornent à de la fréquence et à des hématuries ; lorsqu'il s'y joint une gêne plus ou moins pénible de la défécation, avec irradiations au périnée et aux aines, on doit mettre ces symptômes sur le compte d'une prostatite concomitante.

Bientôt à ces phénomènes congestifs s'ajoute l'inflammation et la *période d'état* est confirmée. Deux symptômes la caractérisent ; la douleur à la fin des mictions et le pus dans les urines, auxquels se joint la fréquence.

Le *pus est souvent assez abondant;* il se dépose au fond du vase ou sur ses parois sous la forme de traînées onduleuses ; c'est au commencement et à la fin de la miction qu'il apparaît. L'expérience des trois verres est démonstrative ; il arrive très souvent que le troisième est celui qui contient la plus grande quantité de pus.

Celui-ci offre un caractère histologique pathognomonique ; c'est la présence de *bacilles de Koch*. Leur constatation emporte le diagnostic, mais elle ne doit pas être considérée comme nécessaire. Dans beaucoup de cas, on ne retrouve pas de bacilles dans les sédiments de l'urine ; et le plus souvent un très grand nombre de préparations sont nécessaires pour permettre d'en découvrir quelques-uns. C'est donc un élément de diagnostic qu'on doit rechercher, car il est des plus précieux, mais qui ne dispense pas de l'étude minutieuse des autres signes.

Les *douleurs* sont ordinairement vives, mais d'une intensité variable, et elles se prolongent longtemps après la miction. Le besoin lui-même est douloureux et les envies étant très fréquentes, on peut dire que les souffrances sont continuelles; elles deviennent parfois atroces. Disons cependant que dans un grand nombre de cas, heureusement les plus fréquents, les douleurs sont supportables et ne se manifestent qu'à la fin des mictions; mais ces états subaigus ne sont pas de très longue durée et les poussées aiguës éclatent tôt ou tard.

Le *spasme uréthral* se rencontre fréquemment dans la cystite tuberculeuse; il a pour cause une irritation partie de la région uréthro-cervicale et pour conséquence une *rétention complète ou incomplète*. La première succède en général à une irritation surajoutée, telle que le cathétérisme explorateur, et passe d'ordinaire assez rapidement. Une rétention incomplète amène une certaine distension du bas-fond et constitue un accident sérieux, car elle augmente la congestion.

L'*incontinence* vraie, l'issue involontaire de l'urine est plus rare : elle se produit ou par regorgement dans le cours d'une rétention incomplète, ou bien est la conséquence d'une destruction ulcérative de la région cervicale et prostatique.

Les signes physiques de la cystite tuberculeuse ne doivent être que rarement recherchés à l'aide du cathétérisme. Le contact d'un instrument est dangereux et donne souvent une suractivité à la marche de la maladie.

Il n'est utile que lorsqu'on est amené à soupçonner l'existence d'un rétrécissement, duquel dépendrait la cystite ou concomitant avec l'affection tuberculeuse.

L'*exploration par les voies rectale ou vaginale* renseigne exactement sur la sensibilité du bas fond; l'induration, le manque de souplesse de cette région est également appréciable par ce procédé d'exploration, surtout si on le combine avec le palper hypogastrique. Lorsqu'on déprime la région sus-pubienne la douleur se fait souvent sentir au moment où on retire la main, lorsque ce retrait est un peu brusque (Guyon).

Le toucher rectal permet en outre d'apprécier les lésions des organes avoisinants : vésicules, prostate, etc. Quant à certains symptômes qu'on tirerait de l'examen du méat, ils ont peu de valeur; Terrillon a signalé l'existence de polypes de l'urèthre chez la femme, qui ne sont nullement caractéristiques de la tuberculose vésicale.

Enfin, on recherchera l'existence d'autres manifestations tuberculeuses, surtout dans les poumons.

Marche, durée. — Elle est très variable. Il importe de distinguer les cas où la tuberculose envahit une vessie saine jusqu'alors de ceux où il existait déjà une cystite d'une autre nature.

Lorsque la tuberculose se développe d'emblée, on a devant soi, dans la période initiale, non pas une cystite tuberculeuse mais une tuberculose vésicale provoquant par congestion de la fréquence et des hématuries; souvent même ces dernières manquent; le diagnostic est alors délicat; un certain nombre de vessies dites irritables ne sont autres que des vessies où tôt ou tard évolueront des tubercules. Cette période, ordinairement courte, dure rarement plus de quelques mois. Néanmoins on voit des guérisons apparentes; les symptômes s'atténuent pour un temps, puis reparaissent par intervalles; un tel état peut alors se prolonger pendant des années.

Tout autre est le début quand les tubercules s'implantent sur un terrain qui est en pleine inflammation, comme par exemple au cours d'une cystite blennorrhagique. On peut dire que l'apparition des tubercules n'est annoncée par aucun signe qui lui soit propre : les hématuries se reproduisent peut-être plus facilement, le pus est moins abondant tandis que la violence des douleurs reste la même; ces *cas-limites* échappent à un diagnostic précoce, excepté dans le cas où un examen bactériologique, plus nécessaire que jamais, révèle la présence de bacilles de Koch; autrement on s'appuiera sur la durée de l'affection et sa résistance au traitement.

Une fois la cystite établie, sa *ténacité* est grande; d'ordinaire elle procède par oscillations. Parfois des rémissions très longues font croire à une guérison, et on les a vues se multiplier et se prolonger à un point tel que la durée totale de la maladie a atteint 5, 10 ou même 20 ans (Guyon).

Ce n'est pas la cystite par elle-même qui amène les terminaisons fatales, mais les lésions arrivées à une période avancée se propagent aux organes voisins; il s'établit des suppurations interminables, des fistules (voy. p. 340). Plus souvent encore le rein est envahi et les accidents de néphrite précipitent le dénouement.

Ainsi il existe tant de variété dans les complications qu'on ne peut fixer par des chiffres la durée totale de la cystite tuberculeuse; en général plusieurs années s'écoulent avant la terminaison fatale.

DIAGNOSTIC. — Très difficile au début, il sera basé sur l'ensemble des signes précédents. On tiendra compte de la durée des premiers symptômes et de l'absence de causes déterminantes appréciables; toute cystite, née sans cause bien nette doit être tenue pour suspecte. A ce moment la découverte du bacille est laborieuse et rare; aussi est-il de toute nécessité de pratiquer l'examen de l'appareil génital, de voir si les testicules, la prostate, les vésicules ne contiennent pas de noyaux indurés. Mais l'absence de lésions des organes génitaux n'implique pas la non-existence de la tuberculose; car la cystite tuberculeuse isolée est hors de doute aujourd'hui et souvent les organes voisins ne sont envahis qu'à une période avancée.

Il importe également de faire le diagnostic des lésions rénales. La polyurie trouble est caractéristique de la pyélonéphrite, mais on trouve rarement chez les tuberculeux le rein augmenté de volume.

Quand il existe des *calculs* vésicaux, les douleurs, les recrudescences de la cystite, les hématuries se produisent sous l'influence de la marche, des cahots de la voiture, etc., et le repos au lit les fait disparaître.

L'*hypertrophie de la prostate* se traduit au début par la fréquence des mictions, comme la tuberculose pendant la période congestive; mais les prostatiques sont d'un âge auquel on ne rencontre pas souvent la tuberculose ; la fréquence chez eux est surtout nocturne et les autres symptômes sont absolument différents.

Les *tumeurs de la vessie* s'accompagnent d'hématuries d'une abondance et d'une durée qui ne peuvent se confondre avec celles de la tuberculose et, dans l'intervalle qui sépare les accès d'hématurie, on n'observe ni douleur ni troubles de la miction.

La *cystite des rétrécis* prête aussi à l'erreur. Mais les causes ont une importance capitale et on retrouvera toujours chez ces malades une blennorrhagie ou un traumatisme antérieurs ; le début de la maladie a été différent et la miction a présenté une gêne particulière pendant un certain temps. L'exploration uréthrale ne confère pas toujours une certitude absolue ; l'instrument est souvent arrêté ; est-ce par la contraction de la région membraneuse très fréquente en présence d'une inflammation vésicale ou par un rétrécissement ? Ce point de diagnostic différentiel a été déjà exposé. (V. *Spasme de l'urèthre*, p. 145.)

Traitement. — Le traitement médical tient ici la première place. On combattra la diathèse par les moyens appropriés et déjà indiqués plus haut. (V. p. 341.) Contre la cystite on emploiera des boissons délayantes, des cataplasmes, des bains, pendant la période ou les crises aiguës ; plus tard, les balsamiques, la térébenthine sont indiqués ; on prescrira des toniques et surtout les préparations de quinquina. Enfin la douleur exige une médication particulière qu'on devra modifier souvent ; on emploiera successivement des moyens variés tels que uppositoires, lavements, injections hypodermiques, etc.

Toute *intervention intra-uréthrale doit être proscrite*, sauf le cas, bien entendu, où il y a rétention complète ou incomplète. Les instillations argentiques sont ici *dangereuses*, car elles peuvent produire une ulcération au niveau du tubercule et faire prématurément entrer la maladie dans la période d'état ; d'ailleurs, même lorsqu'elles n'amènent pas ce résultat, elles n'apportent qu'un apaisement peu marqué.

D'autres substances ont été aussi conduites sur le col au moyen d'un instillateur. Les calmants, tels que la morphine, la cocaïne, ont un effet absolument nul dans les inflammations très aiguës, ou passager dans les cas peu intenses. Dans des formes exceptionnelles où la région cervicale est très tolérante, on a porté dans la vessie, au moyen d'une sonde molle, de l'iodoforme tenu en suspension dans un liquide mucilagineux, moyen qui nous a paru amener un léger soulagement et surtout une diminution de la sécrétion purulente ; on a également employé une solution éthérée d'iodoforme à 16 p. 100 ; 40 gouttes instillées sur le col sont facilement tolérées.

Il n'en est pas de même de l'action chirurgicale portée sur la vessie elle-même, en un mot de la *cystotomie*. Celle-ci répond à un double but ; elle est dirigée d'abord contre la douleur, dans la *forme douloureuse* où elle reconnaît les indications précisées plus loin. De plus, on s'est proposé de tenter la cure radicale de la tuberculose vésicale. L'indication principale de cette dernière opération est l'existence d'une tuberculose isolée de la muqueuse vésicale, variété qui, comme on sait, n'est pas très commune. La taille hypogastrique permet alors d'attaquer directement la production tuberculeuse par le raclage ou la cautérisation de la muqueuse, etc. Une telle conduite paraît de nature à enrayer la marche du néoplasme (Guyon).

Mais les indications de cette thérapeutique dirigée contre le tubercule lui-même sont exceptionnelles. Un diagnostic précoce est d'ailleurs très difficile ; même dans le cas où il est fait de bonne heure, on n'est autorisé à proposer une cystotomie à un malade qu'en présence de très vives douleurs. C'est donc ce dernier élément qui servira de guide et qui déterminera à pratiquer l'ouverture de la vessie ; celle-ci une fois établie, on examinera le siège et l'étendue des lésions, et on pourra utilement les modifier ; mais le détournement du cours de l'urine, la suppression des fonctions de la vessie est le principal but à atteindre.

3° CYSTITE PAR TROUBLES TROPHIQUES

Ces inflammations surviennent à la suite de lésions de la moelle épinière qui sont tantôt traumatiques, telles qu'une fracture de la colonne, des coups portés sur cette partie du squelette, une blessure ayant directement intéressé la moelle, comme le fait par exemple un coup de couteau ; tantôt spontanées, telle qu'une myélite aiguë, une hématomyélie (Charcot), ou une poussée aiguë au cours d'une affection chronique de la moelle.

Les lésions, d'ordre inflammatoire, sont assez banales et consistent en une vascularisation très développée avec des altérations plus ou moins diffuses de la muqueuse ; elles ne sont pas limitées à la vessie et se rencontrent également au niveau des uretères et des bassinets. Les symptômes présentent comme caractère spécial une très grande rapidité dans leur évolution. Après l'apparition de la lésion médullaire, les urines deviennent alcalines dès les 4e, 5e, 8e jours, puis bientôt ammoniacales et exhalent une odeur gangreneuse ; souvent elles sont sanglantes ou contiennent une forte proportion de pus. Les autres symptômes, fréquence et douleurs, manquent ordinairement, car la lésion médullaire abolit en même temps la sensibilité et la contractilité. Il en résulte une rétention complète qui oblige à des cathétérismes répétés.

Cette stagnation de l'urine et l'obligation d'introduire une sonde dans la vessie, créent un ensemble de conditions favorables au développement des germes infectieux. Mais dans beaucoup de rétentions complètes de cause paralytique, on ne voit pas survenir, d'une manière fatale et rapide, de tels accidents inflammatoires. Il est donc rationnel d'admettre, avec le professeur Charcot, une action directe du système nerveux ; il s'agit de troubles trophiques des parois vésicales ; l'existence de ceux-ci est d'autant plus vraisemblable que le développement rapide de la cystite coïncide avec la production d'eschares et d'autres lésions viscérales.

C. — CYSTITES TRAUMATIQUES

Si l'on ne comprend sous ce nom que des cystites traumatiques vraies, celles qui résultent par exemple de l'action d'un instrument sur la muqueuse, l'existence d'une telle espèce ne semble pas démontrée, car la plupart de celles qu'on désigne ainsi ne se développent que par ce que des germes infectieux ont été introduits. Avec une antisepsie rigoureuse on peut exécuter dans la vessie les manœuvres les plus prolongées; on peut également, quand la vessie est ouverte, exercer un traumatisme opératoire important sur la muqueuse, la racler, la cautériser sans qu'il s'ensuive la moindre inflammation. Ces prétendues cystites traumatiques sont donc bien plutôt infectieuses.

Quant à la *cystite calculeuse* et à la *cystite par corps étrangers*, elles rentrent dans la classe des cystites traumatiques, mais leur production reconnaît un mécanisme qui sera indiqué plus loin. (V. *Calculs*, *Corps étrangers*.)

D. — CYSTITES PAR ALTÉRATIONS DE L'URINE

1° CYSTITES AB INGESTA

D'après plusieurs auteurs, ce groupe serait très nombreux et comprendrait les cystites provoquées par l'ingestion non seulement de substances toxiques et médicamenteuses, mais aussi de boissons, d'aliments particuliers. La quantité, la densité des urines rendues joueraient également un rôle.

Parmi les *médicaments*, le sulfate de quinine, les iodures ont été incriminés; les observations concernant l'abus des diurétiques et surtout des balsamiques (Chauvel, Le Dentu) sont plus probantes. Ailleurs les substances toxiques sont absorbées par la peau, ce sont le thapsia (Le Dentu) et même le sinapisme. Nous insis terons plus loin sur l'action des cantharides.

Les *modifications* de la *quantité* de la sécrétion urinaire amèneraient les troubles de la miction tantôt par exagération, tantôt par diminution de cette quantité. C'est ainsi que les boissons diurétiques provoquent des besoins non seulement fréquents, ce qui est inévitable, mais impérieux et souvent douloureux ; elles agissent plutôt en imposant un surcroît de fonctionnement à la vessie qu'elles distendent et en favorisant la congestion, que par une vertu thérapeutique spéciale. Quant à la *concentration des principes solubles* de l'urine, l'irritation qu'elle produit sur la vessie est incontestable ; à la suite de l'abus de préparations opiacées, et en particulier chez les morphinomanes (Reliquet), on observe parfois une oligurie telle que cent grammes à peine de liquide sont rendus en vingt-quatre heures. Dans ces cas les mictions sont douloureuses, fréquentes et impérieuses ; un sentiment de ténesme permanent peut aussi s'observer.

A part ces faits exceptionnels, il résulte d'observations prises par Hache sur 24 malades porteurs d'affections médicales diverses, et indemnes du côté des voies urinaires, que les différences de densité, de quantité et même d'acidité ou d'alcalinité de l'urine n'exercent aucune action sur la fréquence et les sensations de la miction.

Il est à remarquer que dans tous les cas publiés auxquels nous nous sommes rapportés, il s'agit d'irritation vésicale, peut être de congestions caractérisées par de la fréquence des mictions et par de la polyurie ; mais le diagnostic certain de cystite, basé sur la présence du pus dans l'urine, ne peut guère être établi.

D'ailleurs la muqueuse vésicale ne se laisse pas facilement influencer par les liquides plus ou moins irritants et elle offre une remarquable tolérance pour des produits anormaux tels que le pus, le sang : des hématuries se répètent souvent sans déterminer de cystite ; dans des cas plus rares, on a vu des matières fécales séjourner ou passer continuellement dans la vessie par une fistule vésico-intestinale, ou du pus versé dans ce réservoir par un abcès de voisinage sans déterminer d'inflammation.

2° CYSTITE CANTHARIDIENNE

C'est par la cantharidine qu'elles contiennent que les préparations de cantharide agissent sur l'économie. Cette substance pénètre tantôt par la peau, tantôt par l'appareil digestif. Dans ce dernier cas les accidents sont plus redoutables et se produisent plus facilement ; mais l'ingestion des cantharides, fréquente en Orient et faite dans un but aphrodisiaque, s'offre assez rarement à notre observation.

Il n'en est pas de même de l'absorption par la peau à la suite de l'application d'un *vésicatoire*. Le *séjour prolongé* de l'emplâtre vésicant semble nécessaire, quoiqu'on ait vu des cystites éclater quelques heures après son application ; une solution de continuité de la surface cutanée, des scarifications ouvrent une voie à l'agent toxique ; la poudre de camphre est un moyen prophylactique des plus infidèles (Gubler). De relevés faits par Landrieux, il résulte que la cystite suit l'application d'un vésicatoire dans la proportion de une fois sur onze.

Certains sujets présentent une susceptibilité particulière et il en est qui sont fatalement atteints de cystite chaque fois qu'ils recourent à ce topique.

La cantharidine éliminée par les reins agirait d'abord sur ces glandes ; il y aurait une sorte de vésication des tubuli ; la néphrite serait donc constante et précéderait le développement de la cystite (Bouillaud). D'après Morel-Lavallée, la cantharidine exercerait une action directe sur la muqueuse vésicale. Des expériences seraient nécessaires pour établir cette pathogénie ; on peut admettre que si une irritation du rein provoquée par le passage de l'agent toxique est constante, une véritable néphrite aiguë est rare, car la fièvre manque ordinairement, même dans les cystites les plus aiguës.

La cystite débute de 6 à 26 heures, en moyenne 18 heures, après l'application du vésicatoire (Gubler). Les symptômes présentent un degré d'intensité très variable ; Morel-Lavallée distingue trois formes ; une légère, de beaucoup la plus commune, dans laquelle les mictions sont fréquentes et un peu douloureuses et le dépôt purulent est peu abondant ; souvent même on n'y trouverait que de l'albumine ; nous nous sommes assurés que, même dans les cas les plus légers, des leucocytes existent dans les dernières gouttes d'une urine reposée.

Dans une deuxième forme, les accidents sont les mêmes, mais beaucoup plus intenses ; la quantité de pus est en particulier plus grande. Enfin, quand l'affection est portée à son plus haut degré, on observe la forme pseudo-membraneuse ; les fausses membranes ont été données quelquefois comme pathognomonique de la cystite cantharidienne ; elles indiquent seulement une intensité extrême de l'inflammation. Dans ces cas il y a en même temps hématurie plus ou moins abondante et prolongée.

La *durée* de la cystite cantharidienne, en général très courte, est de 12 à 14 heures en moyenne (Gubler). Après avoir débuté brusquement, elle cesse de même ; dans les cas très aigus elle peut se prolonger plusieurs jours, même avec un peu d'hématurie ; chez certains sujets une légère fréquence persiste pendant plusieurs semaines.

L'affection est bénigne et le pronostic en général favorable ; cependant elle peut être le point de départ d'une cystite tuberculeuse (Guyon) chez des sujets prédisposés. Nous avons vu également une cystite blennorrhagique éclater à la suite de l'application d'un vésicatoire chez un individu atteint d'uréthrite postérieure très ancienne.

La rapidité de la guérison spontanée fait que le *traitement* visera surtout les phénomènes douloureux ; des suppositoires, des préparations opiacées et belladonées seront administrées. A moins d'indications spéciales qui résulteraient de la présence de fausses membranes on évitera toute manœuvre intra-vésicale.

E. — CYSTITES PAR RÉTENTION

La cystite des rétrécis et celle des prostatiques représentent les deux types principaux de cystite par rétention et ont déjà été décrites. (V. p. 139 et p. 396.)

F. — CYSTITES SYMPTOMATIQUES D'UNE MALADIE GÉNÉRALE

Dans ce groupe on doit comprendre les cystites diathésiques et les cystites infectieuses. Parmi les premières, en dehors du tubercule et du cancer de la vessie, décrits ailleurs, nous signalerons la *cystite rhumatismale*. Son existence ne peut être mise en doute (E. Besnier) et elle est bien distincte de la cystite *a frigore* : c'est une manifestation peu commune du rhumatisme à qui elle emprunte ses caractères; elle est douloureuse, aiguë, mobile (Besnier). La *cystite goutteuse*, plus rare encore, est contestée par quelques auteurs; des observations en établissent néanmoins la réalité (Charcot, Guyon, Labadie-Lagrave).

On a vu survenir des cystites au cours de *maladies infectieuses*, telles que la pyohémie, la septicémie puerpérale, le typhus, le choléra, la variole, la scarlatine (Le Dentu), les oreillons (Kocher), etc. Très rares, elles accompagnent les états graves, et passent en général inaperçues au milieu de symptômes plus bruyants; les faits publiés sont trop peu nombreux et trop incomplets pour permettre d'en tracer un tableau clinique.

Parmi les symptômes des cystites, il en est certains, tels que la présence du pus ou du sang dans l'urine, qui sont d'ordre banal, et se retrouvent à des degrés divers dans toutes les espèces sans modifier la physionomie de l'affection ; d'autres, au contraire, prennent dans quelques cas une importance assez grande pour caractériser une variété. C'est à ce titre que la cystite douloureuse et la cystite membraneuse méritent qu'une étude particulière leur soit consacrée.

G. — CYSTITES MEMBRANEUSE ET PSEUDO-MEMBRANEUSE

Étiologie. — La production de membranes qui se détachent des parois vésicales ne constitue pas une affection primitive : elle se produit secondairement pendant le cours des cystites les plus diverses par leur nature, tuberculeuses, calculeuses, chez les prostatiques et pendant la grossesse. La *violence de l'inflammation* joue un rôle capital, et le développement des membranes ne se voit que dans les cystites suraiguës ou plus souvent pendant les *poussées* d'une intensité très grande. Au cours des cystites chroniques ou subaiguës les causes de ces recrudescences sont banales : c'est le froid, un excès quelconque, une manœuvre intravésicale ou le séjour de fragments calculeux après la lithotritie.

Pendant la grossesse, la production de fausses membranes serait due à la rétroversion de l'utérus gravide, qui comprimerait les vaisseaux et déterminerait une nécrose plus ou moins étendue de la muqueuse.

Anatomie pathologique. — Les productions membraneuses appartiennent à deux variétés différentes. D'une part, il existe une cystite pseudo-membraneuse vraie : le produit de sécrétion est un exsudat fibrineux ; d'autre part, il se fait une exfoliation de la vessie : la membrane détachée est constituée par des éléments mortifiés de la paroi vésicale propre.

Les *fausses membranes* sont quelquefois très petites et consistent seulement en de petits lambeaux flottants; dans des circonstances opposées, elles représentent un véritable moulage de toute la cavité vésicale et forment une sorte de sac. Elles sont d'un gris jaunâtre, le plus souvent friables, quelquefois, au contraire, assez résistantes; leur adhérence est également variable, sans doute suivant le degré de leur évolution. Lisses du côté de leur face interne, elles sont plus ou moins tomenteuses sur leur face adhérente qui est infiltrée de dépôts phosphatiques et calcaires (Guyon). Tous les points de la vessie peuvent en être le siège, et elles s'étendent quelquefois dans les uretères, les bassinets, l'urèthre, en un mot, sur toutes les parties qui sont en contact avec une urine altérée; la transformation ammoniacale de celle-ci paraît être une condition nécessaire à leur développement.

Au point de vue histologique, une membrane examinée par de Gennes se présentait sous l'aspect « d'une fausse membrane fibrineuse assez analogue, comme structure, à celles qu'on voit dans la diphthérie, infiltrée de cristaux et de bactéries, sans aucune trace de muqueuse vésicale ».

L'*exfoliation de la muqueuse* paraît plus rare. Tantôt il s'agit de lambeaux minces et peu étendus, tantôt d'une expulsion totale de la muqueuse, survenue après des opérations de taille (Dolbeau), après une rétention prolongée, chez une femme âgée (Dubar), et, un peu plus fréquemment, au cours de l'accouchement. Dans un cas de Pinard et Varnier, la muqueuse, presque tout entière, fut expulsée; l'examen histologique a permis de retrouver tous les éléments constitutifs de la muqueuse (Clado). Dans un autre cas, la tunique musculaire doublait la partie mortifiée ; ailleurs même (Frankenhauser), un vaste lambeau de péritoine recouvrait la portion de muqueuse expulsée.

Il faut distinguer de ces faits ceux dans lesquels des lambeaux de muqueuse ont été rendus après des accouchements laborieux, accidents dont la pathogénie est assez complexe ; la compression de la paroi vésicale joue un grand rôle auquel s'ajoute un élément inflammatoire dépendant lui-même d'une rétention d'urine.

Symptômes. — Les symptômes sont ceux d'une cystite très aiguë, ou plutôt d'un redoublement de l'acuité au cours d'une inflammation déjà ancienne ; la cause déterminante de cette poussée est quelquefois difficile à saisir.

Les urines présentent des caractères un peu spéciaux ; elles sont ammoniacales, purulentes et produisent une vive irritation des organes avec lesquels elles sont en contact, l'urèthre, la vulve, la partie inférieure des cuisses. En outre, elles exhalent une *odeur particulièrement fétide* de macération anatomique : l'hématurie est peu fréquente et de larges fausses membranes ont pu se détacher sans hémorrhagies concomitantes.

Ces diverses modifications de l'urine précèdent en général l'*expulsion des fausses membranes* qui se fait dans diverses conditions ; tantôt ce sont de petits lambeaux minces et peu étendus qui sont entraînés avec l'urine presque à l'insu du malade ; tantôt on voit de vastes exfoliations qui flottent dans la vessie, complètement libres ou encore adhérentes par un point. Elles peuvent pourtant, malgré leurs dimensions, être expulsées par l'urèthre, surtout chez la femme, en s'enroulant sur elles-mêmes. D'ordinaire, elles forment un obstacle plus ou moins complet à l'émission de l'urine ; le jet s'arrête brusquement, puis la miction s'effectue facilement au bout d'un certain temps ; ou bien, après quelques efforts, la fausse membrane apparaît au méat, suivie d'un flot d'urine fétide ; mais si elle reste engagée dans l'urèthre, la rétention complète s'établit ; les symptômes reprennent une acuité plus grande et bientôt on assiste à des accidents d'empoisonnement urineux dus à la résorption d'une urine altérée. Ces accidents septicémiques tiennent le pronostic sous leur dépendance ; ce qui le domine, c'est le séjour ou l'expulsion de la membrane (Guyon). Chez la femme on peut aider à cette expulsion au moyen de tractions exercées sur la membrane ; chez l'homme la situation devient rapidement des plus graves.

La *terminaison* n'est pas toujours aussi fâcheuse, même dans les cas où des lambeaux sphacélés des tuniques vésicales se sont détachés. La guérison, quoique exceptionnelle, est obtenue quelquefois, même très rapidement, après l'expulsion de la membrane. On a observé, mais très rarement, une rupture de la vessie.

Traitement. — On s'efforcera surtout de *combattre la rétention* au moyen du cathétérisme répété, s'il est facile et s'il ne doit pas être répété trop souvent. En cas contraire, on placera une sonde à demeure. De toute façon, des lavages antiseptiques seront pratiqués aussi fréquemment que possible, malgré l'acuité de la cystite, car il y a une indication urgente à remplir, qui est d'essayer la dissociation des membranes. A l'intérieur la médication interne conseillée plus haut sera instituée et le borate de soude, l'acide borique seront donnés à doses élevées si l'estomac peut en supporter l'administration.

On a vu combien la situation était rendue grave par la rétention due à l'engagement d'une fausse membrane ; en pareil cas, devant une issue nécessairement fatale, et lorsque le cathétérisme et les lavages sont demeurés infructueux, on est autorisé à pratiquer une cystotomie, bien qu'une opération dans de telles conditions ne doive laisser qu'un bien faible espoir.

II. — CYSTITES DOULOUREUSES

Etiologie. — Toutes les cystites peuvent aboutir à la forme douloureuse, mais certaines espèces y prédisposent plus spécialement. Telles sont la cystite blennorrhagique qui, rarement dès le début, mais après un traitement nul ou mal dirigé, s'accompagne de douleurs extrêmes; la cystite tuberculeuse qui, parmi toutes les espèces, est celle qui devient le plus souvent douloureuse; la cystite chez la femme. Un peu moins souvent la cystite des calculeux devient très douloureuse, et celle des rétrécis l'est plus rarement encore. Les prostatiques souffrent quelquefois cruellement, mais ce sont des crises qui durent plus ou moins longtemps et chez eux la cystite aboutit plus rarement à l'état douloureux que nous étudions. Par contre une cystite chez un néoplasique peut éclater sous forme de crises et s'installer d'une façon définitive.

La constitution du sujet paraît jouer un certain rôle, et les individus névropathes, impressionnables, présentent cette forme plus souvent que d'autres.

Les deux *causes occasionnelles* les plus fréquentes sont l'introduction d'un explorateur métallique et des lavages intempestifs. L'exploration est surtout nuisible chez les néoplasiques et en particulier chez les tuberculeux. Quant aux lavages, ils déterminent une distension douloureuse, tantôt par le fait de l'opérateur qui pratique une injection copieuse avec une violence plus ou moins grande, tantôt parce que des contractions vésicales très énergiques sont provoquées par la moindre quantité de liquide injecté, qui se trouve soumis ainsi à une pression très forte : c'est ce qui se produit dans les vessies dites irritables. Ailleurs enfin la cystite devient progressivement de plus en plus douloureuse sans cause appréciable.

L'état douloureux est souvent lié à l'existence d'une affection rénale. Dans ce cas, il peut y avoir concomitance d'inflammation vésicale et rénale. Il peut se faire aussi que l'affection rénale à elle seule donne lieu à des douleurs vésicales réflexes des plus violentes, qui, nous le verrons plus loin, doivent être rangées parmi les névralgies vésicales.

Anatomie pathologique. — La capacité de la vessie a diminué et, dans les cas extrêmes, la cavité vésicale paraît avoir complètement disparu ; les lésions de la muqueuse sont diverses suivant la nature de la cystite primitive.

Les altérations du muscle vésical sont *caractéristiques des cystites douloureuses.* Celui-ci est presque toujours hypertrophié et les parois mesurent 2, 3 et même 4 centimètres. C'est là un résultat des contractions violentes et répétées auxquelles la vessie est soumise, et aussi de l'inflammation propagée au tissu musculaire (Hartmann). Il y a cystite interstitielle.

Cette lésion est répartie dans toutes les régions de la vessie. Il ne s'agit donc pas là de cystite du col; les douleurs sont dues à la contraction de tout l'appareil musculaire et, s'il fallait localiser, on devrait plutôt dire *cystite du corps.*

C'est en mettant en jeu cette contracture que la distension vésicale provoque d'intolérables douleurs; celles-ci sont l'accompagnement habituel de toute contracture, que le muscle soit sain ou hypertrophié.

Symptômes. — Des trois symptômes fondamentaux de toute cystite, deux d'entre eux, la fréquence et la douleur, acquièrent une intensité des plus grandes. Chez certains malades les mictions sont *presque incessantes,* très impérieuses, et ne permettent pas même quelques secondes d'attente, d'où cette fausse incontinence dont nous avons parlé.

Les douleurs pendant la miction sont mal localisées; elles irradient au périnée, à l'anus, à l'extrémité de la verge, quelquefois, mais à un degré moindre, dans des régions très éloignées, la plante des pieds par exemple (Hartmann), le thorax, les membres supérieurs.

Vives pendant toute la durée du passage de l'urine, elles acquièrent leur maximum au moment de l'expulsion des dernières gouttes, quelquefois teintées de sang. Le malade fait des efforts considérables, s'arcboute contre les objets environnants ; très souvent on observe une poussée douloureuse du côté du fondement, accompagnée de ténesme rectal, et les matières s'échappent involontairement.

Après la miction, les douleurs se prolongent plus ou moins longtemps et durent souvent sans atténuation pendant dix et quinze minutes. Elles sont alors presque continues, car les mictions se succèdent sans relâche. Dans leur intervalle, lorsque la fréquence n'est pas extrême, il peut y avoir des moments d'accalmie ; mais il est rare que la douleur cesse complètement ; la marche, l'attitude debout, et surtout les secousses en provoquent le retour, en déterminant sans doute, par la propulsion du liquide, des distensions momentanées.

L'examen de la sensibilité se fait par divers moyens, le palper hypogastrique, le toucher vaginal et rectal, le cathétérisme.

Quand la pression hypogastrique détermine une douleur vive, on est en face d'un cas grave et d'une cystite très intense et invétérée. D'ailleurs cette sensibilité est variable, toujours plus grande lorsque la vessie est remplie. Très souvent la douleur ne se produit que lorsqu'on retire la main qui déprimait les tissus ; elle est habituellement rapportée au méat.

Le toucher rectal donne des renseignements peu précis et le fond de la vessie n'est sensible que dans les inflammations très intenses. Il n'en est pas de même du toucher vaginal qui permet d'explorer une grande partie de la vessie ; par la pression de sa face inférieure contre le pubis, on détermine une douleur qui indique que la vessie est envahie dans sa totalité et non pas seulement au niveau du col.

Le *cathétérisme* devra être fait avec un explorateur à boule. L'obstacle naturel qu'oppose le sphincter membraneux est parfois considérable ; mais celui-ci une fois dépassé, la boule parcourt la prostate et franchit le col facilement ; les contractures dites du col siègent en effet, dans l'immense majorité des cas, au niveau de la portion membraneuse. L'exploration portera surtout sur deux points : la *sensibilité* et les *dimensions*. En portant l'instrument sur le fond de la vessie, on détermine une douleur vive, très nettement accusée au moment où l'instrument heurte cette paroi ; quand cette douleur est extrême, on est en droit de soupçonner des ulcérations ou des lésions telles que des pseudo-membranes.

Pour connaître la profondeur de l'organe, il suffit de mesurer sur la tige de l'explorateur, au niveau du méat, la distance qui sépare le point où la boule exploratrice a éprouvé un petit ressaut, à son passage à travers le col, de celui où le contact du fond de la vessie produit une sensation douloureuse. Cette dimension antéro-postérieure est souvent réduite à 3, ou même 2 centimètres, au lieu de 9 à 11 qu'elle mesure normalement. La capacité de la vessie est ainsi donnée bien plus exactement qu'au moyen d'une injection intra-vésicale ; car celle-ci provoque une douleur vive, une contraction si violente que le liquide s'échappe immédiatement entre les parois de la sonde et le canal.

L'exploration métallique n'est indiquée que dans

le cas où on soupçonne la présence d'un calcul ; mais elle seule renseigne sur l'existence d'une ulcération ou d'un point douloureux dans la région cervicale, notions que ne fournit pas un instrument mou.

Marche et pronostic. — La marche de la maladie est essentiellement chronique ; un tel état ne s'installe pas d'emblée, mais, une fois constitué, il persiste pendant des mois et des années. Dès que les symptômes ont acquis une grande intensité, l'affection est fatalement progressive. Abandonnée à elle-même, une cystite douloureuse se complique tôt ou tard de lésions d'urétéro-pyélite ascendante, ou bien la mort est amenée par les progrès de l'affection première, tuberculose ou néoplasme.

Il convient de dire que la gravité est souvent moindre et on doit distinguer (Guyon) les cas moyens et des cas graves ; dans les premiers, les douleurs violentes, mais non excessives, laissent un répit plus ou moins long au malade qui peut guérir à l'aide d'un traitement approprié. Dans les cas graves les crises sont continuelles, les douleurs atroces et les lésions rénales constantes. Il existe des intermédiaires entre ces deux types qui sont susceptibles de se modifier ; un cas grave peut devenir moyen.

Diagnostic. — Le diagnostic doit porter sur deux points : distinguer la cystite des névralgies vésicales et déterminer la nature de la cystite. Dans la cystalgie vraie, on ne constate pas de pus dans les urines ; quelquefois cependant certaines névralgies vésicales sont d'origine rénale et le pus descendant des bassinets est une cause de confusion ; le diagnostic différentiel se fera en explorant directement la sensibilité vésicale par des manœuvres externes ou internes. Celle-ci est normale dans les cas de névralgie (Hartmann).

On déterminera la *nature de l'affection* d'après les symptômes concomitants propres à chaque espèce, à la tuberculose, aux néoplasmes, aux calculs, etc., et d'après les antécédents. Il est très difficile parfois de remonter à la cause première qui est souvent une blennorrhagie. Chez les femmes surtout ce diagnostic est entouré de grandes difficultés, et l'étiologie de certaines cystites devenues très douloureuses reste problématique.

Traitement. — Un traitement médical, déjà indiqué, peut et doit être employé, mais ne donne guère que des résultats incomplets. Le traitement chirurgical est souvent efficace. On sait combien la contracture de la vessie est exaspérée par la distension ; aussi les lavages vésicaux seront-ils rigoureusement proscrits. Il n'en est pas de même des instillations; les substances calmantes, la cocaïne, la morphine, possèdent une médiocre efficacité ; par contre le nitrate d'argent, dont on emploiera des solutions de titres variés, a amené d'assez nombreuses guérisons. Dans des cas invétérés, des instillations de sulfate de cuivre (2 à 5 p. 100) peuvent être pratiquées.

Pour éviter les contractions vésicales, on a essayé d'assurer l'évacuation continue de la vessie au moyen d'une sonde à demeure ; quelques succès plus ou moins éphémères ont été obtenus ; on se heurte ici à deux difficultés, ou bien on emploie une sonde molle qui a l'inconvénient de se déplacer ou de se replier ; ou l'instrument est plus rigide mais il irrite alors la région cervicale et ne peut être supporté (Hartmann).

Dans les cas graves ou lorsque les moyens précédents ont échoué, on est autorisé à intervenir chirurgicalement. Le but qu'on doit se proposer est de *supprimer la vessie physiologiquement* (Guyon), c'est-à-dire de faire en sorte que l'urine, à peine excrétée des uretères, soit évacuée au dehors sans séjourner dans la vessie dont le fonctionnement se trouve ainsi suspendu.

En assurant ainsi la vacuité de ce réservoir, on laisse dans une inertie absolue ses parois hypertrophiées et enflammées ; les lésions interstitielles s'amendent et disparaissent, la tunique musculaire, siège de ces contractures si douloureuses, est condamnée au repos et diminue d'épaisseur ; lorsqu'au bout d'un temps très long on fait en sorte de rendre à l'organe ses fonctions, les douleurs de la miction sont très amoindries ou nulles.

Les moyens employés dans ce but sont la dilatation forcée du col vésical et la taille. Les différents procédés de taille chez l'homme seront décrits à propos des calculs vésicaux ; nous exposerons ici les méthodes de dilatation chez l'homme et chez la femme, et la taille vésico-vaginale ou kolpocystotomie.

DILATATION DU COL VÉSICAL CHEZ L'HOMME

Sir H. Thompson a surtout contribué à vulgariser cette opération, qu'il désigne sous le nom de boutonnière ; il la pratique de la façon suivante :

Le malade étant placé dans la position de la taille, on introduit dans l'urèthre un cathéter qui est maintenu exactement dans l'axe du corps ; le chirurgien place alors l'index gauche dans le rectum, en dirige la pulpe en avant et appuie sur l'intestin au niveau de la pointe de la prostate. Il pratique alors sur la ligne médiane une incision de 3 centimètres et demi à 4 centimètres ; puis au niveau de l'angle inférieur de l'incision cutanée, il enfonce parallèlement au rectum, un bistouri dont le tranchant regarde en haut ; il en engage la pointe dans la cannelure du cathéter et incise sur une longueur de 1 centimètre et demi environ. Il retire le bistouri qu'il remplace par un gorgeret dont la pointe est guidée par la cannelure du cathéter jusque dans la vessie. Sur le gorgeret, le cathéter étant retiré, l'index droit est conduit dans la vessie dont il dilate le col et qu'il peut explorer.

La manière d'agir du professeur Guyon est quelque peu différente. Le cathéter cannelé est vissé sur une bougie conductrice qui en assure mieux l'introduction et la fixation. L'incision périnéale, longue de 5 centimètres environ, s'arrête à un centimètre de l'orifice anal. C'est couche par couche et non d'un seul coup que les téguments sont incisés et le doigt explore la région à maintes reprises ; lorsqu'on sent nettement les *deux bords* du cathéter cannelé au travers des tissus, le chirurgien ponctionne et engage la pointe du bistouri dans la cannelure ; il agrandit l'incision s'il est nécessaire au moyen d'une sonde cannelée. La dilatation est pratiquée non avec le doigt, mais avec un dilatateur spécial, qu'il fait glisser le long de la cannelure du cathéter jusque dans la vessie et dont la manœuvre est sensiblement la même que chez la femme (fig. 30, p. 556).

Procédé de Dolbeau. — A l'exposé de ces différents procédés nous croyons devoir joindre celui de la lithotritie périnéale de Dolbeau. Comme méthode de traitement des calculs, cette opération n'a plus guère, il est vrai, sa raison d'être depuis les perfectionnements modernes de la lithotritie ; mais elle mérite d'être conservée comme un bon moyen de dilater le col vésical.

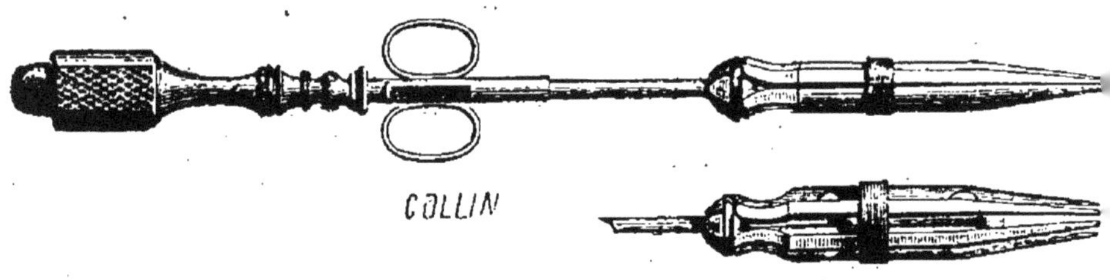

Fig. 29.

En outre des instruments généraux de la taille, cette opération exige l'emploi d'un *dilatateur* inventé par Dolbeau (fig. 29). Il se compose de six branches uniformes et disposées parallèlement, se réunissant vers leur extrémité libre de manière à constituer un cône très allongé ; au centre de ces diverses branches se trouve une tige munie de deux renflements ; au moyen d'un pas de vis on fait avancer la tige centrale et les boules qu'elle supporte font diverger les branches du dilatateur. Un système de charnières disposé vers l'articulation des branches assure une dilatation parallèle et régulière.

L'incision des téguments est peu différente de celle que nous venons de décrire ; Dolbeau procédait par petits coups et recommandait de ménager surtout les fibres du sphincter anal. Au-dessus de celui-ci, la cannelure du cathéter devient appréciable. On ponctionne alors au niveau de la rainure, puis on y introduit la pointe du dilatateur qu'on fait pénétrer sur ce conducteur dans le col vésical.

« Il faut bien se garder d'agir brusquement, car, pour que le dilatateur progresse, il est nécessaire qu'on ait agrandi l'ouverture périnéale en refoulant ses parois. Voici d'ailleurs comment on doit procéder : de la main gauche, on maintient l'instrument en place, en résistant, mais sans pointer, puis on dilate très lentement ; parvenu au milieu du pas de vis qui fait ouvrir le dilatateur, au lieu d'aller plus loin on rétrograde, l'instrument reprend alors son volume primitif et une légère pression suffit pour qu'il pénètre dans la vessie. Il est assez souvent nécessaire de faire exécuter plusieurs fois ces alternatives de développement et de resserrement avant que le cône puisse franchir complètement le col de la vessie. Dans tous les cas, lorsque l'orifice est ouvert, on reprend la dilatation et on la conduit très lentement jusqu'aux limites du dilatateur ; ce dernier est ensuite retiré doucement en ayant soin de desserrer la vis si l'extraction présentait quelques difficultés. » (Dolbeau.)

DILATATION DU COL VÉSICAL CHEZ LA FEMME

De nombreux instruments dilatateurs ont été proposés : nous décrirons d'abord celui du professeur Guyon (fig. 30).

Il se compose d'un conducteur composé de quatre tiges métalliques qui sont réunies à une de leurs extrémités par une sorte de bouton arrondi ; à l'autre extrémité elles supportent chacune un segment d'un cercle métallique brisé qui permet de maintenir l'instrument

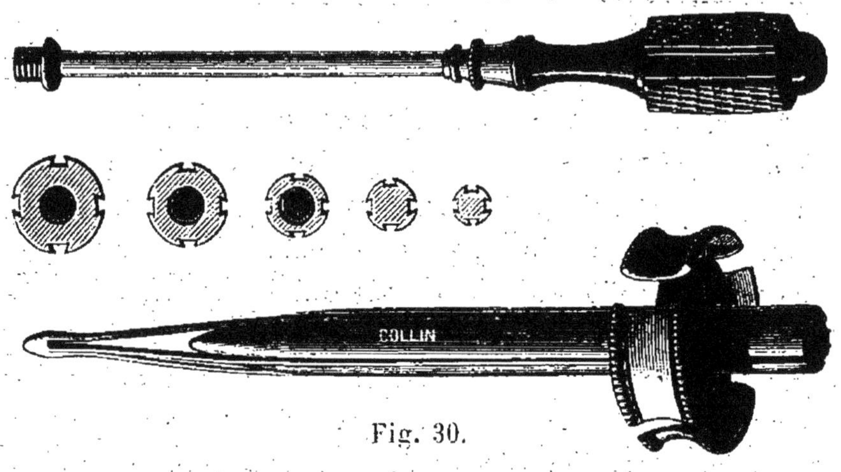

Fig. 30.

avec solidité, tout en laissant aux branches la liberté de s'écarter et de se rapprocher. Des mandrins métalliques, de grosseur progressivement croissante, sont creusés de quatre gouttières dans lesquelles les tiges doivent s'engager.

La femme étant placée dans la position de l'examen au spéculum et soumise à l'anesthésie, on introduit le conducteur dans la vessie en ayant soin que l'extrémité ne vienne offenser en aucun point les parois vésicales.

L'instrument étant maintenu de la main gauche dans une position convenable, on engage successivement les mandrins avec beaucoup de douceur et très lentement dans la rainure. Le plus gros a un diamètre de 2 centimètres.

Un saignement plus ou moins abondant suit cette dilatation mais s'arrête ordinairement de lui-même aussitôt qu'on laisse les organes au repos. Pour éviter les déchirures du méat, on peut y pratiquer deux petites incisions latérales (Duplay).

Beaucoup d'autres instruments peuvent servir à cette dilatation. Le dilatateur de Dolbeau permet d'agir très méthodiquement. Plus simplement on peut employer

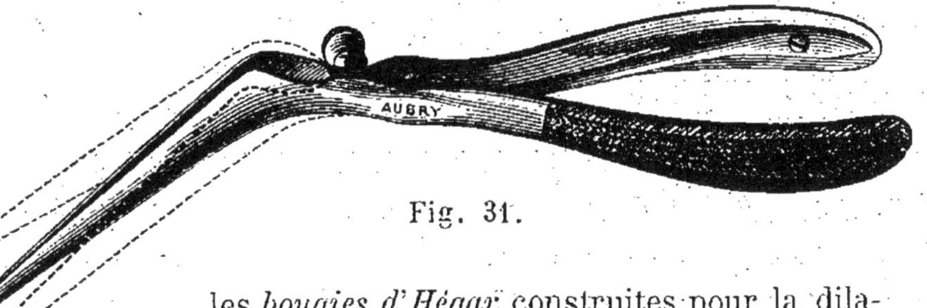

Fig. 31.

les *bougies d'Hégar* construites pour la dilatation du col utérin (Pozzi). A l'aide du dilatateur à trois branches de Tripier (fig. 31), en usage pour les trajets fistuleux, nous avons obtenu une bonne dilatation. On a encore employé un dilatateur préputial (Richet), un petit dilatateur à deux branches agissant transversalement (Tillaux), de petits spéculums en buis (Simon), etc.

Quel qu'ait été l'instrument mis en usage, il est bon de laisser une sonde à demeure pendant deux ou trois jours; des irrigations antiseptiques seront faites doucement et sans violence, mais on évitera des injections copieuses.

Cette opération est en général d'une grande bénignité ; cependant on a signalé des déchirures et des ruptures de l'urèthre, des hémorrhagies abondantes, de l'infiltration d'urine ; l'accident le plus fréquent est l'incontinence consécutive. Elle cesse le plus souvent après quelques séances d'électrisation, mais il existe des cas où elle s'est définitivement établie.

TAILLE VÉSICO-VAGINALE. — KOLPOCYSTOTOMIE

Les instruments nécessaires sont : une valve de Sims très large, un bistouri droit, des cathéters cannelés de formes variées ; ceux qui sont employés pour la taille chez l'homme peuvent servir ; on se trouvera mieux d'un cathéter construit sur les indications d'Hartmann, dont la forme rappelle celle d'une sonde de Sims, et qui présente au lieu d'une cannelure, une longue et étroite fenêtre (fig. 32) ; enfin des seringues, des pinces à forcipressure, des fils à ligature, des drains, etc.

La femme est placée dans la position de l'examen au spéculum, les cuisses fortement repliées sur le tronc. La région vulvaire aura été rasée et lavée, le vagin irrigué à l'aide d'une solution antiseptique, et la vessie lavée avec une solution boriquée. On déprime alors la paroi postérieure du vagin avec une valve de Sims et on introduit par l'urèthre un cathéter, qu'un aide maintient bien exactement sur la ligne médiane et qui fait saillie à travers la paroi vésico vaginale. Le doigt reconnaît alors les deux extrémités de la cannelure, et avec le bistouri on ponctionne la paroi à 1 centimètre en arrière du col vésical. L'incision doit être faite d'un seul coup sur une étendue de 3 à 4 centimètres et comprendre toute l'épaisseur de la cloison vésico-vaginale ; procéder couche par couche, c'est s'exposer à un glissement et à ce que les deux plaies vaginale et vésicale ne soient pas parallèles. Pour éviter ce chevauchement, Emmet conseille de saisir les tissus rendus saillants par le cathéter à l'aide d'un tenaculum et de pratiquer la section avec des ciseaux.

L'hémorrhagie, rarement abondante, est ordinairement facile à arrêter au moyen d'irrigations très chaudes ou

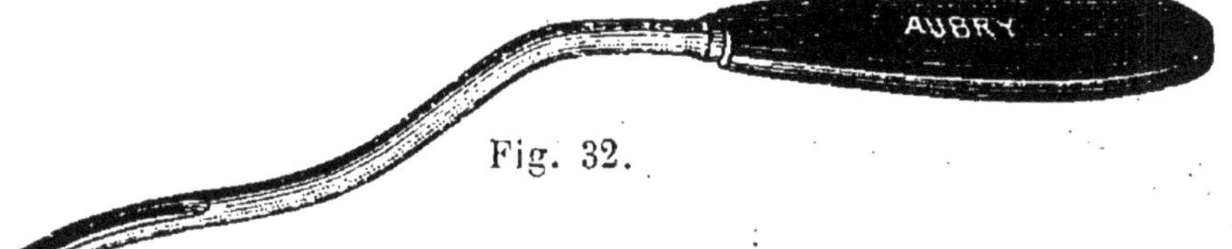

Fig. 32.

de perchlorure de fer ; quelquefois, surtout quand les parois sont très épaissies, deux ou trois artérioles nécessitent une ligature, assez difficile d'ailleurs à pratiquer ; on peut comprendre l'artère dans une anse de fil comme pour une suture (Emmet).

Si l'on veut maintenir la fistule ouverte, un drain doit être placé dans la plaie à l'un des bords de laquelle il est fixé par une anse de fil métallique. Malgré cela la plaie à une grande tendance à se fermer, même quand l'incision a été faite au thermo-cautère. Dans ce but Bozeman a conseillé d'exciser une portion de la cloison vésico-vaginale. Il vaut mieux (Emmet) chercher à mobiliser la muqueuse vésicale et la suturer à la muqueuse vaginale, en bordant de cette façon chaque lèvre de la plaie.

CHOIX DE L'OPÉRATION

Tous ces procédés ne possèdent pas une valeur égale et chacun d'eux reconnaît des indications particulières. La dilatation du col chez l'homme donne en général des résultats incomplets et surtout éphémères; il est rare que l'amélioration persiste au delà d'un petit nombre de jours, car le col reprend ses fonctions; il faudrait pour cela pousser la dilatation à un degré considérable, et il en résulterait des déchirures dont il serait difficile de limiter l'étendue. Chez la femme cette opération est un peu meilleure; mais encore n'est-ce que dans les cas moyens que la dilatation forcée a pleinement réussi (Hartmann).

La taille donne des résultats préférables. Chez la femme, la taille vésico-vaginale ou kolpocystotomie est l'opération de choix. Chez l'homme, la taille périnéale a donné quelques succès, mais la section hypogastrique assure plus complètement le repos de la vessie. Elle permet d'ailleurs de mieux explorer, de voir les surfaces malades et de les modifier directement au cours de l'opération. Une fistule vésicale ainsi établie doit être maintenue béante pendant longtemps; cette durée ne peut être fixée d'avance, et est proportionnée à l'intensité des cas; mais elle ne sera pas inférieure à plusieurs mois. On a vu que chez la femme, quel que soit le moyen employé, la plaie vésicale à une tendance très grande à se fermer.

Toutes les cystites douloureuses sont justiciables de ce traitement chirurgical. Lorsque l'état général est relativement bon, on est en droit d'espérer et on a obtenu des guérisons complètes ; tout au moins les douleurs cessent immédiatement et ne reparaissent pas pendant tout le temps que persiste l'ouverture anormale.

En face d'un état grave, par exemple d'une tuberculose à manifestations multiples, ou d'un néoplasme à une période avancée, des contre-indications sont imposées par l'état général, dont une trop grande détérioration empêche toute intervention, quelle qu'elle soit. Mais en dehors de ces cas où la cachexie est extrême, la cystotomie sera faite, moins dans le but de prolonger la vie des malades, que de supprimer d'intolérables douleurs.

CHAPITRE VI

CORPS ÉTRANGERS DE LA VESSIE

Étiologie. — Les corps étrangers de la vessie, presque toujours *introduits par l'urèthre*, peuvent être classés comme les corps étrangers uréthraux. Ils ont pour cause :

1° Un accident de cathétérisme, — 2° une manœuvre érotique, — 3° un accès de folie.

Le mode de progression dans le canal a été étudié à propos des corps étrangers uréthraux. On sait que les érections et les tiraillements exercés sur la verge jouent le plus grand rôle.

Dans certains cas, un corps étranger est *introduit par une voie accidentelle :* A la suite d'un traumatisme, pénètrent par une plaie de la vessie une balle, un lambeau de vêtement, une esquille, etc. ; ailleurs, à la faveur d'une inflammation ou d'une ulcération des parois, une fistule vésico-intestinale livre passage aux matières fécales, à des noyaux de fruits, des débris d'os ; par une fistule hypogastrique tombent des pièces de pansement, de la charpie, etc.

Il existe des faits très rares de pilimiction : quand un

kyste dermoïde s'est ouvert dans la vessie, on peut y rencontrer de la matière sébacée ou des débris osseux.

Caractères et nature. — Les corps étrangers de la vessie sont de trois sortes : 1° flexibles, mous ou de petit volume ; 2° longs mais friables ; 3° longs et résistants. On a rencontré les plus variés et les plus bizarres, nous citerons seulement :

1° Des sondes de caoutchouc, des petites bougies, des écheveaux de fil, des morceaux de linge, des racines, une chaîne de montre, ou bien des haricots, des pois, des coquillages, des grains de plomb, des boucles d'oreille, des fragments d'un lithotriteur, etc. ;

2° Les corps étrangers de forme allongée qui peuvent se briser spontanément, être broyés ou se plier, rentrent dans la catégorie précédente. Tels sont des sondes de gomme, des tuyaux de pipe, des morceaux de craie, des tiges de cire, des épingles à cheveux, des tubes de verre ;

3° Les objets allongés, mais non fragiles comme les précédents, sont : des crayons, des porte-plumes, des fragments de sondes, des aiguilles d'acier, des étuis à aiguilles.

Position dans la vessie. — La présence de ces corps étrangers est plus fréquente chez la femme. Les corps étrangers des deux premiers groupes que nous venons de signaler, se placent dans une situation indéterminée ou obéissent à l'action de la pesanteur.

Les corps rigides et mousses, longs de 6 à 9 centimètres se placent *transversalement* (Guyon et Henriet).

En effet, de tous les diamètres vésicaux, le transversal est seul constant et offre un espace suffisant pour les loger.

Une tige de plus de 9 centimètres ne peut pénétrer que lorsque que la vessie est distendue. Elle conserve alors une direction verticale ou oblique. Les objets de faibles dimensions flottent dans la vessie ou gardent une grande mobilité.

Modifications des corps étrangers pendant leur séjour. — Quand ils sont mous et flexibles, ils se pelotonnent et se nouent (Guyon). Au bout de peu de temps, le corps étranger, quel qu'il soit, s'incruste de phosphates, surtout de phosphate ammoniaco-magnésien. La rapidité avec laquelle se dépose la couche phosphatique dépend du degré d'altération de la vessie : elle est plus grande lorsqu'il y a cystite. Elle varie aussi avec la nature du corps étranger : les objets de fer et de fonte s'incrustent plus facilement que ceux de plomb (Hache). S'ils sont allongés, leur revêtement phosphatique inégalement déposé les rend fusiformes.

L'altération des parois vésicales n'est pas constante, et la cystite peut n'apparaître que tardivement. Elle est d'autant plus précoce que le corps étranger est plus offensif, chargé de matières septiques, ou capable d'amener une rétention. Une ulcération peut se produire aux deux extrémités du corps étranger, lorsqu'elles sont arc-boutées contre la paroi. On a même vu quelquefois une perforation. Des lésions ascendantes s'observent assez rarement.

Symptômes. — Les symptômes des corps étrangers

sont souvent nuls : la tolérance de la vessie est telle, que certains d'entre eux sont restés plusieurs années dans la vessie sans donner lieu à aucun trouble. En général, au bout d'un temps plus ou moins long, apparaissent des signes fonctionnels analogues à ceux des calculs; toutefois, si le corps étranger est arc-bouté contre les parois vésicales, les symptômes de locomotion sont peu marqués ou nuls. Les signes physiques fournis par le toucher rectal ou vaginal, le palper hypogastrique et le cathétérisme sont également ceux de la pierre dans la vessie. L'exploration intra-vésicale devra être conduite avec beaucoup de douceur, car les mouvements imprimés à un corps long ou offensif seraient dangereux pour les parois.

Lorsque le corps étranger a séjourné un certain temps, une cystite éclate ordinairement à un moment donné; toutefois, elle n'est pas constante et reconnaît presque toujours une cause occasionnelle, telle qu'un cathétérisme septique. On assiste alors à des poussées aiguës, séparées par des accalmies; ailleurs elle est chronique d'emblée, avec des crises aiguës très violentes. La contraction des parois sur un corps offensif donne naissance à une ulcération lorsqu'il y a contact prolongé, c'est-à-dire en présence d'un corps étranger trop long : la perforation, qui en est parfois la conséquence, résulte aussi de la contracture violente du muscle vésical sur le corps étranger.

Marche, durée. — Assez souvent, le corps étranger est expulsé spontanément (28 fois sur 87 corps étrangers d'origine traumatique). On a vu rendre ainsi un morceau d'étoffe, une aiguille, une épingle, une bougie conductrice. Cette expulsion se voit même quand le corps a subi l'incrustation phosphatique (Le Dentu).

L'engagement dans le canal donne lieu à des phénomènes de rétention, à des douleurs et des hémorrhagies : le pronostic en est grave.

L'expulsion par une voie artificielle peut se produire après ulcération et perforation vésicales. Le pronostic en est également sévère, sauf chez la femme, lorsque c'est la cloison vésico-vaginale qui est intéressée.

Diagnostic. — Les commémoratifs ont une grande importance pour le diagnostic, mais, en pareil cas, il faut toujours se défier des renseignements donnés par le malade. On tâchera de connaître la nature, la longueur et la consistance du corps étranger, données importantes au point de vue du traitement.

L'exploration uréthrale doit toujours précéder l'exploration vésicale. Celle-ci, lorsqu'elle est tentée à l'aide d'un explorateur à petite courbure, ne donne que des renseignements vagues si le corps étranger est mou : à cet instrument on doit préférer l'explorateur de Collin. Il est disposé comme un petit lithotriteur; dans l'intervalle de deux mors existe une petite pédale qui met en mouvement une sonnerie à trembleur, lorsqu'un corps étranger, si mince qu'il soit, empêche la fermeture exacte de l'instrument (fig. 33).

Souvent l'existence d'un corps étranger servant de noyau à un calcul n'est reconnue qu'au moment d'une opération de taille ou de lithotritie.

Traitement. — Le traitement comprend trois indica-

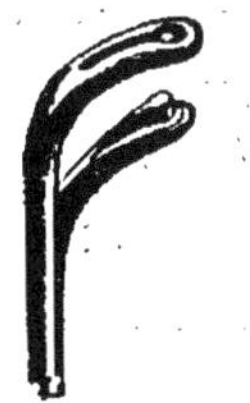

tions : 1° faciliter l'expulsion spontanée du corps étranger; 2° en tenter l'extraction; par les voies naturelles; 3° par une voie artificielle.

1° *Faciliter l'expulsion spontanée.* On attend quelques jours pour laisser reposer la vessie, et l'on dilate au besoin l'urèthre. Les succès sont très rares.

2° *Extraction par les voies naturelles.* Si le corps est petit (pois, grains de plomb, perles, etc.), on emploiera l'aspirateur comme après la lithotritie. S'il est friable à un degré quelconque (morceau de craie, tuyau de pipe), on essaiera l'écrasement, à moins que les fragments obtenus ne risquent de blesser les parois vésicales, comme s'il s'agit, par exemple, d'un morceau de verre ou d'une esquille osseuse ; dans un cas de ce genre, pourtant, Le Dentu a obtenu un succès.

Si l'objet est de nature à être plié, on se servira d'instruments particuliers appelés *plicateurs*, disposés comme un lithotriteur et possédant deux mors : le mors femelle largement fenêtré laisse passer le mors mâle, mousse sur tous ses points. Celui-ci peut dépasser en arrière la branche femelle et être ensuite ramené en avant : un corps étranger qui s'interpose aux deux mors dans la première de ces positions est saisi dans le mouvement de retrait et plié de telle façon que

Fig. 33.

ses deux extrémités regardent en arrière. A défaut de plicateur, un lithotriteur à mors plat, modifié par Bazy, avec une branche mâle plus large que la branche femelle et la débordant, donnera un aussi bon résultat.

Si l'objet allongé n'est ni friable, ni susceptible d'être plié (morceau de bois, crayon, porte-plume), on essaiera de le sectionner à l'aide de divers instruments : sécateur de Caudmont, lithotriteur à branche mâle coupante, etc. Cette section permettra rarement l'expulsion spontanée, mais elle facilitera les manœuvres ultérieures.

Les corps étrangers placés transversalement dans la vessie, ne pouvant être saisis que par leur milieu, sont souvent difficiles à extraire ; on a imaginé pour ces cas des instruments *redresseurs* ou *basculeurs*. La préhension simple à l'aide d'un lithotriteur doit toujours être essayée, et permet, rarement il est vrai, de saisir l'objet par une extrémité et suivant son axe. Une manœuvre recommandée par Caudmont est la suivante : la prise étant faite sur un point quelconque, on ramène le corps étranger vers le col, on desserre un peu les mors et on tire soigneusement à soi ; le corps étranger glissé tout en restant saisi ; une fois à l'extrémité, on serre de nouveau les mors et l'on tente l'extraction. Il est utile de se guider par le toucher rectal ou vaginal (Guyon). Le basculeur de Le Roy d'Etiolles, les redresseurs de Collin sont des instruments ingénieux : il en existe deux modèles ; l'un (fig. 34) n'est applicable que chez la femme ; l'autre (fig. 35) spécialement construit pour l'homme ; mais ils fonctionnent mal quand il y a incrustation phosphatique. Dans ces cas, on peut briser l'en-

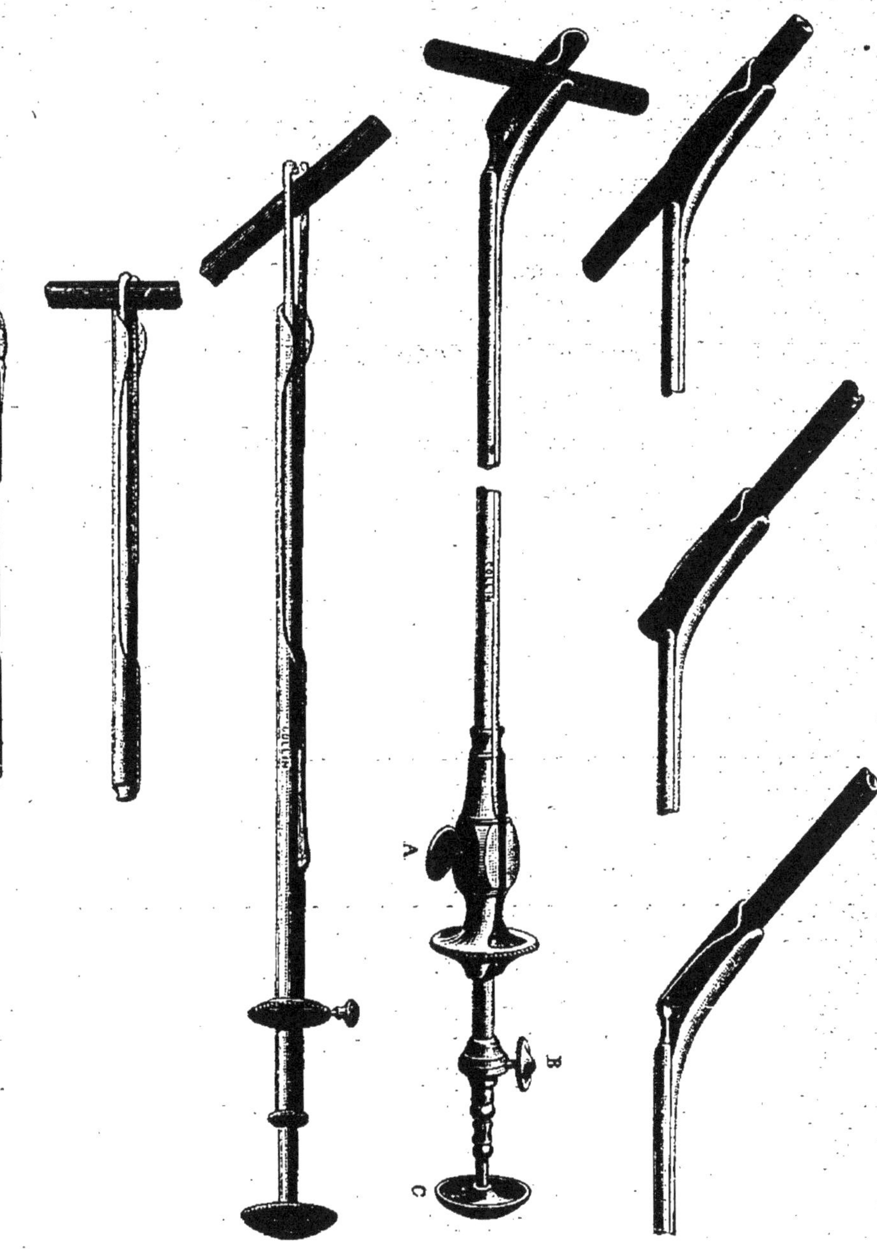

Fig. 34.

Fig. 35.

veloppe au moyen d'un lithotriteur et tenter ensuite l'extraction par les voies naturelles.

3° *Extraction par une voie artificielle.* Cette voie peut être la région périnéale ou la région hypogastrique.

Les manœuvres que permet la taille périnéale sont trop limitées lorsqu'on a affaire à un corps offensif ; elles sont insuffisantes lorsque le corps est volumineux. Cette taille convient seulement aux corps petits, mais alors elle peut être remplacée par une opération plus simple, la boutonnière périnéale.

Lorsque le corps étranger est offensif ou volumineux, lorsque la vessie est atteinte de cystite, la taille hypogastrique permet seule des manœuvres convenables.

CHAPITRE VII

CALCULS VÉSICAUX

ÉTIOLOGIE

Causes générales. — Les conditions *climatériques* jouent un rôle assez mal déterminé; si le climat peut avoir une influence, le genre d'alimentation, l'hygiène, les diathèses, si différents suivant les pays, ont ici une importance dominante.

Rares en Autriche et en Suède, c'est en Angleterre, en France, en Hollande, en Danemark que les calculs sont le plus fréquents. En Asie, l'Inde tient le premier rang et les calculs y seraient plus communs qu'en aucun point du globe; la Perse viendrait après. On en observe peu dans l'Amérique du Nord, au Brésil, à la Plata et dans les pays environnants. Les documents incomplets et forcément inexacts, sur lesquels on a basé ces évaluations, ne permettent de leur accorder qu'une valeur relative.

Sexe. — La pierre est beaucoup plus commune chez l'homme, dans la proportion de 5 femmes contre 100 hommes (Coulson), de 42 contre 1,100 (R. Leroy d'Étiolles). Cette rareté paraît due à la sobriété de la femme et surtout à ce que chez elle la disposition de l'urèthre et de la vessie permet une évacuation facile aux calculs qui descendent du rein.

Age. — Les calculs sont de tous les âges. Des statistiques anciennes dues à Cheselden, à Robert Smith, à Civiale, montrent une prédominance marquée de l'affection calculeuse chez les enfants. D'abord, il faut tenir compte du nombre des sujets vivants à chaque âge, et cette proportion étant établie, on voit que les vieillards sont plus souvent atteints (Le Dentu). Ces statistiques ont été faites d'après des relevés d'hôpital, et les enfants pauvres sont assez souvent calculeux; de plus, on doit reconnaître qu'autrefois le diagnostic du calcul était rarement posé chez les vieillards; on rapportait leurs symptômes urinaires à la tuméfaction prostatique. Aujourd'hui, les relevés de Thompson montrent, au contraire, que les calculs se voient surtout de cinquante à soixante-dix ans dans la proportion de 65 p. 100, et de 22 p. 100 au-dessus de soixante-dix ans. Sur 210 calculeux lithotritiés par le professeur Guyon, on trouve : au-dessous de cinquante ans 10.47 p. 100, de cinquante à soixante-dix ans, 70 p. 100, au-dessus de 70 ans, 20 p. 100.

L'influence du milieu social est à noter ici; les enfants pauvres sont très sujets à la pierre, les riches beaucoup moins; la proportion inverse s'observe chez les vieillards (Le Dentu).

Hérédité. — Elle est incontestable, à la condition qu'on

comprenne ainsi, avec Bouchard, non pas l'hérédité de la maladie, mais celle de la disposition morbide. D'ailleurs, il existe un grand nombre d'observations où les calculs vésicaux s'observent de père en fils et simultanément chez les divers membres d'une même famille.

Diathèses. — C'est surtout pour la gravelle urique que l'influence de la diathèse est frappante : toutes les manifestations de l'*arthritisme*, la goutte en particulier, sont susceptibles de précéder, d'accompagner ou de suivre cette variété de gravelle et même d'alterner avec elle. La gravelle oxalique a quelquefois commune origine avec la précédente. Quant aux concrétions phosphatiques, on doit admettre, avec Bouchard, que certaines maladies générales ont pour résultat de déterminer la présence de l'ammoniaque dans les urines et favorisent ainsi la précipitation des phosphates; mais leur formation dépend le plus souvent d'une cause exclusivement locale.

L'influence du genre *d'alimentation* est importante, et la thérapeutique doit en tenir grand compte. La production des calculs uriques et, dans certains cas, des calculs phosphatiques, est favorisée par un régime riche en substances azotées, une nourriture abondante, surtout lorsque s'y joint le défaut d'exercice; celle des calculs oxaliques résulte d'un régime exclusivement végétal, de l'abus de certains légumes et de fruits qui contiennent de l'acide oxalique tout formé, tels que l'oseille, les tomates, le céleri, les pommes, les poires, etc. Ainsi s'expliquent, d'une part, la fréquence des calculs uriques chez les riches (surtout chez les vieillards), d'autre part, celle des calculs oxaliques chez les pauvres (en particulier chez les enfants), ainsi que dans certaines contrées de l'Orient, la Perse, par exemple.

Quant aux *boissons*, les vins des grands crus de Bourgogne hâtent le développement de la gravelle urique, que retarderaient les vins blancs mousseux (de Champagne, du Rhin, etc.); en revanche, ces derniers sont propres à charger l'urine d'acide oxalique. Enfin, d'après Denis Dumont, le bon cidre serait un agent d'immunité pour les Normands, non seulement en raison de ses propriétés diurétiques, mais à cause des carbonates alcalins qu'il renferme et qui en font un véritable lithontriptique.

Causes locales. — Les causes locales qui jouent un rôle dans la production de la pierre sont de trois ordres :

1° L'irritation, l'*inflammation* de la muqueuse des voies d'excrétion de l'urine ;

2° La *stagnation de l'urine*, dont les causes principales sont l'atonie ou la paralysie de la vessie, la présence d'un obstacle à l'émission de l'urine, hypertrophie prostatique, rétrécissement uréthral ; enfin, certains états morbides qui forcent le malade à uriner couché, et par suite, à conserver dans son bas-fond vésical une plus ou moins grande quantité d'urine.

En réalité, la stagnation seule ne suffit pas à déterminer la formation d'un calcul : elle agit par la cystite qu'elle provoque, et la fermentation ammoniacale qui en résulte (Guiard). L'urine devenant alcaline, le phosphate de magnésie passe à l'état de phosphate ammoniaco-magnésien et de phosphate de chaux, qui, l'un et l'autre insolubles dans un milieu alcalin, se précipitent.

3° Une dernière cause locale est la présence de *corps étrangers* qui donnent lieu à des calculs secondaires en se recouvrant de sels calcaires et de phosphates. Ce dépôt ne se fait pas, comme on l'a cru, à la façon dont se précipite un sel autour d'une baguette de verre plongée dans une solution concentrée ; il ne se produit qu'en présence d'une cystite.

ANATOMIE PATHOLOGIQUE

Caractères extérieurs. — En général, le calcul est unique ; quelquefois il en existe deux ou trois, ou même beaucoup plus ; on en a compté jusqu'à cinquante-cinq (Portal), et même mille (Keyes). Sur 296 cas empruntés à la pratique du professeur Guyon, 158 fois il existait un seul calcul ; 70 fois les pierres étaient multiples ; 68 fois leur nombre n'est pas précisé.

Le *volume* est généralement en raison inverse du nombre. Les calculs qui atteignent des proportions colossales et acquièrent le volume d'un œuf de poule, de dinde et même d'autruche (Le Roy d'Etiolles), sont en général solitaires. Sur 134 calculs lithotritiés par le prof[r] Guyon et mesurés avant l'opération, on en comptait :

Au-dessous de 2 centim.	10
De 2 à 3.	25
De 3 à 4.	80
De 4 à 5..	16
De 5 et au-dessus	3

Les plus denses sont formés d'oxalate de chaux, puis viennent ceux d'acide urique, d'urate d'ammoniaque, enfin les phosphatiques. Les plus gros pesaient 750 grammes (Deschamps, La Charrière), et 1,400 grammes (Bacle).

Rarement un calcul représente une sphère ou un ellipsoïde parfait; il revêt la forme d'un ovoïde plus ou moins aplati, d'un cône, d'une pyramide à angles effacés. La forme polyédrique, habituelle pour les pierres multiples, s'explique par la présence de facettes qui se correspondent.

Une surface lisse indique habituellement un calcul urique. Les phosphatiques sont assez souvent grenus, et ceux d'oxalate de chaux offrent des saillies mamelonnées qui rappellent l'aspect d'une mûre et qui les fait désigner sous le nom de calculs mûraux.

La couleur blanche appartient aux concrétions de phosphate d'ammoniaque, de phosphate de chaux, de carbonate d'ammoniaque. Les calculs d'acide urique sont d'un jaune fauve, de même que les calculs d'urates dont la teinte est plus grisâtre. Quant à la couleur noire, elle n'existe, le plus souvent, qu'à la surface; pourtant, les calculs d'oxalate de chaux sont quelquefois noirâtres dans toute leur épaisseur.

La consistance est très variable, depuis la concrétion diffluente et pâteuse, qui, par écrasement, forme une sorte de mortier adhérent aux mors de l'instrument, jusqu'à la pierre dure comme le marbre, résistant dans la vessie au lithotriteur comme elle résiste au marteau une fois extraite, tous les degrés intermédiaires se rencontrent ; quelquefois le calcul est formé de couches concentriques de consistance inégale : tantôt il est dur au centre, tantôt mou à la périphérie, mais plus rarement c'est le contraire.

Structure. — Lorsqu'on fait la coupe d'un calcul, il est le plus souvent facile d'y reconnaître deux parties distinctes : une centrale qui est le *noyau*, et une périphérique qui est l'*écorce*.

Le *noyau*, en général foncé et d'aspect homogène, est constitué par une agglomération de substances précipitées de l'urine : acide urique, urates, oxalates, phosphates ; quelquefois il est formé de mucus, de sang, de fibrine, de débris de tissus normaux ou pathologiques provenant des parois de l'appareil urinaire, d'œufs d'entozoaires, etc. Il est habituellement unique ; cependant on a, dans plusieurs calculs, trouvé deux et même trois noyaux (Leroy d'Etiolles).

L'*écorce* présente à la coupe un aspect tantôt uniforme, tantôt granuleux et elle semble formée de grains agglomérés par une matière unissante ; ou bien elle est lamelleuse, rappelant la disposition d'un oignon (Robert, Bayle) ; c'est le calcul alternant des Anglais.

L'écorce et le noyau ne sont pas toujours en contact : le vide qui les sépare quelquefois est attribuable à la rétraction du noyau, lequel est alors formé de matière organique (mucus, caillot sanguin, fibrine, etc.) ; dans certains cas la rétraction peut aboutir à la disparition complète du noyau.

Mode de formation. — Avant tout nous ferons remarquer que ni l'état pathologique des voies urinaires, ni la quantité exagérée de matières en solution dans l'urine ne suffisent pour donner naissance à un calcul ; deux questions sont à résoudre : pourquoi les substances normales ou anormales en solution dans l'urine se précipitent-elles ? Pourquoi s'agglutinent-elles en masse (Pousson) ?

La première de ces questions a reçu de Scherer la solution suivante : la précipitation des sels résulte de fermentations que subit l'urine dans l'intérieur de ses voies d'excrétion. Ces fermentations sont de deux ordres : l'une, acide, décompose les urates et met en liberté l'acide urique ; l'autre, alcaline, décompose l'urée en carbonate d'ammoniaque, sel peu fixe dont la base se déplace avec la plus grande facilité pour former des urates et des phosphates.

Quant à l'agglutination, elle a été diversement interprétée. D'après Ch. Robin, l'adhésion, toute physique, résulte simplement de la juxtaposition immédiate par contact réciproque des particules constituantes.

Une théorie récente, que nous résumons d'après Pousson, explique mieux l'agglomération des sels sous forme de calculs, c'est la théorie des colloïdes. Cette théorie part de deux faits démontrés par un expérimentateur anglais, G. Rainey :

1° Les sels qui se précipitent au sein d'une solution gommeuse tendent à revêtir la forme de sphères d'une structure tout autre que les cristallisations ordinaires de ces mêmes sels. Ce qu'on explique en disant que la viscosité de la gomme, intimement mélangée à la substance saline, détruit la polarité du cristal et laisse les molécules obéir à la loi de mutuelle attraction.

2° Ces sphères artificiellement produites, placées dans de nouvelles solutions gommeuses de densité différente, se brisent, se désagrègent et retournent à leur disposition moléculaire primitive.

Un autre savant anglais, W. Ord, appliquant les recherches de Rainey à l'étude de la lithogénie, est parvenu à déterminer le rôle des différentes substances colloïdes contenues dans l'urine normale (mucus? matière colorante), ou pathologique (albumine, sucre, sang, pus). Il a démontré que, sous leur influence, les corps en dissolution dans l'urine sont susceptibles, par suite d'une modification de leur forme cristalline, de s'agglomérer, de se modeler en sphéroïdes, en un mot de constituer des calculs. La présence des substances colloïdes prime tout dans la théorie de Ord : lorsqu'elles manquent, un individu, rendît-il des quantités d'acide urique et d'urates, ne fera jamais de calcul ; lorsqu'elles existent au contraire, la production des concrétions est probable.

Non seulement, de toutes les explications proposées celle que nous venons de résumer explique le mieux la précipitation et l'agglomération en masse, mais c'est elle aussi qui concorde le mieux avec les faits cliniques.

Accroissement des calculs. — Les phénomènes qui président à l'accroissement sont mieux connus.

Un corps étranger venu de l'extérieur ou formé dans l'organisme (noyau d'acide urique, d'oxalate, etc.), constitue un centre d'attraction autour duquel se précipitent sous forme de grains ou de lamelles les diverses substances solides en dissolution dans l'urine. Une concrétion urique peut ainsi s'entourer d'une couche de phosphates qui se déposent à sa surface.

Les calculs d'acide urique et d'oxalate s'accroissent lentement ou vite selon que leur structure est compacte ou spongieuse ; les phosphatiques sont ceux dont le développement est le plus rapide : quelques mois leur suffisent pour atteindre un volume considérable.

Les calculs une fois formés présentent, dans des circonstances fort rares d'ailleurs, un phénomène curieux : celui de la *fragmentation spontanée*. On suppose que l'urine, se trouvant avoir à un moment donné une réaction et une densité différentes de celles qu'elle avait au moment de la formation du calcul, détermine une désintégration moléculaire. Ailleurs l'imbibition pénètre jusqu'au noyau, le gonfle et fait éclater le calcul.

Classification des calculs. — Fourcroy divisait les calculs en trois groupes :

1° Calculs simples, formés d'une seule substance, en totalité ou presque totalité ;

2° Calculs composés, constitués par plusieurs matériaux sans très grande prédominance de l'un d'eux ;

3° Calculs ayant pour noyau un corps étranger.

Keyes propose la classification suivante, que nous adopterons :

1er *groupe. Calculs primaires :* se développent dans une urine acide, ou du moins non alcaline.	Calculs d'acide urique.
	— d'urates, de soude, de potasse, de chaux.
	— d'oxalate de chaux.
	— de cystine.
	— de xanthine.
	— de carbonate de chaux.
	— de phosphate bicalcique.
	— d'indigo.

2e *groupe. Calculs secondaires ou symptomatiques* : se développent dans une urine alcaline et en présence de lésions inflammatoires de la muqueuse urinaire.	Calculs d'urate d'ammoniaque. — de phosphate tricalcique. — de phospate ammoniaco-magnésien. — de phosphate amorphe de chaux. — d'urostéalithe.

Les caractères des principales variétés chimiques des calculs urinaires sont résumés dans le tableau suivant que nous empruntons à Pousson.

VARIÉTÉS CHIMIQUES	NOMBRE ET VOLUM
Calcul d'acide urique (souvent pur, parfois mélangé de différents urates et d'oxalate de chaux; fréquemment recouvert de couches phosphatiques). — Le plus fréquent. — *Calcul primaire.*	Souvent multiples s'ils son tits. Solitaires s'ils sont de m volume. — En général, peu v mineux.
Calcul d'oxalate de chaux (rarement pur; souvent mélangé d'acide urique, d'urates divers, de carbonate de chaux; fréquemment enveloppé de dépôts phosphatiques). — Presque aussi fréquent que l'acide urique. — *Calcul primaire.*	Presque toujours solitaire. - dépasse guère le volume d noix.
Calcul de phosphate tribasique (chaux, ammoniaque, magnésie). — Il constitue l'enveloppe extérieure du plus grand nombre des calculs uriques, uratiques et oxaliques; il forme les concrétions qui se développent autour des corps étrangers. — *Calcul secondaire.*	En général, unique. — Vol très variable, allant des plus tites concrétions jusqu'aux monstrueuses.
Calcul d'urate d'ammoniaque (très rarement pur, presque toujours mêlé avec l'acide urique, l'oxalate de chaux et les phosphates). — *Calcul secondaire.*	Unique. — Peu volumineu

ASPECT EXTÉRIEUR	ASPECT DE LA COUPE	CONSISTANCE
rme ovale, assez souvent aplati ne un galet. Présentant souvent des tes s'ils sont multiples. — Couleur e fauve. — Surface extérieure partrès polie, souvent râpeuse ou granuse à grains très fins.	Deux aspects différents : A, lamelliforme ; B, amorphe, uniforme, présentant parfois des fissures rayonnantes.	Très dure, parfois cependant molle, principalement lorsqu'il existe des fissures rayonnantes.
nd, sphérique. — Couleur gris sombrun, parfois noir; exceptionnelle- jaunâtre ou rougeâtre. — Aspect rieur très rugueux, tuberculeux, *iforme*. Certains petits calculs d'oxade chaux prenant naissance dans le , sont arrondis, lisses, rappelant un n de chènevis.	Couches lamellées, fortement ondulées.	Très dure; résiste très souvent aux instruments broyeurs.
moule au début sur le corps qui sert de noyau et prend également la ne de l'endroit où il se développe qu'il est gêné. Sa tendance est d'afer la forme sphérique. — D'un blanc ou moins sale, gris, quelquefois nâtre. — Aspect extérieur parfois z lisse et poli à l'œil, mais râpeux, ueux, granuleux au toucher.	Parfois lamellée, d'autres fois granulée, d'autres fois amorphe.	Variable en rapport avec le mode de structure et la prédominance de l'une des bases.
vale et aplati. — Gris ardoisé ou leur de terre glaise. — Aspect extér lisse ou granuleux.	Lamellée, mais les lamelles sont si intimement unies que la fracture paraît souvent amorphe.	Fragile et très propre à la lithotritie.

VARIÉTÉS CHIMIQUES	NOMBRE ET VOLUM
Calcul de phosphate ammoniaco-magnésien (presque toujours mélangé à la chaux, ainsi que nous l'avons vu). — Forme seul très rarement des calculs, mais il entre assez souvent dans la composition des couches des calculs alternants. — *Calcul secondaire.*	Très variable.
Calcul de phosphate de chaux (presque toujours mélangé au précédent). — Très rare. — *Calcul secondaire.*	Variable. En général, pet
Calcul de carbonate de chaux (très rarement pur dans l'espèce humaine, se rencontre assez souvent chez les herbivores; chez l'homme, il est presque toujours mélangé à l'oxalate et aux phosphates de chaux). — Très rare. Se rencontrerait plus souvent dans les reins que dans la vessie. — *Calcul primaire.*	Le plus souvent multiples les reins. — Ne dépasse grosseur d'une noix.
Calcul de cystine (il est pur ou mélangé d'acide urique, de phosphate, d'oxalate ou de carbonate de chaux). — *Calcul primaire.*	Ordinairement solitaire, assez souvent multiples. — raiement petit; mais on trouvé qui pesaient plu onces.
Calcul de xanthine. — Excessivement rare. — *Calcul primaire.*	Petit.
Calcul d'urostéalithe. — Excessivement rare. — *Calcul secondaire.*	Toujours multiples. — Var

ASPECT EXTÉRIEUR	ASPECT DE LA COUPE	CONSISTANCE
rrégulièrement arrondi. — Blanc, ce en séchant. — Surface cristalline.	Coupe crayeuse, cristalline et non lamellée.	Friable, très facile à lithotritier.
onstitue très rarement des masses rées; se présente sous l'aspect de sses informes, mélangées de mucus ressemblant à du mortier. — Grisâtre.	»	Très molle, empâte les instruments.
Quelquefois blanc, mais plus souvent s, jaunâtre, brunâtre, rougeâtre ou onzé, parfois ambré. — Surface sout grenue.	Lamellée en couches curvilignes, concentriques au noyau. Quelquefois les noyaux sont multiples.	Très dure.
Arrondi. — Ordinairement jaunâtre. elquefois blanc ou tout à fait noir. La oration s'altère à la longue. — Aspect e ou comme rongé à la surface.	La coupe est d'un vert pâle, d'aspect cireux, non lamellée. La fracture donne une surface brillante, satinée.	Molle et friable, bon pour la lithotritie.
Brun ou rougeâtre. — Surface lisse polie.	Lamellée, prend l'apparence de la cire par le frottement.	Consistance analogue à celle de l'acide urique.
Arrondi, aplati. La configuration fie en raison de la grande malléabi- é de la substance constituante. — nâtre ou brunâtre.	Aspect cireux.	Consistance molle et malléable.

Position du calcul dans la vessie. — Comme les concrétions sont en général petites et libres, elles occupent ordinairement les parties déclives de la vessie, le bas-fond par exemple. Elles siègent quelquefois au niveau du col ou même au sommet du réservoir : cette situation est due bien moins souvent à l'existence de cellules et de colonnes vésicales qu'aux contractions partielles de l'organe ou au volume considérable de la pierre, qui lui permet de s'arc-bouter contre les parois par ses deux extrémités (Guyon).

A mesure que son volume augmente, le calcul se déplace plus difficilement. Il finit par déformer le point de la vessie dans lequel il séjourne : c'est ainsi qu'on voit, chez certains vieillards, le bas-fond déprimé constituer une véritable loge qui prend l'empreinte de la pierre. Chez la femme, l'utérus soulevant la partie médiane de la vessie, l'excavation est bi-latérale.

En outre, le calcul peut-être fixé. Cette fixité tient à l'une des causes suivantes (Pousson) :

1° Prolongements de ce calcul dans les orifices naturels, rarement dans les uretères, plus souvent dans l'urèthre ;

2° Enchevêtrement dans des productions villeuses émanées des tuniques vésicales.

3° Enchatonnement dans une cellule. Moins commun qu'on ne l'a cru, l'enchatonnement se rencontre surtout chez l'homme âgé, atteint depuis longtemps déjà de troubles urinaires. Il n'est pas rare que le calcul enchatonné déborde la poche dans laquelle il est contenu, affectant alors la forme d'un sablier ou d'une gourde ;

sa surface est très souvent irrégulière. Quant à la loge, elle sera étudiée plus loin (v. *Cellules vésicales);*

4° Enkystement. Cette disposition est excessivement rare : le calcul est contenu tout entier dans la paroi et séparé de la cavité vésicale par une membrane plus ou moins mince.

Lésions vésicales. — L'inflammation vésicale développée sous l'influence d'un calcul est loin d'être constante. Aussi doit-on distinguer dans une vessie de calculeux les lésions de la cystite et celles qui sont le fait de la présence du calcul.

Ces dernières sont peu nombreuses; sous l'influence de l'irritation et des contractions provoquées par le calcul, la *tunique musculaire s'hypertrophie*, mais à un degré beaucoup moindre, toutefois, que lorsqu'il existe une cystite concomitante. L'hypertrophie est générale ou partielle ; celle-ci est plus fréquente et se présente sous la forme de colonnes, qu'on rencontre seulement vers le col, au début de l'affection, et qui, plus tard, envahissent le bas-fond.

Les lésions dues à la *cystite* offrent peu de particularités chez les calculeux. La forme aiguë se rencontre surtout dans les cas où un calcul primitif est descendu tout formé des voies supérieures; elle se montre en général à la suite d'une cause occasionnelle bien nette. Dans des conditions inverses la vessie est enflammée depuis longtemps; une urine ammoniacale a donné naissance à des concrétions phosphatiques; ce sont les lésions d'une cystite chronique qu'on rencontrera dans ces cas. D'ailleurs, sur un ensemble de calculeux, la cystite ne s'observe guère que chez la moitié des sujets. Sur un relevé de 82 malades, 43 étaient atteints de cystite; chez 13 d'entre eux cette inflammation était primitive et chez les autres elle était provoquée.

Signalons enfin quelques lésions extrêmement rares, telles que les ulcérations de la muqueuse par un calcul volumineux et, à titre de curiosité pathologique, la perforation spontanée des parois et l'issue du calcul par une voie artificielle.

SYMPTÔMES

Parmi les signes physiques ou fonctionnels que nous allons étudier, il est de règle de n'accorder une valeur absolue qu'au contact direct de la pierre avec un explorateur métallique. Sans doute, une telle constatation confère la certitude; mais on n'en doit pas moins observer avec le plus grand soin les symptômes fonctionnels, qui fournissent les plus précieux indices et conduisent à une extrême probabilité. Parmi eux, il n'en est pas, il est vrai, un seul qui soit véritablement pathognomonique, mais en les considérant dans leur ensemble, et suivant les conditions où ils se produisent, on arrive presque sûrement au diagnotic.

Symptômes fonctionnels. — Nous étudierons successivement les douleurs ; les troubles de la miction ; les modifications de l'urine.

Douleurs. — Il est rare que les premières douleurs soient spontanées, c'est presque toujours à la suite d'une *cause occasionnelle bien nette*, une course à pied ou en voiture, un saut, une chute, que le malade éprouve une sensation insolite dans la région vésico-uréthrale. Ordinairement les mêmes sensations se reproduisent sous l'influence des mêmes causes ; cependant une longue période peut s'écouler pendant laquelle la douleur n'apparaît plus.

Tôt ou tard cependant, elle s'installe ; et, selon son mode d'apparition, est alors spontanée ou provoquée.

Sauf complication, les douleurs véritablement *spontanées sont rares :* nous entendons par ce mot des sensations qui prennent naissance absolument sans cause provocatrice ; mais, comme dans certains cas le moindre mouvement peut les faire naître, on comprend comment elles affectent l'apparence de la spontanéité. En règle générale les calculeux ne souffrent pas quand ils gardent le décubitus horizontal : « ils sont guéris la nuit » (Guyon).

Les *causes provocatrices* sont de deux ordres ; tantôt le calcul est actif et c'est son déplacement sur la muqueuse vésicale qui est perçu ; tantôt le calcul reste immobile et la vessie en se contractant sur lui détermine une irritation de la muqueuse.

Nous avons déjà indiqué sommairement les conditions dans lesquelles les symptômes dus à la locomotion du calcul se produisaient : la marche, le saut, la course, l'équitation, les voyages en voitures ; dans ces dernières, les chocs sont plus douloureux dans les voitures légères que dans des omnibus ou des wagons de chemins de fer, par exemple, plus surtout qu'en tramways. Il faut ici invoquer la position dans laquelle se trouve placé le sujet : le calcul oscille latéralement, tandis que dans une voiture ses mouvements sont antéro-postérieurs et portent la pierre sur la muqueuse du col, qui est la plus sensible. Le roulis d'un navire donne les mêmes sensations.

Les douleurs produites par les *contractions vésicales* apparaissent au moment où le calcul entre en contact intime avec la muqueuse. Aussi les sensations sont-elles moins vives lorsque la vessie contient une certaine quantité d'urine qui empêche ce contact ; il faut ajouter à cela que le calcul baignant dans du liquide, perd, en vertu de la loi d'Archimède, une partie de son poids et appuie moins lourdement sur la vessie. C'est donc quand celle-ci se vide que les douleurs se manifestent ; les parois s'appliquent sur le corps étranger, le chassent et le refoulent sur le col qui est doué d'une grande sensibilité ; on voit donc pourquoi c'est à la fin de la miction que les douleurs se montrent ou acquièrent le maximum de leur intensité, et pourquoi elles se prolongent, en vertu d'un réflexe par lequel les contractions persistent tant que la sensibilité est mise en jeu.

Ces phénomènes sont *plus marqués chez les enfants* et les adultes ; ils manquent ou sont à peine sensibles chez les vieillards, dont la prostate très développée empêche le calcul de venir buter contre le col. D'une intensité variable quand la vessie est simplement irritée et non enflammée, les douleurs sont d'une violence extrême quand il y a cystite.

Dans ces cas, leur prolongation après la miction ne vient pas seulement de la pression sur la muqueuse ; elle est due également à la contracture du muscle vésical hypertrophié.

Presque nulle dans l'état de repos ou ne consistant qu'en une gêne au périnée ou au rectum, cette douleur éclate sous l'influence d'une des causes ci-dessus énumérées, se fait ressentir *in situ* et par irradiations.

Les douleurs *locales* ont un maximum qui est rapporté du bas-ventre, du périnée, aux aines; on dit souvent qu'elles siègent au col de la vessie. Le fait est anatomiquement vrai, mais les sensations qui en résultent sont difficiles à préciser.

Des *irradiations* ont lieu en divers sens : du côté de l'appareil génito-urinaire, elles se font sentir surtout à l'extrémité de la verge, au niveau du gland. Les malades prennent instinctivement l'habitude d'y porter la main, et beaucoup contractent ainsi des habitudes de masturbation ; l'organe est dans un état de demi-érection; dans certains cas où cette congestion était devenue habituelle, on aurait constaté un allongement du prépuce et même une hypertrophie de la verge. Ces sensations existent surtout chez les enfants et les adultes; elles manquent le plus souvent quand la prostate hypertrophiée défend le col contre les contacts du calcul ; aussi peut-on en rapporter l'origine au col vésical.

On observe des irradiations dans les bourses et les testicules, d'autres au niveau de la région rectale ; d'autres enfin, d'une interprétation plus difficile, se font sentir, rarement il est vrai, dans les membres supérieurs, plus souvent dans la cuisse, la jambe, la plante du pied et le gros orteil (Guyon) auxquels cette douleur est souvent limitée ; elle affecte la forme lancinante et a fait quelquefois penser à une névralgie ou à une attaque de goutte.

Les *troubles de la miction* consistent en une douleur qui se montre surtout, comme nous venons de le voir, à la fin de la miction et qui se prolonge quelque temps après. Il s'y joint le plus souvent de la *fréquence* influencée par la marche, une course en voiture, etc.; elle atteint ainsi un plus haut degré pendant la journée et elle cesse la nuit, bien différente, par conséquent, de celle des prostatiques qui s'exagère pendant le décubitus dorsal. La réunion de ces deux symptômes, fréquence et douleur, fait souvent porter le diagnostic cystite; mais celle-ci n'existe pas en réalité, sauf dans les cas que nous étudierons bientôt.

Un signe souvent donné comme pathognomonique du calcul est l'*interruption brusque du jet*. Il n'a de véritable valeur que dans des circonstances très particulières que voici : chez l'adulte, et surtout chez l'enfant, il peut se faire qu'une pierre mobile et de petites dimensions vienne, pendant la miction, se placer sur l'orifice vésical et le bouche, à la manière d'une soupape. Le malade voit alors le jet s'arrêter brusquement et éprouve en même temps une sensation plus ou moins pénible qui irradie le long de l'urèthre. Mais il est nécessaire pour cela que le col soit dans une position déclive; aussi ce phénomène ne se produit que dans la *position verticale* et cesse quand le malade est couché. Au contraire, lorsque la prostate est développée, lorsqu'il existe un bas-fond vésical, le calcul ne peut être amené en contact avec le col, même dans la station debout. Il en est ainsi pour les calculs volumineux et peu mobiles qui s'arc-boutent par leurs extrémités aux parois de la vessie. Aussi, lorsqu'on aura constaté une interruption brusque du jet, soit chez un prostatique, soit chez un sujet qui urine couché, ne devra-t-on pas rapporter ce symptôme à la présence d'un calcul, mais à une altération de la région cervicale ou bien plus souvent à un spasme de la région membraneuse.

Les signes tirés de l'aspect du jet sont peu importants; les modifications survenues dans son volume, aussi bien que dans la force de projection et la durée de la miction, ne tiennent pas à la présence du calcul. La *rétention* est exceptionnelle ; elle se produit dans les conditions déjà indiquées pour l'arrêt brusque du jet et annonce qu'un calcul s'est engagé dans l'orifice vésical ou dans l'urèthre. Dans des circonstances plus rares, elle est le fait d'un spasme réflexe de la région membraneuse. L'incontinence reconnaît un mécanisme analogue, et s'observe à la suite de l'engagement d'un calcul irrégulier qui obture le col, tout en laissant passer un peu d'urine.

Parmi les *modifications des urines*, la plus importante est l'*hématurie*. Par elle-même, celle-ci n'a pas de signification précise ; elle en acquiert une considérable en raison des circonstances au milieu desquelles elle se produit. En effet, elle n'est *jamais spontanée :* à la suite d'une course à pied ou en voiture, d'une promenade à cheval, etc., le malade rend pendant une miction une certaine quantité de sang, intimement mélangé à l'urine, sans que les dernières gouttes soient plus teintées que les premières ; l'hémorrhagie, en général peu abondante, se produit au moment où le calcul heurte violemment la muqueuse et ne se prolonge pas, à moins que le traumatisme ne se renouvelle. La sensation douloureuse concomitante manque souvent et les sujets sont quelquefois très étonnés de rendre une urine sanglante sans en avoir été averti d'aucune manière.

L'hématurie est la seule modification que la présence même du calcul apporte aux urines ; leur composition chimique n'est pas altérée ; le pus, les dépôts glaireux de l'urine sont l'indice d'une cystite concomitante primitive ou secondaire. La quantité rendue est normale : il est rare qu'on observe chez les calculeux de la polyurie, comme chez beaucoup d'autres urinaires. L'expulsion de sables, de concrétions pendant la miction est un phénomène important à rechercher parmi les commémoratifs, mais qui n'indique nullement la présence actuelle d'une pierre dans la vessie.

Tels sont les symptômes de l'affection calculeuse dans la majorité des cas, c'est-à-dire dans ceux où les parois vésicales sont plus ou moins irritées, mais non enflammées. La présence de la cystite imprime d'importantes modifications à ce tableau ; elle est même inséparable de toute une classe de calculs dits secondaires, auxquels elle donne naissance ; mais elle ne constitue qu'une complication (Guyon) et nous avons cru devoir en faire une description à part, aussi bien pour rester dans la réalité des faits, que pour isoler et mieux mettre en lumière les symptômes propres aux calculs.

SIGNES PHYSIQUES. — Le *toucher rectal* ne peut donner de renseignements chez le vieillard, ni chez l'adulte ; chez l'enfant on doit y recourir d'autant plus que le cathétérisme est difficile à pratiquer sans chloroformisation : il ne faut pas se contenter de palper la paroi antérieure du rectum ; il est nécessaire de lui imprimer un choc brusque capable de soulever la pierre qui retombe ensuite sur le doigt. Même chez l'enfant, le toucher rectal, souvent négatif, ne renseigne ni sur le volume, ni sur la forme du calcul. Dans quelques cas le *toucher vaginal* permet aussi de le sentir facilement ; ce moyen d'exploration est important, car chez la femme le cathétérisme vésical ne confère pas toujours une certitude absolue quand il est négatif, en raison de la grande capacité de la vessie et de la dépressibilité de ses parois (Guyon).

Le toucher rectal et le toucher vaginal peuvent se *combiner avec la palpation hypogastrique*, mais un calcul, à moins qu'il ne soit très volumineux, échappe à ce mode d'exploration qui, d'ailleurs, ne fournit aucun renseignement sur ses divers caractères.

L'*exploration intra-vésicale* donne des résultats plus certains. Mais elle n'est pas toujours sans danger et ne peut être indifféremment pratiquée chez tous les calculeux. Ainsi elle est contre-indiquée quand un malade présente de la fièvre ou d'autres manifestations d'intoxication urineuse. Un individu qui arrive de voyage ou qui vient de quitter son travail, ne doit y être soumis qu'après un certain repos. Quant aux calculeux atteints de violentes douleurs de cystite, ils ne peuvent la supporter sans le concours de l'anesthésie chloroformique ; il en est de même des enfants et des sujets trop impressionnables.

L'usage de la cocaïne a été récemment préconisé (Carrié). On a dit qu'une solution de cet alcaloïde, injectée dans l'urèthre et dans la vessie, supprimait toutes les contractions de l'urèthre, du col et du corps même de la vessie pendant l'opération de la lithotritie. A plus forte raison serait-elle efficace pour faciliter le cathétérisme explorateur. Il existe à ce sujet des différences individuelles très grandes ; d'une façon générale, la cocaïne a une action réelle sur les muqueuses non enflammées ; mais elle est inefficace dans les cas de cystite.

Depuis Civiale, les auteurs attachent une grande importance aux manœuvres préparatoires. On désigne sous ce nom l'introduction répétée tous les jours ou tous les deux jours, de bougies coniques olivaires de diamètre progressivement croissant : ces manœuvres ont pour but, moins de dilater l'urèthre que de l'habituer au contact des instruments. Elles ne sont nécessaires que lorsqu'il existe un rétrécissement ; au cas contraire, *on doit s'en abstenir*, car elles sont souvent le point de départ d'une cystite qui retarde ou rend dangereux le cathétérisme vésical.

Les sondes et bougies en gomme, droites ou coudées, peuvent révéler parfois l'existence d'un calcul, mais ces renseignements sont incertains et livrés au hasard. Les instruments explorateurs de la vessie doivent être métalliques, d'argent, d'acier ou de maillechort ; ce sont les sondes exploratrices et les lithotriteurs.

Nous ne reviendrons pas sur les règles du cathétérisme ni sur celles de l'exploration de la vessie en général (v. p. 442). Le malade est placé dans le décubitus dorsal, le siège relevé par un coussin peu épais. Une injection vésicale est ordinairement inutile ; la vessie, quand elle contient une petite quantité de liquide, expose moins à méconnaître une concrétion que lorsqu'elle est trop vaste, car alors l'instrument s'y égare, et surtout lorsqu'elle est distendue, car elle se contracte sur lui. Le mieux est de la trouver modérément remplie; si elle n'est pas dans cette condition, on pourra, quand elle n'est ni enflammée ni trop irritée, évacuer l'urine et injecter une petite quantité d'une solution boriquée (v. p. 39, 442).

C'est de l'*explorateur plein* à petite courbure qu'on se servira (fig. 7, p. 38), de préférence à la sonde exploratrice canaliculée. L'instrument une fois dans la vessie est poussé en arrière jusqu'à la rencontre de la paroi postérieure, puis son bec est incliné d'un côté et ramené vers le col en glissant sur la muqueuse. On recommence la même manœuvre de l'autre côté. Si l'on n'a rien rencontré, l'instrument est renversé, l'extrémité du bec maintenue en bas de façon à explorer tout le bas-fond et à circonscrire le col. Cette recherche est-elle encore négative, on parcourt de nouveau la vessie, mais en soulevant le bec au moyen de petits mouvements de rotation imprimés à la tige et en l'abaissant rapidement de façon à exercer une percussion douce sur les parois vésicales. Le bec peut ainsi pénétrer derrière un pli de la muqueuse ou une colonne qui dissimulerait un calcul.

Le contact de celui-ci et de l'instrument est annoncé par une *sensation* et un *son*. La sensation transmise à la main du chirurgien est celle d'un frottement et, si le calcul est gros, d'une résistance des plus caractéristiques et qui prête peu à l'erreur. Cependant la certitude absolue n'est acquise que lorsqu'on entend un bruit métallique. Le son que produit la rencontre des calculs et de l'instrument est tantôt clair et éclatant, et il indique alors un calcul d'une dureté plus ou moins grande, tantôt faible, sourd et peu distinct comme il arrive quand la pierre est molle. Un choc double ou multiple révèle l'existence de deux ou plusieurs calculs.

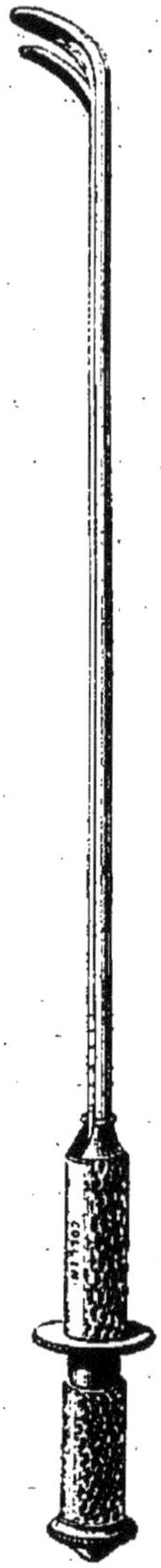

Il est très utile, surtout au point de vue du choix de l'opération, de déterminer les dimensions du calcul. On a souvent recommandé de se servir dans ce but de brise-pierre, et en particulier du brise-pierre explorateur de Collin (fig. 36). En saisissant le calcul entre l'écartement des branches, on arriverait à connaître exactement ces dimensions. Une telle précision est plus théorique que réelle : les calculs sont rarement d'une forme régulière et l'écartement des branches de l'instrument peut aussi bien donner la mesure du petit que du grand diamètre du calcul : il reste donc toujours de l'incertitude (Guyon). De plus, certains calculs friables s'écrasent très facilement au moindre contact. On risquerait donc en exerçant une pression même légère sur le calcul de le faire éclater, et de commencer malgré soi une opération qu'on n'est pas toujours en mesure de compléter au moment d'une exploration.

Fig. 36.

L'instrument métallique à petite courbure permet d'arriver à une approximation égale. Pour cela on exécute les mouvements de percussion dont nous avons parlé. Aussitôt que le premier contact est obtenu, le chirurgien place un doigt sur la tige au niveau du méat, puis ramène l'instrument en avant; il continue ainsi jusqu'à ce que la percussion ne rende plus un son métallique. Il note alors sur la tige la distance qui sépare son doigt du méat et qui donne la dimension d'un des diamètres du calcul; ordinairement c'est le plus grand, le calcul occupant une situation antéro-postérieure.

Il est cependant des cas où le lithotriteur est nécessaire pour dépister un calcul : c'est lorsque celui-ci, de petites dimensions ou d'une densité très faible, fuit devant l'instrument sans donner une sensation nette du contact. Pour en apprécier l'existence, on peut aller à sa recherche avec les mors renversés du lithotriteur, ou mieux, par une manœuvre que nous décrirons plus loin, on déprime le fond de la vessie avec l'instrument ouvert, puis une série de secousses fait tomber dans la concavité de l'instrument le ou les calculs. Il suffit alors de rapprocher les branches pour les saisir et en constater la présence.

On a inventé aussi dans ce but des instruments destinés à amplifier le son : tels sont un tube acoustique adapté au manche de l'explorateur et dont l'extrémité libre se place dans le conduit auditif du chirurgien. Tel est aussi le microphone ; l'usage de cet instrument peut induire en erreur en transmettant des sensations exagérées : le moindre choc contre un pli de la muqueuse ou contre une colonne se traduit par un bruit intense qui peut faire croire à une concrétion.

Citons, en dernier lieu un appareil aspirateur (voy. *Lithotritie*) qui permet d'entendre un cliquetis très caractéristique, lorsqu'un calcul, entraîné par le courant liquide, vient heurter l'œil de la sonde métallique. Ce moyen, précieux pour rechercher les derniers débris après une lithotritie, convient moins bien pour une première exploration.

Malgré tout, l'exploration peut rester négative quoiqu'il existe un calcul. Les causes d'erreur sont les suivantes : la pierre est située dans une cellule, fait absolument exceptionnel. Une prostate qui forme une saillie considérable peut également cacher un calcul; il est rare cependant qu'on ne l'atteigne pas en renversant le bec et en élevant le manche de la sonde. Presque toujours ce sont les contractions partielles de la vessie qui dissimulent le calcul ; aussi mettra-t-on le moins possible en jeu cette contractilité vésicale. Enfin, il existe une difficulté particulière d'exploration chez la femme, dont la vessie irrégulière et dépressible permet au calcul d'échapper aux recherches ; aussi ne faut-il pas craindre de multiplier et de varier les manœuvres. Il en est de même chez l'enfant.

L'erreur contraire a été commise et on a cru quelquefois avoir rencontré un calcul lorsque l'instrument est venu heurter sur une colonne dure et résistante ; on se rappellera que la percussion et la production d'un son métallique sont nécessaires pour le diagnostic.

DIAGNOSTIC

Le diagnostic se fera d'après l'ensemble des symptômes fonctionnels et surtout d'après leur mode d'apparition et leur succession. On interrogera les commémoratifs ; un malade qui a, pendant longtemps, rendu des calculs après des coliques néphrétiques et qui cesse de les évacuer à la suite d'une de ces crises, conserve probablement dans la vessie un calcul qui s'accroîtra chaque jour. Chez un prostatique atteint de cystite chronique très ancienne, l'apparition d'une hématurie est un signe important lorsqu'elle survient en l'absence de toute rétention ou d'une autre cause congestive. L'hématurie des calculeux est tellement caractéristique qu'elle ne peut guère être confondue avec celle d'autres affections vésicales. Elle n'a pas la spontanéité ni l'abondance de celle des néoplasmes; le sang ne s'écoule pas en plus grande quantité à la fin de la miction comme chez les tuberculeux, ou dans la cystite blennorrhagique; enfin, celle des prostatiques apparaît dans des circonstances déterminées.

Les douleurs, nettement influencées par les mouvements, ont ici un caractère particulier : cependant, dans certains cas de prostato-cystite tuberculeuse, les secousses de la marche provoquent des douleurs; mais celles-ci existent aussi la nuit, alors qu'elles cessent chez les calculeux.

MARCHE, DURÉE, TERMINAISON

La marche de l'affection calculeuse varie suivant les individus, l'état antérieur de la vessie et la nature du calcul.

S'il s'agit d'un enfant, d'un jeune homme, la pierre peut se manifester d'abord par un arrêt brusque du jet de l'urine. Le fait est rare; le début est le plus souvent marqué par une hématurie après une course forcée, une partie de chasse, une promenade en voiture ou en chemin de fer, en un mot, après une secousse quelque peu violente : la miction devient douloureuse, quelquefois dès ce moment, d'ordinaire un peu plus tard. L'hématurie et la douleur ainsi provoquées disparaissent presque toujours au bout d'un temps plus ou moins court, pour se produire de nouveau chaque fois que le malade s'expose aux mêmes causes.

Les calculs descendus du rein dans une vessie saine, ne donnent lieu, pendant longtemps, à aucun symptômes, grâce à la tolérance de la vessie pour les corps étrangers. De grandes différences individuelles existent sur ce point ; certains malades souffrent dès le début ; chez d'autres une pierre acquiert des dimensions importantes, sans provoquer de symptômes caractéristiques. Les calculs phosphatiques développés dans une vessie malade affectent une marche spéciale que nous étudierons plus loin.

La *durée* de l'affection ne peut être fixée, même approximativement. Tel malade jouit pendant dix ou quinze ans d'une santé générale assez bonne, tel autre est rapidement atteint de symptômes graves. Le degré d'altération des parois de la vessie joue ici un rôle capital. On a, d'ailleurs, peu de données sur la rapidité du développement des calculs, plus lent quand ils sont uriques que lorsqu'ils sont phosphatiques.

L'*expulsion spontanée* du calcul est une terminaison rare ; elle se produit surtout chez la femme lorsqu'il est petit ou qu'il a subi la fragmentation spontanée ; dans certains cas, on l'a vu s'effectuer par une voie artificielle, par exemple par une fistule périnéale consécutive à une opération de taille.

COMPLICATIONS

Elles sont générales ou locales.

Les complications locales comprennent la cystite calculeuse, l'engagement du calcul dans le col et la rétention complète.

Cystite calculeuse. — L'inflammation des parois vésicales n'est pas, comme on l'a souvent avancé, la conséquence obligée de la présence d'un calcul dans la vessie; elle manque même dans la majorité des cas (Guyon, Hache). Il faut ici distinguer la cystite primitive qui, non seulement préexiste à la pierre, mais préside à sa production ou tout au moins à son accroissement, et la cystite consécutive, la seule qui soit, à proprement parler, une complication.

La *cystite primitive*, le plus souvent chronique, s'accompagne de stagnation d'urine, comme cela se voit chez les prostatiques. Quelquefois alors un calcul formé dans le bassinet tombe dans une vessie enflammée où il se recouvre de dépôts phosphatiques. En général, la concrétion, qui est alors véritablement secondaire, se forme de toutes pièces dans la vessie : un amas de mucopus sert de noyau; autour de lui les phosphates se précipitent sous l'influence de la transformation ammoniacale. Les poussées de cystite expliquent le dépôt successif des différentes couches que l'on remarque sur une coupe du calcul.

La *cystite consécutive* trouve dans le calcul une cause

prédisposante. L'état d'irritation, de congestion permanente que provoque la présence d'un corps étranger rend imminent le développement de l'inflammation. Celle-ci est déterminée tantôt par un refroidissement, un excès, tantôt par une cause locale intra-vésicale : telle est la locomotion du calcul; tel est surtout le cathétérisme explorateur, préparateur ou thérapeutique, la lithotritie ancienne à séances répétées, très rarement la lithotritie nouvelle. Ces dernières causes sont de beaucoup les plus puissantes.

Qu'elle soit primitive ou consécutive, la cystite des calculeux se traduit par les symptômes ordinaires de cette inflammation, avec cette caractéristique qu'ils sont exaspérés par toutes les causes qui déterminent les douleurs chez ces malades : les souffrances deviennent atroces au moindre mouvement et s'accompagnent d'efforts violents pendant la miction. Ces symptômes se produisent d'abord par crises généralement courtes, puis ils deviennent continus et acquièrent une intensité extrême. Les urines sont ammoniacales, des membranes sont quelquefois expulsées. Des hématuries se montrent sous l'influence non seulement des mouvements, mais aussi des contractions vésicales, surtout dans les cystites anciennes; elles paraissent alors spontanées.

La formation d'un calcul au cours de la cystite primitive ne se manifeste au début que par des symptômes vagues : la cystite subit une recrudescence, puis surviennent des crises qui n'existaient pas auparavant et tous les signes caractéristiques de la locomotion du calcul.

Engagement du calcul dans le col. — Cet accident

n'est possible qu'avec une prostate peu développée. Il se traduit par une rétention plus ou moins marquée, mais rarement absolue; l'urine s'écoule goutte à goutte; des hématuries et des accidents urineux se produisent soit spontanément, soit à la suite de manœuvres uréthrales. Il ne faut pas prendre pour un calcul engagé dans le col un prolongement uréthral d'un calcul vésical, traduit ordinairement par de l'incontinence.

La *rétention complète* est liée le plus souvent à une hypertrophie prostatique concomitante; dans certains cas, on l'a attribuée à un spasme de la région membraneuse.

Complications générales. — Si l'on en excepte les troubles qui, comme l'insomnie, et quelquefois l'inappétence, marquent le retentissement sur le système nerveux des phénomènes douloureux, les complications sont entièrement sous la dépendance de *l'intoxication urineuse* qui, aiguë ou chronique, finit par emporter tôt ou tard les calculeux. Tantôt les accidents urineux sont consécutifs à une lésion vésicale et à l'évacuation incomplète du réservoir, etc.; tantôt et bien plus souvent, ils sont sous la dépendance d'une *pyélonéphrite*.

Celle-ci, secondaire et ascendante, ne se montre pas indifféremment dans toutes les formes ; s'il s'agit d'une vessie jeune, bien musclée, dont le fonctionnement est assuré malgré les lésions qu'elle présente, le malade peut résister longtemps, car les reins sont protégés. Mais si la vessie se laisse distendre, ne suffit plus à son rôle et ne produit qu'une évacuation imparfaite, l'inflammation envahit les uretères et les bassinets ; une telle propagation est d'autant plus grave que les lésions primitives sont plus accentuées, et le pronostic devient des plus sévères chez les prostatiques dont l'appareil urinaire tout entier est atteint de sclérose.

PRONOSTIC

Quoique bien amendé par les progrès récents de la thérapeutique, le pronostic reste toujours sérieux. Il est d'ailleurs très variable suivant la consistance, le nombre, le volume et la nature des calculs. Une concrétion urique, du volume d'une noisette, par exemple, comporte un pronostic bénin, car elle est justiciable d'une opération des plus simples. Une pierre phosphatique volumineuse, contenue dans une vessie enflammée, avec des reins plus ou moins envahis ou menacés, constitue, au contraire, une affection grave et dont le traitement est entouré d'écueils. Le pronostic est en somme essentiellement subordonné au degré d'altération des voies urinaires supérieures.

TRAITEMENT

Le traitement est préventif ou curatif; le traitement préventif est différent pour les lithiases urique, oxalique et phosphatique, qu'elles se développent dans les bassinets ou dans la vessie.

TRAITEMENT PRÉVENTIF

A. — *Gravelle urique.*

Il comprend trois indications principales :

a. *Eviter l'introduction dans l'organisme de matériaux*

de nature à produire de l'acide urique. — On interdira une alimentation trop azotée ; le gibier, les viandes rouges en excès, la charcuterie, le foie gras, les poissons de mer, etc. On choisira de préférence les viandes blanches ; les légumes et les fruits sont utiles en ce sens qu'ils transforment les urates en hippurates, sels beaucoup plus solubles (Garrod) ; toutefois les végétaux acides, l'oseille, la tomate seront proscrits, car l'acide oxalique facilite la formation d'oxalates qui, dans les calculs, coïncident assez souvent avec les urates (Pousson). On permettra les boissons fermentées légères : vins blancs mousseux de Champagne et d'Anjou, vins de Bordeaux, bière légère, cidre et d'une façon générale toutes les boissons plus ou moins diurétiques. L'eau ordinaire est d'un usage utile, les eaux faiblement minéralisées (Vittel, Contrexeville, Evian), exercent une action favorable en raison de leur grand pouvoir dissolvant. Par contre, les grands vins et les boissons fortement alcoolisées sont rigoureusement prohibés.

b. *Activer les échanges nutritifs* et l'élimination de l'acide urique par l'exercice au grand air, le massage, les frictions, les bains, l'hydrothérapie.

c. *Employer la médication alcaline*, qui fait disparaître ou diminue l'acidité de l'urine et lui rend sa limpidité, grâce à la grande solubilité de l'acide urique et des urates dans un milieu neutre ou alcalin. Aux sels de potasse on préférera les sels de soude et surtout ceux de lithine (carbonate ou citrate) : ces derniers sont des diurétiques très actifs. Les eaux de Vichy, de Royat, de Pougues, etc., riches en bicarbonate de soude et renfermant accessoirement des sels de potasse, de chaux et de magnésie, ont une action des plus énergiques. Mais l'emploi de la médication alcaline exige une grande prudence et une surveillance attentive. Son exagération déterminerait, en effet, autour des concrétions uriques, la précipitation de sels terreux.

A côté de la médication alcaline, il faut placer l'acide benzoïque et les benzoates, qui favorisent l'élimination des urates en les transformant en hippurates.

B. — *Gravelle oxalique.*

Le traitement diffère peu de celui de la gravelle urique. Ici surtout il faut bannir l'oseille, les tomates, les fruits acides, qu'ils soient cuits ou crus. Le sucre et même les féculents doivent être pris avec modération ; les boissons mousseuses sont à éviter. Si ces moyens ne suffisent pas, l'exercice, les frictions, les bains, l'hydrothérapie, ainsi que la médication alcaline sont indiqués.

C. — *Gravelle phosphatique.*

Si, par exception, la gravelle phosphatique semble reconnaître une origine diathésique, on cherchera d'abord à modifier cette dystrophie, si faire se peut. On se gardera de plus d'introduire en excès dans l'organisme les carbonates de soude et de potasse qui, en alcalinisant les urines, favorisent, comme on l'a vu, la précipitation des phosphates et carbonates terreux.

Mais on sait que cette gravelle est presque toujours consécutive à la transformation ammoniacale de l'urine, laquelle ne saurait s'opérer en dehors d'une cystite (Guiard). Les acides benzoïque, borique, salicylique.

pris à l'intérieur sont d'une efficacité douteuse : c'est aux injections intravésicales, ou mieux aux instillations argentiques qu'on doit avoir recours ; celles-ci modifient la réaction de l'urine et combattent l'inflammation de la muqueuse. Enfin, la stagnation de l'urine dans le bas-fond exige un cathétérisme évacuateur régulièrement pratiqué et, au besoin, des lavages simples ou modificateurs.

TRAITEMENT CURATIF

Il est médical et chirurgical.

a. *Traitement médical.* — Il consiste dans l'emploi de dissolvants et de lithontriptiques. Il est permis de douter qu'on ait jamais ainsi obtenu des résultats positifs et qu'une médication interne ait amené la fonte d'un calcul.

D'après Thompson, les sels de potasse et de soude demandent pour dissoudre un calcul urique, même petit, un temps extrêmement long ; de plus, on risque ainsi de grossir le calcul urique de stratifications phosphatiques. D'après le même auteur, les acides ne peuvent dissoudre une concrétion phosphatique à moins qu'elle ne soit de petit volume, mais ils en empêchent l'accroissement : on peut employer l'acide chlorhydrique (deux gouttes et demie dans trente grammes d'eau). En somme, les prétendus dissolvants sont d'une certaine utilité comme agents préventifs plutôt que curatifs.

TRAITEMENT CHIRURGICAL

C'est réellement le seul dont soient justiciables les calculs vésicaux. Les deux méthodes opératoires usitées aujourd'hui sont la taille et la lithotritie.

La *taille (lithotomie, cystotomie)* consiste à inciser les téguments et la vessie pour créer une voie artificielle au calcul qu'on extrait en entier ou fragmenté.

La *lithotritie* consiste à introduire par l'urèthre des instruments qui permettent de broyer le calcul et d'en évacuer les fragments.

Taille. — Elle est dite *périnéale* ou *hypogastrique*, suivant la voie qu'on suit pour aborder la vessie.

1° TAILLES PÉRINÉALES

Les procédés proposés sont très anciens et très nombreux; nous indiquerons seulement ici ceux qui sont aujourd'hui le plus communément en usage, en France tout au moins.

Instruments spéciaux. — En outre des instruments généraux, bistouris, pinces hémostatiques et autres, etc., etc., le chirurgien aura à sa disposition : 1° un *cathéter courbe*, cannelé sur sa convexité; 2° un *lithotome* simple ou double (fig. 37) à lame cachée; 3° un *gorgeret* ou gouttière métallique, destiné à guider le doigt et les instruments; 4° un *bouton à crête*, sorte de tige à saillie médiane, terminée par une extrémité renflée qui rend inoffensive son introduction dans la vessie; il sert également à diriger les instruments; à l'autre extrémité existe une *curette;* 5° des *tenettes* droites et courbes, de dimensions et de formes variées; 6° des *casse-pierres* ou tenettes à broiement; 7° une canule à chemise (fig. 38, 39, 40).

Soins préliminaires. — On aura administré une purgation la veille et, le matin même de l'opération, deux heures auparavant, un grand lavement. Le périnée étant rasé, lavé au savon et à l'eau phéniquée, le malade sera couché sur le dos, le bassin un peu relevé par un coussin, les cuisses fléchies sur le tronc ; pour le maintenir dans cette position, on placera des entraves aux mains et aux pieds qui seront mis en contact, soit au moyen de talonnières et de bracelets (de Pritchard, de Reliquet, etc.), ou plus simplement par des lacs quelconque de toile ou de cuir.

La vessie ayant été vidée, lavée et remplie d'une petite quantité d'une solution antiseptique, on introduit le cathéter cannelé qui permet de s'assurer une dernière fois de la présence de la pierre, précaution indispensable. Il sera confié à un aide expérimenté et sûr qui le maintiendra dans une position immuable de façon que son bec pénètre de quelques centimètres dans la vessie.

Ces manœuvres et ces dispositions préliminaires sont communes à toutes les tailles périnéales. Nous exposerons en détail la taille prérectale qui paraît être aujourd'hui la plus usitée parmi nous et nous donnerons des indications sur quelques autres procédés. Les différences portent sur la manière d'aborder la vessie ; les procédés d'extraction de la pierre sont sensiblement les mêmes dans toutes les méthodes.

TAILLE PRÉRECTALE OU DE NÉLATON

C'est une modification heureuse de la taille bilatérale de Dupuytren.

« On commence par explorer la paroi antérieure du

rectum avec l'index, pour déterminer très exactement le point qui correspond au sommet de la prostate, et surtout la distance de ce sommet au bord antérieur de l'anus, afin de savoir d'avance dans quelle étendue il faudra décoller cette paroi pour atteindre et sentir le point à ponctionner. Par cette exploration rectale on reconnaît en même temps le cathéter vers le sommet de la prostate, et l'on est sûr d'avoir le doigt sur ce point de la glande, quand, à mesure qu'on s'en éloigne en avant ou en arrière, on cesse de sentir le cathéter; chez les sujets dont la prostate est petite, on reconnaît très bien la cannelure du cathéter à travers la paroi inférieure de la glande.

« Le sommet de la prostate correspond précisément au sommet de l'angle que forme la seconde portion du rectum avec la troisième, c'est-à-dire là où cet intestin change sa direction antéro-postérieure, pour se porter verticalement en bas.

« L'espace compris entre la prostate et l'anus est de 4 centimètres de longueur, suivant Sanson; mais les expériences de M. Malgaigne prouvent que cette partie a tout au plus 3 centimètres.

« Trois temps composent l'opération de la taille prérectale : 1° Incision des parties molles jusqu'à l'urèthre exclusivement; 2° ponction de l'urèthre ; 3° introduction du lithotome double et incision de la prostate.

Premier temps. — « On peut pratiquer l'incision de la peau en ayant le doigt dans l'anus, ou bien sans cette précaution. Nous pensons que l'on peut, avec avantage, introduire le doigt dans l'anus dès le commencement de l'opération, pour faciliter l'incision de la peau, puisqu'on tend facilement ainsi la partie postérieure du périnée au moyen d'une petite traction ; mais du moment qu'on arrive au sphincter anal il est indispensable que le doigt soit placé dans le rectum, la face palmaire en avant, et qu'il reste là jusqu'à ce que le lithotome soit introduit dans la vessie.

« L'incision peut se faire de deux manières : 1° incision courbe dont la partie moyenne, qui correspond au raphé périnéal, tombe à 1 centimètre et demi au-devant du bord antérieur de l'anus et dont les extrémités arrivent à 2 centimètres des parties latérales de cet orifice ; 2° au lieu de faire cette incision de la peau en un seul temps, on peut, pour agir avec plus de précision et éviter le froncement de cet organe à la partie moyenne de la région, faire d'abord une incision transversale de 3 centimètres de longueur et à 1 centimètre et demi de la partie antérieure de l'anus, et, à mesure qu'on avance en profondeur, c'est-à-dire à mesure qu'on coupe les diverses couches du sphincter, on fait partir des deux extrémités de cette incision transversale deux incisions obliques qui se terminent à 2 centimètres des parties latérales de l'anus.

« On donne 3 centimètres d'étendue à l'incision transversale pour qu'elle déborde de quelques millimètres les parties latérales de l'extrémité antérieure du sphincter anal, car autrement on ne serait jamais bien sûr de la couper comme il faut. De cette façon, on distingue très bien les fibres de ce muscle du tissu cellulaire adipeux qui l'environne de chaque côté, et l'on voit ce qu'on fait à chaque coup de bistouri.

« La peau coupée, on saisit la lèvre postérieure de la plaie avec le pouce de la main gauche appuyé contre l'index de la main qui se trouve dans le rectum. Cela se fait pour tendre le sphincter et faire la section de sa pointe d'une manière facile. Le sphincter est coupé avec lenteur et, pour ainsi dire, couche par couche ; à ce moment l'opérateur fait, s'il le juge convenable, pour se mettre plus à son aise et pratiquer, pour ainsi dire, en plein jour, une incision verticale, c'est-à-dire suivant le raphé même, d'une étendue de 3 centimètres environ, et qui viendra tomber au milieu de la lèvre antérieure de la plaie. Chaque coup de bistouri doit être suivi d'un coup d'éponge et, pendant cette section des fibres du sphincter, l'opérateur doit avoir soin de s'éloigner du bulbe et de se rapprocher du rectum, dont il constate la position exacte à l'aide du doigt introduit dans l'anus.

« On agira avec lenteur pendant cette section afin de bien surveiller l'action de l'instrument.

« Lorsque les fibres du sphincter sont coupées, toute la paroi antérieure du rectum s'abaisse avec facilité et le fond de la plaie se met à découvert; on arrive facilement sur le sommet de la prostate et sur l'urèthre.

Deuxième temps. — « Cela fait, on attaque les voies urinaires. On introduit dans la plaie un bistouri à lame longue et étroite, à pointe un peu mousse et à dos très gros, de façon que le tranchant regarde la lèvre antérieure de la plaie ; le dos de cet instrument vient s'appuyer contre la paroi antérieure du rectum soutenue par le doigt introduit dans cet organe. L'extrémité de ce doigt et l'œil de l'opérateur reconnaissent la pointe de la prostate, et l'on ponctionne l'urèthre précisément dans le point où il va traverser cette glande. Cette ponction se fait à ciel ouvert si le sujet n'a qu'un embonpoint médiocre ; si le périnée est très épais on la fait avec la même facilité, il n'y a qu'à préciser avec le doigt introduit dans le rectum le sommet de la prostate ; on sent le cathéter très bien dans cette partie de la glande, comme nous l'avons déjà dit. Cela fait, on repousse avec ce doigt, à travers la portion antérieure du rectum, la portion du dos du bistouri qui avoisine la pointe, de manière à couper l'urèthre en s'aidant d'un léger mouvement de bascule de l'instrument qui agit comme un levier du premier genre. Cette petite manœuvre est si facile que, malgré l'épaisseur du périnée, on la fait toujours aussi bien qu'à ciel ouvert. » (Nélaton.)

Troisième temps. — L'index de la main gauche est placé au fond de la plaie uréthrale sur la cannelure du cathéter et sert à conduire et à engager dans cette rainure l'extrémité d'un lithotome double de Dupuytren (fig. 37) ; le contact des deux instruments est facilement reconnu. Le chirurgien fait, de la main gauche, basculer le cathéter qui s'enfonce dans la vessie, il y pousse *en même temps* le lithotome qui pénètre ainsi sans danger. Ce cathéter est retiré, le lithotome retourné de façon à ce que sa concavité regarde en bas ; on développe alors ses lames dont l'écartement a été fixé d'avance ; en le retirant lentement et en abaissant graduellement son manche vers l'anus, on sectionne les tissus dans une étendue déterminée.

Extraction du calcul. — Le doigt introduit par la plaie périnéale régularise et dilate au besoin le trajet, explore la vessie et reconnaît la position du calcul. Le bouton à crète ou mieux le gorgeret est porté au travers de la plaie périnéale jusque dans la vessie et sert de conducteur aux tenettes. Celles-ci, de dimensions appropriées au volume du calcul, sont droites ou courbes:

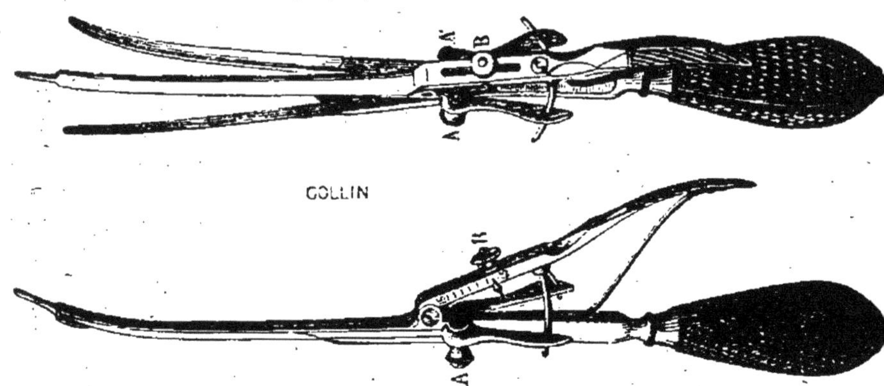

Fig. 37.

droites, si le bas-fond est peu développé et facilement accessible, courbes dans les cas de grosse prostate, de vessie profonde. On reconnaît de nouveau à l'aide de cet instrument la position de la pierre ; puis, l'instrument étant ouvert et couché à plat, on fait glisser d'avant en arrière un des mors qui déprime le bas-fond ; le calcul vient ainsi s'engager dans l'écartement des branches.

Dans certaines vessies anfractueuses, cette manœuvre est impraticable et il faut faire la prise sur place. On rapproche un peu les mors pour saisir le calcul, en exerçant sur lui une pression suffisante pour qu'il ne s'échappe pas, mais en évitant de le briser. On s'assure qu'il est seul saisi en faisant exécuter des mouvements

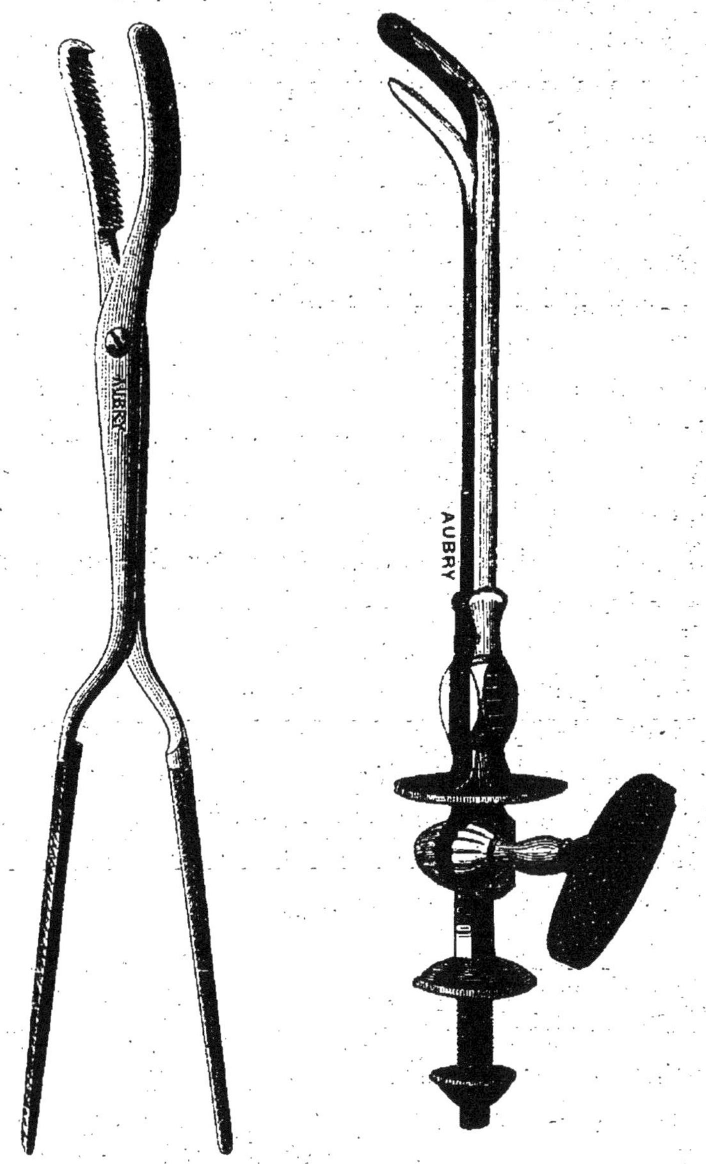

Fig. 38. Fig. 39.

de va-et-vient. C'est alors seulement qu'on cherche à

l'attirer au dehors en suivant bien exactement la direction de la plaie.

L'écartement des tenettes permet d'apprécier les dimensions du calcul; s'il est petit, l'extraction est des plus faciles; quand il est de moyen volume, de petits débridements, pratiqués sur le trajet de la plaie, sont parfois nécessaires. Un gros calcul ne peut passer en entier par la plaie et doit être brisé dans la vessie; une telle complication est fâcheuse.

Dans ce but des instruments très variés, brise-pierre, casse-pierre, ont été inventés. Le brise-pierre à mors fenêtré du professeur Guyon (fig. 38), et le lithoclaste de Dolbeau (fig. 39) sont particulièrement puissants; enfin une chaîne, imaginée par le professeur Guyon et disposée comme celle d'un écraseur linéaire, permet de fragmenter les calculs les plus durs et les plus volumineux. Les manœuvres d'extraction doivent être très douces car les fragments sont offensifs. On est exposé en outre à méconnaître des débris qui séjournent dans la vessie; aussi emploiera-t-on des curettes et surtout des irrigations multiples faites avec une seringue à large embout : les appareils aspirateurs en usage pour la lithotritie sont inapplicables.

Soins consécutifs. — Les plaies périnéales se cicatrisent avec une grande simplicité malgré le passage de l'urine; cependant, pendant les premiers jours il sera bon de soustraire à ce contact la plaie, qui, rendue plus ou moins irrégulière par la multiplicité des manœuvres, permet à l'urine de séjourner dans ses anfractuosités. Dupuytren avait inventé dans ce but une canule métallique qui conduisait l'urine au dehors; on remplissait de charpie l'espace laissé libre entre la plaie et la canule. Le professeur Guyon a heureusement modifié ce procédé en construisant une canule de gomme, entourée

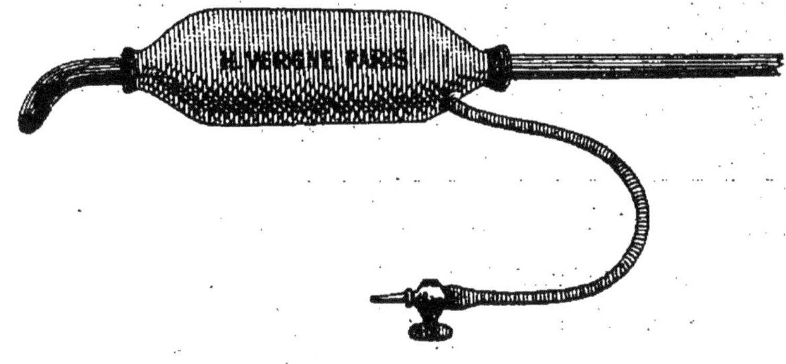

Fig. 40.

d'un manchon de caoutchouc qu'on distend à l'aide d'une injection (fig. 40).

Cet appareil n'est maintenu que deux ou trois jours puis on laisse l'urine s'écouler par la plaie. Une sonde à demeure n'est pas nécessaire à ce moment, car la plaie vésicale se cicatrise assez rapidement. Dès le dixième ou le douzième jour, la miction redevient ordinairement normale; néanmoins dans le cas où elle tarderait à se rétablir, on recourrait à la sonde à demeure; quant à la plaie cutanée, elle ne se ferme qu'au bout de quatre à six semaines en moyenne.

Parmi les autres procédés de taille périnéale, qui sont très nombreux, nous ne signalerons que les trois suivants :

M. Reliquet opère de la manière suivante :

Il pratique une incision médiane longitudinale, puis

une incision transversale en avant de l'anus ; ce qui lui lui donne une section en T renversé (⊥). L'aponévrose superficielle une fois incisée, il relève le bulbe à l'aide de l'index gauche et sectionne le faisceau antérieur du sphincter anal ; puis, abandonnant le bistouri, il procède par décollement, jusqu'à ce qu'il ait découvert l'urèthre. Celui-ci une fois ponctionné, on fait sur le col vésical, à l'aide d'un lithotome simple, une, deux ou trois incisions peu étendues.

Taille médiane (taille *pararaphéale*, Bouisson).

Une incision longitudinale est pratiquée un peu à gauche de la ligne médiane, le long du raphé ; commençant à 3 ou 4 centimètres en avant de l'anus, elle se termine à un centimètre en avant de cette ouverture. On incise couche par couche jusqu'à ce qu'on ait découvert la paroi inférieure de l'urèthre.

Le bulbe est reconnu, évité avec précaution et, immédiatement en arrière de lui, le bistouri ponctionne la portion membraneuse dans la rainure du cathéter ; l'incision se prolonge sur la prostate ; aussi, pour éviter le verumontanum, Bouisson recommande de ne pas la faire sur la ligne médiane, mais le long d'une des lèvres du cathéter. Si le calcul est de petites dimensions, on peut pratiquer avec le bistouri une incision du col sur le prolongement de celle de la prostate ; en cas contraire, on se servirait du lithotome.

Taille latéralisée. — Ce procédé est surtout en usage en Angleterre : voici sommairement la manière de procéder de sir H. Thompson :

Il commence par s'assurer, au moyen du toucher, de la

vacuité du rectum ; les doigts de la main gauche sont appliqués à la partie supérieure du périnée qu'ils immobilisent. Il procède alors à l'incision superficielle qui commence à 5 millimètres à gauche du raphé, à 3 centimètres ou 3 cent., 5 en avant de l'anus, se prolonge dans une étendue de 7 cent., 5 environ, obliquement en bas et en dehors, à égale distance de l'anus et de l'ischion. L'incision doit être d'emblée assez profonde et dirigée dans la direction présumée du cathéter, en traversant le tissu adipeux qui remplit le triangle latéral du périnée. L'index gauche est conduit dans la plaie jusqu'à ce qu'il sente le cathéter au travers des tissus, juste sur le sommet de la prostate, au niveau de la portion membraneuse. On ponctionne en ce point, et, la pointe du bistouri une fois engagée dans la cannelure du cathéter, une incision très oblique est pratiquée jusque dans la vessie, à une profondeur variable, suivant les dimensions supposées du calcul. L'index gauche suit alors la cannelure et arrive peu à peu jusqu'au milieu de la prostate qu'il dilate chemin faisant.

Accidents de la taille. — Nous ne ferons que signaler certains accidents propres aux tailles périnéales. Les accidents et les difficultés du cathétérisme sont ici communs à toutes les tailles ; les accidents spéciaux à cette méthode sont la blessure du rectum et du bulbe et les lésions de la prostate.

La blessure du rectum est rare dans la taille prérectale qui permet de se rendre un compte exact de la situation de l'intestin et de l'éviter. Cependant, chez les vieillards, la dilatation de l'ampoule rectale rend possible un tel accident qui expose à la septicémie et à la production d'un trajet fistuleux. L'hypertrophie de la prostate crée des difficultés; elle ôte toute souplesse au col et oblige à de grandes incisions souvent suivies d'hémorrhagies.

Une fois qu'on a pénétré dans la vessie, une série d'accidents sont encore possibles. L'obligation de manœuvrer sans guide dans une cavité vide à parois flasques, fait que celles-ci sont souvent pincées, déchirées, arrachées par les tenettes; les dangers augmentent quand la vessie est contractile. L'évacuation complète de calculs multiples est parfois irréalisable; mais les plus grandes difficultés viennent de la nécessité de broyer un calcul volumineux; les manœuvres, qui exigent l'emploi d'instruments très variés, déterminent un traumatisme violent et prolongé de la vessie : des fragments épars, très anguleux, peuvent ou rester dans la vessie d'une manière définitive, ou s'engager dans le canal périnéal artificiel.

TAILLE HYPOGASTRIQUE

L'incision de la paroi antérieure de la vessie paraît avoir été pratiquée pour la première fois par Franco, vers l'année 1560, et désignée sous le nom de *haut appareil*. Tour à tour abandonnée et reprise pendant les deux siècles suivants, la taille hypogastrique eut un moment de faveur, il y a une cinquantaine d'années, grâce à quelques chirurgiens, entre autres à Souberbielle, Delmas, Amussat, qui l'employèrent souvent. Depuis lors, elle était de plus en plus délaissée à cause des accidents de blessure du péritoine et d'infiltration auxquels elle exposait, et considérée comme une méthode d'exception, quand Petersen, de Kiel, publia en 1880 un mémoire réhabilitant la section haute. Il transformait cette opération par l'emploi de la méthode antiseptique et l'introduction dans le rectum d'un ballon destiné à soulever la vessie. Elle fut adoptée bientôt en France, où Guyon, Périer, Demons, etc., ont apporté au manuel opératoire d'importants perfectionnements.

Instruments. — Le chirurgien aura à sa disposition les instruments généraux : bistouris, pinces hémostatiques, écarteurs, etc., sondes de gomme. Comme instruments spéciaux, il faut une *sonde métallique à grande courbure*, munie autant que possible d'un robinet ; un *ballon de caoutchouc*, d'une contenance de 3 à 600 grammes, terminé par un tube à robinet, dit ballon de Petersen (fig. 41) ; *deux gros tubes* de caoutchouc non percés de trous latéraux, ou mieux un appareil tout préparé, composé de deux tubes accolés parallèlement en canons de fusil. Enfin un grand *écarteur* en forme de valve de Sims, ou écarteur de Bazy (fig. 42), rend des services quand les calculs sont volumineux.

TECHNIQUE. — On aura donné au malade quelques décigrammes de sulfate de quinine la veille de l'opération, mais on épargnera à la vessie toute manœuvre préparatoire, toute injection, inutile et même dangereuse pendant les jours qui précèdent l'opération. Le malade prend un léger purgatif la veille et un grand lavement le matin même.

La région hypogastrique a été rasée, lavée au savon,

puis à la solution phéniquée forte. Le bassin est relevé au moyen d'un coussin placé sous les fesses; les membres inférieurs sont entourés de flanelle ou d'ouate, pour éviter tout refroidissement.

On commence par introduire la sonde métallique à robinet, puis, l'urine étant évacuée et la vessie lavée, il est bon de placer de suite dans le rectum le ballon de caoutchouc

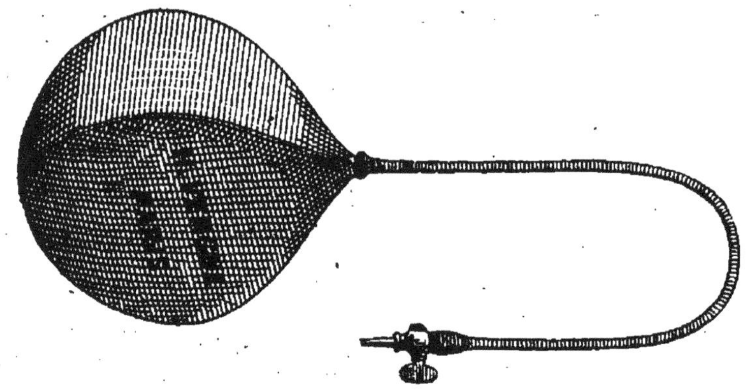

Fig. 41.

(fig. 41). Celui-ci étant roulé et largement enduit de vaseline, ainsi que le pourtour de l'anus, on le pousse doucement dans l'intestin en ayant soin de le diriger avec le doigt, pour qu'il ne se replie pas sur lui-même. Alors seulement on s'occupe de remplir la vessie; pour éviter le reflux de l'urine entre le canal et la sonde, le chirurgien place sur la verge une ligature élastique, puis il injecte très lentement une solution boriquée.

La quantité à introduire n'est pas déterminée d'après des données numériques, mais on se guide sur la résistance de la vessie; dès que celle-ci se contracte ou ne cède pas au bout de quelques secondes, on s'arrête et onferme le robinet. La limite de tolérance de la vessie vaie, en général, entre 150 et 350 grammes.

I est temps de remplir le ballon rectal ; là encore, on se guidera sur le relief que fait la vessie à l'hypogastre, plutôt que sur la quantité de liquide : celle-ci sera ordinairement de 350 à 500 grammes.

On pratique alors sur la ligne médiane une incision dont l'extrémité inférieure empiète un peu sur le bord supérieur de la symphyse et longue de 10 à 12 centimètres. Après la peau et le tissu cellulaire sous-cutané, on incise couche par couche le tissu graisseux dont l'épaisseur est considérable chez les sujets obèses et atteint parfois de 3 à 4 centimètres. La ligne blanche une fois mise à nu, on fait à la partie inférieure, au niveau du pubis, une petite boutonnière par laquelle une sonde cannelée, dirigée de bas en haut, glisse sous la face postérieure de l'aponévrose qu'on sectionne au bistouri.

Si l'incision a porté exactement sur la ligne médiane, ce qui est rare, on trouve immédiatement au-dessous d'elle l'interstice des muscles droits qu'on écarte facilement ; lorsqu'elle a dévié quelque peu, la discision des muscles à l'aide de la sonde cannelée ou de la pointe d'un bistouri prudemment manié, ne présente pas d'inconvénients : de toute façon, la couche adipeuse sous musculaire, d'une coloration *jaune beurre frais caractéristique*, apparaît bientôt. On est alors dans l'espace prévésical ; à l'aide d'une pince, le chirurgien saisit les fibres aponévrotiques du *fascia transversalis*, les incise le plus près possible du pubis, et, introduisant l'index de la main gauche dans cette ouverture, l'agrandit de bas en haut en déchirant les tissus. De cette façon, il refoule avec le doigt tout le tissu cellulaire et avec lui le cul-de-sac péritonéal (Guyon). La vessie, de forme globuleuse, apparaît alors au fond de la plaie, rappelant l'aspect d'une tête de fœtus à la vulve (Guyon).

Avant d'inciser la vessie, il est bon de laisser baigner toute la plaie dans une petite quantité de solution phéniquée forte qu'on y verse. Le bistouri est alors plongé d'un seul coup à travers la paroi vésicale vers son angle supérieur, et la section pratiquée d'un seul coup dans toute l'étendue à atteindre. Celle-ci varie avec chaque cas particulier; la longueur moyenne est de 4 à 5 centimètres. On évitera de trop la prolonger en bas, dans la crainte de blesser les plexus veineux péricervicaux. Il ne faut pas lui donner d'emblée une trop grande étendue, car il serait facile de l'agrandir s'il était nécessaire.

Aussitôt que la vessie est ouverte, le chirurgien plonge son doigt dans la cavité et soulève la paroi antérieure. Puis il passe dans chacune des lèvres de la plaie de la vessie une *anse de fil* de soie qui permettra d'en maintenir les bords relevés et d'éviter le décollement prévésical pendant les manœuvres ultérieures. Cette *suspension de la vessie* (Guyon) rend les plus grands services. En même temps on place dans l'angle supérieur de la plaie un écarteur de Bazy (fig. 42); la cavité est ainsi facilement accessible à la vue et les manœuvres sont facilitées.

L'écoulement sanguin est faible en général; on évite de léser les grosses veines qui serpentent à la surface de la vessie; mais la section inévitable des branches secondaires produit un écoulement de sang. Celui-ci s'arrête aussitôt que la congestion de la vessie a cessé, c'est-à-dire dès qu'elle est vide. La présence du ballon de P tersen, comprimant les plexus postérieurs, pourrait entretenir l'écoulement sanguin ; aussi doit-on le vider et l'enlever aussitôt après que l'incision vésicale est complète.

On lave alors la vessie à l'aide de grands courants d'une solution boriquée. Puis le doigt va se rendre compte du nombre, de la situation, du volume du ou des calculs. Il est rare que l'extraction avec les doigts soit possible ; des pinces et des tenettes sont le plus souvent nécessaires. Quand le calcul est très gros ou d'une

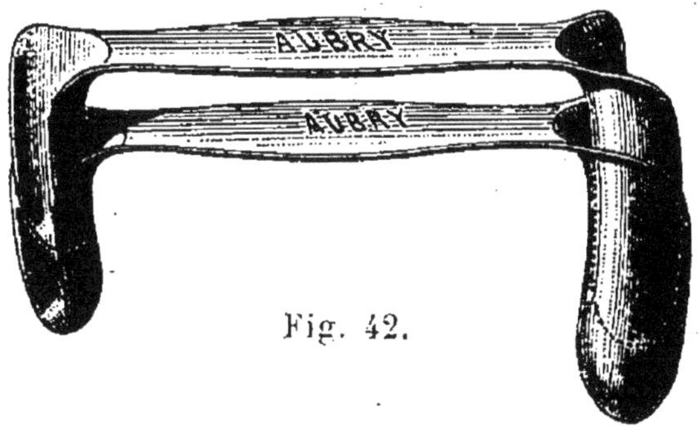

Fig. 42.

forme qui en rend l'extraction difficile, il faut en faire pour ainsi dire la version, de façon à ce qu'il se présente sous son plus petit diamètre à l'ouverture vésicale. A ce titre, les fils suspenseurs facilitent les manœuvres et disposent l'orifice en infundibulum. Ailleurs, les parois vésicales enserrant étroitement le calcul gênent l'application du mors de la pince ; des tenettes-forceps, dont les deux branches se placent séparément pour s'articuler ensuite (modèle Aubry), rendent alors de grands services.

Il faut chercher à extraire le calcul en entier ; mais dans quelques cas on est obligé de recourir au casse-pierre, manœuvres qui doivent être conduites avec beaucoup de prudence. Quant aux calculs enchatonnés, leur extirpation peut exiger un débridement de la muqueuse au niveau du collet de la cellule vésicale. A ce point de vue, la taille hypogastrique présente une supériorité incontestable; à l'aide des fils suspenseurs et du spéculum de Bazy, on a la vessie a nu sous les yeux: on peut en explorer toutes les parties et rechercher les débris. De toute façon, on terminera par des lavages boriqués à grande eau.

Il sera bon de s'assurer *de visu* de l'état de la muqueuse, et parfois d'en modifier les lésions séance tenante: un bon éclairage est né-

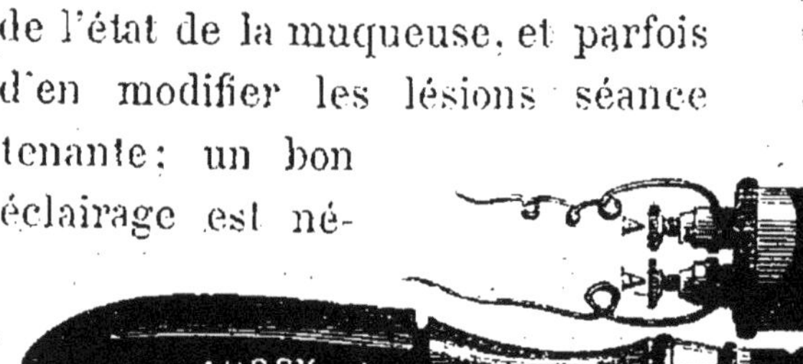

Fig. 43.

cessaire pour cela: grâce à une petite lampe électrique (système Aubry, fig. 43), on dispose d'un foyer lumineux intense. On songera aussi quelquefois à s'attaquer aux saillies prostatiques de nature à entraver le fonctionnement régulier du col vésical.

L'opération terminée, on saupoudre très légèrement la muqueuse d'iodoforme ou d'une autre substance antiseptique. Les fils suspenseurs des parois vésicales sont retirés dans les cas simples; mais si les manœuvres ont été compliquées et si l'on craint que des décollements ne se soient produits, et aussi lorsqu'il importe de laisser la vessie ouverte pendant un certain temps, on assure le relèvement de ses bords en rapprochant chaque lèvre de la plaie vésicale de la lèvre correspondante de la plaie cutanée, qu'on transfixe au moyen du même fil.

Le *drainage de la vessie* est assuré au moyen de *tubes-siphons de Périer, modifiés par Guyon.* Ils sont placés dans l'angle inférieur de la plaie et conduits au point le plus déclive de la cavité vésicale sur laquelle ils reposent; on les fixe dans cette position, à l'aide d'une anse de fil d'argent passé dans une des lèvres de la plaie. On a conseillé de les attacher à l'aide d'un fil collodionné à une certaine distance de la plaie, pour leur laisser un peu de jeu en cas de contractions vésicales; mais ils sont de la sorte sujets à se déplacer; d'ailleurs, la vessie se contracte peu tant qu'elle reste ouverte, et de toute façon, les yeux latéraux suffisent pour assurer le drainage. Avant de fixer les tubes, on s'est assuré de leur fonctionnement en injectant une petite quantité d'eau boriquée par l'un d'eux; quand ils sont bien placés, le liquide doit refluer immédiatement par l'autre tube.

La suture de la partie supérieure de la plaie vésicale, au moyen de deux ou trois points au catgut, hâte la cicatrisation; elle n'est pas indispensable. Par-dessus, on réunit les masses musculaires, dans la partie supérieure, au moyen de sutures perdues au catgut, puis les couches superficielles et la peau, à l'aide de fils d'argent, ou mieux, de crins de Florence. De cette façon, tout est réuni, sauf l'espace réservé au passage des drains. Une sonde à demeure est inutile, et sa présence ne pourrait que provoquer de la suppuration.

Un dernier lavage phéniqué des téguments est pratiqué ; on s'assure encore du bon fonctionnement des tubes. Sur la plaie qui est saupoudrée légèrement d'iodoforme, on place de la gaze iodoformée chiffonnée, puis des bandelettes, disposées en plusieurs couches, puis une épaisse lame d'ouate, le tout enveloppé d'une large couverture de Lister, perforée pour le passage des tubes. Le pansement est assujetti au moyen d'un bandage de corps en flanelle très large, auquel on peut appliquer des sous-cuisses. Quant aux tubes, ils plongent dans un urinoir placé entre les jambes du malade. L'absorption de l'iodoforme, assez fréquente après la taille hypogastrique, fait qu'on lui préfère souvent le salol.

Les suites sont ordinairement des plus simples. L'urine est un peu rosée dans la journée, presque normale le lendemain. Si elle entraînait un dépôt purulent ou si les tubes fonctionnaient mal, on ferait une injection boriquée, très doucement poussée par l'un d'eux ; cette précaution est inutile lorsque l'urine est limpide. Plusieurs fois par jour on s'assure que le pansement n'est pas mouillé : dans ce cas, et si la température ne s'élève pas, on doit le laisser cinq ou six jours en place. On enlève alors les tubes ; quant aux sutures, si elles ont été faites au crin de Florence, il n'y a aucun inconvénient à les laisser plus longtemps ; une sonde est placée à demeure et on panse à plat. On a conseillé à ce moment une suture secondaire de la plaie (Guiard) ; plus simplement, à l'aide de diachylon iodoformé, on rapproche les deux lèvres de la plaie. De toute façon, la cicatrisation est très rapide : celle de la vessie est faite du deuxième au sixième jour; celle de la peau du dixième au quinzième jour; on procède à des cathétérismes répétés pendant les quelques jours qui suivent l'ablation de la sonde.

A cette pratique, qui est celle du professeur Guyon et qui nous a toujours donné d'excellents résultats, quelques variantes ont été proposées. Le professeur Demons fait passer par l'urèthre un drain disposé en anse qu'il fait ressortir par la plaie hypogastrique. Defontaine a modifié quelque peu cette disposition.

Plus différente est la pratique du professeur Thompson. Il ne se sert du bistouri que jusqu'au moment où il a découvert les muscles droits qu'il sépare avec l'ongle. Il incise le fascia transversalis sur la sonde cannelée, relève avec le doigt le cul-de-sac péritonéal et, arrivé sur la vessie, il en divise les fibres à l'aide d'une pointe d'ivoire. Il fait d'abord l'ouverture juste assez grande pour laisser passer le doigt qui pénètre dans la vessie et l'explore. Si elle est insuffisante, il introduit le second index et, en écartant les deux doigts, produit une déchirure dans l'étendue qu'il juge convenable. Il rétrécit un peu l'ouverture de la plaie au moyen de sutures. Un tube de 15 centimètres étant fixé dans la plaie, le malade est laissé dans le décubitus dorsal pendant 24 heures; puis dans le décubitus latéral alternanativement 6 heures à droite et 6 heures à gauche. L'urine se déverse librement par la plaie et imbibe des linges disposés à cet effet.

La suture de la vessie et des téguments est très en honneur en Allemagne. Les difficultés d'exécution, considérables dans certains cas, ne permettent pas toujours d'arriver à un affrontement complet; les avantages qu'elle offre consistent surtout en une rapidité plus grande de la cicatrisation, qui fait gagner quelques jours. Mais, si la suture vésicale manque, une infiltration d'urine peut en être la conséquence; cet accident a fait proposer la suture de la vessie seule, ce qui n'abrège guère la durée du traitement. Enfin, il est des cas où, de propos délibéré, il faut laisser la vessie ouverte; lorsque, par exemple, il existe une cystite calculeuse intense, atrocement douloureuse, avec hypertrophie musculaire et dont on ne peut amener la guérison qu'en assurant le repos complet de la vessie.

Ajoutons qu'un certain nombre de chirurgiens n'ont pas recours au ballon de Petersen; son emploi n'est certainement pas indispensable, mais il facilite les manœuvres en immobilisant plutôt qu'en soulevant la vessie.

Accidents et complications. — L'hémorrhagie est rarement inquiétante. Les grosses veines qui sillonnent la face externe de la vessie s'affaissent d'elles-mêmes dès que les parois sont incisées; quand celles-ci sont très hypertrophiées, on rencontre souvent une ou deux petites artérioles; enfin, la muqueuse saigne quelquefois à la suite des manœuvres intravésicales. En général, l'hémorrhagie s'arrête d'elle-même dès qu'on laisse la vessie au repos, et l'emploi du thermo-cautère est superflu.

Les deux accidents les plus graves et les plus redoutés sont la blessure du péritoine et l'infiltration d'urine.

La blessure du péritoine est devenue excessivement

rare. L'immobilisation de la vessie à l'aide du ballon rectal, l'élévation du cul-de-sac péritonéal qui résulte de la distension de la vessie et de son refoulement avec le doigt, permettent de voir nettement la surface vésicale et de l'inciser en toute sécurité. Si on intéressait la séreuse, un pareil accident, assurément très regrettable, ne serait cependant pas fatal grâce à une antisepsie parfaite; il faudrait se hâter de suturer le péritoine au catgut.

L'infiltration d'urine se rencontre un peu plus fréquemment, quoique les perfectionnements apportés au drainage l'aient rendue plus rare. Le relèvement des bords de la vessie au moyen des fils suspenseurs concourt également à la prévenir.

Quand l'infiltration se produit, malgré ces précautions, il faut, dès les premiers signes, désunir la plaie abdominale, faire des injections antiseptiques et établir un drainage de tout l'espace rétro-pubien au moyen de tubes qu'on fait ressortir par une contre-ouverture au-dessous de la symphyse.

Des accidents ont été signalés du côté du *rectum* depuis l'emploi du ballon de Petersen. Tantôt, et le plus souvent, il s'agit de troubles passagers, tels que la parésie de l'intestin à la suite d'une distension exagérée; tantôt, au contraire, d'un accident d'une gravité extrême, qui est la rupture du rectum (Nicaise) : bien que ce fait soit très rare, on n'injectera dans le ballon qu'une quantité moyenne de liquide.

Ces accidents consécutifs sont peu nombreux. Parfois la plaie se cicatrise mal et une *fistule* s'établit et persiste : elle est plus rare que dans les tailles périnéales, et la fermeture en est plus facile à obtenir. La rupture de la cicatrice a été observée un certain nombre de fois; ordinairement elle est totale et les cicatrices cutanée et vésicale se rouvrent ensemble; rarement (Guyon), la vessie seule a cédé, déterminant un épanchement d'urine dans l'espace prévésical. La fistule, qui résulte de la rupture, se ferme en général d'elle-même après le séjour plus ou moins prolongé de la sonde à demeure.

L'*éventration*, signalée quelquefois, surtout après la section tranversale des muscles, est heureusement conjurée par la suture en étage au catgut qui maintient le rapprochement des muscles droits.

TAILLE SOUS-PUBIENNE.

Langenbuch a proposé récemment de passer au-dessous du pubis pour aborder la vessie. Nous résumons, d'après Hache, la technique de cette opération qui paraît n'avoir encore été exécutée que sur le cadavre.

On pratique à la peau une incision en forme d'Y renversé qui commence sur la symphyse et dont les branches descendent vers la racine des bourses; les lambeaux étant disséqués, on divise le ligament suspenseur de la verge en deux temps; on rase en terminant la face antérieure du pubis; un mouvement d'abaissement en découvre le bord inférieur. Le plan aponévrotique qui ferme l'espace sous-pubien étant ainsi à découvert, on pratique avec le bistouri, puis avec une rugine, sa désinsertion de la symphyse dans une étendue suffisante, puis à l'aide d'un dilatateur mousse, on refoule ce plan ligamenteux en bas. Les instruments tranchants ou mousses ne doivent pénétrer qu'à une faible profondeur, car le plexus de Santorini est sous-jacent. Celui-ci, une fois découvert, apparaît composé de deux groupes symétriques de veines réunies par quelques anastomoses : il faut passer entre les deux groupes qui sont refoulés latéralement et, entre leur écartement, on voit la face antérieure de la vessie. Un cathéter à courte courbure étant introduit par l'urèthre, on ponctionne et on incise la vessie à un centimètre au-dessus du col ; on ne suture qu'une partie de la plaie ; deux drains sont placés l'un en arrière du pubis, l'autre latéralement au col et à l'urèthre ; ce dernier sort par le périnée à travers une boutonnière pratiquée à cet effet.

Langenbuch croit à l'avenir de cette opération qu'il considère comme indiquée dans les cas de tumeurs vésicales et prostatiques, de calculs volumineux et pouvant remplacer la boutonnière et la taille périnéale ; nous pensons au contraire que les indications en resteront très limitées ; car l'accès de la vessie est ainsi beaucoup moins large qu'avec la taille hypogastique, et la lithotritie convient mieux aux calculs moyens.

Néanmoins on doit reconnaître qu'elle expose peu à l'hémorrhagie et pas du tout à la blessure du péritoine et qu'elle assure un bon drainage de la vessie ; elle serait peut-être utile quand on se propose de créer une fistule permanente, et fournirait également une ouverture déclive dans les cas d'infiltration d'urine de l'étage périnéal supérieur (Hache). Enfin, nous croyons qu'elle pourrait être essayée dans les cystites douloureuses où la contracture des parois vésicales rend impossible la dilatation nécessaire pour la taille hypogastrique.

RÉSECTION DU PUBIS

Des chirurgiens allemands, trouvant la voie sus-pubienne insuffisante pour l'extraction des gros calculs et de certaines tumeurs, ont tenté de reséquer tout ou partie du pubis. Deux procédés ont été proposés.

Helferich se contente d'une résection partielle. Une incision transversale est pratiquée au-dessus du pubis et prolongée au delà des épines pubiennes : on détache les parties molles et on attaque l'os, en dehors de ces épines, par deux traits de section oblique qui sont réunis par un trait horizontal. Un fragment osseux, qui comprend la moitié de la hauteur de la symphyse, peut ainsi être réséqué sans danger et sans qu'il en résulte d'inconvénient ultérieur pour la marche. Cette brèche met largement la vessie à découvert.

Le procédé de *Nihans*, beaucoup plus compliqué, consiste en une résection totale temporaire. Une incision verticale, partant du sommet de la vessie, est conduite suivant le pli génito-crural sur les côtés de la verge, de façon à mettre à découvert la face antérieure du corps du pubis et de la branche ascendante de l'ischion. On décolle soigneusement le périoste ; le pubis et la branche ascendante sont sectionnés au ciseau et la symphyse elle-même est divisée : le fragment osseux, rabattu en dehors, laisse une large porte qui met à nu toute une moitié de la vessie, l'uretère, l'origine de l'urèthre et la prostate. L'opération terminée, on replace le fragment osseux qu'on assujettit au moyen de sutures : lorsque la réunion se fait, il doit n'en résulter aucune impotence fonctionnelle.

L'opération d'Helferich nous semble moins dangereuse et de nature à permettre des manœuvres étendues : Nous croyons d'ailleurs des plus limitées les indications de l'une et de l'autre de ces opérations. La voie sus-pubienne est suffisante pour l'immense majorité des lésions auxquelles le chirurgien a le droit de s'attaquer.

LITHOTRITIE

Ce fut Civiale qui, le 13 janvier 1824, broya le premier un calcul sur l'homme vivant, avec un plein succès. Il convient de dire que des essais avaient été faits auparavant par d'autres chirurgiens, notamment par Leroy d'Etiolles qui, paraît-il, avait inventé la pince à trois branches ou *trilabe*, dont se servit Civiale. Cet instrument était bien imparfait et la lithotritie ne fut pratiquée que par un petit nombre de personnes, jusqu'à ce que Heurteloup, en 1831, eût inventé son percuteur, instrument qui a servi de modèle aux brise-pierre employés de nos jours et qui permit à la nouvelle opération d'entrer dans le domaine de la pratique courante. Depuis lors, on a apporté à cette opération des modifications, des perfectionnements variés à l'infini, auxquels sont attachés les noms de Leroy d'Etiolles, Heurteloup, Amussat, Guillon père, Mercier, Reliquet, Thompson, Guyon, etc.

Peu à peu, la lithotritie conquit une place prépondérante dans le traitement des calculs vésicaux ; jusqu'aux dix dernières années, on la pratiquait par séances très courtes et presque toujours multiples, dans l'intervalle desquelles des fragments de calculs restaient dans la vessie. En 1878, Bigelow, chirurgien de Harward, Uni-

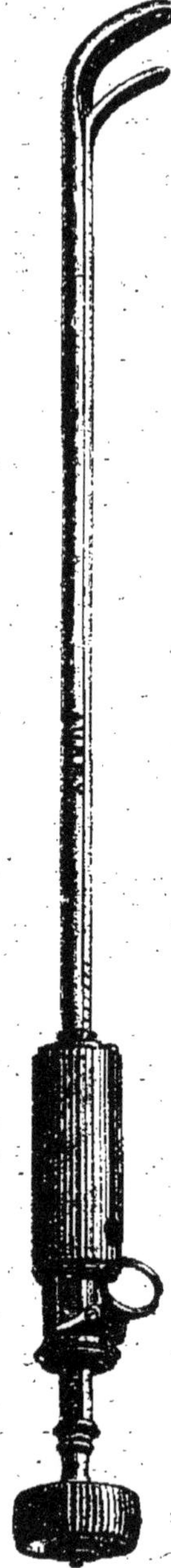

Fig. 44.

versity, à Boston, renverse complètement les idées admises et démontre que la vessie supporte bien des séances très prolongées, à la condition qu'on broie et qu'on évacue en une seule fois la totalité du calcul. Cette manière d'agir ne tarda pas à se généraliser ; le principe fut accepté ; mais de nombreuses modifications furent apportées dans le détail de l'opération. La pratique du professeur Guyon, que nous avons déjà exposée dans notre thèse inaugurale, servira de base à notre description.

Instruments. — Les instruments nécessaires pour pratiquer une lithotritie sont les suivants :

1° Des sondes molles, et en particulier des sondes béquilles n° 18 à 20.

2° Deux seringues à anneaux et à embouts de rechange, gros et fin.

3° Des lithotriteurs ou brise-pierre. On connaît la disposition générale de ces instruments (fig. 44). La partie centrale est composée de deux tiges emboîtées l'une dans l'autre ; l'une, plus volumineuse, ou branche femelle, reçoit dans une rainure la branche mâle, qui glisse sur elle à frottement très doux. L'extrémité externe de la branche mâle est terminée par une vis sans fin qu'on actionne au moyen d'une petite roue ou volant, à circonférence cannelée. La branche femelle supporte une poignée cylindrique et un écrou brisé qu'on ouvre et qu'on resserre au moyen d'une petite bascule (fig. 45); ouvert, il laisse la branche mâle

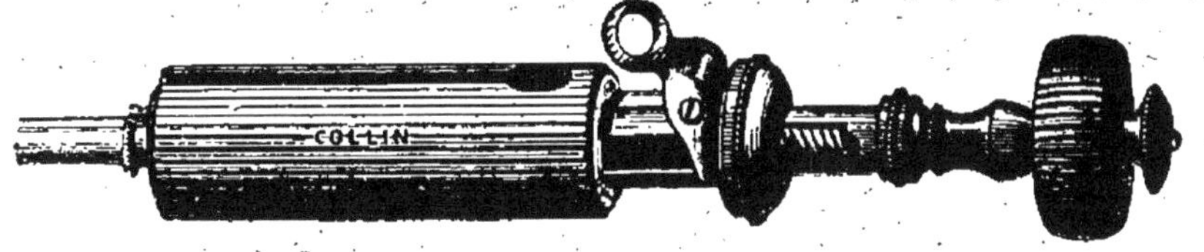

Fig. 45.

libre; fermé, il s'engrène avec la vis sans fin, et la branche mâle ne peut plus se mouvoir qu'au moyen du volant terminal.

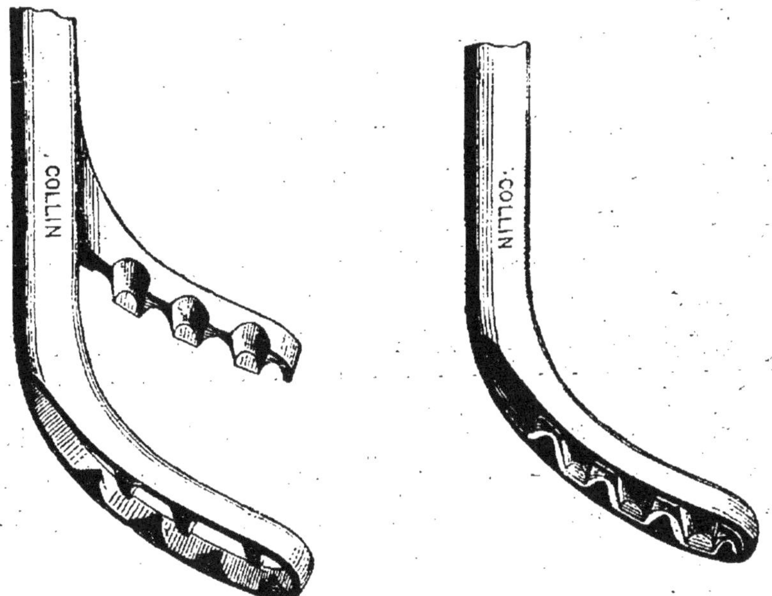

Fig. 46.

L'autre extrémité ou bec, est courbe ou plutôt coudée à angle obtus très fermé et presque droit, et constitue les mors de l'instrument. Les dispositions de ceux-ci, très variées, peuvent se ramener à deux : le mors femelle est plein ou fenêtré ; les mors fenêtrés les plus employés sont ceux de Reliquet (fig. 46), qui donnent à l'instrument une grande puissance. On devra avoir à sa disposition plusieurs instruments fenêtrés ; on fabrique cinq modèles différents, désignés par les nos 1, 1 1/2, 2, 2 1/2, 3 ; ils *correspondent* aux nos 24 à 32 de la filière Charrière. Quant aux mors plats, deux modèles suffiront, nos 1 et 2 (21 à 26). Enfin, la lithotritie chez l'enfant exige un instrument plus petit.

4° Un marteau métallique.

5° Des sondes métalliques nos 25 à 21 à petite et à grande courbure (fig. 47 et 48), percées de deux yeux et munies d'un mandrin métallique spiral.

6° Un appareil aspirateur (fig. 48). Avec le modèle ci-joint du professeur Guyon, on dispose d'une force aspiratrice convenable; les fragments s'accumulent dans le récipient inférieur, le courant passe au-dessus d'eux sans les refouler dans la vessie. On peut, de plus, imprimer à la sonde qui y est adaptée des mouvements variés.

7° Enfin, comme instruments accessoires : un brise-pierre uréthral, une pince de Collin pour les corps étrangers, un uréthrotome à bascule pour le méat, des mandrins métalliques, des bougies de gomme et métalliques, etc.

Soins préliminaires. — Ils s'adresseront d'abord à l'état général. La fièvre, si elle existe, sera combattue par les moyens appropriés, en particulier par le sulfate de quinine, et l'inflammation ou la congestion rénale par des révulsifs, des ventouses appliquées à la région lombaire. Des lavements et des laxatifs auront raison de la constipation : de toute façon on donnera un purgatif léger, salin de préférence, la veille de l'opération, et un lavement la veille au soir et le matin même. Quant aux antiseptiques à l'intérieur, l'administration de 6 à 8 grammes de biborate de soude, par exemple, est utile, à la condition que l'estomac tolère ce médicament, ce dont on s'assurera quelques jours auparavant.

S'il y a cystite, on cherchera à la faire cesser par le repos au lit, qui constitue ici la base du traitement de cette complication locale. Les lavages doivent être employés avec beaucoup de ménagements et ils sont en général plus nuisibles qu'utiles, car ils risquent de provoquer des contractions de la vessie. Quant à prétendre habituer la vessie à la distension ou augmenter sa capacité au moyen d'injections copieuses, la physiologie pathologique de cet organe nous a appris qu'on excite ainsi sa contractilité et qu'on réveille les symptômes inflammatoires.

Du côté de l'urèthre, on s'assurera que le canal est libre et non enflammé. S'il y a rétrécissement ou uréthrite, on traitera ces affections par des moyens appropriés ; le calibre du canal doit permettre le libre passage d'une bougie n° 25. Cependant certains urèthres, rétrécis depuis de longues années, atteignent difficilement cette dimension, et, chez les enfants, il faut manœuvrer avec des instruments plus petits. Lorsque le canal est libre, la méthode qui consiste à l'habituer aux contacts au moyen de cathétérismes répétés est abandonnée comme inutile ou dangereuse (Guyon).

Technique. — Le malade est couché à plat sur son lit, le plus près possible du bord droit; le transport sur un lit d'opération est inutile et expose à des secousses et à un refroidissement nuisibles après l'opération : le lit est garni d'alèzes en quantité suffisante. On place sous le siège un coussin peu élevé portant la vessie de 15 à 20 centimètres au-dessus du lit : une couverture roulée remplit bien ce but; on a soin de la caler sur le matelas au moyen de petits objets, tels que des livres. Les jambes et les cuisses sont entourées de couvertures de laine. Puis on recouvre le pubis, le scrotum et les couvertures qui entourent les cuisses d'un linge antiseptique sec, tel que de la gaze phéniquée.

A ce moment le malade est soumis au chloroforme; le chirurgien lave le gland et l'urèthre avec une solution boriquée. Au moyen d'une sonde de gomme, forme béquille, il évacue le contenu de la vessie; puis il pratique des lavages jusqu'à ce que le liquide ressorte parfaitement limpide. Il ne faut pourtant pas trop les prolonger pour ne pas éveiller les contractions vésicales.

La vessie est alors remplie. Par une pression lente et continue on injecte une quantité de solution boriquée qu'on ne saurait fixer par des chiffres. C'est la contraction des parois qui l'indique; quand la main perçoit une résistance, on doit s'arrêter : si la quantité est peu considérable, on attend que la contraction ait pris fin; mais on ne cherchera, sous aucun prétexte, à entrer en lutte avec elle. Le plus souvent, 120 à 150 grammes suffisent et sont bien tolérés. Ailleurs, il faut opérer avec une cinquantaine de grammes et même moins. Par contre de grandes vessies, dont les parois flasques et atones ont besoin d'être maintenues écartées, recevront 200 à 300 grammes de liquide.

Broiement. — Le lithotriteur, bien graissé à l'aide de vaseline boriquée et d'huile phéniquée, est alors introduit. Si le spasme oppose une résistance trop grande, il ne faut pas insister ; on patientera et au besoin on remettra la séance à un autre jour.

Une fois qu'on a pénétré, on recherche le calcul comme avec un explorateur et on parcourt toute la vessie pour se rendre compte de sa capacité, de ses dispositions, etc. Le lithotriteur étant maintenu bien exactement dans le plan de l'axe du corps, le chirurgien applique sur la paroi inférieure, mais sans la déprimer, le talon de l'instrument. Il éloigne l'un de l'autre les deux mors en leur donnant un écartement variable suivant le diamètre connu du calcul, mais toujours sensiblement plus grand. Puis il imprime un mouvement de rotation à droite ou à gauche, de façon à ce que les mors se couchent sur la muqueuse. Il rapproche les deux branches doucement, lentement et sans déprimer la paroi. Si les deux mors arrivent au contact, c'est que rien n'a été saisi. Il recommence alors la même manœuvre sur l'autre côté, puis en d'autres points, tout à fait au fond ou près du col.

Lorsque les mors ont éprouvé une résistance, on les maintient dans cette position avec les mains, mais sans exercer de pression. Un nouveau mouvement de rotation ramène le bec vers le centre de la vessie, puis on cherche à compléter le rapprochement des mors : s'il peut s'effectuer, l'obstacle qui s'y opposait tout à l'heure était un repli de la muqueuse ; lorsque la résistance persiste, il s'agit d'un corps mobile : c'est le calcul. On ferme alors l'instrument en abaissant la bascule ; pour s'assurer de nouveau qu'aucun pli de la muqueuse n'a été saisi, on imprime divers mouvements au brise-pierre et on tourne le volant terminal : la force à déployer est variable suivant le volume et la consistance du calcul ; en général il éclate assez facilement.

Parfois il résiste à tous les efforts : il faut alors le broyer par percussion. On relève la bascule ; puis, l'instrument étant saisi de la main gauche par la poignée, le pouce et l'index maintiennent la branche mâle au contact du calcul ; la main droite, armée d'un marteau, frappe de petits coups secs sur cette extrémité. Le calcul cède alors le plus souvent ; s'il résiste, on retire le brise-pierre pour en introduire un plus puissant. Si le calcul résiste encore, il faut renoncer à la lithotritie.

Une fois que la pierre a éclaté, l'opération est loin d'être terminée ; il faut aller à la recherche des fragments, les saisir, les faire éclater de nouveau, toujours par les mêmes manœuvres, en promenant l'instrument dans tous les points de la vessie, en explorant le fond, les parties latérales, le col. Presque toujours, les fragments retombent en majorité dans *une même région* où on en retrouve jusqu'à la fin du broiement ; très fréquemment aussi ils sont ramenés vers le col quand la vessie est contractile. Enfin, lorsque le bas-fond est très accusé et la prostate hypertrophiée, on est autorisé à renverser le mors de l'instrument en bas, de façon à ce que le bec du lithotriteur plonge dans cette cavité, où les fragments se cachent derrière la prostate.

Vers la fin de la séance, on peut porter l'instrument tout ouvert au niveau du fond de la vessie; on écarte les branches, puis on imprime au bassin des secousses, en percutant avec la paume de la main la crête iliaque; des fragments viennent se déposer entre les mors : il suffit de rapprocher la branche mâle pour les saisir. Ce moyen ne réussit que dans les vessies peu contractiles, régulières et assez vastes.

Les manœuvres seront poursuivies jusqu'à ce qu'on ne rencontre plus de fragments d'un volume notable, au-dessus d'un demi-centimètre, par exemple. Quand l'instrument introduit dès le début est de dimensions convenables, il doit suffire à l'éclatement du calcul et à l'écrasement des débris. Il faut s'efforcer de les réduire en poussière; on en assure ainsi l'évacuation. Le professeur Guyon exprime cette vérité en disant : « L'évacuation, c'est le broiement. »

Avant de retirer le lithotriteur, il faut en bien *vider les mors;* pour assurer leur parfait rapprochement, on serre vigoureusement la vis de la branche mâle; si un écartement persistait, on rapprocherait les mors à l'aide de petits coups de marteau. D'ailleurs, pendant toute la durée du broiement, on effectue de temps en temps cette évacuation pour ne pas permettre l'engorgement.

Évacuation. — Le lithotriteur est alors retiré et remplacé par une sonde métallique à petite courbure, n° 25, munie d'un mandrin. Celui-ci une fois enlevé, le liquide s'écoule, entraînant avec lui un grand nombre de débris. Des lavages sont alors pratiqués; une seringue à large embout est introduite dans l'extrémité de la

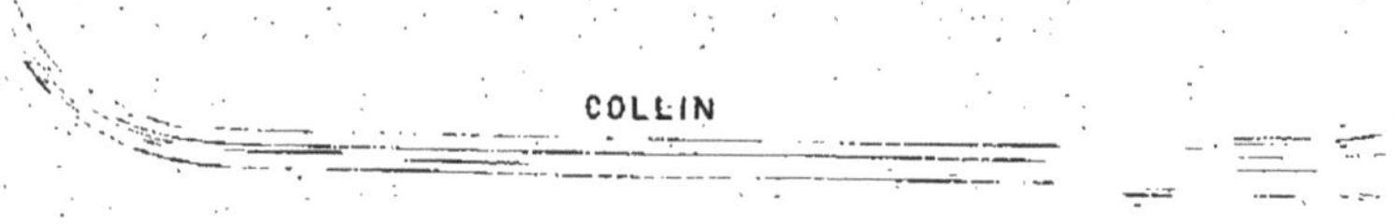

COLLIN

Fig. 47.

sonde et le chirurgien injecte rapidement, mais sans violence, le tiers ou le quart de son contenu, puis la retire immédiatement. Sous cette influence, la vessie se contracte et expulse avec force le liquide; on a d'ailleurs pris soin de suspendre quelque peu l'administration du chloroforme. On continue ces lavages jusqu'à ce que le liquide ressorte sans rien entraîner, en faisant varier les positions de la sonde.

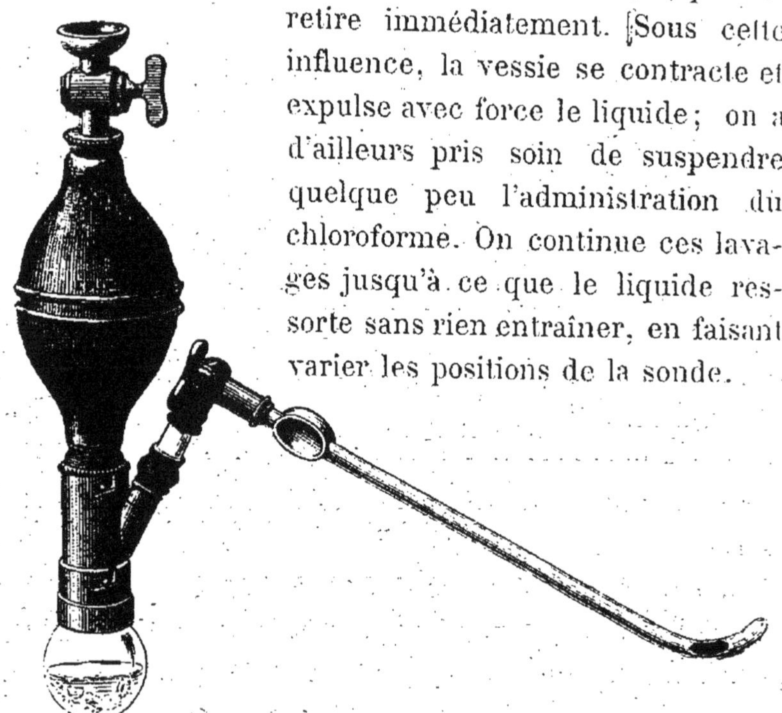

Fig. 48.

Aux lavages on substitue alors *l'aspiration*. Pour cela, l'anesthésie est poussée aussi loin que possible; le malade doit être dans la *résolution la plus complète*. On injecte lentement avec la seringue une quantité de liquide suffisante pour mettre les parois en tension, ce dont on est averti par la difficulté qu'on éprouve à faire progresser le piston. On adapte alors l'aspirateur à la sonde (fig. 48). Un aide le soutient de la main gauche placée à plat sous le récipient, et de la main droite qui tient l'armature supérieure. Le chirurgien saisit de la main droite le centre de la poire de caoutchouc et exerce sur elle une pression énergique et brusque. Puis il écarte rapidement les doigts; l'expansion de l'appareil se produit et détermine un courant liquide de la vessie vers l'extérieur. Il en résulte un remous considérable et, pendant que les fragments sont en suspension, l'aspiration se réalise.

Les pressions ne doivent pas être trop rapprochées, il faut laisser le temps aux fragments non aspirés de retomber au fond. La position de la sonde varie à chaque instant et le bec doit parcourir successivement toutes les régions de la vessie; en général c'est aux points où on a trouvé le plus de débris à broyer que l'aspiration est le plus fructueuse. Les fragments un peu volumineux produisent par leur contact avec les yeux de la sonde un bruit particulier, un *cliquetis caractéristique :* si ce cliquetis se reproduit plusieurs fois, c'est un signe certain qu'il reste un fragment trop gros pour être évacué. Pendant toute la durée de l'aspiration, l'anesthésie chloroformique aura été maintenue complète. Les parois vésicales doivent se laisser écarter et rapprocher mécaniquement, et rester aussi atones que possible; c'est le contraire de ce qu'on cherche pendant les lavages.

Si l'on a entendu un cliquetis ou si, pour quelque autre raison, on suppose qu'il reste des débris, on *réintroduit un lithotriteur* qu'on choisit en général plus petit et à mors plats, pour lui permettre de s'insinuer plus facilement entre les plis de la vessie. Les mêmes règles sont ici applicables et on termine en renouvelant les lavages et l'aspiration.

Il est bon, avant de quitter le malade, d'introduire une sonde béquille de gomme, de vider la vessie, puis d'exercer une pression sur l'hypogastre pour en chasser les quelques bulles d'air qui auraient pénétré pendant les manœuvres. D'ailleurs, on laissera une *sonde à demeure*, dans les circonstances suivantes : lorsqu'un état d'inflammation antérieur fait craindre la production du spasme; lorsqu'une lésion du col ou de l'urèthre s'est produite, lorsque enfin on redoute qu'il ne reste des fragments susceptibles de s'engager dans l'urèthre. En général, cette sonde est retirée le lendemain.

On laisse le malade se réveiller peu à peu après avoir retiré le coussin qui lui élevait le siège et l'avoir recouvert chaudement et entouré de boules d'eau chaude. Des boissons sont inutiles et l'état nauséeux qui suit l'anesthésie chloroformique en interdit l'emploi pendant les premières heures. Les suites sont d'ordinaire des plus simples. Il est rare qu'une sensation de cuisson vive soit accusée, surtout s'il y a sonde à demeure; les urines présentent quelquefois une teinte rouge ou rose qui disparaît dans la journée.

Une *vérification ultérieure* est ordinairement inutile, car on a dû s'assurer, vers la fin de l'opération, que la vessie était vide. Si les symptômes persistent ou si l'on n'est pas certain d'avoir complété l'évacuation, on soumettra le malade à une nouvelle exploration à l'aide du lithotriteur, après un délai de cinq à six jours. Le chloroforme n'est plus nécessaire, en général ; les fragments étant petits, un mors plat est préférable.

Depuis quelques années, on a essayé de substituer au chloroforme l'anesthésie locale obtenue par la *cocaïne* (Weir, Dubuc, Delefosse, etc.). Les solutions employées ont varié de 2 à 15 p. 100 et la quantité totale d'alcaloïde injecté, de 40 centigrammes à 7 gr. 50. De très grandes différences ont été notées ; suivant la susceptibilité du sujet, dit-on, il a fallu des doses variant de 1 à 20 pour produire l'anesthésie. Il faut surtout avoir égard à l'état d'inflammation des parois. Si la muqueuse est normale, l'anesthésie se produit assez facilement, bien qu'il y ait encore des sujets presque réfractaires à cet agent. Lorsqu'il y a cystite aiguë ou chronique, il est très rare que l'insensibilité soit complète, quelle que soit la dose employée ; parfois même l'action de la cocaïne est nulle. De plus, l'injection d'une certaine quantité de cocaïne dans ces conditions n'est pas toujours inoffensive, car l'absorption s'exerce activement s'il y a érosion ou inflammation. Aussi faut-il surveiller très attentivement le malade ; s'il se produisait des nausées, des vertiges, premiers signes de l'intoxication par la cocaïne, on évacuerait et on irriguerait immédiatement la vessie.

Ces remarques faites, il faut reconnaître que l'injection intra-vésicale de cocaïne est avantageuse dans certains cas, où des lésions cardiaques, par exemple, interdisent l'emploi du chloroforme, ou bien lorsqu'on veut procéder à des recherches répétées ou minutieuses. Nous avons obtenu de bons résultats, sans observer d'accident, en procédant de la manière suivante : On injecte, après un lavage boriqué de la vessie, 30 grammes d'une solution à 10 p. 100, soit 3 grammes de cocaïne, qu'on laisse 15 minutes au moins en contact. Puis, on achève de remplir la vessie avec une solution boriquée (Dubuc) et on opère dans le mélange. Les sensations douloureuses de contact sont effacées, mais l'anesthésie n'est pas généralement suffisante pour faire cesser les réflexes. Dans un seul cas, nous avons opéré dans une vessie cocaïnée, aussi calme qu'avec la plus profonde anesthésie chloroformique.

LITHOTRITIE A COURTES SÉANCES

Cette méthode était seule employée avant la découverte de Bigelow. Quoique la lithotritie rapide lui soit aujourd'hui préférée, il ne faut pas oublier les services qu'elle a rendus et qu'elle peut rendre encore : elle est en effet applicable dans des cas dont nous préciserons plus loin les indications. Aussi en dirons-nous quelques mots.

La préparation du malade et les soins préliminaires sont les mêmes : on ne se sert pas du chloroforme, dont le principal inconvénient est de provoquer des vomissements ; la cocaïne serait utile. La replétion de la vessie, les manœuvres pour la préhension du calcul suivent les mêmes règles.

La différence capitale consiste dans la durée des séances. Ici, elles ne doivent pas dépasser 3 à 4 minutes, et on abandonne dans la vessie les fragments broyés sans faire ni lavages, ni aspiration. En effet, celle-ci est impraticable sans anesthésie; quant aux lavages, ils auraient l'inconvénient de projeter les fragments contre les parois et de provoquer de la cystite. On place une sonde à demeure, surtout lorsque la prostate est petite, et on laisse les débris s'évacuer pendant les mictions. Plus tard, des lavages antiseptiques ou plutôt des irrigations très lentement poussées et par petites quantités, sont praticables et utiles quand la cystite n'est pas trop intense.

On laisse 5 à 6 jours s'écouler entre les séances de broiement qui sont renouvelées aussi souvent qu'il est nécessaire, sans que leur durée dépasse jamais un petit nombre de minutes. Toutefois, les dernières séances qui ont surtout pour objet une recherche minutieuse des débris pourront être un peu plus prolongées; on sera de même autorisé dans ce cas à pratiquer quelques lavages évacuateurs.

Suivant les indications dont nous parlerons plus loin, il faut choisir entre la méthode rapide et la lithotritie à séances répétées. Un procédé mixte qui consisterait à prolonger les séances sans assurer la complète évacuation, ferait courir des risques au malade, car il permettrait à une vessie fatiguée de se contracter sur des débris; une cystite serait la conséquence de cette manière d'agir.

Le professeur Bigelow, de Boston, a rendu à la chirurgie un immense service en montrant que des manœuvres compliquées et prolongées, mais réalisant une évacuation *complète* de la vessie, exposent cet organe à des dangers moindres que des séances courtes, à la suite desquelles il reste des fragments offensifs. Il s'est surtout attaché à perfectionner l'évacuation, et il a donné à la lithotritie ainsi transformée le nom de *litholapaxie*. Il cherche d'abord à obtenir une dilatation de l'urèthre suffisante pour laisser passer des sondes du nº 30 environ : des instruments droits, à bec ingénieusement disposé, modifiés d'ailleurs par Otis, Keyes, etc., facilitent l'engagement des calculs. Il a enfin inventé une série d'appareils aspirateurs fort ingénieux.

Il s'occupe tout d'abord de concasser le calcul à l'aide d'un lithotriteur puissant ; dès qu'il suppose avoir produit des fragments assez petits pour être extraits, il introduit la sonde et pratique l'aspiration, puis réintroduit le lithotriteur, fait de nouveaux fragments et renouvelle ainsi ces manœuvres un grand nombre de fois, jusqu'à évacuation complète ; les séances durent fort longtemps. Bien que la pratique de Bigelow se soit quelque peu modifiée sous ce rapport, le principe reste le même : laisser faire le moins possible au lithotriteur, et le plus possible à l'aspirateur.

Le professeur Thompson se sert de différents lithotriteurs à mors fenêtrés, demi-fenêtrés ou plats. Dans l'aspirateur qu'il emploie aujourd'hui, le godet récepteur des débris est interposé entre la sonde et la poire de caoutchouc, et le reflux des débris est empêché au moyen d'une grille formant clapet.

Aucun traitement préalable n'est imposé à la vessie ni à l'urèthre, sauf dans le cas de rétrécissement. On ne fait pas d'injection préalable dans la vessie, celle-ci contenant toujours une quantité d'urine suffisante pour les manœuvres. Le professeur Thompson estime qu'il vaut mieux opérer avec 40 ou 60 grammes de liquide qu'avec 200 ou 300 grammes. Le lithotriteur est conduit au fond de la vessie, puis ouvert; là, on attend quelques secondes, et les remous que les mouvements de l'instrument ont produits dans la vessie sont de nature à entraîner la pierre dans la concavité de la branche femelle. La branche mâle est alors rapprochée et le broiement effectué. Lorsque la pierre n'est pas saisie de cette façon, on fait des prises directes.

Le broiement n'est pas continué très longtemps; au bout de trois minutes, l'instrument est retiré et remplacé par une sonde à laquelle on adapte l'aspirateur sans injections ni lavages préalables. Les pressions sur la poire sont modérées, faites par petits coups, de façon à n'injecter qu'une petite quantité de liquide à la fois. Au début, quand il y a beaucoup de fragments, on maintient l'extrémité de la sonde au centre de la vessie; vers la fin au contraire, on l'approche de la paroi inférieure.

S'il reste des fragments, ce dont on est averti par le cliquetis, on réintroduit le lithotriteur pour recommencer le broiement. En général, trois ou quatre introductions sont nécessaires pour un calcul de moyen volume, chiffre qui peut être dépassé de beaucoup.

M. Reliquet fait subir le plus souvent un traitement préparatoire à l'urèthre et à la vessie. Pendant plusieurs jours avant l'opération, il passe dans le canal des bougies molles ou métalliques pour en émousser la sensibilité. Il injecte dans la vessie, progressivement et très lentement, une certaine quantité de liquide, en s'arrêtant dès que le besoin d'uriner se fait sentir, dans le but d'habituer la vessie à contenir une plus grande quantité de liquide.

Il pratique la lithotritie de la façon suivante : il place le malade sur un lit mécanique qu'il a inventé et qui permet d'élever le bassin et de l'incliner en divers sens. Le lithotriteur, qui est généralement à pignon et non à écrou brisé, est introduit, puis largement ouvert et la branche femelle, conduite au point le plus déclive, déprime en ce point la vessie. On fait alors exécuter au lit mécanique des mouvements qui ont pour but d'imprimer des secousses au bassin ; le calcul vient alors tomber dans la concavité de la branche femelle. Le rapprochement de la branche mâle assure ainsi la saisie du calcul qui est broyé d'un ou de deux coups de pignon.

La manœuvre consistant à faire une prise directe est rarement employée. Quand à l'évacuation, M. Reliquet retire la totalité des fragments au moyen de lavages, quand la vessie se contracte bien : « pour lui, l'aspiration n'est réellement utile que lorsque la vessie ne se contracte pas ou ne se contracte qu'incomplètement pour se vider par la sonde évacuatrice. »

Accidents et complications. — Ils sont à considérer suivant qu'ils se produisent au cours de l'opération ou consécutivement.

Les difficultés du cathétérisme n'offrent ici rien de spécial ; si elles sont jugées trop considérables, elles sont de nature à faire renoncer à la lithotritie.

La *déchirure des parois uréthrales* par un fragment qui déborde les mors du lithotriteur ou les yeux de la sonde a été observée ; on l'évitera en vidant les mors du brise-pierre et en introduisant un mandrin à spirale dans la sonde, ou en poussant pendant le retrait de celle-ci une injection qui maintient écartées les parois du canal.

L'*irrégularité des parois vésicales* est tantôt physiologique, tantôt et bien plus rarement anatomique. Nous avons vu combien était exceptionnelle l'existence des cellules vésicales et que le diagnostic en était d'ordinaire impossible. Les colonnes sont quelquefois assez volumineuses pour qu'un fragment moyen se cache dans leur intervalle; un petit lithotriteur à mors plats suffit pour le faire reconnaître et le saisir.

Le plus souvent, c'est aux contractions vésicales que tiennent les difficultés des manœuvres. Très atténuées par le chloroforme, elles persistent cependant dans les cas de cystite intense. de vessie très douloureuse; elles sont exaspérées par la longueur excessive d'une séance et par l'injection d'une grande quantité de liquide. Des contractions partielles empêchent parfois d'obtenir une évacuation complète en dissimulant un fragment derrière un repli.

La flaccidité des parois est également à craindre lorsque la vessie est vaste et accepte une grande quantité de liquide. Une telle disposition semble favorable parce qu'elle donne une grande liberté aux mouvements de préhension, mais elle est féconde en dangers, car elle permet aux parois de s'insinuer entre les mors; une vessie petite et peu contractile est préférable.

C'est dans ces cas qu'on a observé des déchirures de la muqueuse et même des perforations de la vessie broyée entre les mors de l'instrument pareil accident peut et doit être toujours évité. D'abord, les sensations que donnent la saisie d'un calcul et celle d'un repli vésical sont très différentes ; de plus, on ne doit jamais broyer sur place, et quand un calcul a été saisi, il faut faire exécuter de multiples mouvements à l'instrument, avant de le faire éclater : si on n'avait pas un sentiment de liberté absolue, on abandonnerait la prise. Plus souvent, un petit lambeau de muqueuse s'est trouvé déchiré pendant les recherches; quoique le chirurgien doive apporter les plus grands soins à éviter cet accident, il ne faudrait pas en exagérer l'importance, si la déchirure est petite; on placerait une sonde à demeure en la maintenant ouverte.

Quant à l'*atonie* de la vessie, elle n'est plus par elle-même une contre-indication, car l'aspiration supplée à ses contractions absentes.

L'*enclavement* des mors du brise-pierre dans un calcul qu'on ne peut achever de broyer est rare ; en pareil cas on ouvre l'instrument, et de petits coups, frappés à l'aide du marteau sur une des branches, communiquent des secousses qui sont de nature à dégager le calcul.

On signale de plus en plus rarement la *rupture* ou la *flexion du lithotriteur*. Il ne faut pas exercer une pression trop forte ; dès qu'on sent que l'élasticité de l'acier est mise en jeu, ont doit s'arrêter et prendre un instrument plus puissant. Le plus souvent c'est un des mors qui se brise et tombe dans la vessie; il se comporte comme un corps étranger qu'on extraira par des moyens appropriés. Si la tige est fléchie, faussée au point d'empêcher la fermeture de l'instrument, la seule ressource consiste à pratiquer au plus vite la taille hypogastrique et à extraire par cette voie le lithotriteur, préalablement scié au niveau du manche.

L'*hémorrhagie* est un accident rare. Parfois elle paraît inquiétante quand le premier jet sortant de la sonde est très foncé et entraîne quelques caillots ; la plupart du temps, même en telle occurence, le saignement cesse vite et, après quelques injections, le liquide revient limpide. L'aspiration en provoque parfois un retour passager. Enfin, si l'hématurie persiste, elle devient justiciable des moyens ordinaires usités en pareil cas ; on a recours surtout à la sonde à demeure.

Les accidents consécutifs, peu nombreux, sont pour la plupart d'ordre inflammatoire. La *cystite*, assez fréquente autrefois, alors qu'on laissait la vessie plus ou moins encombrée de fragments, est exceptionnelle après la lithotritie rapide et le devient de plus en plus à mesure que les précautions antiseptiques sont plus généralement observées. Une cystite préalable persiste rarement après l'évacuation complète, sauf dans le cas d'inflammation intense et ancienne qui crée même une contre-indication à la lithotritie. Mais, nous le répétons, une cystite née sous l'influence de l'opération est absolument rare et son développement doit faire penser à l'existence d'un fragment calculeux oublié. D'après les observations publiées dans notre thèse, nous avons trouvé une proportion de 12 p. 100, qui a sensiblement baissé dans les opérations faites depuis lors.

Plus grave, mais plus rare encore, est la *néphrite post-opératoire*. Celle ci atteignait en 1882 une proportion de 4 1/4 p. 100. La néphrite préexistante ne constitue pas toujours une contre-indication opératoire, et est souvent améliorée à la suite de l'opération.

Signalons la prostatite, l'orchite, qu'on n'observe pour ainsi dire plus, grâce à une bonne antisepsie.

L'*engagement des fragments*, si fréquent dans la lithotritie ancienne, est aujourd'hui rendu la plupart du temps impossible par le fait même du débarras complet de la vessie en une seule séance. Si on craignait d'avoir laissé des fragments ou si la séance n'avait pas été complète, on placerait une sonde à demeure.

Après les manœuvres on observe parfois un accès de *colique néphrétique* à la suite de laquelle un calcul arrondi, n'ayant pas l'apparence d'un fragment broyé, est expulsé. Cet accident n'est pas sans gravité; il s'accompagne le plus souvent d'une poussée de néphrite qui s'est terminée par la mort dans un petit nombre de cas.

Mortalité. — Calculée d'après les résultats opératoires du professeur Guyon, la mortalité générale est de 5, 2 p. 100. Mais si de cet ensemble on déduit les cas exceptionnellement difficiles ou mauvais, ceux par exemple qui s'appliquent à des calculs de 5 et de 6 centimètres, la mortalité tombe à 2 p. 100.

TRAITEMENT DES CALCULS CHEZ LA FEMME

Les opérations dirigées contre les calculs vésicaux chez la femme sont la taille, la dilatation forcée de l'urèthre et du col, la lithotritie.

Les deux procédés de taille en usage aujourd'hui sont la taille vésico-vaginale ou kolpocystotomie, et la taille hypogastrique. Nous n'avons plus à revenir sur la première dont on connaît la description (v. p. 558). Le manuel opératoire de la taille hypogastrique est à peu près le même que chez l'homme. On ne fera usage du ballon de Petersen qu'avec beaucoup de précautions ; certaines affections utérines et surtout périutérines en contre-indiquent l'emploi. La distension de la vessie semble ici difficile à obtenir, car l'urine a une tendance à s'échapper entre la sonde et les parois de l'urèthre. Un aide devra, avec les doigts, ou mieux, avec un tampon de ouate introduit dans le vagin, exercer sur ce canal une compression suffisante pendant tout le temps que durera la distension vésicale.

La dilatation forcée du col a été également l'objet d'une description précédente (v. p. 555).

Les manœuvres d'extraction d'un calcul par une ouverture artificielle, dilatation ou taille, sont souvent assez compliquées à cause de la dépressibilité et de la flaccidité de la vessie, qui rendent difficiles les recherches du calcul ou de ses fragments ; aussi aura-t-on toujours à sa disposition un grand nombre d'instruments, des tenettes, des pinces, des curettes de forme et de dimensions variées ; les irrigations abondantes et à grande eau seront pratiquées.

La lithotritie constitue, quoi qu'on ait dit, une bonne opération chez la femme et la petite fille ; mais elle est d'une exécution beaucoup plus difficile que chez l'homme ; l'absence de parois résistantes, les dimensions de la vessie ordinairement plus grandes, ses contractions partielles et sa dépressibilité, rendent pénibles et incertains la recherche et le broiement des fragments calculeux. On se servira de lithotriteurs petits, susceptibles de pénétrer entre les plis ; les lavages et l'aspiration devront être faits tour à tour et répétés à plusieurs reprises.

CHOIX DE L'OPÉRATION

On peut dire aujourd'hui que les calculs vésicaux sont, dans la grande majorité des cas, justiciables de la lithotritie, récemment modifiée et transformée. Sous des rapports multiples, cette opération est supérieure à la taille au point de vue de la rapidité de la guérison, de la bénignité des accidents consécutifs, enfin et surtout de la mortalité. Sans doute, la taille, soit hypogastrique, soit périnéale, est encore employée dans bon nombre de cas, mais ce n'est que lorsque la lithotritie est impossible, et on peut dire avec Bouilly que la taille ne vit plus que des contre-indications de la lithotritie.

Nous relèverons ici une objection faite à cette dernière opération : on a dit en Allemagne qu'elle devait être réservée à un certain nombre « d'artistes » et qu'elle n'était pas à la portée de tous les chirurgiens. Sans doute, il est nécessaire de s'être exercé aux manœuvres de préhension et de broiement, de même qu'il est bon d'avoir répété un certain nombre de fois sur le cadavre une amputation, par exemple, avant de l'exécuter sur le vivant. Mais la lithotritie ne renferme pas de difficultés spéciales ; elle exige surtout de la douceur, de la patience et du sang froid, toutes qualités indispensables pour faire de la bonne chirurgie. Hâtons-nous d'ajouter qu'elle n'est pas applicable à tous les cas et ses indications, nous le reconnaissons, seront plus ou moins étendues, suivant l'habitude que le chirurgien aura de cette opération.

Age. — Chez *les enfants*, la lithotritie rapide est applicable ; les séances multiples ne le sont pas, car l'engagement des fragments constitue son principal danger ; elle a été pratiquée avec succès sur des petites filles. Néanmoins elle est d'une exécution assez délicate et demande beaucoup d'habitude. Thompson et la plupart des chirurgiens anglais préfèrent ici la taille.

Chez *les vieillards*, la taille était autrefois l'opération de choix, car on craignait la longueur du traitement et les accidents intercurrents, mais elle donnait une mortalité considérable. La lithotritie rapide trouve ici une indication particulière, car elle représente la quantité minima de traumatisme. Cependant, à un âge très avancé, au-dessus de quatre-vingts ans, le pronostic de toute opération contre un calcul vésical est très grave ; la mortalité atteint une proportion de un tiers. S'il existe des phénomènes inflammatoires, la mort est l'issue ordinaire de toute intervention ; aussi, lorsque les douleurs ne sont pas vives, peut-être l'abstention est-elle préférable.

Maladies constitutionnelles. — La localisation du cancer ou du tubercule dans une région autre que l'appareil urinaire ne crée pas une contre-indication particulière. L'examen de l'état général permettra de décider de la question : dans ces cas, c'est la lithotritie qui ébranlera le moins l'économie. Il en est de même du *diabète* qu'on doit chercher à améliorer avant l'opération, mais qui ne l'interdit pas. Quant au *mal de Bright*, il comporte un pronostic beaucoup plus sévère (Segond).

État de l'appareil urinaire. — Un *rétrécissement* de

l'urèthre ne constitue une contre-indication à la lithotritie que lorsque le canal ne peut être porté à un degré de dilatation suffisant. Ajoutons qu'il n'est pas indispensable d'avoir un urèthre large pour assurer l'évacuation complète et qu'avec un calibre n° 21, par exemple, la lithotritie en une séance est possible.

L'*hypertrophie de la prostate* contre-indique la lithotritie quand elle rend le cathétérisme difficile ou impossible. Si le passage successif de divers instruments est très laborieux, il vaut mieux renoncer à la lithotritie, car le danger auquel on s'exposerait en laissant dans la vessie des fragments broyés sans pouvoir les extraire serait considérable. Quant à la difficulté que la saillie prostatique oppose à l'issue des fragments, elle n'entre plus en ligne de compte depuis que l'aspiration en assure l'évacuation.

La *cystite* ne doit pas détourner de la lithotritie : beaucoup de cystites calculeuses se calment ou disparaissent sous la seule influence du repos. Il vaut mieux opérer dans une vessie saine, mais lorsqu'on ne peut obtenir le retour des parois à l'état normal par des moyens généraux, la lithotritie constitue le traitement le plus efficace et l'inflammation vésicale s'atténue et s'efface en quelques jours après l'évacuation des calculs ; l'existence de la cystite devient donc parfois une indication de la lithotritie. Les difficultés qu'elle crée et qui consistent en des contractions énergiques et violentes, sont diminuées par le chloroforme ; il est rare qu'elles rendent les manœuvres impossibles ou difficiles.

Toutefois, lorsque la cystite acquiert une intensité extrême et que la *douleur* occupe la première place dans la symptomatologie, la paroi musculaire est certainement hypertrophiée et envahie par l'inflammation. Dès lors le traitement sera celui de toute cystite douloureuse : c'est la cystotomie qu'on pratiquera. Celle-ci trouve son indication non pas dans les dimensions du calcul qui sont souvent moyennes, mais dans l'état des parois de la vessie dont il faut suspendre le fonctionnement. Ajoutons qu'en pareil cas, les contractions, extrêmement énergiques, maintiennent les parois vésicales appliquées sur le calcul et rendent extrêmement pénibles les manœuvres du brise-pierre.

La *fièvre* est le plus souvent, chez les calculeux, symptomatique d'une lésion rénale ; elle peut suivre une manœuvre de cathétérisme explorateur, ou toute autre cause de nature à favoriser l'intoxication urineuse. On devra autant que possible choisir pour opérer une période apyrétique, mais la fièvre ne constitue pas une contre-indication ; bien au contraire, l'opération est souvent le seul moyen de la faire cesser. Cela est vrai surtout dans les cas de pyélo-néphrite. Ici pourtant il y a une distinction à faire : si l'on est en pleine poussée aiguë de néphrite, une opération ne saurait être tentée, car les dangers que court le malade à ce moment sont considérables. Il n'en est pas de même en présence d'une pyélo-néphrite subaiguë ou chronique, même avec de légères poussées qui indiquent une marche ascendante. En ce cas, l'accélération de la maladie tient à la présence même du calcul et tous les moyens dirigés contre la néphrite restent infructueux.

Il faut donc chercher à évacuer le calcul et ici on choisira l'opération qui représente le traumatisme le moins important, c'est-à-dire la lithotritie rapide. Mais il est *nécessaire* que le débarras de la vessie *soit complet* après une seule séance ; car le séjour de quelques fragments exaspérerait les phénomènes inflammatoires. Aussi, lorsque les difficultés opératoires paraissent excessives, lorsque le chirurgien ne possède pas une habitude suffisante de la lithotritie, la taille est-elle préférable.

La *consistance de la pierre* constitue une contre-indication ou plutôt une impossibilité de la lithotritie. Quand un calcul, saisi par un instrument d'une puissance suffisante, résiste à la percussion, la taille seule est applicable.

Un *volume exagéré* doit également faire renoncer au broiement : ici, les indications sont moins précises. Si des chirurgiens, d'une habileté et d'une expérience consommées, ont eu raison de calculs de 6 centimètres de diamètre, on ne peut ériger en règle ces faits exceptionnels. Au delà de 4 centimètres, le broiement et l'évacuation d'un calcul représentent une opération laborieuse.

Dans tous les cas où nous avons cru que la lithotritie devait être abandonnée, nous n'avons pas indiqué à quel procédé de taille on aurait à recourir. Si le calcul est très gros, la taille hypogastrique est seule possible. D'une manière générale, nous pensons que c'est encore à elle qu'on doit s'adresser de préférence. Le manuel opératoire, parfaitement réglé, expose à peu d'accidents ; elle permet de meilleures manœuvres intravésicales, n'entraîne à sa suite ni l'incontinence d'urine, ni l'impuissance résultant de la blessure des voies spermatiques et abrège, en général, la durée du séjour au lit. Les accidents d'hémorrhagie, de septicémie, les blessures de la vessie, sont plus fréquents dans la taille périnéale.

On ne doit cependant pas délaisser complètement cette dernière. En présence, par exemple, d'un calcul de moyen volume, mais très dur, elle peut être mise en parallèle avec la section hypogastrique. Ailleurs elle lui sera préférée. Beaucoup de chirurgiens l'emploient encore exclusivement chez les enfants, quoique la section hypogastrique donne, ici comme chez l'adulte, d'excellents résultats. Mais c'est surtout dans les cystites calculeuses douloureuses qu'elle trouve son application, alors que la contracture extrême des parois de la vessie en rend la distension impossible.

CHAPITRE VIII

TUMEURS DE LA VESSIE

Qu'elles soient bénignes ou malignes, ces tumeurs ne diffèrent ni par une symptomatologie, ni par une évolution, ni par des indications thérapeutiques spéciales : l'anatomie pathologique même est quelquefois impuissante à établir entre elles une ligne de démarcation bien nette. Il est donc naturel de confondre les deux groupes dans une description commune.

ÉTIOLOGIE

Ainsi réunies, les tumeurs de la vessie représentent 3, 2 p. 100 des affections des voies urinaires (Kuster). On les rencontre surtout de 50 à 70 ans chez l'homme, et chez la femme avant l'âge de 40 ans (Guyon) ; l'enfance y est peu sujette. Leur fréquence est beaucoup plus grande dans le sexe masculin : la proportion est de 110 hommes pour 28 femmes (Féré). Les affections vésicales antérieures n'ont aucune influence sur leur production.

ANATOMIE PATHOLOGIQUE

Il est assez fréquent de compter deux, trois tumeurs

et même davantage ; d'ordinaire, cependant, il n'en existe qu'une. La surface en est tantôt lisse, unie, tantôt *villeuse*, et tous les néoplasmes vésicaux ont une tendance à se présenter sous ce dernier aspect.

Presque toujours la tumeur occupe la *moitié inférieure* du réservoir. Il est exceptionnel de la voir s'implanter au niveau du sommet ou des faces antérieure et latérales ; elle est moins rare à la face postérieure, moins encore au voisinage du col ; toutefois, son siège de prédilection, est le trigone, le bas-fond, et la région où s'abouchent les uretères, particularité importante qui fait prévoir, entre autres conséquences, la possibilité de complications rénales à un moment donné de l'évolution de la tumeur.

Au point de vue de leur mode d'implantation, les néoplasmes vésicaux se présentent sous trois formes (Pousson) : ils sont *pédiculés*, *sessiles* ou *infiltrés*. Un pédicule étroit et long est rare, il en est de même des tumeurs complètement sessiles ; les types intermédiaires sont les plus communs. Quant à la forme infiltrée, c'est la plus rare ; mais il faut savoir qu'à côté de l'infiltration sensible, qui se traduit par une induration cliniquement appréciable, il existe une autre variété, dite infiltration larvée (Guyon). Celle-ci ne se révèle qu'à l'examen histologique et joue un rôle important dans la production des récidives sur place.

Le *volume* est très variable : tandis que certaines tumeurs atteignent la grosseur d'une mandarine, d'un œuf de dinde, d'une orange, il en est qui ne dépassent pas les dimensions d'un pois ; ces petites productions sont souvent pédiculées.

Un point capital dans l'histoire des néoplasmes de la vessie, c'est qu'ils *ne se généralisent* pour ainsi dire *jamais*. La propagation aux ganglions lymphatiques même est exceptionnelle, elle n'a été observée que 4 fois sur 250 cas (Clado), fait qui s'explique par l'absence de lymphatiques dans les parois vésicales (Sappey).

Suivant leur nature, les tumeurs de la vessie se rangent tout d'abord en deux groupes : bénignes et malignes (Kuster, d'après Hache).

1° *Tumeurs bénignes*. — Si l'on néglige certaines variétés exceptionnelles telles que les tumeurs dermoïdes (3 cas, Le Dentu), remarquables par les lambeaux de peau, les poils, les os qu'elles renferment, les enchondromes (1 cas Ordenez), les adénomes (1 cas, Kaltenbach), les kystes hydatiques (1 cas), les tumeurs kystiques glandulaires (dont l'existence est douteuse), on trouve que les tumeurs bénignes de la vessie se réduisent à 4 variétés, qui sont par ordre de fréquence croissante :

a. *Les myomes*, tumeurs dures développées aux dépens de la couche musculaire (Kuster).

b. *Les fibromes*, ordinairement sessiles, au voisinage du bas-fond.

c. *Les myxomes*. Ainsi que les fibromes, ces tumeurs paraissent être presque spéciales à l'enfance. Remarquables par leur évolution rapide, elles acquièrent en peu de temps des dimensions souvent énormes, au point de remplir quelquefois toute la vessie.

d. *Les papillomes*, encore appelés polypes villeux, fibromes papillaires, constituent les plus fréquentes des tumeurs bénignes. Ils se rencontrent surtout chez l'homme et peuvent se présenter sous deux formes : le papillome frangé, c'est-à-dire villeux, et le fibro-papillome (Thompson). Très vasculaires, ils offrent parfois, à la coupe, des dilatations variqueuses qui leur donnent un aspect caverneux. Ils peuvent enfin subir l'infiltration calcaire et renfermer, dans certains cas, de véritables calculs (Nicaise).

Les différentes variétés de tumeurs bénignes ont de commun deux caractères favorables : elles refoulent les tissus sans les envahir (Guyon), ce qui rend plus facile leur isolement pendant l'opération ; elles ont en outre une certaine tendance à se pédiculiser. En revanche, elles sont souvent multiples.

2° *Tumeurs malignes.* — Le cancer de la vessie, abstraction faite des néoplasmes propagés de l'utérus et du rectum, le cancer primitif, par conséquent, comprend trois variétés :

a. *Le sarcome*, dont on ne connaît que 5 cas (Kuster) ;

b. *Le carcinome*, qui revêt la forme de l'encéphaloïde ou du cancer colloïde, plus souvent celle du squirrhe ;

c. L'*épithéliome*, la plus fréquente des tumeurs malignes.

Le carcinome et l'épithéliome sont difficiles à distinguer aussi bien microscopiquement que cliniquement. Dans l'une et l'autre variété, le cancer constitue au début une tumeur isolable, mais bientôt s'y joint l'*infiltration* sous ses deux formes, sensible et larvée. Au-dessous des parties infiltrées, il existe une *couche graisseuse* isolante qui serait de nature à arrêter la marche envahissante du cancer (Clado). Les tumeurs cancéreuses sont moins souvent multiples que les néoplasies bénignes ; leur couleur est gris sale, leur volume variable. L'ulcération du cancer est exceptionnelle dans la vessie.

La fréquence relative des tumeurs bénignes et malignes est difficile à établir. Autrefois les premières étaient considérées comme plus communes : l'histologie tend actuellement à démontrer la prédominance des secondes. D'après les relevés de Clado, le nombre est à peu près égal pour les deux groupes.

Une question actuellement discutée est celle de la transformation des tumeurs bénignes en tumeurs malignes. Pousson, s'appuyant sur la lenteur avec laquelle ont évolué certaines tumeurs reconnues cancéreuses, croit à la probabilité de cette transformation. Toutefois, rien ne la démontre absolument (Guyon) ; en tout cas, elle ne peut être érigée en règle générale.

SYMPTÔMES

Symptômes fonctionnels. — Les symptômes fonctionnels sont : l'hématurie, la présence de débris néoplasiques dans l'urine, la douleur et les troubles de la miction.

Parmi ces symptômes, il en est un qui prime tous les autres, en raison de sa constance presque absolue (tout au plus manque-t-il dans deux ou trois observations), et aussi en raison des caractères spéciaux qu'il revêt : c'est l'*hématurie*. L'hématurie des tumeurs vésicales est *précoce* et peut rester pendant longtemps le *seul* symptôme de l'affection. Elle se présente sous forme d'accès spontanés qui n'ont besoin, pour se produire, ni de secousses imprimées au malade, ni d'excès, ni d'aucune cause provocatrice. Indolore au point d'être ignorée du malade, à qui elle n'est parfois révélée que par la coloration de l'urine, elle ne s'accompagne pas même de ténesme, ni de besoins fréquents, si ce n'est lorsque la vessie se trouve encombrée de caillots. Son abondance, variable d'ailleurs, mais toujours considérable, est absolument caractéristique. La teinte rouge persiste généralement pendant toute la durée du jet, mais croît d'intensité du début à la fin. Un accès non seulement se continue toujours pendant plusieurs mictions, mais se prolonge parfois pendant des jours, des semaines et même des mois. Il *cesse brusquement*, comme il a débuté; puis, après une accalmie plus ou moins longue, au bout d'un intervalle de plusieurs années, quelquefois, reparaît un nouvel accès. Un dernier caractère de l'hématurie des tumeurs vésicales, quelle qu'en soit la nature, c'est sa résistance à toutes les médications.

Quoique la spontanéité de ces hématuries rende difficile la recherche de leur pathogénie, on est en droit d'admettre qu'elles sont d'ordre congestif (Tuffier) : l'ulcération, qui est rare, n'augmente pas leur tendance au saignement. Dans ces cas, la congestion s'étend à toute la muqueuse vésicale : la perte de sang peut être énorme et même entraîner la mort, alors que le néoplasme ne dépasse pas le volume d'un pois (Guyon).

La présence de débris de tumeur dans l'urine est un symptôme précieux, mais très inconstant. Ces débris se présentent sous la forme de petites masses grisâtres, de houppes détachées des villosités de la tumeur. Lorsqu'ils sont assez volumineux, leur examen histologique peut aider au diagnostic ; toutefois l'importance de ce signe n'est pas telle que le chirurgien, lorsque l'expulsion de ces débris ne se fait pas spontanément, soit autorisé à la provoquer par le cathétérisme, ou par des manœuvres dangereuses de lavage ou d'aspiration.

La *douleur*, irrégulière dans son apparition, ne se produit guère qu'à une époque tardive. Ni de son existence, ni de sa précocité relative, on ne peut conclure, comme le fait Thompson, à la malignité de la tumeur. Presque toujours la douleur est liée à la rétention d'un caillot ou au développement d'une cystite ; lorsqu'elle dépend de la tumeur elle-même, elle tient le plus souvent à ce que son siège est situé près du col, et se manifeste sous la forme d'irradiations dans le bas-ventre et dans les membres inférieurs (sciatique).

Les troubles de la miction n'ont aucune valeur par eux-mêmes : ils se rattachent soit à la cystite concomitante, soit à l'implantation de la tumeur sur le col.

Signes physiques. — Les signes physiques doivent être recherchés au moyen du toucher rectal et du cathétérisme.

Le toucher rectal (vaginal chez la femme), donne des renseignements très importants. Une sensibilité exagérée du bas-fond est un signe de peu de valeur et dépend généralement d'une cystite concomitante. Lorsque la paroi vésicale est *indurée*, épaissie, bosselée, il y a certainement une infiltration plus ou moins étendue. Au contraire, la paroi reste *souple*, sans donner une sensation de résistance, quand la néoplasie se borne à la muqueuse.

Un tel renseignement, bien que négatif, possède donc une valeur considérable, car une opération est alors possible dans de bonnes conditions.

Le *cathétérisme explorateur* ne doit être pratiqué qu'en dehors des périodes hématuriques, après un repos au lit prolongé. C'est un moyen peu fécond en renseignements, et qui laisse parfois méconnaître une tumeur même d'un volume notable. Cependant, il permet ordinairement à un chirurgien expérimenté de constater la présence d'un néoplasme, d'en apprécier le volume et même d'en déterminer le mode d'implantation. Une tumeur considérable rend parfois impossibles les mouvements du cathéter; si elle siège près du col, on ne peut contourner celui-ci avec le bec renversé de l'instrument; lorsqu'il s'agit de productions villeuses, l'instrument semble passer sur une barbe soyeuse (Guyon). En général le cathétérisme explorateur est suivi d'une hématurie plus ou moins abondante; il réclame, par conséquent, beaucoup de douceur dans les manœuvres. Cette hématurie provoquée a une grande valeur séméiologique et, lorsqu'elle manque, il faut toujours réserver le diagnostic.

Le cathétérisme évacuateur, pratiqué à l'aide d'une sonde molle, met en évidence un fait indiqué déjà parmi les symptômes fonctionnels : la masse de l'urine est plus ou moins teintée, mais les dernières gouttes recueillies séparément sont constituées par du sang presque pur. Si dans certains cas le premier jet se trouve au contraire être plus rouge que le reste de la masse, c'est qu'alors le néoplasme occupe le voisinage du col.

L'*examen endoscopique* a donné à Nitze des résultats remarquables : à l'aide d'un bon instrument on voit nettement la tumeur, sa forme, sa couleur, ses connexions : le point d'implantation est souvent plus difficile à préciser. La présence du sang dans la vessie interdit toute exploration de ce genre, qui ne peut être pratiquée que dans l'intervalle des hématuries. Cet examen est d'autant plus précieux qu'il est plus précoce. Il rend, en pareil cas, les plus grands services : s'il s'agit, par exemple, d'une hématurie qui a présenté les caractères de celle des néoplasmes, l'emploi de l'endoscope permet quelquefois de reconnaître des tumeurs, très petites, pédiculées, dont le volume est sans proportion avec l'importance de l'hémorrhagie : opérer de pareilles productions c'est rendre un grand service au malade ; or, le diagnostic *de visu* lève les doutes que l'absence complète des signes physiques laisserait subsister.

COMPLICATIONS. MARCHE. DURÉE

La *cystite* que nous avons déjà signalée à plusieurs reprises est une complication fréquente, mais non constante et qui joue un rôle considérable dans l'évolution du néoplasme. Elle est spontanée ou provoquée.

Rarement précoce, la cystite *spontanée* apparaît alors que le néoplasme a déjà un volume considérable ; une ulcération de la tumeur n'est pas nécessaire et beaucoup de cystites intenses éclatent alors que le néoplasme n'en présente pas. Par contre, on sait combien est vive la congestion de la vessie dans tous ces cas, et la limite qui sépare la congestion de l'inflammation est facilement franchie. Quant à la nature de la tumeur, bénigne ou maligne, elle paraît être sans influence.

La cystite *provoquée* se montre à toutes les périodes ; les excès, les fatigues sont impuissants à la faire naître ; la rétention peut à meilleur droit être incriminée, rarement quand elle est produite par la présence de débris de tumeur ou par une production pédiculée qui s'engage dans le col, plus souvent, quand elle résulte de caillots qui remplissent la vessie. Presque toujours la cystite précoce est déterminée par le cathétérisme ; une exploration de la vessie, même prudente et modérée, est souvent le signal d'accidents inflammatoires des plus violents. Il en est de même du cathétérisme évacuateur, surtout dans les cas où il y a rétention, alors que la vessie est congestionnée ; il suffit d'une déplétion rapide pour augmenter la congestion et faire éclater une cystite.

Celle-ci affecte d'emblée une intensité très grande ; son début est en général brusque et survient sous l'influence d'une cause bien nette. La douleur a pour caractères un degré extrême et l'absence de rémission. Une fois installée, cette cystite ne s'atténue pas ; elle persiste avec la même intensité, ou se calme à peine quelques jours. Elle peut s'éterniser à la façon des cystites chroniques, mais en conservant la violence de la forme aiguë.

Aux trois symptômes principaux des cystites, douleur, fréquence, pyurie, se joint presque toujours l'*hématurie*. Elle n'est pas plus abondante, et ne se répète pas plus souvent que lorsque la vessie n'est pas enflammée ; le sang est plus ou moins mélangé à l'urine, mais n'apparaît pas uniquement avec les dernières gouttes comme dans la blennorrhagie et la tuberculose.

Un autre caractère de l'urine consiste dans la rapidité de sa transformation ammoniacale ; elle prend rapidement une odeur extrêmement fétide, comparable à celle de la cystite pseudo-membraneuse.

Un tel état comporte un pronostic sévère ; l'état des malades s'aggrave rapidement, et la douleur acquiert une intensité telle, qu'elle est souvent incompatible avec l'existence.

Des *complications rénales* sont assez fréquentes. Tantôt il s'agit de l'obstruction aseptique d'un uretère comprimé par la tumeur, en un mot d'une hydronéphrose, tantôt d'une pyélonéphryte ascendante, consécutive à une cystite ; ailleurs enfin, ces deux causes, mécanique et inflammatoire, se trouvent réunies.

En l'absence de complications inflammatoires, la *marche* est extrêmement *lente*. Il n'est pas rare d'entendre dire à un malade qu'il pisse du sang depuis dix ou quinze ans. Dans un cas, le début remontait à vingt-sept ans (Guyon).

Les *accès* d'hématurie sont séparés, on l'a vu, par des intervalles de santé parfaite, qui peuvent durer plusieurs années. A mesure que l'affection progresse, les accès vont se rapprochant et finissent par jeter le malade dans un état d'anémie profonde.

Les troubles de la miction et la cystite, qui surviennent en général tardivement, précipitent encore la marche de la maladie. Celle-ci, d'après Thompson, serait plus rapide dans les tumeurs malignes ; si théoriquement on peut le présumer, on ne saurait en fournir la démonstration clinique. La mort est amenée par les progrès de la cachexie, par l'abondance de l'hématurie, ou par les complications rénales déjà signalées.

DIAGNOSTIC

Il comprend deux points : reconnaître l'existence de la tumeur, et en déterminer les caractères.

C'est sur les symptômes fonctionnels beaucoup plus que sur les signes physiques qu'on peut baser le diagnostic différentiel. Comme l'hématurie est le grand, souvent même l'unique symptôme des tumeurs vésicales, c'est surtout avec les affections qui s'accompagnent d'hémorrhagies soit vésicales (cystites, calculs, hypertrophie de la prostate, etc.), soit rénales, que la confusion est possible. On trouvera au chapitre *hématurie* les éléments de ce diagnostic différentiel.

Préciser la nature d'une tumeur est chose le plus souvent impossible. L'examen microscopique lui-même des débris spontanément expulsés ne donne qu'une probabilité, les couches superficielles de la tumeur pouvant différer sensiblement des couches profondes.

Le diagnostic du siège se fait par le toucher rectal et le cathétérisme ; il est possible quand la tumeur est de moyen ou de gros volume. L'exploration directe par les voies artificielles, par l'urèthre dilaté chez la femme, par une boutonnière périnéale chez l'homme, est conseillé par Thompson. Ce procédé doit être repoussé en tant que manœuvre de simple exploration. Les renseignements que donne le toucher ainsi pratiqué directement, sont loin d'être toujours d'une exactitude absolue ; ils font en général bien connaître le mode d'implantation de la tumeur, mais apprennent peu de chose sur sa nature. On ne doit y recourir qu'autant que l'on est décidé à tenter en même temps l'extirpation.

TRAITEMENT

Aucun traitement médical n'est efficace contre les tumeurs de la vessie : l'hématurie résiste à tous les moyens. L'intervention chirurgicale est de date récente : la première tentative d'extirpation a été faite en France par Bazy, en 1882.

But de l'intervention. — Si l'on néglige l'exploration directe dont l'opportunité vient d'être discutée, l'opération contre les tumeurs peut être palliative ou curative.

L'*opération palliative* a pour but de combattre certains accidents des tumeurs ; elle tire donc ses indications de l'examen des symptômes fonctionnels bien plus que de l'étude des signes physiques. Ainsi les hématuries fréquentes, la douleur, même liée à la cystite, la rétention due à la présence de caillots, commandent souvent une opération d'urgence. Au contraire, le volume de la tumeur, sa nature, sont de peu d'importance, puisqu'ils ne sont nullement en rapport avec l'intensité des accidents ; on peut opérer même quand on sait que la tumeur est infiltrée et que l'opération sera forcément incomplète. La seule contre-indication, c'est l'existence d'un état général très grave, surtout lorsqu'il est sous la dépendance de lésions rénales.

L'*opération curative* poursuit la guérison radicale. Elle n'est pas applicable aux tumeurs malignes, qui sont toujours infiltrées dès qu'elles atteignent un certain volume (Guyon) et qui échappent à un diagnostic précoce; d'ailleurs elles sont, comme les tumeurs bénignes, compatibles avec de longues années d'existence, car leur marche est très lente.

Une opération radicale paraît mieux indiquée en présence de tumeurs bénignes, que l'on peut espérer enlever complètement: mais, si la présence d'une tumeur se révèle par des symptômes précis, la nature en est plus difficile à déterminer, même à l'aide de l'endoscope : lorsqu'elles se compliquent de douleurs vives et de rétention, l'indication est la même que pour les néoplasmes malins. « Rien ne justifie l'opération hâtive entreprise dans le but de devancer les progrès de la néoplasie : lorsque celle-ci est bénigne, on a des délais en quelque sorte illimités; lorsqu'elle est maligne, on arrive toujours trop tard » (Guyon).

Voies opératoires. — Pour arriver à la tumeur, plusieurs voies s'offrent au chirurgien.

Chez l'homme, on a tenté avec peu de succès de l'attaquer par l'urèthre, à l'aide d'instruments en forme de lithotriteurs destinés à la saisir et à la broyer. Malgré l'application de l'endoscope à ce genre de recherches, cette méthode n'a donné que des résultats incomplets. Deux voies seulement restent en présence : la boutonnière périnéale et la taille hypogastrique.

a. *Boutonnière périnéale*. — C'est le procédé préconisé par Thompson, à la fois pour l'exploration et pour l'extirpation. Comme voie d'exploration digitale, elle a le grand inconvénient de laisser au doigt très peu de liberté, pour peu que le périnée soit épais; comme voie d'extirpation, elle n'est guère applicable, de l'aveu même du chirurgien anglais, qu'aux tumeurs nettement pédiculées, qui sont exceptionnelles. Elle ne permet que très difficilement la manœuvre du serre-nœud, de l'écraseur, aussi bien que des instruments d'exérèse et d'extirpation par morcellement. Les hémorrhagies sont difficilement arrêtées : l'injection de perchlorure de fer qu'emploie Thompson est insuffisante.

b. *Taille hypogastrique.* — C'est par cette voie que Bazy pratiqua sa première opération; la technique a reçu du professeur Guyon de nombreux perfectionnements. L'incision se fait de la même façon que pour les calculs; elle permet d'attaquer le néoplasme, quel qu'en soit le mode d'implantation, et le met sous les yeux du chirurgien. Celui-ci a toute facilité pour le saisir méthodiquement : il peut parer directement aux hémorrhagies, cautériser la base d'implantation, faire les pansements nécessaires. Mieux que toute autre voie, la taille hypogastrique assure le repos physiologique de la vessie, et par conséquent la cessation des douleurs et des hémorrhagies.

Chez la femme, l'urèthre, en raison de sa grande dilatabilité, est une voie que l'on peut suivre; elle est néanmoins inférieure à la taille vésico-vaginale, et surtout à la taille hypogastrique qui permet seule de tenter une opération radicale et de manœuvrer avec une entière sécurité.

Moyens d'exérèse. — Quelle que soit la voie suivie,

faut avoir à sa disposition de nombreux écarteurs.

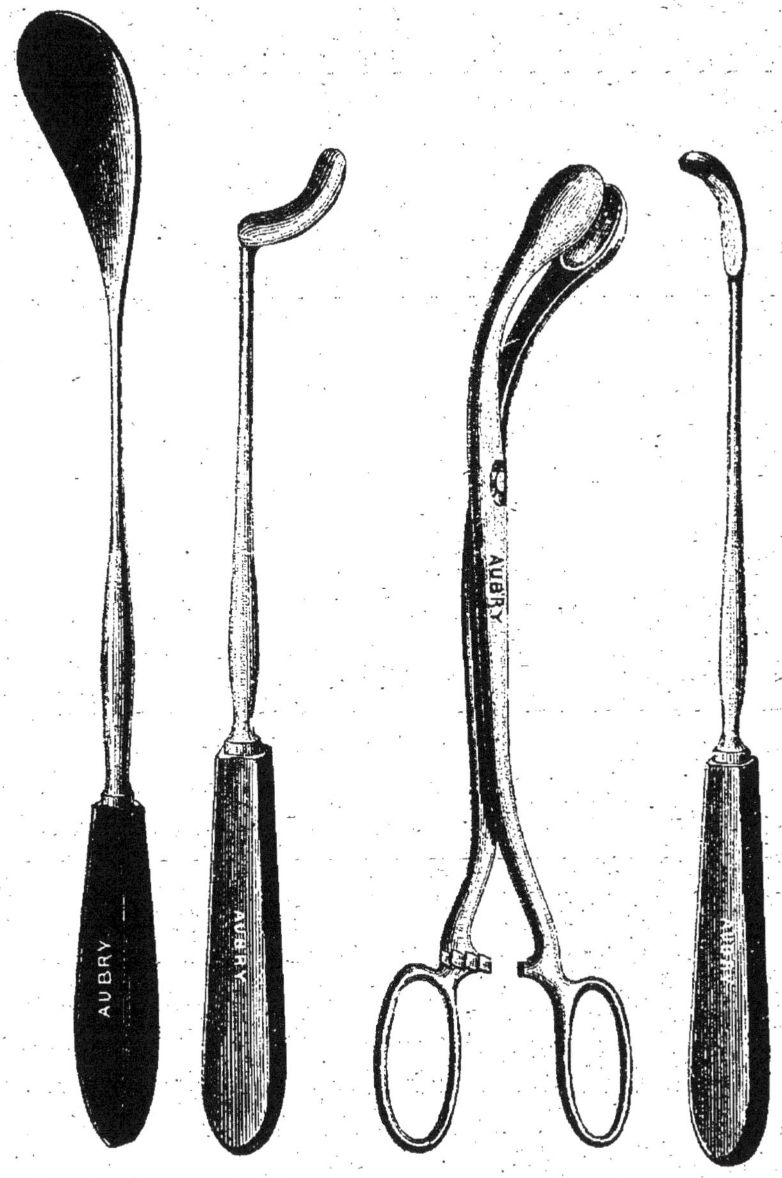

Fig. 49. Fig. 50. Fig. 52. Fig. 51.

les dépresseurs (fig. 49) de la vessie de formes variées.

Si la tumeur est pédiculée. l'usage du serre-nœud ou de l'anse galvanocaustique est souvent possible. Si elle est à large base, l'emploi de curettes tranchantes simples ou doubles (fig. 50, 51, 52), l'excision au moyen de ciseaux, la dissection sont les procédés indiqués. Si elle est sessile, c'est encore le curage et le grattage qui conviennent.

On cautérise ensuite avec du chlorure de zinc, ou mieux au thermo-cautère. D'ordinaire, l'hémorrhagie est peu abondante et l'hémostase facile après la taille hypogastrique.

On panse à l'iodoforme, et on introduit un tube à drainage.

Résultats opératoires. — Pousson a réuni dans un récent mémoire 198 opérations d'extirpation de tumeur, se répartissant entre 126 hommes et 72 femmes. Elles donnent 141 guérisons, 46 morts et 11 résultats inconnus. Le sexe féminin compte pour 12 morts, 58 guérisons, 2 résultats inconnus. La mortalité générale est donc de 24,46 p. 100 (29 p. 100 hommes, 17,14 p. 100 femmes). Mais si on défalque les causes de mort étrangères à l'opération on arrive à une proportion de 11,9 p. 100 chez l'homme et 5,55 p. 100 chez la femme.

Le résultat le plus constant de l'opération est la cessation des douleurs et surtout des hémorrhagies. Elle est due en partie à la suppression du fonctionnement de la vessie, qui est obtenue principalement après la taille hypogastrique.

Quant aux résultats généraux, ils se déduisent du tableau suivant emprunté à Hache.

Sur 71 opérés guéris.

39 fois, guérison mentionnée sans détails. Ces 39 cas comprennent :
- 26 tumeurs bénignes.
- 4 tumeurs malignes.
- 9 cas douteux.

32 fois la guérison persistait. Au bout de :

Durée	Nombre
1 mois	6
2 mois	1
4 mois	2
6 mois	4
8 mois	2
10 mois	4
1 an	2
15 mois	1
18 mois	1
2 ans	5
5 ans	1
8 ans	1
très longtemps	2

Toutes ces tumeurs étaient bénignes ou douteuses, à l'exception de trois revenues au bout de 8, de 10 et de 18 mois.

Sur l'ensemble des opérés, la récidive a été notée seulement 16 fois, savoir au bout de :

Délai	Fois	Observations
15 jours	2 fois.	2 tumeurs malignes.
2 à 4 mois	7 fois.	6 tumeurs malignes. 1 tumeur douteuse.
6 mois	2 fois.	1 tumeur bénigne, 1 tumeur douteuse : réopérées et guéries.
7 mois	1 fois.	Sarcome : réopéré et reste guéri six mois après.
8 mois	1 fois.	Epithélioma : réopéré, mort.
10 mois	2 fois.	1 tumeur maligne. 1 épithélioma : réopéré, resté guéri six mois après.
1 an	1 fois.	Tumeur bénigne : réopéré, nouvelle récidive après 14 mois; troisième opération, guérison.

Résection de la vessie. — La résection totale avec abouchement des uretères dans le rectum a été tentée expérimentalement chez le chien par Novaro; il est douteux qu'elle soit applicable chez l'homme.

La résection partielle est praticable quand la tumeur occupe le sommet ou la partie supérieure de la vessie, elle est impossible quand le néoplasme a son siège au niveau du trigone, c'est-à-dire dans la grande majorité des cas.

On cite quelques exemples (Norton, Sonnenburg), de résection avec ouverture et suture du péritoine.

Le professeur Guyon a pratiqué la résection de dedans en dehors, circonscrivant la muqueuse vésicale en dehors des limites de la tumeur jusqu'à la couche graisseuse de Clado. Les bords de cette plaie infundibuliforme ont été réunis au moyen d'une suture au catgut.

CHAPITRE IX

VARICES DE LA VESSIE

Etiologie. — Considérées comme fréquentes par beaucoup d'auteurs, elles seraient l'origine de certaines hématuries mal expliquées. En réalité elles sont très rares.

Chez les sujets âgés atteints de sclérose vésico-prostatique, les congestions fréquentes et habituelles déterminent bien une dilatation des plexus veineux intra et périprostatiques et périvésicaux, en un mot de tout le système veineux de cette région. Mais ce ne sont pas là de véritables varices de nature à figurer comme entité morbide.

Dans une autre catégorie de faits, certaines lésions du système nerveux central, des myélites (Guyon, Le Dentu), des traumatismes suivis de paraplégie, déterminent une dilatation des veines de la vessie par paralysie vasomotrice, mais qui n'offre pas non plus les caractères ordinaires des varices.

Ailleurs, la dilatation veineuse se présente conjointement avec d'autres dilatations variqueuses : hémorrhoïdes (Baraduc), varicocèle chez des vieillards (Duplay père). Dans ces cas seulement on a affaire à de véritables varices de la vessie.

Lésions anatomiques. — Le plexus veineux péricervical, gonflé, soulève la muqueuse. On peut observer en même temps des fissures et quelquefois des ulcérations ou encore des suffusions sanguines et des ecchymoses.

Symptomes. — Les symptômes sont très vagues ; la pesanteur périnéale, le retard de la miction sont des signes qui appartiennent à la sclérose vésico-prostatique avec congestion. Les hématuries spontanées sont des causes fréquentes d'erreur, car elles indiquent le plus souvent la présence d'un néoplasme ; cependant, quand elles surviennent chez un sujet jeune, hémorrhoïdaire, elles peuvent faire soupçonner des varices du col. Les difficultés de la miction n'ont qu'une médiocre valeur, même lorsqu'on aura constaté l'absence de toute autre cause, hypertrophie prostatique ou rétrécissement. En somme, le diagnostic de cette rare affection est presque toujours impossible.

Traitement. — Le passage de sondes Béniqué (Tillaux) amènerait une amélioration.

CHAPITRE X

VALVULES DU COL

Sous les différents noms de *valvules*, de *barres* (Guthrie, Thompson), de *rétrécissement du col* (Le Dentu), on désigne une disposition anatomique des tissus de la région cervicale telle, qu'une saillie plus ou moins considérable proémine entre la cavité vésicale et l'urèthre.

Signalées depuis longtemps par Guthrie, les valvules du col ne furent admises qu'avec réserve par Civiale. Elles sont connues surtout grâce aux importants travaux de Mercier, qui en distingua deux variétés.

Aujourd'hui cette question est considérée comme peu importante, car si l'existence anatomique des valvules est certaine, leur histoire clinique offre peu d'intérêt et leur traitement chirurgical est rarement tenté.

Mercier, avons-nous dit, avait distingué deux variétés de valvules : des valvules prostatiques, constituées par une hypertrophie de la portion sus-montanale de la prostate, et des valvules musculaires, dans lesquelles deux replis de la muqueuse sont séparés seulement par une couche de tissu musculaire.

Les premières ne sont qu'une variété déjà décrite d'hypertrophie de la prostate. Ces *valvules musculaires* résulteraient d'une irritation ou d'une inflammation vésicale entraînant d'abord des contractions violentes du muscle cervical, puis une contracture de ce muscle, enfin une hypertrophie partielle, origine de la valvule. A l'état normal, l'orifice interne du col est triangulaire, la base du triangle est postérieure (Mercier), et formée par des fibres musculaires qui passent au-dessus des lobes latéraux de la prostate pour se porter vers la face antérieure de la vessie. Leur rôle est d'attirer en avant cette lèvre postérieure qui remonte au-dessus de la lèvre antérieure. Dans la contracture et l'hypertrophie consécutives, ces fibres formeraient une saillie permanente, une barre plutôt qu'une valvule.

Cette pathogénie des valvules musculaires, de même que le mécanisme de l'occlusion, sont contestables. L'analyse histologique montre que dans ce cas les lésions vésicales sont constituées, nous l'avons vu, par un épaississement scléreux des parois ; ces saillies ne sont pas spéciales au col; on en rencontre dans tous les points de la vessie. Quant aux hypertrophies musculaires qui succèdent parfois à l'inflammation chronique de l'urèthre chez des hommes jeunes (Le Dentu), elles sont des plus rares, mais démontrées par des pièces anatomiques.

Aux deux variétés de valvules reconnues par Mercier, il faut ajouter des valvules exclusivement muqueuses; elles consistent tantôt en un repli simple et médian, étendu d'un lobe à l'autre de la prostate, tantôt en deux replis soulevés par une saillie médiane de la prostate.

Donc anatomiquement on doit admettre trois espèces de valvules : 1° les saillies prostatiques, de beaucoup les plus fréquentes ; 2° les saillies musculaires ; 3° les replis de la muqueuse. Ces deux dernières classes, qui seules constituent la véritable valvule, n'existent que très rarement.

Les *symptômes* fonctionnels sont ceux de la rétention incomplète et des congestions vésico-prostatiques. Quant aux signes physiques et au diagnostic, il faut pour leur étude se reporter à l'hypertrophie de la prostate. Le diagnostic à l'aide de la sonde coudée de Mercier est des plus incertains ; les difficultés en ont été reconnues par cet auteur lui-même.

Le *traitement* autrefois employé, surtout par Mercier, était la section ou l'excision des obstacles péricervicaux. En cas de saillie musculaire sans hypertrophie prostatique, on instituera le traitement de la rétention incomplète.

CHAPITRE XI

CELLULES VÉSICALES

On désigne sous le nom de *vessies à cellules* des vessies présentant une ou plusieurs tumeurs produites par la hernie de la tunique muqueuse à travers un écartement de la tunique musculeuse (Robelin). Cellule vésicale est donc synonyme de hernie tuniquaire; les grandes cellules portent le nom de poches.

Les cellules vésicales siègent surtout au sommet et sur les faces latérales de la vessie, mais on en rencontre partout, même au niveau du trigone. Leur nombre est très variable; Civiale a vu une vessie présentant de si nombreuses cellules qu'elle ressemblait à une grappe de raisin. Leur volume, en raison inverse du nombre, varie de celui d'une noisette à celui d'une pomme et même d'une tête d'enfant. De forme variable, ordinairement sphériques, elles communiquent avec la vessie par un orifice plus ou moins étroit, mais qui offre toujours un collet. A ce niveau la muqueuse vésicale se continue avec celle de la poche.

Quant aux parois, elles sont d'épaisseur variable, mais

toujours plus minces que celles de la vessie. Jamais les uretères n'y sont compris. Ordinairement elles sont formées par la muqueuse seule qui fait hernie ; cependant quand une cellule est petite, elle peut être recouverte par quelques fibres musculaires. Dans les grandes cellules il existe un épaississement de la couche sous-muqueuse.

Il est facile de se rendre compte de leur mode de formation ; elles sont le résultat non de la distension vésicale, mais des contractions de la vessie. En effet, dans la plupart des cas, coexiste soit un obstacle prostatique, soit un rétrécissement. Il faut tenir compte aussi de l'altération des couches musculaires fréquente chez le vieillard, et du tassement des fibres en faisceaux séparés par des interstices.

Le *contenu* des cellules est de l'urine analogue à celle de la vessie, bien plus purulente que celle-ci lorsqu'il y a cystite. Elles renferment quelquefois des *calculs* : les uns sont *migrateurs*, c'est-à-dire qu'ils peuvent en sortir et y entrer ; d'autres sont *enchatonnés*, c'est-à-dire enclavés dans le diverticule, ou même *enkystés* par suite de l'occlusion de l'orifice de communication. Dans ce dernier cas le calcul entré dans la poche s'y est développé en refoulant ses parois ; plus tard les bords de l'orifice se sont soudés par inflammation.

On ne peut attribuer aux cellules vésicales des *symptômes propres*. Une poche considérable est capable de donner une sensation de tumeur à l'hypogastre : la pression en ce point provoque un violent besoin d'uriner. Ailleurs, la palpation hypogastrique jointe au toucher rectal détermine l'issue d'un liquide plus ou moins purulent, qui fait présumer l'existence d'une cellule ou d'un abcès.

Le *diagnostic* à l'aide de la sonde est impossible. Il est extrêmement difficile de reconnaître si la cavité dans laquelle on pénètre est une cellule ou si elle résulte seulement d'une contraction partielle.

Les cellules vésicales sont susceptibles de présenter des complications. Nous ne reparlerons pas des calculs. L'inflammation est fréquente dans ces cellules : des granulations s'y développent et préparent la perforation et la rupture de la vessie. Beaucoup de ruptures spontanées ne reconnaissent pas d'autre cause.

Le *traitement* consiste à éviter la distension et à favoriser l'évacuation complète de la vessie. On combattra également toutes les causes d'inflammation.

Hernie intra-vésicale (Hache). — On désigne sous ce nom une disposition anatomique très exceptionnelle (1 pièce de Cloquet). Elle consiste en un refoulement en doigt de gant du péritoine dans la vessie à travers une éraillure de cet organe. Les anses intestinales pénètrent et peuvent s'étrangler au niveau de l'éraillure vésicale.

CHAPITRE XII

ULCÉRATIONS DE LA VESSIE

Nous en distinguerons trois catégories : ce sont les ulcérations mécaniques, inflammatoires, spécifiques.

1° *Ulcérations mécaniques.* — Elles résultent de la présence d'un corps étranger, ou plus rarement d'un calcul, lorsque celui-ci est volumineux et qu'il y a en même temps une cystite intense. Une pression continue, très prolongée, s'accompagnant de contractions du réservoir peut, en ischémiant les parois vésicales, en déterminer la nécrose partielle et l'ulcération. Il en est de même de la pression du segment inférieur d'un utérus gravide en rétroversion.

D'après Spiegelberg et Guéneau de Mussy, les fissures du col vésical (voy. *Cystite chez la femme*) pourraient, comme les fissures anales, devenir l'origine de contractures et d'ulcérations mécaniques consécutives. Cette pathogénie est à démontrer (Guyon) : en effet, examinées à l'endoscope, ces prétendues ulcérations fissuraires présentent une surface granuleuse analogue à celle des cystites chroniques.

2° *Ulcérations inflammatoires.* — On rencontre des ulcérations dans la cystite aiguë lorsqu'elle est très intense (cystite pseudo-membraneuse); elles sont plus communes dans la forme chronique dont on connait les lésions.

Une variété dont la pathogénie mérite d'être discutée, est l'ulcère perforant. Ici se placent deux ordres de faits. Mercier le premier avait signalé l'existence d'ulcérations débutant toujours *au fond d'une cellule*, envahissant progressivement toutes les tuniques jusqu'au tissu périvésical, et pouvant devenir le point de départ d'une péritonite ou d'un abcès urineux. Ces ulcérations existent incontestablement et, bien qu'interprétées de diverses façons, elles sont très probablement de nature inflammatoire, comme le pensait Mercier.

Lawson (1870), Bartbet (1876) et James Oliver (1885) ont décrit un autre type d'ulcère spontané de la vessie se développant près du col, en l'absence de cellule vésicale, unique, à bords taillés à l'emporte-pièce, à marche primitivement aiguë (Oliver), puis chronique; en un mot, semblable à l'ulcère simple de l'estomac, et relevant sans doute comme ce dernier d'une embolie ou d'une thrombose. Les faits à l'appui d'une telle conception de l'ulcère simple sont encore trop peu nombreux pour qu'il soit permis de l'accepter sans réserve.

3° *Ulcérations diathésiques.* — L'existence du chancre simple, admise par Vidal de Cassis, est plus que douteuse; on peut en dire autant des autres ulcérations d'origine syphilitique.

Les divers néoplasmes déjà étudiés, le papillome,

l'épithéliome, etc., ne s'ulcèrent que très rarement (Guyon).

Les ulcérations tuberculeuses, communes au contraire, sont ordinairement multiples, quelquefois uniques et larges. Elles occupent le col et la région du trigone ainsi que l'urèthre prostatique (v. *Cystite tuberculeuse*).

Symptômes. — Les symptômes donnés comme pathognonomiques des ulcérations vésicales : pus dans l'urine, douleur vive pendant la miction, douleur au contact de la sonde, sont ceux de la cystite. Les hématuries qui se produisent varient avec la nature des ulcérations, et n'ont aucune valeur diagnostique. Il faut donc reconnaître que ces lésions ne possèdent pas de symptomatologie qui leur soit propre.

CHAPITRE XIII

FISTULES VÉSICALES

Suivant les communications que ces fistules établissent, on les divise en :

a. Fistules vésico-cutanées ;

b. Fistules vésico-intestinales ;

c. Fistules vésico-ombilicales.

A. — FISTULES VÉSICO-CUTANÉES

Etiologie. — Bien qu'elles soient presque toujours le résultat d'un traumatisme, ces fistules peuvent cependant s'établir spontanément.

Fistules traumatiques. — Le traumatisme, qui agit habituellement de dehors en dedans, est accidentel ou chirurgical.

Dans le premier cas, nous avons vu comment les plaies de la vessie se produisent et restent fistuleuses ; ce sont le plus souvent des plaies par armes à feu. Quand le traumatisme est chirurgical, il a porté le plus souvent sur le périnée (taille prérectale, ponctions répétées), beaucoup plus rarement sur l'hypogastre (1 fistule seulement sur 260 cas de taille sus-pubienne : Gunther). Ces fistules deviennent de plus en plus exceptionnelles à mesure que l'antisepsie est pratiquée d'une manière plus complète. La blessure de la vessie dans le cours d'une ovariotomie peut également donner naissance à une fistule ; ajoutons à ces cas ceux dans lesquels une cystocèle inguinale est prise pour un abcès et incisée. Enfin on a signalé des plaies chirurgicales produites de dedans en dehors par un cathétérisme violent ou pendant la lithotritie.

Fistules spontanées. — Celles-ci sont généralement consécutives à un abcès, provoqué lui-même par une rupture de la vessie ou par l'issue d'un corps étranger. L'ouverture est hypogastrique, inguinale, etc. On cite comme une cause exceptionnelle de fistule spontanée le fait d'un kyste pileux ouvert à la fois dans la vessie et à l'hypogastre.

Des manifestations diathésiques aboutissent rarement à la production de fistules vésico-cutanées ; cependant la tuberculose donne lieu quelquefois à des fistules hypogastriques, ombilicales et surtout périnéales.

Anatomie pathologique. — Il existe deux variétés anatomiques principales de fistules vésico-cutanées, qui sont hypogastriques et périnéales, mais l'orifice extérieur de ces fistules a été rencontré un peu partout : à l'ombilic, au pli de l'aine, en différents points de la paroi abdominale et même de la paroi thoracique (E. Monod), à la marge de l'anus, etc. Ces orifices sont souvent multiples, surtout lorsque la fistule est consécutive à un abcès.

L'orifice vésical au contraire est ordinairement unique. Il occupe le sommet ou la face antérieure de la vessie dans les fistules hypogastriques, le col et le trigone dans les fistules périnéales.

Le trajet, court et rectiligne dans les fistules d'origine traumatique, peut être très long et tortueux dans celles qui se produisent consécutivement à des suppurations étendues. Ses parois sont épaissies, indurées, et parfois il existe des adhérences solides entre la vessie et la paroi abdominale.

Symptômes. — La fistule donne lieu à un écoulement d'urine continu ou intermittent : continu s'il existe un obstacle uréthral ou si l'orifice vésical du trajet occupe soit le voisinage du col, soit une partie déclive du réservoir ; intermittent dans le cas contraire, il ne se produit que lorsque la vessie est remplie, mais il est susceptible de devenir continu dans le décubitus abdominal.

La miction est supprimée lorsque la fistule est large. Quand elle est étroite, il ne s'échappe que très peu d'urine dans l'intervalle des mictions, pourvu que l'urèthre soit libre et qu'on n'en laisse pas s'accumuler une grande quantité ; mais sous l'influence d'un effort l'urine sort à la fois par le méat et par la fistule.

L'orifice présente un aspect variable. C'est un petit pertuis à bords tantôt normaux, tantôt érythémateux, ou bourgeonnants et saignants.

Diagnostic. — En face de certaines fistules périnéales

on peut se demander si le point de départ est uréthral ou vésical. Dans le premier cas, l'écoulement est intermittent; dans le second il est presque toujours continu, car la lésion vésicale siège alors près du col. En cas de doute, il suffit de pratiquer, par l'orifice extérieur, une injection colorée qui sortira par le méat en cas de communication avec l'urèthre antérieur.

Traitement. — Trois indications se posent :

1° Rétablir le cours de l'urine s'il existe un obstacle uréthral;

2° Soustraire les parois de la fistule au contact de l'urine en plaçant une sonde à demeure ;

3° Agir sur ces parois soit par la cautérisation, soit par l'avivement suivi de suture. Si la perte de substance est considérable, on aura recours à l'autoplastie; on régularisera le trajet au moyen de débridements, surtout si l'on soupçonne la présence de corps étrangers.

B. — FISTULES VÉSICO-INTESTINALES

Etiologie. — Il existe quatre variétés de fistules vésico-intestinales :

a. Traumatiques ;
b. Ulcératives ;
c. Diathésiques.
d. Congénitales.

a. *Fistules traumatiques*. — Le traumatisme a agi soit de dehors en dedans, soit de dedans en dehors.

Dans le premier cas, l'intestin et la vessie sont intéressés par une plaie résultant d'une taille recto-vésicale ou d'un coup de feu ; après ce dernier traumatisme, la fistule est d'ordinaire consécutive à la chute d'une eschare.

Dans le second cas, on a signalé l'introduction brutale dans la vessie d'un corps étranger, d'un cathéter par exemple, fait peu admissible en l'absence d'altération préalable de la vessie ; on a cité encore des manœuvres malheureuses de lithotritie.

b. *Fistules ulcératives.* — L'ulcération se produit de deux façons :

De dehors en dedans : la fistule est consécutive à un abcès périvésical, urineux ou autre, à un phlegmon de la cavité de Retzius, à une suppuration pelvienne telle qu'une pelvi-péritonite, un abcès stercoral, un abcès produit par des corps étrangers intestinaux (noyaux, lombrics) ; à un abcès ovarique ouvert à la fois dans l'intestin et dans la vessie.

De dedans en dehors : ici doit être signalée l'action ulcérative d'une sonde à demeure maintenue trop enfoncée, de corps étrangers allongés, en particulier de ceux qui sont trop longs pour se placer transversalement (voir *Corps étrangers de la vessie*). Encore est-il nécessaire que la vessie soit très contractile et que ses parois s'appliquent fortement sur le corps étranger. L'ulcère simple développé au fond d'une cellule (Mercier) a pu être aussi l'origine d'une fistule.

c. *Fistules diathésiques.* — Ces fistules surviennent à titre de complication dans le cours d'une affection cancéreuse soit du rectum, soit de la prostate, beaucoup plus rarement de la vessie.

d. *Fistules congénitales.* — L'abouchement du rectum dans la vessie est un vice de conformation très rare ; il ne s'observe guère que dans le sexe masculin. L'orifice, situé entre le bas-fond et le col, est étroit et traverse les parois vésicales à la façon des uretères (Duplay).

Anatomie pathologique. — Suivant la portion de l'intestin qui est ouverte, la fistule est dite vésico-intestinale ou vésico-rectale.

1° *Fistules vésico-intestinales.* — Les orifices de ces fistules, plus communes chez la femme, présentent de grandes variétés : souvent les deux cavités ont leurs parois accolées, les deux orifices se correspondent alors et s'ouvrent soit directement, soit obliquement comme l'embouchure des uretères, ils présentent même parfois une sorte de valvule permettant le passage dans un sens et l'empêchant dans l'autre. Ailleurs, un trajet plus ou moins long ou même un abcès urineux est interposé aux deux organes. L'orifice vésical occupe ordinairement le sommet de la vessie.

2° *Fistules vésico-rectales.* — Cette variété est de beaucoup la plus fréquente. La communication est généralement directe, quelquefois elle se fait par l'intermédiaire d'un trajet plus ou moins long et sinueux, d'un abcès iliaque (Duplay) ou autre.

Consécutivement à ces fistules se développent des lésions vésicales, intestinales, etc., sur lesquelles nous reviendrons.

Symptômes. — Les deux symptômes principaux sont :

le passage des gaz et des matières de l'intestin dans la vessie ; 2° le passage de l'urine de la vessie dans l'intestin. Quand l'ouverture est large, le courant peut exister simultanément dans les deux sens ; toutefois ce fait est exceptionnel.

Ordinairement, surtout au début, tout se borne à la pénétration de l'urine dans le rectum : il en résulte des selles liquides et de la diarrhée ; le sphincter anal fonctionne assez bien pour retenir l'urine un certain temps et permettre des *mictions anales* (E. Monod). Tôt ou tard ces troubles se compliquent d'accidents de rectite ; il peut aussi se produire une obstruction de l'intestin au-dessous de la fistule.

D'autres fois, au contraire, ce sont les matières fécales qui, jointes à des débris organiques, des noyaux, des pépins, etc., font irruption dans la vessie. Celle-ci reste un certain temps sans réagir : on n'observe que des irrégularités et une certaine gêne de la miction, quelquefois simplement l'issue de gaz par l'urèthre (pneumaturie) ; mais un jour éclatent des phénomènes de cystite ou de rétention par obstruction vésico-uréthrale. Un accident plus grave est la production d'une néphrite ascendante ayant pour point de départ la vessie transformée de la sorte en un milieu septique.

L'extension du travail ulcératif peut provoquer l'apparition d'une péritonite. La guérison spontanée est rare, quoique possible dans les cas de fistule traumatique.

Diagnostic. — La présence de gaz dans la vessie peut faire croire à la pneumaturie essentielle (Guiard). Mais ce dernier phénomène, très rare, survient chez les diabétiques et est caractérisé en outre par l'absence d'odeur fétide et de l'ensemble symptomatique ci-dessus décrit.

Le diagnostic du siège est plus difficile à établir. A ce point de vue il faut distinguer les fistules accessibles et les fistules inaccessibles (E. Monod). Le siège des premières (fistules vésico-rectales inférieures) est déterminé par le toucher et par le spéculum. Celui des secondes ne peut être que soupçonné. Nous avons réussi pourtant à reconnaître le siège d'une communication intéressant une partie élevée du rectum en portant dans cet intestin, à l'aide d'une longue canule, une injection de lait : celle-ci refluait immédiatement par la vessie.

Traitement. — On supprimera, s'il y a lieu, les obstacles au libre cours des matières et de l'urine. On détournera l'urine au moyen d'une sonde maintenue à demeure. Quant aux matières, faute de pouvoir en changer le cours, on essaiera au moyen de lavements et d'injections antiseptiques de prévenir les accidents qu'elles pourraient provoquer.

La colotomie lombaire, assez souvent pratiquée (Duménil), a donné des améliorations, mais pas de guérisons. Elle substitue simplement une infirmité à une autre moins supportable.

Peut-être serait-on autorisé dans certains cas à ouvrir la vessie par la voie hypogastrique dans le but d'aviver les bords de l'orifice fistuleux et d'en tenter la réunion directe.

C. — FISTULES OMBILICALES

Ces fistules sont rares. On en distingue cependant un grand nombre de variétés que nous grouperons avec Boursier en :

a. Fistules tenant à la perméabilité persistante de l'ouraque : elles sont presque toujours congénitales.

b. Fistules indépendantes de l'ouraque.

a. FISTULES TENANT A LA PERMÉABILITÉ PERSISTANTE DE L'OURAQUE. — Il faut distinguer quatre ordres de faits :

1° *Fistules vésico-ombilicales sans obstruction de l'urèthre.* — Leur existence se traduit par l'issue de tout ou partie de l'urine au niveau de l'ombilic, soit dès le moment de la naissance, soit seulement à la chute du cordon, soit beaucoup plus tard. L'interprétation de cette dernière variété de fistules est difficile : l'urèthre étant libre, la perméabilité de l'ouraque s'explique mal.

2° *Fistules par vice de conformation de l'urèthre.* — Ces fistules, très rares, sont observées dans les deux sexes : toute l'urine sort par l'ombilic.

3° *Fistules consécutives à l'obstruction accidentelle de l'urèthre.* — A la suite d'une obstruction uréthrale, on aurait vu chez des sujets adultes l'ombilic donner passage à l'urine. Comme il est difficile d'admettre que l'ouraque soit resté ou soit redevenu perméable, l'interprétation des faits qui constituent cette variété de fistules demeure problématique.

4° *Fistules résultant d'une anurie plus ou moins pro*

longée à la suite de crises hystériques violentes. — Leur existence est également sujette à contestation.

b. Fistules indépendantes de l'ouraque. — Il en existe trois variétés suivant leur mode de production :

1° *Fistules par hernie de la muqueuse à travers la musculeuse.* — La muqueuse s'est allongée en doigt de gant jusqu'à l'ombilic.

2° *Fistules par ouverture à l'ombilic d'un kyste urineux communiquant avec la vessie.* — Ainsi que celles de la première variété, ces fistules sont très rares.

3° *Fistules par ouverture d'un abcès à l'ombilic et dans la vessie.* — Cette double ouverture crée un trajet fistuleux dont la guérison spontanée est d'ailleurs possible (Boursier).

CHAPITRE XIV

CYSTOCÈLE

Il y a cystocèle toutes les fois qu'une portion de la vessie, comprenant toutes ses tuniques, s'échappe ou est entraîné hors de l'abdomen ou du bassin.

On compte cinq variétés de cystocèles : périnéale, crurale, inguinale, vaginale et uréthrale.

Sur les deux premières variétés nous nous étendrons peu. — La *cystocèle périnéale*, très rare, puisque Hache n'en a compté que huit cas, est en général consécutive à un traumatisme (chute, coups de cornes, etc.); elle se présente sous la forme d'une tumeur périnéale plus ou moins volumineuse. Au point de vue fonctionnel elle donne lieu à de la gêne plutôt qu'à de la douleur, et à une certaine difficulté de la miction, qui diminue lorsqu'on comprime la tumeur. — Quant à la *cystocèle crurale*, c'est une curiosité pathologique dont on ne connaît que deux exemples.

Restent trois variétés beaucoup plus importantes.

1° CYSTOCÈLE INGUINALE

ÉTIOLOGIE. — Les vessies habituellement distendues

par paralysie, atonie ou dégénérescence de leurs parois sont prédisposées à la cystocèle inguinale : celle-ci se produit surtout chez des sujets adultes ou âgés, à l'occasion d'un effort ou d'une des causes habituelles des hernies.

Mécanisme. — La cystocèle inguinale est primitive ou secondaire.

Elle est primitive lorsque la vessie est le premier organe qui descend dans le trajet. C'est la paroi antérieure qui pénètre d'abord, et comme elle est dépourvue de péritoine, la cystocèle ne possède pas de sac au début. Mais la paroi postérieure s'engageant à son tour entraîne assez souvent avec elle une portion de séreuse qui forme un sac partiel au-dessus et en dehors de la hernie vésicale.

La cystocèle est secondaire quand la vessie est attirée dans le trajet à la suite d'une hernie intestinale ou épiploïque. Le péritoine, glissant pour former le sac de cette hernie primitive, entraîne après lui la portion de vessie attenante : donc à cette cystocèle il n'y a pas non plus de sac. Mais un autre cas peut se présenter : un sac herniaire refoulé dans l'abdomen vient coiffer la face supérieure de la vessie, contracte des adhérences avec le péritoine vésical, et sort de nouveau, cette fois avec la vessie renversée et l'intestin comme contenu.

Anatomie pathologique. — La cystocèle inguinale est généralement unilatérale : dans un seul cas on l'a trouvée double. Elle comprend quelquefois la vessie presque tout entière, qui se place en avant des éléments du cordon. On rencontre assez souvent des adhérences.

Symptômes. — Les signes physiques consistent en une tumeur occupant le trajet inguinal et descendant plus ou moins dans le scrotum, de consistance mollasse, mate à la percussion, sauf le cas d'entérocèle concomitante venant compliquer le diagnostic, ordinairement dépressible. Si on cherche à la réduire, on fait naître l'envie d'uriner ; elle se vide mal par le cathétérisme, disparaît alors par la pression et se remplit ensuite si on pousse une injection dans la vessie.

Les mictions sont fréquentes ; les efforts n'augmentent pas le débit, et bientôt le malade est amené à presser instinctivement sur la poche pour faciliter ses mictions.

Par le toucher rectal, on constate un aplatissement du bas-fond et une ascension de la prostate.

Complications. — La cystocèle inguinale devient souvent irréductible par suite d'adhérences. Elle peut s'engouer (Nélaton), et le canal qui la fait communiquer avec le reste de la vessie est quelquefois oblitéré temporairement par des mucosités ou des calculs. Son inflammation ou son étranglement s'accompagnent parfois d'une obstruction intestinale et de son cortège symptomatique : douleur, hoquet, vomissements, etc. ; le diagnostic n'est fait qu'après l'opération, lorsqu'il se fait.

Le développement ou la descente d'un calcul dans la cystocèle n'est pas une complication rare : la tumeur devient plus dure et plus douloureuse à la pression.

Les lésions rénales sont fréquentes, et résultent ordinairement d'une inflammation ascendante.

Diagnostic. — Les signes physiques de la cystocèle inguinale étant assez incertains, le diagnostic sera surtout basé sur l'existence de troubles de la miction, susceptibles d'être modifiés par le refoulement de la poche.

Traitement. — Si la cystocèle est réductible, on se contentera d'appliquer un bandage ; dans le cas où il ne serait pas supporté, on prescrira l'usage d'un suspensoir, on fera le cathétérisme pour assurer la complète évacuation de la portion herniée.

Si elle est irréductible, c'est encore à la simple contention au moyen d'un suspensoir qu'on aura recours. Toutefois la douleur, la gêne, l'état général décideront dans certains cas le chirurgien à tenter la cure radicale qui d'autres fois sera commandée par la production d'accidents aigus d'étranglement. La kélotomie suivie du refoulement de la portion herniée à travers l'anneau est d'une exécution difficile ; la résection de la portion herniée est dangereuse, car l'insuffisance de la capacité vésicale ainsi diminuée expose à un retentissement sur le rein.

S'il y a un calcul dans la tumeur, on l'extraira directement par incision : le broiement, après refoulement dans la vessie, ne pourrait être suivi que d'une évacuation incomplète.

2° CYSTOCÈLE VAGINALE

On désigne sous ce nom la hernie de la vessie à travers l'anneau vulvaire (Hache). Souvent on donne le nom de cystocèle à la simple dépression de la paroi antérieure du vagin appréciable par le toucher, mais en réalité c'est là le prolapsus du vagin à son premier degré qui prépare la production de la cystocèle.

ÉTIOLOGIE. — *Causes prédisposantes*. Un bassin large, une vulve dilatable ou agrandie par une déchirure périnéale, des efforts habituels ou la station debout prolongée, des accouchements multiples : telles sont les causes qui prédisposent à la cystocèle vaginale. Celle-ci se produit pendant toute la période d'activité sexuelle.

Causes occasionnelles. — La cystocèle est déterminée par une chute, par un effort, par un accouchement, surtout dans les cas de dystocie (séjour prolongé de la tête fœtale, forceps) ; elle est très rare chez les vierges. Presque toujours elle coïncide avec des déviations utérines, antéversion et surtout prolapsus ; ce dernier peut exister sans cystocèle (Hégar et Kaltenbach). Dans ces cas, le prolapsus vaginal est-il l'effet ou la cause du prolapsus utérin ? Les auteurs sont divisés sur ce point ; il est probable que ces divers déplacements doivent se produire successivement sans ordre régulier d'apparition.

ANATOMIE PATHOLOGIQUE. — Une portion plus ou moins considérable de la vessie fait saillie à l'orifice ; quelquefois la vessie presque tout entière y est comprise avec l'extrémité inférieure des uretères. Tantôt la paroi vaginale est épaissie, tantôt au contraire et plus souvent elle est amincie.

Symptômes. — La tumeur, grosse comme une noix, un œuf de poule, une mandarine, quelquefois comme une tête d'enfant, fait saillie à la vulve ; globuleuse et lisse, molle, à peine élastique, ordinairement dépressible et réductible, elle est peu influencée par les efforts brusques comme ceux de la toux ; elle l'est au contraire par les efforts prolongés. Le décubitus dorsal, le cathétérisme, seul ou accompagné d'une compression, en amènent la disparition.

Une pesanteur, une gêne de la marche, des douleurs rénales, des tiraillements inguinaux ou lombaires sont la conséquence de ce déplacement. Les troubles de la miction sont très variables : la rétention incomplète est ordinaire si la tumeur est volumineuse : les besoins sont alors mal satisfaits et fréquents. Ces malades sont polyuriques, et très souvent on observe de la cystite chronique.

L'urèthre est dévié, attiré en arrière et en bas, le méat déformé en entonnoir : il en résulte une modification du jet qui tombe en bavant ou se disperse en éventail, et, plus tard, des excoriations cutanées.

Diagnostic. — Les kystes du vagin ont le même aspect, mais ne donnent lieu à aucun trouble de la miction. Le cathétérisme lèvera tous les doutes.

Le kyste fœtal (membranes non rompues) ou la tête fœtale faisant issue au moment de l'accouchement seront facilement reconnus avec un peu d'attention.

Traitement. — 1° *Palliatif.* — Certains changements d'habitude seront conseillés tout d'abord ; ainsi la malade évitera le décubitus dorsal.

Les pessaires, le sac à air combiné avec le cathétérisme, la ceinture hypogastrique pourront rendre des services, mais ne donneront que des résultats incomplets.

2° *Curatif.* — S'il y a prolapsus ou déviation de l'utérus, on aura recours soit au redressement bimanuel, soit à l'opération d'Alexander.

Contre le prolapsus de la paroi vésicale les chirurgiens anciens (Jobert) faisaient l'avivement de la paroi antérieure au bistouri, ou au moyen de caustiques, puis suturaient. Un pli de la muqueuse vaginale soigneusement séparé de la vessie était excisé avec l'écraseur, ou cautérisé au chlorure de zinc (Huguier). Les cautérisations simples (Valette) à l'aide du chlorure de zinc ont été également employées.

Aujourd'hui on fait une kolporrhaphie antérieure soit par un avivement en fer à cheval (Hegar) laissant au centre une partie de muqueuse intacte, soit par un avivement de toute la paroi. En cas de prolapsus utérin on peut combiner une double kolporrhaphie antérieure et postérieure avec l'opération d'Alexander (Doléris).

3° CYSTOCÈLE URÉTHRALE

La cystocèle uréthrale, c'est-à-dire la hernie de la vessie à travers l'urèthre, chez la femme, n'est guère connue que depuis les travaux de Winkel, analysés par Hache.

ÉTIOLOGIE. — Trois conditions sont nécessaires à sa production : laxité de la vessie, dilatation de l'urèthre, pression abdominale ou utérine. Elle peut se développer à tout âge (9 ans, 52 ans).

Anatomie pathologique. — Quelquefois la muqueuse seule est herniée, plus souvent toutes les tuniques le sont, et la vessie tout entière peut ainsi s'échapper par l'urèthre.

Symptômes. — Au niveau de l'urèthre il existe une tumeur d'un volume variant de celui d'un œuf de pigeon à celui d'un œuf de poule, rouge, molle, dépressible et réductible. L'orifice uréthral est ordinairement dilaté au point de laisser passer le doigt.

La tumeur s'est développée graduellement, donnant lieu à la dysurie d'abord et quelquefois à un arrêt brusque du jet. Aux difficultés de la miction qui augmentent, se joignent des douleurs très vives. Les urines s'altèrent, les uretères se dilatent, il se produit des lésions rénales et des symptômes généraux.

Traitement. — Le traitement consiste à réduire la tumeur, sous le chloroforme, car cette opération est très douloureuse, et à la maintenir au moyen d'une grosse sonde, du tamponnement vaginal, de bandelettes de diachylon. On électrisera ensuite le col et l'on fera des lavages vésicaux astringents.

CHAPITRE XV

TROUBLES DE LA SENSIBILITÉ DE LA VESSIE

Nous étudierons successivement la vessie irritable, la cystalgie et l'anesthésie de la vessie.

A. — Vessie irritable

« Vessie irritable » se dit d'un état caractérisé par des besoins fréquents et impérieux, douloureux ou non, indépendants de toute cystite. A vrai dire, par ce terme, on désigne non une affection définie, mais l'expression clinique de nombreuses lésions de nature vague ou indéterminée ; ce n'est souvent qu'une appellation d'attente (Hache). La vessie irritable se confond en partie avec le spasme de la vessie (Le Dentu).

Les auteurs anglais l'ont dotée d'une étiologie complexe. Ils lui reconnaissent des causes générales ou lointaines : le rhumatisme, la goutte, les dyspepsies, des habitudes sédentaires ; des causes nerveuses directes telles que l'hystérie, ou réflexes : des hémorrhoïdes, certaines lésions rénales, certaines affections vulvaires ; enfin des causes locales : un calcul, un cancer, des corps étrangers.

C'est réunir trop de faits disparates. Adoptant un cadre plus restreint, nous nous bornerons à dire que cette susceptibilité vésicale est ordinairement l'indice d'une lésion latente soit des centres nerveux, de l'ataxie locomotrice au début par exemple, soit de la vessie elle-même, telle qu'une tuberculose commençante, une cystite blennorrhagique ancienne, etc.

B. — Cystalgies *(Névralgies vésicales).*

Sous ce nom, nous comprendrons une affection caractérisée par des douleurs apparaissant spontanément, ou pendant la miction, et ordinairement accompagnée de troubles dans l'émission de l'urine. Dans l'immense majorité des cas, elle est indépendante d'une cystite et doit être distinguée de l'état douloureux créé par cette inflammation.

Étiologie. — Avec Hartmann, au travail de qui nous ferons de fréquents emprunts, nous étudierons séparément les cystalgies idiopathiques et les cystalgies symptomatiques.

Cystalgies idiopathiques. — Ce sont celles dont la cause, mal déterminée, paraît résider uniquement dans les parois de la vessie.

Elles s'observent surtout chez l'homme et dans l'âge adulte ; on en a cependant vu de rares exemples chez les vieillards et chez l'enfant. Elles frappent, en général, des sujets névropathes entachés d'hypocondrie ou d'hystérie, soit personnellement, soit par leurs antécédents héréditaires. Des maladies générales ou constitutionnelles, la chlorose, l'arthritisme, et plus particulièrement la goutte et le rhumatisme ont été incriminés, de même que les migraines, les névralgies d'autres régions. Enfin, on trouve signalés dans certaines observations, la dyspepsie, l'abus des boissons spiritueuses, la répercussion d'un exanthème, la trépidation d'une locomotive chez un mécanicien, etc.

Cystalgies symptomatiques. — Elles dépendent d'une lésion, soit du système nerveux central, soit de l'appareil urinaire, soit d'un organe voisin, tel que l'utérus ou le rectum.

Les cystalgies qui relèvent du système nerveux central sont presque toujours symptomatiques de l'ataxie ; on en a signalé au début de la paralysie générale.

Celles qui sont sous la dépendance d'une affection des voies urinaires supérieures ne sont plus contestables aujourd'hui (Verneuil, Morris). On les voit au cours du mal de Bright ; elles déterminent alors des mictions fréquentes et parfois douloureuses, de la pollakiurie (Dieulafoy) : la pyélite, la tuberculose, le cancer et surtout les calculs du rein (Bouilly, Guyon) sont de nature à produire des névralgies atroces. Les lésions de la vessie, de la prostate et de l'urèthre profond peuvent être, mais plus rarement, le point de départ de douleurs névralgiques.

Les affections de l'urèthre exercent une influence bien nette ; parmi elles, l'étroitesse congénitale du méat est le plus souvent invoquée (Otis) ; à titre exceptionnel, un rétrécissement paraît pouvoir agir de la même façon. Assez mal déterminée chez l'homme, cette action réflexe est manifeste chez la femme dans les cas de tumeurs, de polypes de l'urèthre, d'érosions du méat.

Beaucoup de lésions utérines, les déviations, les métrites parenchymateuses et les corps fibreux se trouvent cités dans les observations ; il en est de même de certaines lésions vaginales et vulvaires. Il est bon de remarquer avec Hartmann que la plupart de ces malades sont névropathes ou hystériques, et on peut voir là une exagération de symptômes qui dépendent d'une névrose ancienne.

Les affections du rectum et de l'anus : hémorrhoïdes, fissures, constipation, etc., retentissent parfois douloureusement par voie réflexe sur la vessie.

Symptomes.— Le symptôme capital et souvent unique est une douleur qui siège derrière le pubis, à la région hypogastrique, et irradie le long de la verge, jusqu'à l'extrémité du gland, ou vers le méat chez la femme : ailleurs, elle se propage jusqu'aux aines, au sacrum, aux membres inférieurs (Duplay) ; sourde, continue, elle offre des recrudescences, spontanément ou plus souvent sous l'influence d'un excès, d'une fatigue, d'une émotion. Plus rarement, elle ne se montre que pendant le repos.

La douleur vésicale, constituant à elle seule toute la maladie, est rare ; presque toujours on observe des troubles de la miction. Celle-ci exaspère ordinairement la douleur qui est plus vive à la fin, ou quelquefois au début, et affecte dans ces moments un caractère d'irradiation très particulier et distinct de la douleur sourde et fixe rétro-pelvienne (Hartmann). La fréquence des besoins d'uriner augmente; souvent même elle précède de plusieurs mois et même de plusieurs années l'apparition des phénomènes douloureux. La cystalgie une fois constituée, s'accompagne presque toujours de pollakiurie. Ce symptôme est d'ailleurs des plus variables; tantôt, le malade urine un peu plus souvent, ou bien les besoins sont seulement un peu plus impérieux; tantôt, il est plongé dans un état d'anxiété comparable à celui que crée une cystite douloureuse; les mictions sont incessantes; l'expulsion se fait goutte à goutte et s'accompagne de douleurs atroces: dans ces cas, il faut admettre qu'à la douleur névralgique s'ajoute une contracture du muscle vésical, du corps même de la vessie, par un mécanisme analogue à celui que nous avons exposé en parlant des cystites douloureuses; mais il existe ici une différence capitale, c'est que la vessie n'est pas sensible à la pression hypogastrique, rectale ou vaginale, ni au cathétérisme. Cet état grave est relativement rare, et le plus souvent le malade urine dix, quinze ou vingt fois par jour.

On a souvent localisé au niveau du col vésical ces phénomènes douloureux dus à la contracture; on verra que lorsque celle-ci siège au niveau de l'appareil sphinctérien de la vessie, elle se traduit par des troubles divers de la miction, mais non par de la douleur. De plus, même dans les crises de douleur les plus aiguës, il est souvent facile de faire pénétrer un instrument dans la vessie (Hartmann).

Les *signes physiques*, bien qu'ils soient presque tous négatifs, présentent néanmoins, et par cela même, une valeur diagnostique considérable. La vessie n'est pas sensible ou toucher, ni rectal, ni hypogastrique : l'introduction d'une sonde peut amener une certaine révolte de la part du malade, mais la pression, la percussion de la muqueuse ne sont pas pénibles. Enfin et surtout, la vessie n'a rien perdu de sa capacité physiologique ; on peut y injecter une quantité notable de liquide qu'elle accepte sans réagir : caractère précieux à noter au point de vue du diagnostic avec la cystite douloureuse.

La marche des cystalgies est trop variable, suivant la cause, pour qu'une description d'ensemble puisse leur être appliquée. Il est rare qu'elles éclatent brusquement ; elles sont précédées, soit de fréquence de la miction, soit de douleurs rhumatismales ou de névralgies d'autres régions ; parfois, elles succèdent à un choc, à un traumatisme léger ou bien à une prostatite, une blennorrhagie.

Une fois installée, la maladie est d'une ténacité extrême, elle peut durer pendant des années, disparaissant quelquefois assez rapidement et même brusquement, sans raison apparente. A part les névralgies symptomatiques qu'on a vues cesser subitement, dès que la cause en a été supprimée, elles sont très résistantes aux divers traitements.

Diagnostic. — On aura d'abord à distinguer la cystalgie des affections qui peuvent la simuler, puis à en déterminer la cause.

Les cystites et les névralgies ont pour symptômes communs la fréquence et la douleur ; mais le pus n'existe pas dans l'urine des cystalgiques ; cependant, une cause d'erreur peut tenir à l'existence simultanée d'une pyélonéphrite : dans ce cas, il faut pratiquer l'examen de la sensibilité vésicale, à la pression et surtout à la distension, laquelle, on le sait, n'est pas exagérée dans les cystalgies.

Les calculs sont faciles à éliminer, car les douleurs provoquées par la locomotion manquent le plus souvent : toutefois, une cystalgie symptomatique d'un calcul du bassinet peut être influencée par les mouvements et les secousses.

Les autres affections vésicales et uréthrales prêtent moins à l'erreur ; néanmoins, elles affectent parfois un caractère névralgique qui obscurcit le diagnostic.

La recherche de la *cause* est plus délicate. Le point de départ est le plus souvent impossible à découvrir dans les névralgies idiopathiques ; on pensera à la blennorrhagie, aux prostatites, au rhumatisme, etc. Avant de déclarer qu'une névralgie est idiopathique, il faut explorer avec soin tous les organes qui peuvent en être l'origine, le rectum, l'anus, l'utérus, le vagin, les reins, l'urèthre, etc. Très souvent, on découvre ainsi la cause longtemps ignorée d'une névralgie rebelle.

Enfin, dans l'ataxie, les douleurs de la miction présentent des caractères particuliers ; elles éclatent sous forme de crises, au moment de l'émission des dernières gouttes et irradient vers l'urèthre ; rarement continues, elles s'accompagnent de fréquentes envies d'uriner. Tout à coup, l'accès prend le caractère le plus pénible ; les mictions très souvent répétées, très pénibles, forcent le malade à se tordre, à se plier en deux, et le jettent dans une angoisse extrême ; cette crise dure de une demi-heure à plusieurs heures ; les rémissions, plus ou moins longues, se prolongent parfois quelques jours; puis la crise reparaît (Fournier). A un moment donné de la maladie, les accès douloureux peuvent disparaître complètement.

TRAITEMENT. — Il s'adressera d'abord à la cause. Lorsque celle-ci est justiciable d'un traitement approprié, la cystalgie disparaît presque instantanément comme après une néphrotomie, une dilatation uréthrale, une circoncision. Lorsqu'elle est idiopathique ou qu'elle résiste aux moyens précédents, le traitement dirigé contre elle est local ou général.

Le traitement local est d'une efficacité douteuse ; les injections, le passage de bougies volumineuses amènent quelquefois, au lieu du résultat cherché, une exacerbation des symptômes. Quant aux moyens employés contre les cystites douloureuses, tels que la dilatation forcée du col, la kolpocystotomie, etc., qui ont pour but de supprimer le fonctionnement de l'organe, ils ne trouvent plus ici leur raison d'être. Ce n'est pas dans le muscle seul que siège la lésion : en assurant le repos de celui-ci, on obtiendra peut-être une sédation temporaire, une accalmie qui durera parfois tout le temps que la vessie ne fonctionnera plus ; mais ce ne sera pas une guérison durable.

Ailleurs, les symptômes se sont aggravés sous la seule influence de l'intervention. Bien que des succès semblent avoir suivi des opérations de taille faites contre des affections douloureuses diagnostiquées névralgies, nous croyons qu'un traitement chirurgical est ici contre-indiqué.

C'est au traitement général qu'on s'adressera surtout. L'hygiène en sera la base : tout aliment excitant, toute boisson alcoolique sera exclue ; le régime lacté donne de bons résultats ; les urines seront diluées au moyen de boissons abondantes auxquelles on mélangera du bicarbonate de soude ou quelques balsamiques. Les calmants (morphine, opium, belladone, chloral) trouvent leur indication au moment des crises. Quant aux eaux minérales, elles sont quelquefois utiles, soit qu'elles s'adressent à la diathèse comme Vichy, pour les rhumatisants, La Bourboule, pour les herpétiques, les eaux des Pyrénées pour les syphilitiques, soit qu'elles exercent une action sédative comme Néris, Plombières, etc.

Enfin, les sédatifs du système nerveux pourront être essayés, les bromures, la valériane, l'aconitine, donnent des résultats bien incertains : les courants continus, dont le pôle négatif est appliqué sur le centre génito-spinal et le positif au-dessus du pubis, ont été employés en Amérique.

C. — ANESTHÉSIE DE LA VESSIE

L'anesthésie de la vessie dépend, en général, d'un état cérébral ou spinal, soit chronique (ataxie, hystérie, etc.), soit aigu comme celui qui peut survenir au cours de la fièvre typhoïde.

Souvent liée à une anesthésie uréthrale de même origine, elle se manifeste par de la rétention et par des mictions involontaires et même inconscientes.

CHAPITRE XVI

TROUBLES DE LA CONTRACTILITÉ DE LA VESSIE

Il existe des troubles par excès et des troubles par défaut de la contractilité. Dans le premier cas, il y a spasme ou contracture; dans le second, atonie ou paralysie. Suivant que le col et le corps sont isolément atteints, les symptômes diffèrent sensiblement.

A. — SPASME ET CONTRACTURE

Le spasme se distingue de la contracture en ce que son début et sa disparition sont subits, immédiats, brusques : c'est un phénomène accidentel d'une durée plus ou moins courte. La contracture est un état durable, consécutif au spasme et s'accompagnant d'une altération musculaire.

Spasme du col. — Beaucoup d'auteurs admettent comme démontrée l'existence d'une contraction des fibres musculaires qui circonscrivent le col même de la vessie, contraction qui se produirait isolément et qui, d'après Caudmont et Delefosse, porterait sur l'ensemble de l'appareil sphinctérien : col, fibres lisses périprostatiques et sphincter de la portion membraneuse. Mais, si on interroge la clinique, on verra qu'on ne peut affirmer l'existence du spasme que sur un seul point, situé au niveau du sphincter interuréthral. Celui-ci s'oppose souvent au passage des instruments ; mais quand cette première résistance est vaincue, on n'en rencontre plus ni dans la traversée prostatique, ni dans la région cervicale (Guyon). D'ailleurs, si on compare les symptômes du spasme de l'urèthre (voir p. 145) à ceux que les auteurs ont donnés du spasme du col, on sera frappé de la presque similitude du tableau clinique, et tenté de conclure à une seule affection. Tout en reproduisant la description classique du spasme du col, nous croyons devoir faire des réserves au sujet de son existence anatomique qui est loin d'être démontrée.

Le spasme du col peut relever de différentes *causes*. Le spasme d'origine cérébro-spinale tient à une excitation du centre sphinctérien de la moelle (centre vésico-spinal de Kupressow qui, chez l'homme, semble siéger au niveau du renflement lombaire) ; on l'observe surtout dans l'hystérie, plus rarement dans les tumeurs et inflammations médullaires, dans la sclérose en plaques et le tabes spasmodique ; quant à l'ataxie locomotrice, elle donne lieu à des troubles spéciaux que nous décrirons plus loin. D'autres fois le spasme du col est sous la dépendance d'une affection générale, telle que la goutte, ou d'une lésion locale qui intéresse soit l'urèthre antérieur, comme un rétrécissement, une inflammation (Verneuil, Otis), soit l'urèthre profond : il s'agit alors d'un calcul, d'une tumeur, de tubercules surtout.

Le spasme du col se traduit, d'après Le Dentu, par les signes fonctionnels suivants : le jet est fin, hésitant, interrompu au début de la miction ; vers le milieu il reprend ses dimensions normales. Dans certains cas l'urine ne sort que goutte à goutte, et la miction ne se fait qu'au prix des plus grands efforts ; le cathétérisme peut même devenir nécessaire (Le Dentu).

Quant aux phénomènes douloureux, ils sont, lorsqu'ils existent, sous la dépendance d'une névralgie vésicale qui s'accompagne souvent de contractions violentes du corps de la vessie ; mais celles du col ne sont pas douloureuses.

A l'exploration, la boule est arrêtée au sphincter membraneux : celui-ci franchi, l'instrument pénètre librement dans la vessie en subissant ordinairement un ressaut, mais non un arrêt au niveau du col.

La contracture du col reconnaît les mêmes causes que le spasme, mais elle se prolonge davantage. On observe les mêmes symptômes, auxquels s'ajoute plus souvent la rétention complète ; celle-ci s'observe surtout chez les vieillards (Delefosse). Elle peut se compliquer de cystite, de priapisme, de contracture anale, et, dans certains cas, elle détermine la formation d'une valvule musculaire dite de Mercier.

Spasme et contracture du corps. — Le spasme du corps consiste en une contraction violente du corps de la vessie au moment des mictions. L'existence d'une contracture idiopathique, comme dans les cas où la fin de la miction est douloureuse malgré l'absence d'inflammation, est rare, mais possible; nous avons eu l'occasion d'en parler à propos des névralgies vésicales. Elle est le plus souvent liée à une cystite aiguë et se répète à chaque miction.

Dans certaines cystites invétérées, de nature très diverse d'ailleurs, tuberculeuses, calculeuses, blennorrhagiques, etc., la contracture presque constante, ou se renouvelant à chaque miction, s'accompagne d'une douleur extrêmement violente : c'est à cette classe de cystites qu'on a donné le nom de douloureuses.

B. — ATONIE ET PARALYSIE

Bien qu'ils se manifestent par des symptômes analogues, les deux états qui répondent aux termes : atonie et paralysie, ne sont pas identiques. *Paralysie* s'applique plutôt à l'impuissance d'origine nerveuse, *atonie* à l'impuissance d'origine musculaire.

Étiologie. — Les causes sont de deux ordres : lésions du muscle vésical et affections du système nerveux.

Les *lésions du muscle vésical* peuvent survenir dans plusieurs circonstances :

1° Après une *rétention aiguë*, volontaire ou non, le muscle est forcé : il en résulte une atonie ordinairement de courte durée.

2° Dans le cours d'une *rétention habituelle* dépendant d'un obstacle permanent, la tunique musculaire s'hypertrophie d'abord, puis s'altère.

3° Primitivement, les fibres musculaires de la vessie peuvent subir une dégénérescence soit aiguë, sous l'influence d'une *intoxication* phosphorée (Hache) ou phéniquée (Cartaz, Segond), soit lente au cours d'une *sclérose vésico-prostatique* : dans ce cas l'existence d'un obstacle prostatique hâte la marche, mais n'est pas nécessaire, on l'a vu, à la production de la dégénérescence. C'est également à une altération musculaire primitive qu'est due la paralysie essentielle de Civiale, affection dont les symptômes ont été bien décrits, mais dont la nature a été méconnue par cet auteur.

4° Consécutivement à une *inflammation aiguë*, l'atonie vésicale est extrêmement rare; on l'a signalée à la suite d'une pelvi-péritonite (Le Dentu).

Les *affections nerveuses* capables de déterminer une paralysie de la vessie sont très variables. Nous citerons :

1° Les *paraplégies brusques* ou traumatiques, celles qui résultent par exemple d'une fracture de la colonne vertébrale. Elles déterminent toujours une rétention immédiate et complète (Geffrier), qui dure en général assez longtemps, souvent un mois, puis la miction redevient possible; mais il persiste une rétention incomplète qui bientôt fait place à de l'incontinence ou plutôt à des mictions involontaires ou inconscientes. Tantôt on assiste à un retour à l'état normal, tantôt l'incontinence s'installe, selon le degré de réparation de la lésion médullaire.

2° Les *paraplégies lentes*, celles qui reconnaissent pour cause une compression, une myélite. Les symptômes alors sont très variables : l'incontinence paraît être plus fréquente que dans les paraplégies traumatiques, mais il est souvent difficile de savoir si ce n'est pas une incontinence par regorgement (Geffrier).

3° Les *hémiplégies*. L'hémiplégie brusque s'accompagne presque toujours de troubles urinaires. Au moment de l'ictus, tantôt la miction est inconsciente, tantôt il y a rétention, et, bientôt à la suite, incontinence par regorgement. Plus tard on observe une certaine parésie vésicale : les mictions sont lentes, retardées (Geffrier).

4° La *paralysie générale*. Elle donne ordinairement lieu à de la rétention et à une incontinence par regorgement.

5° L'*hystérie*. L'hystérie détermine moins souvent une rétention par paralysie vésicale que par spasme de l'appareil sphinctérien. Cette variété de rétention existe pourtant, et aboutit même à la miction par regorgement.

6° Les *paralysies psychiques*. On observe chez certaines personnes nerveuses une impossibilité momentanée de satisfaire le besoin d'uriner qui résulte, soit d'une paralysie du corps de la vessie, soit d'une contracture du sphincter.

7° L'*ataxie*. Très fréquemment, 36 fois sur 39 (Geffrier), l'ataxie locomotrice s'accompagne de troubles urinaires spéciaux qu'il importe de connaître, car ils constituent souvent le symptôme initial de la maladie. Ces troubles sont très variables : ils consistent le plus souvent en un mélange de contracture et de parésie ; certains malades sont dès le début obligés de pousser avec plus de force. La lenteur du jet tient probablement à un spasme du sphincter et il y a quelquefois arrêt brusque, sous l'influence d'une émotion ; souvent la vessie ne se vide pas complètement, ce qui est dû à de la parésie, car la pression sur l'hypogastre achève l'évacuation. D'autres fois c'est une parésie du sphincter, qui se traduit par de l'incontinence vraie, quelquefois à l'état de veille, mais plus souvent pendant le sommeil. Ailleurs il existe un mélange de parésie et de spasme qui empêche la miction. Le malade attend longtemps, croit aider à l'émission en prenant des positions plus ou moins bizarres ; finalement il renonce à uriner ; puis au bout de quelques minutes, la rétention fait place à de l'incontinence : quelques gouttes s'écoulent, ou même tout le contenu de la vessie s'échappe involontairement. Dans d'autres cas, la miction se fait en plusieurs temps, séparés par des arrêts. En somme il y a une incoordination motrice du muscle vésical, qui aboutit en général à la rétention et à la miction par regorgement.

Les *symptômes* propres à chacune de ces variétés ont déjà été énumérés au cours de la description qui précède ; ils consistent presque tous en de la rétention complète ou incomplète. Le *pronostic* varie suivant la cause de l'atonie ou de la paralysie.

Traitement. — On s'adressera d'abord à la cause. Quant au traitement local, il sera palliatif ou curatif : le premier consiste en un cathétérisme aseptique ; au besoin on placera une sonde à demeure. Le traitement curatif, au contraire, n'est indiqué que lorsque la fibre musculaire est elle-même altérée sans être complètement détruite. Il n'a sa raison d'être ni dans la paralysie, qui dépend d'une lésion du système nerveux, ni dans l'atonie liée à la dégénérescence sénile. Certains médicaments, l'ergotine, la strychnine, etc., de même que les douches froides donnent souvent de bons résultats. Les lavages vésicaux froids sont également à essayer, à moins qu'il n'y ait cystite : en tout cas l'application de ce moyen demande une surveillance attentive. L'électricité peut aussi rendre des services, soit sous forme de courants induits (Guyon), soit sous forme de courants continus (Le Dentu) : un pôle est placé dans la vessie même, et l'autre sur la colonne vertébrale.

C. — INCONTINENCE ESSENTIELLE

Cette affection, désignée aussi sous le nom d'incontinence *nocturne*, appartient presque exclusivement à l'enfance ; elle se distingue nettement de toutes les autres incontinences.

Étiologie. — Elle se montre pendant toute la durée de l'enfance, jusqu'à la puberté, et atteint indifféremment les deux sexes. L'hérédité n'est pas sans influence sur sa production ; elle frappe de préférence les névropathes, et souvent des individus, incontinents dans leur enfance, présentent plus tard de la spermatorrhée. Chez l'adulte, cette affection est très rare, on n'en cite que quelques exemples peu probants. L'incontinence qu'on observe à cet âge est habituellement consécutive à une cystite qui laisse quelquefois une parésie du sphincter.

Pathogénie. — Autrefois on a invoqué l'irritabilité vésicale (Desault, Trousseau, Thompson), l'insensibilité et l'atonie de la région sphinctérienne (Le Dentu). Mais ces vessies sont tolérantes à l'injection (Guyon) ; de plus le sphincter exploré avec sonde à une boule n'est pas contracturé. Donc il s'agit non d'une irritabilité vésicale, mais bien d'une atonie du sphincter.

Symptômes et diagnostic. — Une miction involontaire, ordinairement nocturne, vide en entier la vessie : l'enfant est réveillé par la sensation d'humidité qui en résulte. Souvent l'incontinence nocturne est intermittente ; d'autres fois il y a par nuit deux ou trois mictions. Pendant le jour, le besoin est habituellement perçu, mais la faiblesse du sphincter est telle que l'enfant est obligé d'uriner de suite, tout au moins de n'attendre pas trop longtemps. Dans quelques cas même l'incontinence est également diurne.

Cette affection, sujette à des rémissions temporaires, guérit ordinairement à l'âge de 20 ans (Guyon), souvent même elle disparaît à la puberté.

Le diagnostic est généralement facile. Il suffit de songer aux incontinences réflexes liées à la présence d'un phimosis ou d'une balanoposthite, aux incontinences par irritation qui s'observent dans la tuberculose vésico-prostatique, à celles qui sont symptomatiques de l'épilepsie, enfin aux incontinences simulées.

Traitement. — Le traitement de l'incontinence essentielle sera général et local.

Le traitement général consiste dans l'administration de la belladone à dose progressivement croissante, depuis 1 centigramme d'extrait jusqu'à 15 ou 20 (Trousseau). Ce médicament donne de bons résultats, mais son usage doit être longtemps continué. L'ergotine, la strychnine ont été employées à la dose de 1 milligramme; la strychnine semble convenir surtout à l'incontinence diurne. L'hydrothérapie, le réveil à heure fixe complètent le traitement général.

Comme traitement local, on aura recours exclusivement à l'emploi de l'électricité. Les courants descendants le long de la colonne vertébrale (Onimus et Legros), les courants induits appliqués sur la peau

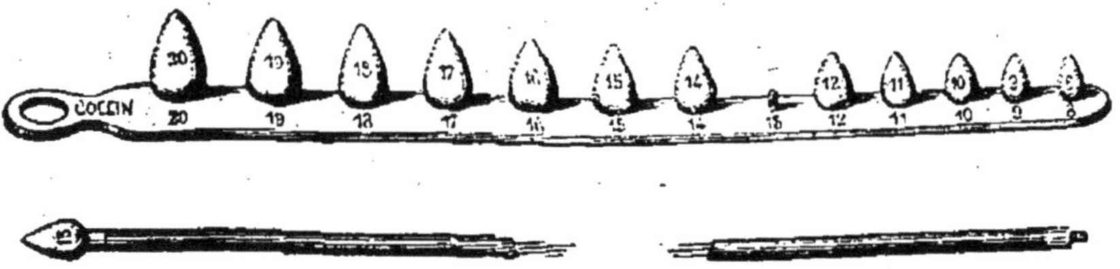

Fig. 53.

ont donné de médiocres résultats. Suivant l'exemple du professeur Guyon, on portera des courants induits jusque sur le sphincter. On se sert d'une tige flexible, formée d'un faisceau de fils de fer que recouvre un vernis isolant, et terminée par une olive métallique de calibre proportionné à celui de l'urèthre du sujet (fig. 53). La boule qui constitue un des pôles est conduite au niveau du sphincter, sur lequel elle appuie; chez la femme on la porte à l'entrée du col; l'autre pôle est placé au niveau du pubis. On sent l'olive serrée pendant le passage du courant, les séances progressivement plus longues durent de deux à dix minutes et sont répétées tous les jours. En général, 12 ou 15 jours suffisent pour la guérison.

CHAPITRE XVII

VICES DE CONFORMATION DE LA VESSIE

On connaît une dizaine de cas d'*absence de la vessie;* les uretères s'ouvraient alors soit dans le rectum, soit dans l'urèthre, soit directement à l'extérieur, au voisinage du pubis.

L'abouchement des uretères à la vulve, malgré la présence d'une vessie, a été signalé.

On a publié quelques observations de *vessies cloisonnées* biloculaires. Civiale rapporte un exemple de cloisonnement longitudinal : les deux moitiés du réservoir communiquaient ensemble par un étroit orifice. Il existe également un fait de cloisonnement transversal. Mais toutes les observations de ce genre doivent être sévèrement contrôlées à cause de la confusion facile entre une vessie cloisonnée et une poche vésicale surajoutée à la cavité normale. L'existence de vessies multiples est démontrée par une pièce (Guyon), sur laquelle on voit deux poches de même structure à chacune desquelles aboutit un uretère. D'autres exemples récents attestent la possibilité d'une duplicité réelle de la vessie. Une observation de Morgagni a constaté chez un sujet l'existence de 5 vessies et d'un nombre égal de reins : elle doit être tenue pour suspecte.

EXSTROPHIE DE LA VESSIE

Bien que l'exstrophie de la vessie soit le plus fréquent de tous les vices de conformation de cet organe, elle n'en est pas moins une rareté pathologique, sur laquelle nous insisterons peu, nous bornant à emprunter quelques détails aux travaux de Hache et de Pousson.

L'exstrophie de la vessie consiste dans l'absence de la paroi antérieure de cet organe et dans une saillie en avant de sa paroi postérieure.

Anatomie pathologique. — On distingue plusieurs degrés d'exstrophie :

1° Il n'existe qu'une fente ou fissure. Tantôt, et c'est toujours chez la femme qu'on observe cette variété, la fissure vésicale est inférieure : la paroi vésicale antérieure est normale jusqu'en bas ; là elle présente une ouverture étroite qui aboutit au-dessous du pubis avec division du clitoris. Tantôt la fissure ne se montre qu'à la partie supérieure de la vessie, près de l'ombilic : c'est une variété de fistule vésico-ombilicale.

2° La solution de continuité est limitée à la paroi abdominale, sans division de la vessie : il s'agit donc d'une simple ectopie vésicale.

3° L'exstrophie est complète. Les parois abdominale et vésicale antérieure manquent à la fois : sur les bords de l'ouverture, la peau se continue avec la muqueuse par l'intermédiaire d'une sorte de tissu cicatriciel; la paroi supérieure de l'urèthre qui passe au-dessus de la symphyse fait défaut. La paroi postérieure de la vessie est plus ou moins bombée et saillante; la muqueuse, rosée d'abord, devient rouge et comme fongueuse lorsqu'elle est enflammée ou irritée. En bas existent deux petits tubercules qui sont les orifices des uretères, et d'où l'urine sort par petits jets; en haut se voit la cicatrice de l'ouverture de l'ouraque. Les organes génitaux présentent en même temps des malformations plus ou moins marquées. Chez l'homme les vésicules séminales sont atrophiées, les canaux éjaculateurs manquent ou s'ouvrent à la base de la gouttière dont est creusée la verge; les testicules sont en ectopie, le pénis est plus ou moins rudimentaire, aplati de haut en bas. Au-dessous du gland le prépuce est très développé.

Chez la femme on observe un écartement des grandes et des petites lèvres, ainsi que des racines du clitoris. Quelquefois le vagin et l'utérus sont bifides; quant aux éléments du sphincter, ils paraissent conservés.

Presque toujours il existe un écartement des deux pubis qui sont réunis par un ligament plus ou moins résistant. L'intervalle varie de 3 à 12 centimètres. On voit également un écartement des muscles droits dans leur partie inférieure.

Dans certains cas le rectum est aussi atteint d'un vice de conformation : cet intestin communique avec la vessie, en même temps qu'il y a ou non imperforation anale.

Symptômes fonctionnels. — Ils se réduisent presque

à un écoulement perpétuel de l'urine. S'il s'agit d'un homme, les désirs vénériens sont presque abolis. Chez la femme, au contraire, ils peuvent être conservés, et la grossesse ainsi que l'accouchement ne sont pas impossibles. Rarement la vie se prolonge très longtemps : le sujet meurt d'urétéro-pyélite consécutive à des lésions vésicales. Cependant certains individus ont pu atteindre la vieillesse.

Étiologie. — L'exstrophie de la vessie est plus fréquente dans le sexe masculin. Sur 100,000 naissances, on l'observe 2 fois (Neuforder), mais les neuf dixièmes des enfants qui viennent au monde ainsi conformés succombent dès les premiers jours.

Pathogénie. — La pathogénie de cette malformation n'est pas complètement élucidée. Nous ne discuterons pas les nombreuses théories qui ont été émises pour l'expliquer et nous nous contenterons de reproduire ici l'hypothèse admise par Le Dentu : il attribue l'exstrophie à un arrêt de développement des lames ventrales, qui ne parviennent pas à se réunir sur la ligne médiane. C'est de la même cause que dépend l'épispadias, dont la coexistence avec l'exstrophie ne fait jamais défaut; sous des influences mal connues, résidant peut-être dans le système nerveux (Le Dentu), se produit cet arrêt de développement qui, selon qu'il est plus ou moins tardif, a pour résultat seulement l'épispadias ou donne lieu à l'exstrophie complète.

Traitement. — Diverses méthodes d'autoplastie sont

parvenues à remédier plus ou moins complètement aux inconvénients qu'entraîne cette infirmité. Il nous est impossible de passer en revue ces différents procédés qui se prêtent mal à une description sommaire. Nous renvoyons donc aux mémoires de Pousson et de Hache.

CHAPITRE XVIII

PHLEGMON PRÉVÉSICAL OU DE LA CAVITÉ DE RETZIUS

DÉFINITION

Le phlegmon prévésical, ou prépéritonéal, ou phlegmon de la cavité de Retzius est l'inflammation du tissu cellulaire situé en avant et autour de la vessie, dans les points où elle est dépourvue de péritoine (Bouilly).

ÉTIOLOGIE

On distingue un phlegmon spontané ou idiopathique et un phlegmon par propagation.

1° *Phlegmon idiopathique.* — Il est bien plus fréquent chez l'homme (23 fois sur 27 observations ; Bouilly), et il se montre généralement de 22 à 25 ans : on n'en connaît pas d'exemples avant 8 ni après 31 ans.

La plupart des causes auxquelles on l'attribue sont vagues et incertaines. On a incriminé des coups, des chutes, des efforts, des contractions abdominales brusques au moment d'une colique violente (Girardin). Les troubles digestifs gastriques, et surtout intestinaux, semblent avoir sur sa production une influence réelle, bien que difficile à interpréter. Citons enfin certaines maladies infectieuses : la fièvre typhoïde, l'état puerpéral, l'infection purulente. Quant à la blennorrhagie (Reliquet, Duplay), son action, en tant que cause générale, est douteuse, et les phlegmons qui lui sont consécutifs se développent sans doute par propagation.

2° *Phlegmon par propagation.* — Il est plus rare ; sur 20 cas, 11 appartiennent au sexe masculin, 9 au sexe féminin (Bouilly).

Les affections qui le provoquent sont : les diverses variétés de cystites, la péricystite, les ulcérations vésicales spontanées ou d'origine calculeuse, les abcès de la prostate, la vésiculite (Reliquet), l'épididymite (Faucon), le phlegmon du ligament large ; dans ce dernier cas, la propagation est quelquefois précoce, mais d'autres fois, très tardive, elle ne se manifeste qu'au bout de 18 mois (Gosselin). L'inflammation de la symphyse peut également donner lieu au phlegmon de la cavité de Retzius. En somme, le phlegmon prévésical est une affection très rare ; Bouilly n'a pu en réunir que 43 cas.

ANATOMIE PATHOLOGIQUE

Dans les quelques autopsies rapportées par Constantin Paul, d'après les archives de Virchow, voici les lésions qui ont été signalées.

La cavité, située au-devant et au-dessus de la symphyse pubienne, a plusieurs pouces de hauteur. Large d'un pouce au niveau de la symphyse, elle gagne progressivement de bas en haut et atteint trois pouces et demi à son extrémité supérieure. Au-dessus de la symphyse sa profondeur d'avant en arrière est de deux pouces environ.

Sa paroi antérieure est formée sur la ligne médiane par le tissu cellulaire sous-cutané, latéralement par la face postérieure des muscles grands droits doublés du fascia transversalis ; sa paroi postérieure répond à la face antérieure de la vessie, enfin elle s'étend en haut jusqu'aux arcades de Douglas.

On trouve quelquefois des adhérences de la vessie à la face postérieure du pubis : les perforations péritonéales sont fréquentes.

SYMPTÔMES

Leur évolution comprend deux périodes (Bouilly) :

Première période. — L'affection débute par des symptômes de péritonisme : constipation, coliques, nausées, rarement des vomissements. Quelques troubles de la miction indiquant une cystite légère sont possibles, mais on n'observe pas de rétention à cette période.

La douleur hypogastrique, constante, est exaspérée par la marche, par la station debout, surtout par l'inclinaison en avant qui exerce une pression sus-pubienne, et aussi par la rétraction vésicale qui suit la miction.

Dans deux cas observés par nous, une légère élévation thermique 38°, 38°,5, a marqué le début de l'affection ; souvent les symptômes précédents sont si peu accusés que cette première période passe inaperçue.

Deuxième période. — La deuxième période est caractérisée par des troubles urinaires et, plus tard, par l'existence d'une tuméfaction hypogastrique.

Troubles urinaires. — Les troubles urinaires ne présentent rien de spécial. La miction est gênée, difficile, quelquefois très douloureuse, surtout au moment de l'expulsion des dernières gouttes, mais les besoins sont rares. Dans certains cas une rétention incomplète paraît aussi s'être montrée. Les urines sont limpides et le cathétérisme ne révèle pas de sensibilité vésicale exagérée.

Tuméfaction hypogastrique. — Elle débute par un empâtement sus-pubien sous forme d'une plaque plus ou moins étendue; bientôt c'est une véritable *tumeur* saillante, globuleuse, occupant la ligne médiane, mais presque toujours prédominant d'un côté; la paroi abdominale semble déprimée latéralement.

Par la palpation on suit la tuméfaction de bas en haut depuis le pubis, derrière lequel elle semble se perdre, jusqu'à 6, 10, très rarement jusqu'à 20 centimètres audessus. Latéralement elle s'étend de chaque côté de la ligne médiane, dans un espace de 4 à 10 centimètres : le bord externe de la tumeur et celui des muscles droits se correspondent généralement. La saillie est irrégulière et comme sinueuse sur ses bords; globuleuse seulement à sa partie supérieure, elle est plate et étalée en bas (Bouilly); dans un cas, nous l'avons trouvée comme bosselée. Les muscles et les aponévroses sont intimement appliqués sur la tumeur avec laquelle ils font corps, et qui, dure et résistante pendant longtemps, donne, lorsqu'elle est devenue considérable, une sensation de fluctuation profonde; elle est mate à la percussion.

Au toucher rectal la prostate paraît saine; on constate seulement de la périprostatite et surtout de l'empâtement périvésical prédominant d'un côté. Chez la femme, le toucher vaginal permet de sentir entre le col de l'utérus et le pubis une masse de consistance mollasse; les mouvements qu'on lui imprime sont transmis à l'hypogastre; d'autres fois, l'utérus est immobile.

La tumeur est le siège d'une *douleur* spontanée vive, profonde, souvent lancinante, mais sans irradiations lointaines; elle s'exagère par la pression, par l'extension des membres, par le mouvement.

Etat général. — La température atteint 39°, 39°5; il existe quelquefois des frissons, de l'anorexie, des vomissements et même de la diarrhée.

DURÉE, TERMINAISONS

Le phlegmon prévésical se termine de deux façons : par résolution et par suppuration.

La *résolution* n'est pas rare : elle s'observe dans un peu plus du quart des cas. Les symptômes fièvre et douleur s'amendent, et la tumeur diminue progressivement. Elle laisse toutefois une plaque d'induration qui peut rendre persistants les troubles de la miction en immobilisant la paroi vésicale antérieure, dont elle empêche le retrait. La guérison a lieu dans l'espace de trois à six semaines (Bouilly).

Lorsqu'il s'agit d'un phlegmon secondaire par propagation, la *suppuration* est presque fatale. Cependant elle peut manquer quand le phlegmon est consécutif à un épanchement d'urine, si cette dernière est aseptique. Elle s'annonce par un redoublement des symptômes généraux; la tumeur hypogastrique s'accroît, la douleur spontanée devient très vive; la dysurie s'accentue; on observe de la constipation et du ténesme rectal.

Il est de règle que le pus se fasse jour par la paroi abdominale, sur la ligne médiane, entre le pubis et l'ombilic; si la tumeur est volumineuse, on verra souvent se produire des orifices multiples. Le pus s'échappe en quantité énorme, ce qui s'explique par la diffusion de la collection jusque vers les parties latérales du rectum; il est d'une extrême fétidité, comme celui de la plupart des collections voisines de l'intestin.

L'issue par la vessie, le vagin, le rectum est très rare, et, dans ces cas, il existe ordinairement plusieurs ouvertures à la fois. L'irruption du pus dans le péritoine est relativement fréquente et constitue la cause la plus habituelle de la mort.

La durée est des plus variables. Si l'ouverture chirurgicale a été faite à temps, la guérison ne demande que 15 ou 20 jours. Autrement elle se fait attendre 3, 5, 18 mois, en raison de la persistance des fistules; une induration consécutive, dont nous avons parlé plus haut est fréquente.

DIAGNOSTIC

Première période. — Péritonite. Dans le phlegmon prévésical, les nausées, les vomissements sont de courte durée, la constipation n'est pas opiniâtre, la douleur est plus circonscrite.

Cystite. Les troubles de la miction sont rares à cette période du phlegmon, les urines sont limpides, la fréquence des mictions n'est guère augmentée.

Deuxième période. — Distension vésicale. C'est à elle qu'on songe tout d'abord en présence d'un phlegmon prévésical, mais la confusion ne peut être de longue durée. Le globe vésical est régulier, de consistance spéciale, il ne donne lieu à aucun signe physique spécial et il disparaît par le cathétérisme. Certaines conditions peuvent devenir pourtant des causes d'erreur, telles sont : 1° la division de la vessie en deux poches dont l'une, hypogastrique, ne peut se vider parce qu'elle renferme un calcul (Velpeau); 2° la compression du réservoir par un corps qui en empêche l'évacuation; 3° la présence dans la vessie d'un calcul extrêmement volumineux; 4° l'adhérence de la vessie à la paroi abdominale : c'est un fait exceptionnel, signalé à la suite d'une ulcération de la vessie, de l'application d'un cautère sur la paroi abdominale; dans de très rares circonstances ces adhérences résultent de la taille hypogastrique; 5° l'existence d'un abcès de la face antérieure de la vessie (Civiale, Bouilly). Dans tous ces cas, en effet, la tumeur disparaît incomplètement par le cathétérisme.

Autres tumeurs. — a. *Tumeurs de la paroi abdominale*. — Ordinairement latérales, elles durcissent lorsque les muscles de la paroi se contractent. Tôt ou tard la peau rougit et adhère à la tumeur.

b. *Phlegmon sous-ombilical*. — Son siège est plus

élevé, son étendue moindre, néanmoins il pointe quelquefois en bas jusqu'à la région de Retzius.

c. *Péritonite purulente.* — La confusion a dû être souvent faite, et, vraisemblablement, la plupart des faits signalés de péritonite ouverte à l'ombilic se rapportent à des phlegmons de l'espace prévésical (Bouilly).

d. *Tumeurs solides des organes abdominaux.* — Chacune de ces tumeurs a son évolution et ses symptômes propres, très différents de ceux du phlegmon de Retzius. L'erreur est cependant facile à commettre quand les organes ont contracté des adhérences avec la paroi abdominale antérieure : cette remarque s'applique surtout au cancer de l'intestin.

TRAITEMENT

Première période. — On se borne à l'emploi des antiphlogistiques locaux et généraux.

Deuxième période. — Le pus doit être évacué dès que sa présence est reconnue, si l'on veut prévenir les fusées purulentes et la perforation du péritoine. Une seule ouverture sus-pubienne suffit si la collection est petite ; en cas d'abcès considérable on fera une seconde ouverture sous-ombilicale qu'on reliera à la première par des drains.

Chez la femme on a conseillé l'ouverture par le vagin, en arrière du pubis : cette voie expose plus que la voie hypogastrique à la blessure de la vessie.

QUATRIÈME PARTIE

MALADIES CHIRURGICALES DU REIN ET DE L'URETÈRE

CHAPITRE PREMIER

ANATOMIE CHIRURGICALE DU REIN, DU BASSINET ET DE L'URETÈRE

Rein. — *Rapports en arrière.* L'extrémité supérieure du rein est, en règle générale, située un peu au-dessus de l'apophyse épineuse de la onzième dorsale, au-devant de l'apophyse transverse correspondante ; elle peut descendre jusqu'à la onzième dorsale. L'extrémité inférieure est à 12 centimètres plus bas, elle répond à l'extrémité inférieure de la deuxième lombaire ; cette distance mesure la hauteur du rein.

On considère le rein droit comme situé plus bas que le gauche. D'expériences faites par Tuffier sur des cadavres congelés, il résulte que le rein droit descend en effet plus bas, mais *seulement dans la position verticale*, et en raison de sa mobilité plus grande.

Les deux glandes étant obliquement dirigées, le bord interne, au niveau de l'extrémité supérieure, n'est éloigné de la ligne médiane que de 2 cent. 1/2, tandis qu'en bas il l'est de 3 cent. 1/2 à 4 centimètres. Le hile répond à l'articulation saillante qui réunit la première et la deuxième vertèbres lombaires ; le bord externe est à 8 cent. 1/2 en dehors des apophyses épineuses (Récamier).

Les rapports avec les côtes offrent le plus grand intérêt. Quand la douzième côte est longue, elle est parallèle à la onzième et passe très obliquement sur le rein dont elle cache le bord externe presque en entier. Elle manque rarement (Récamier), mais elle est souvent très courte : dans ce cas, elle se porte horizontalement en dehors ; l'espace interosseux a disparu et le rein déborde la côte des trois quarts de sa hauteur. Il est cependant protégé par un ligament, dit ligament lombo-costal de Henle, qui comble l'espace angulaire laissé libre entre la dernière côte et la colonne, et s'étend des deux premières vertèbres lombaires à la pointe de la dernière côte.

Le cul-de-sac pleural descend au-dessous de la douzième côte sur les parties latérales de la colonne, puis se trouve croisé par la côte au-devant de laquelle il se place, à 5 ou 6 centimètres de la ligne médiane. On peut donc dire, en tenant compte des variétés individuelles, qu'à 8 centimètres de la ligne médiane on a de grandes chances de trouver la douzième côte dépourvue de séreuse. Quand la douzième côte est courte, la plèvre descend à un centimètre au-dessous d'elle, puis vient rejoindre la onzième, à 10 ou 11 centimètres de la ligne médiane. Elle est recouverte pendant tout ce trajet par le ligament lombo-costal dont on devra respecter le bord externe dans toute opération faite sur le rein (Récamier).

Cet organe n'est donc accessible à l'exploration qu'au niveau de l'angle costo-vertébral formé par la colonne vertébrale et la dernière côte.

Les couches que l'opérateur doit traverser pour aborder le rein d'arrière en avant, sont :

a. La peau et le tissu cellulaire sous-cutané ;

b. Le muscle grand dorsal et son aponévrose ;

c. La masse sacro-lombaire : elle est débordée par le bord convexe du rein dans l'étendue de 1 centimètre environ.

Le carré lombaire recouvre la face postérieure de l'organe ; le grand et le petit oblique sont situés un peu en dehors.

Rapports en avant. — On trouve accolés à la face antérieure du rein :

a. Le colon : sa portion ascendante croise la partie *inférieure* du rein *droit* sans lui être reliée par un méso, aussi le rapport du rein et de l'intestin est direct et ce dernier accompagne la glande dans ses déplacements ; le colon se coude à ce niveau, et devient transverse ; à gauche, il aborde le rein au niveau de son extrémité inférieure, passe transversalement devant lui et se coude de nouveau, en l'encadrant complètement (Guillet).

Les tumeurs du rein droit refouleront donc l'intestin en bas et seront mates à la percussion ; celles du rein gauche, masquées par l'interposition du colon, pourront paraître sonores.

b. Le duodénum et le foie à droite : le rein droit affecte en outre un rapport important avec la veine cave : celle-ci en est distante de 3 centimètres, mais est en contact immédiat avec le bassinet, et sa présence constitue un grave danger opératoire dans les cas de tumeur adhérente.

c. Le pancréas et l'artère splénique à gauche ; le rein de ce côté est quelquefois masqué par l'estomac.

Moyens de fixité, enveloppes. — Le pédicule du rein en est le moyen de fixité le plus solide. Sa longueur est de 3 centimètres, mesurée de l'aorte ou de la veine cave au hile : il se bifurque et se divise rapidement en trois ou quatre branches. Il répond en arrière au bassinet, en avant et en haut il est protégé par une sorte d'arcade que forme la saillie des bords supérieur et antérieur du hile ; cette saillie n'existe ni en bas ni en arrière.

L'atmosphère graisseuse entoure la capsule propre du rein, c'est une couche très importante, nulle ou peu marquée chez l'enfant, et qui prend surtout un grand développement dans les inflammations chroniques du rein. Très épaisse en haut, et surtout en bas, elle est plus mince sur la face postérieure. Lorsqu'on veut aborder le rein, il convient de diviser cette couche en se dirigeant vers l'extrémité supérieure où son épaisseur est moindre.

Bassinet. — Logé en partie dans le hile qu'il dépasse en bas et en arrière, ses rapports ont été indiqués en même temps que ceux du rein.

Uretère. — On lui reconnaît deux portions : abdominale et pelvienne.

a. Portion abdominale.

Elle commence au bassinet, son origine est située : « sur une ligne parallèle à l'axe du corps et passant par la jonction du 1/3 interne de l'arcade crurale avec ses 2/3 externes, à 6 centimètres au-dessus du point où cette ligne coupe la dernière côte » (Tourneux); cette donnée est vague et peu importante. De là l'uretère abdominal descend verticalement sur la face antérieure du psoas, au milieu d'un tissu cellulaire lâche légèrement adhérent au péritoine.

b. Portion pelvienne.

Le point de pénétration de l'uretère dans l'excavation est important à fixer. Sur la paroi abdominale il répond au « lieu d'intersection de deux lignes, l'une horizontale et transversale, partant de l'épine iliaque antérieure et supérieure, l'autre verticale, montant de l'épine pubienne » (Hallé).

La portion pelvienne proprement dite passe en avant des vaisseaux hypogastriques.

La portion viscérale croise le rectum près de la base des vésicules séminales. Chez la femme elle est logée dans l'épaisseur des ligaments larges, passe le long des culs-de-sac du vagin, plus près de l'antérieur, et est accessible en ce point.

CHAPITRE II

EXPLORATION DU REIN

Suivant que le rein est examiné au travers des parties molles ou après une incision qui met à nu sa surface, on dit que l'exploration est médiate ou directe.

A. EXPLORATION MÉDIATE. — Le rein échappe aux moyens d'investigation médiate tant qu'il a conservé sa situation et son volume physiologique. Il n'en est pas de même quand il est hypertrophié ou mobilisé et dans ces cas la palpation, la percussion, et plus rarement l'inspection rendront compte de ces altérations.

Bien que le rein occupe normalement la région lombaire, ce n'est pas par cette voie que l'on recueillera des renseignements, excepté dans le cas de lésions considérables. On peut s'en assurer si, pour l'explorer, on place un malade dans le décubitus abdominal; la percussion des lombes donnera un son également mat et ne révélera aucune différence entre le côté sain et le côté malade; la palpation même ne sera d'aucun secours et, chez les individus qui ont subi l'extirpation d'un rein, les deux régions donnent des sensations à peu près analogues à l'exploration.

Il n'en est pas de même des productions *périrénales* dont les signes physiques sont prédominants à la région postérieure.

Un rein malade, mobilisé ou hypertrophié, a une tendance remarquable à pointer vers la paroi abdominale antérieure, et c'est de ce côté qu'il devient le plus vite et le plus facilement accessible.

Pour pratiquer l'examen par cette voie il est bon de s'opposer à la distension des anses intestinales et de l'estomac par les gaz. Des lavements préalablement administrés auront vidé le côlon ; des poudres absorbantes telles que la magnésie, le charbon pourront diminuer le météorisme.

L'*inspection* est ici d'un faible secours ; seule une tumeur considérable vient faire saillie à travers la paroi ; on sait alors qu'il existe une tumeur abdominale sans qu'il soit permis d'en préciser le siège.

La *percussion* n'est également applicable que lorsque la tumeur est d'un certain volume ; elle constitue cependant un précieux auxiliaire et permet d'en étudier les limites et les connexions. Les tumeurs rénales donnent une matité absolue lorsque la paroi abdominale est exactement appliquée sur elles ; il faut donc exercer une dépression avec le doigt pour chercher à obtenir ce contact. Malgré tout une zone plus ou moins étendue de sonorité existe parfois en avant. Elle est due à la présence du côlon qui passe transversalement au-devant du rein et que des adhérences ont fixé dans cette position. Cependant il faut noter sous ce rapport une différence entre le rein gauche et le droit. Ce dernier n'est côtoyé par le colon que dans son extrémité inférieure ; c'est donc en ce point seulement qu'il peut contracter des adhérences et, si l'organe augmente de volume, la tumeur sera mate dans la plus grande partie de son étendue. Le rein gauche, au contraire, est recouvert par le côlon qui passe sur lui au niveau du hile. En s'hypertrophiant il chassera devant lui l'intestin qui restera interposé entre la main du chirurgien et la tumeur, d'où une certaine zone de sonorité ; dans d'autres cas, l'intestin est refoulé en dedans ou en dehors.

C'est par la *palpation* qu'on arrivera à reconnaitre d'une part l'*augmentation de volume* du rein, d'autre part sa *mobilité*. Si on cherche à la pratiquer en exerçant une dépression antéro-postérieure avec une ou deux mains, on n'aura que de vagues sensations, car l'organe, à moins d'être volumineux et adhérent, fuit sous le doigt du chirurgien ; il faut donc qu'il trouve un point d'appui à la région postérieure, qu'il soit fixé, calé. Les procédés qui permettent d'y arriver sont récemment connus.

Glenard (de Lyon), a décrit, sous le nom de *palpation néphroleptique*, un procédé d'exploration du rein qui comprend trois temps. Dans le premier temps ou *affût*, le chirurgien, s'il s'agit d'un rein droit, étreint largement et solidement de la main gauche, pouce en avant, medius en arrière, la zone des parties molles immédiatement sous-jacentes au rebord costal. L'anneau ainsi formé par les doigts est complété en avant par la main droite qui déprime les parties molles. En faisant inspirer profondément le malade, on sent une masse passer entre les doigts, c'est le rein mobile ; c'est la *ptose* (Glénard). Dans le second temps ou *capture* on porte les doigts aussi haut que possible sous le rebord costal, et au moment où la ptose est descendue au bas de sa course, on augmente brusquement la constriction exercée par les doigts. Le troisième temps ou *échappement* consiste à écarter légèrement les extrémités du pouce et du médius ; la ptose remonte alors et pendant ce second passage on apprécie le siège, la forme, la consistance de la ptose.

Ces résultats sont réels ; mais la manœuvre est impraticable sur les sujets qui ont un peu d'embonpoint ; on constate bien ainsi la mobilité ; les autres caractères de la tumeur rénale sont difficiles à percevoir.

Israel (de Berlin) place le malade dans le décubitus latéral sur le côté non examiné. Pour explorer la région gauche le chirurgien met les doigts de la main droite à plat sur la région lombaire gauche et la main gauche sur un point correspondant de la paroi abdominale. Pendant qu'on fait faire des inspirations profondes, la main droite appuie sur la région lombaire, tandis que la gauche déprime la paroi abdominale au moyen de petits mouvements de flexion des articulations phalangiennes. On sent l'organe passer sous les doigts pendant les mouvements respiratoires et on apprécie de la sorte ses altérations. Nous avons réussi à percevoir ainsi la mobilité et l'augmentation de reins malades, moins bien toutefois que par le ballottement. Quant au rein normal, dont Israel prétend pouvoir reconnaître ainsi la présence, il nous a toujours été impossible de le découvrir.

Le procédé qui nous a donné les meilleurs résultats

est celui du ballottement rénal tel que le pratique le professeur Guyon qui, en formulant les règles précises de cette exploration, a fait faire un pas immense au diagnostic des affections rénales.

BALLOTTEMENT RÉNAL

Le malade est couché sur le dos, dans le décubitus horizontal, par conséquent sans oreiller ni coussin pour soulever la tête ou les épaules ; les jambes allongées, un peu écartées l'une de l'autre, mais non fléchies ; les bras tombent de chaque côté du tronc, la tête est renversée en arrière sans raideur ; enfin le malade respirera la bouche modérément ouverte, sans effort et naturellement. Il faut en un mot obtenir la résolution musculaire la plus complète ; malgré toutes ces précautions, la tonicité des muscles abdominaux serait encore assez grande pour empêcher une dépression abdominale nécessaire ; aussi le professeur Guyon conseille-t-il de pratiquer l'*exploration en mesure*, c'est-à-dire de profiter des mouvements d'expiration pour exercer une pression sur l'abdomen, et ne pas chercher à gagner du terrain pendant le refoulement des viscères abdominaux par le diaphragme.

Le malade étant ainsi disposé, le chirurgien, placé du côté à explorer, à droite par exemple, glisse la main gauche à plat sous la région lombaire, la paume en avant, en déprimant le matelas avec la face dorsale. D'ordinaire le malade, poussé par un mouvement instinctif, se cambre légèrement ; il faut lui recommander de se laisser retomber sur la main placée sous lui. Le chirurgien reconnaît alors la région lombaire, les dernières côtes, l'espace costo-iliaque ; il place le médius au niveau de l'angle costo-vertébral, et l'y maintient en attendant le moment où ce doigt va devenir actif. Rarement entre la dernière côte et la crête iliaque existe un espace suffisant pour loger plusieurs doigts.

C'est alors que la main droite est appliquée sur l'abdomen en un point qui correspond à la face antérieure du rein, c'est-à-dire à la partie supérieure et presque médiane de l'abdomen. Elle sera placée parallèlement au muscle droit, immédiatement au-dessous des cartilages costaux, un peu à droite de la ligne médiane. On cherchera alors par une pression douce, cadencée, à déprimer les tissus pendant l'expiration. Si on voit qu'ainsi la résistance est trop considérable ou qu'on détermine chez le malade une douleur un peu vive, il faudra recourir au *chloroforme* qui, dans beaucoup de cas, permet seul d'obtenir des résultats positifs.

L'exploration véritable commence alors ; la main lombaire, exerçant une pression dans l'espace costo-iliaque, y provoque une *douleur* toutes les fois qu'un état pathologique a augmenté la sensibilité des reins ; la main antérieure concourt rarement, et seulement dans les cas de grosse tumeur, à la recherche de cette sensibilité.

C'est l'*augmentation de volume* et la *mobilité* qu'on reconnaîtra surtout. Le doigt postérieur exerce de petites pressions, brusques et saccadées, sur l'espace costo-iliaque ; celui-ci étant, par l'intermédiaire des téguments et des muscles, en rapport avec le rein, ces mouvements se communiqueront à la glande qui sera repoussée et projetée en avant. La main abdominale intervient alors et se porte progressivement à la rencontre de la main lombaire; pendant cette dépression, elle arrive, à un moment donné, à sentir le contact du rein ainsi projeté. Le choc n'est pas considérable; c'est un frottement doux, un frôlement, une sensation passagère, assez analogue à celle qu'on éprouve en pratiquant le toucher vaginal dans les derniers moments de la grossesse et en repoussant du doigt la tête fœtale qui est renvoyée au moyen d'un choc léger; le ballottement rénal rappelle les sensations de ce ballottement fœtal. En faisant varier la position de la main abdominale, on parvient à reconnaître les limites de la tumeur rénale, les inégalités de sa surface, sa mobilité et ses principaux caractères.

Pour que le ballottement se produise, il faut qu'il existe un *contact entre la paroi lombaire et le rein;* celui-ci peut lui être adhérent ou non; s'il est mobile et revient dans sa loge, le choc du doigt le renvoie en avant; s'il est adhérent, le ballottement se produira encore, car le doigt repousse en avant toute la paroi et le rein lui-même. Seules, les tumeurs rénales donnent lieu à ce phénomène qui est pathognomonique et permet d'éliminer les autres tumeurs abdominales.

Une autre condition nécessaire est l'existence d'un espace suffisant entre la face antérieure de la tumeur et la paroi abdominale. Aussi, ne faut-il pas commencer par déprimer fortement cette paroi, car si on arrivait au contact de la tumeur elle ne jouirait plus d'une mobilité suffisante pour donner au doigt la sensation caractéristique du choc.

Cela explique également pourquoi les tumeurs rénales volumineuses ne donnent pas lieu à la sensation du ballottement. Mais dans ce cas, alors même que la tumeur est devenue sous-jacente à la paroi, et qu'on la voit se dessiner en relief, elle occupe encore la région lombaire et des mouvements peuvent ê' transmis de l'une à l'autre main, signe qui appartient en propre aux tumeurs rénales.

Cette mobilité postéro-antérieure n'est pas la seule dont jouisse un rein augmenté de volume; le ballottement représente la mobilité *lombo-abdominale*; à côté de celle-ci, le professeur Guyon reconnaît une mobilité *abdomino-lombaire*, spéciale aux tumeurs qui abandonnent momentanément la loge rénale mais qu'on peut y faire rentrer par une palpation méthodique : quant à la mobilité *abdominale*, transversale ou verticale, elle appartient au rein absolument flottant.

EXPLORATION DIRECTE

Si précieux que soient ces moyens de diagnostic, ils laissent, dans un certain nombre de cas, un doute planer sur l'existence ou l'étendue des lésions, et ne donnent même aucun renseignement si le rein est d'un volume normal et non mobilisé. Or, quand on se propose de pratiquer une opération sur un rein malade, il y a toujours intérêt à s'assurer de l'état ou même de l'existence d'un rein supposé sain. C'est pour cela que plusieurs chirurgiens ont proposé l'exploration directe, soit par une ponction à travers les tissus, soit en pratiquant une incision qui conduit sur l'organe, soit en recueillant directement le produit de la sécrétion de chaque rein au moyen du cathétérisme de l'uretère.

La ponction exploratrice est infidèle dans ses résultats ; dans les cas où on l'a employée avec succès le diagnostic s'imposait déjà ; quand elle ne donne pas issue a du liquide, ce résultat négatif n'a aucune valeur. Dans un cas de Chauffard cependant, la ponction a fourni des renseignements intéressants au point de vue du fonctionnement du rein. On avait fait prendre au malade du salicylate de soude qui a été retrouvé dans l'urine extraite par le trocart ; de plus, en injectant une solution de fuchsine dans la poche, on fut certain, en rencontrrant cette substance dans la vessie, que l'uretère était resté perméable. La ponction n'est pas toujours inoffensive ; au lieu de la faire au point le plus saillant, en avant (Morris), nous croyons bon, si on devait y recourir, de la pratiquer en arrière, en dehors de la masse sacro-lombaire (Le Dentu), pour éviter le péritoine et l'intestin.

Les incisions exploratrices sont faites par la voie abdominale ou par la voie lombaire.

L'exploration transpéritonéale consiste en une laparotomie qui permet d'aborder les deux régions rénales ; nous passerons rapidement sur ce procédé recommandé surtout par L. Tait et Thornton. Sans parler des dangers inhérents à toute laparotomie, on doit se demander si les renseignements ainsi recueillis ont toute la précision qu'on serait tenté de leur attribuer au premier abord.

Les reins, surtout enflammés, sont entourés d'une couche graisseuse épaisse qui rend très difficile leur examen au travers du feuillet postérieur du péritoine ; c'est à peine si par ce moyen on peut s'assurer de leur présence. Il serait donc nécessaire d'inciser ce feuillet séreux et de diviser la capsule adipeuse. Une telle exploration des deux reins n'est plus guère admise que lorsqu'il est nécessaire de se renseigner et que rien n'indique le côté atteint (Récamier), ou pendant une néphrectomie abdominale ; mais dans ce dernier cas elle est de règle absolue.

L'exploration extra-péritonéale expose à de moindres dangers et donne de meilleurs résultats : on pratique une des incisions de la néphrectomie et l'on est conduit sur la face postérieure de l'organe. On peut non seulement explorer cette face, mais aussi contourner la glande par décollement de la capsule adipeuse. On arrive ainsi à constater les différences de volume, les saillies, les dilatations kystiques : la vue et la palpation donneront des renseignements qui, le plus souvent, seront suffisants pour apprécier le degré d'intégrité de cet organe et justifieront ou feront repousser, par exemple, une néphrectomie qu'on se proposait de faire sur le rein opposé (Guyon, Récamier).

Ces incisions lombaires guérissent avec une grande facilité ; elles constituent, il est vrai, un traumatisme surajouté ; mais la certitude qu'elles donnent évitera dorénavant plus d'une catastrophe opératoire.

Dans les cas où l'on soupçonne l'existence d'un calcul, les chirurgiens ont été plus loin et se sont attaqués à la substance rénale elle-même ; le procédé inoffensif de l'acupuncture permet de traverser le tissu rénal au moyen de très fines aiguilles, et de s'assurer de la présence d'un corps étranger (Le Dentu) ; ailleurs on a fait à la glande rénale elle-même des incisions exploratrices, soit sur le bassinet pour introduire au travers d'une boutonnière un instrument explorateur, soit, plus rationnellement, en pratiquant sur le bord convexe du rein une incision qui conduit dans la cavité rénale.

En somme l'incision exploratrice est indiquée, comme seul moyen de faire le diagnostic, dans les cas où il y a un intérêt majeur à agir vite, dans les calculs du rein ou la tuberculose au début, dans l'anurie calculeuse et quelquefois dans les traumatismes ; elle doit aussi être pratiquée avant une néphrectomie, lorsqu'on n'a pu se renseigner d'une autre façon sur l'état du rein opposé (Récamier).

CHAPITRE III

EXPLORATION DE L'URETÈRE

A l'état physiologique, les uretères ne peuvent, sur aucun point de leur trajet, être reconnus à travers les téguments. L'augmentation de leur volume, l'exagération de leur sensibilité sont au contraire facilement appréciables par le palper abdominal, et par le toucher vaginal ou rectal.

Par le *palper abdominal* on arrive souvent à sentir un uretère dilaté sur toute l'étendue de sa portion abdominale. Le chirurgien, placé du côté à explorer, applique les doigts des deux mains parallèlement au muscle droit, il déprime la paroi antérieure lentement et en profitant des mouvements d'expiration, jusqu'à la rencontre de la paroi postérieure, puis se porte en dehors en glissant ainsi sur cette dernière; il sent alors rouler sous le doigt un cordon gros, dur, douloureux, sur le trajet d'une ligne verticale qui, partant de l'épine pubienne, longerait la paroi abdominale (Hallé) ; c'est l'uretère dont les parois sont hypertrophiées ou dilatées.

Sur un sujet maigre, un uretère volumineux se

sent dans toute son étendue. Mais c'est surtout au niveau du détroit supérieur qu'il est appréciable. Ce point, précisé par Hallé, correspond à trois centimètres au-dessus de l'intersection de deux lignes, dont l'une relierait les deux épines iliaques antéro-supérieures, et l'autre, perpendiculaire à la première, passerait par l'épine pubienne.

Quant à l'extrémité supérieure, les points de repère indiqués manquent de précision et elle est sujette à trop de variations, par le fait des déformations pyélitiques, pour qu'on puisse attacher quelque valeur à cette recherche.

Par contre, l'extrémité inférieure est relativement facile à trouver à l'état pathologique. Chez l'homme elle est accessible par le rectum à condition que le sujet n'ait pas trop d'embonpoint et que le doigt du chirurgien soit assez long. On arrive à sentir, en dedans et au-dessus de la vésicule séminale, un cordon, ou tout au moins une petite masse résistante, douloureuse, qui est l'uretère. Par le vagin on trouve plus facilement dans le cul-de-sac antérieur un cordon dirigé obliquement en avant et en dedans et qui roule sous le doigt; cette exploration est rendue plus facile chez la femme enceinte; car la tête fœtale oppose un plan résistant qui rend les sensations plus nettes. On peut, en exerçant une compression digitale plus ou moins prolongée avec le doigt, oblitérer momentanément l'uretère.

A côté de ces procédés d'exploration périphérique, il faut placer ceux qui ont pour but, soit de comprimer momentanément un des uretères pour recueillir pendant ce temps l'urine qui s'écoule de son congénère, soit de pratiquer directement le cathétérisme de l'un de ces conduits.

La *compression* a été exercée de différentes façons, par le rectum et par la vessie. En utilisant cette dernière voie, Tuchmann se sert d'une pince disposée comme un lithotriteur dont les mors mousses laissent entre eux un écartement par lequel l'urine s'écoule « facilement ». Il reconnaît au moyen du bec de l'instrument le muscle des uretères et, se guidant sur lui, il incline l'instrument et saisit, en exerçant une pression douce, l'orifice de l'uretère. Silbermann introduit dans la vessie un petit sac de baudruche, qu'il fait glisser au travers d'une sonde métallique, le remplit de mercure et donne au malade une inclinaison telle que le poids de la masse métallique (250 grammes environ) exerce sur l'uretère une compression suffisante pour arrêter l'urine. S'il manque de précision, ce procédé est au moins inoffensif.

Par le rectum, on a essayé divers moyens de compression. Weir applique dans l'intestin un compresseur en forme de pessaire allongé; Sands y introduit la main tout entière; Müller se sert d'une ampoule qu'il emplit de mercure.

On a combiné l'emploi des voies rectale et vésicale. Polk et Ebermann se servent chacun d'instruments analogues : ce sont des pinces composées de deux branches, introduites l'une dans le rectum, l'autre dans la vessie, articulées ensuite et rapprochées de façon à ce que leurs mors, mousses et assez larges, puissent pincer l'uretère sans le déchirer.

De ces procédés, nous rapprocherons la ligature temporaire de l'uretère : Warkalla fait passer par la paroi vésico-vaginale un fil qui est ramené de la vessie dans le vagin, formant une anse dans laquelle on comprend l'extrémité inférieure de l'uretère, pour la comprimer pendant un temps suffisamment long.

Enfin Perez a proposé d'exercer une compression à travers les parois abdominales, au niveau de son passage au détroit supérieur.

CATHÉTÉRISME DE L'URETÈRE

Parmi des procédés assez nombreux, nous ne décrirons que celui de Pawlik et celui qui s'appuie sur l'emploi de l'endoscope.

Le procédé de Pawlik n'est applicable que chez la femme : ce chirurgien évalue en chiffres les distances qui séparent les orifices urétéraux du col vésical, du col utérin ; mais les résultats auxquels il est arrivé sont trop variables. C'est donc d'après les saillies et les dépressions qu'on se guidera. Sur la surface interne de la vessie, on cherchera à reconnaître avec le bec de l'instrument le muscle des uretères, saillie très marquée chez certains sujets, surtout lorsqu'il y a eu cystite. L'exploration extra-vésicale est plus importante. Pawlik place la femme dans la position génu-pectorale ; il force ainsi l'utérus à s'enfoncer dans la cavité abdominale, et détermine une certaine tension de la paroi vaginale antérieure.

Sur cette paroi, on trouve d'arrière en avant un bourrelet allongé, médian, qui répond au trajet de l'urèthre.

« A ce bourrelet, succède une petite éminence triangulaire, plate, répondant au bas-fond de la vessie, au triangle de Lieutand. Cette éminence est limitée par trois replis saillants dont l'un, à la base, est postérieur, transversal et situé en avant de la surface convexe qui répond au bas-fond de la vessie et au col utérin. Ce sillon est légèrement postérieur au ligament inter-urétérique et comme lui un peu convexe en avant; ses extrémités répondent aux embouchures urétériques. Les sillons latéraux convergent d'arrière en avant, et se terminent un peu en arrière de l'extrémité du bourrelet uréthral en dessinant le sommet mousse du triangle ainsi constitué » (Me Schultz). Ces saillies sont assez marquées pour circonscrire un espace qu'on peut appeler *trigone extra-vésical* ou *vésical antérieur*.

L'instrument de Pawlik (fig. 54) se compose d'une petite sonde métallique très allongée, correspondant aux

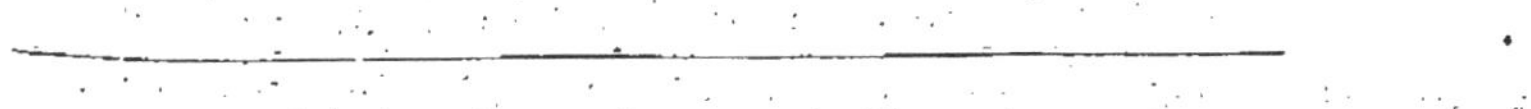

Fig. 54

n°s 7 à 8 de la filière Charrière; son extrémité est légèrement recourbée et boutonnée. Un perfectionnement consiste à faire glisser dans une sonde métallique à bout coupé, d'un calibre à peine supérieur, une sonde de gomme qui la remplit et dont l'extrémité dépassant le manchon métallique sert d'obturateur.

La position génu-pectorale recommandée par Pawlik n'est pas indispensable et le décubitus dorsal, moins fatigant, permet d'aussi bonnes manœuvres. La paroi vaginale postérieure est écartée au moyen d'une valve large de Simon ou de Sims. On vide la vessie, puis on injecte une certaine quantité de solution boriquée, évaluée généralement à 200 grammes. D'après nos observations personnelles, il ne faut pas chercher à introduire une quantité déterminée : la vessie doit simplement être mise en tension ; l'on arrêtera l'injection dès que la malade accusera le besoin d'uriner et que la paroi vaginale commencera à bomber.

La sonde, préalablement flambée avec soin, est introduite et poussée jusqu'à l'orifice interne de l'urèthre ; puis on relève le pavillon pour que l'extrémité interne soit en contact avec la paroi vésico-vaginale et puisse être perçue par le toucher ou par la vue. Les points de repère étant reconnus, on dirige cette extrémité vers l'un des angles postérieurs du triangle de Lieutaud, et on doit rencontrer le bourrelet inter-urétérique. On incline alors légèrement la sonde, et par de petits mouvements de reptation, de glissement, d'abaissement et d'élévation, on essaie d'engager le bec dans l'orifice urétéral. Une sensation toute particulière vient seule avertir qu'on a réussi ; la sonde chemine pour ainsi dire d'elle-même d'avant en arrière, tandis que les mouvements de latéralité sont très limités. Si on a passé à côté de l'orifice, l'instrument se meut librement et va bientôt buter contre la paroi postérieure de la vessie. De plus, lorsque la sonde est engagée, on ne tarde pas à voir sortir de l'urine en petite quantité et par saccades, intermittences qu'on n'observe pas pendant le cathétérisme vésical.

Non seulement on a pu ainsi recueillir de l'urine sortant isolément d'un uretère, mais certains chirurgiens, engageant l'instrument plus en avant, ont fait le cathétérisme explorateur de tout le conduit, cherché et reconnu un calcul qui y était arrêté et même atteint le bassinet.

Un instrument métallique n'y arrive qu'en redressant les courbures de l'uretère, en produisant un traumatisme qui, surtout sur un uretère malade, est de nature à causer des accidents graves ; un cas de péritonite mortelle a même été publié. Aussi, de pareilles tentatives ne nous semblent autorisées qu'avec un instrument mou.

Ces manœuvres délicates exigent une grande habitude et une habileté que Pawlik semble seul avoir acquise aujourd'hui ; encore ses échecs sont-ils nombreux.

En ce qui nous concerne, nous croyons que dans le manuel opératoire une trop grande part est encore laissée au hasard ; parmi les essais que nous avons faits, nous avons réussi quelquefois sans que rien soit venu nous montrer à quoi nous devions notre échec ou notre succès.

Pour dissiper cette incertitude, on a cherché à toucher ou à voir l'orifice de l'uretère. Simon pratique dans ce but la dilatation forcée de l'urèthre, et Emmet la kolpocystotomie ; Grünfeld applique un spéculum uréthral qui lui permet d'introduire une petite lampe électrique. Tout récemment, Leiter a construit un instrument qui rend pratique l'emploi de l'endoscopie appliquée à ce cathétérisme. A la partie inférieure de l'endoscope de Nitze-Leiter, est ménagé un canal parallèle dans lequel on peut engager une sonde molle à extrémité effilée. A l'aide d'un bon éclairage et avec de l'habitude on arrive à reconnaître l'orifice de l'uretère, beaucoup plus facilement sur le vivant que sur le cadavre. On peut alors faire manœuvrer l'extrémité de la sonde molle dont on voit et dont on suit les mouvements, l'engager dans l'orifice et la faire progresser dans le conduit. Nous n'avons aucune expérience du maniement de cet appareil, mais il nous semble de nature à permettre des manœuvres précises. Enfin il aurait le grand avantage d'être également applicable chez l'homme et chez la femme.

Quel que soit le procédé employé, une fois qu'une sonde a pénétré dans l'uretère, on introduit à côté d'elle une sonde ordinaire dans la vessie, qu'on lave et qu'on met à sec; puis on recueille séparément le produit de sécrétion des deux tubes. On sait exactement quelle est la composition de l'urine fournie par chacune des glandes rénales, et on peut se rendre compte de leurs altérations morbides. Il est donc à désirer vivement qu'un tel procédé d'exploration entre dans la pratique.

Disons toutefois que la sûreté du diagnostic n'est pas absolue, car il faut compter avec les anomalies, telles qu'un rein unique auquel succède un uretère bifurqué et s'ouvrant par deux orifices distincts, ou deux uretères fusionnant en un orifice unique.

CHAPITRE IV

LÉSIONS TRAUMATIQUES DU REIN ET DE L'URETÈRE

A. — CONTUSION DU REIN

ÉTIOLOGIE. — La contusion est indirecte ou directe.

1° *Contusion indirecte.* — L'existence en est discutable : après un grand traumatisme, il est difficile de discerner si le rein n'a pas été directement atteint ; les observations dans lesquelles on invoque des traumatismes légers, tels qu'une chute, un effort musculaire, l'équitation, ne sont pas convaincantes : la lithiase rénale a pu jouer un rôle dans ces cas.

2° *Contusion directe.* — La fréquence suivant l'âge et le sexe se déduit des chiffres que voici :

Hommes	136
Femmes	17
Enfants	29
Inconnus	18

Le rein droit a été trouvé contusionné 78 fois, le gauche 69 ; 2 fois seulement les deux reins étaient atteints simultanément (Tuffier).

Dans le mécanisme de ces contusions, on peut considérer, avec Tuffier, la puissance, le point d'appui et la résistance. La *puissance*, c'est-à-dire l'agent vulnérant, est représentée par un coup de pied de cheval, une roue de voiture ou un tampon de chemin de fer. Tantôt le sujet fait une chute sur un objet plus ou moins étroit, une barre de fer, par exemple; tantôt le corps offensif est large: la lésion rénale s'accompagne alors de la blessure d'autres organes; pour qu'elle soit isolée, il faut que l'agent vulnérant ait porté directement sur l'échancrure ilio-costale.

La *résistance* est très faible à cause de la mobilité de l'organe, qui, pour ne pas fuir, a besoin d'être calé (Tuffier). Le parenchyme et la capsule du rein sont d'ailleurs relativement peu friables.

Le *point d'appui* peut être artificiel ou naturel. Il est artificiel lorsque par exemple le rein, serré entre deux tampons, l'un fixe, l'autre mobile, est forcé d'éclater. Naturel, il est constitué par la région lombaire et surtout par les apophyses transverses.

Anatomie pathologique. — On distingue trois degrés à la contusion du rein (Tuffier) : 1° On ne constate qu'une *ecchymose sous-corticale* avec de petits épanchements miliaires : elle est constante et facile à provoquer.

2° La *déchirure est sous-capsulaire* avec des foyers sanguins parenchymateux pouvant s'étendre jusqu'au hile : ces lésions ont été constatées expérimentalement sur des chiens.

3° La *capsule est rompue :* Une solution de continuité à bords nets traverse quelquefois le rein de part en part et le sépare en deux moitiés. Plus rarement ce sont des fissures petites et étoilées siégeant généralement au voisinage du hile, sur la face postérieure. Presque toujours, la rupture, lorsqu'elle est incomplète, porte sur cette face postérieure.

Il existe un épanchement sanguin variable suivant que le foyer est intra-parenchymateux ou extra-rénal. Dans le premier cas, l'hémorrhagie n'est jamais considérable, et le pronostic n'a pas une gravité immédiate. S'il y a déchirure extérieure, le sang s'accumule dans la loge périrénale et produit un décollement sous-péritonéal ; rarement le péritoine est déchiré.

Lésions concomitantes. — La blessure de l'artère rénale est exceptionnelle. La rupture du foie est assez fréquente (10 fois sur 31 cas) ; celle de la rate est plus rare (3 fois seulement). Quant aux fractures de côtes, elles sont fréquentes et peuvent être la cause immédiate de la rupture.

Évolution. — Les contusions du rein ont une grande tendance à la guérison : la réparation se fait avec une rapidité remarquable. Le mélange de l'urine et du sang, loin de provoquer fatalement la suppuration, semble impuissant à la produire, s'il ne s'y joint un élément septique ; or, on sait que l'urine normale ne contient pas de microbes pathogènes. L'épanchement sanguin se résorbe très facilement. Plus rarement des caillots restent inclus dans le parenchyme. Il se forme une cicatrisation du tissu conjonctif, qui permet la régénération ultérieure des éléments normaux de l'organe (Tuffier).

Symptômes. — Les symptômes généraux sont ceux du choc traumatique : pâleur, sueurs abondantes, abaissement de la température, etc.; dans certains cas, ils atteignent un degré tel que le malade succombe sur le coup. Plus ordinairement l'aspect clinique est le suivant :

Une *douleur*, en général très vive dans les premiers moments, avec des irradiations en ceinture ou le long du cordon, est augmentée par la pression.

L'*hématurie*, bien qu'elle puisse faire défaut, est très fréquente, presque constante. Elle se produit aussitôt après l'accident, dure plus ou moins longtemps et est sujette à de fréquentes intermittences qui tiennent à l'oblitération de l'uretère ou de la plaie par des caillots. Parfois, au bout de plusieurs jours, survient une hémorrhagie secondaire. Le sang s'écoule avec abondance, jamais cependant en quantité suffisante pour tuer le blessé (Tuffier) ; il est mélangé à l'urine qu'il teint en rouge. Bien qu'on observe des caillots moulés dont le passage a déterminé des coliques néphrétiques, la masse de l'urine reste ordinairement fluide. L'hématurie peut faire défaut : 1° quand la déchirure est limitée au parenchyme ; 2° dans les grands traumatismes, quand il y a rupture de l'uretère ; 3° dans les traumatismes légers sous-capsulaires.

La *quantité d'urine*, ordinairement diminuée dans les premiers jours, augmente ensuite peu à peu. Il s'établit une hypertrophie compensatrice de l'autre rein (Verneuil). Quelquefois il y a anurie complète, soit que le rein lésé se trouve être unique, soit que la sécrétion du rein non blessé ait subi un arrêt réflexe.

L'*ecchymose lombaire* constitue un symptôme important, mais qui malheureusement manque souvent. Elle n'a d'ailleurs de valeur que si elle se produit au bout de quatre ou cinq jours seulement, et s'il n'y a pas de lésion de voisinage, telle que, par exemple, une fracture de la colonne vertébrale.

Une *tumeur lombaire* peut être constatée par le palper bimanuel, lombaire et abdominal. Quand elle résulte d'un épanchement sanguin intra-rénal, elle est arrondie, plus ou moins mobile ; s'il s'agit d'un épanchement périrénal, la tuméfaction est plus ou moins diffuse.

Marche. — On peut avec Tuffier distinguer à ce point de vue trois types :

Dans les *cas graves*, avec collapsus, hématurie et tuméfaction lombaire, la mort arrive dans l'espace de deux jours.

Les *cas moyens* se traduisent quelquefois par des symptômes de choc, des hématuries avec caillots, une diminution de la quantité d'urine et des douleurs violentes. Ces phénomènes s'atténuent progressivement.

Enfin, les *cas légers* sont caractérisés seulement par une douleur plus ou moins vive et par une hématurie légère dont la durée ne dépasse pas quelques jours.

Pronostic. — Il est surtout commandé par la présence ou l'absence de complications (Tuffier).

Sur 113 cas exempts de complications, on a compté 60 guérisons et 49 morts, soit 43 p. 100 ; sur 55 cas avec complications, il y a eu 7 guérisons seulement et 48 morts, c'est-à-dire 87 p. 100.

COMPLICATIONS. — 1° *Complications inflammatoires.* — *Suppuration du foyer.* Cette suppuration revêt trois formes : la forme *périrénale* qui donne tous les symptômes d'un phlegmon périnéphrétique à évolution lente. L'*abcès du rein*, dont le diagnostic est très difficile, présente des signes analogues à ceux de la pyélo-néphrite. Enfin, la *pyélo-néphrite*, plus fréquente et plus tardive, se développe peu à peu. Elle tire ordinairement son origine de la vessie : les germes pathogènes pénètrent le plus souvent sous l'influence d'un cathétérisme : à la cystite provoquée succède une suppuration ascendante. Quelquefois le rein non blessé est également envahi.

2° *Complications tardives.* — Il est démontré par quelques faits absolument probants qu'un traumatisme du rein peut être l'origine d'une néphrite, soit interstitielle, soit épithéliale. On a signalé aussi la production de calculs du rein consécutivement à un traumatisme; mais si l'on analyse avec soin les observations, on se convainc que presque toujours, au moment de l'accident, il existait déjà des calculs soit dans le rein blessé, soit dans l'autre rein. Il n'existe que trois cas où l'origine traumatique des calculs soit certaine, attestée par un caillot qui occupait leur centre. Enfin, le traumatisme joue un rôle important, comme on le verra, dans la production du rein mobile.

DIAGNOSTIC. — L'existence d'une lésion traumatique du rein s'établit facilement d'après les symptômes précédents ; le degré en est plus difficile, parfois même impossible à apprécier : on tiendra compte de la présence ou de l'absence, et surtout de l'intermittence des hématuries.

Traitement. — La première indication est de relever les forces du blessé et de lutter contre le choc.

Localement il faut surveiller, attendre et *s'abstenir de toute intervention chirurgicale préventive* ou même primitive.

Le blessé gardera le repos. La région lombaire sera comprimée à l'aide d'un peu d'ouate et d'une ceinture de flanelle ; quant à l'application de glace sur les reins, elle est tout au moins inutile.

Des boissons abondantes seront administrées pour faciliter l'élimination des caillots. L'usage des antiseptiques à l'intérieur (biborate de soude, acide borique, etc.) est efficace ; toutefois, on ne donnera les médicaments internes qu'avec précaution, à cause de l'insuffisance du filtre rénal.

Si la vessie se remplit de caillots, le cathétérisme devient nécessaire. On n'y aura recours, en tout cas, que contraint et forcé, car la plupart des accidents de suppuration n'ont pas d'autre origine; l'antisepsie la plus rigoureuse sera observée.

Lorsqu'une hémorrhagie grave menace à bref délai l'existence du malade, on ira à la recherche du foyer au moyen d'une incision lombaire. Là, suivant les circonstances, on fera, soit le tamponnement ou des ligatures, soit l'excision de lambeaux de rein contus ou déchirés, soit même, au besoin, si l'hémorrhagie est très considérable ou si l'on constate des lésions énormes, la néphrectomie, opération malheureusement très difficile et d'un pronostic peu favorable dans de telles conditions.

En général, l'intervention sera surtout nécessitée par l'apparition de complications suppuratives. Dans les cas de collection purulente, la ponction simple est insuffisante, mais une ponction exploratrice peut être justifiée dans certains cas. Voici les résultats des différentes opérations tentées (Tuffier) :

7 incisions d'abcès périnéphrétiques ont donné	3 guérisons. 4 morts.
8 néphrotomies pour suppuration rénale. . .	4 guérisons. 4 morts.
1 néphrectomie pour suppuration rénale. . .	1 mort.

B. — PLAIES DU REIN

Étiologie. — Fréquentes lorsque la guerre se faisait surtout à l'arme blanche, elles sont devenues rares aujourd'hui.

Sur 78 cas signalés pendant la guerre de Sécession,

50	fois la plaie	atteignit	le rein seul,
15	—	—	le rein droit et le foie,
6	—	—	le rein gauche et la rate,
7	—	—	le rein et l'intestin.

Des faits expérimentaux, dont nous empruntons l'exposé à Tuffier, confirmant les données cliniques, montrent que le parenchyme normal, une fois sectionné, donne lieu à une abondante hémorrhagie ; elle provient surtout du réseau sous-pyramidal, à la jonction des substances corticale et médullaire. Les plaies s'écartent peu et sont comme bridées ; à la surface de section l'urine ne s'écoule pas, ce qui s'explique par l'oblitération des tubuli par un caillot fibrineux ; elles se réparent avec une très grande facilité : le tissu rénal offre une remarquable tolérance pour les corps étrangers qui s'y enkystent et ne déterminent aucun trouble, à la condition d'être parfaitement aseptiques.

Les plaies par instruments piquants ne sont suivies d'aucune réaction, lorsque ces instruments sont aseptiques. Les plaies non infectées par instruments tranchants se cicatrisent rapidement, à moins qu'il n'y ait du sang interposé aux deux lèvres de la plaie. Dans les plaies contuses par projectiles de guerre, la cicatrisation est retardée par l'irrégularité de la blessure ; de plus, les balles entraînant avec elles des corps étrangers septiques, tels que des lambeaux de vêtement, la suppuration se produit presque constamment.

Symptômes. — La *plaie cutanée* n'offre aucune particularité, mais l'*abondance et la continuité de l'hémorrhagie* constituent une forte présomption en faveur de l'hypothèse d'une pénétration du rein. Parfois l'hémorrhagie est assez considérable pour entraîner une mort rapide ; aussi faut-il éviter d'explorer la plaie avec le stylet, à moins qu'on ne soit décidé à intervenir immédiatement. Des *hémorrhagies secondaires* peuvent se faire par la plaie jusqu'au quarante-huitième jour. — Jamais la plaie ne livre passage à un *écoulement d'urine*, tant que le parenchyme glandulaire seul est intéressé ; cet écoulement, lorsqu'il existe, se rattache à une lésion du bassinet.

La *douleur* est variable. Provoquée, elle n'a aucune

valeur, car elle a les mêmes caractères quand les lésions sont extra ou intra-rénales. Spontanée, au contraire, elle indique la suppuration où l'oblitération de l'uretère; elle ne se produit que lorsque la partie centrale de l'organe est intéressée (Tuffier).

L'*hématurie* est fréquente, mais manque quelquefois dans les cas de plaie superficielle. Elle est ordinairement moins abondante qu'après les déchirures, et s'observe surtout dans les plaies par armes à feu. Des hémorrhagies secondaires se montrent du dixième au vingtième jour.

La quantité d'urine est diminuée au début, il y a parfois même anurie; les jours suivants, au contraire, on observe généralement de la polyurie.

Les *symptômes généraux* sont ceux du choc ou du collapsus : ils offrent une intensité variable suivant l'importance de l'hémorrhagie.

La MARCHE dépend de la gravité du traumatisme. La suppuration résulte d'une inoculation septique du foyer, soit par la plaie, soit par la vessie. L'inoculation peut se faire directement par la plaie où elle reconnaît presque toujours pour cause la présence de lambeaux de vêtements; ceux-ci ont été quelquefois expulsés par l'urèthre, au bout d'un temps plus ou moins long. Ailleurs, c'est le cathétérisme qui doit être incriminé et la vessie a servi de porte d'entrée. Comme après les ruptures, la suppuration est intra ou extra-rénale; les fistules consécutives sont rares; l'infiltration d'urine, exceptionnelle, ne se produit que lorsqu'il existe une plaie du bassinet. Quant à la hernie traumatique du rein, on n'en connaît que 7 cas (Guyon); dans 4, elle a succédé à une plaie par instrument tranchant. Le plus souvent la hernie est incomplète, et l'engagement très probablement secondaire. Quelquefois il se produit une rupture du bassinet.

Traitement. — Le traitement a une grande importance et peut être dangereux ou efficace, selon la façon dont il est dirigé.

Il faut éviter de sonder les malades. La rétention par caillots est souvent spontanée, et le cathétérisme, même avec toutes les précautions antiseptiques, n'est pas exempt de grands dangers.

D'une façon générale, la conduite sera la même que pour les contusions. S'il existe une hémorrhagie inquiétante, primitive ou secondaire, on abordera le rein par la voie lombaire. On conservera le plus possible de substance rénale dont on sera souvent forcé d'exciser quelques lambeaux, mais on n'en laissera aucun qui ne soit en communication avec les voies d'excrétion.

C. — Lésions traumatiques de l'uretère

Elles consistent en ruptures et en plaies.

Ruptures. — Elles résultent de traumatismes accidentels, analogues à ceux qui intéressent le rein, ou chirurgicaux, tels que des tractions exercées sur l'uretère au cours d'une ovariotomie; ailleurs celui-ci est pincé pendant une hystérotomie vaginale, ou encore comprimé pendant l'accouchement. Presque toujours il se rompt au niveau de son attache avec le bassinet, les extrémités se rétractent en sens inverse, permettant à l'urine de s'infiltrer et de se creuser une cavité dans les tissus (Tuffier).

Les *symptômes immédiats* sont peu nombreux et assez vagues : une douleur vive existe à la région lombaire et probablement aussi sur le trajet du conduit, à la pression abdominale. L'hématurie manque dans la moitié des cas. Au bout de quelques jours apparaît une tumeur lombaire, due soit à un épanchement d'urine enkysté, soit plus souvent à son infiltration diffuse dans l'atmosphère périrénale.

Le *traitement* varie suivant la forme de l'épanchement ; s'il est diffus, infiltré, une large incision est commandée ; si, au contraire, on a affaire à une tumeur liquide plus ou moins enkystée, l'expérience prouve que des ponctions répétées donnent de bons résultats ; l'uretère peut s'oblitérer et le rein correspondant s'atrophier. En cas contraire, on pratique une incision avec drainage ; plus tard une néphrectomie est nécessaire pour guérir la fistule qui en résulte.

PLAIES. — Elles sont très rares et présentent un pronostic grave ; elles résultent d'un coup de feu ou de l'action d'un instrument tranchant. Dans un cas de plaie de la région lombaire, un écoulement liquide, pris pour de l'urine, venait à l'ouverture du canal rachidien.

CHAPITRE V

URÉTÉRO-PYÉLITES

ÉTIOLOGIE

Dans l'immense majorité des cas l'inflammation du bassinet et de l'uretère prend naissance au niveau de la partie inférieure de celui-ci : l'urétéro-pyélite est ascendante. L'inflammation est rarement descendante et nous n'aurons qu'à signaler les pyélites qui reconnaissent une origine rénale.

Les pyélites ascendantes relèvent de causes soit vésicales, soit génitales (Hallé).

A. — URÉTÉRITE D'ORIGINE VÉSICALE

Elle est ordinairement consécutive à une cystite qui reconnaît elle-même diverses causes : les rétrécissements anciens, rebelles, surtout récidivants ; les cystites blennorrhagiques, non pas les formes aiguës franches qui disparaissent après un temps plus ou moins long, mais celles qui présentent des retours offensifs à propos de la cause la plus légère et dont la défervescence est lente, insidieuse, irrégulière. Il faut surtout incriminer les retours de blennorrhagie au cours de rétrécissements anciens, et les cystites intenses, prolongées, surtout celles qui affectent la forme douloureuse.

Les calculs vésicaux sont une cause plus rare, car on sait que les complications inflammatoires sont exceptionnelles dans ces cas.

Il n'en est pas de même de la sclérose vésico-prostatique pendant laquelle l'ascension aux voies supérieures est des plus faciles. Ces différences tiennent surtout au terrain sur lequel évolue l'inflammation. Chez les blennorrhagiques, les rétrécis, les calculeux, la vessie, dont les fibres musculaires sont intactes ou hypertrophiées, lutte pendant longtemps encore ; l'excrétion de l'urine est à peu près complète et l'orifice urétéral constitue une barrière que l'inflammation respecte longtemps ; le moment où les éléments pathogènes envahissent les voies supérieures est généralement assez tardif. Il n'en est pas de même chez les prostatiques dont le muscle vésical plus ou moins altéré ne laisse plus à la vessie la faculté de réagir ; le réservoir se distend et l'ascension est tellement rapide que quelquefois l'urétéro-pyélite passe inaperçue et qu'une néphrite à marche foudroyante paraît primitive.

B. — URÉTÉRITE D'ORIGINE GÉNITALE

Cette forme est spéciale à la femme. L'inflammation se propage ici par la périphérie : l'uretère, passant à proximité du col utérin, des culs-de-sac vaginaux et surtout traversant le ligament large, est souvent atteint par l'inflammation de ces organes ; il en est de même des traumatismes qui résultent de l'accouchement et de l'hystérectomie vaginale. Enfin, d'autres affections telles que le cancer utérin, englobant l'uretère, constituent une cause prédisposant à l'inflammation.

Les urétérites *descendantes* sont très rares; quand elles sont consécutives à des néphrites d'origine descendante, leur symptomatologie passe inaperçue au milieu de l'ensemble plus bruyant de l'inflammation parenchymateuse, elles ne reconnaissent guère d'existence isolée en dehors de la tuberculose.

Enfin on a décrit des urétéro-pyélites *primitives a frigore* (A. Robin). Les inflammations traumatiques sont rares et mal démontrées : presque toujours elles sont de nature septique.

ANATOMIE PATHOLOGIQUE

Suivant que l'*uretère* est dilaté ou non, on a deux types de lésions : *a*.) urétérite avec dilatation ; *b*.) urétérite sans dilatation (Hallé).

a). Le calibre de l'uretère est augmenté : ce conduit est flexueux, moniliforme ; ailleurs sa dilatation est telle qu'il peut être comparé à une anse d'intestin grêle.

Sur son trajet on observe des alternatives de dilatations et de rétrécissements ; ceux-ci occupent le plus souvent les deux extrémités supérieure et inférieure. Ces *bosselures* sont fluctuantes ; par la pression, on fait sourdre aux orifices urétéraux le liquide qu'elles contiennent, parfois sans parvenir à les vider complètement. La paroi une fois incisée et étalée, on voit que leur circonférence mesure 2, 4 et jusqu'à 10 centimètres.

Au niveau des sillons dont la surface extérieure est

creusée, on constate des rétrécissements constitués soit par une simple bride, soit par une véritable valvule (Hallé); entre deux rétrécissements successifs, existe une dilatation ampullaire. Ces brides ne sont pas perpendiculaires à l'axe du canal, mais obliques, de telle sorte qu'elles décrivent un trajet spiroïde ; l'uretère semble s'infléchir sur lui-même, rappelant l'aspect d'un volvulus intestinal. Elles sont formées par une hypertrophie de la couche musculaire.

Cette forme d'inflammation est toute centrale; il n'y a pas de périurétérite et le péritoine glisse normalement sur l'uretère. Toujours bilatérales, quand ce conduit a participé à la dilatation de la vessie, les lésions sont plus prononcées d'un côté.

b). Le calibre n'est pas augmenté ; la *paroi est hypertrophiée.* L'uretère est entouré par un tissu fibro-adipeux, épais, induré, adhérent aux tissus ambiants ; ce sont là des lésions plus ou moins avancées de *périurétérite.*

Les parois sont épaissies, raccourcies, présentent une succession de rétrécissements *annulaires*, toujours multiples, intéressant quelquefois tout le conduit et amenant dans des cas très rares une oblitération complète.

Ces lésions sont le plus souvent unilatérales, fait en corrélation avec leur cause première, qui est une inflammation périphérique, développée dans les annexes de l'utérus.

Bassinets et reins. — Ces organes, augmentés de volume, présentent des bosselures saillantes et fluctuantes ; tantôt le rein dilaté est réduit à une coque mince, tantôt le parenchyme participe peu à la constitution de la poche et la glande s'est laissé refouler en haut et en dehors de la tumeur pyélitique, dont le volume et la saillie sont considérables.

A la coupe on trouve une poche centrale plus volumineuse, formée par le bassinet, et des loges secondaires qui sont les calices dilatés ; leurs orifices sont nets, arrondis, et ils sont séparés les uns des autres par des cloisons plus ou moins complètes. Dans les cas extrêmes il n'existe qu'une seule loge.

L'atrophie du parenchyme rénal est ordinairement telle qu'il semble avoir complètement disparu. Elle se fait par refoulement progressif des pyramides ; dans quelques cas aigus on observe des abcès miliaires interstitiels.

Parfois on voit à la surface de la muqueuse des pseudo-membranes développées d'ordinaire sous l'influence de la blennorrhagie.

La capsule du rein est épaissie et indurée : cette périnéphrite est prononcée quand il existe des abcès interstitiels. Enfin, il faut noter surtout une hypertrophie du tissu adipeux normal, qui devient induré, lardacé, adhérent. Cette tumeur fibro-lipomateuse ainsi développée peut acquérir une épaisseur énorme (Segond, Hartmann).

Le *contenu* de la poche est un liquide purulent, dont l'aspect est soumis à de grandes variations ; le pus est rarement phlegmoneux ; ordinairement l'odeur ammoniacale et la consistance visqueuse indiquent un mélange de pus et d'urine fermentés ; plus souvent le liquide est peu épais et fluide. La présence du sang est un fait peu commun.

Très fréquemment, on y rencontre des *calculs*. Ici il y a une distinction fondamentale à établir entre les calculs rénaux (Hallé). Les uns, *primitifs*, constitués par de l'acide urique, se forment et séjournent pendant longtemps dans le rein sans y provoquer de suppuration. Celle-ci ne survient que lorsqu'un élément étranger, un organisme infectieux, s'est introduit sur un terrain déjà préparé. Les autres calculs, de formation *secondaire*, sont phosphatiques et se développent dans les bassinets dilatés, au milieu d'urines ammoniacales, dans les mêmes conditions que les calculs secondaires de la vessie. Les raisons et le mécanisme intime de ces productions restent entourés d'obscurité : toutes les pyélites ne deviennent pas calculeuses ; ni l'étiologie, ni l'anatomie pathologique ne rendent compte de ces différences. Il convient d'ajouter que la marche et la symptomatologie d'une pyélite sont peu modifiées par la présence d'une concrétion phosphatique.

Nous avons déjà indiqué les conditions générales du développement de ces urétéro-pyélites. La forme hypertrophique nous occupera peu ; le mécanisme en est des plus simples : c'est une propagation inflammatoire qui s'étend de proche en proche, diminue le calibre du conduit excréteur et aboutit souvent à la dilatation pyélitique.

Plus intéressante est la seconde forme de pyélite. Ici la dilatation peut se faire sans inflammation comme le prouvent les hydronéphroses développées par compression de ce conduit (voir p. 830). Pour qu'il y ait urétérite il faut donc qu'un élément étranger s'y ajoute ; c'est un des micro-organismes signalés plus loin dont la présence a toujours été constatée.

Les orifices des uretères ne sont pas forcément agrandis lorsqu'il existe une dilatation des voies supérieures; leur dimension est généralement normale à l'autopsie, mais l'augmentation de tension peut se transmettre par un petit orifice à toute la masse de l'urine et amener en amont une dilatation du conduit.

Ainsi, pour que la dilatation ait lieu, il suffit d'une exagération de tension soit par le fait d'un rétrécissement uréthral ou d'une hypertrophie prostatique, soit par la violence des contractions vésicales, comme dans les cystites douloureuses. Mais ici il est une distinction à établir (Guyon); même avec de profonds troubles fonctionnels, de la douleur, une fréquence extrême, il y a peu de dangers à redouter si la vessie remplit son rôle et se vide complètement; lorsque au contraire une rétention survient, la dilatation en amont se produit et atteint rapidement un degré prononcé. On peut donc dire que toutes les fois qu'il y a dilatation d'un uretère c'est qu'un obstacle mécanique s'est opposé de bonne heure à l'évacuation de la vessie.

SYMPTÔMES

Symptômes fonctionnels. — Le symptôme dominant est la présence du pus dans l'urine. Cette pyurie *constante* et *abondante* a fait donner à ces malades le nom de « pisseurs de pus » (Guyon). Dès l'émission, la masse est trouble et plus ou moins lactescente; elle ne s'éclaircit jamais complètement, bien qu'elle laisse souvent un dépôt épais au fond du vase.

Elle est *intermittente :* on observe des arrêts momentanés dans l'excrétion du pus; ce qui s'explique par les flexuosités, les bosselures, les dilatations de l'uretère où le liquide peut s'accumuler; la position a aussi une influence (Reliquet), et certains malades offrent, dans la station debout, une rétention purulente due à ce que le rein tombe en avant et produit une coudure de l'uretère.

L'issue du pus est quelquefois arrêtée pendant quelques heures ou plusieurs jours, et les urines deviennent alors limpides, lorsque le rein congénère est sain. Pendant ces périodes de limpidité on observe en général une recrudescence des symptômes généraux, de la fièvre, de la douleur, qui indiquent une rétention purulente. Puis tout à coup il se fait une décharge, et une quantité de pus parfois énorme est évacuée en quelques heures. Dans des cas rares, après des intermittences plus ou moins longues, l'excrétion du pus cesse tout à fait; c'est qu'un uretère s'est définitivement oblitéré.

L'urine, nous l'avons dit, est trouble au moment de la miction; le pus ne tarde pas à s'accumuler au fond du vase; il est toujours abondant et atteint souvent plusieurs centimètres; après une décharge on l'a vu constituer à lui seul la moitié de la masse liquide. Tantôt il a l'aspect du pus d'un abcès chaud, tantôt et plus souvent il est visqueux et exhale une odeur ammoniacale. La masse de l'urine ne s'éclaircit jamais complètement après repos : ce symptôme est caractéristique et très important pour le diagnostic de la cystite.

Malgré la présence du pus, l'urine reste parfois acide c'est l'exception : d'ordinaire sa réaction est alcaline Au microscope on voit des globules de pus, des cellules des bassinets et des reins, et des éléments du rein ; enfin des micro-organismes dont la détermination offre le plus grand intérêt.

La *polyurie* est constante ; les malades émettent en moyenne de 1,500 à 2,500 grammes d'urine par jour, souvent une quantité beaucoup plus grande ; elle ne persiste pas dans les périodes ultimes : une diminution de la quantité est un précieux élément de pronostic. Le corollaire de cette polyurie est une faible minéralisation.

Signes physiques. — L'exploration de la glande rénale a surtout pour but la constatation de deux signes, la douleur et la tuméfaction.

La *douleur spontanée* manque souvent ; elle accompagne les poussées congestives ou inflammatoires, ainsi que les rétentions de pus ; ordinairement peu intense, elle apparaît après une cause occasionnelle, une fatigue, un refroidissement, un cathétérisme, une exploration un peu prolongée, etc.

Plus fréquente est la *douleur provoquée* soit par la palpation abdominale, soit, plus souvent, par une pression dans l'espace costo-iliaque ; dans des cas rares, elle s'accompagne d'irradiations le long des uretères, aux aines et aux membres inférieurs.

La *tuméfaction* n'est pas un signe constant ; elle manque ou est peu marquée dans les urétéro-pyélites doubles qui comportent une gravité trop grande et une marche trop rapide pour permettre à la tumeur de se développer. Celle-ci, très nette lorsqu'elle est unilatérale, ne se sent par le simple palper abdominal que lorsqu'elle est volumineuse. Sa surface est rarement uniforme et il ne faut plus y rechercher la configuration d'un rein hypertrophié ; elle présente des prolongements, des bosselures en divers sens, surtout par en bas, du côté de la fosse iliaque où elle est facilement entraînée. Mais, quelle que soit sa disposition en avant, elle n'abandonne pas la loge lombaire et une pression en ce point se transmet aux saillies de sa face antérieure. La consistance est ferme et résistante ; il est extrêmement rare qu'on puisse y percevoir de la fluctuation ; cette recherche, peu utile d'ailleurs, ne doit pas être faite, car il est nuisible de trop prolonger les manœuvres d'exploration.

Si la tumeur est de petit ou de moyen volume, on la reconnaît en provoquant le ballottement rénal (voir p. 756), sur lequel nous n'avons plus à revenir.

La *palpation des uretères* pratiquée suivant les règles déjà énoncées donne lieu à une douleur localisée et à la sensation d'un cordon induré, surtout dans la forme de péri-urétérite. Cette manœuvre est difficile à exécuter chez les sujets obèses, ou lorsque le relâchement abdominal est incomplet. Enfin, l'extrémité de ces conduits est accessible par le vagin et par le rectum.

L'état général, pendant longtemps, se ressent assez peu de ces lésions suppuratives. D'ordinaire on observe d'abord de l'amaigrissement et un changement de coloration de la peau, qui devient jaune pâle et sèche. Puis des troubles digestifs caractéristiques ne manquent jamais à un moment donné. L'appétit diminue, puis se perd; la langue est sale, rôtie; enfin on assiste à l'apparition de la dysphagie buccale et de l'ensemble des phénomènes de l'empoisonnement urineux (voir p. 892).

La *fièvre*, rarement continue, procède presque toujours par intermittences qui coïncident avec les rétentions purulentes et surtout avec un traumatisme uréthral. Si elle persite elle amène une cachexie particulière dont les progrès sont accélérés par l'urémie concomitante.

MARCHE

Pour faciliter la description, on peut distinguer deux formes, aiguë et chronique, qui sont, disons-le de suite, rarement isolées en clinique :

a). La *forme aiguë* est en général un épiphénomène au cours d'une pyélite chronique ancienne assez bien tolérée. Sous des influences telles qu'un refroidissement, un excès, mais surtout une intervention chirurgicale sur l'urèthre ou sur la vessie, éclatent un frisson violent et une fièvre intense ; la mort survient en quelques jours, souvent en quelques heures ; à l'autopsie on trouve des lésions bilatérales. Rarement un seul rein est envahi ; dans ce cas le pronostic, quoique non fatal, n'en est pas moins des plus graves.

b). La *forme chronique* peut s'établir après une poussée aiguë ; son mode de début est variable avec la cause qui, nous l'avons vu, est un rétrécissement, un calcul, une blennorrhagie ou plus souvent une cystite ayant revêtu la forme douloureuse ; la pyélite dans ce cas cesse très rapidement après une opération, telle qu'une uréthrotomie, une lithotritie : cet heureux résultat est dû à l'unilatéralité ordinaire des lésions. On peut encore l'espérer dans les cas de pyélite double, mais il est beaucoup plus rare.

Il n'en est pas de même quand les voies urinaires supérieures se sont laissé forcer soit chez un sujet jeune à la suite d'une distension très prolongée, soit plus souvent chez un vieillard dont les organes, sclérosés et congestionnés, sont tout préparés pour l'ascension inflammatoire.

Il existe en effet une différence capitale dans le pronostic suivant que la lésion est simple ou double. Dans ce dernier cas, l'affection est grave non seulement parce qu'elle compromet l'élimination des matériaux de l'urine, mais aussi parce qu'elle est l'indice d'une déchéance de l'organisme ou tout au moins de l'appareil urinaire.

Dans les pyélites unilatérales, deux cas sont à distinguer; dans l'un la lésion première, d'origine génitale, est périurétérale; dans l'autre la vessie se laisse distendre, mais l'uretère résiste longtemps; si les deux conduits participent vraisemblablement à la distension, il arrive le plus souvent qu'un seul d'entre eux livre passage aux organismes infectieux; aussi la pyélite reste unilatérale tant que la vessie n'est pas trop profondément altérée et que son fonctionnement est assuré.

La *durée* est parfois très longue; même avec une suppuration abondante, des malades peuvent vivre plusieurs années. Si la marche est tout d'abord rapide, on assiste à une fonte purulente avec élimination de la substance rénale, sans dilatation des voies d'excrétion. Ailleurs au contraire, une obstruction presque subite amène dès le premier jour la production d'une tumeur. Si l'établissement de la pyélite est progressif, la dilatation est graduelle ; le rein continue à sécréter longtemps une quantité suffisante d'urine.

Le *pronostic*, grave mais non fatalement mortel, dépend de l'intégrité de l'autre rein ; une des deux glandes paraît pouvoir disparaître complètement (Guillet). Il n'y a aucun élément pronostique à tirer du volume de la tumeur : les pyélites des vieillards, qui sont toujours si graves, ne s'accompagnent ordinairement pas de dilatation.

La *terminaison* n'est pas constamment fatale. Par le repos, un traitement convenable, l'on obtient parfois une diminution de la tumeur et une *restitutio ad integrum*. En dehors de ce processus réparateur, une guérison peut survenir par un des moyens suivants : par élimination totale de la substance rénale ; par transformation fibro-lipomateuse du tissu péri et intra-rénal et oblitération consécutive des cavités suppurantes ; enfin par l'issue spontanée de la collection dans un organe voisin. Ces ouvertures ont lieu après que des adhérences se sont établies avec les organes voisins et font communiquer la poche avec le colon, l'estomac, l'intestin grêle, plus rarement avec la plèvre, le poumon, le péritoine. Ailleurs le pus se répand dans le tissu cellulaire ambiant et produit un abcès périrénal. Citons enfin, comme complication éloignée, l'envahissement possible de la poche par les tubercules, ce qui s'observe surtout après les pyélites blennorrhagiques.

DIAGNOSTIC

On est souvent exposé à confondre la pyélite et

la *cystite*. Dans cette dernière le pus est en moins grande quantité, les mictions sont fréquentes, douloureuses surtout après l'expulsion des dernières gouttes. Quelquefois on observe une polyurie réflexe ; mais la masse de l'urine reste claire après que le dépôt a gagné le fond du vase. Des crises vésicales réflexes peuvent exister dans les affections rénales ; elles sont surtout provoquées par la présence d'un calcul et rarement par la pyélite.

Le diagnostic devient délicat quand il y a concomitance de cystite et de pyélite ; on pratiquera l'examen physique des deux organes et on s'appuiera surtout sur l'association des trois symptômes ordinaires de la pyélite : pyurie, tumeur, douleur.

Des *tumeurs d'autres organes*, du foie, de la rate, de l'ovaire, etc., sont facilement confondues quand elles sont de gros volume ; mais elles s'accompagnent rarement de troubles urinaires soit actuels, soit dans le passé. On se basera surtout sur les commémoratifs, sur la recherche du ballottement rénal ; toute tumeur qui occupe la loge lombaire est une tumeur rénale.

Dans les *autres tumeurs du rein* manque la pyurie ; cependant le diagnostic de la transformation fibro-lipomateuse est des plus difficiles.

La *tuberculose* du rein ne donne que très exceptionnellement lieu à une tumeur ; le pus est mélangé souvent de grumeaux ; enfin et surtout on trouve des lésions tuberculeuses dans d'autres organes, la prostate, les testicules, etc.

Quant aux *calculs primitifs*, ils n'entraînent de suppuration qu'à une période avancée de leur développe ment et donnent lieu pendant toute la période non inflammatoire à des symptômes caractéristiques. Enfin, dans les cas difficiles où le diagnostic ne peut être établi autrement et où une intervention devient nécessaire, le chirurgien est autorisé à pratiquer une incision exploratrice.

TRAITEMENT

Celui-ci s'adresse d'abord à la *cause*. C'est ainsi que les cystites de toute nature doivent être rationnellement traitées; si elles ont abouti à la forme douloureuse, une cystotomie est souvent de nature à arrêter la marche ascendante de l'inflammation. Les cystites calculeuses, celles des rétrécis, réclament dans ces cas un traitement chirurgical et on a vu que l'existence d'une néphrite devient quelquefois une indication opératoire des plus précises.

Un traitement *médical* est bien souvent le seul applicable et ne doit jamais être négligé. Il consiste en précautions d'hygiène; on évitera les refroidissements, les excès de table, de boissons, les fatigues. C'est ainsi que le repos au lit prolongé pendant plusieurs mois nous a donné de remarquables succès.

Comme médicaments administrés à l'intérieur, les balsamiques possèdent une action peu précise et sont assez mal supportés. Les antiseptiques sont préférables, et en particulier le biborate de soude (Terrier); il ne faut pas en élever la dose au delà de la tolérance stomachale, car l'administration devra en être continuée longtemps et il est important de ménager les fonctions digestives; la limite varie suivant les sujets entre 2 et

6 grammes. Il est important de diluer l'urine, et les boissons seront données en grande quantité. A ce titre le régime lacté, dont l'usage n'est pas d'ailleurs indispensable, rendra des services.

Des révulsifs seront appliqués sur les régions rénale et urétérale : teinture d'iode, ventouses, pointes de feu ; des pulvérisations de chlorure de méthyle sont utiles dans les formes douloureuses.

Tous ces moyens sont bons quand ils sont appliqués dès le début avec persévérance. Ils sont encore seuls utilisables quand les deux bassinets sont envahis, quand leur dilatation est nulle ou légère, ou lorsque le sujet est trop cachectique pour supporter une opération.

Ailleurs au contraire, en présence d'une lésion unilatérale, d'une poche plus ou moins volumineuse, si la fièvre, la douleur, la pyurie sont considérables, alors la maladie ne peut guérir, et une *intervention chirurgicale* est indiquée. Plusieurs procédés sont en présence ; on a à choisir entre une ponction, une incision simple du rein ou néphrotomie, une extirpation de cet organe ou néphrectomie.

Aujourd'hui la *ponction* ne reconnaît que de rares indications ; quoique dans quelques faits la tumeur ait fini par disparaître à la suite de ponctions répétées (Dieulafoy), les succès sont peu fréquents ; en règle générale l'issue ainsi ménagée est insuffisante.

La *néphrectomie* ou extirpation du rein donne un résultat complet et supprime les lésions ; mais elle constitue encore aujourd'hui une opération grave dont la mortalité s'élève à 46 p. 100.

La *néphrotomie* ou incision simple du rein avec drainage de la poche a pour elle d'être d'une bénignité relative (22 p. 100 de mortalité); elle permet d'explorer l'organe, de détruire les brides, d'enlever les calculs primitifs et secondaires qui s'y trouvent. Un autre avantage plus grand consiste en ce qu'elle conserve une glande, plus ou moins malade il est vrai, mais non entièrement détruite et susceptible de guérison; lorsque l'autre rein est également atteint, mais à un degré moindre, on voit les lésions de ce dernier s'améliorer au bout de peu de temps. Enfin et surtout l'état général du malade se relève.

On peut à juste titre objecter à cette méthode qu'elle expose à la production d'une fistule. Le fait est vrai après 20 p. 100 environ des néphrotomies. Mais ici il y a lieu de se demander si l'on doit redouter comme un danger l'existence de ce trajet anormal. Le professeur Guyon a en effet proposé dans certains cas de pyélonéphrite de créer et de maintenir largement béante la plaie opératoire, en assurant un drainage parfait. Il assimile ces cavités rénales suppurantes à une vessie chroniquement enflammée dont on obtient la guérison au moyen d'une fistule hypogastrique. En établissant ainsi une dérivation au cours de l'urine au niveau même du bassinet, en créant un *méat lombaire* (Guyon), on est en droit d'espérer la cessation des phénomènes inflammatoires. Cette voie permet d'ailleurs de faire des injections modificatrices ou antiseptiques; on peut également, en comparant l'urine recueillie dans la vessie avec celle de la fistule, connaître le degré d'intégrité du rein respecté.

Si au bout d'un certain temps on acquiert la conviction que le parenchyme rénal est trop profondément désorganisé, si en même temps le rein du côté opposé est reconnu sain, on est autorisé à tenter une néphrectomie.

Si les deux reins restent altérés et sans tendance à la guérison, on laissera persister les fistules et on conservera le méat lombaire.

Mais, lorsque le rein incisé semble ne plus présenter de traces d'inflammation et que l'uretère est sain et perméable, il faut alors songer à fermer la plaie: ce résultat n'est pas toujours facile et nous avons vu que les fistules existaient dans la proportion de 20 p. 100.

Il faut tout d'abord s'attaquer au trajet fistuleux lui-même (Guyon), au moyen d'incisions intéressant tous les tissus, jusqu'au rein inclusivement, puis établir des sutures perdues pour en amener le rapprochement.

Lorsque ces moyens auront échoué, ou quand il deviendra certain qu'il reste un calcul inaccessible ou une lésion persistante de l'uretère, on devra choisir entre l'établissement définitif de la fistule, qui condamne le malade à porter un urinal, ou une néphrectomie secondaire. Celle-ci se fait dans de meilleures conditions, et la mortalité, de 46 p. 100, tombe à 30 p. 100.

On peut donc *actuellement* dire que la néphrotomie est l'opération de choix pour le traitement chirurgical des pyélites. Toutefois elle constitue une opération sérieuse, sinon grave, et quoique le chiffre de la mortalité s'abaisse tous les jours, celle-ci atteint encore 20 p. 100 environ : à cela il faut ajouter qu'elle ne donne qu'un résultat incomplet et que 30 p. 100 des néphrectomies secondaires sont suivies de mort.

La néphrectomie primitive est aujourd'hui plus meurtrière, surtout parce que les moyens de diagnostic sont encore imparfaits et ne permettent pas de savoir quel est au juste l'état du rein opposé. Lorsque des progrès auront été réalisés dans ce sens et que, d'un autre côté, il sera possible de discerner à coup sûr quels sont les cas de pyélite qui ne sont pas susceptibles de guérir spontanément, nul doute que l'extirpation primitive du rein ne soit plus souvent tentée et que les succès ne se multiplient.

NÉPHROTOMIE

Nous ne pouvons donner ici qu'un court aperçu de la technique opératoire; sans passer en revue tous les procédés, nous exposerons seulement la manière d'agir de la plupart des chirurgiens français; c'est d'ailleurs celle qui, d'après les statistiques, fournit les meilleurs résultats.

La néphrotomie transpéritonéale doit être rejetée; elle n'a été que très peu employée.

C'est en dehors du péritoine qu'on doit aborder le rein au moyen d'une incision latérale ou postérieure.

Le malade est couché dans le décubitus latéro-abdominal, du côté sain, position qui permet de surveiller l'anesthésie en même temps qu'on découvre bien le champ opératoire. Un coussin est placé sous le flanc au niveau de la région costo-abdominale pour faire saillir et développer l'espace costo-iliaque. La peau étant lavée au savon et à la brosse, puis à l'éther, enfin avec une solution phéniquée forte, le chirurgien reconnaît le bord externe de la masse sacro-lombaire et, un peu en dehors d'elle, il pratique une incision qui empiète de 2 à 3 centimètres sur les côtes et descend à une longueur égale au-dessous de la crête iliaque.

Il sectionne successivement la peau, le tissu cellulaire sous-cutané, les dernières fibres du grand dorsal, l'aponévrose du petit oblique et du transverse et arrive ainsi sur le carré lombaire. Contourner ce muscle exposerait à avoir une plaie irrégulière et il vaut mieux le sectionner.

On voit immédiatement au-dessous l'atmosphère graisseuse du rein qu'on divise ; la profondeur des tissus incisés est quelquefois considérable ; c'est pour cela qu'il est nécessaire de pratiquer une longue incision dont on éloigne les lèvres au moyen d'écarteurs à longues branches. La substance rénale apparaît alors : la surface doit en être découverte sur une grande étendue, surtout par en bas, dans le cas de tumeur volumineuse descendue vers la fosse iliaque.

Il peut être utile de pratiquer une deuxième incision, oblique sur la première, et se prolongeant plus ou moins sur la paroi abdominale.

On s'assure que le cul-de-sac péritonéal est bien refoulé en avant, puis le doigt explore la surface du rein, reconnaît les points fluctuants, ramollis ; il est bon de pratiquer une ponction aspiratrice sur un de ces points et de se guider sur la canule, mais l'incision peut se faire d'emblée à ce niveau. Elle doit être très longue et ouvrir la poche largement.

Chacune des lèvres de la plaie rénale est transfixée avec un fil qui les maintiendra écartées (Guyon) : ce temps est souvent d'une exécution difficile.

Lorsqu'il s'agit de tumeurs liquides, suppurées, le saignement est presque toujours peu considérable ; il n'en est pas de même, comme nous le verrons, en présence d'un rein normal. Le doigt plonge alors dans la poche, en reconnaît les cloisons, qu'il déchire si elles s'opposent à son examen complet ou présentent une disposition en clapier. Au cours de ces manœuvres, les hémorrhagies sont très rares, fait d'autant plus surprenant que les artères volumineuses occupent parfois les brides et les cloisons ; mais leur musculature exagérée permet une rétraction énergique et une hémostase immédiate.

Aussi l'emploi du thermo-cautère (Le Dentu) nous semble-t-il inutile pour les tumeurs suppurées ; le maniement en est d'ailleurs difficile et il s'éteint rapidement au milieu des liquides.

L'exploration de la poche devra être faite minutieusement, patiemment et à maintes reprises ; non seulement dans les cas de pyélite simple où il n'existe pas de calculs, car les diverticules peuvent entretenir la suppuration, mais surtout en présence de calculs primitifs ou secondaires. Le professeur Guyon a insisté sur la disposition en fer à cheval du rein pyélitique, dont les extrémités se recourbent vers le hile ; il existe en haut et en bas, en pleine substance rénale et loin du bassinet, des prolongements en forme de crosses où le doigt et les instruments ont quelque peine à pénétrer ; enfin certains calculs se développent au milieu du parenchyme, s'y creusent des logettes à une distance éloignée du hile. Pour faciliter les manœuvres, nous avons vu qu'on passe dans chacune des lèvres de la plaie rénale un fil qui les maintient écartées, comme pour la vesse dans la taille hypogastrique.

Des lavages antiseptiques une fois pratiqués, il est rare de voir un suintement sanguin colorer le liquide d'une façon persistante. Si cependant une hémorrhagie survenait, le tamponnement de la poche l'arrêterait bien vite; la ligature d'un vaisseau rénal n'est presque jamais nécessaire. Deux ou trois gros drains sont mis en contact avec la substance rénale, et on rétrécit en haut et en bas l'étendue de l'incision au moyen de sutures profondes et superficielles.

M. Le Dentu aborde le rein au moyen d'une incision parallèle à la côte. En dehors de la masse sacro-lombaire, il divise la peau et les couches sous-cutanées, et, de l'extrémité inférieure de cette incision, arrêtée à 3 ou 4 centimètres au-dessous de la côte, il en fait partir une autre qui s'avance parallèlement à cet arc osseux et qui comprend la couche musculaire dans toute son épaisseur.

NÉPHRECTOMIE

Suivant que le chirurgien aborde le rein en dehors du péritoine ou qu'il ouvre cette séreuse, la néphrectomie est dite extra-péritonéale ou transpéritonéale.

A. — NÉPHRECTOMIE EXTRA-PÉRITONÉALE

Les incisions préliminaires sont les mêmes que dans la néphrotomie ; l'incision lombaire postérieure est ordinairement insuffisante et on est forcé de l'agrandir au moyen d'une autre incision oblique qu'on fait tomber sur elle ; ou bien elle reste, comme le recommande Le Dentu, parallèle à la côte.

Quand la tumeur est volumineuse, la néphrectomie parapéritonéale de Trélat rendra plus de services encore. Dans ce dernier cas l'incision porte un peu en dehors des muscles droits, pénètre jusqu'au péritoine qu'elle respecte, et qui est décollé progressivement de ses adhérences avec la tumeur.

Dans les premières opérations les chirurgiens ont pratiqué la résection de la onzième et de la douzième côtes. La crainte de la blessure de la plèvre y a fait renoncer généralement ; cependant la résection *partielle* de ces arcs osseux, dans leur 1/3 ou leur 2/3 antérieurs, peut être employée dans un certain nombre de cas (Le Dentu) d'incisions postéro-latérales.

Une fois l'atmosphère graisseuse du rein divisée à l'aide d'un instrument mousse, le chirurgien cherche à isoler le rein ; glissant les doigts entre la face profonde de la couche graisseuse et la capsule fibreuse du rein, il contourne l'organe ; la plus grande douceur est nécessaire, car la friabilité du rein expose à de grands dangers d'hémorrhagie.

Dans certains cas, des adhérences intimes entre la capsule propre et la couche adipeuse opposent une difficulté extrême à l'énucléation, qu'elles rendent parfois impraticable. C'est pour y obvier que Ollier a proposé la *néphrectomie sous-capsulaire*, qui consiste à abandonner dans la plaie la capsule propre du rein, et à énucléer de la face interne de cette dernière tout ce qui peut s'en détacher.

Dans le même but, Le Dentu a proposé l'*héminéphrec-*

tomie postérieure dans laquelle on enlève la partie postérieure du rein, puis, de la moitié antérieure qui reste, on détache des lambeaux et des fragments de tissu rénal.

Ces deux derniers procédés exposent à des dangers d'hémorrhagie ; aussi Le Dentu conseille-t-il de se servir du thermo-cautère ou de forts ciseaux. Quelquefois même, l'écoulement sanguin oblige à lier tout d'abord le pédicule, temps opératoire qui suit ordinairement l'énucléation complète.

Celle-ci une fois effectuée, un aide enveloppe l'organe dans un linge antiseptique, et l'écarte sans exercer de traction sur le pédicule ; ou bien on pourra fixer le rein à l'aide d'une pince à faux germe, à mors larges, garnis de caoutchouc (Le Dentu).

On tâchera de lier isolément les éléments du pédicule, veines, artères, uretères, manœuvres le plus souvent irréalisables. On essaiera alors de diviser le pédicule en plusieurs portions, en évitant d'intéresser les vaisseaux, et on placera sur chacun d'eux des ligatures enchaînées, à l'aide d'une aiguille mousse à grande et longue courbure, à chas ouvert ou mobile ; la soie phéniquée, plus résistante, convient mieux que le catgut. La ligature en masse du pédicule est quelquefois imposée, quand une aiguille mousse ne le traverse pas facilement ; mais elle n'assure pas aussi bien l'hémostase ; de plus l'uretère est englobé dans le pédicule ; or, dans bien des cas, il participe à la suppuration et constitue un élément septique dans la plaie ; aussi a-t-on conseillé sa désinfection préalable, ou bien sa fixation aux lèvres de la plaie (Thornton), précaution excellente mais ordinairement irréalisable, car elle exige des manœuvres d'une difficulté excessive. Le reflux de l'urine par la plaie est un fait incontestable : Rosenbach l'a signalé et nous l'avons nous-même constaté d'une façon évidente après une néphrectomie.

Quoi qu'il en soit, s'il s'agit d'une suppuration, i sera bon de toucher la surface de section du pédicule avec une solution de chlorure de zinc à 10 p. 100 ; la plaie sera largement irriguée avec une solution antiseptique forte, mais on évitera de laisser séjourner aucune substance toxique, acide phénique, sublimé, iodoforme, qui dans cette région produisent facilement des accidents.

B. — NÉPHRECTOMIE TRANSPÉRITONÉALE

L'incision, dont l'étendue varie avec le volume de la tumeur, est faite soit sur la ligne médiane, soit en dehors du muscle grand droit (Langenbuch). Cette dernière paraît devoir être préférée car elle conduit plus directement sur la tumeur ; elle permet d'agir en dehors du mésocôlon et d'éviter les branches vasculaires qui y sont contenues (Le Dentu).

Le péritoine une fois incisé, il faut contenir et refouler les anses intestinales, au moyen d'éponges plates ou mieux encore de linges antiseptiques. Cela fait, on aperçoit le rein recouvert du côlon dans une étendue qui varie à droite et à gauche; on doit le repousser en dedans et agir en dehors du mésocôlon ; cette manœuvre est souvent difficile, en présence d'adhérences, ou quand cet intestin a été porté en dehors par le développement exagéré de la tumeur.

Une fois sur le rein il faut inciser le péritoine qui le recouvre et procéder à l'énucléation. Ce temps est souvent hérissé de difficultés énormes quand les adhérences sont intimes. Dans les cas de tumeurs volumineuses ou lorsqu'une hémorrhagie se produit, on peut recourir au morcellement de la tumeur recommandé par Péan. Ce moyen est lui-même parfois impraticable et il faut aller le plus vite possible placer une pince longue sur le pédicule.

La ligature de celui-ci devra comprendre isolément les vaisseaux; l'uretère est lié à part; on a même cherché à le fixer à la plaie cutanée soit en avant, soit en lui créant en arrière un passage au moyen d'une boutonnière pratiquée à la région lombaire (Morris), procédé qui assure un libre écoulement au pus et permettrait même de faire des irrigations antiseptiques.

La suture des deux lèvres du feuillet postérieur du péritoine, souvent difficile et toujours longue à faire exactement, est d'une utilité contestée.

Il n'en est pas de même du drainage de la loge rénale, qui se fait par deux voies, antérieure ou postérieure.

En avant on peut, comme le recommande Terrier, suturer à chacune des lèvres du péritoine antérieur les bords correspondants du péritoine postérieur relevé et ramené en avant; la cavité rénale reste ainsi extra-péritonéale.

En arrière, on pratique une contre-ouverture au niveau de la région lombaire, au moyen de laquelle on établit des drains, qu'il ne faudrait pas craindre de faire plonger dans la cavité séreuse (Le Dentu).

CHAPITRE VI

NÉPHRITES DES URINAIRES

ANATOMIE ET PHYSIOLOGIE PATHOLOGIQUES

L'inflammation du parenchyme rénal est toujours secondaire ; soit qu'elle résulte de la présence d'éléments morbides amenés par la circulation, soit, ce qui s'observe le plus souvent, que l'inflammation ait remonté des voies urinaires inférieures.

Dans le premier cas la néphrite est descendante ; ascendante dans le second, elle s'accompagne d'urétéro-pyélite, on peut donc considérer cette dernière affection comme presque constamment liée à l'existence d'une néphrite.

Suivant que l'inflammation est ou non provoquée par la présence d'éléments organisés, la néphrite est dite infectieuse ou non infectieuse. Un récent mémoire d'Albarran, auquel nous ferons de fréquents emprunts, a jeté une vive lumière sur cette question.

1° Néphrite non infectieuse. — Les lésions inflammatoires du rein qui ne sont pas sous la dépendance d'un microbe résultent d'un obstacle au libre écoulement de l'urine ; l'oblitération d'un uretère par un calcul, par un bourgeon cancéreux, représente le type de ces sortes de lésions. On les rencontre à un degré moindre chez les prostatiques et les retrécis dont les organes urinaires sont exempts de microbes, ce qui est rare.

Dans une première phase, la masse du parenchyme offre une augmentation de volume due surtout à de l'œdème (Cornil et Brault). Plus tard au contraire le rein diminue de volume et les éléments en paraissent tassés, rapprochés ; le processus aboutit à l'atrophie et à la disparition des glomérules et à la condensation du tissu cellulaire interstitiel.

2° Néphrite infectieuse. — Pour que des inflammations de cette nature se réalisent, il faut d'une part qu'un germe infectieux ait été apporté de l'extérieur, d'autre part que les altérations des organes en rendent possible le développement et la pullulation.

L'introduction d'organismes même très virulents dans une vessie saine ne suffit pas pour contaminer l'appareil urinaire ; un état congestif et inflammatoire crée au contraire une prédisposition. A ce titre, les rétentionnistes, les rétrécis, et surtout les prostatiques, sont particulièrement menacés.

Ces éléments suivent deux voies pour atteindre le rein : l'uretère le long duquel ils remontent, les vaisseaux sanguins dans lesquels ils ont été introduits. Dans ce second cas, il s'agit d'une infection générale primitive dont la néphrite n'est qu'un incident (Albarran). Souvent les deux processus se trouvent réunis et, au cours d'une néphrite ascendante, viennent s'ajouter des microbes provenant de la circulation.

Ces micro-organismes n'appartiennent pas à une seule espèce. En dehors du bacille de la tuberculose et du gonococque dont le rôle est spécial, Albarran a retrouvé une bactérie, déjà décrite et cultivée par Clado, et dénommée *bacterium pyogenes*. C'est elle qu'il a rencontrée dans la grande majorité des néphrites infectieuses, et qui tient sous sa dépendance le développement des lésions les plus graves ; elle ne s'observe pas seulement dans le rein, mais dans les abcès urineux, et dans le sang des sujets qui présentent des symptômes d'intoxication urineuse (Albarran et Hallé, Hartmann).

Le *streptocoque pyogène* est souvent rencontré après des accidents qui paraissent relever de l'infection purulente. Dans un autre groupe de faits, l'infection est combinée et plusieurs espèces morbides se retrouvent dans le rein.

D'après Albarran, la bactérie pyogène, associée à un micrococque, à un bacille, à un streptocoque, est présente dans tous les cas ; les lésions ascendantes surtout paraissent dues à cette association microbienne, et un seul de ces éléments passe en général dans la circulation pour produire la néphrite descendante.

Les lésions d'origine infectieuse offrent des variétés très tranchées.

A. *Néphrites ascendantes.*

1° *Sclérose simple d'origine microbienne.* — La présence de micro-organismes ne détermine pas fatalement des lésions suppuratives (Albarran) ; elle conduit souvent à la production de lésions scléreuses. Cette première forme, assez rarement trouvée à l'autopsie, parait constante dans le processus des lésions infectieuses.

La surface du rein, un peu bosselée, est parfois creusée de sillons peu profonds, et de dépressions; on y voit des petits kystes d'un contenu puriforme, ou plus souvent encore des petites masses graisseuses. A la coupe le tissu est ferme et résistant; l'atrophie porte surtout sur la substance corticale; les pyramides, de forme et d'apparence normales, sont séparées par des amas adipeux suivant le trajet des vaisseaux. Les bassinets sont dilatés par de l'urine où on rencontre de nombreuses bactéries.

Au microscope on trouve les tubes de la substance médullaire atrophiés et séparés par des bandes de tissu fibreux. Dans la substance corticale les tubes, tout d'abord dilatés, se laissent entourer par du tissu conjonctif et finissent par disparaître. Le glomérule est envahi lui-même par la sclérose; sa capsule s'épaissit d'abord, puis les ramuscules vasculaires deviennent fibreux, de telle sorte qu'il se confond bientôt avec le tissu qui l'entoure.

On trouve ces lésions inégalement réparties, et, dans certaines régions d'un rein sclérosé, existent des zones de tissu qui présentent une véritable hypertrophie compensatrice (Albarran).

Cette forme est quelquefois isolée; le plus souvent la sclérose est associée à des lésions suppuratives; quoi qu'il en soit on peut en admettre l'existence, et les scléroses dues à la présence de microbes ne sont pas rares dans d'autres organes. Dans le rein, elles rendent compte du développement de ces lésions qui manquent dans les néphrites aseptiques : on comprend comment l'irritation provoquée soit par ces microbes eux-mêmes, soit par leurs sécrétions, produit une inflammation : celle-ci, selon la virulence du microbe, aboutira à une sclérose simple ou à une néphrite suppurée.

2° *Néphrite suppurée.* — Le rein est augmenté de volume, souvent doublé ou triplé ; la capsule épaissie n'adhère que partiellement au rein, elle contient de petits abcès ; ceux-ci, dans d'autres points, existent entre la capsule et le parenchyme. La surface du rein est tantôt bosselée, tantôt lisse, parsemée de taches rouges et d'abcès miliaires.

La coupe présente deux aspects différents (Albarran). Dans la *néphrite rayonnante*, des stries de couleur grise parcourent le tissu de la pyramide; dans la *néphrite diffuse infiltrée*, on observe des taches irrégulières, des ecchymoses et de petits abcès, gros au plus comme une lentille. Dans l'urine des bassinets on rencontre la bactérie pyogène.

Les micro-organismes pénètrent par les tubes collecteurs et gagnent surtout la substance corticale où ils pullulent ; par eux-mêmes ou par leurs sécrétions, ils amènent la destruction des éléments anatomiques et une voie leur est ouverte dans le tissu conjonctif. Ils peuvent ainsi envahir la voie lymphatique et se répandre non seulement dans tout le rein, mais aussi dans son atmosphère cellulo-graisseuse, et déterminer une *périnéphrite.*

B. *Néphrites descendantes.*

Ces inflammations, nous l'avons dit, sont consécutives à une infection générale, et les organismes pathogènes, cherchant à s'éliminer par le rein, peuvent y séjourner et produire une inflammation de son tissu.

Trois formes ont été distinguées par Albarran :

Une forme suraiguë, qui amène la mort en quelques heures et que caractérisent des hémorrhagies siégeant surtout dans la substance corticale, avec prédominance dans les zones les plus sclérosées ; les abcès n'ont pas eu le temps de se produire, mais la bactérie pyogène a été retrouvée dans les foyers.

Dans une deuxième forme, *aiguë*, on ne rencontre pas non plus d'abcès, mais il existe des foyers hémorrhagiques, ou bien des lésions épithéliales des tubes contournés et des glomérules ; ou bien encore on voit, existant autour du glomérule, une infiltration de globules blancs qui traversent les parois de la capsule : cette forme diapédétique (Albarran) est commune dans les reins altérés depuis longtemps.

Enfin, une troisième forme prolongée, est caractérisée par la présence d'abcès miliaires, surtout dans la substance corticale.

VARIÉTÉS CLINIQUES ET SYMPTOMES

Suivant l'évolution de l'inflammation, on distingue la néphrite chronique, simple ou suppurée, et la néphrite aiguë qui présente elle-même plusieurs variétés.

Néphrite chronique. — Elle répond aux lésions inflammatoires précédentes, par obstacle au libre écoulement de l'urine, c'est-à-dire à des lésions interstitielles, et aussi aux lésions scléreuses non suppurées, d'origine microbienne.

Parmi les signes locaux, le plus important, et celui qui souvent reste longtemps unique, est la polyurie dont l'évolution varie suivant les conditions étiologiques, chez un rétréci, par exemple, ou chez un prostatique. Ses caractères étant décrits ailleurs, nous rappellerons seulement ici que dans ce cas, même en présence de lésions définitives du parenchyme rénal, cette polyurie a besoin d'un excitant spécial, qui est la stagnation dans le bas-fond vésical d'une certaine quantité de liquide urinaire ; il faut qu'il y ait la rétention incomplète. Elle peut être considérable et atteindre plusieurs litres, mais elle reste dans ces cas toujours limpide et aucun dépôt ne se forme au fond du vase.

L'examen chimique de ces urines ne donne en général que des indications négatives ; l'albumine, ordinairement absente, ne s'y trouve jamais que dans une proportion peu élevée ; les urines sont faiblement minéralisées, ce qui est une conséquence de leur extrême dilution.

Ajoutons cependant que, dans la forme microbienne de cette néphrite non suppurée, trois symptômes permettraient, d'après Albarran, de faire un diagnostic hâtif, car ils existeraient en l'absence de la polyurie, ou avant elle. Ce sont : une légère albuminurie, une diminution du chiffre de l'urée, la présence de cylindres rénaux dans les urines. L'albumine n'y est jamais en quantité considérable et dépasse rarement le chiffre de 1 gr. 50 par litre; quand on en rencontre davantage c'est qu'il y a coexistence d'une néphrite d'ordre médical. L'urée tombe en moyenne au chiffre de 12 gr. 5 en vingt-quatre heures. Enfin, des cylindres granulo-graisseux se montrent dans la plupart des préparations, mais toujours en petite quantité.

L'examen local du rein est également négatif; dans cette forme, on ne constate ni augmentation de volume, ni douleur spontanée ou provoquée. Quant aux phénomènes généraux, ils sont nuls ou peu marqués : les troubles digestifs en particulier, qui deviennent caractéristiques lorsque le rein suppure, ne consistent guère qu'en une augmentation de la soif, conséquence de la polyurie; mais l'appétit est conservé, la digestion régulière; il y a seulement un peu de tendance à la constipation (Bazy).

Néphrite chronique suppurée. — Dans ces cas, la présence d'un élément parasitaire est constante; ajoutons que les uretères et les bassinets participent à la suppuration. Le phénomène caractéristique de cette forme est l'aspect trouble des urines, qui restent abondantes. Cette polyurie trouble, ces *urines rénales* (Guyon), ne se retrouvent que dans ces cas. Nous avons déjà étudié ce phénomène qui est inséparable de l'urétéro-pyélite.

Très souvent, mais non toujours, existe une douleur à la pression sur la région lombaire, dans l'espace costo-iliaque; parfois aussi on constate la présence d'une tuméfaction rénale, mais seulement lorsqu'il y a un obstacle de l'uretère, et on sait qu'une pyélo-néphrite peut évoluer sans distension.

Il arrive toujours un moment où l'insuffisance rénale se produit et on voit se dérouler les accidents de l'intoxication urineuse chronique, que nous décrirons plus loin : (voir p. 900) la fièvre, rarement intense, n'est pas un facteur obligé, et elle manque dans un grand nombre de cas ; les troubles digestifs sont prédominants.

Néphrites aiguës. — Nous n'avons pas à trancher ici la question de savoir si, chez les urinaires, l'inflammation aiguë des reins est nécessairement liée à une intoxication ou si elle peut se développer isolément. Laissant de côté toute cette discussion, nous nous placerons au point de vue clinique, et nous reconnaîtrons que les symptômes qu'on rapporte à une néphrite aiguë ont la plus grande analogie avec ceux de l'intoxication urineuse, dont la symptomatologie est ailleurs décrite en détail.

Signalons seulement la forme suraiguë dans laquelle le malade est emporté en quelques heures, avec une température excessive ; des urines rares et un état d'anxiété extrême ; bien qu'on trouve alors des lésions rénales inflammatoires très intenses, la suppuration n'a pas eu le temps de se produire et il s'agit plutôt là d'une infection générale due à la présence d'un organisme d'une grande virulence.

Ordinairement le début, moins brusque, s'annonce par un frisson qui n'a pas une grande violence, mais qui se renouvelle ; dans l'intervalle de ces accès, la température reste élevée, puis les états général et local prennent un aspect qui constitue une des formes de l'intoxication urineuse, le deuxième type de la forme aiguë.

Il s'agit bien évidemment d'infection ; l'élément morbide peut suivre une voie ascendante ou descendante, pour parvenir jusqu'au rein ; cependant, il n'est pas démontré que des néphrites ascendantes simples et isolées puissent produire à elles seules des accidents aigus ; presque toujours à une infection de haut en bas s'ajoute l'invasion d'éléments apportés par la circulation. Si les lésions rénales préexistantes ou déterminées par cet élément morbide sont peu accentuées, elles permettent l'élimination du microbe et le malade guérit ; en cas contraire, la mort arrive avec une rapidité qui paraît être en rapport avec le nombre et surtout la virulence des organismes infectieux.

CHAPITRE VII

CALCULS DU REIN

La lithiase rénale, par ses causes, sa symptomatologie et son traitement, est considérée en général comme une affection d'ordre médical ; elle devient cependant chirurgicale lorsque des concrétions ont acquis un volume suffisant pour produire des accidents dans leur évolution et leur migration, en un mot, lorsqu'il y a *pierre du rein*.

ÉTIOLOGIE ET VARIÉTÉS

Contrairement aux calculs vésicaux qui se rencontrent surtout chez l'homme, c'est chez la femme que les calculs rénaux sont le plus fréquents. Ils sont sans rapport avec l'âge et s'observent même chez les enfants nouveau-nés.

Les calculs rénaux se forment dans deux conditions bien différentes : 1° chez un sujet dont les reins, normaux d'ailleurs, éliminent un liquide renfermant en excès des substances qui, étant de nature à constituer des calculs, se déposent en raison de leur abondanc même; dans ce cas le calcul est dit *primitif;* 2° chez un individu dont les voies urinaires supérieures sont déjà malades; c'est le calcul *secondaire.*

Calculs primitifs. — Ils sont constitués en général par de l'acide urique ou des urates, rarement par des oxalates, de la xanthine ou de la cystine. Leur forme est plus ou moins arrondie, ou bien irrégulière, à facettes. Ils sont le plus souvent d'un rouge brique (gravelle rouge), caractéristique de l'acide urique. Leur volume varie entre celui d'un grain de millet et celui d'une fève; habituellement il ne dépasse pas celui d'un pois ou d'un noyau de datte.

Calculs secondaires. — Ce sont des calculs phosphatiques, plus ou moins mous et friables, très irréguliers, de forme bizarre, se moulant sur la cavité qui les contient et envoyant des branches dans les anfractuosités. Ils occupent non seulement les calices et le bassinet, mais le parenchyme même du rein, où leurs ramifications fines rappellent l'aspect d'une branche de corail. Ces calculs sont ordinairement volumineux, quelquefois au point de distendre le bassinet.

Lésions du rein. — Les lésions du rein sont absolument dissemblables selon que le calcul est primitif ou secondaire.

Avec un calcul primitif, on trouve le tissu rénal sain, tout au plus légèrement atrophié. S'il présente les lésions macroscopiques et microscopiques de la sclérose rénale, il les doit surtout à la diathèse productrice du calcul : ce sont les lésions du rein goutteux. Les bassinets sont plus ou moins distendus, ce qui dépend en grande partie de l'hydronéphrose concomitante. Mais le calcul est un *corps aseptique*, qui ne détermine pas de néphrite, ni de suppuration : cette dernière survient quelquefois secondairement, quand un élément infectieux est venu du dehors soit par le rein, soit et surtout par la vessie.

Les calculs secondaires au contraire naissent au milieu d'un foyer de suppuration dans des conditions déjà indiquées (voy. *Pyélo-néphrite*).

SYMPTÔMES

Colique néphrétique. — Un calcul primitif est susceptible de rester ignoré pendant longtemps, sans donner lieu au moindre symptôme, puis un jour son engagement dans le bassinet est le signal d'une colique néphrétique. Celle-ci a un début brusque, brutal même; quelquefois elle est précédée de douleurs lombaires simulant un lumbago.

Elle éclate le plus souvent après le repas, au moment où l'appareil circulatoire s'exonère par le rein du trop-plein qu'y ont apporté les boissons ingérées. Les secousses ont peu d'influence sur sa production ; il est même assez fréquent qu'elle apparaisse la nuit.

Un vomissement est d'ordinaire le premier symptôme. Après lui, ou tout à fait d'emblée, survient une douleur lombaire d'une extrême violence, habituellement unilatérale. Elle a son foyer principal dans les lombes, mais elle se prolonge en biais (Guyon) le long de l'uretère ; elle irradie au pli de l'aine, au testicule, à la grande lèvre et peut même descendre jusqu'à la cuisse (nerf génito-crural), remonter vers l'épaule, suivre les directions les plus variées.

Des réflexes sont fréquemment provoqués par elle du côté de la vessie : les besoins sont fréquents, la miction est difficile et douloureuse à la fin. L'urine est en petite quantité, d'abord parce qu'elle ne vient que d'une seule glande, puis parce que souvent la sécrétion du côté sain, aussi bien que celle du côté obstrué, subit un arrêt réflexe. Il peut même se produire une anurie complète, qui résulte aussi quelquefois de l'atrophie antérieure du second rein ; plus rarement elle tient à une obstruction bilatérale par deux calculs.

Elle peut se prolonger plusieurs jours, plusieurs semaines même, et devient parfois mortelle. Le plus souvent l'urine n'est que diminuée de quantité : elle présente une coloration foncée, rougeâtre, due soit à sa concentration, soit au mélange d'une petite quantité de sang, par excoriation du bassinet ou de l'uretère. Une fois le calcul descendu dans la vessie, ce liquide deviendra au contraire abondant, clair et très dilué.

A ces symptômes s'ajoutent des troubles digestifs ; outre les vomissements qui sont presque constants, généralement précoces, et qui durent souvent autant que l'accès, on observe une constipation si opiniâtre quelquefois que la circulation des gaz eux-mêmes est entravée et qu'on assiste à des accidents d'obstruction intestinale. Le météorisme, considérable, paraît surtout occuper le côlon (Guyon).

En même temps on constate une agitation extrême, des gémissements, de la pâleur, du refroidissement des extrémités. La fièvre manque ou bien elle est l'indice d'une complication inflammatoire.

Un tel accès de colique néphrétique, d'intensité variable, habituellement entrecoupé de rémissions plus ou moins longues, est rarement continu. Il dure de quelques heures à plusieurs jours : dans ce dernier cas il est en général grave et s'accompagne de troubles de sécrétion qui finissent par entraîner des accidents urémiques. Il cesse comme il a débuté, brusquement, quand le calcul tombe dans la vessie.

Il s'en faut que tout calcul qui accomplit cette migration du rein à la vessie donne lieu à une colique néphrétique : souvent la descente s'effectue silencieusement, soit parce que le calcul est petit, soit parce que l'uretère est très dilaté, condition qui est loin d'être avantageuse, car elle favorisera ultérieurement la progression des lésions inflammatoires de la vessie au rein.

PIERRE DU REIN. — Lorsque le calcul est de trop gros volume pour s'engager dans l'uretère, il détermine une série de symptômes dont les principaux sont des douleurs lombaires, des phénomènes digestifs, des troubles de la miction, des hématuries.

La *douleur lombaire*, spontanée, plus ou moins continue, s'exaspère sous l'influence des mouvements du tronc, des efforts musculaires tels que la marche, la descente d'un escalier; elle est moins influencée par les secousses de la voiture.

Les *troubles digestifs* ne sont pas rares : ils consistent en de l'inappétence, des nausées, des vomissements, et quelquefois même en symptômes d'obstruction intestinale passagers, à retours irréguliers.

Les *troubles de la miction*, fréquents, peuvent se montrer à l'exclusion de tout autre symptôme ; presque toujours il existe de la douleur pendant et surtout après la miction, les besoins sont fréquents et incomplètement satisfaits. Ce sont là des phénomènes d'ordre purement réflexe ; il n'y a pas de cystite, car le cathétérisme, la pression sur la vessie exercée soit par l'hypogastre, soit par le rectum ou le vagin, ne provoquent pas de douleur ; il s'agit d'une cystalgie d'origine réflexe.

La composition chimique des *urines* est à peu près normale. Émises à la suite d'un repos prolongé, elles n'offrent à l'œil nu aucun caractère anormal, mais le microscope y découvre souvent des hématies sans leucocytes. Après la fatigue et la marche au contraire, elles sont très souvent teintées en rouge, mais donnent assez rarement lieu à une hématurie abondante.

Signes physiques. — Ils manquent presque complètement : il n'y a pas de tuméfaction rénale, même avec un calcul volumineux, car le rein est atrophié. Cette tuméfaction n'existe que lorsqu'il y a complication d'hydronéphrose ou de pyélite. Pendant les crises très douloureuses et les accès de colique néphrétique, le rein est quelquefois sensiblement augmenté de volume : cette hypertrophie passagère est de nature congestive ou due à une obstruction passagère.

Rarement la pression lombaire provoque de la douleur.

Plus rarement encore on a pu percevoir une sorte de crépitation par la pression bimanuelle (Tuffier).

Complications. — L'affection calculeuse du rein expose aux complications suivantes :

Une *hydronéphrose* brusque ou progressive survient dans des conditions déjà étudiées ;

La *néphrite aiguë* se développe, surtout après le cathétérisme.

La *pyélonéphrite* n'est jamais produite directement par un calcul rénal primitif. Lorsqu'elle survient, c'est par suite de lésions ascendantes de l'uretère. Elle donne alors lieu aux symptômes ordinaires : tumeur, douleur, etc.

L'*anurie* est une cause fréquente de mort chez les calculeux primitifs : 40 fois sur 60 ; sur les 20 autres cas, 5 fois la mort a été le résultat d'une pyélite suppurée (Guyon).

Calculs secondaires. — Les calculs secondaires du rein sont très communs : sur 176 observations de pyélite, 117 fois la pyélite s'accompagnait de calculs, 59 fois elle existait isolément (Guyon). Ils surviennent chez de vieux urinaires : rétrécis ou prostatiques. Leurs symptômes sont vagues, masqués par la pyélo-néphrite. Cependant, l'hématurie d'origine rénale mettra sur la voie dans les cas rares où elle se produit.

DIAGNOSTIC

Le diagnostic des calculs secondaires ne présente d'intérêt qu'au point de vue pronostique : les pyélo-néphrites sans calculs peuvent guérir ; en cas contraire, on n'observe que des améliorations passagères.

L'existence des calculs primitifs est quelquefois très facile à reconnaître, par exemple en face de coliques néphrétiques très nettes, suivies de l'issue d'une concrétion, ou lorsque des douleurs constantes, survenant dans les conditions énoncées ci-dessus, coïncident avec le moment où un malade a cessé de rendre ses concrétions. Par contre le diagnostic peut en être très obscur, et se fait quelquefois uniquement par élimination ; l'examen direct de l'organe est alors nécessaire (Récamier).

TRAITEMENT

Traitement médical. — Le traitement médical est important. Les principales règles que nous avons exposées en parlant des calculs de la vessie trouvent ici leur application. Elles ne sont applicables que pour les calculs primitifs ; on sait qu'on se propose un double but, c'est d'une part d'empêcher l'accumulation et la précipitation de l'acide urique, d'autre part de faciliter l'expulsion des concrétions déjà formées. Celle-ci est surtout favorisée par l'ingestion des boissons diurétiques et surtout d'eaux faiblement minéralisées, telles que Contrexéville, Vittel, Evian ; ces dernières, dont l'action dissolvante est discutable, paraissent jouir d'un pouvoir antiphlogistique sur les parois du bassinet et de l'uretère et détachent les mucosités qui empêchent la descente du calcul vers les voies inférieures.

La douleur nécessite l'emploi de moyens spéciaux. S'il s'agit de calculs enclavés, les révulsifs cutanés ne sont guère efficaces, car l'inflammation est nulle; tout au plus le chlorure de méthyle exerce-t-il une action temporaire. C'est aux calmants qu'il faudra s'adresser; à la morphine et dans certains cas à l'antipyrine.

La douleur de la colique néphrétique reconnait les mêmes indications. Les topiques, les bains prolongés sont d'un effet à peu près nul. Les calmants, rarement tolérés par l'estomac, sont donnés ici en lavements, en injections hypodermiques, d'autant plus précieuses que les vomissements empêchent l'absorption de tout médicament. La morphine tient le premier rang. L'antipyrine, l'exalgine (D. Beaumetz) sont administrées par la même voie; des inhalations de chloroforme, d'éther, rendent des services contre les vomissements, de même que la glace, la potion de Rivière.

Dans les cas d'anurie persistante, les moyens médicaux sont d'une médiocre utilité; on a cherché à utiliser les voies d'excrétion de suppléance, en excitant les sécrétions intestinales au moyen de drastiques, ou en provoquant la sudation; quant au massage sur le trajet de l'uretère, c'est un moyen dangereux qui ne doit être conseillé qu'avec la plus grande prudence. On est au contraire autorisé à agir chirurgicalement, étant donnée l'imminence d'un danger extrême.

Les moyens chirurgicaux reconnaissent des indications diverses. S'il s'agit d'un calcul secondaire, elles sont les mêmes que pour une pyélo-néphrite, et la présence du calcul ne constitue qu'une complication opératoire.

Dans les cas de calculs primitifs, les indications principales d'une intervention sont la douleur, la suppuration, et, dans certains cas exceptionnels, l'anurie subite. D'après des travaux récents (Morris, Récamier), ces indications opératoires sont beaucoup plus étendues : dès que les signes fonctionnels rendent probable l'existence d'un calcul, l'exploration directe est justifiée ; si elle est positive, une opération curative peut être tentée immédiatement.

Les différents procédés opératoires employés sont les suivants :

Le débridement de la capsule propre du rein ou *néphrotomie superficielle* a donné dans des circonstances déterminées, où le diagnostic ne pouvait être précisé, de bons résulats à Le Dentu. Le même chirurgien est parvenu à réaliser le désenclavement d'un calcul qu'il avait été impuissant à extraire du tissu même du rein. Citons enfin l'*urétérotomie* dont les expériences de Tuffier démontrent la possibilité. Elle serait indiquée dans les cas où le calcul est enclavé dans la partie supérieure de l'uretère et ne peut être atteint ni extrait par la plaie rénale. Une incision longitudinale de l'uretère, suivie d'une suture à points très rapprochés, paraît devoir réussir chez l'homme.

Ces opérations restent jusqu'à présent exceptionnelles ; et c'est la *néphrolithotomie* ou la *néphrectomie* qu'on doit employer. La première ou *taille rénale* (Guyon) doit être tentée quand on suppose qu'il reste une quantité de rein, si minime qu'elle soit, capable de fonctionner : c'est dire que la néphrolithotomie devra être dans la grande majorité des cas l'opération de choix. Si le rein a suppuré et est distendu, l'incision sera celle d'une pyélo-néphrite ; est-il peu désorganisé, c'est par une incision médiane et parallèle au bord convexe qu'on abordera ses cavités : les chances d'hémorrhagie sont réduites ainsi au minimum (Tuffier). L'extraction des calculs est souvent malaisée et on acquiert difficilement la certitude d'avoir débarrassé complètement l'organe ; beaucoup de concrétions se logent dans le parenchyme, aussi doit-on multiplier les explorations avec le doigt et aussi à l'aide d'une aiguille très fine avec laquelle on transfixe le rein en divers sens. Si enfin on trouve un calcul rameux, on ne pourra l'extraire que par morcellement ; mais dans ce cas l'opération est presque fatalement incomplète.

Lorsque la substance rénale est saine ou peu altérée, on doit, après extraction des calculs, pratiquer une suture au catgut des parois rénales qui réussit ordinairement et écarte les dangers de fistule (Tuffier).

La *néphrectomie* primitive peut être indiquée quand, avant l'incision du rein ou au cours d'une néphrolithotomie, on voit que la substance du rein est profondément altérée. Les néphrectomies *secondaires* sont fréquentes; elles sont commandées par la persistance d'une fistule ou des douleurs après une néphrolithotomie ; les dangers qu'elles créent sont moins grands que lorsque cette opération est primitive et la statistique est de beaucoup meilleure. De toute façon on ne procèdera à l'extirpation d'un rein que lorsqu'on se sera assuré que celui du côté opposé existe ou est capable d'un fonctionnement régulier.

CHAPITRE VIII

HYDRONÉPHROSE

On désigne sous ce nom une tumeur produite par la dilation aseptique du bassinet et du rein lorsqu'un obstacle s'oppose à la descente de l'urine.

Étiologie. — Affection assez fréquente, l'hydronéphrose est quelquefois congénitale, car on sait que chez le fœtus la sécrétion urinaire s'effectue déjà. Elle résulte alors d'une malformation congénitale; généralement d'une imperforation de l'uretère qui figure un cordon plein, plus rarement de l'insertion trop oblique de ce conduit sur le bassinet ou de son obstruction par de petits kystes. Les kystes du trigone vésical peuvent donner naissance à une hydronéphrose double.

Ordinairement l'enfant est mort-né; on cite des cas exceptionnels de survie jusqu'à 5 mois et même jusqu'à 38 ans, grâce à une évacuation intermittente de la tumeur.

L'hydronéphrose non congénitale est une affection de l'âge adulte. Elle est habituellement due à une compression de l'uretère soit par un cancer (116 fois sur 142 cas : Morris), soit par un kyste de l'ovaire (14 fois). Rarement elle est sous la dépendance d'une cystite ou d'une hypertrophie prostatique. L'arrêt d'un calcul dans l'uretère en est une cause fréquente (11 cas sur 42 : Roberts).

Il existe quelquefois une cause occasionnelle à l'hydronéphrose, telle qu'un traumatisme, une contusion, surtout chez les calculeux. Ou bien un rétrécissement portant sur les voies urinaires inférieures : l'hydronéphrose se produit alors du seul fait de l'obstacle uréthral ; une inflammation propagée déterminerait une pyonéphrose.

En effet, pour qu'il y ait hydronéphrose pure, il est nécessaire que les voies urinaires *soient aseptiques;* c'est ce qui arrive dans les cas de compression par tumeur; au contraire l'obstruction de l'uretère par un bouchon muqueux, résultant d'une cystite propagée, détermine une pyonéphrose. Expérimentalement une ligature aseptique ou septique de l'uretère aura pour résultat une hydronéphrose pure dans le premier cas, une pyélonéphrite dans le second (Albarran).

Anatomie pathologique. — La tumeur intéresse le rein et le bassinet. Plus fréquente à droite qu'à gauche, elle est double 20 fois sur 52 (Roberts).

La surface de la tumeur est bosselée; il existe une scissure à l'union du rein et du bassinet; le rein refoulé en dehors coiffe la poche à la façon d'un casque. Rarement la tumeur adhère aux organes voisins.

Son contenu est limpide, formé d'urine qui a perdu

peu à peu ses éléments constitutifs : elle est *très pauvre en urée*, et le chlorure de sodium y reste l'élément prédominant.

SYMPTÔMES. — Lorsque l'hydronéphrose est simple, on n'observe que peu ou pas de symptômes urinaires. Quelquefois il y a de véritables accès de polyurie intermittente lorsque la tumeur se vide : ces alternatives de plénitude et de vacuité correspondent le plus souvent à l'enclavement et à la migration d'un calcul. De la compression des organes voisins résultent quelquefois des accidents, tels que de l'obstruction intestinale, des œdèmes, etc.

La présence d'une tumeur rénale se reconnaît par le ballottement rénal et par la constatation en avant de la sonorité colique. Est-elle de moyen volume, elle s'accompagne des signes généraux des tumeurs du rein ; la fluctuation n'y est pas manifeste. Si elle est considérable, presque toujours elle donne lieu à une erreur de diagnostic : on la prend pour un kyste de l'ovaire, du foie, etc. La ponction exploratrice est sans valeur, le liquide ayant, comme nous venons de le dire, perdu les caractères de l'urine.

L'hydronéphrose s'établit en général progressivement, excepté dans des cas rares où un calcul s'est arrêté dans l'uretère ; elle est alors presque subite. Sa marche est habituellement lente, mais variable selon la cause. Quelquefois elle disparaît et revient tour à tour ; un tel processus indique en général l'origine calculeuse de la tumeur. Sa durée peut atteindre plusieurs années lorsque le rein opposé est sain ; elle ne suppure que sous l'influence d'une cause occasionnelle, telle que le cathétérisme, une cystite.

TRAITEMENT. — Il doit s'adresser à la cause : compression de voisinage, tumeurs ovariques, ganglionnaires, etc. Lorqu'un calcul est le point de départ de l'affection, on peut quelquefois, bien que cette pratique ne soit pas sans danger, essayer de le désenclaver par la malaxation, avec une extrême douceur.

La ponction aspiratrice simple a donné un assez grand nombre de guérisons. La recherche directe du calcul au moyen d'une urétérotomie a été proposée.

Mieux vaut agir directement sur la tumeur. Entre la néphrotomie et la néphrectomie, l'hésitation n'est plus permise aujourd'hui, à moins d'indications spéciales ou d'une erreur de diagnostic ; la néphrotomie est l'opération de choix.

CHAPITRE IX

KYSTES DU REIN

Les cavités remplies de liquide dont le tissu du rein est quelquefois creusé résultent d'une dégénérescence de ce tissu, démontrée pour certains cas, probable pour les autres.

Suivant le nombre, le volume et la marche des kystes du rein, on doit distinguer :

a. Les grands kystes isolés ;

b. Les kystes multiples conglomérés, encore désignés sous le nom de dégénérescence kystique du rein ;

c. Les kystes hydatiques.

A. — GRANDS KYSTES

Les grands kystes n'existent en général que dans un seul rein ; rarement on en rencontre dans les deux. Leur volume varie de celui d'une noisette à celui d'une pomme (Lancereaux) ; leur forme est plus ou moins globuleuse. Ils sont absolument indépendants des voies d'excrétion de l'urine.

Une membrane mince constitue leur paroi. Le tissu

rénal qui les entoure est sain en apparence, mais il serait important de savoir s'il présente les lésions de la néphrite interstitielle, car c'est de quarante à soixante ans, âge de l'artério-sclérose, que ces kystes se développent surtout.

Leur contenu est un liquide dont le principal caractère est de ne jamais renfermer des éléments de l'urine; limpide, transparent dans la plupart des cas, il est parfois jaunâtre, rarement gélatineux. D'autres fois c'est un liquide hématique couleur chocolat.

Bien que les kystes hématiques soient d'habitude plus gros que les kystes séreux, les uns et les autres semblent reconnaître une même origine, et résulter d'un traumatisme.

Symptômes. — Les grands kystes, surtout les kystes séreux, donnent lieu à des symptômes obscurs et ne sont le plus souvent découverts qu'à l'autopsie.

Les kystes hématiques sont quelquefois survenus à la suite d'une hématurie; ils traduisent leur présence par une douleur lombaire plus ou moins persistante, et dans certains cas par des phénomènes de compression.

A l'examen physique on sent une tumeur unilatérale présentant les caractères des tumeurs rénales.

L'accroissement du kyste est lent et progressif. Cependant, après être restée longtemps stationnaire, la tumeur prend quelquefois un développement rapide et assez considérable pour refouler le diaphragme et déterminer une gêne de la respiration.

Ces kystes sont susceptibles de se rompre spontanément, mais ne suppurent le plus souvent qu'à la suite d'une ponction.

B. — DÉGÉNÉRESCENCE KYSTIQUE

La dégénérescence kystique du rein, affection d'ordre médical, nous occupera peu.

Elle atteint les deux reins simultanément 26 fois sur 27, mais les lésions sont toujours plus prononcées d'un côté.

Le volume de l'organe est doublé ou triplé ; sa surface lobulée rappelle l'aspect d'une grappe de raisin dont les grains serrés seraient formés chacun par un kyste. Le contenu est un liquide séreux mélangé d'hématies ; on n'observe pas d'éléments pathognomoniques. Les lésions du tissu rénal, qui a disparu en grande partie, ont une grande analogie avec celles de la néphrite interstitielle, et il n'est pas rare de constater concurremment une hypertrophie du ventricule gauche du cœur.

Cette affection présente une grande tendance à se généraliser : elle est probablement de nature épithéliomateuse et analogue aux kystes de l'ovaire.

Les *symptômes* de la dégénérescence kystique du rein sont ceux du mal de Bright à une période avancée : pollakiurie, fréquence des mictions, polyurie quelquefois intermittente et même hématuries ; comme symptômes généraux, météorisme et ascite. La mort est la terminaison constante.

C. — KYSTES HYDATIQUES

Ces kystes sont rares : sur 566 cas d'hydatides observés chez l'homme (Davaine), 30 fois seulement le rein était atteint; sur 983 observations plus récentes (Neisser), la localisation rénale n'est notée que 83 fois. Cette rareté rélative tient vraisemblablement d'une part à la distance qui sépare le rein de l'intestin en suivant la voie de la circulation (Bœckel), d'autre part à la rapidité du courant sanguin dans les vaisseaux rénaux.

Comme tous les kystes hydatiques, ceux du rein reconnaissent pour cause l'absorption d'œufs de tænia. Ils sont surtout fréquents en Islande.

Ordinairement un seul rein est atteint et c'est plutôt le droit.

Anatomie pathologique. — La structure de ces kystes est la même que partout ailleurs : la membrane externe fibro-vasculaire est susceptible de s'incruster de sels calcaires, ce qui arrête le développement du kyste; la membrane interne, mince et molle, donne naissance à des échinococques; le contenu est un liquide le plus souvent clair comme l'eau de roche et non albumineux, quelquefois transformé en une bouillie blanchâtre, et dans laquelle nagent des débris d'hydatides; la suppuration est fréquente.

Le kyste, occupant primitivement la périphérie du rein, est situé dans la substance corticale. Plus tard le tissu rénal, plus ou moins conservé, mais présentant toujours des parties saines, forme une coque à la tumeur. Celle-ci contracte fréquemment des adhérences avec les organes voisins, l'intestin, l'aorte, la veine cave.

Il existe habituellement une hypertrophie compensatrice du rein opposé.

Symptômes. — La tumeur croît d'ordinaire lentement

et d'une façon latente ; c'est seulement lorsqu'elle est devenue volumineuse qu'on en découvre l'existence. Rarement elle se développe dans la loge rénale (1 fois sur 20 : Guyon), presque toujours elle proémine dans l'intérieur de l'abdomen, mais constamment une de ses extrémités reste en rapport avec la loge.

Elle donne lieu à une sensation de gêne, de plénitude abdominale plus ou moins marquée selon le volume du kyste, et à tous les symptômes des tumeurs rénales en général. Toutefois il n'existe aucun trouble urinaire. Le frémissement hydatique a été rarement perçu.

Accidents et complications. — La suppuration, complication fréquente (48 cas sur 64 ; Béraud), se traduit par une fièvre plus ou moins vive, accompagnée de douleurs et de vomissements.

La rupture se fait ordinairement dans le bassinet. Il est des cas où elle s'annonce par une sensation vague de craquement, ou de déchirement (Lancereaux). Elle donne d'abord lieu à une certaine gêne, à de la pesanteur dans la région lombaire ; puis survient une douleur vive, analogue à celle de la colique néphrétique, dont elle présente les irradiations caractéristiques. Quelquefois, les hydatides s'arrêtant dans l'uretère, il en résulte des symptômes de rétention très douloureux et une hydronéphrose ordinairement temporaire. Descendues dans la vessie, leur expulsion par l'urèthre ne se fait pas toujours sans difficulté. Parfois la miction se trouve arrêtée ou devient impossible, et des douleurs plus ou moins violentes se font sentir le long de la verge, phénomènes qui disparaissent après l'expulsion d'une ou de plusieurs hydatides. Les urines, légèrement teintées de sang, en contiennent quelques-unes et parfois un peu de pus ; presque toujours on retrouve dans les sédiments des crochets d'échinococques.

L'ouverture dans l'intestin ou dans le poumon est rare; quand elle s'est faite à la région lombaire, elle a laissé, dans les deux seuls cas connus, une fistule cutanée persistante. Quant à la rupture directe dans le péritoine, elle n'a pas encore été signalée.

Diagnostic. — Le diagnostic des kystes hydatiques du rein est ordinairement très difficile. Petite ou de moyen volume, la tumeur n'offre que les symptômes communs aux tumeurs rénales. Tout au plus l'absence d'hématurie pourrait-elle mettre sur la voie.

Devenu volumineux, le kyste est plus volontiers rapporté au foie qu'au rein. Dans tous les cas, tant qu'il ne s'est pas évacué par l'urèthre, la nature parasitaire n'en peut être déterminée que par la perception du frémissement hydatique qui est exceptionnel, ou par la ponction exploratrice qui expose à la suppuration.

Traitement. — On ne s'attaque plus aux hydatides (mercuriaux, électropuncture), mais à la poche. Encore doit-on laisser de côté la ponction simple, méthode insuffisante et dangereuse, ainsi que le procédé de Récamier, qui est long, incertain, dangereux, et seulement applicable aux grosses tumeurs. C'est à la néphrotomie qu'on aura recours toutes les fois que le kyste sera gênant et douloureux ou qu'il présentera des signes de suppuration. D'après la statistique de Brodeur,

3 néphrotomies ont donné 3 guérisons, et 12 néphrectomies 4 guérisons et 6 morts.

Lorsqu'il y a des symptômes d'évacuation spontanée par la vessie, il faut la favoriser en prescrivant des diurétiques. En cas d'obstruction on fera le cathétérisme et même l'aspiration.

CHAPITRE X

TUMEURS DU REIN

Nous diviserons les tumeurs rénales en deux grandes classes suivant qu'elles sont malignes ou bénignes ; toutes ces tumeurs présentent des caractères communs, et chacune des classes possède des caractères propres.

A. — CARACTÈRES COMMUNS

Signes physiques. — Malgré leur situation profonde, les tumeurs du rein échappent rarement à l'examen (4 fois sur 133 cas : Guillet), tout au moins quand elles sont de moyen volume. Au début elles passent facilement inaperçues, et lorsqu'elles ont acquis un développement trop considérable, leur point de départ est ordinairement incertain.

Leur siège primitif est la fosse lombaire, et c'est là qu'il faut les chercher au début ; dans des cas rares elles peuvent occuper n'importe quel point de l'abdomen, comme lorsqu'il s'agit d'un rein d'emblée flottant. Plus tard le rein tuméfié se mobilise et tend à devenir abdominal, mais il n'abandonne pas pour cela la fosse lombaire à laquelle il tient toujours par une extrémité; il se porte vers la ligne médiane, vers l'ombilic, et se place transversalement, le bord convexe en bas, le hile en haut.

La forme du rein, généralement conservée dans les tumeurs petites et moyennes (Guyon), se retrouve encore, quoique très modifiée, quand une tumeur volumineuse occupe une des extrémités de l'organe; c'est là un point important pour le diagnostic différentiel.

La consistance de la tumeur est difficile à déterminer, parce que la fluctuation est toujours difficilement obtenue, et qu'une ponction exploratrice ne peut être tentée sans danger.

Il est incontestable que les tumeurs rénales subissent l'influence des mouvements du diaphragme : toutefois leurs alternatives d'ascension et de descente, constatées *de visu* pendant des opérations sur le rein, sont cliniquement peu sensibles, contrairement à ce qu'on observe dans les tumeurs hépatiques.

Nous n'avons pas à rappeler ici ce que nous avons dit sur l'exploration du rein en général, sur la matité ordinairement plus marquée à droite qu'à gauche, ni sur la mobilité constatée par le palper et la manœuvre du ballottement rénal (v. p. 755 et suiv.).

Symptômes fonctionnels. — La *douleur* peut faire complètement défaut, surtout chez l'enfant. Elle revêt des caractères variables; peu vive au début, elle croît progressivement, devient quelquefois très intense, et affecte généralement un caractère névralgique avec ou sans irradiations à l'hypogastre et à la colonne vertébrale.

Elle n'est influencée ni par la pression, ni par les secousses de la voiture, ni par la marche. Parfois une colique néphrétique avortée, signalant le passage d'un caillot, fait prévoir une hématurie imminente.

L'*hématurie* n'est pas constante, elle manque non seulement dans les cas de tumeurs bénignes, mais dans la moitié environ des tumeurs malignes (Guillet). Elle n'en est pas moins un signe d'une importance telle, que toute hématurie d'origine rénale se montrant en l'absence de calculs doit faire penser à un néoplasme. Tantôt elle survient inopinément, tantôt elle est annoncée soit par une sensation de chaleur partant de l'une des régions lombaires pour s'irradier le long de l'uretère, soit, comme nous l'avons dit, par une véritable colique néphrétique.

Pendant toute la durée de la miction, l'*urine* est uniformément colorée : sa teinte varie du rouge sombre au brun (Guillet). On y trouve quelquefois des caillots allongés en forme de sangsues; ils sont alors moulés sur les uretères, mais, à moins d'être très longs, il est difficile de les distinguer des caillots de même aspect formés dans l'urèthre ou dans la vessie. Quand ils conservent à leur surface des cellules venues du bassinet, l'examen microscopique permet de découvrir leur origine.

La quantité de sang rendue est ordinairement abondante, jamais autant, toutefois, que dans certaines tumeurs vésicales.

L'hématurie des tumeurs du rein procède par accès d'une durée assez longue qui varie de trois à six jours, revenant à de longs intervalles, distants de quelques semaines à plusieurs mois. Pendant ces accès elle est *intermittente* et manque à certaines mictions, quand il y a obstruction passagère de l'uretère par un caillot. En général, et bien que ce signe ne soit nullement pathognonomique, les hématuries vésicales ont une durée plus longue.

En dehors de ces crises, l'urine est peu modifiée : tout au plus est-elle quelquefois diminuée au début. Rarement elle renferme de l'albumine (Lécorché).

Un *varicocèle* symptomatique apparaît de bonne heure du côté de la tumeur; il a surtout de l'importance lorsqu'il existe du côté droit.

Symptômes généraux. — D'ordinaire peu marqués, les symptômes généraux se rapportent, soit à la déchéance dont tout néoplasme frappe l'organisme, soit à l'état d'anémie que déterminent les hématuries, rarement à l'insuffisance rénale, puisque la tumeur est d'ordinaire unilatérale et que le rein du côté opposé est hypertrophié.

L'inflammation des voies d'excrétion, toutefois, donne rapidement lieu à des symptômes graves.

B. — TUMEURS MALIGNES

Étiologie. — Les tumeurs malignes sont assez fréquentes dans le jeune âge : sur 132 observations, 45 concernent des enfants (Guillet). Voici le détail de cette statistique :

Au-dessous de 1 an	7 cas.
De 1 à 2	7 —
De 2 à 3	10 —
De 3 à 4	7 —
De 4 à 5	7 —
De 5 à 6	6 —

De 6 à 7	1 cas.
De 7 à 20	0 —
De 20 à 30	12 —
De 30 à 40	18 —
De 40 à 50	16 —
De 50 à 60	30 —
De 60 à 70	6 —
Au-dessus de 70	5 —

On voit que, disparaissant pendant l'adolescence, ces tumeurs se montrent de nouveau chez l'adulte et acquièrent leur maximum à l'approche de la vieillesse.

A l'âge adulte elles sont plus fréquentes chez l'homme que chez la femme, dans la proportion de 64 contre 31.

On observe assez rarement des tumeurs secondaires, qui offrent peu d'intérêt ; elles ne sont qu'une complication de la tumeur primitive, dont le siège, plus ou moins éloigné, est l'utérus, la vessie, l'œil, etc.

L'influence des traumatismes sur la production des tumeurs malignes est des plus vagues. Celle de la lithiase est plus sérieuse, mais il ne faut pas oublier que les calculs du rein peuvent se développer consécutivement au cancer.

Anatomie pathologique. — Les tumeurs malignes du rein, le plus souvent unilatérales (58 fois sur 65 : Guillet), deviennent parfois bilatérales après propagation. Elles sont plus fréquentes à droite qu'à gauche.

Leur volume est variable. Tantôt le rein semble seulement un peu hypertrophié, tantôt c'est une masse pesant 8, 16 et jusqu'à 25 kilogrammes. La forme de l'organe est en général conservée, à moins qu'il ne s'agisse d'une tumeur très volumineuse.

La surface du rein malade est presque constamment bosselée ; sa capsule épaissie est adhérente et difficile à détacher : il est rare qu'elle n'ait pas résisté à l'envahissement et qu'elle laisse passer un prolongement de la tumeur.

A la coupe, l'altération du tissu rénal se présente sous forme de noyaux isolés ou d'infiltration. Les calices et les bassinets, rarement envahis, sont quelquefois dilatés par des prolongements que la tumeur a poussés dans leur cavité. Il en est de même de l'uretère. L'aorte, et beaucoup plus souvent la veine cave, sont englobées. Les vaisseaux propres du rein ne sont guère atteints ; fréquemment, par contre, il se produit des coagulations veineuses par compression.

Au point de vue histologique on distingue deux variétés de tumeurs malignes :

Le *carcinome*, variété la plus commune chez l'adulte, se rencontre presque toujours sous la forme encéphaloïde ; l'existence du squirrhe et du cancer colloïde est très rare et même douteuse.

Le *sarcome* est la variété constante chez l'enfant : il peut se présenter sous quatre formes principales : globo-cellulaire, fibro-cellulaire, myxosarcome et myosarcome. Cette dernière variété, toutefois, est constituée par une tumeur complexe, un tératome (Guillet).

Le lymphadénome ne s'observe que rarement dans le cours de la leucocythémie, encore n'existe-t-il jamais isolément dans le rein.

Symptômes. — Les caractères généraux de ces tumeurs nous sont connus ; elles sont presque toujours reconnues lorsqu'elles sont de moyen volume : le ballottement rénal est dans ce cas d'un précieux secours.

L'*hématurie*, rare chez l'enfant, se présente avec les caractères déjà décrits : elle n'est pas prémonitoire : quand elle se montre, la tumeur est toujours reconnaissable (Guyon). Loin d'augmenter avec les progrès de la tumeur, elle diminue, au contraire, et finit même par disparaître quand celle-ci devient volumineuse.

Le *varicocèle* est un phénomène également tardif.

Grâce à la suppléance de l'autre rein, la sécrétion urinaire est peu modifiée comme quantité et comme qualité. L'oligurie n'existe, en effet, que dans les tumeurs bilatérales. Quant à la diminution de l'urée, considérée par Rommelaere et Thiriar, d'après des recherches récentes, comme un phénomène constant et propre aux tumeurs malignes, c'est au contraire un signe inconstant et incertain (Guyon).

Les symptômes généraux manquent absolument au début. Le carcinome est compatible avec une persistance assez longue de la santé.

D'ailleurs, on ne retrouve pas toujours au complet l'ensemble symptomatique que nous venons de décrire. A ce point de vue on peut distinguer trois formes cliniques : latente, incomplète et complète (Guyon).

Forme latente. — La tumeur, petite, ne se reconnaît ni à l'hématurie, ni au ballottement ; rarement elle produit des troubles généraux dont la cause échappe ; elle est le plus souvent une découverte d'autopsie.

Forme incomplète. — Il existe soit une tumeur appréciable sans hématurie, soit, ce qui est beaucoup plus rare, des hématuries sans tumeur appréciable.

Forme complète. — C'est celle qui est le plus fréquemment observée (36 fois sur 57 cas).

Marche, durée, terminaison. — La tumeur évolue d'une façon insidieuse, ou s'annonce brusquement par une hématurie.

Chez l'enfant, le premier signe est généralement la tumeur (18 cas sur 29), beaucoup plus rarement l'hématurie (5 cas); parfois l'affection ne se traduit que par de l'amaigrissement et de la douleur (6 cas). Chez l'adulte, elle débute avec une fréquence presque égale par la tumeur, l'hématurie ou la douleur; plus rarement ce sont les symptômes généraux qui ouvrent la scène. Toutefois l'apparition du sang a une valeur considérable : toute hématurie brusque, spontanée, qui ne peut être rapportée à la vessie, est l'indice d'un néoplasme rénal.

La marche est progressive et la tumeur peut devenir énorme. La durée du carcinome varie de cinq mois à seize ans ; elle est en moyenne de trois ans et demi. Celle du sarcome chez l'enfant oscille entre trois mois et deux ans et demi ; en général, elle n'atteint pas un an. Chez l'adulte, au contraire, le sarcome évoluerait plus lentement que le carcinome (Guillet).

La propagation directe, plus fréquente dans le carcinome, atteint le plus souvent l'intestin, le péritoine, la colonne vertébrale et surtout la veine cave et la veine rénale. Elle est sans doute précoce, car on la constate chez des malades opérés à une période peu avancée. Quant à la généralisation à distance, elle s'observe dans les poumons, les plèvres, le foie, l'utérus, les ganglions lymphatiques : ceux-ci, d'après Ebstein, seraient les premiers atteints. Toutefois, la généralisation se fait aussi bien par la voie veineuse que par la voie lymphatique.

Le malade meurt par cachexie, comme dans tout cancer, rarement par hémorrhagie, plus rarement encore par urémie.

Diagnostic. — Pour affirmer l'existence d'une tumeur maligne du rein, on se basera sur les caractères de la tumeur, sur sa forme, sur le ballottement rénal, sur le varicocèle concomitant, sur l'absence, à droite, de la zône de sonorité que l'on constate à gauche, enfin sur les caractères de l'hématurie.

Les tumeurs du foie et celles de la rate repoussent les côtes en avant ; elles présentent un bord tranchant, affectent la forme d'un large gâteau et déterminent de la matité. Les unes et les autres suivent les mouvements d'ascension et de descente du diaphragme.

Les tumeurs du mésentère, débutant au voisinage de l'ombilic, sont médianes et symétriques et jouissent d'une grande mobilité en tous sens : en raison de leur siège, en arrière de l'intestin, elles ne donnent pas lieu à de la matité.

Enfin les tumeurs de l'ovaire et de l'utérus se reconnaissent à leur siège, leur mode de développement, et aux sensations fournies par le toucher vaginal.

Les hématuries des néoplasmes vésicaux et rénaux revêtent des caractères analogues ; mais, dans les premiers, manquent la tuméfaction du rein et le varicocèle ;

la sonde livre passage à du sang presque pur à la fin de l'évacuation et certains signes sont tirés du toucher rectal; enfin les hématuries rénales présentent plus souvent des intermittences.

Un diagnostic précoce est important au point de vue du traitement. On ne doit jamais manquer de déterminer l'état du deuxième rein.

C. — TUMEURS BÉNIGNES

Bien que beaucoup plus rares que les précédentes, les tumeurs bénignes constituent de nombreuses *variétés*.

Le *fibrome* se présente sous deux formes : 1° on observe de petites tumeurs de la grosseur d'un grain de millet, incluses dans le parenchyme rénal et résultant d'une néphrite interstitielle (Sabourin, Virchow) ; 2° ou bien une tumeur volumineuse, quelquefois énorme, atteignant le poids de 48 kilogrammes, développée dans le tissu rénal, ou simplement juxtaposée à lui, évoluant lentement, par années, sans retentissement sur l'état général.

L'*adénome* affecte la forme : 1° soit de petites tumeurs silencieuses, simple épiphénomène d'une néphrite interstitielle ; 2° soit de tumeurs volumineuses capables d'acquérir des dimensions considérables : ces dernières se confondent avec le carcinome (Sabourin).

Le *chondrome*, tumeur très rare dont Rayer a signalé un cas, apparaît sous l'aspect de masses blanchâtres dans l'intérieur du parenchyme. On a parlé de transformations osseuses et calcaires du tissu rénal : il s'agissait vraisemblablement d'un rein lithiasique dont la substance avait complètement disparu.

Les angiomes, les myxomes sont des curiosités pathologiques. Il en est de même des tumeurs syphilitiques.

On distingue deux formes de *lipomes du rein* : 1° une forme périphérique constituée par l'épaississement de l'atmosphère cellulo-graisseuse ; cette production de tissu lipomateux autour du rein semble invariablement liée à une inflammation chronique du bassinet : toutes les fois qu'il y a pyélonéphrite, on constate la présence d'une couche graisseuse ; 2° une forme interstitielle, qui consiste en une infiltration et plus tard en une transformation graisseuse du parenchyme rénal. Ces deux variétés peuvent se combiner ; l'une et l'autre évoluent avec une grande lenteur (15 ou 16 ans dans un cas : Guyon), donnée importante pour leur diagnostic. Le lipome du rein est facilement confondu avec certaines tumeurs liquides du bassinet, mollasses plutôt que fluctuantes, en voie de passer à l'état solide.

Symptômes. — Aux tumeurs bénignes du rein n'appartiennent que deux caractères propres ; ce sont : 1° la très grande rareté des hématuries, signe de présomption, non de certitude, puisque celles-ci manquent souvent dans les tumeurs malignes ; 2° la lenteur considérable de leur évolution.

TRAITEMENT DES TUMEURS DU REIN

La thérapeutique médicale n'intervient ici que pour calmer la douleur; elle est impuissante à arrêter l'hématurie rénale comme elle l'est à combattre l'hématurie vésicale.

L'intervention chirurgicale est de date récente, cependant on compte déjà un nombre assez considérable d'opérations.

Indications et contre-indications. — Pour que cette intervention soit justifiée, il faut que l'opération puisse être complète ; donc tout signe de généralisation ou de propagation constitue une contre-indication. A défaut de signes précis, on se basera sur le volume considérable et sur la nature de la tumeur lorsqu'il est possible de la connaître.

D'une façon générale l'intervention doit être précoce, car, plus la tumeur est volumineuse, plus l'opération sera grave. Les enfants au-dessous de 7 à 8 ans, aussi bien que les vieillards, ne doivent pas être opérés. On tiendra compte également de l'état général.

Nature de l'intervention. — Faut-il tenter une opération incomplète ? Peut-on se borner à extirper une partie de la glande, comme on extirpe une partie du col utérin dans un cancer atteignant tout l'organe, pour arrêter la marche de la maladie et diminuer les douleurs ?

Dans ce but on a tenté la néphrotomie simple (Reliquet) et l'incision de la capsule, comme on pratique la taille hypogastrique pour les tumeurs vésicales très douloureuses.

Mais ici les conditions opératoires ne sont plus les mêmes ; les risques sont plus grands ; on redoute surtout le danger de l'hémorrhagie, qui ne s'arrête quelquefois qu'après la ligature du pédicule, très difficile à pratiquer au milieu d'une opération commencée dans de mauvaises conditions. D'autre part, il faut se rappeler l'évolution relativement lente du cancer rénal (7 ans pour le sarcome, 3 ans et demi pour le carcinome) et mettre en parallèle les dangers de l'opération et la courte survie qu'elle peut donner. L'élément douleur est capital dans la décision à prendre.

Si l'on se décide à intervenir, la néphrectomie est, dans la plupart des cas, le seul traitement applicable. Elle peut être transpéritonéale ou extrapéritonéale.

La statistique des opérations par la voie abdominale est mauvaise : sur 28 carcinomes opérés, on a eu 20 morts et seulement 7 guérisons opératoires (Guillet).

Bien meilleurs sont les résultats de la néphrectomie extrapéritonéale : sur 5 cas on a eu 4 guérisons (1 avec récidive) et 1 mort. Cette différence est attribuable en grande partie à ce fait que par la voie lombaire on ne s'est attaqué qu'à de petites tumeurs, tandis que la voie abdominale est la seule possible quand la tumeur est volumineuse, c'est-à-dire dans les cas les plus défavorables.

La néphrectomie parapéritonéale permettrait sans doute d'extirper des tumeurs plus considérables que l'opération lombaire; mais ces deux procédés ne sont préférables à l'opération transpéritonéale qu'autant que le péritoine est intact, ce qui est l'exception.

CHAPITRE XI

TUBERCULOSE RÉNALE

Étiologie. — Les sujets le plus souvent atteints sont en premier lieu les enfants, puis les adultes de 20 à 40 ans (Guyon) : ces derniers présentent en outre fréquemment des symptômes de tuberculose urinaire et génitale. Il est assez commun de retrouver dans les antécédents d'autres localisations tuberculeuses.

Sur 170 autopsies de tuberculeux adultes, Louis a rencontré seulement 5 cas de tuberculose rénale : par contre, sur 312 enfants tuberculeux, Rilliet et Barthez signalent 49 fois la localisation génito-urinaire. Ainsi l'infection rénale secondaire et surtout primitive, rare chez l'adulte, est au contraire fréquente chez l'enfant.

Anatomie pathologique. — Au point de vue anatomique, la tuberculose rénale présente des différences très tranchées selon qu'elle est aiguë ou chronique.

Tuberculose aiguë. — Cette forme s'observe particulièrement chez les enfants. Les lésions, bilatérales, atteignent surtout la substance corticale : on trouve des granulations tuberculeuses qui forment des traînées le long des vaisseaux (Cornil et Ranvier) ou bien sont amassées autour des glomérules (Durand-Fardel). La pénétration des bacilles par la voie circulatoire est démontrée; la bilatéralité des lésions en est une preuve.

Tuberculose chronique. — Elle est unilatérale dans plus de la moitié des cas : 8 fois sur 12 (Guyon), 7 fois sur 15 (Morris). C'est le rein droit qui est malade le plus souvent.

Les calices et le bassinet sont ordinairement envahis en même temps que le parenchyme ; ils ne sont presque jamais dilatés, car les uretères, bien qu'atteints eux-mêmes, restent généralement perméables.

Le rein, peu augmenté de volume, est lobulé, bosselé. A la coupe on y constate l'existence de masses tuberculeuses dont le volume varie de celui d'un pois à celui d'un marron ; plus tard, lorsque ces masses se sont ramollies, on trouve à leur place des cavernes dans le parenchyme. Quelquefois le rein tout entier est transformé en une poche caséeuse (Hallé), tantôt pleine, tantôt et plus souvent vide et cloisonnée, communiquant avec les calices et le bassinet. Rarement les produits tuberculeux, faisant irruption hors de la glande, ont déterminé la production d'un abcès périnéphrétique.

Des adhérences du rein à l'intestin, à la veine cave et à l'aorte, sont relativement fréquentes. En règle générale, les uretères, la vessie, la prostate, l'épididyme sont envahis chez l'homme ; chez la femme, les lésions rénales sont souvent isolées.

Les uretères offrent surtout de la périurétérite avec

épaississement (Hallé), des nodules et des ulcérations.

Les lésions vésicales, tantôt sont contemporaines des lésions rénales, tantôt elles leur sont antérieures ou postérieures ; il n'y a pas de règle fixe à cet égard. Dans un tiers des autopsies de tuberculose urinaire, on trouve la vessie prise et le rein peu atteint.

Symptômes. — *Symptômes fonctionnels.* Les symptômes fonctionnels sont au nombre de trois principaux : polyurie, pyurie, hématurie.

La *polyurie* est claire à la période de début : elle survient par accès correspondant soit à des poussées de congestion rénale, soit et plus souvent à l'exagération des douleurs vésicales.

La *pyurie*, qui caractérise une période avancée, se présente sous la forme de polyurie trouble. Il se forme en outre au fond du vase un dépôt généralement peu abondant qui, vu de près, apparaît strié, formé de stratifications (Guyon) souvent séparées par une teinte rosée ou rougeâtre.

L'*hématurie*, symptôme de début, peut revêtir trois formes (Guyon) : *a.* mélange complet du sang et de l'urine ; *b.* sang survenant après la miction seulement ; *c.* grumeaux purulents striés de sang. La seconde de ces formes s'observe aussi dans la tuberculose vésicale, la première et la dernière sont particulières à la tuberculose rénale.

Signes physiques. — La pression bimanuelle provoque rarement de la douleur, même dans les cas de poussée aiguë. On constate plus rarement encore une augmentation de volume, qui est pourtant manifeste dans les cas anciens.

L'examen des urines ne révèle rien de pathognomonique; elles sont peu albumineuses; au microscope on voit des cellules et des tubes comme dans toute néphrite, enfin des bacilles, qui peuvent provenir de la vessie, de la prostate, etc., aussi bien que du rein. La cystite concomitante existe d'une façon constante, comme le démontre l'examen direct de la vessie par le contact ou la distension.

Symptômes généraux et marche. — La fièvre est un symptôme important. Elle manque dans la cystite; sa constatation permet donc d'affirmer une localisation rénale de la diathèse tuberculeuse. Elle n'a d'ailleurs pas de caractère pathognomonique.

Si la maladie se prolonge, on voit survenir de l'amaigrissement et des troubles digestifs comme dans toute néphrite; mais ici plus facilement encore, car il s'y joint la cachexie tuberculeuse. Ailleurs le malade succombe à une phthisie pulmonaire.

Diagnostic. — Le diagnostic, impossible au début, n'est positif que tardivement : il se fait d'après les signes généraux tels que la fièvre, les troubles digestifs; ou, exceptionnellement, par la constatation d'une mobilité et d'une tuméfaction rénales et par le signe du ballottement.

Traitement. — Le traitement médical est quelquefois efficace : il comprend les toniques, la créosote, l'iodoforme, etc.

Le traitement chirurgical donne rarement de bons résultats, car l'infection tuberculeuse est toujours plus ou moins généralisée. Cependant, comme d'habitude un des deux reins est sain, la néphrectomie est une opération possible. Sur 24 cas, elle a donné :

Morts.	12
Guérisons.	10
Améliorations.	1
Résultat inconnu.	1

La néphrotomie est mieux indiquée ; elle permet l'élimination des produits tuberculeux et la reconstitution de l'état général. La néphrectomie secondaire est quelquefois nécessaire, mais elle se fait alors dans des conditions plus favorables, et la mortalité, de 55 p. 100, se trouve réduite à 25.

CHAPITRE XII

REIN MOBILE

REIN FLOTTANT. — ECTOPIE RÉNALE

ÉTIOLOGIE. — Normalement le rein, entouré d'une couche celluleuse lâche, est peu solidement fixé. Le rein droit descend plus bas que le gauche, il est plus mobile et s'abaisse dans la station verticale (expériences de Tuffier sur des cadavres congelés).

Or deux points dominent l'étiologie du rein mobile : Presque invariablement c'est le *rein droit* qui présente cette mobilité, et presque toujours aussi le sujet est une *femme*. On comprend que le rein droit soit plus souvent mobilisé, à cause de sa situation plus abaissée, qui l'expose davantage aux traumatismes, et de sa fixité moindre. Pour expliquer la prédominance dans le sexe féminin, on a invoqué la menstruation, la grossesse : en effet l'affection est surtout fréquente de vingt à quarante ans, c'est-à-dire pendant la période d'activité sexuelle; mais les jeunes filles mêmes n'en sont pas à l'abri, non plus que les femmes qui ont dépassé la ménopause. L'usage du corset semble n'être pas indifférent à la production du rein mobile.

Comme causes physiologiques et anatomiques, il faut signaler les mouvements respiratoires qui déterminent un abaissement du foie et du rein droit, un développement exagéré du mésentère, surtout l'existence du ligament péritonéal dit *ligament du cæcum*, qui suspend cet intestin au tissu cellulaire prérénal (Tuffier).

Parmi les causes déterminantes, le traumatisme arrive en première ligne; on possède des cas très nets dans lesquels le rein s'est *décroché* à la suite d'un choc brusque ou d'une chute. Plus rarement le déplacement est la conséquence d'efforts prolongés et soutenus. Enfin, chez certains sujets le rein est devenu mobile au moment d'une colique néphrétique ou à la suite d'un déplacement herniaire.

ANATOMIE PATHOLOGIQUE. — Tous les degrés existent dans l'ectopie rénale, depuis un simple soulèvement du péritoine jusqu'au rein s'enveloppant complètement. Tantôt le péritoine est simplement soulevé, tantôt il forme une revêtement complet au rein qui s'en est entouré à mesure qu'il s'est porté en avant. Aussi peut-on à bon droit établir une distinction entre le rein mobile et le *rein flottant*. Dans certains cas, l'organe déplacé est immobilisé par des adhérences dans sa situation anormale.

D'après certains auteurs, un rein ne se mobiliserait qu'à la condition d'être déjà malade, et de fait on rencontre peu de reins normaux en ectopie. Mais les altérations constatées peuvent être consécutives et relever des entraves que le déplacement apporte à la circulation. Toutefois le pédicule vasculaire ne présente pas d'élongation.

Ici, une distinction s'impose. Evidemment on ne peut accepter comme représentant des reins mobiles ceux que signalent certaines observations et qui, atteints de pyélite, de tumeurs, proéminent en avant, mais n'ont en somme subi de déplacement que par le fait même de leur tuméfaction. L'ectopie n'est ici qu'un épiphénomène au cours d'une évolution complexe; elle est bien distincte du déplacement d'un rein normal, à la suite d'un traumatisme par exemple.

Symptômes. — *Symptômes fonctionnels.* D'ordinaire l'affection a un début insidieux et progressif : elle se produit rarement d'une façon brusque (par exemple au moment même d'une chute).

Le symptôme le plus ordinaire consiste tantôt en une sensation pénible assez peu marquée et constituant à peine un malaise, tantôt en une douleur revêtant une intensité telle que la santé en est troublée. D'une façon générale, celle-ci est vague, mal localisée, elle a des irradiations anales, quelquefois vésicales, assez semblables à celles de la colique néphrétique (Guyon). C'est une douleur à paroxysmes, exaspérée par la marche, les secousses, la toux, et dans quelques cas par les troubles menstruels (Guéneau de Mussy). Parfois la douleur cesse quand le rein rentre dans sa loge : elle résulte donc du tiraillement que produit le déplacement; tantôt, dans les mêmes conditions, elle persiste; elle peut même s'accroître dans le décubitus dorsal

(Guyon) : dans ce second cas elle traduit soit une hypéresthésie du rein comme chez les femmes nerveuses, soit un rein douloureux par lui-même, augmenté de volume (Dittel) ou profondément altéré.

Telles sont les douleurs spontanées du rein mobile : une sensation mal définie de corps flottant, de ballottement, de « quelque chose de décroché » ; nous reviendrons sur les douleurs provoquées.

Il n'y a pas de troubles des fonctions urinaires : cependant nous avons constaté quelquefois des accès de polyurie coïncidant avec une diminution de la douleur : peut-être s'était-il produit une coudure de l'uretère, et consécutivement une rétention rénale.

On observe fréquemment des troubles digestifs, disparaissant lorsque le rein ectopié se trouve réduit. Ils consistent en des symptômes de dyspepsie qu'on a attribués à une dilatation consécutive de l'estomac, celle-ci étant le résultat de la compression exercée sur le duodénum, et à une insuffisance de la valvule pylorique (Bartels). Mais une dilatation stomacale peut, par contre, avoir été l'origine d'un déplacement du rein.

Quelquefois il se produit au cours de cette affection des phénomènes analogues à ceux de l'étranglement herniaire, plutôt d'origine nerveuse que dépendant d'une cause matérielle. Des poussées de péritonite ont été signalées (Wolfler) ; elles sont liées à des altérations profondes du rein (pyélonéphrite).

Comme *troubles nerveux*, on peut citer l'hypocondrie, l'hystérie plus souvent, bien qu'il soit difficile d'admettre une relation de cause à effet entre le rein mobile et cette dernière affection ; cependant, dans quelques cas, l'hystérie n'a éclaté qu'après le déplacement du rein.

Signes physiques. — Le rein quitte la région lombaire, mais reste en rapport avec elle par une de ses extrémités, ou bien il peut y être ramené (Guyon). Si le déplacement est faible, il n'est appréciable que par le ballottement. Ordinairement il existe une tumeur franchement abdominale, le plus souvent au niveau du flanc droit. L'abdomen étant mis dans le relâchement, une main est placée sur la région lombaire ou un peu en dehors, l'autre est appliquée sur le ventre, comme pour la recherche du ballottement. On peut saisir et retenir ainsi un organe mobile, ayant plus ou moins nettement la forme d'un rein. Cette mobilité, spontanée ou provoquée, est pathognomonique : l'organe échappe-t-il, il est difficile de le retrouver ; il fuit à la façon des corps étrangers articulaires. Toutefois, il semble fixé à la colonne vertébrale, dont il ne peut s'écarter beaucoup. La pression exercée sur lui éveille une douleur quelquefois atroce, s'irradiant vers la vessie, la verge et les membres inférieurs.

Le rein peut revenir dans sa situation normale, surtout après un décubitus horizontal prolongé : il descend sous l'influence de la marche, de la station debout. D'ailleurs, à ce point de vue, on peut ranger les reins mobiles en trois catégories : ceux qui rentrent facilement dans la fosse lombaire et qui sont peu douloureux ; les reins difficilement réductibles, qui sont le siège d'exacerbations douloureuses coïncidant avec les congestions de l'organe ; enfin les reins qui ont définitivement quitté leur loge normale. Cette irréductibilité est de règle quand l'ectopie dure depuis longtemps, en raison des adhérences consécutives aux poussées de périnéphrite qui se sont produites.

L'examen de la fosse lombaire par la palpation donnerait une sensation de dépressibilité, et la percussion révélerait une certaine sonorité (Le Dentu); ces renseignements sont toutefois des plus difficiles à recueillir.

Diagnostic. — Le diagnostic du rein mobile est épineux au début. Les douleurs sont rarement rapportées à leur vraie cause : on les prend pour des névralgies, malgré l'absence des points douloureux. Jointes aux troubles intestinaux, elles font croire à une colique néphrétique, erreur qu'une observation attentive peut seule faire éviter. C'est ici qu'il importe de rechercher l'existence de la tumeur et d'en déterminer les caractères pathognomoniques : la mobilité et le ballottement.

Les tumeurs des autres organes : foie, vésicule biliaire, rate, intestin, mésentère, ovaire, ont des caractères propres ; ils donnent lieu à des symptômes spéciaux et n'offrent pas les signes pathognomoniques du rein flottant. Toutefois le diagnostic est très difficile, si le rein échappe ou si le sujet est obèse.

Il est très important de reconnaître si le rein déplacé est sain ou s'il est malade : en effet les indications thérapeutiques sont différentes dans les deux cas. Pour apprécier cet état du rein, on tiendra compte de la douleur, de l'état général, des caractères des urines, etc.

Durée, terminaison. — Le rein mobile est une affection de longue durée, mais dont les symptômes semblent s'atténuer après la ménopause. Elle peut pendant longtemps ne pas retentir sur l'état général, mais tôt ou tard celui-ci se trouve atteint, tant en raison des douleurs violentes que par suite de l'altération et des troubles de nutrition du rein ectopié.

TRAITEMENT. — Le traitement de l'ectopie rénale reconnaît des indications diverses suivant la nature des accidents. Si la gêne est modérée, on se contentera de palliatifs : on évitera la fatigue, les chutes, les efforts, le coït, et toutes les circonstances de nature à accentuer la lésion ou à faire naître des douleurs. Dans ce but, l'application d'un appareil contentif est utile ; il consistera soit en une ceinture à pelote, ou en un bandage à ressort analogue à un bandage herniaire : la mobilité du rein rend ces moyens généralement peu efficaces.

Quand il existe des douleurs violentes ou des troubles très sérieux, c'est à une intervention chirurgicale qu'on aura recours : deux opérations s'offrent alors ; l'extirpation du rein ou néphrectomie ; sa fixation ou néphrorrhaphie.

La néphrectomie est indiquée lorsque les douleurs intolérables ne sont pas calmées au moment où le rein est rentré dans sa loge normale, ou lorsqu'il est irréductible. Il en est de même dans les cas où il est le siège d'altérations profondes ; il s'agit alors d'un rein malade mobilisé, et les indications principales sont tirées de l'affection primitive.

On pratiquera la néphrorrhaphie dans les circonstances inverses, c'est-à-dire quand le repos calme les douleurs, quand elles sont provoquées par les secousses, les efforts, etc.

Néphrorrhaphie. — Néphropexie (Le Dentu). — Hahn (de Berlin) pratiqua le premier, en 1881, la fixation du rein aux parois de sa loge au moyen de fils passés au travers de la capsule adipeuse. Malgré les modifications qu'il apporta, la fixation resta malgré tout peu solide.

Le *procédé de Guyon-Tuffier* est aujourd'hui préférable. Il est basé en principe sur la connaissance d'une propriété de la capsule propre du rein, qui consiste à isoler la glande à la manière d'un vernis (Tuffier) ; le rein ne contracte d'adhérences avec les tissus ambiants que si la capsule est divisée ou excisée. Le chirurgien pratique une incision comme pour la néphrotomie, se tient en dehors de la masse sacro-lombaire, et, le rein étant refoulé en arrière par un aide, il divise la capsule adipeuse et met à nu la capsule fibreuse. Une anse de gros fil de catgut est passée au travers du parenchyme au niveau de son extrémité inférieure, et une autre au niveau de l'extrémité supérieure, temps difficile et parfois impraticable. L'organe étant ainsi fixé, on taille sur la face postérieure un lambeau quadrangulaire de capsule qu'on résèque ; pour éviter le saignement résultant d'une dissection au bistouri, on pratique seulement une boutonnière à la capsule et on décortique l'enveloppe au moyen d'une sonde cannelée. Puis on suture au catgut les bords de la plaie rénale aux tissus ambiants, et on fixe de même le gros catgut inférieur sans exercer de constriction. La cicatrice ainsi obtenue est étendue et très résistante.

CHAPITRE XIII

PHLEGMON PÉRINÉPHRÉTIQUE

On comprend sous ce nom les inflammations suppurées du tissu cellulo-adipeux périrénal. Ce tissu, qui constitue l'atmosphère du rein, ne doit pas être confondu avec celui qui sépare le rein de sa capsule ; l'inflammation de ce dernier, très rare quoique signalée consécutivement à de petits foyers de néphrite suppurée, sort du cadre de l'affection qui nous occupe.

ETIOLOGIE. — Le phlegmon périnéphrétique atteint presque toujours des sujets de plus de vingt ans. Il est plus fréquent chez l'homme, qui est soumis plus souvent aux conditions qui en favorisent le développement. La même remarque s'applique aux professions. Il est primitif ou secondaire.

Primitif, il est spontané ou bien résulte de causes directes.

Le phlegmon *spontané* se développe au cours d'affections généralement d'ordre médical : fièvre typhoïde, variole, infection purulente ou puerpérale, et quelquefois aussi sous l'influence du froid, du surmenage (Trousseau). La pathogénie en est assez obscure.

Le phlegmon par *cause directe* peut être le résultat d'un traumatisme. Ainsi les plaies de la région, même si elles intéressent le rein et l'atmosphère périrénale, guérissent en général, mais, si un élément septique s'y est introduit, survient une inflammation à la fois intra et extra-parenchymateuse. Il en est de même des contusions rénales par chutes, coups, chocs violents, ruptures musculaires; la suppuration ne se produit quelquefois qu'au bout d'un temps très long, alors que des éléments parasitaires ont envahi le foyer par la voie descendante de la circulation générale, ou ascendante en passant de la vessie au rein et de celui-ci à son enveloppe par les lymphatiques; telle est l'origine probable d'un grand nombre de phlegmons prétendus spontanés.

Secondaire, le phlegmon peut succéder à nombre d'affections.

Parmi les lésions du rein il faut citer les tubercules qui, accusés par Rayer, n'en sont que rarement la cause (Guyon), nous en dirons autant des hydatides. Beaucoup plus importante est l'influence des calculs lorsqu'ils ont donné lieu à une néphrite suppurée : l'inflammation intrarénale se propage alors assez souvent à l'enveloppe cellulo-graisseuse soit par continuité de tissus, ou par la voie lymphatique, mais très rarement (Lancereaux) par perforation du bassinet ou de l'uretère. Quant à la pyélonéphrite, il est incontestable qu'elle peut devenir, par propagation, le point de départ d'un phlegmon périnéphrétique (Albarran).

Il se voit encore à la suite d'une affection hépatique, duodénale, intestinale par propagation ou perforation, d'une suppuration de la colonne vertébrale, du muscle psoas ou du ligament large. Il peut sans doute se développer sous l'influence d'une blennorrhagie propagée; bien que probable, cette origine n'est pas démontrée.

Anatomie pathologique. — Les connexions de la capsule adipeuse avec les tissus et les organes ambiants, les rapports plus ou moins immédiats qu'elle affecte avec les bassinets, les uretères, le côlon, le foie, etc., expliquent la diversité des lésions.

Le phlegmon périnéphrétique est partiel ou total; *partiel* il ne se rencontre guère que dans les cas d'inflammation propagée du foie et du côlon : il occupe de préférence la partie supérieure de la loge. Le *phlegmon total* est le plus fréquent surtout lorsque l'affection est primitive. Il débute ordinairement en arrière du rein sous forme d'une tuméfaction constituée d'abord par de l'infiltration séreuse ; puis par de petits foyers purulents qui se réunissent peu à peu.

Alors seulement une tumeur véritable est produite. Celle-ci envoie toujours de bonne heure des prolongements en bas vers la fosse iliaque, d'où l'œdème de la cuisse et d'autres symptômes que nous étudierons ; plus tard la région lombaire est soulevée par l'abcès (Guyon): un prolongement se fait du côté du triangle de J.-L. Petit, où la fluctuation se reconnaît d'abord.

Les dimensions de l'abcès sont variables, mais toujours considérables dans le phlegmon total ; il n'est pas rare de le voir s'étendre de la face inférieure du foie à la fosse iliaque. Les parois en sont épaisses, tomenteuses, irrégulières. Le contenu est variable ; c'est d'ordinaire du pus de bonne nature lorsque le phlegmon est primitif et récent ; s'il est ancien ou s'il résulte d'une perforation, on y trouve des lambeaux sphacélés, grisâtres, des corps étrangers (calculs, hydatides, fèces, etc.). Dans le cas de communication avec les voies urinaires, le pus est mélangé d'urine.

Le rein, presque toujours refoulé vers la paroi antérieure, est ordinairement à peu près respecté, grâce à la capsule fibreuse qui forme une barrière à l'inflammation ; quelquefois cependant il est enflammé et présente de petits abcès. On peut y trouver en outre des lésions indépendantes de la collection périrénale, des calculs, des poches purulentes, etc.

Le péritoine situé au-devant du foyer est habituellement indemne ; des traces d'une inflammation localisée s'y voient dans de rares circonstances ; une perforation est exceptionnelle.

Les muscles qui constituent les parois de la loge, protégés par des aponévroses résistantes, ne sont altérés que lorsque l'abcès est ancien ; on les trouve alors infiltrés et ramollis. Ceux de la partie inférieure peuvent être lésés d'une façon précoce quand le pus fuse en bas du côté du psoas et de la fosse iliaque. Quelquefois la collection remonte jusqu'au diaphragme ; celui-ci tantôt l'arrête et tantôt se laisse perforer par le pus qui s'évacue alors par les bronches ; très rarement il s'épanche dans la cavité pleurale, grâce aux adhérences établies entre les deux feuillets de la séreuse.

Symptômes. — Un fait dominant dans la symptomatologie du phlegmon périnéphrétique, surtout primitif, c'est la *lenteur* avec laquelle il évolue d'abord.

Au début, il existe une *douleur* dont le foyer principal est la *région lombaire*, mais qui très souvent présente des *irradiations* soit en ceinture, soit dans l'abdomen, soit vers les organes génitaux ou les membres inférieurs, la hanche, la cuisse, etc. Cette douleur, inconstante et irrégulière, peut disparaître pendant plusieurs jours et même plusieurs semaines, pour reparaître ailleurs. Elle est exaspérée par la pression, la toux, les mouvements, surtout ceux de flexion et d'adduction de la cuisse. En même temps, et quelquefois d'une façon très précoce, se produit une *rétraction de la cuisse*, qui se porte tantôt en abduction, tantôt en adduction. Plus tard, de continues, vagues, profondes qu'elles étaient, les douleurs deviennent aiguës, lancinantes, pulsatives.

Alors seulement apparaît une *tuméfaction de la région lombaire;* elle n'est jamais précoce et reste longtemps peu appréciable ; elle doit cependant être recherchée de bonne heure. On constate comme premier signe un manque de souplesse; l'œdème est peu marqué et l'on ne sent pas encore de fluctuation. Celle-ci apparaît d'abord au niveau du triangle de J.-L. Petit (Guyon), mais rarement elle est franche, et, comme elle est difficile à percevoir, il ne faut pas l'attendre pour intervenir.

Au bout d'un temps variable, on découvre, par la même manœuvre que pour le ballottement rénal, une *tumeur profonde* plus ou moins volumineuse, munie de prolongements inférieurs, proéminant peu vers la paroi abdominale antérieure, fixe et non mobilisable.

Enfin la région lombaire bombe et devient le siège d'une tuméfaction large, diffuse ; l'œdème plus ou moins marqué peut s'étendre vers la région dorsale, il apparaît aussi au niveau du tiers postérieur de la cuisse, point où il est quelquefois très précoce. La tuméfaction est rarement assez limitée pour rendre la fluctuation manifeste dans la région lombaire, sauf dans les cas où le pus, fusant à travers une éraillure musculo-aponévrotique, vient former un second foyer sous les téguments (abcès en bouton de chemise).

Symptômes généraux. — La *fièvre* est très variable. Elle manque souvent dans la période du début, pourtant elle accompagne généralement les poussées douloureuses qu'on observe à cette époque. A la période d'état, elle revêt le type continu avec exacerbations vespérales atteignant 40 et 41 degrés, et présentant souvent les trois stades de frisson, chaleur et sueur ; elle cède quelquefois presque complètement ; puis survient un nouveau paroxysme.

Concurremment avec la fièvre, on observe les autres symptômes généraux des pyrexies : les *nausées* et les vomissements sont fréquents ; la *constipation*, très habituelle au début, fait place à de la diarrhée quand arrive la période ultime.

Il n'y a *pas de modifications des urines* à moins que le phlegmon ne soit consécutif à une affection rénale.

Marche, durée, terminaison. — Le phlegmon périnéphrétique est une affection des plus insidieuses lorsqu'il est primitif, aussi peut-il durer des semaines, des mois, des années même (Chassaignac). Dans les cas exceptionnels de phlegmons traumatiques, sa marche est au contraire rapide.

On peut en somme lui considérer deux périodes : 1° une période latente où tous les signes se bornent à des douleurs vagues, à quelques malaises avec ou sans fièvre ; 2° une période confirmée dans laquelle les symptômes généraux, puis la tuméfaction, viennent s'ajouter à la douleur.

La durée moyenne de trois à cinq mois qu'on assigne à la maladie (Lancereaux) ne s'entend que de l'affection confirmée ; elle varie selon la cause du phlegmon et son mode d'évolution.

La *résolution* du phlegmon est exceptionnelle. La suppuration est la règle ; encore ne se produit-elle qu'à une époque généralement tardive.

Une fois formé, l'*abcès* peut s'ouvrir spontanément à la peau : cette terminaison est rare (5 p. 100, Guyon). Plus fréquemment il s'ouvre dans le tube digestif, dans le côlon surtout, quelquefois dans l'estomac et le duodénum. Dans les cas de phlegmon, par perforation consécutive à l'issue de calculs rénaux, c'est par les voies urinaires que le pus se fait jour, mais l'évacuation en est difficile et la suppuration s'éternise. Quant à l'irruption du pus dans le péritoine, cette terminaison fatalement mortelle est heureusement peu commune.

Il n'est pas habituel de voir le foyer se renfermer dans les limites de la loge lombaire ; lorsqu'il les dépasse, son extension se fait tantôt de haut en bas, tantôt de bas en haut.

Le pus fuse rarement en bas, bien que l'on constate souvent dans la fosse iliaque la production d'une poussée phlegmoneuse se traduisant par des symptômes précoces. Dans quelques cas seulement il suit l'aponévrose du psoas et se montre soit au-dessus de l'arcade de Fallope, soit à la base du triangle de Scarpa; ou bien il fuse dans le bassin et y provoque le développement d'une cellulite pelvienne. Très exceptionnellement l'abcès s'ouvre dans l'urèthre, la vessie, le vagin, l'articulation coxo-fémorale.

Plus fréquente est la propagation de bas en haut vers le diaphragme; à la suite d'adhérences pleurales, une perforation se fait et détermine l'établissement d'une fistule réno-pulmonaire (24 p. 100); cette ouverture est suivie de guérison dans près de la moitié des cas.

Lorsque pour une cause quelconque, telle que l'irruption de matières fécales dans la loge, le phlegmon se complique de septicémie gangréneuse, la terminaison mortelle est rapide.

Pronostic. — Le pronostic dépend d'abord de la cause. Si le phlegmon est primitif, il guérit presque toujours; s'il est secondaire, sa gravité est liée à celle de la lésion primitive. Le phlegmon partiel est par lui-même moins grave que le phlegmon total. De tous les modes de terminaison, l'ouverture spontanée à la peau paraît être la plus favorable; pourtant une cicatrisation trop rapide peut donner lieu à la production de foyers secondaires et devenir ainsi la cause d'accidents ultérieurs. L'ouverture par le poumon est relativement favorable. Par contre, la propagation pelvienne est dangereuse à cause de la multiplicité des trajets, et des fistules intarissables qui en résultent. Enfin l'ouverture consécutive d'une pyélite calculeuse entraîne une suppuration interminable, mais contre laquelle le traitement est efficace.

C'est surtout de celui-ci que dépend le pronostic : l'ouverture hâtive et large assure la guérison d'un abcès qui, abandonné à lui-même, expose à de graves complications.

Diagnostic. — Le phlegmon périnéphrétique est d'un diagnostic difficile au début. On peut le confondre avec toutes les pyrexies, en particulier avec la fièvre typhoïde et les fièvres palustres : l'étude attentive du tracé thermométrique, la recherche de la douleur à la pression lombaire mettront le chirurgien sur la voie. Plus tard, lorsque la fosse lombaire est tendue, rénitente ou fluctuante, le diagnostic est généralement facile.

On évitera la confusion avec une pyonéphrose, une hydronéphrose ou un cancer du rein en se rappelant que toute production périnéphrétique tend à devenir lombaire, que toute tumeur du rein au contraire tend à devenir abdominale (Guyon). Le diagnostic est plus délicat lorsqu'un foyer de pyélite calculeuse s'est ouvert dans le tissu cellulaire périrénal; dans ce cas, aux signes urinaires préexistants, est venue se joindre la tuméfaction lombaire.

Les tumeurs du foie, de la rate, de l'ovaire, du cœcum ont leurs signes propres qui les feront reconnaître.

Les fistules pleuro-pulmonaires s'annoncent par une vomique coïncidant avec une diminution de la douleur lombaire chez un sujet qui jusque-là ne présentait aucun signe d'affection thoracique.

Traitement. — Il n'existe pas de traitement préventif. Des antiseptiques pourront être administrés à l'intérieur; quant aux révulsifs sur la région lombaire, ils sont d'une efficacité bien douteuse.

Dès qu'on soupçonne l'existence d'un foyer, il est indiqué de l'évacuer. La *ponction* est insuffisante, bien qu'on ait vu dans quelques cas la guérison suivre des ponctions répétées.

On ouvrira largement le foyer au moyen d'une *longue incision* qui suivra le bord externe du muscle sacro-lombaire, empiétant en haut sur les fausses côtes, en bas sur la crête iliaque; on disséquera couche par couche jusqu'au foyer, qui sera lui-même ouvert au bistouri. Le doigt, introduit dans la plaie, explorera d'abord le foyer, détachant et arrachant les brides et les lambeaux sphacélés qu'il y rencontrera, puis la face postérieure du rein qui échappe à la vue, en raison de sa situation profonde vers la colonne vertébrale et des exsudats qui la recouvrent. On recherchera si le foyer et le rein ne renferment pas de calculs. Si le phlegmon est le résultat d'une perforation par calculs et si l'ouverture rénale qui a livré passage à ces corps étrangers est large, facile à découvrir, on tâchera d'extraire du rein les calculs qu'il peut encore renfermer. Sinon, il sera sage de renoncer à faire une néphrotomie en pleine suppuration, et l'on s'occupera seulement du foyer périphérique, en se réservant d'entreprendre plus tard une opération secondaire dans de meilleures conditions.

Le pus évacué, on fera un nettoyage antiseptique de la cavité, dont on abstergera toutes les parois avec de l'ouate phéniquée. La plaie sera ensuite suturée en haut, et maintenue ouverte en bas par deux gros drains.

Les lavages seront continués pendant plusieurs semaines, et les drains raccourcis peu à peu à mesure que se fera l'accolement des parois.

Souvent, à la suite de l'opération, il persiste un petit trajet fistuleux qui finit par s'oblitérer. La réouverture de la cicatrice, fréquente aussi, est un accident peu dangereux.

CINQUIÈME PARTIE

SYMPTOMES ET ACCIDENTS COMMUNS A DIVERSES AFFECTIONS DES VOIES URINAIRES

CHAPITRE PREMIER

CONGESTION DE L'APPAREIL URINAIRE

La congestion est un des phénomènes les plus fréquents des maladies des voies urinaires. Elle est favorisée par les dispositions anatomiques et le développement considérable qu'offre le système vasculaire de l'appareil urinaire. Les vaisseaux de la vessie prennent dès l'âge adulte et surtout chez les vieillards un développement énorme ; le bas-fond et le col sont gorgés de plexus veineux, sous-muqueux et sous-musculaires ; ils viennent converger dans les plexus périprostatiques qui reçoivent en avant les veines de l'urèthre, du plexus de Santorini et du bulbe.

« Il existe donc autour de la prostate un véritable carrefour veineux où les veines de la vessie, de l'urèthre, de la glande prostatique viennent se donner rendez-vous ; ce lac sanguin n'a pas de système artériel qui lui réponde ; tandis qu'il a acquis avec l'âge un développement extrême, les artères ont gardé leur calibre. » (Tuffier.)

On voit comment le terrain est préparé pour les poussées congestives ; c'est en effet chez les vieillards que les congestions sont les plus fréquentes ; de plus chez eux les parois vasculaires, altérées et fragiles, cèdent facilement sous l'impulsion de l'ondée sanguine, dans des conditions déjà étudiées.

La corrélation qui unit le système circulatoire de la vessie et celui de la prostate explique les sympathies morbides qui existent entre ces deux organes ; on peut dire qu'il n'y a pas de congestion vésicale isolée. La circulation rénale est anatomiquement indépendante et il semblerait naturel de l'isoler complètement ; il n'en est rien cependant ; le rein se congestionne quand il y a hypérémie de la prostate et de la vessie. Il s'agit là d'un acte réflexe que nous étudierons bientôt, et qui a son point de départ dans la vessie.

D'ailleurs il existe un certain nombre de causes qui agissent sur tout l'appareil urinaire : tels sont les refroidissements, les excès de table et surtout de boisson, la station assise ou couchée longtemps prolongée ; enfin le sommeil.

De peu d'importance chez l'adulte et dans l'état d'intégrité des organes, ces influences deviennent funestes si les organes sont déjà le siége d'altérations pathologiques : aussi est-ce chez les vieillards, nous le répétons, que la congestion est le plus à redouter.

CONGESTION PROSTATIQUE

Etiologie. — Parmi les causes congestives, quelques-unes, presque physiologiques, sont représentées par la position assise longtemps prolongée, la constipation, une retenue forcée de l'urine, un excès de table, de coït, etc.

D'autres précèdent ou accompagnent les inflammations de voisinage : les uréthrites postérieures, les cystites, les inflammations consécutives soit au maintien d'une sonde à demeure, soit au cathétérisme, les affections diverses du rectum : rectite, hémorrhoïdes enflammées, dysenterie même.

D'autres enfin sont liées à des affections de la glande elle-même : noyaux d'inflammation chronique, calculs, tubercules, cancer ; autour de ces différentes lésions se produit à certains moments une zone congestive qui peut envahir toute la glande. Mais c'est surtout dans l'hypertrophie de la prostate qu'on observe ce genre de congestions et qu'elles sont le plus redoutables.

Les symptômes consistent en une pesanteur au périnée, une douleur légère en urinant ; dans certains cas la miction est lente au début et s'accompagne de chaleur dans le canal. Il s'y joint aussi, dans l'hypertrophie prostatique, des hémorrhagies comparables aux hémorrhagies utérines en présence de corps fibreux (Tuffier).

Quant à la fréquence des mictions, elle n'est habituellement associée aux autres symptômes que parce que la congestion du col vésical l'est généralement à celle de la prostate.

Le cathétérisme donne peu de renseignements. Chez les prostatiques pourtant, un gonflement passager peut empêcher la progression de la sonde. Le toucher rectal permet de constater une augmentation de volume de l'organe et quelquefois d'y sentir des battements.

Ces congestions prostatiques sont passagères ou durables comme la cause dont elles relèvent.

Toutefois le pronostic grave ou bénin qu'elles comportent dépend surtout de l'état anatomo-pathologique de l'ensemble des organes urinaires. Chez un prostatique surtout, à une congestion même peu intense succède l'inflammation, accident sur la gravité duquel nous n'insisterons plus.

CONGESTION VÉSICALE

Aux causes précédentes s'en ajoutent deux qui tiennent les symptômes sous leur dépendance; ce sont les contractions répétées et la distension.

Une contraction exagérée, déterminée par la présence d'une inflammation même légère, provoque une compression des vaisseaux pariétaux qui se rompent et produisent une hémorrhagie parfois très abondante.

L'influence de la distension est plus notable encore. Chez les malades qui ont de la rétention incomplète, un écart de régime détermine un afflux sanguin considérable vers la muqueuse. S'il s'agit d'un homme jeune, il faut une cystite très intense et des contractions violentes pour produire ce résultat; chez les prostatiques au contraire, il suffit d'une cystite légère, d'un excès de boisson et de coït pour rendre les urines sanglantes. Enfin chez les néoplasiques l'influence des causes congestives sur la reprise des hémorrhagies est toute-puissante (Tuffier).

A côté de ces deux causes de congestion il faut placer les hypérémies qu'on observe au cours des néoplasmes, en particulier celles de la cystite tuberculeuse. Les hématuries du début, comparables aux hémoptysies prémonitoires, ne sont autres que des phénomènes congestifs au niveau d'une production tuberculeuse. Plus tard, quand il y a cystite intense et invétérée, les contractions musculaires prennent le premier rang, et la cystotomie, qui fait cesser les contractions, supprime en même temps les douleurs et les hémorrhagies.

Il existe peu de *symptômes* propres à la congestion vésicale ; on signale une pesanteur au périnée, des érections non génésiques chez les vieillards et chez les enfants, une fréquence un peu plus grande des besoins, une cuisson légère et souvent une pesanteur, une gêne mal déterminée qui accompagne et suit chaque miction. Ce qu'on observe souvent en clinique c'est la facilité avec laquelle, à une poussée congestive, succède une inflammation : mais pour cela encore il faut un terrain préparé, comme l'est une vessie sclérosée et gorgée de veines volumineuses.

Le *traitement* varie avec les causes et a déjà été indiqué dans divers chapitres. Il consiste en une hygiène sévère et l'emploi des décongestifs en général, de ventouses, des révulsifs cutanés, de laxatifs amenant le débarras du rectum. Une intervention chirurgicale n'est autorisée que lorsque les limites de la congestion sont dépassées et qu'il y a inflammation.

CONGESTION RÉNALE

La congestion n'étant que le premier degré de l'inflammation, toutes les causes capables de provoquer une néphrite peuvent *a fortiori* déterminer une congestion rénale (Tuffier). Tels sont les refroidissements subits, les maladies infectieuses ou virulentes, etc. ; mais il est un tout autre ordre de causes d'où proviennent les congestions rénales, et qui résident dans les voies urinaires inférieures. On retrouve ici une loi de physiologie générale d'après laquelle toute irritation du canal excréteur d'une glande provoque une congestion réflexe du parenchyme sécréteur (Tuffier). L'excitant, pour le rein, part de l'urèthre et surtout de la vessie : les contacts n'ont pas une grande influence, car on sait que d'une manière générale ils éveillent une sensibilité obtuse de la muqueuse vésicale. Il n'en est pas de même de la *distension;* que la rétention soit complète ou incomplète, du moment que les parois vésicales sont maintenues écartées d'une façon constante par du liquide, il en résulte pour le rein une irritation et une congestion.

La congestion rénale se traduit uniquement par de la polyurie. Un rétentionniste dont le rein est congestionné n'excrète pas moins de 2,000 grammes en vingt-quatre heures, et la quantité peut atteindre plusieurs litres. Chaque fois que la cause congestive s'exagère, la sécrétion augmente elle-même, la nuit, par exemple, sous l'influence du décubitus dorsal ; jamais il n'y a d'albumine (Tuffier).

D'après A. Robin, cet élément existerait dans les congestions accompagnant les pyrexies; ici, il est difficile de noter exactement la limite qui sépare la congestion de l'inflammation.

L'influence de la distension est démontrée par le traitement; si on incise par exemple un rétrécissement qui entretenait une rétentionin complète, on voit subitement, du jour au lendemain, la polyurie cesser; il en est de même chez les prostatiques qu'on soumet à un cathétérisme régulier. On constate un phénomène inverse quand survient une rétention complète subite, chez un retréci par exemple.

Cette exagération de la circulation se borne à produire de la polyurie si le rein est normal; mais s'il existe une néphrite interstitielle, par exemple, la haute pression artérielle, subitement accrue du fait de la congestion, permet aux globules blancs et aux micro-organismes de traverser les parois capillaires et de former autour du glomérule de véritables abcès miliaires. En un mot le processus aigu a fait passer la néphrite de l'état interstitiel à l'état suppuré (Tuffier).

C'est donc chez les vieux urinaires dont les reins sont atteints depuis longtemps que la congestion rénale comporte le pronostic le plus grave.

Le traitement consistera à supprimer les excitants vésicaux et à instituer une médication antiphlogistique (cataplasmes sinapisés, ventouses sur la région rénale, etc.).

CHAPITRE II

INTOXICATION URINEUSE

L'intoxication urineuse consiste dans des accidents divers, déterminés par la pénétration ou la rétention dans l'économie d'éléments normaux et pathologiques de l'urine.

Très souvent, ces accidents sont accompagnés d'un appareil fébrile qui, aux yeux d'un certain nombre d'auteurs, domine la symptomatologie ; aussi le nom de fièvre urineuse est-il souvent, plus souvent que celui d'intoxication, employé pour désigner ces accidents ; nous ne pouvons cependant l'adopter, car, dans une des formes les plus communes de l'intoxication, l'élévation thermique manque ; on constate même souvent un abaissement de température.

ÉTIOLOGIE

En l'absence de complication, l'uréthrite et la cystite ne produisent pas d'intoxication et ne s'accompagnent jamais de fièvre. Certaines collections purulentes développées au voisinage de ces organes, telles qu'un abcès de la prostate, un abcès périuréthral, s'accompagnent, ou bien d'un appareil fébrile banal commun à toute phlegmasie, ou des accidents très nettement caractérisés de la fièvre urineuse; ces différences s'expliquent aujourd'hui par la présence dans ces collections d'un micro-organisme qui tantôt pénètre dans l'économie, tantôt ne se répand pas en dehors de la poche purulente.

Dans la *rétention d'urine*, les accidents fébriles se développent dans des conditions très diverses. Longtemps la rétention peut rester apyrétique, quand, sous une des influences multiples déterminées ailleurs, la fièvre apparaît. La rétention des rétrécis reste longtemps apyrétique; celle des prostatiques peut se comporter de même, cependant elle devient bien plus vite fébrile et est plus facilement influencée par les conditions extérieures. A ce titre, il faut surtout incriminer les manœuvres du cathétérisme. On doit admettre en effet que pendant longtemps l'urine reste aseptique dans toute l'étendue de l'appareil urinaire; mais la stagnation chez les rétentionnistes constitue un milieu favorable au développement des organismes. Or, leur transport est des plus faciles au moyen des sondes ou des bougies.

Mentionnons encore l'*infiltration* d'urine qui est la cause d'accidents déjà étudiés (v. p. 191).

Le plus souvent, c'est après une *intervention* ou une *opération* que les accidents prennent naissance. Toutes les manœuvres pratiquées sur l'urèthre et la vessie peuvent être suivies de symptômes d'intoxication; parmi celles-ci, nous citerons en particulier les suivantes: la *dilatation progressive* de l'urèthre, même lorsqu'elle est conduite très doucement et qu'il n'y a pas d'éraillure macroscopiquement appréciable du canal; après l'*uréthrotomie interne*, on l'observait souvent autrefois; elle éclate surtout au moment où, la sonde à demeure étant retirée, la plaie est exposée à la pénétration de l'urine. Jadis, la *lithotritie* était suivie de fréquents accidents infectieux, alors qu'on abandonnait des calculs dans la vessie qui était exposée ainsi à des traumatismes constants et à la pénétration de l'urine; elle est des plus rares aujourd'hui que l'évacuation faite en une séance ne laisse plus séjourner de fragments offensifs.

Les *traumatismes*, les ruptures, les déchirures du rein ne sont pas forcément suivis d'accidents d'empoisonnement; ceux-ci manquent quand l'urine est aseptique, et ne se montrent guère que lorsqu'un cathéthérisme y a apporté des éléments infectieux. Quant aux larges plaies de la vessie et du périnée, elles restent d'ordinaire sans complication, quoique l'urine passe constamment à leur surface; c'est que dans ce cas il y a simple contact de l'urine et non pénétration.

PATHOGÉNIE

Les théories nombreuses qui ont été proposées pour expliquer le développement des accidents urineux peuvent se résumer ainsi :

Il en est deux que nous ne ferons que signaler : la théorie de Chassaignac qui admettait l'existence d'une phlébite dont le point de départ serait le tissu spongieux uréthral et périuréthral. Les faits anatomiques ne confirment pas cette manière de voir. Il en est de même de la théorie nerveuse proposée par Reybard, Bonnet (de

Lyon), Perrève, qui invoquaient un ébranlement de l'organisme, une sorte de choc traumatique. Ces hypothèses sont abandonnées aujourd'hui.

La théorie de l'*absorption de l'urine* par la circulation, énoncée tout d'abord par Velpeau, qui le premier signalait le rapport de certains accidents suppuratifs avec la lésion urinaire et en même temps cherchait à les expliquer, fut reprise, envisagée sous divers aspects et défendue successivement par Sedillot, Maisonneuve, Saint-Germain, Reliquet, etc. Pour ces auteurs, la pénétration dans l'économie d'une certaine quantité d'urine, altérée ou non altérée, est la cause des accidents, et les différences symptomatiques tiennent aux différences de qualité ou de quantité de l'urine. Les arguments ne manquent pas, et nombreux sont les faits de traumatismes des voies urinaires, suivis à bref délai d'accidents d'intoxication dès que l'urine a pénétré dans les vaisseaux ouverts.

En face de cette explication, il faut placer la *théorie rénale*, d'après laquelle les accidents se produisent, non parce que les éléments de l'urine ont été introduits en excès dans la circulation, mais parce que leur élimination est entravée par des altérations rénales soit anciennes, soit immédiates, survenues sous l'influence de lésions inflammatoires ou congestives de l'appareil urinaire. Ce rôle de la néphrite, démontré par Verneuil, a trouvé des défenseurs dans Marx, Dolbeau, Philips, etc. Les adversaires de cette théorie ont objecté que, dans un certain nombre d'autopsies de sujets morts d'intoxication urineuse, il n'y avait pas de lésions rénales. Nous avons vu qu'on ne peut avancer une telle affirmation sans des constatations anatomiques fournies par l'examen microscopique et qu'il était impossible de faire à l'époque où ces discussions ont eu lieu.

Nous ne pouvons aborder ici une discussion de ce genre; mais nous devons rappeler ce que nous enseignent la clinique et l'expérimentation. En clinique, on sait que les accidents se développent, non pas quand l'urine est en contact simple avec une plaie ou des vaisseaux ouverts, mais quand des conditions pathologiques la forcent à y pénétrer, par exemple lorsqu'elle est soumise à une pression plus ou moins forte par les contractions vésicales, et qu'elle est ainsi poussée dans l'urèthre dont la muqueuse est divisée. On voit dans ces cas un accès suivre une miction, à très bref délai, et même quelquefois presque instantanément; souvent, il faut une ou plusieurs mictions pour que cet accès apparaisse. On peut donc admettre que le *contact* de l'urine ne suffit pas; la *pénétration* dans le tissu d'une certaine *quantité* est nécessaire au développement des accidents : *la question de dose est capitale* (Guyon).

Les expériences de Feltz et Ritter viennent confirmer cette manière de voir; ces auteurs ont montré que les accidents sont proportionnels à la quantité et à la densité de l'urine injectée dans les veines d'un animal, et que la masse d'urine nécessaire pour le tuer est équivalente à celle qu'il secrète pendant trois jours. Un autre fait non moins important est, qu'en liant les vaisseaux rénaux, une quantité bien moindre est nécessaire. Par conséquent, des lésions rénales préexistantes précipiteront la marche des accidents.

Feltz et Ritter ont insisté surtout sur la concentration

du liquide et peu sur ses altérations ; mais d'après d'autres expérimentateurs, Gosselin et Robin, entre autres, l'urine fermentée, ammoniacale, tuerait toujours à des doses moindres que l'urine normale. On est donc conduit à se demander si, à la notion de dose, ne s'ajoute pas une autre condition pathogénique qui est celle des éléments contenus dans l'urine. Cette hypothèse vient tout récemment de recevoir la consécration des faits, grâce aux travaux d'Albarran et de Hallé.

Ces auteurs ont retrouvé, non seulement dans les organes urinaires des individus morts d'intoxication urineuse, mais aussi dans les abcès, dans le sang de ces malades, un organisme qu'ils ont isolé et cultivé et avec lequel ils ont reproduit expérimentalement des accidents analogues. On peut donc admettre aujourd'hui qu'un de ces organismes, existant dans la vessie, pénètre après effraction de la muqueuse dans le torrent circulatoire ; s'il se trouve dans des conditions voulues de développement, de virulence, de multiplication, — conditions encore incomplètement déterminées, — un accès se produira. Dès ce moment, ces microbes ont pénétré dans le rein ; lorsqu'ils s'y cantonnent et s'y développent, les accidents se précipitent et emportent le malade dans un délai plus ou moins court ; s'ils peuvent s'éliminer au contraire, l'accès fébrile est de courte durée, souvent unique et l'économie ne sera plus infectée ; l'intégrité du rein domine le pronostic.

Un autre fait qui découle des travaux d'Albarran, c'est que plusieurs organismes de nature différente déterminent des accidents dits urineux ; le *bacterium pyogenes* paraît être le plus fréquent, mais il en est d'autres.

Peut-être la différence dans la modalité, la durée, la gravité des accidents tient-elle à la diversité des organismes infectieux. Il est de même prématuré de décider si l'empoisonnement est produit par les microbes eux-mêmes ou par leurs sécrétions, par des ptomaïnes dont ils auraient amené le développement. On serait tenté de résoudre la question dans ce dernier sens, à voir la rapidité, l'instantanéité de la production d'un accès fébrile suivant immédiatement, par exemple, le passage par l'urèthre d'une urine contaminée.

Malgré ces découvertes, l'importance de la question de dose reste tout aussi grande : c'est là un fait clinique dont on ne peut contester l'existence. Il est probable qu'il faut ou une certaine quantité du poison soluble, ou un nombre déterminé de ces organismes pour leur permettre de pulluler, et que ces conditions sont d'autant mieux remplies que l'urine a pénétré en plus grande abondance dans la circulation.

SYMPTÔMES

Les phénomènes d'intoxication se traduisent si souvent par de la fièvre que la dénomination de fièvre urineuse, de fièvre uréthrale, a servi à désigner pendant longtemps l'ensemble des accidents que nous allons décrire. En réalité, chez les urinaires, la fièvre résulte de l'ensemble des réactions de l'organisme contre l'invasion microbienne (Albarran). Elle existe dans les cas de néphrite aussi bien lorsqu'il y a inflammation simple que dans les cas de suppuration. Mais il faut bien savoir que l'intoxication peut avoir lieu sans que l'on constate une élévation de température. Cette apparente anomalie ne tient pas à la nature du microbe, car la plupart des espèces ont été retrouvées chez différents malades avec une température tantôt basse et tantôt élevée. C'est surtout la réaction de l'organisme qui varie : lorsque celui-ci est épuisé, par l'effet soit d'un âge avancé, soit d'une maladie quelconque, lorsqu'il s'agit, en un mot, d'une cachexie, la fièvre sera nulle ou peu intense même s'il y a suppuration rénale.

Ces réserves étant faites, nous décrirons sous le nom de *fièvre urineuse* les différents aspects sous lesquels se présente l'intoxication dans la grande majorité des cas ; et nous indiquerons en terminant les conditions dans lesquelles la maladie devient apyrétique.

FIÈVRE URINEUSE

Les accidents fébriles développés sous l'influence des causes que nous venons de signaler se montrent dans des conditions et sous des formes essentiellement différentes et sont tantôt aiguës, tantôt chroniques. Nous les ramènerons à trois types distincts, à l'exemple du professeur Guyon, qui les définit ainsi :

Forme aiguë. — 1° *Accès franc et intense*, à évolution rapide, généralement unique (1er type) ;

2° *Accès prolongés ou répétés*, souvent intenses, avec ou sans rémissions (2e type) ;

Forme chronique. — 3° *Fièvre continue plus ou moins marquée*, à durée indéterminée, avec ou sans accès intermittents.

1° Accès franc. — *Premier type de la forme aiguë.*

Rarement spontané, ordinairement provoqué par une manœuvre ou un accident intra-uréthral, l'accès franc se caractérise par trois stades, de frisson, de chaleur et de sueur, qu'on a assimilés à ceux de la fièvre paludéenne. Le *frisson* est subit, violent ; le malade est pris d'un tremblement général dont les secousses se transmettent jusqu'au lit sur lequel il repose ; les dents claquent, la parole est entrecoupée. Le facies s'altère, on voit les traits tirés, grippés, le nez pincé, la face pâle, parfois parsemée de plaques violacées. L'anxiété est très grande et le malade éprouve une sensation de malaise des plus pénibles, vraiment douloureuse parfois. La durée des frissons, variable, est ordinairement de 20 à 25 minutes : rarement moindre, elle peut atteindre une ou plusieurs heures.

Au frisson succède le stade de *chaleur*. La face devient rouge, les yeux brillent ; la peau sèche, aride, donne à la main l'impression d'une chaleur intense, mordicante. L'anxiété a diminué ainsi que le malaise ; mais le sentiment de bien-être n'existe pas encore, l'agitation persiste en changeant de caractère et le malade paraît se défendre contre une impression de chaleur excessive (Guyon).

Survient alors le troisième stade, celui de *sueur*. La peau, d'abord un peu plus humide, est bientôt recouverte d'une sécrétion sudorale abondante qui apparaît sur tout le corps, mouille le linge du malade et souvent son lit dont elle imprègne le matelas. L'anxiété, l'agitation, le malaise disparaissent alors.

Pendant cet accès, la marche de la température est des plus caractéristiques. L'ascension thermique est subite comme l'accès et en quelques minutes le thermomètre s'élève à 39°, 40°, 41°. Ce fastigium reste fixe pendant la durée de l'accès et la température baisse progressivement et rapidement, comme elle a monté ; elle redescend à 37 degrés ou à quelques dixièmes au-dessus de ce chiffre.

Le *pouls*, généralement petit pendant le frisson, plein pendant les stades de chaleur et de sueur, est fréquent et on compte ordinairement de 110 à 130 pulsations. Ses irrégularités sont remarquables et les intermittences presque constantes, même en l'absence de lésions cardiaques. Lorsque celles-ci existent, on observe une aggravation des symptômes : l'irrégularité devient extrême, les secousses imprimées par le muscle cardiaque à la paroi thoracique sont appréciables à la vue ; les signes d'auscultation, souffles, dédoublements, etc., augmentent d'intensité.

Les mouvements *respiratoires* sont plus précipités ; la dyspnée est parfois considérable ; le malade se plaint surtout d'une constriction thoracique plus gênante que douloureuse.

Un tel accès est ordinairement de courte durée. Au bout de vingt-quatre heures la température est redevenue normale : elle ne reste à un degré élevé que pendant six ou huit heures ; le plus souvent la diminution est graduelle. Dans un tiers des cas environ la fièvre persiste le lendemain ; mais elle est très exceptionnelle le troisième jour.

La *sécrétion urinaire* cesse pendant l'accès ; cette suppression n'est pas de longue durée, l'urine reparaît au moment du stade de sueur, quelquefois un peu avant.

Du côté du tube digestif, on observe des troubles constants. La langue est large, étalée, recouverte d'un enduit blanchâtre, épaisse, mais elle reste humide : ce caractère est important et distingue cette forme des suivantes. La bouche est pâteuse et amère ; si l'accès est intense et violent, des fuliginosités se montrent ; la salive est acide (Guyon).

Il existe toujours un état nauséeux plus ou moins accentué ; ordinairement des *vomissements* accompagnent l'accès et se prolongent même, mais plus rarement, deux ou trois jours après. La diarrhée est la règle.

Dans la grande majorité des cas, l'accès reste unique ; quelquefois cependant il s'en montre un second avec les mêmes caractères, soit le lendemain, soit, plus rarement encore, quelques jours après. Si la défervescence a été brusque, si la nouvelle ascension est rapide et franche, le pronostic n'est pas aggravé ; habituellement d'ailleurs, ce nouvel accès succède à la répétition de la même cause.

La guérison est la règle et les symptômes s'amendent peu à peu. La violence de l'accès du début, de même que l'élévation considérable de la température initiale, ne sont pas d'un mauvais pronostic. Il est très rare de voir un malade succomber dans ces conditions. Dans les quelques cas de morts qui ont été signalés il est probable que des lésions rénales préexistaient. C'est surtout sur le mode de défervescence qu'on basera le pronostic ; une chute indécise présentant des oscillations doit faire faire des réserves.

2° Accès répétés. *(Deuxième type de la fo me aiguë.)*

Les trois stades de frisson, de chaleur et de sueur se retrouvent ici moins nettement caractérisés, et ne présentent plus la même succession régulière. Le frisson, ordinairement aussi intense, l'est quelquefois beaucoup moins; mais sa durée est plus longue, il persiste souvent pendant plusieurs heures. Le stade de chaleur ne lui succède pas immédiatement; le malade se réchauffe mal, l'anxiété reste la même. Enfin le troisième stade peut manquer; en tous cas, il est rare de voir des sueurs profuses et surtout un bien-être nettement accusé par les malades.

La température dépasse rarement le chiffre de 40° et d'une façon générale le fastigium est moindre que dans le premier type. La défervescence n'est pas franche; après l'accès, pendant les jours suivants, le thermomètre s'arrête à 38° ou au-dessus, avec de légères exacerbations vespérales; puis au bout d'un temps qui varie de quelques heures à plusieurs jours, nouveaux frissons, nouvel accès dont la défervescence est tout aussi lente et irrégulière.

Il existe constamment des phénomènes du côté des divers appareils; la respiration et la circulation présentent les mêmes troubles que dans la première forme, mais les accidents du côté des poumons persistent davantage, affectant une forme congestive et souvent même pneumonique.

L'accès ne provoque pas l'apparition de l'albumine dans les *urines;* la densité de celle-ci est plus grande, parce que leur quantité est moindre : on n'y constate pas non plus de tubuli ni de sang. Elles sont rares, pendant l'accès, mais elles reparaissent aussitôt après et même en quantité considérable. Une suppression de longue durée est exceptionnelle, mais elle s'observe dans les cas où les accès se précipitent et comporte le pronostic le plus grave. Quant à l'odeur urineuse qu'exhaleraient certains malades, elle tient à ce que ceux-ci laissent échapper, pendant l'accès, quelques gouttes qui mouillent leur linge.

Les douleurs spontanées de la région rénale sont rares ; il n'en est pas de même des douleurs provoquées ; la manœuvre bimanuelle, qui sert à la recherche du ballottement rénal, nous a permis de les provoquer dans plus de la moitié des cas : elle sont bilatérales et siègent au niveau des fausses côtes et dans l'espace costo-iliaque.

Encore ici, le tube digestif est le siège de symptômes d'une grande valeur clinique. La langue n'est plus humide ; sèche, et comme vernissée, elle devient, si l'accès se prolonge, rouge, noirâtre, écailleuse, et se recouvre de fuliginosités qui s'étendent à toute la cavité buccale.

La salive, rare, est acide ; cette réaction explique le développement facile du muguet qu'on observe assez souvent dans cette forme, comme dans les autres d'ailleurs. L'extension des lésions au pharynx donne lieu à une douleur et à des troubles de la déglutition.

Des vomissements accompagnent ordinairement les accès et se prolongent plus ou moins longtemps après ; en tout cas il existe constamment un état nauséeux et une inappétence complète.

D'autres phénomènes plus bizarres et d'une interprétation plus difficile se montrent à la peau et au niveau des membres. Ce sont des éruptions qui consistent soit en un érythème léger et fugace, soit, plus rarement, en une éruption pustuleuse; ces accidents sont des plus rares.

Ailleurs, et un peu plus souvent, il n'y a pas de changement de coloration de la peau, mais les malades accusent, dans la continuité des membres, des douleurs très violentes, spontanées et exagérées par la pression ; leur siège de prédilection est le membre inférieur et surtout le mollet.

Plus fréquemment encore on observe des indurations phlegmoneuses du tissu cellulaire qui se montrent dans la continuité des membres : ce sont des plaques ou plutôt des masses indurées ordinairement peu adhérentes aux parties profondes : elles parviennent rarement à la suppuration. Cependant on a signalé des abcès développés dans le tissu cellulaire et les muscles ; d'après Malherbe, les régions envahies sont, par ordre de fréquence, la jambe, la cuisse, la région fessière, l'hypogastre, l'avant-bras, le bras, à titre d'exception la région précordiale, la fosse iliaque et plus rarement encore les articulations du genou, de l'épaule.

Ces accidents sont peu fréquents. Civiale en rapporte vingt-six cas, tandis que le professeur Guyon n'en a observé que trois exemples. Cette rareté devient de plus en plus grande à mesure que l'antisepsie est mieux observée dans la pratique du cathétérisme.

La durée de cette forme est variable. Ordinairement la défervescence est lente, incomplète, l'état général reste mauvais, la diarrhée, l'inappétence persistent, les accès se renouvellent à intervalles irréguliers, et la température se maintient à un degré élevé (38 à 39°).

Il est rare de voir la chute de la fièvre avant six ou sept jours, parfois elle ne cède pas avant le vingtième ou vingt-cinquième jour. La guérison est assez fréquente et survient au bout de la première semaine. Cette période passée, le pronostic s'aggrave ; il est, d'une façon générale, d'autant plus sévère que les accès sont plus nombreux et plus prolongés.

Quand la guérison doit avoir lieu, la défervescence se fait d'une façon plus régulière ; ailleurs les accès se précipitent, l'état devient des plus graves, les urines sont rares ou se suppriment, et le malade succombe au bout de deux ou trois jours, après quelques heures même dans certaines observations. Cette forme, heureusement rare, ne se montre guère que lorsque des lésions rénales préexistent ou lorsqu'un traumatisme important a porté sur les voies urinaires ; aujourd'hui on est surtout en droit d'invoquer la présence de microbes d'une virulence particulière et déterminant une néphrite suraiguë (Albarran).

3° Forme chronique ou lente. — On pourrait dire également fièvre sans accès. La fièvre est permanente, la courbe thermométrique ne présente qu'un petit nombre d'oscillations, mais le plateau reste sensiblement au-dessus du chiffre normal, entre 38° et 39°.

Ici l'état fébrile ne se traduit pas par des manifestations bruyantes. On voit quelquefois la régularité de la courbe thermique interrompue par une ascension brusque : il s'agit d'un accès intercurrent survenu sous l'ind'une cause provocatrice et qui affecte le premier ou, plus souvent, le second type de la forme aiguë.

D'ordinaire le malade ne se doute pas qu'il a de la fièvre ; il éprouve des malaises plus ou moins prononcés ; l'amaigrissement s'accentue très rapidement ; le teint change et prend une coloration jaune pâle caractéristique, les yeux s'excavent, la face se ride, mais le trait dominant du tableau symptomatique consiste en des troubles digestifs, dont le professeur Guyon a signalé la grande valeur séméiologique et sur lesquels nous insisterons bientôt.

La *durée* de cette fièvre est très variable ; toujours longue, elle se compte par semaines et par mois. Lorsque les lésions sont abandonnées à elles-mêmes, on voit les oscillations thermométriques diminuer d'amplitude, et la température se rapproche du chiffre normal.

Il ne faut pas se hâter de croire à une guérison, car l'état général devient de plus en plus mauvais ; à la dernière période, les malades peuvent être dans un état non seulement d'*apyrexie*, mais d'*hypothermie* caractérisant une des formes de l'urémie ; c'est par insuffisance rénale que succombent ces malades. Un tel état d'hypothermie n'est pas primitif ; il succède à des troubles divers où la fièvre a joué un rôle, mais parfois tellement effacé qu'elle a passé inaperçue. Il dénote une *quatrième forme d'intoxication* urineuse, qui se distingue des deux précédentes par une *apyrexie complète*.

A cette période ultime, les altérations du facies, l'amaigrissement, et surtout les *troubles digestifs* constituent en apparence toute la symptomatologie, dont nous devons nous occuper maintenant.

Ces troubles digestifs sont le corollaire obligé de toute phlegmasie prolongée de l'appareil urinaire. Leur intensité varie tellement qu'on peut dans leur description les diviser en cas graves et en cas légers (Guyon).

Cas graves. (Grands dyspeptiques.) — L'aspect de la langue est si caractéristique que le nom de *langue urinaire* (Guyon) mérite de lui être appliqué. Une rougeur scarlatiniforme des plus marquées se voit à la pointe et sur les bords tandis que le reste de l'organe est recouvert d'un enduit épais, un peu visqueux ; le contraste de cet enduit et de la rougeur est pathognomonique.

Elle est sèche et aride, comme toute la cavité buccale. Dans une période avancée, au lieu d'une surface rouge et vernissée, on rencontre vers son centre des sillons noirâtres, qui lui donnent un aspect fendillé ; la même rougeur occupe le voile du palais, le pharynx. Les mouvements de la langue sont difficiles, et rendent la parole hésitante et confuse. Un tel aspect est bien différent de ce qu'on voit dans l'état aigu, où la langue est épaisse, large, étalée, humide. Cependant, comme dans l'état aigu, on voit souvent survenir une complication locale : le muguet.

La sécrétion salivaire est diminuée et paraît suspendue dans certains cas ; la salive est toujours acide.

Comme conséquence de cette sécheresse de la cavité buccale résulte une difficulté particulière de la déglutition, une *dysphagie buccale* (Guyon) tout à fait spéciale. La déglutition pharyngienne ne semble pas au premier abord être entravée, mais l'absence de salive, la gêne des mouvements de la langue, sa grande sensibilité sont autant de raisons qui gênent l'élaboration du bol alimentaire ; aussi les aliments solides, et en particulier le pain et la viande, sont-ils repoussés. Par contre, des boissons sont acceptées et même demandées ardemment. C'est là une précieuse ressource pour ces malades, qu'on alimente à l'aide de lait, d'œufs, etc.

L'état nauséeux que nous avons signalé dans la forme aiguë existe ici avec des modifications ; la répugnance pour les aliments est telle que les nausées apparaissent souvent à la seule pensée d'un aliment solide. Les vomissements sont habituels dans la période avancée, tantôt intermittents, tantôt constants et incoercibles. De même que la fièvre, ces troubles digestifs présentent des oscillations soit spontanées, soit provoquées par une manœuvre.

La constipation est la règle ; dans la même forme grave et avancée, on observe de la diarrhée ; qu'il s'agisse d'une forme aiguë ou chronique, elle est l'indice d'une intoxication profonde de l'organisme, surtout lorsqu'elle succède brusquement et sans transition à la constipation.

L'existence de pareils troubles n'implique pas forcément un pronostic fatal ; beaucoup de ces malades parviennent à la guérison comme dans les cas, par exemple, où l'état inflammatoire des voies urinaires est entretenu par une lésion telle qu'un calcul, aisément justiciable de la chirurgie.

Cas légers. (Petits dyspeptiques.) — Dans ces cas, on n'observe qu'un peu d'inappétence, des digestions longues et pénibles, parfois des douleurs, mais plus souvent des pesanteurs stomacales. Plus tard, si les mêmes causes persistent du côté des voies urinaires, on constate des vomissements survenant à la suite d'un état nauséeux plus ou moins prolongé, affectant l'apparence d'une indigestion. La langue, chargée, est recouverte d'un enduit épais, blanchâtre ; la salive est moins abondante, acide, mais on n'observe pas une sécheresse, une aridité extrême de la bouche, qui reste pâteuse et amère.

La constipation est ici la règle, comme chez tous les malades qui vident mal leur vessie (Guyon). Elle entrave la circulation et augmente la congestion des organes pelviens.

Du côté du système nerveux on n'observe guère qu'un peu de somnolence après les repas ; et souvent aussi des accès de céphalalgie paroxystique affectant le type de la migraine.

Tantôt ces états légers cèdent facilement à un traitement convenable, tantôt ils ne sont qu'un acheminement vers une forme grave, dans une affection à marche fatalement progressive.

TRAITEMENT

Le traitement s'adressera tout d'abord à la cause, qu'on s'efforcera de supprimer ; c'est, par exemple, une rétention complète ou incomplète chez un prostatique ou un rétréci, une infiltration d'urine, etc. S'il s'agit d'une manœuvre opératoire, telle qu'une uréthrotomie, une lithotritie, on se mettra dans les conditions qui empêchent la pénétration de l'urine dans l'économie, le développement des germes et le retentissement congestif ou inflammatoire sur les reins. Enfin, il est possible aujourd'hui de trouver dans l'urine des éléments organisés dont la présence ou l'absence, non seulement éclaire le pronostic, mais peut faire décider ou ajourner une opération.

C'est pourquoi une médication interne préventive est utile. Le fonctionnement du tube digestif sera régularisé au moyen de purgatifs, de laxatifs, ou même, plus simplement, à l'aide de lavements. Les douleurs, surtout les douleurs vésicales, trouvent un calmant dans les opiacés, en potions, en suppositoires, en injections hypodermiques. Avant la plupart des opérations, l'administration d'une petite quantité de sulfate de quinine (0 gr. 50), la veille ou le matin même, offre une garantie contre les accès de fièvre.

A l'intérieur, l'usage des antiseptiques est des plus précieux. L'acide borique (2 à 3 grammes), le biborate de soude (6 à 12 grammes), sont éliminés par les reins et rendent l'urine aseptique. Toutes les fois que l'absorption de ces médicaments, à dose suffisante, a été possible, nous n'avons *jamais* observé d'accidents fébriles. Malheureusement le biborate de soude est mal toléré par la muqueuse stomacale, beaucoup de malades sont pris de vomissements dès que la dose dépasse 4 à 5 grammes en vingt-quatre heures, et la nécessité de conserver l'intégrité du tube digestif fait renoncer souvent à l'emploi de ce moyen préventif d'une si grande utilité.

Le traitement curatif diffère au moment des accès ou dans leur intervalle. Pendant l'accès, on réchauffera le malade en l'entourant de couvertures, de boules d'eau chaude placées le long du corps et à ses pieds. Il ne faut pas le laisser exposé à l'air, ne fut-ce qu'un instant, même pour l'entourer directement d'une couverture de laine. Le refroidissement est redoutable à tous les moments de l'accès, aussi le malade restera-t-il couvert jusqu'à la fin du stade de sueur.

En même temps on donnera des boissons chaudes et stimulantes. Le thé au rhum est la préparation consacrée ; 100 grammes de rhum ou d'eau-de-vie dans un litre d'une tisane quelconque, très chaude, sont nécessaires. Dès la fin de l'accès on fera prendre du sulfate de quinine : des doses un peu élevées sont seules efficaces ; on administrera 1 gr. 50 en trois fois à une heure d'intervalle. Malheureusement ce médicament, par suite de l'état nauséeux du malade, est souvent rejeté avec les vomissements qu'il provoque ou qu'il exagère ; aussi faut-il en renouveler l'administration un peu plus tard. L'antipyrine nous a paru posséder dans ces cas une puissance antithermique inférieure à celle du sulfate de quinine et être plus difficilement encore tolérée par l'estomac. Elle a sur lui l'avantage de pouvoir être administrée en injections hypodermiques (1 gramme à 1 gr. 50), ressource précieuse quand les vomissements sont incoercibles. Mais l'antipyrine ne doit se donner que lorsque les lésions rénales préexistantes sont nulles ou peu avancées, et n'entravent pas le bon fonctionnement de l'organe.

L'accès une fois terminé, on laissera reposer le malade. On ne cherchera à provoquer le sommeil à l'aide de calmants que dans le cas de douleurs vives. Dès le lendemain, le malade prendra un léger purgatif salin, de façon à provoquer trois ou quatre garde-robes au plus.

S'il s'agit d'un accès franc, tout est ordinairement terminé alors, mais par prudence on continue l'usage du sulfate de quinine à faible dose (0 gr. 50 à 1 gramme). Lorsque le deuxième type s'installera, on insistera sur l'emploi de ce médicament, auquel on associera le quinquina (25 grammes de teinture ou 5 grammes d'extrait mou); les stimulants généraux et en particulier l'alcool sont indispensables (Guyon).

Les tisanes prises en grande quantité rendent l'urine moins toxique en la diluant. Le chiendent, la queue de cerise, le stigmate de maïs, la pariétaire, jouissent de la réputation d'être diurétiques, qu'ils ne justifient pas toujours : ils peuvent être remplacés par toute autre infusion qui plairait mieux au malade. On répétera les purgatifs, à dose légère, les lavements, en se laissant guider par l'état du tube digestif et surtout par l'aspect de la langue, dont l'enduit saburral ne disparaît qu'avec la cessation de l'intoxication.

Une infusion de jaborandi ou une injection sous-cutanée de pilocarpine aideraient à l'élimination du toxique, mais ce serait au prix d'une dépression des forces, qu'il convient au contraire de relever.

Dans la deuxième forme on voit souvent se produire des congestions viscérales. Les congestions rénale et pulmonaire seront combattues au moyen de ventouses appliquées sur le thorax et à la région lombaire. Au niveau des reins, en particulier, cette médication sera instituée de bonne heure et, s'il reste de la douleur, on y joindra des scarifications.

L'alimentation est en général difficile et les solides sont acceptés avec répugnance. Le lait trouve ici son indication et est pris avec plaisir : on y ajoute du rhum ou de l'eau-de-vie. S'il est digéré avec peine et s'il existe des vomissements, une eau alcaline, telle que Vichy, servira à le couper. Plus tard, dès que les voies digestives le permettront, on reviendra à une nourriture plus stimulante et à une médication tonique.

Dans la forme lente ou chronique, on sait que l'élévation de la température joue un rôle effacé et que la plupart des symptômes sont tirés du tube digestif. Aussi ne fera-t-on que rarement usage du sulfate de quinine et seulement en face de poussées aiguës ou d'une élévation thermométrique sensible. Les préparations de quinquina sont préférables à tous égards.

On favorisera l'élimination du toxique. Des purgatifs légers, des laxatifs seront donnés tous les jours, tels que l'eau de Sedlitz, de Pullna, de Hunyadi-Janos, à la dose d'un verre, de Rubinat, ou bien 10 ou 15 grammes d'huile de ricin; on évitera les drastiques. Ces agents sont d'autant plus utiles qu'il existe ordinairement de la constipation. Ce sont, par conséquent, de bons moyens de décongestion ; des lavements aideront au déblaiement de l'intestin.

On a conseillé de donner des boissons diurétiques ou du moins des boissons abondantes : on n'en usera qu'avec beaucoup de modération, dans la crainte d'augmenter la congestion rénale. Les fonctions de la peau seront stimulées à l'aide de frictions sèches, de massages, de bains de vapeur sèche administrés au lit, bien plutôt que par de grands bains, dont l'action est moins puissante et qui exposent aux refroidissements. Quand l'état général le permettra, un exercice modéré sera recommandé.

Il est important de surveiller l'alimentation. Le régime lacté est bon en principe ; mais il faut se garder de faire éliminer par le rein une trop grande quantité de liquide ; on préférera un régime lacté mitigé avec usage des œufs, du poisson et de la viande sous forme d'extrait de viande, de viande crue, de jus, et bouillon américain, etc. Le vin et un régime tonique ne seront exclus que pendant les poussées aiguës, car il faut avant tout relever et soutenir les forces du malade.

CHAPITRE III

TROUBLES DE LA MICTION

A. — MODIFICATIONS DANS LE MODE D'ÉCOULEMENT DE L'URINE

Les *déformations du jet*, auxquelles on attache souvent beaucoup d'importance, n'ont qu'une médiocre valeur. Un jet aplati, en vrille, en tire-bouchon, même un jet bifide, se rencontrent en présence, non seulement d'un rétrécissement, mais aussi d'autres altérations du canal, telles qu'une uréthrite, aiguë ou chronique; le spasme produit des modifications analogues; quant aux corps étrangers et aux lésions du méat, leur influence est évidente.

La diminution de *volume*, et surtout la diminution de la *force de projection*, offrent plus d'intérêt et sont à rechercher chez les rétrécis et les prostatiques. Elles tiennent aussi à un affaiblissement des contractions vésicales.

Quelquefois la puissance du jet est *augmentée*, lorsque

la paroi musculaire de la vessie est hypertrophiée, surtout pendant les premiers jours qui suivent la section d'un rétrécissement.

Un *arrêt brusque du jet* est donné très souvent comme caractéristique d'un calcul vésical. Il n'en est rien; d'abord l'interruption est déterminée par la présence de tout autre corps mobile : un fragment de tumeur, un caillot, etc. Il en est de même du spasme, et le fait est fréquent dans les lésions médullaires. D'autre part, un calcul ne produit un arrêt brusque que dans certaines conditions, chez des sujets jeunes, alors que la prostate n'est pas développée ; encore ne se rencontre-t-il que lorsque le sujet urine debout ; dans la station couchée le calcul est loin du col et la miction est ininterrompue. Il en est de même chez les vieillards, lorsqu'une grosse prostate ou le développement du bas-fond vésical s'opposent au contact de la pierre et du méat interne.

La *lenteur de la miction* s'observe dans des états multiples : tels sont une lésion médullaire qui produit un affaiblissement des contractions vésicales, un rétrécissement, l'hypertrophie de la prostate.

La miction peut être *retardée;* le départ du jet ne se fait pas à volonté, comme chez les ataxiques et surtout les prostatiques à la première période. Elle existe aussi chez les névropathes et les sujets impressionnables, qui ne peuvent uriner s'ils savent qu'on les observe.

Enfin cette miction lente exige des *efforts :* le moment où s'exercent ceux-ci varie avec la lésion. Chez les rétrécis, dont l'obstacle est permanent, ils durent pendant tout le temps de l'écoulement de l'urine; il en est de même chez les myélitiques dont la contractilité vésicale est détruite. Chez les prostatiques, la principale difficulté tient au départ du jet, et les efforts sont violents surtout au début. Enfin on les voit ordinairement se produire à la fin dans les cystites, surtout dans la cystite calculeuse où les parois vésicales viennent s'appliquer sur le corps étranger; ces faux besoins sont des plus violents et des plus douloureux.

B. — FRÉQUENCE

Normalement, un homme en bonne santé urine toutes les 4 ou 5 heures pendant la journée, et pas du tout la nuit. Le retour des besoins est soumis à certaines influences physiologiques; ils sont plus fréquents pendant la digestion, après l'absorption de certains aliments et surtout de boissons, telles que la bière, le vin blanc, le cidre, etc.

Certaines affections exercent une action réflexe sur la miction : les dyspepsies, les lésions du gros intestin, enfin et surtout les affections rénales dans des conditions déjà étudiées.

Quelques maladies du *système nerveux* influent sur la fréquence; il en est ainsi chez les névropathes, les hypochondriaques, et aussi dans la période préataxique du tabes. Dans beaucoup de ces cas, on porte le diagnostic de vessie irritable, dénomination peu précise qui embrasse un grand nombre de lésions dissemblables.

La fréquence, tenant à une altération de l'appareil urinaire, est l'indice d'une *congestion*. Elle existe surtout chez les prostatiques à la période de rétention, et se montre au début seulement pendant la nuit ou dans les premiers moments de la matinée. Les rétrécis qui ne vident pas leur vessie urinent plus souvent le jour. Chez d'autres malades, tels que les tuberculeux, la fréquence est à peu près égale le jour et la nuit : cependant les congestions provoquées par le décubitus dorsal augmentent le nombre des mictions de la nuit; ailleurs elle est provoquée par des causes bien nettes, comme les mouvements chez les calculeux.

Dans tous ces cas nous avons supposé la vessie indemne d'inflammation; lorsqu'il y a *cystite*, la fréquence existe toujours, mais elle seule ne suffit pas pour entrainer ce diagnostic; il faut en même temps que la miction soit douloureuse et que les urines contiennent du pus.

Dans les cystites des prostatiques, des calculeux, des rétrécis, la fréquence est influencée et augmentée par les conditions que nous venons d'énumérer.

C. — DOULEUR

La douleur de la miction varie depuis une simple sensation de chaleur jusqu'à un degré tel que des syncopes ont été ainsi provoquées. Elle peut se montrer avant, après ou pendant la miction.

La douleur *précède la miction* dans certaines cystites où le besoin, plus ou moins pénible, se fait sentir longtemps avant que la miction ne s'accomplisse; elle devient quelquefois permanente, mais le maximum de douleur existe toujours à la fin. Chez les ataxiques, au contraire, le besoin seul est pénible et souvent la douleur cesse dès que la miction commence.

Habituellement elle persiste *pendant la miction*. La cause en est parfois dans la nature du liquide : les urines fébriles très concentrées produisent une sensation de chaleur ; il en est de même lorsqu'elles sont très rares, comme dans l'intoxication par la morphine, et lorsque leur alcalinité est portée à l'excès, surtout lorsqu'elles ont subi la transformation ammoniacale. La constance de la sensation douloureuse s'observe surtout dans les lésions de l'urèthre et en particulier dans l'uréthrite blennorrhagique, ou après un traumatisme tel que l'introduction d'un corps étranger dans le canal, en présence d'ulcérations chancreuses, tuberculeuses, ou résultant de l'ouverture d'un abcès. Ailleurs la lésion siège dans la partie profonde de l'urèthre ; dans la prostatite, les mictions sont rendues douloureuses par l'inflammation de la muqueuse et l'obstacle qu'elle apporte au libre écoulement de l'urine.

La douleur existe *après la miction* ou est prédominante à ce moment : il s'agit alors d'une *lésion du col*. Les fissures du col sont d'une extrême rareté ; les ulcérations s'accompagnent presque toujours d'inflammation.

Dans l'immense majorité des cas, une douleur prolongée après la miction est caractéristique d'une *cystite*. Toutes les espèces donnent lieu à ce symptôme ; celles où il est prédominant sont les cystites calculeuses, alors que les parois vésicales s'appliquent sur le calcul, la cystite tuberculeuse ou blennorrhagique où les lésions, très intenses, sont limitées au col qui est enserré par les contractions vésicales. Dans les cystites des rétentionnistes, au contraire, la douleur est plus uniformément répartie.

D. — RÉTENTION D'URINE

On désigne sous le nom de rétention d'urine, l'impossibilité d'émettre naturellement par l'urèthre, partie ou totalité de l'urine contenue dans la vessie (Guyon).

La rétention offre deux variétés : elle est *complète* quand aucune goutte d'urine ne peut s'échapper; *incomplète* quand il y a un écoulement de l'urine, volontaire ou inconscient, mais quand aussi il en reste dans la vessie une certaine quantité qui n'est jamais évacuée.

La rétention *n'est qu'un symptôme* et ne constitue jamais une entité morbide ; elle n'est qu'un épiphénomène survenant au cours d'affections multiples qui ont pour siège l'urèthre, la prostate, la vessie, ou bien elle est réflexe, produite à distance par l'intermédiaire du système nerveux.

1°. RÉTENTION COMPLÈTE

CAUSES URÉTHRALES. — Les traumatismes graves de l'urèthre s'accompagnent de rétention ; les petites ruptures peuvent amener les mêmes accidents quand des caillots s'accumulent dans l'urèthre, ou plus rarement à l'occasion d'une inflammation vive des parois.

Les corps étrangers, les calculs engagés forment rarement par eux-mêmes un obstacle complet, mais la muqueuse enflammée à leur contact se boursouffle. Il est rare qu'un tel phénomène s'observe au cours d'uréthrites aiguës, mais il est plus fréquent en présence d'un rétrécissement, à la suite d'une cause surajoutée, inflammatoire ou congestive, ou de l'interposition d'un bouchon muqueux, d'un calcul en amont de l'obstacle. Signalons enfin les traumatismes produits par un lien enserrant le pénis ; chez la femme les rétentions qui résultent de l'introduction d'un corps étranger dans le vagin, ou le séjour prolongé dans ce canal de la tête fœtale.

Causes prostatiques. — Dans la prostate, il est rare qu'un corps étranger tel qu'un calcul engagé ferme absolument toute issue à l'urine ; il est plus fréquent d'observer le phénomène contraire, c'est-à-dire un suintement continuel d'urine entre les parois du canal et le corps étranger. La déformation et l'hypertrophie de la prostate sont des causes prédisposantes qui sont rarement de nature à déterminer par elles-mêmes une rétention complète. On a vu un lobe prostatique pédiculé, un soulèvement de la muqueuse en forme de barre, de valvule, disposé de telle sorte qu'il joue le rôle d'une soupape véritable et obstrue complètement l'orifice ; ce fait exceptionnel s'observe et la rétention est alors définitive. Le plus souvent la rétention complète chez les prostatiques est due à une poussée congestive, à un gonflement de la muqueuse qui se produit après des causes bien nettes déjà exposées.

Causes vésicales. — Un obstacle siège au niveau du col. Il s'agit d'un calcul qui est venu s'y engager, fait réalisable seulement chez les enfants ou les jeunes sujets à prostate peu développée. Ailleurs un *fragment de tumeur* et, plus souvent, des *caillots* obstruent l'orifice.

L'affaiblissement ou plutôt la *suppression de la contractilité* de la vessie rend impossible l'évacuation de l'urine. Tantôt la cause est une *lésion du système nerveux central*, comme celles de la paralysie générale, des traumatismes de la moelle, surtout après les fractures de la colonne. Tantôt elle réside dans la vessie elle-même : le muscle vésical est forcé, après une rétention volontaire par exemple, ou dans l'ivresse prolongée qui supprime la perception du besoin et laisse la vessie se distendre ; dans ces deux cas, le mécanisme a été aussi attribué à un spasme. Ailleurs le muscle vésical est *dégénéré;* ce sont les cas qui relèvent de la sclérose vésico-prostatique. La rétention complète n'est d'ordinaire que momentanée et au bout d'un certain temps le malade urine par regorgement.

La rétention est occasionnée par un *spasme de l'appareil sphinctérien*. Dans cet ordre de causes nous rangerons les rétentions consécutives aux *opérations* portant sur les voies urinaires ou sur une région plus éloignée, celles des *névropathes*, et surtout les rétentions réflexes qui ont leur point de départ dans une *lésion de l'urèthre* ou de la *vessie*, le plus souvent de l'urèthre postérieur.

Caractères cliniques. — A mesure que la quantité d'urine retenue s'accroît, une sensation de tension, gênante d'abord, puis douloureuse, apparaît, augmente progressivement et la douleur devient extrême ; elle ne se localise pas au-dessus du pubis, mais irradie aux aines, aux cuisses, aux lombes. Le malade se livre à des efforts d'expulsion le plus souvent infructueux, qui amènent parfois l'issue de quelques gouttes. Pour satisfaire ces besoins incessants, il prend les positions les plus diverses, saisit les objets environnants; il s'accroupit ou se courbe en avant, la tête appuyée contre un mur; il exerce des tiraillements sur la verge. Les efforts renouvelés à chaque instant deviennent continus et augmentent la tension abdominale; il en résulte l'issue de matières fécales, parfois la chute du rectum ou la production d'une hernie; ailleurs on a observé une hémorrhagie cérébrale. Le patient haletant, couvert de sueur, est dans un état d'anxiété extrême et présente parfois des troubles nerveux et du délire.

L'examine-t-on à ce moment, on constate dans les cas très prononcés une saillie abdominale produite par la distension du globe vésical; celle-ci est toujours appréciable au palper; la vessie peut remonter jusqu'à l'ombilic et au delà. Lorsque la masse urinaire est moindre, il faut chercher la vessie au-dessus ou derrière le pubis et même, chez certains vieillards à bas-fond très distendu, une quantité considérable d'urine distend la partie postéro-inférieure de la vessie avant que celle-ci ne soit appréciable en avant. La verge est souvent congestionnée et dans une demi-érection.

Si la marche est lente et la rétention graduelle, les voies urinaires peuvent encore conserver leur intégrité tant que le muscle vésical possède une contractilité suffisante. Mais dès qu'il a cédé, les uretères et les bassinets se dilatent, la substance rénale refoulée est frappée d'impuissance fonctionnelle et le malade meurt d'intoxication urémique. Ailleurs il semble succomber à une sorte d'épuisement nerveux causé par la violence des douleurs, ou bien une rupture de la vessie termine la scène en provoquant une péritonite suraiguë.

Le tableau n'est pas toujours aussi sombre et chez quelques malades, en particulier ceux dont la vessie est habituée à une distension incomplète, la rétention acquiert de notables proportions sans donner lieu à des symptômes très douloureux. Enfin certaines rétentions sont passagères, comme chez les rétrécis et les prostatiques après des poussées congestives; l'arrêt de la miction ne dépasse pas quelques heures; ces phénomènes transitoires ne s'observent guère qu'à une période peu avancée de la maladie.

Diagnostic. — D'ordinaire une rétention complète se reconnaît facilement; on ne la confondra pas avec l'absence d'urine de la vessie; cette question cependant ne peut pas toujours être jugée par le cathétérisme, car celui-ci est souvent très difficile ou impossible. La palpation hypogastrique ne permet pas toujours non plus de constater une tuméfaction vésicale; il faut alors combiner le toucher rectal avec le palper hypogastrique pour se renseigner sur l'état du globe vésical.

Traitement. — Le traitement s'adresse tout d'abord à la cause et varie suivant qu'elle consiste en un rétrécissement, une hypertrophie prostatique, un corps étranger, etc. Les moyens médicaux servent surtout à diminuer les douleurs; à ce point de vue, les opiacés et surtout une injection sous-cutanée de morphine sont précieux et amènent un calme, grâce auquel les phénomènes qui ont produit la rétention cessent souvent d'eux-mêmes ; quant aux antiphlogistiques, aux décongestifs, ils sont d'une utilité moindre et on ne doit pas s'attarder à leur emploi.

Lorsque les moyens médicaux ont échoué et que le cathétérisme est impossible, il faut le plus tôt possible pratiquer une évacuation artificielle et ponctionner la vessie.

PONCTION DE LA VESSIE

Quatre voies ont été suivies :

1° *Ponction périnéale.* — Le malade étant placé dans la position de la taille, on enfonce, au niveau de l'intersection du raphé médian et de la ligne biischiatique, un trocart moyen qu'on dirige en avant et en haut.

2° *Ponction recto-vésicale.* — L'indicateur de la main gauche, étant introduit dans le rectum, guide et conduit sur la saillie globuleuse de la vessie la canule d'un trocart ; une fois l'extrémité de celle-ci en contact avec la paroi recto-vésicale, on introduit la pointe ; on ponctionne et on la retire en laissant la canule en place.

3° *Ponction sous-pubienne.* — Voillemier, qui l'a imaginée, se servait d'un trocart un peu plus courbe que celui de Frère Côme : il faisait abaisser la verge de façon à tendre le ligament suspenseur, puis enfonçait le trocart dans ce point en décrivant une courbe allongée de façon à contourner le pubis ; l'instrument pénètre facilement dans la vessie, à condition qu'on ne fasse pas un mouvement d'abaissement prématuré qui conduirait la pointe contre le pubis.

Ces trois méthodes opératoires sont aujourd'hui abandonnées; elles sont d'une exécution difficile, et exposent à l'établissement de fistules recto-vésicales ou périnéales et à la blessure des plexus veineux. La ponction sous-pubienne seule mériterait d'être conservée pour les cas où une vessie petite, contractée, très épaisse ne pourrait se distendre au-dessus du pubis.

4° *Ponction hypogastrique.* — On se servait autrefois d'un gros trocart courbe, dit trocart de Frère Côme, ou encore d'un instrument droit qu'on laissait à demeure pendant plus ou moins longtemps. L'aspiration a rendu inutile l'emploi de gros instruments et, en permettant de se servir d'une aiguille fine, a rendu inoffensive la ponction de la vessie. Les appareils de Dieulafoy ou de Potain sont les plus usités en pareil cas; l'aiguille la plus fine de ce dernier appareil, qui correspond au n° 6 de la filière Charrière, suffit le plus souvent.

La région pubienne étant lavée au savon et à la solution phéniquée, et le rectum débarrassé à l'aide d'un lavement, le malade est couché sur le bord droit du lit, les jambes allongées, sans raideur. Après avoir recherché le bord supérieur de la symphyse pubienne, le chirurgien marque avec l'ongle de l'index gauche un point situé à deux centimètres au-dessus. Il saisit de la main droite le trocart, préalablement passé à la flamme et graissé d'huile phéniquée, et il l'enfonce immédiatement au-dessous de l'index gauche dans la direction de la symphyse sacro-iliaque. La profondeur à laquelle on doit pénétrer varie avec l'épaisseur du tissu adipeux. Aussitôt qu'on suppose la vessie atteinte, on fait rentrer le trocart dans la canule qu'on continue à enfoncer.

Quelle que soit la cause de la rétention, l'évacuation sera lente, progressive et antiseptique (Guyon). S'il s'agit d'un sujet jeune, dont les parois vésicales sont supposées peu malades, atteint par exemple d'un rétrécissement, on peut par une première ponction vider complètement la vessie en ayant soin que l'écoulement du liquide soit extrêmement lent. Il n'en est pas de même en face d'une rétention chez un prostatique. Ici, l'évacuation ne saurait, sous aucun prétexte, être complète et on observera les mêmes règles que pour l'évacuation avec la sonde, c'est-à-dire que quelques centaines de grammes seulement seront retirées en une fois ; avant d'enlever la canule, on injectera une petite quantité d'une solution boriquée.

On peut en effet recommencer une ponction capillaire un grand nombre de fois ; chez un prostatique, par exemple, on est autorisé à la faire toutes les 6 ou 8 heures jusqu'à évacuation complète. En tout cas, quelle que soit la cause de la rétention, on ne retirera jamais la canule sans avoir pratiqué une injection boriquée ; on pourra même par ce moyen faire des lavages dans une vessie chargée de pus (Verchère).

II°. RÉTENTION INCOMPLÈTE

La rétention incomplète est caractérisée par le séjour dans la vessie, après la miction, d'une certaine quantité d'urine qui ne peut être évacuée. Il serait facile de s'en rendre compte en sondant un malade de ce genre, un prostatique par exemple, immédiatement après qu'il a uriné ; on retirerait une quantité d'urine souvent assez considérable pour atteindre 3 à 400 grammes, mais une évacuation d'emblée complète ne doit pas être pratiquée, car elle est dangereuse pour des raisons déjà indiquées.

Dans une première forme, il y a rétention incomplète simple, sans distension ; les mictions sont plus fréquentes et le besoin mal satisfait ; on observe toujours de la polyurie, surtout pendant la nuit. Dans la deuxième forme, il se joint à la rétention une distension du bas-fond ; l'urine s'écoule d'elle-même dès que la quantité que peut contenir le bas-fond est atteinte ; il y a incontinence par regorgement. Nous ne reviendrons pas sur ce que nous avons dit à propos des rétentions chez les rétrécis et les prostatiques, non plus que sur le traitement approprié à chacun de ces cas.

E. — INCONTINENCE D'URINE

On désigne sous ce nom un écoulement inconscient et plus ou moins continu de l'urine par les voies naturelles. Cette définition élimine la *fausse incontinence* qui se caractérise par une répétition très fréquente de besoins impérieux et trop violents pour être maîtrisés. Dans ces cas, le passage de l'urine est perçu et ordinairement douloureux, la vessie se contracte pour expulser l'urine ; il y a miction.

L'incontinence reconnaît des origines multiples.

On la rencontre dans certaines affections du système nerveux, chez les *hystériques* et surtout les *épilep-*

tiques, chez qui l'émission involontaire annonce la fin de l'attaque; enfin c'est un symptôme fréquent des *paralysies vésicales*. L'incontinence est parfois *essentielle* chez les enfants; elle constitue à elle seule toute la symptomatologie d'une affection déjà étudiée, qui a pour cause une atonie du sphincter, et qu'on observe très rarement chez l'adulte.

Ailleurs l'incontinence est produite par des causes matérielles. Des *corps étrangers*, un calcul vient s'engager dans le sphincter et en empêche l'occlusion ; tout différent en est le mécanisme dans la *tuberculose* où on voit des lésions ulcératives détruire le col vésical et une partie plus ou moins étendue de la prostate.

Plus rarement l'incontinence succède à un traumatisme et surtout à un acte opératoire : on l'a observée à la suite des incisions de la taille, de la dilatation périnéale de Dolbeau ; elle est plus fréquente, mais ordinairement passagère après la dilatation de l'urèthre chez la femme.

Dans la *majorité des cas*, l'incontinence accompagne les périodes avancées de la rétention incomplète. On l'observe chez les rétrécis et les prostatiques ; dans le premier cas, elle apparaît le plus souvent pendant le jour ; elle est nocturne chez les prostatiques.

CHAPITRE IV

MODIFICATIONS DES URINES

On trouvera plus loin l'exposé des caractères physiques et chimiques des urines normales. Ce liquide, à l'état pathologique, subit des modifications qui portent sur sa quantité (oligurie, anurie, polyurie), sur sa composition normale (v. *Examen chimique*, p. 959 et suiv.); enfin des éléments étrangers peuvent s'y rencontrer (hématurie, pyurie, pneumaturie. — V. aussi *Examen histologique*, p. 949 et suiv.).

A. — OLIGURIE

La quantité d'urine peut diminuer *brusquement* à la suite de causes bien nettes, telles qu'une opération chirurgicale portant sur une région quelconque ou plus souvent dans la sphère génito-urinaire : dans ce cas, le pronostic n'est pas grave si la sécrétion reprend rapidement son degré normal. Il en est ainsi dans les grands accès de fièvre; même pronostic bénin si cette oligurie est de courte durée.

Plus inquiétante d'ordinaire est une diminution graduelle, progressive de la quantité d'urine. Cet état succède souvent chez les vieux urinaires à une polyurie plus ou moins ancienne; le pronostic est des plus sévères, car cette diminution persiste et s'accentue jusqu'à la mort; elle est l'indice d'une poussée aiguë de néphrite survenue au cours d'une inflammation chronique. D'une façon générale, toute oligurie durable est la conséquence de lésions avancées de l'appareil urinaire.

B. — ANURIE

La suppression totale de la sécrétion urinaire se rencontre dans un grand nombre d'affections dont les unes ont leur point de départ en dehors de l'appareil urinaire, les autres au sein de cet appareil.

Telles sont la diphtérie, la fièvre jaune, l'ictère grave, les fièvres paludéennes, le choléra et autres affections de nature infectieuse dans lesquelles l'anurie paraît dépendre d'une *complication rénale*. Ailleurs il s'agit d'un arrêt réflexe de la sécrétion; comme dans les affections du tube digestif, péritonite, étranglement interne, entérites; comme aussi après les brûlures étendues. Enfin au cours de l'hystérie on a observé des anuries très prolongées (Merklen).

Certaines substances toxiques, l'opium, le mercure, les cantharides amènent des lésions rénales qui se traduisent par la suppression de la sécrétion urinaire.

Dans une deuxième catégorie de faits, l'anurie a sa cause première dans l'appareil urinaire. Elle s'observe à la suite des traumatismes rénaux, lorsque l'uretère a été rompu ou oblitéré par un caillot; pour expliquer la suppression de l'urine, il faut admettre soit une action réflexe des nerfs vaso-constricteurs de l'autre rein, soit l'existence d'un rein unique, soit une lésion bilatérale. Cette anurie est assez fréquente à la suite des néphrectomies; elle est habituellement transitoire.

L'oblitération d'un uretère comprimé par une tumeur du petit bassin, un cancer de l'utérus par exemple, est peu commune.

L'*anurie calculeuse* se rencontre plus souvent. Elle se présente sous deux formes : il s'agit d'une suppression d'urine pendant quelques heures, un jour au plus, au cours d'une colique néphrétique; puis la sécrétion se rétablit et tout rentre dans l'ordre. Ailleurs la suppression, absolue et d'emblée définitive, reconnaît pour cause l'enclavement d'un calcul dans l'uretère lorsqu'il existe un rein unique, ou que l'uretère du côté opposé est oblitéré par le fait d'une inflammation ancienne.

La mort n'est pas aussi rapide qu'on pourrait le croire dans ces cas. Les malades survivent en moyenne une dizaine de jours, quelquefois beaucoup plus longtemps. Au cours des néphrites, l'anurie se présente dans plusieurs circonstances, tantôt au début d'une néphrite aiguë, et en particulier de la néphrite scarlatineuse; tantôt comme phénomène ultime de cette inflammation. Plus intéressante est son étude dans les néphrites chirurgicales : elle peut s'installer brusquement après une intervention opératoire telle qu'une taille, une uréthrotomie ou un cathétérisme; le plus souvent elle est progressive et à marche très rapide. Dans l'un et l'autre cas, il existe presque toujours des lésions anciennes d'inflammation chronique au milieu desquelles a éclaté une poussée aiguë.

C. — POLYURIE

L'augmentation de la sécrétion n'entraîne par elle-même aucun autre trouble que des mictions plus nombreuses.

Elle se rencontre dans un certain nombre d'affections du système nerveux : après des traumatismes du cerveau ou de la moelle, on voit 6, 8, 10 et jusqu'à 20 litres d'urine évacués en vingt-quatre heures ; certaines affections, l'hystérie par exemple, donnent souvent lieu à une polyurie abondante. Celle-ci existe également dans l'azoturie et surtout dans le diabète, dont elle constitue un des symptômes fondamentaux et des plus constants.

Dans les affections des voies urinaires, la polyurie est fréquente et se présente sous deux aspects : elle est claire ou trouble. Ces différences ont la plus grande importance au point de vue séméiologique.

La polyurie, claire ou trouble, reconnaît pour cause une excitation partie de la vessie et de l'urèthre. Toute manœuvre intra-uréthrale, une séance de lithotritie, un simple cathétérisme, est de nature à en provoquer un accès ; ce fait est cependant aussi rare après une telle excitation qu'il est fréquent dans la rétention. Toutes les fois que la vessie ne se vide pas, il se produit du côté des reins une congestion traduite par une sécrétion excessive ; on peut dire de tout urinaire habituellement polyurique qu'il ne vide pas sa vessie (Guyon).

La *polyurie claire* peut être passagère, intermittente ou continue, suivant les causes. Elle est *passagère* à la suite d'une cause accidentelle, un cathétérisme, une injection vésicale ou même uréthrale, ou chez un calculeux après une course en voiture. L'*intermittence* de la polyurie est en rapport avec les causes qui agissent sur la vessie ; le type en est la polyurie intermittente des tuberculeux ; la quantité d'urine augmente chaque fois que les douleurs apparaissent et revient à la normale dès que l'accès a pris fin. Le plus souvent la polyurie est plus ou moins *permanente* : elle tient, nous l'avons dit, à ce que la vessie ne se vide pas, et se voit surtout dans la deuxième période du prostatisme. Mais on l'observe aussi à la première, alors qu'il n'y a pas rétention, tant est grande la tendance congestive de tout l'appareil urinaire. Dans tous ces cas la masse de l'urine reste transparente.

Tout différent est l'aspect de la *polyurie trouble* : la masse de l'urine qui surmonte un dépôt, même des moins abondants, est louche, d'aspect lactescent, parfois à peine opaline ; la coloration blanchâtre est rarement très prononcée. Un tel aspect de l'urine est caractéristique d'une lésion des bassinets et des reins : ce sont elles que le professeur Guyon a désignées sous le nom d'*urines rénales*. La polyurie est alors considérable et atteint parfois 5 à 6 litres par jour.

Il est rare qu'elle s'établisse d'emblée, elle succède généralement à de la polyurie claire. Sous une influence extérieure, refroidissement, cathétérisme, surtout après l'apport ou le développement d'un germe infectieux, une poussée congestive se produit du côté du rein, et, à l'inflammation chronique, à la sclérose de cette glande s'ajoutent des phénomènes aigus. Le pronostic de la polyurie trouble est donc grave, car il est l'indice des lésions rénales avancées ; celles-ci cependant sont souvent susceptibles de guérison ou d'amélioration. S'il s'agit d'un rétrécissement, d'un calcul, on voit ces signes de pyélo-néphrite disparaître après la suppression de la cause première. Chez les prostatiques le danger est plus grand ; cependant sous l'influence d'un traitement bien dirigé, et en particulier d'un cathétérisme régulier, on observe le retour à la polyurie claire et même souvent la diminution de cette excrétion exagérée.

D. — HÉMATURIE CHEZ LES URINAIRES

On désigne sous le nom d'hématurie l'évacuation par l'urèthre de sang pur ou mélangé d'urine pendant une miction normale ou un cathétérisme vésical.

Caractères. — Les symptômes qui accompagnent l'émission de l'urine sanglante sont des plus variables et échappent à toute description d'ensemble. Tantôt le sang est expulsé sans provoquer aucune sensation avant, pendant ou après la miction ; tantôt des douleurs se sont montrées quelque temps auparavant, pendant une marche par exemple. Les sensations douloureuses qui accompagnent la miction consistent soit en une simple gêne plus ou moins prolongée, soit en des douleurs atroces qui se prolongent longtemps après ; la miction peut être aussi facile qu'à l'état normal ou exiger les efforts les plus grands. Quant aux caractères de l'urine, ils sont eux-mêmes variables suivant la cause, et ont une telle importance que nous en ferons la base de notre classification des hématuries.

Diagnostic. — Le diagnostic de l'hématurie doit porter sur deux points : 1° Y a-t-il hématurie ? 2° Quelle en est la cause ?

I. Y a-t-il hématurie ?

Il importe tout d'abord d'éliminer l'uréthrorrhagie. Le sang qui provient de l'urèthre antérieur en avant de la portion membraneuse apparaît de suite au méat d'où il s'écoule d'une façon continue. Dans ces cas, du sang peut être mélangé à l'urine, mais seulement avec les premières gouttes, ou tout au moins s'y montre-t-il en quantité beaucoup plus grande. Quand il provient de l'urèthre postérieur, il se déverse d'ordinaire dans la vessie ; ou, s'il est expulsé spontanément, c'est sous forme de petites masses, éjaculées pour ainsi dire d'une façon intermittente.

Une coloration rouge de l'urine s'observe parfois après de violents accès de fièvre, ou au cours de l'ictère, ou après l'absorption de certains médicaments tels que la rhubarbe. Les commémoratifs et l'ensemble symptomatique permettront d'éviter une erreur ; en tout cas, le microscope jugera la question (v. p. 953).

L'hémoglobinurie est plus difficile à distinguer, car l'examen histologique est négatif, mais l'examen spectroscopique montre les deux raies caractéristiques de la présence de l'hémoglobine.

Les caillots rendus avec l'urine sont facilement reconnus ; cependant ils sont parfois mélangés à du pus et grisâtres ; d'autres, constitués par de la fibrine pure, sont absolument décolorés et en imposent parfois pour des fragments de tumeur ; là encore l'examen histologique seul peut décider.

II. Quelle est la cause de l'hématurie ?

Le sang apparaît dans l'urine tantôt à un certain moment de la miction, tantôt pendant toute sa durée.

A. *Le sang n'apparaît qu'au commencement.*

Abstraction faite des hémorrhagies de l'urèthre antérieur qui donnent lieu à de l'uréthrorrhagie, le sang mélangé aux premières gouttes provient : 1° de l'urèthre postérieur et de la prostate : on recherche alors un traumatisme de cette région, un calcul ou un corps étranger engagé ; ou bien une production néoplasique tuberculeuse ou cancéreuse. S'il existe un abcès de la région, ouvert spontanément, le sang n'apparait qu'aux premières mictions et mélangé à du pus.

2° Une lésion voisine du col permet au sang de s'accumuler dans la portion prostatique d'où il est évacué par la miction. Tels une cystite, un néoplasme : ce phénomène est rare et dans ce cas le sang reparaît d'ordinaire à la fin de la miction.

B. *Le sang n'apparaît qu'à la fin.*

Les premières gouttes sont claires et les dernières plus ou moins teintées ; parfois même ce n'est qu'après l'expulsion des dernières gouttes d'urine que du sang pur se montre. Il s'agit toujours d'une lésion du col vésical ou des parties qui l'avoisinent. Le fait se produit dans les poussées congestives de l'*hypertrophie prostatique*, mais assez rarement; il est fréquent dans la période prémonitoire de la tuberculose.

Dans l'immense majorité des cas, l'apparition du sang à la fin de la miction est l'indice d'une *cystite*. Du pus apparaît alors en même temps; si on laisse le liquide reposer dans un verre à expériences ou un bocal, on voit qu'il n'y a pas mélange intime, mais que ces deux produits anormaux forment au fond du vase des stries plus ou moins marquées, comme dans les cystites subaiguës; ailleurs, le mélange paraît intime, mais il est constitué cependant, si on le regarde attentivement, par une masse glaireuse dans laquelle on voit un semis de petits points rouges, par exemple dans les cystites très aiguës et surtout les poussées aiguës survenant au cours d'une inflammation chronique (Guyon).

Toutes les cystites peuvent présenter la forme hématurique, aussi la dénomination de cystite hémorrhagique est-elle peu explicative. Celles dans lesquelles on rencontre le plus souvent du sang sont les suivantes : la cystite *blennorrhagique* aiguë; dans les cas intenses où les mictions sont incessantes, la quantité de sang devient considérable; la striation après repos est des plus nettes dans la cystite *tuberculeuse :* les hémorrhagies sont rarement ici d'une grande abondance; la cystite *chez la femme*, de quelque nature qu'elle soit; l'hématurie est plus rare dans celle des prostatiques, surtout lorsqu'il y a rétention incomplète. Enfin dans certaines formes de cystite *calculeuse* où la contraction des parois sur le calcul provoque une lésion directe de la muqueuse. Quant à la cystite des *néoplasiques*, elle n'affecte cette forme que si la tumeur siège très près du col.

C. *Le sang est uniformément mélangé à toute la masse de l'urine.*

Dans, ce cas il provient soit de la vessie ou de l'urèthre profond, soit de l'uretère, du bassinet ou du rein.

Les signes tirés de l'examen des urines et donnés comme pathognomoniques ont une médiocre valeur. Quelle que soit l'origine de l'hémorrhagie la coloration peut être la même, variant du rose pâle au brun foncé, suivant la quantité de sang répandue ; le mélange des deux liquides est le plus souvent intime et la coloration uniforme. La présence de caillots d'une forme particulière fournit rarement des indications ; des caillots allongés, ramifiés, peuvent se mouler sur des colonnes vésicales ou dans l'urèthre et en imposer pour des caillots rapportant l'empreinte de l'uretère ou du bassinet. Cependant un caillot d'une très grande longueur ne peut provenir que de l'uretère ; mais le fait est très rare.

Les hémorrhagies du rein sont interrompues d'une façon brusque plus fréquemment que celles de la vessie. Ces interruptions, de courte durée, tiennent à l'oblitération d'un des uretères par un caillot, pendant que l'autre rein sécrète de l'urine claire, ce qui explique la possibilité d'une miction limpide entre deux mictions colorées. Au contraire, si par le cathétérisme on a retiré de la vessie une urine modérément rouge et si on voit apparaître avec les dernières gouttes du sang presque pur, la source de l'hémorrhagie est dans la vessie, tandis qu'un mélange uniforme indique une origine rénale.

En l'absence de signes physiques pathognomoniques, la recherche de cette origine doit s'appuyer sur les symptômes et les commémoratifs.

1° *Causes traumatiques.*

a). Le diagnostic est de toute évidence dans les cas de *plaie* des régions hypogastrique, lombaire. Quand il y a fracture du pubis ou contusion violente de la région pubienne, l'hématurie indique que la vessie est intéressée ; il en est de même dans les contusions de la région lombaire et des hypochondres.

b). Le *traumatisme est produit par un corps étranger.* Dans les voies supérieures, l'hémorrhagie par calcul se produit parfois après sa migration spontanée à travers l'uretère et s'accompagne des symptômes de la *colique néphrétique.* Si le calcul est retenu dans le bassinet, l'hématurie, non spontanée, se montre à la suite d'efforts ou de secousses. Quand il existe des *calculs vésicaux*, l'hématurie est toujours *provoquée;* la voiture, l'équitation, une course en déterminent l'apparition qui, ordinairement accompagnée d'une douleur plus ou moins vive, est quelquefois absolument indolente ; l'abondance en est variable. La cystite calculeuse devient très facilement hémorrhagique sous l'influence des mêmes causes.

Ailleurs, c'est peu après l'introduction d'un *corps étranger* dans la vessie que des hémorrhagies apparaissent ; elles sont rarement de longue durée.

Plus souvent l'hématurie suit un *cathétérisme*, lorsque celui-ci a été violent, et elles proviennent alors, soit de la région cervicale, soit de la prostate; ou bien il s'agit d'une vessie malade (cystite intense, néoplasme, ulcérations, etc.) et un traumatisme léger a suffi pour provoquer l'apparition d'un saignement.

2° *Causes congestives.*

Ordinairement il existe des causes prédisposantes. Il y a presque toujours rétention complète ou incomplète et celle-ci s'observe de préférence chez les prostatiques ; les hématuries dans la rétention par rétrécissement sont rares. Dans les rétentions complètes, qui durent plus ou moins longtemps, la muqueuse est congestionnée et on voit des ruptures vasculaires spontanées. C'est, dans la grande majorité des cas, au moment d'une évacuation conduite trop rapidement que le sang distend les vaisseaux de la paroi qui se rompent.

Au cours de la rétention incomplète, un écart de régime, un excès de table, un excès ou l'usage du coït, un refroidissement, etc., peuvent provoquer une poussée congestive du côté de la muqueuse vésicale ou de la prostate et l'issue d'une quantité plus ou moins grande de sang. Les mêmes phénomènes se produisent chez les prostatiques même en dehors de toute rétention, à la suite des mêmes causes.

3° *L'hématurie est spontanée.*

Une hématurie qui survient brusquement, sans cause, dont le malade ne s'aperçoit que par la coloration de l'urine, qui dure pendant plusieurs mictions, cesse spontanément et ne reparaît qu'au bout d'un temps plus ou moins long, doit faire penser à un néoplasme des voies urinaires (Guyon). Le retour n'en est influencé ni par la marche, ni par les secousses, ni par les excès. Il existe peu de signes de nature à indiquer si le sang provient de la vessie ou des reins. En général, les hématuries vésicales sont de plus longue durée et se prolongent de plus en plus à mesure que le néoplasme se développe. Dans le rein, on peut voir au cours d'une même crise hématurique des intervalles pendant lesquels l'urine redevient limpide; mais les crises elles-mêmes sont plus espacées. Quant aux caillots, ils n'ont de valeur que s'ils sont très longs et d'une forme particulière représentant un moulage de l'uretère. Plus importants sont les caractères tirés de l'évacuation de la vessie par le cathétérisme (v. p. 673).

On se basera surtout sur l'ensemble des signes fonctionnels et la recherche des signes physiques par le toucher rectal, le palper hypogastrique, le cathétérisme, le ballottement rénal, l'examen des veines spermatiques, etc.

Dans les *cystites très anciennes*, invétérées, douloureuses, surtout dans celles qui ont amené des ulcérations ou des productions granuleuses, le sang peut être versé avec une abondance telle que toute la masse de l'urine en est colorée; cependant les dernières gouttes sont toujours plus teintées. Les ulcérations d'autre nature ayant la vessie pour siège donnent lieu également à des hématuries spontanées.

Les *varices du col* constituent une curiosité pathologique (v. p. 685); on a bien rarement l'occasion d'en faire le diagnostic. Elles se traduisent, il est vrai, par une hématurie spontanée, mais le diagnostic ne peut guère être fait que par exclusion ; et comme elles sont d'une extrême rareté, on ne doit conclure à leur existence que lorsqu'on a acquis la certitude qu'il n'existe pas de tumeur des voies urinaires.

Traitement. — Avant tout, il faut s'adresser à la cause. Ce précepte, que nous avons déjà formulé bien des fois, est capital ici; le diagnostic devra donc être tout d'abord posé d'une façon précise, et sauf les contre-indications établies dans les divers chapitres, c'est en la suppression de la cause que consiste le meilleur, et souvent le seul traitement de l'hématurie. En règle générale, celle-ci constitue donc une indication opératoire; mais il y a, nous le répétons, des exceptions nombreuses que le lecteur connaît déjà. Les hématuries du calculeux, des néoplasiques, des tuberculeux, des rétrécis, des blennorrhagiques, des prostatiques, etc., seront donc justiciables des traitements propres à chacune de ces affections.

Néanmoins, il est des cas où on doit diriger contre la source même de l'hémorrhagie des moyens externes et internes. L'hygiène occupe ici la première place; mais les règles varient et sont subordonnées à l'affection primitive; ainsi, le repos au lit fera cesser l'hématurie des calculeux, augmentera celle des prostatiques; le froid sera parfois l'origine de congestions intenses chez les prostatiques, de même que l'exposition à une chaleur constante augmentera l'hémorrhagie des tuberculeux ou des néoplasiques. Une seule condition s'applique à tous : c'est d'éviter la distension vésicale.

A l'intérieur, on a proposé d'administrer des médicaments qualifiés hémostatiques, la limonade sulfurique, l'eau de Rabel, le perchlorure de fer, etc., dont l'action sur la vessie est des plus problématiques ; l'ergotine a donné dans quelques cas de bons résultats (Le Dentu), mais son emploi doit être surveillé, car elle augmente les contractions vésicales, et par suite les congestions et l'hémorrhagie.

On usera surtout des toniques et des calmants : les préparations de quinquina (4 à 6 grammes d'extrait, 25 à 30 grammes de teinture), le fer ont pour effet de réparer les pertes subies par l'organisme. Enfin le tannin, pris à l'intérieur à la dose de 20 à 60 centigrammes, est souvent efficace. Les calmants, le chloral, l'opium et surtout la morphine, amènent une sédation générale et locale et, en faisant cesser les contractions vésicales, suffisent parfois pour faire disparaître l'hématurie.

Les moyens thérapeutiques externes s'adressent à la peau, au rectum, ou à la vessie elle-même. Sur la peau, les révulsifs, les décongestifs sont utiles : la teinture d'iode, les pointes de feu, les frictions simples ou térébenthinées cèdent le pas aux ventouses. Celles-ci seront appliquées en très grande quantité sur les régions lombaires, quelle que soit l'origine de l'hématurie ; on pourra en ajouter sur les flancs et l'hypogastre. Dans les cas d'hématurie rénale, elles constituent le seul moyen efficace.

Par le rectum, on cherchera surtout à combattre l'accumulation des matières et la congestion qui en résulte ; des substances calmantes pourront être ajoutées aux lavements.

L'application d'un sac de glace sur la région hypogastrique donne de bons résultats, à condition d'éviter un refroidissement général ; ailleurs, on a conseillé, avec moins de succès semble-t-il, l'usage du bain de siège ou des lavements très chauds.

Dans les cas où le sang provient des parois de la vessie, l'intervention intra-vésicale peut être grosse de conséquences, faire cesser rapidement une hématurie, ou au contraire en provoquer de formidables ; aussi les indications seront tirées surtout de la nature et de la cause de l'hématurie. D'une manière générale, le cathétérisme explorateur est interdit ; en présence d'une tumeur de la vessie, par exemple, le simple contact d'une sonde amène un écoulement sanguin. Le cathétérisme évacuateur doit être prudemment manié; nous renvoyons à ce que nous avons dit de l'évacuation chez les prostatiques et chez les néoplasiques ; mais, bien conduit, il fait cesser la distension et les hématuries qu'elle provoquait. Dans tous les cas, l'évacuation sera lente, graduelle et antiseptique.

Des lavages de la vessie ont été conseillés, avec un liquide tantôt froid ou glacé, tantôt très chaud ; l'action du froid et du chaud, dont nous ne contestons pas la valeur thérapeutique, a l'inconvénient ici de provoquer des contractions vésicales. Des solutions hémostatiques ont été introduites ; les unes, comme celle de perchlorure de fer, irritent la vessie qui se contracte : la solution de tannin à 2 p. 100 donne les meilleurs résultats. Mais ces injections ne doivent être faites que dans les hématuries de moyenne intensité, et alors que le sang existe *en petite quantité* dans la vessie, autrement elles risqueraient de coaguler toute la masse sanguine contenue dans la cavité, et d'en rendre l'évacuation impossible.

L'abondance de l'hématurie peut faire naître des accidents, dont les deux principaux sont la douleur et la rétention. La *douleur*, résultant le plus souvent de la rétention, cède lorsque celle-ci disparaît ; des calmants et surtout la morphine en piqûres sont indispensables.

La distension de la vessie est produite par une *rétention*, soit d'urine, soit de caillots. La rétention d'urine se voit lorsqu'une masse coagulée vient faire bouchon dans le col, ou dans les cas de congestion ou de spasme : le cathétérisme en a ordinairement raison. La rétention par caillots est plus difficile à vaincre : les lavages sont un bon moyen, mais on doit en surveiller l'effet, car souvent la moindre manœuvre intravésicale réveille l'hémorrhagie ; dans ce cas, on attendra, toutes les fois qu'on le pourra, car souvent le cours de l'urine suffit pour désagréger la masse sanguine.

Quand les caillots ne sortent pas spontanément par la sonde, il faut les fragmenter au moyen d'une sonde à bec court, promenée en tous sens dans la vessie ; après cela, on essaie de nouveau l'action des lavages ; si on ne réussit pas, il faut pratiquer l'aspiration : une sonde du n° 20 à 25 est introduite, et avec une seringue à large embout, on exerce une aspiration ; les caillots se précipitent en général dans le corps de l'instrument ; l'aspirateur employé pour la lithotritie est insuffisant.

Enfin, si tous les moyens précédents échouaient, il resterait la ressource de la taille, soit périnéale, soit hypogastrique : cette dernière semble préférable, car elle assure mieux le repos de la vessie.

E. — PYURIE

Sous ce nom, nous comprendrons l'évacuation par l'urèthre, pendant une miction normale ou un cathétérisme, de pus mélangé à l'urine.

Caractères cliniques. — L'urine purulente, examinée dans un verre à expérience ou un bocal, aussitôt après une miction, présente un aspect trouble, qui est commun à beaucoup d'affections.

C'est en observant le liquide évacué, d'une part au moment même de l'émission, et, d'autre part, lorsque l'urine est reposée, qu'on en distingue les caractères cliniques, variables, comme les symptômes fonctionnels, avec chacune des causes que nous étudierons plus loin.

Diagnostic. — Deux points sont à considérer : 1° Y a-t-il pyurie ? 2° Quelle en est l'origine ?

1° Y a-t-il pyurie ?

Le dépôt accumulé au fond d'un vase, après repos, présente des caractères variables ; le plus souvent, c'est une couche à surface horizontale, d'un blanc-verdâtre, parfois un peu jaunâtre ou teintée de sang qui s'y mélange par petites masses.

Une urine qui reste trouble en masse et comme lactescente, est caractéristique de l'existence d'une pyélite : ce sont des urines *rénales* (Guyon). Cet aspect se distingue aisément du nuage (*énéorème*) léger et visible par transparence qui se forme après repos dans toute urine normale.

Cette couche de pus est parfois confondue avec des sédiments uratiques ou phosphatiques ; mais ceux-ci disparaissent sous l'influence des réactifs et sont facilement reconnaissables au microscope. Souvent le dépôt purulent est mélangé de sels en excès et prend alors un aspect jaune rougeâtre. Quant au *sperme*, il est rarement en quantité assez considérable pour simuler un amas de pus et se reconnaît au microscope.

Les dépôts glaireux, filants, qu'on rencontre au fond du vase, sont généralement désignés sous le nom de mucus. Or le *mucus*, caractérisé par la présence de *mucine*, n'existe pas dans l'urine (Méhu). Ces dépôts sont formés par des détritus organiques, tels que du sperme, des débris épithéliaux, ou plutôt, dans l'immense majorité des cas, par du pus. Leur présence indique que l'urine a subi la *transformation ammoniacale* (Guiard).

Celle-ci, dont nous ne pouvons que signaler la pathogénie, s'accomplit par suite de la décomposition de l'urée en carbonate d'ammoniaque ; une telle décomposition ne se fait pas instantanément : deux facteurs sont nécessaires ; l'un est un élément organisé, un microbe qui joue le rôle de ferment (*micrococcus ureæ* de Van Tieghem, etc.) ; d'après les observations cliniques, une autre condition non moins essentielle est l'existence d'une cystite (Guyon), fait confirmé par les recherches de Guiard.

La masse de l'urine, rarement tout à fait limpide,

présente souvent un trouble épais dû à l'altération rapide que subissent les leucocytes dans un milieu alcalin (Guiard). Cette masse gélatineuse, d'un blanc grisâtre, épaisse et adhérente au vase, est constituée par des leucocytes altérés englobant des sels ; au microscope, on voit qu'il s'agit de phosphate ammoniaco-magnésien, d'urate acide d'ammoniaque et de phosphate bibasique de chaux. La réaction du sédiment est toujours alcaline : celle de l'urine l'est généralement aussi, quoiqu'elle puisse se montrer acide.

2° Quelle est l'origine du pus ?

a). L'*apparition du pus* est *brusque* et de peu de durée. Il s'agit dans ce cas de l'ouverture d'une collection purulente provenant d'une région voisine, le plus souvent de la prostate, et qui s'est fait jour dans l'urèthre profond ou dans la vessie ; parfois, comme dans certains abcès chroniques, tuberculeux par exemple, la sécrétion purulente continue plus ou moins longtemps.

b). Le pus n'existe que dans une partie de la miction, au commencement ou à la fin.

Pour s'assurer de ce fait, il faut que le malade urine dans trois verres différents, de façon à recueillir séparément le commencement, le milieu et la fin d'une même miction.

1° *Le pus n'existe que dans le premier verre.* — Il peut venir de l'urèthre antérieur, de l'urèthre postérieur ou des parties voisines du col. S'il vient de l'urèthre antérieur, il présente les caractères du pus de l'uréthrite, aiguë ou chronique, et ne s'altère que si on le laisse longtemps en contact avec l'urine.

Quand il s'agit de l'urèthre postérieur, le pus se présente sous forme de longs filaments dont l'aspect macroscopique induit souvent en erreur ; ils sont constitués par des débris épithéliaux et par des produits de sécrétion de la prostate, sans éléments purulents et sans micro-organismes virulents. Ailleurs, au contraire, avec le même aspect à l'œil nu, ces produits contiennent en plus des leucocytes et des gonocoques. Cette hypersécrétion continue souvent longtemps après la guérison.

2° *Le pus n'existe que dans le dernier verre.* — Il était contenu dans la cavité vésicale au niveau du bas-fond, dont le contenu a été entraîné avec les dernières gouttes. Il est rare, si la sécrétion est un peu abondante, qu'il n'en existe pas aussi dans le premier verre. Cette constatation permet seulement de dire que le bas-fond contient du pus ; mais celui-ci peut provenir aussi bien des reins que de la vessie elle-même, diagnostic qui se fera d'après l'examen des symptômes.

3° *Il existe du pus dans les trois verres, et la masse de l'urine qui surnage s'éclaircit après repos.* — Ce fait ne s'observe que dans les sécrétions abondantes, et la quantité contenue dans le deuxième verre est toujours moins considérable.

4° La *masse de l'urine ne s'éclaircit pas après repos.* — Dans ce cas, il y a coïncidence de polyurie, et un tel aspect est caractéristique d'une inflammation des voies urinaires supérieures ; nous nous en sommes occupés en parlant de la polyurie.

F. — PNEUMATURIE

Il arrive assez rarement que des gaz soient rendus par l'urèthre pendant la miction. Ce mélange de gaz et d'urine ne s'accompagne d'aucune sensation particulière, et, en général, le malade n'en a nullement conscience. Au moment de la miction, les gaz s'échappent en produisant une sorte de sifflement, ou plus bruyamment, à la façon des gaz intestinaux ; ailleurs, c'est une sorte de gargouillement qui fait bouillonner l'urine. Les origines de ces gaz sont multiples.

a). De l'*air atmosphérique* a été introduit *pendant le cathétérisme* ou un lavage vésical : fait assez fréquent lorsque les manœuvres sont multiples et de longue durée, comme celles de la lithotritie ; on les observe aussi chez les malades qui se font eux-mêmes des lavages de la vessie, au moyen d'un entonnoir qu'ils adaptent à une sonde et qu'ils remplissent plus ou moins brusquement.

b). Les *gaz intestinaux* ont pénétré dans la vessie par une fistule vésico-intestinale. Nous avons signalé ces faits en étudiant cette variété de fistule ; leur nature se reconnaît à la fétidité de leur odeur et au mélange ordinaire des matières fécales dans l'urine.

c). Plus intéressants sont les cas où on constate le *développement spontané* des gaz dans la vessie. Certaines observations (Guiard) montrent avec évidence que des gaz ont été rendus pendant la miction, en l'absence de toute communication vésico-intestinale, et sans qu'ils aient été introduits par le cathétérisme

Tous les malades observés étaient glycosuriques. Guiard établit d'après ce fait la théorie suivante : les urines des diabétiques, après leur émission, fermentent facilement quand la température est élevée, et produisent un dégagement d'acide carbonique. Le même phénomène ne peut-il avoir lieu dans la vessie, alors qu'un ferment aura été introduit par la sonde ou par tout autre moyen ? Cette théorie, qui a pour elle les apparences de la probabilité, a besoin d'être confirmée par la constatation de l'acide carbonique dans les gaz rendus.

APPENDICE

1° EXAMEN HISTOLOGIQUE DES URINES

A. SÉDIMENTS ORGANISÉS

Il semble prouvé que l'urine normale ne renferme pas de mucus (Méhu); celui qu'on y rencontre parfois provient du vagin ou du cul-de-sac balano-préputial. Au microscope il se présente alors sous la forme d'une masse transparente, rendue appréciable par les éléments anatomiques qu'elle emprisonne généralement. Ceux-ci sont presque toujours constitués par des cellules épithéliales en très petit nombre et quelques rares leucocytes, dont la présence dans les urines normales a été signalée pour la première fois par le professeur Robin.

Lorsque ces éléments augmentent de nombre on se trouve en présence d'un état pathologique. Leur constatation est un des points importants de la symptomatologie des voies urinaires; pour déceler leur présence, voici comment il faut procéder :

Leucocytes. — Ils constituent un sédiment jaunâtre lorsqu'ils sont en quantité notable. Suivant la richesse du dépôt qu'on veut obtenir, on laisse déposer l'urine pendant un temps qui varie de douze à vingt-quatre heures en moyenne. Il faut avoir soin d'ajouter à l'urine, pour empêcher toute fermentation, une certaine quantité d'un antiseptique indifférent, tel que le thymol ou le salol par exemple. Le dépôt une fois amassé, on décante, et à l'aide d'une pipette on prend une goutte qu'on étale sur une lamelle. On recouvre et l'on porte le tout sous le microscope.

Si l'urine est acide ou neutre, la forme des leucocytes est intégralement conservée, et l'on voit alors un plus ou moins grand nombre de cellules dépourvues de membrane, constituées par un protoplasma grenu et visqueux. En général sphériques, elles contiennent un ou plusieurs noyaux. On les trouve associées à d'autres éléments histologiques et notamment à des cellules épithéliales. Afin de ne pas confondre ces deux espèces d'éléments, on disposera sur le bord de la lamelle une goutte d'iodure de potassium ioduré, et l'on verra alors sous le microscope les leucocytes se colorer d'une façon plus ou moins intense en brun acajou, tandis que les cellules épithéliales deviennent à peine jaunâtres.

Si l'urine est alcaline, les leucocytes ont perdu leur forme caractéristique. Ils sont dilatés, vitreux, et subissent souvent la dégénérescence graisseuse.

Dans ces cas, l'urine est franchement purulente, et lorsqu'on la transvase le dépôt purulent s'écoule sous forme d'une masse gélatiniforme et filante. Pour déceler les leucocytes, on ajoute à la préparation microscopique une ou deux gouttes d'acide nitrique fumant et l'on colore le tout par la teinture d'orcanette. Les noyaux sont mis en évidence : ils sont incolores sur un fond rouge ou rose vif constitué par le corps de la cellule ayant subi la dégénérescence graisseuse.

Épithéliums. — Les cellules épithéliales qu'on peut rencontrer dans les urines proviennent soit de l'urèthre et de la vessie, soit des uretères et des reins, soit de tous ces organes à la fois.

Quand les cellules proviennent du méat urinaire, du prépuce ou du vagin, elles sont volumineuses, polygonales, et pourvues ordinairement d'un petit noyau arrondi ou ovalaire. En colorant la préparation avec une goutte ou deux de picrocarmin de Ranvier, les détails histologiques que nous venons d'exposer deviennent très nets.

On rencontre en général des cellules épithéliales de la vessie en grand nombre dans les urines. Celles de la couche superficielle sont plus petites que les cellules vaginales ou préputiales. Elles ont une forme polygonale ou elliptique avec un noyau très gros et presque central et un protoplasma granuleux. Les cellules de la couche moyenne et profonde sont plus ovales.

Les cellules des bassinets, lorsqu'elles se trouvent dans les urines, affectent une forme souvent irrégulière. Deux fois aussi longues que larges, fusiformes, elles sont généralement munies d'un seul prolongement, et quelquefois de deux. Ceux-ci occupent presque toujours une des extrémités de la cellule.

La forme des cellules urétérales est à peu près la

même ; mais leur disposition est pour ainsi dire pathognomonique. Elles sont placées les unes sur les autres, imbriquées à la manière des tuiles d'un toit.

Quant aux cellules rénales, petites, polyédriques, à noyau relativement gros et presque toujours nucléolé, à protoplasma granuleux, elles se trouvent dans l'urine soit à l'état isolé, soit en groupes. Le plus souvent elles adhèrent aux cylindres, hyalins ou autres, de provenance rénale.

CYLINDRES. — Les cylindres urinaires sont toujours de provenance rénale ; ils présentent les moules des canalicules urinifères.

1° *Cylindres épithéliaux.* — Ces cylindres sont en grande partie constitués par l'épithélium des tubes collecteurs. On n'a qu'à colorer la préparation avec de l'hématoxyline alunée pour voir tous les caractères que nous avons assignés aux cellules épithéliales des tubes.

2° *Cylindres hyalins.* — Ces cylindres sont homogènes, pâles et transparents. Ils sont tellement incolores et vitreux que pour les voir il faut toujours colorer la préparation avec une solution fortement concentrée de fuchsine ou de carmin aluné.

3° *Cylindres cireux.* — Beaucoup plus larges que les précédents, les cylindres cireux sont remarquables par leur réfringence, qui permet de les distinguer facilement sans le secours d'aucune matière colorante. Le carmin, solution neutre, les colore en rouge vif, et l'iodure de potassium ioduré en jaune foncé. On voit ainsi que ces sortes de cylindres sont d'une homogénéité parfaite.

4° *Cylindres graisseux*. — Les cylindres graisseux purs ne se rencontrent guère que dans l'intoxication phosphorée; dans le mal de Bright, ces cylindres sont constitués par un mélange de granulations protéiques, pigmentaires et graisseuses. Ils sont de dimensions moyennes comme largeur et comme longueur.

Pour les mettre en évidence, il suffit de traiter la préparation avec une goutte de picrocarmin, qui enlève les granulations et les cellules épithéliales, et puis avec la teinture d'orcanette, qui donne des tons orangés aux parties ayant subi la dégénérescence graisseuse.

On peut confondre les cylindres granulo-graisseux avec les coagula muqueux qui se trouvent dans les urines fortement acides; mais ces derniers contiennent presque toujours quelques cristaux d'acide urique. La confusion est donc facile à éviter.

Sang. — Les globules rouges se conservent dans les urines acides pendant un temps fort long; c'est tout au plus s'ils deviennent un peu dentelés. Cependant leur forme discoïde subit une certaine atteinte : le globule, en se gonflant légèrement, tend à devenir sphérique. Plus clairs qu'à l'état normal, ils ont toujours des contours très nets et ne se massent plus en forme de piles.

On laisse les urines déposer un certain temps dans un verre à expérience; puis on prend une goutte du dépôt ainsi formé, on l'étale sur une lamelle et l'on examine avec l'objectif 3 de Verick. Les caractères que nous avons donnés plus haut les rendent facilement reconnaissables.

Lorsque l'urine est alcaline, les globules sont détruits; mais le microscope peut encore servir à découvrir des faibles traces de sang.

On mélange l'urine à essayer avec un peu d'ammoniaque, puis avec une solution de tannin, et enfin on rend les urines acides en y ajoutant quelques gouttes d'acide acétique. S'il y a du sang, il se forme un précipité coloré; on dépose un peu de ce précipité sur le porte-objet; on ajoute une trace de sel marin, puis de l'acide acétique cristallisable. En chauffant doucement, les substances se dissolvent et, après refroidissement, on trouve sous le miroscope des cristaux caractéristiques d'hémine (cristaux rhomboédriques).

Hémoglobinurie. — On désigne sous ce nom le passage de la matière colorante du sang, de l'hémoglobine, dans le sang. Au microscope, on rencontre peu ou pas de globules sanguins. L'analyse spectrale donne les raies de la méthémoglobine. L'examen microscopique, en démontrant l'absence presque complète d'hématies, prouve en même temps que l'hémoglobine se trouve dissoute dans les urines et non renfermée dans les hématies.

Sperme. — Pour découvrir les spermatozoïdes il est nécessaire de laisser reposer l'urine au moins pendant douze heures; on décante avec précaution et l'on porte sur le microscope une goutte du sédiment qui se trouve au fond du verre.

Les spermatozoïdes sont, dans ce cas, absolument immobiles; leur forme si caractéristique peut subir le changement suivant : la partie postérieure de l'élément est recourbée en avant en forme de lacs et souvent elle est enroulée autour de la portion antérieure.

B. MICROORGANISMES

L'urine normale, récemment éliminée, ne contient jamais de parasites vivants. Pour que ceux-ci apparaissent, il faut qu'elle ait été abandonnée pendant longtemps à elle-même; mais on peut aussi en observer dans l'urine tout-à-fait fraîche, quand celle-ci a subi une décomposition par fermentation à l'intérieur de la vessie, ou quand elle s'en est chargée pendant son passage au travers de l'urèthre.

Micrococcus ureœ. — C'est l'organisme de la fermentation urinaire. Dans l'urine normale, en fermentation ammoniacale, on ne trouve presque que des schizomicètes avec des champignons de la levure tout à fait isolés. Ce micrococque prédomine et forme des cultures presque pures à la surface de l'urine. On trouve aussi des bactéries de toute grosseur. Une simple préparation microscopique, faite avec la mince pellicule qui recouvre toute urine en voie de fermentation, donnera des images très intéressantes.

Bacille de la tuberculose. — La présence du bacille

de Koch dans une urine plus ou moins modifiée indique qu'il existe une production tuberculeuse dans une région quelconque de l'appareil urinaire; il est donc très important de pouvoir le mettre en évidence.

Voici comment il faut procéder :

Avec une sonde bien aseptisée on va chercher dans la vessie l'urine que l'on suppose contenir le bacille de la tuberculose. Cette urine est recueillie dans un verre à expérience ou mieux dans un ballon Pasteur passé à l'étuve. On laisse déposer. A l'aide d'une pipette flambée on prend une goutte du sédiment qu'on étale sur une lamelle. A l'aide d'une seconde lamelle, flambée comme la première, on écrase la gouttelette en faisant glisser les deux lamelles l'une sur l'autre. On laisse sécher librement; on les détache et l'on passe une de ces lamelles plusieurs fois dans la flamme d'une lampe à alcool afin de coaguler les matières albumineuses du dépôt étalé.

Les lamelles ainsi préparées sont déposées dans un verre de montre contenant une solution de violet de gentiane dans de l'eau d'aniline. La face de la lamelle qui a reçu le dépôt doit être dirigée vers le fond du petit récipient.

La préparation y est ainsi laissée 24 heures; au bout de ce temps elle est colorée en bleu intense. Dans la pratique courante, et pour la recherche des produits de sécrétion, ce temps peut être considérablement abrégé et réduit à 5 ou 10 minutes d'immersion à chaud.

On décolore dans une solution aqueuse nitrée (eau distillée additionnée d'acide azotique); la décoloration sera jugée suffisante lorsque la lamelle paraîtra verte. Une plus forte décoloration serait préjudiciable.

On lave la préparation dans l'alcool absolu; puis on procède à une seconde coloration en laissant séjourner les lamelles quelques minutes dans une solution composée de : solution alcoolique de brun de Bismarck, 15 gouttes, eau distillée, 100 grammes; on sèche à l'air et l'on monte dans l'essence de girofle ou le baume de Canada.

Un procédé rapide (10 minutes) consiste en : immersion de la lamelle dans un bain d'eau d'aniline très chaude additionnée d'une quantité suffisante de solution alcoolique concentrée de rubine (rouge d'aniline) ; coloration du fond au bleu de méthyle (solution aqueuse).

Il est bon d'employer l'objectif à immersion de Verick ou l'objectif VII de Hartnack, et l'éclairage d'Abbé.

S'il y a des bacilles de la tuberculose on apercevra dans la préparation des bâtonnets plus ou moins nombreux, colorés en bleu sur un fond brun.

Micrococques de Neisser. — Dans le pus blennorrhagique, ces microorganismes sont visibles même sans colorants; mais il est préférable d'utiliser leur extrême affinité pour les couleurs d'aniline. La meilleure méthode est celle de Roux; qu'il s'agisse de pus blennorrhagique ou d'un sédiment douteux, le procédé est le même.

La gouttelette étalée sur une plaque et séchée est colorée au bleu de méthyle; les gonococci apparaissent colorés en bleu et occupent généralement l'intérieur des globules du pus sans jamais envahir le noyau; mais si l'on garde sur leur nature quelque hésitation, il suffira de soumettre pendant deux ou trois minutes la préparation à l'action du liquide de Gram, puis de traiter par l'alcool. Si les cocci sont décolorés en même temps que les éléments anatomiques, on peut affirmer sans réserve que ce sont bien ceux de Neisser.

BACTÉRIE PYOGÈNE. — « Pour reconnaître la bactérie pyogène dans les urines, il faut, comme pour tous les autres microorganismes, pratiquer l'examen direct sur lamelles colorées et faire des cultures.

« Rien de spécial en ce qui regarde les lamelles : Une goutte du liquide est desséchée à l'air libre sur une lamelle ; on passe ensuite légèrement dans la flamme, et la lamelle est plongée pendant une ou deux minutes dans le bain colorant (une couleur d'aniline dissoute dans l'alcool) ; ensuite la lamelle est lavée dans l'eau distillée et, une fois bien séchée, on ajoute une goutte d'essence du Canada. Dans cette préparation, la bactérie pyogène a la forme d'un bâtonnet à bouts arrondis large de 2 μ, longue de 4 à 6 μ. Parfois la longueur est beaucoup plus considérable, la largeur restant la même.

« Sur les cultures en plaques, ce microorganisme forme une petite colonie, ronde, de couleur blanche, ne liquéfiant pas la gélatine. Inoculée *par piqûre* dans un tube de gélatine, la colonie présente la forme d'un clou dont la tête s'étale peu à peu à la surface du tube et dont la tige, formée de grains lenticulaires plus ou moins serrés les uns contre les autres, paraît un peu dentelée sur les bords. La culture est blanche et non liquéfiante. Sur le *bouillon*, la culture se développe très vite; en vingt-quatre heures, le liquide est uniformément troublé.

« Dans les *coupes* des tissus on ne colore ce microbe par aucun des procédés usuels : on le voit très bien si les fragments du tissu frais ont été plongés 10 à 15 jours dans le liquide de Müller, et si l'on colore ensuite avec le nouveau procédé de Weigert (décoloration par l'huile d'aniline après le Gram). » (Albarran.)

2° EXAMEN PHYSIQUE ET CHIMIQUE DES URINES

A. — CARACTÈRES PHYSIQUES DE L'URINE NORMALE

Liquide de couleur ambrée, pâle, d'odeur fade spéciale. — Densité moyenne, chez l'homme 1,020, chez la femme 1,016 avec quelques variations dans les différentes émissions pendant vingt-quatre heures. Nous rappellerons, à cette occasion, que l'examen physique ou chimique de l'urine n'a toute son utilité qu'autant qu'il porte sur les urines rendues pendant une période de 24 heures, recueillies, mélangées et pesées; l'influence du repos, des états de veille ou de sommeil, etc., se traduisant par des variations de propriétés souvent considérables chez certains sujets. Lorsque cette condition, à laquelle les malades se prêtent difficilement, n'est pas remplie, on doit opérer de préférence sur l'urine émise le matin au réveil, mais les résultats obtenus ne peuvent alors être considérés que comme une approximation.

L'homme rend, en 24 heures, de 14 à 1500 centimètres cubes (en poids de 1430 à 1560 grammes) d'urine ; la femme. de 11 à 1200 centimètres cubes. Ce volume diminue sous l'influence des pertes de liquide survenant par les autres voies de l'organisme (sudation en été, selles, vomissements des affections cholériformes...) dans les maladies fébriles.... Il augmente à la suite de troubles nerveux. Ces variations en sens inverse influencent la densité de l'urine, la proportion des substances éliminées étant jusqu'à un certain point indépendante de la quantité d'eau qui traverse les reins ; et, réciproquement, dans l'appréciation de la valeur seméiologique des variations de densité, on doit tenir grand compte des variations de quantité.

B. — VARIATIONS DES CARACTÈRES PHYSIQUES

Couleur. — Lorsque l'urine ne contient pas de matières colorantes anormales, l'intensité de sa coloration varie avec sa densité, la nature de cette coloration restant sensiblement la même. Si la teinte paraît anormale, ou si elle paraît trop intense relativement à la densité, on doit soupçonner l'existence d'un principe colorant accidentel. Voici les cas qui se rencontrent le plus fréquemment, et la description sommaire des procédés qui permettent de reconnaître la nature de la matière colorante.

A. — *Matières colorantes provenant de l'organisme.*

Matières biliaires. — Verser dans un verre à expérience ou dans un tube un peu large, une certaine quantité d'urine (filtrée au besoin) et verser lentement de l'acide azotique en ayant soin de lui faire suivre les parois du vase, afin qu'il s'accumule à la partie inférieure, en une couche presque distincte de l'urine. Si la bile est présente, on observera au bout de quelques instants une série de zones superposées colorées (de bas en haut) en vert, bleu, violet et rouge. La nature des nuances et l'ordre de leur superposition est caractéristique. Toutes les urines donnent, au-dessus de l'acide azotique, une zone plus ou moins colorée, mais le résultat doit être considéré comme négatif si cette zone ne réunit pas toutes les conditions ci-dessus énoncées.

Sang. — Le sang introduit habituellement dans l'urine des hématies et de l'albumine. La présence des premières, constatée à l'aide du microscope, ne laisse aucun doute sur la nature de la coloration, mais les hématies peuvent être détruites ou méconnaissables, notamment dans les urines ammoniacales. Le mieux, dans ce cas, est de recourir, pour caractériser le sang, au spectroscope, ou à la formation des cristaux d'hémine, sous le microscope ; à défaut de ces instruments, on peut faire bouillir l'urine avec de la lessive de soude ; le liquide prend une coloration vert bouteille, en même temps qu'il se forme un précipité brun rougeâtre. Cette réaction n'est pas applicable si le sujet a pris du séné, de la rhubarbe, ou, soit de la santonine, soit du semen-contra qui la renferme.

Mélanose. — En cas de mélanose on peut trouver dans l'urine la matière colorante (mélanine), toute formée en granulations microscopiques, ou bien du *mélanogène* donnant à l'urine, d'une coloration sensiblement normale au moment de l'émission, la propriété de noircir au contact de l'air, dans certains cas à la longue et spontanément, dans d'autres cas immédiatement si on lui ajoute de l'acide azotique, de l'acide chromique ou de l'eau bromée.

B. — *Matières colorantes accidentelles introduites par les médicaments.*

Acide chrysophanique. — Peut venir de la rhubarbe ou du séné — coloration jaune-brun que l'on pourra confondre avec celle des matières biliaires ; s'en distingue par l'action des alcalis qui la font passer au rouge.

Santonine et semen-contra. — Colorent l'urine en jaune, passant au rouge par les alcalis comme l'acide chrysophanique, mais disparaissant par l'addition d'un acide.

Densité — Se détermine très facilement au moyen de l'*uromètre*, densimètre gradué de 1000 (densité de l'eau pure) à 1040 ou 1060, au plus, et de volume assez petit pour être introduit dans un tube un peu large ne contenant que quelques centimètres cubes d'urine. Avoir soin d'essuyer très exactement la tige de l'aréomètre pour en ôter toute trace de matière grasse, et de l'humecter légèrement. Le chiffre de la densité se lit au niveau de la surface du liquide. La température ne doit pas s'écarter notablement de + 15°, qu'il est facile d'obtenir dans un appartement chauffé, en hiver, ou, en été, en plongeant le tube contenant l'urine dans de l'eau de puits. La densité de l'urine dépend de la quantité des matières qu'elle tient en dissolution. Sa valeur est donc un indice de la proportion de ces matières. Nous verrons, dans l'étude chimique de l'urine, comment elle peut servir à en donner une mesure approximative. En admettant comme limites normales de cette valeur, chez l'homme 1016 à 1025, chez la femme 1012 à 1022, on devra soupçonner une insuffisance de l'élimination des principes dont le rein est la porte de sortie, notamment de l'urée, lorsque la densité s'abaissera sans que le volume de l'urine émise pendant vingt-quatre heures augmente proportionnellement. Une densité exagérée, en dehors des cas où le volume se restreint (maladies fébriles, sudations abondantes, etc.), devra diriger l'attention du médecin vers la recherche du glucose.

TRANSPARENCE. — L'urine, au moment de l'émission, est habituellement limpide. Par le refroidissement, à l'état normal, elle se trouble à peine, ou elle laisse déposer au fond du vase qui la contient un léger nuage principalement formé de débris épithéliaux ne renfermant pas de *mucine*, quoiqu'il ait été souvent qualifié à tort de *mucus ;* mais, dans un grand nombre de cas, elle est fortement troublée et contient des sédiments variés dont quelques-uns ont déja été étudiés.

ODEUR. — Peu prononcée à l'état normal, elle devient plus ou moins rapidement ammoniacale et fétide à la suite d'une altération du liquide dont la nature sera examinée plus loin. Accidentellement l'odeur normale de l'urine semble être masquée par celle de divers médicaments ou aliments éliminés par la sécrétion rénale. Au nombre des substances dont l'odeur, plus ou moins modifiée, passe dans les urines, on peut citer, les asperges, l'essence de térébenthine (parfum de violettes), le cubèbe, le copahu, le safran...

C. — ÉTUDE CHIMIQUE DE L'URINE NORMALE

L'urine se compose d'eau contenant en dissolution des matières solides. Le poids total de ces dernières s'élève, en moyenne, par litre, à 47 grammes chez l'homme, à 37 grammes chez la femme. La détermination du poids de ce résidu présente de l'intérêt dans les recherches de chimie pathologique. La méthode est simple en apparence ; elle consiste à évaporer un poids connu de liquide et à peser le résidu, mais elle est en réalité d'une exécution délicate qui exige trop de précautions pour que nous puissions les exposer ici. Lorsque la composition de l'urine est sensiblement normale, on obtient la proportion de résidu solide par litre en multipliant par le coefficient 2,3 les deux derniers chiffres de la densité prise avec trois décimales. Par exemple, une urine de densité 1022 contient $22 \times 2,3 = 50$ gr.6 de matière solide par litre. Malheureusement cette règle ne s'applique pas aux urines pathologiques. Le clinicien devra donc, très souvent, se contenter de cette donnée assez vague : que la proportion des matières solides augmente avec la densité.

Nous donnons ici, d'après Gauthier, la liste des principaux éléments normaux, nous proposant de revenir plus loin sur les caractères et la détermination des plus importants :

Eléments organiques : 32 gr. 114.

Urée..................	24 gr.	270
Acide urique..........	0 —	400
Acide hippurique......	1 —	000
Créatine et créatinine .	1 —	000
Xanthine..............	0 —	004
Matières colorantes,etc.	5 —	440
	32 gr.	114

Eléments minéraux : 15 gr. 530.

Chlorure de sodium....	10 gr.	231
Sulfates alcalins	3 —	100
Phosphates alcalins....	1 —	431
— de magnésium.	0 —	455
— de calcium	0 —	313
	15 gr.	530

Réaction. — La réaction au tournesol de l'urine normale, récemment émise, est franchement acide. Il suffit pour le constater d'y plonger un papier de tournesol, après s'être assuré que ce réactif n'est pas trop chargé de matière colorante, défaut habituel des papiers du commerce, préparés plutôt en vue des expériences de cours que des recherches de laboratoire.

Par exception une urine normale peut paraître neutre si elle est très aqueuse. En tout cas, elle ne doit jamais être alcaline. La réaction alcaline dénote une destruction plus ou moins complète de l'urée, avec production de carbonate d'ammoniaque en quantité équivalente, sous l'influence de divers organismes dont le plus actif est le *micrococcus ureæ* (fermentation alcaline) et cette altération peut commencer dans la vessie si le ferment a été introduit du dehors.

Urée. — Corps blanc, cristallisé, d'une saveur fraîche, soluble dans l'eau et dans l'alcool, presque insoluble dans l'éther. Sa présence dans l'urine peut se reconnaître au moyen de l'acide nitrique. Quelques urines très concentrées, mélangées d'acide nitrique, se remplissent, après complet refroidissement, de cristaux de nitrate d'urée, mais, le plus souvent, il est nécessaire de concentrer l'urine avant son mélange avec l'acide pour les obtenir. La précipitation de l'urée dans ces conditions est un moyen de dosage très imparfait. Il a été remplacé depuis longtemps par diverses méthodes, reposant en général sur la destruction de l'urée par deux réactifs : soit l'hypobromite de soude, soit le nitrate de mercure (réactif de Millon) avec dégagement de gaz azote, en volume correspondant au poids de l'urée. Parmi ces procédés nous ne décrirons que celui de Bouchard, non qu'il n'en existe d'autres qu'adoptera de préférence un chimiste exercé, mais parce que c'est le seul qui concilie une simplicité relative avec une exactitude suffisante pour les recherches cliniques.

L'exécution de ce procédé exige : 1° une dissolution de nitrate acide de mercure dans les proportions indiquées par Millon ; 2° du chloroforme ; 3° de la potasse caustique (pierre à cautères); 4° un tube, gradué en dixièmes de centimètres cubes, d'une capacité de 30 centimètres cubes au plus, auquel est adapté un bon bouchon en liége pas trop serré ; 5° un doigtier en caoutchouc ; 6° un vase quelconque pouvant servir de cuve à eau, pourvu qu'il soit assez profond pour qu'on puisse y plonger le tube presque entièrement.

Procédé : Verser au fond du tube 5 à 6 centimètres

cubes de réactif de Millon en ayant soin qu'aucune gouttelette ne reste adhérente aux parois, surtout vers l'extrémité ouverte du tube; couvrir le réactif d'une colonne de chloroforme remplissant le tube à 5 ou 6 centimètres cubes près; verser ensuite 2 centimètres cubes d'urine, mesurés, soit à l'aide d'une pipette, soit à l'aide des divisions du tube lui-même; remplir le tube d'eau jusqu'à son orifice, mais en évitant que la surface liquide ne le dépasse sensiblement; boucher le tube à l'aide du pouce revêtu du doigtier et serrer énergiquement; retourner le tube à plusieurs reprises jusqu'à ce qu'on sente que la pression du gaz développé menace de vaincre la résistance musculaire. Plonger alors l'extrémité inférieure du tube dans la cuve, attendre un instant que le chloroforme ait occupé la partie la plus déclive, puis en laisser échapper ce qu'il faudra pour que la pression n'existe plus. Renouveler ces manœuvres jusqu'à ce qu'il ne se dégage plus de bulles gazeuses. Tenir alors le tube verticalement dans la cuve et le laisser ouvert jusqu'à ce que l'eau y ait remplacé les liquides plus denses qu'il contenait primitivement; y introduire une forte pastille de potasse, boucher au liège, agiter à plusieurs reprises, et renouveler cette opération jusqu'à ce que le volume du gaz ne diminue plus. Il ne reste alors qu'à mettre le niveau du liquide dans le tube à la hauteur de l'eau dans la cuve, après avoir ôté le bouchon, à lire le nombre de dixièmes de centimètres cubes occupés par le gaz. Diviser ce nombre par 0,0373. On aura le nombre de milligrammes d'urée contenus dans les deux centimètres cubes d'urine. Ce nombre multiplié par 500 donnera la quantité par litre. On éviterait ce calcul en faisant usage des tubes que M. Bouchard a fait établir et qui sont gradués de telle façon qu'une division (subdivisée elle-même en dixièmes) correspond à un gramme d'urée par litre.

Acide urique. — Solide, blanc, presque toujours cristallisé, fort peu soluble dans l'eau, presque insoluble dans ce liquide en présence de l'acide chlorhydrique, insoluble dans l'alcool et l'éther : existe le plus souvent dans l'urine à l'état d'urates plus solubles que lui. Sa présence se reconnaît par l'addition d'acide chlorhydrique qui décompose les urates. L'acide cristallise du jour au lendemain, surtout si on a soin de tenir le vase dans un endroit froid. Se dépose parfois spontanément, soit libre, soit à l'état d'urate. Ces sédiments se reconnaissent à leur coloration rose ou rouge et à leurs caractères microscopiques. En cas de doute, recourir à la *réaction de la murexide.*

Procédé : Placer dans un verre de montre ou une petite capsule de porcelaine une très petite quantité du sédiment, humecter d'acide nitrique, dessécher en plaçant la capsule sur une surface chauffée à une température voisine de 100° (une plaque ou un couvercle de métal, par exemple, recouvrant un vase rempli d'eau bouillante), la coloration rose se développe habituellement pendant la dessiccation. On humecte la matière d'une très petite quantité d'ammoniaque. Si elle contient de l'acide urique, la coloration pourpre caractéristique apparaît ou augmente d'intensité.

D. — ÉLÉMENTS ANORMAUX DE L'URINE

Les éléments anormaux qui peuvent se rencontrer dans une urine sont extrêmement nombreux, soit qu'ils viennent du dehors, ayant été ingérés comme médicaments, soit qu'ils résultent d'un fonctionnement anormal de l'organisme.

Nous avons vu, dans la première partie de cette notice, que l'élimination de certains médicaments se décèle par une coloration spéciale.

Presque tous les poisons s'éliminent, au moins partiellement, par les reins. La recherche des poisons métalliques et des alcaloïdes exige des manipulations trop compliquées ou trop délicates pour qu'il nous soit possible de les décrire ici. L'*iode*, au contraire, pour peu qu'il existe en quantité qui ne soit pas trop minime, se reconnaît très simplement en mélangeant à l'urine, d'abord un peu d'empois d'amidon, puis de l'eau de chlore ou quelques gouttes d'acide nitrique (employer de préférence l'acide coloré en jaune par la présence des produits nitreux). Il se forme de l'iodure d'amidon coloré en bleu, parfois assez intense pour paraître noir.

Le chirurgien peut avoir grand intérêt à rechercher l'*acide phénique* dans l'urine. Il en sera parfois averti sans manipulation, par une coloration d'un brun verdâtre, immédiate, ou se développant quelque temps après l'émission, et prenant plus d'intensité par une exposition à l'air prolongée. Si la proportion d'acide phénique n'est pas suffisante pour que cette coloration se produise nettement, le perchlorure de fer donnera une nuance violette, ou enfin si cette dernière réaction est faible ou douteuse, il faudra distiller l'urine après addition d'acide tartrique et ne recueillir que les premiers produits de la distillation qu'on évacue par le perchlorure. Ne pas oublier que l'acide salicylique se colore également en violet par le perchlorure de fer et que l'antipyrine donne une teinte rouge.

Parmi les éléments anormaux d'origine physiologique, le glucose et l'albumine, le pus et le sang sont de beaucoup les plus importants.

Pour la recherche du *pus*, aucun procédé ne peut suppléer le microscope. Disons seulement que la présence d'une petite quantité d'albumine, coïncidant avec celle d'un dépôt blanchâtre plus ou moins abondant, rend sa présence fort probable.

Lorsque le *sang* passe dans l'urine avec tous ses éléments, et que l'émission n'est pas assez ancienne pour que les globules aient été détruits on rendus méconnaissables, le même instrument le fait facilement reconnaître, mais il peut arriver que la matière colorante seule ait transsudé ou que les globules ne se retrouvent plus. On devra alors rechercher l'hémoglobine. Deux caractères serviront à la distinguer des autres matières colorantes de l'urine, en dehors de l'emploi du spectroscope. 1° Après addition d'un excès d'acétate de plomb basique (extrait de saturne), l'urine filtrée, ou simplement éclaircie par le repos, conservera une teinte rouge prononcée, l'oxyhémoglobine n'étant pas précipitable par ce réactif ; 2° l'ébullition avec une petite quantité de lessive de soude donnera un précipité rouge.

Albumine. — Il en existe plusieurs variétés qui, presque toutes, peuvent passer dans l'urine. Elles ont pour caractère commun de donner une nuance violacée au tartrate cuprico-potassique (liqueur de Bareswil ou de Fehling). Sans entrer dans des détails minutieux, nous les partagerons en deux classes : l'*albumine physiologique* ou *sérine* coagulable par la chaleur, et les albumines modifiées, solubles à chaud (*albuminoses*, *peptones*). Une urine qui donnerait encore la nuance violette au tartrate cuprico-potassique après séparation de l'albumine normale par la chaleur, opérée comme il sera dit plus loin, contiendrait de l'albumine de la deuxième catégorie.

Beaucoup de moyens ont été proposés pour la recherche de l'albumine normale. Nous croyons que les plus anciennement employés, savoir : l'acide nitrique et la chaleur, sont encore les meilleurs.

1° *Acide nitrique.* — Introduire une certaine quantité d'urine dans un verre à pied ou un tube un peu large. Ajouter un demi-volume au plus d'acide nitrique, en ayant soin que le liquide suive les parois du vase pour se rassembler à sa partie inférieure en une couche presque distincte de l'urine. Si le contenu du vase reste limpide dans toute son étendue, il n'y a pas d'albumine. S'il se forme, à une certaine hauteur au-dessus de l'acide, une zone nébuleuse, ce peut être de l'albumine ou de l'acide urique. L'acide urique se reconnaît presque toujours, parce qu'il ne se montre le plus souvent qu'au bout de quelques instants, et à son aspect cristallin. Comme confirmation, mettre de l'urine dans un autre tube, ajouter de l'acide nitrique peu à peu, en agitant jusqu'à ce que le liquide se trouble, *mais pas au delà*, puis chauffer lentement, jusqu'à un commencement d'ébullition. L'acide urique se dissoudra même avant ce terme ; l'albumine persistera.

2° *Par la chaleur*. — S'assurer que l'urine est franchement acide au tournesol. Si elle est neutre ou alcaline, y ajouter quelques gouttes d'acide acétique, *seulement ce qu'il en faut pour lui donner une réaction franchement acide*, puis chauffer très lentement jusqu'à un commencement d'ébullition. Si l'urine se trouble, elle contient de l'albumine.

Les urines neutres ou alcalines peuvent donner dans les mêmes conditions un trouble dû à la précipitation des carbonates et phosphates terreux. Ils se distinguent de l'albumine en ce que *quelques gouttes* d'acide nitrique les redissolvent avec effervescence, tandis qu'elles ne redissolvent pas l'albumine.

Ces réactions doivent être pratiquées sur de l'urine aussi transparente que possible. Il est souvent difficile de l'obtenir dans cet état, même par la filtration. Si l'urine reste nuageuse, ou si on n'a pas le moyen de la filtrer, on peut remplir d'urine un tube de même diamètre que celui dans lequel on opère, et juger les changements de transparence par comparaison.

Le plus sûr moyen de dosage de l'albumine est la coagulation d'une quantité déterminée d'urine par la chaleur, dans les conditions indiquées ci-dessus. Le coagulum est reçu sur un filtre taré, lavé d'abord à l'eau bouillante, puis à l'alcool, séché et pesé. Ce procédé est seul applicable lorsque l'albumine existe en petite quantité. La proportion est-elle plus forte, on peut recourir au procédé volumétrique, d'un emploi très facile, proposé par M. Esbach. Comme il exige l'emploi d'un tube spécial qui est toujours accompagné d'une instruction, et faute d'espace pour le décrire, nous sommes obligés de renvoyer le lecteur à cet imprimé.

Glucose. — Une densité élevée, en dehors des maladies fébriles, dans lesquelles l'urine se concentre anormalement, et surtout lorsque le liquide est limpide et peu coloré, rend la présence du glucose dans l'urine très probable. L'emploi des réactifs suivants lèvera tous les doutes.

1° *Alcalis caustiques.* — On peut employer la potasse, la soude, ou même la chaux. La potasse sous forme de pierre à cautères (potasse en pastilles) est d'un usage très commode. L'urine est introduite dans un tube à essai (1/3 du volume du tube) avec deux ou trois pastilles de potasse, puis le tout est chauffé très doucement, jusqu'à dissolution du réactif. On élève alors la température jusqu'à l'ébullition et on la soutient pendant quelques instants. En présence d'un millième de glucose, l'urine prend une couleur jaune très appréciable qui se fonce de plus en plus, passant au jaune brun, au brun acajou et même au brun noir en présence de quantités de glucose de plus en plus considérables. En même temps il se développe une odeur spéciale. Ce réactif trompe rarement; cependant il est peu d'urines, même non sucrées, qu'il ne colore *très légèrement*, et il augmente l'intensité des matières colorantes de la rhubarbe et du séné.

Il a cet avantage que l'intensité de la coloration est pour ainsi dire proportionnelle à la quantité de sucre et il permet de l'apprécier très utilement pour peu qu'on ait l'habitude de son emploi.

2° *Tartrate cuprico-potassique.* — Nous engageons le lecteur à n'attacher aucune importance à la dénomination sous laquelle ce réactif lui est vendu (liqueur de Fromherz, de Bareswil ou de Fehling) ; mais à l'essayer toujours à sa réception, et même de temps en temps jusqu'à épuisement de la provision. Il suffit pour cela de l'étendre de plusieurs fois son volume d'eau, de le faire bouillir pendant quelques instants, et de *l'abandonner* au *refroidissement pendant plusieurs heures*, après lesquelles il ne doit pas avoir abandonnné le moindre dépôt. Pour l'emploi ; introduire l'urine dans le tube à essai avec moitié de son volume de réactif ; il est utile d'ajouter deux ou trois pastilles de potasse caustique, qu'on fait dissoudre d'abord à une douce chaleur — puis tenir de la main gauche le tube incliné à 45°, et élever lentement la température jusqu'à l'ébullition en promenant la lampe sous le tube. Si la quantité de glucose est notable on verra, même avant l'ébullition, un nuage jaune de protoxyde de cuivre se former à la partie supérieure du liquide et envahir progressivement toute sa masse. Quelquefois cependant le liquide se décolore plus ou moins complètement sans se troubler. Il faut alors, après avoir fait bouillir un instant, laisser refroidir complètement comme nous l'avons dit plus haut, et n'affirmer l'absence du glucose que si l'oxyde de cuivre ne se dépose pas après ce refroidissement. S'il y a du sucre, les caractères du précipité, sa couleur franchement jaune ou rouge, laissent très peu de doutes. Cependant d'autres matières réductrices peuvent passer dans l'urine, notamment à la suite de l'ingestion de la térébenthine. L'acide urique en quantité notable agit aussi sur le tartrate cuprico-potassique, mais la réduction manque de netteté et ne se produit plus si on a préalablement purifié l'urine par l'emploi succesif de l'acétate de plomb et du carbonate de soude. Le clinicien pourra le plus souvent éviter cette manipulation compliquée en confirmant les effets du tartrate cuprico-potassique par ceux de la potasse employée d'abord seule, comme il a été indiqué plus haut, puis en présence du sous-nitrate de bismuth; les réactifs donneront des résultats concordants toutes les fois que le sucre existera en quantité suffisante pour que sa présence ait une signification séméiologique.

3° *Sous-nitrate de bismuth.* — Faire bouillir l'urine avec quelques décigrammes de sous-nitrate de bismuth et quelques pastilles de potasse. — Le glucose réduit l'oxyde de bismuth qui prend une teinte variant du gris au noir.

Dosage du glucose. — L'intensité de la coloration obtenue par la potasse donne, nous l'avons dit, d'excellentes indications sur la proportion de glucose. Le dosage précis s'opère au moyen du polarimètre et du tartrate cuprico-potassique employé volumétriquement.

MM. Duhomme et Limousin ont beaucoup simplifié et facilité cette dernière méthode en y adaptant le compte-gouttes de précision. On trouve les détails nécessaires pour l'exécution de leur procédé dans l'instruction qui accompagne leur petit instrument.

Enfin *la règle de Bouchardat* permet d'estimer la quantité du glucose avec une précision qui cet éminent auteur jugeait très suffisante. Nous l'énoncerons brièvement : prendre la densité de l'urine au moyen du densimètre. Multiplier par deux les nombres qui dépassent 1000, puis multiplier encore le produit ainsi obtenu par le nombre qui exprime en litres le volume d'urine émis en 24 heures et retrancher le nombre fixe 60 du produit final. On obtient ainsi la quantité de sucre *éliminée en 24 heures*. En la divisant par le nombre de litres rendus pendant la même période de temps, on connaît la quantité de sucre *par litre*.

TABLE ANALYTIQUE

INDEX BIBLIOGRAPHIQUE [1]

Albarran. Rein des urinaires; *Thèse*, 1889. — *Bullet. Soc. Anat.*, 1888-89.

Albarran et Hallé. Une nouvelle bactérie pyogène et son rôle dans l'infection urineuse; *Gaz. Méd. de Paris*, 1888.

Alling Absorption par la muqueuse vésico-uréthr; *Th.*, 1871.

Bazy. Diagn. des affect. des reins; *Th.*, 1880. — Intervent. chir. dans les tum. de la vessie; *Ann. gén. urin.*, 1883, etc.

Boursier. Tubercul. de la vessie; *Th.*, 1886.

Boussavit. Cystite des calculeux; *Th.*, 1882.

Broussin. Taille hypogastrique; *Th.*, 1883.

Campenon. Art. prostate; *Dictionn. méd. et chir. prat.*, etc.

Clado. Bactérie sept. de la vessie; *Th.*, 1886-87.— *Bullet. Soc. Anat.*, 1886-89.— Ballottement rénal, *Bul. médic.* 1887.

Curtis. Trait. des rétréciss. de l'ur. par la dilat. progressive; *Th.*, 1873.

Desnos. (V. en tête du vol.)

Duchastelet. De la cystorrhaphie hypogastr.; *Rev. de Chir.*, 1883. — Capacité et tension de la vessie; *Th.*, 1886

Engelbach. Tumeurs malignes de la prost.; *Th.*, 1888.

Feré. Du cancer de la vessie; *Progr. Médic.*, 1881.

Ferraton. Rupt. intra-périton. de la vessie; *Th.*, 1883.

Geffrier. Cystite blennorrhag.; *Rev. de Chir.*, 1882. — Troubles de la mict. dans les mal. du système nerveux; *Th.*, 1884.

Gauron. Emploi des liquides pour franchir les rétréciss. de l'ur.; *Th.*, 1882.

Guiard. Transformat. ammo-

[1] Il nous est impossible de faire figurer ici une bibliographie complète de tous les ouvrages que nous avons consultés nous donnons seulement la liste des principaux travaux du professeur Guyon et de ses élèves, auxquels nous avons eu recours le plus souvent.

niac. des urines; *Th.* 1883. — Transformat. épithéliom. des trajets fistuleux conséc. à un rétréciss.; *Ann. gén. urin.*, 1883. — Développ. spontané des gaz dans la vessie; *Ann. gén. urin.*, 1883. — Rétréciss. de l'urèthre; *Art. Dictionn. de Méd. et de Chir. prat.* en collaborat. avec R. Jamin, etc.

Guillet. Tum. mal. du rein; *Th.*, 1888.

Guyon. Eléments de chirur. clin.; 1873. — Leçons clin. sur les mal. des voies urin.; 1885; — Leçons clin. sur les mal. de la prost. et de la vessie; 1884. — Néphrorrhaphie; *Académie de Méd.*, 1889. —Physiol. de la vessie; *Bullet. Acad. des Sc.*, 1887. — Vices de conformat. de l'ur. chez l'homme et moyens d'y remédier: *Th. d'agrégat.*, 1863. — Passim : *Bullet. Soc. Chir., Acad. Med., Acad. des Sc., Ann. gén. Urin.*, 1882-89, *Congr. de Chir.*, etc., etc.

Guyon et Bazy. Atlas des mal. des org. génit. urin.

Hache. Des cystites; *Th.*, 1884. — Trait. des abcès urin.; *Ann. gén. urin.*, 1884. — Pathog. et variétés de l'extrop. de la vessie; *Rev. chir.*, 1888. — Art. vessie; *Dictionn. Encycl.*, etc.

Hallé. Urétérites et pyélites; *Th.*. 1887. — *Bullet. Soc. Anat.*, 1886-89. — *Ann. gén. urin.*, 1885, etc.

Hartmann. Cystites doulour. et leur traitem.; *Th.*, 1887.— Traitem. des pyélites; *Gaz. Hopit.*, 1888. — Névralgies vésicales; *Paris*, 1889, etc.

Henriet. Affect. calcul. et lithotritie; *Th.*, 1877.— Etude expér. sur la posit. des corps étrangers ds. la vessie; *Ann. gén. urin.*, 1885.

Jamin. Et. sur l'uréthrite chron. blennorrh.; *Th.*, 1883 — Art. urèthre, vessie, etc.; *Dictionn. méd. et chir. prat.* — Fistule juxta-uréthrales; *Ann. gén. urin.*, 1886. — Traduct. des leç clin. de Thompson, etc.

Jean. Rétention incompl. d'ur. ds. les lésions prostat. et les rétréciss. de l'ur.; *Th.*, 1876.

Kirmisson. Modificat. modernes de la lithotritie; *Th. agrégat.*, 1883, etc.

Kirmisson et Desnos. Transformat. fibreuse des tissus périprostat.; *Ann. gén. urin.*, 1889. etc.

Launois. App. urin. des vieillards; *Th.*, 1885.

Leprévost. Cystites blennorh.; *Th.*, 1884.

Malécot. De la spermatorrhée; *Th.*, 1884.

Malherbe. De la fièvre dans les mal. des urinaires; *Th.*, 1872.

Martin. Traitement de quelq. complicat. des rétréciss. de l'urèt.; *Th.*, 1875.

Martinet. De l'uréthrotomie interne; *Th.*, 1876.

Ch. Monod. Cathétér. rétrograde; *Ann. gén. urin.*, 1886.—Traitem. des cystalgies chez la femme; *Ann. gén. urin.*, 1885, etc.

E. Monod. Cystite chez la femme dans ses rapports avec la grossesse et l'accouchem.; *Ann. de gynécol.*, 1880.— Indicat. de l'uréthrot. ext.; *Th.*, 1880. — Fistules urinaires; *Dictionn. encycl.*, etc.

Perez. Explorat. de l'uretère; *Th.*, 1888.

Pousson. Intervent. chirurg. dans le diagn. et le traitem. des tumeurs de la vessie; *Th.*, 1884. — Calculs vésicaux; *Encyclop. de chir.*, etc.

Récamier. Explorat. du rein; *Th.*, 1889.

Reverdin (de Genève). Etude sur l'uréthrot. int.; *Th.*, 1870.

Rousseau. De l'hémorrhagie dans l'opérat. de la taille; *Th.*, 1881.

Segond. Abcès chauds de la prost. et phlegm. péri-prostat.; *Th.*, 1880, etc.

Tapret. Etude clin. sur la tuberculose urinaire; *Arch. gén. de méd.*, 7e série, t. Ier, 1878.

Tuffier. Congestion ds. mal. de l'appareil urin; *Th.*, 1885. — Traumat. du rein; *Arch. méd.*, 1889. — Etudes expériment. sur la chir. du rein, 1889. — *Bullet. Soc. Anat.*, 1882-89, etc.

Zambianchi. Contribut. à l'étude de l'hypertrophie de la prost; *Th.*, 1875.

A ces indications nous devons ajouter: *Bartels*, traumat. de la vessie; — *Bigelow*. Lithotrity by a single operat; — *Bouilly*. Phlegm. de la cav. de Retzius; *Th.*, agrég. 1880; *Brodeur*. Intervent. chirurgic. ds. affect. du rein *Th.*. 1886; — *Delefosse*. Pratique des m. des v. urin; — *Duplay*, Hypospadias, épispadias, etc. *Arch. méd.*, 1874 et 1880; — *Fournier*. Art. blennorrh. *D. med. et ch. prat.*; — *Harrison*. Lect. on the surgic. diseases, London, 1887; — *Jullien*. Prost. (Hypert., Cancer, etc.). *D. med. et ch. prat.*; — *Le Dentu*, Affect. chirurgical. des reins, etc., 1889; — *Morris*, Surgic. diseases of the Kidney, London, 1886; — *Nelaton* et *Horteloup*. Elém. pathol. chirurg., t. VI, 1885; — *Petersen*, De la taille haute, *Arch., f. Klin. Chir.*, 1880; — *Picard*, Traité des mal. de l'ur., de la prost., de la vessie, 1880; — *Poulet* et *Bousquet*, Pathol. ext., t. III, 1885; — *Quenu*, Art. urèthre (anat., traumat.) *Dict. encycl.*; — *Reclus*. Tuberc. du testic: *Th.*, 1876; — *Reliquet*, Traité des op. des v. urin.. 1871, — *Spire*. Du spasme de l'urètr. symptom.; *Th.*, 1878; — *Terrillon*. Rupt. de l'ur.; *Th.*, 1878; — *Thompson*, Traité prat. des v. urin; trad., Paris, 1874 — Leç. clin. des v. urin.; trad., 1889.

TABLE DES MATIÈRES

ÉVREUX, IMPRIMERIE DE CHARLES HÉRISSEY

OCTAVE DOIN

ÉDITEUR

8, PLACE DE L'ODÉON, PARIS

EXTRAIT DU CATALOGUE GÉNÉRAL

JUIN 1892

TOUS LES OUVRAGES PORTÉS SUR CE CATALOGUE SERONT EXPÉDIÉS FRANCS DE PORT EN N'IMPORTE QUEL PAYS, AUX PRIX MARQUÉS, A TOUTE PERSONNE QUI EN FERA LA DEMANDE. — LES DEMANDES DEVRONT TOUJOURS ÊTRE ACCOMPAGNÉES D'UN MANDAT POSTAL OU D'UNE VALEUR A VUE SUR PARIS.

DICTIONNAIRES

DICTIONNAIRE ABRÉGÉ DE MÉDECINE, **de chirurgie, de pharmacie et des sciences physiques, chimiques et naturelles**, par Ch. Robin, membre de l'Institut et de l'Académie de médecine, professeur à la Faculté de médecine de Paris. 1 vol. gr. in-8 jésus de 1,050 pages imprimées à deux colonnes :

Broché... 16 fr.
Relié en maroquin, plats toile.................... 20 fr.

DICTIONNAIRE DE THÉRAPEUTIQUE, **de matière médicale, de pharmacologie, de toxicologie et des eaux minérales**, par Dujardin-Beaumetz, membre de l'Académie de médecine et du Conseil d'hygiène et de salubrité de la Seine, médecin de l'hôpital Cochin, avec de nombreuses figures dans le texte, 4 forts vol. in-4 de 900 pages chacun, imprimé à deux colonnes, avec 800 figures.

Broché... 100 fr.
Reliures en maroquin, plats toile, tranches peignes.. 120 fr.
Les tomes I, II, III, IV se vendent séparément....... 25 fr.

DICTIONNAIRE DES SCIENCES ANTHROPOLOGIQUES : *Anatomie, Crâniologie, Archéologie préhistorique, Ethnographie (Mœurs, Lois, Arts, Industrie), Démographie, Langues, Religions*, publié sous la direction de MM. **A. Bertillon, Coudereau, A. Hovelacque, Issaurat, André Lefèvre, Ch. Letourneau, de Mortillet, Thulié et E. Véron.**

Avec la collaboration de MM. Belluci, J. Bertillon, Bordier, L. Buchner, A. de la Calle, Carthaillac, Chantre, Chervin, Chudzinski, Collineau, Mathias Duval, Keller, Kuhff, Laborde, J.-L. de Lanessan, Manouvrier, P. Mantegazza, Mondière, Picot, Pozzi, Girard de Rialle, Mme Clémence Royer, de Quatrefages, Salmon, Schaafhausen, Topinard, Varambey, Julien Vinson, Carl Vogt, Zaborowski, etc. etc.

Un fort vol. in-4 de 1,128 pages, imprimé à deux colonnes, avec de nombreuses figures dans le texte. Prix : broché........... 30 fr.
Relié maroquin, tranches peignes.................. 36 fr.

DICTIONNAIRE DE MÉDECINE A L'USAGE DES ASSURANCES SUR LA VIE, par le Dr E. MAREAU, médecin expert de Compagnies d'assurances. 1 vol. in-18, cartonné, de 428 pages.......... 7 fr.

DICTIONNAIRE PRATIQUE D'HORTICULTURE ET DE JARDINAGE, par G. NICHOLSON, Conservateur des Jardins royaux de Kew, à Londres, illustré de plus de 3,500 figures dans le texte et de 80 planches chromolithographiques hors texte, comprenant : La description succincte des plantes connues et cultivées dans les jardins de l'Europe ; la culture potagère, l'arboriculture, la description et la culture de toutes les Orchidées, Broméliacées, Palmiers, Fougères, plantes de serre, plantes annuelles, vivaces, etc. ; le tracé des jardins ; le choix et l'emploi des espèces propres à la décoration des parcs et jardins ; l'Entomologie, la Cryptogamie, la Chimie horticole ; des éléments d'anatomie et de physiologie végétale ; la Glossologie botanique et horticole, la description des outils, serres et accessoires employés en horticulture ; etc. etc. Traduit, mis à jour et adapté à notre climat, à nos usages, etc., par S. MOTTET, avec la collaboration de MM. VILMORIN-ANDRIEUX et Cie, G. ALLUARD, E. ANDRÉ, G. BELLAIR, G. LEGROS, etc. Il sera complet en 80 livraisons à 1 fr. 50. On peut souscrire dès maintenant à l'ouvrage complet, mais en payant d'avance, pour 90 francs ; les premières livraisons sont en vente.

Le *Dictionnaire d'Horticulture*, imprimé à deux colonnes, est publié par livraisons de 48 pages contenant chacune une planche chromolithographique. Il paraîtra au moins une livraison par mois.

ANATOMIE, PHYSIOLOGIE, EMBRYOLOGIE, HISTOLOGIE

ATLAS D'ANATOMIE TOPOGRAPHIQUE DU CERVEAU ET DES LOCALISATIONS CÉRÉBRALES, par E. GAVOY, médecin principal à l'hôpital militaire de Versailles. 1 magnifique volume in-4 en carton contenant 18 planches chromolithographiques (8 couleurs) exécutées d'après nature, représentant de grandeur naturelle toutes les coupes du cerveau, avec 200 pages de texte.

En carton.................................... 36 fr.

Relié sur onglets en maroquin rouge, tête dorée..... 42 fr.

AUFFRET (Ch.), professeur d'anatomie et de physiologie à l'École de médecine navale de Brest, ancien chef des Travaux anatomiques. — **Manuel de dissection des régions et des nerfs.** 1 vol. in-18, cartonné diamant, de 471 pages, avec 60 figures originales dans le texte exécutées, pour la plupart, d'après les préparations de l'auteur.................................... 7 fr.

BALBIANI, professeur au Collège de France. — **Cours d'embryogénie comparée du Collège de France.** *De la génération des Vertébrés.* Recueilli et publié par F. HENNEGUY, préparateur du cours. Revu par le professeur, 1 beau volume grand in-8, avec 150 figures dans le texte, et 6 planches chromolithographiques hors texte.. 15 fr.

BRIEGER, professeur assistant à l'Université de Berlin. — **Microbes, Ptomaïnes et Maladies**, trad. par MM. ROUSSY et WINTER, avec une préface de M. le professeur HAYEM. 1 vol. in-18 de 250 p. 3 fr. 50

CADIAT (O.), professeur agrégé à la Faculté de médecine de Paris. — **Cours de Physiologie professé à la Faculté.** 1882-1883. Petit in-4 de 250 pages. Avec des dessins autographiés.. 9 fr.

DEBIERRE, professeur à la Faculté de médecine de Lille. — **Manuel d'Embryologie humaine et comparée,** 1 vol. in-18, cartonné diamant, de 800 pages, avec 321 figures dans le texte et 8 planches en couleur hors texte......................... 8 fr.

DEBIERRE (Ch.). — **Les maladies infectieuses. Microbes, Ptomaïnes et Leucomaïnes.** 1 vol. in-18 de 380 p. 3 fr. 50

DUBIEF (Dr), ancien interne des hôpitaux de Paris. — **Manuel de Microbiologie** comprenant : les fermentations, la physiologie, la technique histologique, la culture des bactéries et l'étude des principales maladies d'origine bactérienne. 1 vol. in-18, cartonné diamant, de 600 pages, avec 160 figures dans le texte et 8 planches en couleur hors texte.................................. 8 fr.

DUVAL (Mathias), membre de l'Académie de médecine, professeur à la Faculté de Paris, professeur à l'École des Beaux-Arts. — **Leçons sur la Physiologie du Système nerveux (Sensibilité)** recueillies par P. DASSY, revues par le professeur. In-8 de 130 pages, avec 30 figures dans le texte.............................. 3 fr.

FORT (Dr A.), professeur libre d'anatomie à Paris. — **Anatomie descriptive et Dissection.** 5e édition, corrigée et augmentée. Trois forts volumes in-18 jésus, formant 2.500 pages, avec 1,316 figures.. 30 fr.

FOSTER et LANGLEY. — **Cours élémentaire et pratique de physiologie générale** Traduit sur la 5e édition anglaise, par F. PRIEUR. 1 vol. in-18 jésus de 450 pages, avec 115 figures. 5 fr.

FRANCK (François), membre de l'Académie de médecine, professeur remplaçant au Collège de France. — **Leçons sur les fonctions motrices du cerveau** (réactions volontaires et organiques) et sur l'épilepsie cérébrale, précédées d'une préface du professeur CHARCOT. 1 vol. gr. in-8 de 570 pages, avec 83 figures.... 12 fr.

GOUZER (J.), médecin de 1re classe de la marine. — **Le problème de la vie et les fonctions du cervelet.** 1 vol. in-18 de 225 pages.. 3 fr.

JULIEN (Alexis), répétiteur d'anatomie. — **Aide mémoire d'anatomie** (muscles, ligaments, vaisseaux, nerfs), avec figures, cartonnage toile, 2e édition.................................. 3 fr. 50

KLEIN (E.), professeur adjoint d'anatomie générale et de physiologie à l'Ecole médicale de Saint-Bartholomew's Hospital, Londres. — **Nouveaux éléments d'histologie**, traduits sur la 5e édition anglaise et annotés par G. VARIOT, préparateur des travaux pratiques d'Histologie à la Faculté de médecine de Paris, chef de clinique à l'hôpital des Enfants-Malades, et précédés d'une préface de M. le professeur Ch. ROBIN. 1 vol. in-18 jésus, cartonné diamant, de 540 pages, avec 185 figures dans le texte, 2e édition française, corrigée et augmentée.............. .... 8 fr.

LEE et HENNEGUY. — **Traité des méthodes techniques de l'anatomie microscopique**, avec une préface de M. le professeur RANVIER. 1 vol. in-8 de 500 pages................. 12 fr.

TESTUT (L.), professeur d'anatomie à la Faculté de médecine de Lyon, avec la collaboration de H. FERRÉ, agrégé à la Faculté de Bordeaux, et de M. VIALLETON, agrégé à la Faculté de Lyon. — **Traité d'anatomie humaine** 3 vol. grand in-8, formant 2,600 pages, avec 1,550 figures, presque toutes originales, dessinées spécialement pour cet ouvrage et tirées pour la plupart en trois ou quatre couleurs dans le texte. Deuxième édition revue et corrigée. Tome I : *Ostéologie, Arthrologie, Myologie.* — Tome II : *Angéiologie et Névrologie.* — Tome III : *Organes des sens, Digestion, Respiration et Phonation, Organes génito-urinaires, Embryologie.*

Prix de l'ouvrage complet par souscription : 60 francs.

Le tome I (2e édition) et la 1re partie du tome III (Organes des sens) seront remis en souscrivant.

Le tome II (2e édition) sera remis aux souscripteurs en novembre 1892.

Le tome III, 2e partie (fin de l'ouvrage), sera remis aux souscripteurs en février 1893.

Aucun des volumes de la 2e édition ne se vendra séparément.

De la 1re édition se vendent encore à part :

Le tome II, Angéiologie et Névrologie.............................. 24 fr.

Le tome III, Organes des sens, Splanchnologie et Embryologie (2e partie payée d'avance).. 20 fr.

TESTUT (L.). — **Les anomalies musculaires considérées au point de vue de la ligature des artères**. 1 vol. in-4, avec 12 planches hors texte chromolithographiées.............. 8 fr.

TESTUT (L.) et BLANC (Em.). — **Anatomie de l'utérus pendant la grossesse et l'accouchement** (voir page 16).

VIAULT et JOLYET, professeurs à la Faculté de médecine de Bordeaux, — **Traité de physiologie humaine**. 1 beau vol. gr. in-8 de 920 pages, avec plus de 400 figures dans le texte. ...... 16 fr.

PATHOLOGIE INTERNE, HYGIÈNE ET THÉRAPEUTIQUE

ADRIAN (L.-A.). — **Petit formulaire des antiseptiques.** 1 vol. in-32, cartonné, de 250 pages........................ 3 fr.

ANDRÉ (G.), chargé de Cours à la Faculté de médecine de Toulouse. — **Les nouvelles maladies nerveuses,** 1 vol. in-18 de 360 pages.. 4 fr.

ANNUAIRE DE THÉRAPEUTIQUE, précédé d'une introduction sur les progrès de la thérapeutique en 1888, par le Dr DUJARDIN-BEAUMETZ.
Première année, 1 vol. in-18 cart. de 400 p................ 2 fr.
Deuxième année, 1889, 1 vol.......................... 2 fr.
Troisième année, 1890.............................. 2 fr.
Quatrième année, 1891.............................. 2 fr.

BARDET (G.). — **Formulaire annuel des nouveaux remèdes.** 6e édition, 1892, 1 vol. in-18, cartonné, de 400 pages...... 4 fr.

BERNHEIM (H.) et SIMON (P.). — **Recueil de faits cliniques.** 1 vol. in-8 de 250 pages............................ 4 fr.

BLONDEL (R.), préparateur à la Faculté de médecine de Paris. — **Manuel de matière médicale,** comprenant la description, l'origine, la composition chimique, l'action physiologique et l'emploi thérapeutique des substances animales ou végétales employées en médecine, précédé d'une préface de M. DUJARDIN-BEAUMETZ, membre de l'Académie de médecine. 1 gros vol. in-18, cart. percaline verte, tr. rouges, de 1000 p., avec 358 fig. dans le texte.. 9 fr.

CAMPARDON (Ch.). — **Guide de thérapeutique aux eaux minérales et aux bains de mer,** avec une préface du Dr DUJARDIN-BEAUMETZ, membre de l'Académie de médecine, etc. 1 vol. in-18, cartonné diamant........................ 5 fr.

CANDELLÉ (Dr H.), ancien interne des hôpitaux de Paris, membre de la Société d'hydrologie médicale. — **Manuel pratique de médecine thermale** 1 vol. in-18 jésus de 460 p., cartonné diamant.. 6 fr.

DANION (Dr). — **Traitement des affections articulaires par l'électricité,** leur pathogénie. 1 vol. gr. in-8 de 240 p. 5 fr.

DELMAS (Paul). — **Manuel d'hydrothérapie.** 1 vol. in-18, cartonné diamant, de 600 pages, avec 39 figures dans le texte, 9 tableaux graphiques et 60 tracés sphygmographiques hors texte. 6 fr.

DELTHIL (L.). — **Traité de la Diphtérie,** son origine, ses causes, sa nature microbienne, ses différentes médications, et plus spécialement son traitement général et local, et sa prophylaxie par les hydrocarbures non toxiques (essence de térébenthine et goudron). 1 vol. in-8 de 500 pages........................ 8 fr.

DUCHESNE (L.), ancien interne des hôpitaux de Paris, membre de la Société de thérapeutique, de la Société de médecine pratique de Paris, etc. etc. — **Aide-mémoire et formulaire du médecin-praticien.** 1 vol. petit in-18, cart., de 380 pages. 3 fr. 50

DUJARDIN-BEAUMETZ, membre de l'Académie de médecine, médecin de l'hôpital Cochin, membre du Conseil d'hygiène et de salubrité de la Seine. — **Leçons de clinique thérapeutique,** contenant le traitement des maladies du cœur et de l'aorte, de l'estomac et de l'intestin, du foie et des reins, du poumon et de la plèvre, du larynx et du pharynx, des maladies du système nerveux, le traitement des fièvres et des maladies générales. 3 vol. gr. in-8 de 800 pages chacun, avec figures dans le texte et planches chromolithographiques hors texte, 6e édition entièrement remaniée. 48 fr.

DUJARDIN-BEAUMETZ. — *Conférences thérapeutiques de l'hôpital Cochin*, 1884-1885. **Les nouvelles médications.** 1 vol. in-8 de 216 pages, avec figures, 1re série, 4e édition, br. 6 fr.; cart. 7 fr.

DUJARDIN-BEAUMETZ. — *Conférences thérapeutiques de l'hopital Cochin*, 1890. **Les nouvelles médications.** 2e série, 1 vol. in-8 de 200 pages, avec figures, br., 6 fr. ; cart.......... 7 fr.

DUJARDIN-BEAUMETZ. — *Conférences thérapeutiques de l'hôpital Cochin*, 1885-1886. **L'hygiène alimentaire.** 1 vol. de 240 p., avec figures et 1 planche en chromo hors texte, br., 6 fr. ; cartonné.. 7 fr.

DUJARDIN-BEAUMETZ. — *Conférences thérapeutiques de l'hôpital Cochin*, 1886-1888. **L'hygiène thérapeutique.** 1 vol. de 250 pages, avec planche en chromo hors texte, br., 6 fr. ; cart. 7 fr.

DUJARDIN-BEAUMETZ. — *Conférences thérapeutiques de l'hôpital Cochin*. 1887-1888. **L'hygiène prophylactique.** 1 vol. de 250 pages, avec une planche en chromo, hors texte, 6 fr. ; cartonné.. 7 fr.

DUJARDIN-BEAUMETZ. — **Traitement des maladies de l'estomac.** 1 vol. gr. in-8 de 380 pages, avec figures et 1 planche en chromo. 2e édition revue et corrigée.................. 7 fr.

DUJARDIN-BEAUMETZ et P. YVON. — **Formulaire pratique de thérapeutique et de pharmacologie.** 5e édition, 1 vol. in-18 cart. de 660 pages.......................... 4 fr.

DUJARDIN-BEAUMETZ et EGASSE. — **Les plantes médicinales indigènes et exotiques, leurs usages thérapeutiques, pharmaceutiques et industriels.** 1 beau vol. gr. in-8 de 900 pages, imprimé à deux colonnes, avec 1,050 figures dans le texte et 40 magnifiques planches en chromo hors texte, dessinées d'après nature et tirées en 15 couleurs.

Cart. percal. verte, tête durée............ 28 fr.
Broché.. 25 fr.

DUJARDIN-BEAUMETZ. — (Voyez *Dictionnaire de thérapeutique*.)

FRANCK (François), membre de l'Académie de médecine, professeur remplaçant au College de France. — **Leçons sur les fonc-**

tions **motrices du cerveau** (réactions volontaires et organiques) et sur l'épilepsie cérébrale précédées d'une préface du professeur CHARCOT. 1 vol. gr. in-8, de 570 p., avec 83 fig. 12 fr.

GRANCHER (J.), professeur à la Faculté de médecine de Paris. — **Maladies de l'appareil respiratoire** Tuberculose et Auscultation. 1 beau vol. de 520 p., avec figures dans le texte et 2 planches en couleur hors texte.......................... 10 fr.

HUCHARD (Henri), médecin de l'hôpital Bichat. — **Leçons de clinique et de thérapeutique médicales — Maladies du cœur et des vaisseaux. — Artériosclérose. — Aortites, cardiopathies artérielles. — Angines de poitrine.** 1 fort vol. gr. in-8 de 950 pages, avec figures et 4 planches en chromo hors texte.................................. 16 fr.

(2e édition sous presse.)

HUGUET (B.), ancien interne lauréat des hôpitaux de Paris, professeur de chimie à l'Ecole de médecine et de pharmacie de Clermont-Ferrand, pharmacien en chef des hospices. — **Traité de Pharmacie théorique et pratique.** 1 vol. gr. in-8, cartonné, de 1,230 pages, avec 430 figures dans le texte................ 18 fr.

HUNTER-MACKENZIE, médecin de l'hôpital pour les maladies de la gorge à Edimbourg. — **Le crachat,** dans ses rapports avec le diagnostic, le pronostic et le traitement des maladies de la gorge et du poumon ; traduit de l'anglais par le Dr PETIT, avec une préface du professeur GRANCHER. 1 vol. in-8 de 200 pages, avec 24 planches tirées pour la plupart en couleurs............. 5 fr.

KELSCH (A.), médecin principal de première classe, professeur à l'Ecole de médecine et de pharmacie militaires du Val-de-Grâce. — **Traité des maladies épidémiques.** Etiologie, Pathogénie et Prophylaxie. 2 vol. gr. in-8 de 600 pages chacun, avec nombreuses figures.

Prix de l'ouvrage complet payable en recevant le tome I, qui paraîtra en juillet 1892................................ 24 fr.

LAVERAN (A.), médecin principal, professeur à l'Ecole de médecine militaire du Val-de-Grâce. — **Traité des fièvres palustres,** avec la description des microbes du paludisme. Un beau vol. in-8 de 558 pages, avec figures dans le texte................ 10 fr.

LECORCHÉ (E.), professeur agrégé à la Faculté de médecine de Paris, et Ch. TALAMON, médecin des hôpitaux. — **Traité de l'Albuminurie et du Mal de Bright** 1 fort vol. gr. in-8 de 800 pages. 14 fr.

LEGRAIN (M.), ancien interne des asiles de la Seine, lauréat de la Faculté de médecine de Paris, médecin de l'Asile de Vaucluse, etc. — **Hérédité et Alcoolisme.** Etude psychologique et clinique sur les dégénérés buveurs et les familles d'ivrognes. Ouvrage couronné par la Société médico-psychologique (1888), avec une préface de M. le Dr MAGNAN, médecin en chef de l'Asile Sainte-Anne, 1 vol. in-8 de 425 pages................................ 7 fr.

LEWIS (Richard). — **Les microphytes du sang** et leurs relations avec les maladies. 1 vol. in-18, avec 39 fig. dans le texte. 1 fr. 50.

LINDSAY (J.-A.). — **Traitement climatérique de la Phtisie pulmonaire**, traduit et annoté par le Dr P. LALESQUE, ancien interne des hôpitaux. 1 vol. in-8 de 250 p................ 4 fr.

MAUREL (E.), médecin principal de la marine, professeur suppléant à l'Ecole de Toulouse. — **Manuel de Séméiologie technique**. Pesées, mensurations, palpation, succussion percussion, stéthographie, isographie, spirométrie, auscultation, cardiographie, le pouls, sphygmographie, le sang, thermométrie, urologie. 1 vol in-18 jésus, cartonné diamant, de 600 pages, avec 78 figures. 7 fr.

MAUREL (E.), **Traité de l'Anémie** par insuffisance de l'hématose. 1 vol. in-8 de 350 pages, avec figures dans le texte.... 7 fr.

PALMBERG (A.), professeur à l'Université d'Helsingfors. — **Traité de l'hygiène publique**, d'après ses applications dans les différents pays d'Europe (France, Angleterre, Belgique, Allemagne Autriche, Suède et Finlande), traduit par M. A. HAMON. 1 fort vol gr. in-8, de 800 pages, avec 260 figures dans le texte. 14 fr.

PARANT (Dr V.), directeur de la maison de santé de Toulouse. — **La raison dans la Folie**. Etude pratique et médico-légale sur la persistance de la raison chez les aliénés et sur leurs actes raisonnables. 1 vol. in-8 de 500 pages......... 7 fr.

PAULIER (A.-B.), ancien interne des hôpitaux de Paris. — **Manuel de thérapeutique et de matière médicale**. 3e édition, revue, corrigée et très augmentée. 1 beau vol. in-18 de 1,400 pages, avec 150 figures intercalées dans le texte............... 12 fr.

PAULIER (A.-B.) et F. HÉTET, professeur de chimie légale à l'Ecole navale de Brest, pharmacien en chef de la Marine. — **Traité élémentaire de médecine légale, de toxicologie et de chimie légale**. 2 vol. in-18, formant 1,350 pages, avec 150 figures dans le texte et 24 planches en couleur hors texte. 18 fr.

PITRES (A.), doyen de la Faculté de médecine de Bordeaux. — **Leçons cliniques sur l'Hystérie et l'Hypnotisme**, faites à l'hôpital Saint-André, de Bordeaux. 2 vol. gr. in-8, formant 1,100 p., avec 133 fig. dans le texte et 16 pl. hors texte. 24 fr.

RAYMOND (F.), professeur agrégé à la Faculté de médecine de Paris, médecin de l'hôpital Saint-Antoine. — **Maladies du système nerveux. Atrophies musculaires et maladies amiotrophiques**. 1 vol. gr. in-8 de 540 pages................ 10 fr.

RENDU (H.), professeur agrégé à la Faculté de médecine de Paris, médecin de l'hôpital Necker. — **Leçons de clinique médicale**. 2 vol. gr. in-8, formant 1,000 pages............... 20 fr.

REGIS (E.), ancien chef de clinique des maladies mentales à la Faculté de médecine de Paris. — **Manuel pratique de Médecine mentale**. 2e édition avec une préface de M. BALL, professeur de clinique des maladies mentales à la Faculté de médecine de Paris. 1 vol. in-18 jésus, cartonné diamant, de 750 pages, 8 fr.

RENOU (Dr). — **La Diphtérie**, son traitement antiseptique. Etudes cliniques précédées d'une préface du professeur GRANCHER. 1 vol. in-8 de 300 pages, avec une carte en couleur............. 6 fr.

BÉRENGER-FÉRAUD (L.-J.-B.), président du Conseil de Santé de la Marine, membre correspondant de l'Académie de médecine. — **Traité théorique et clinique de la dysenterie** Diarrhée et Dysenterie aiguës et chroniques. 1 fort vol. in-8 de 800 pages.................................... 12 fr.

BÉRENGER-FÉRAUD (L.-J.-B.) — **Traité clinique des maladies des Européens aux Antilles** (Martinique). 2 vol. in-8 de 1,193 pages.................................... 16 fr.

BÉRENGER-FÉRAUD (L.-J.-B.), — **Leçons cliniques sur les tœnias de l'homme.** 1 vol. in-8 de 370 pages, avec 50 figures dans le texte.................................... 8 fr.

BÉRENGER-FÉRAUD (L.-J.-B.). — **Traité théorique et pratique de la fièvre jaune.** 1 vol. grand in-8 de 900 pages... 14 fr.

BERTRAND (L.-E.), professeur d'hygiène à l'école de Brest, et J. FONTAN, professeur d'anatomie à l'École de Toulon. — **De l'entérocolite endémique des pays chauds,** diarrhée de Cochinchine, diarrhée chronique des pays chauds, etc. etc. 1 vol. in-8 de 450 pages, avec fig. dans le texte et planches en couleurs hors texte.................................... 9 fr.

BUROT (P.), médecin de 1re classe de la Marine. — **De la fièvre dite bilieuse inflammatoire à la Guyane.** Application des découvertes de M. Pasteur à la pathologie des pays chauds. 1 vol. in-8 de 535 p., avec 5 pl. hors texte, dont une coloriée. 10 fr.

CORRE (A.), médecin de 1re classe de la marine, professeur agrégé à l'École de Brest. — **Traité clinique des maladies des pays chauds.** 1 vol. grand in-8 de 870 pages, avec 50 figures dans le texte.................................... 15 fr.

CORRE (A.). — **Traité des fièvres bilieuses et typhiques des pays chauds.** 1 beau vol. in-8 de près de 600 pages, avec 35 tracés de température dans le texte.................... 10 fr.

CORRE (A.). — **De l'étiologie et de la prophylaxie de la fièvre jaune.** In-8, avec une planche en couleur.... 3 fr. 50

CORRE (A.) et LEJANNE. — **Résumé de la matière médicale et toxicologique coloniale.** 1 vol. in-8 de 200 pages, avec figures dans le texte.................................... 3 fr. 50

JOUSSET (A.), ancien médecin de la marine. — **Traité de l'acclimatement et de l'acclimatation.** 1 beau vol. in-8 de 450 pages, avec 16 planches hors texte.................... 10 fr.

MAUREL (E.), médecin principal de la marine. Contribution à la pathologie des pays chauds **Traité des maladies paludéennes à la Guyane.** In-8, 212 pages.............. 6 fr.

MAUREL (E.). - **Recherches microscopiques sur l'étiologie du paludisme.** 1 vol. in-8 de 210 pages, avec 200 fig. dans le texte.................................... 6 fr.

MOURSOU (J.), médecin de 1re classe de la marine. — **De la fièvre typhoïde dans la marine et dans les pays chauds,** 1 vol. in-8 de 310 pages.................................... 6 fr.

ORGEAS, médecin de la marine. — **Pathologie des races humaines et le problème de la colonisation.** Études anthropologiques et économiques. 1 vol. in-8 de 240 pages. 9 fr.

TREILLE (G.), médecin en chef de la Marine. — **De l'acclimatation des Européens dans les pays chauds.** 1 vol. in-18 .... 2 fr.

PATHOLOGIE EXTERNE ET MÉDECINE OPÉRATOIRE

BRISSAY (Dr A.), de Rio-Janeiro. — **Fragments de chirurgie et de gynécologie opératoire contemporaines**, complétes par des notes recueillies au cours d'une mission scientifique du Gouvernement français en Autriche et en Allemagne, précédés d'une introd. par J.-A. Doléris, accoucheur des hôpitaux de Paris, 1 vol. gr. in-8 de 210 pages, avec 43 fig. dans le texte.. 7 fr. 50

CHALOT, professeur à la Faculté de médecine de Toulouse. — **Nouveaux éléments de chirurgie opératoire.** 1 vol. in-18, cart. diamant, de 500 p., avec 498 fig. dans le texte, 2e édit. 8 fr. (2e édition sous presse).

CHAVASSE, professeur agrégé au Val-de-Grâce, — **Nouveaux éléments de petite chirurgie.** *Pansements, Bandages et Appareils.* 1 vol. in-8 cartonné diamant de 900 pages, avec 540 figures, 2e édition, revue, corrigée et augmentée...... 9 fr.

GANGOLPHE (Michel), chirurgien de l'Hôtel-Dieu de Lyon. — **Guide pratique de petite chirurgie**, à l'usage des infirmiers et infirmières des hôpitaux et hospices civils. 1 vol. in-12 de 140 pages, avec 4 planches.......... 2 fr.

POULET (A.), médecin-major, professeur agrégé au Val-de-Grâce, lauréat de l'Académie de médecine, membre correspondant de la Société de chirurgie, et H. BOUSQUET, médecin-major, professeur agrégé au Val-de-Grâce, lauréat de la Société de chirurgie. — **Traité de pathologie externe.** 3 vol. grand in-8 formant 3,114 p., avec 716 figures intercalées dans le texte, broché. 50 fr. Relié en maroquin.......... 57 fr. 50

POULET (A.). — **Traité des corps étrangers en chirurgie** : *Voies naturelles, tube digestif, voies respiratoires, organes génito-urinaires de l'homme et de la femme, conduit auditif, fosses nasales, canaux glandulaires.* 1 vol. in-8 de 800 p., avec 200 gravures intercalées dans le texte.......... 14 fr.

REDARD (Dr P.), lauréat de l'Institut, ancien chef de clinique chirurgicale de la Faculté de médecine de Paris. — **Traité pratique de chirurgie orthopédique.** 1 fort volume in-8 de 1,050 pages, avec 772 figures.......... 20 fr.

SCHREIBER (J.), ancien professeur libre à l'Université de Vienne, etc. — **Traité pratique de massage et de gymnastique médicale.** 1 vol. in-18, cartonné diamant, de 360 pages, avec 117 figures dans le texte........................ 7 fr.

TERRILLON (O.), professeur agrégé à la Faculté de médecine de Paris, chirurgien de la Salpêtrière. — **Leçons de clinique chirurgicale.** Nouvelles applications de la chirurgie aux affections de l'abdomen et des organes génitaux de la femme. 1 beau vol. in-8 de 520 pages, avec figures dans le texte................ 10 fr.

TERRILLON (O.). — **Salpingites et ovarites.** 1 vol. gr. in-8 de 225 pages, avec figures........................ 5 fr.

VAILLARD (L.), professeur agrégé au Val-de-Grâce. — **Manuel pratique de vaccination animale.** Technique, procédés de conservation du vaccin, 1 vol. in-18, cartonné toile, avec figures dans le texte et 2 pl. en couleurs hors texte........... 2 fr. 50

VOIES URINAIRES, MALADIES VÉNÉRIENNES & DE LA PEAU

Atlas des maladies des voies urinaires, par F. GUYON, professeur de pathologie externe à la Faculté de médecine de Paris, membre de l'Académie de médecine, chirurgien de l'hôpital Necker, et P. BAZY, chirurgien des hôpitaux de Paris, membre de la Société anatomique et de la Société clinique. 2 vol. in-4, contenant 700 pages de texte et 100 planches chromolithographiques dessinées *d'après nature* et représentant les différentes affections des voies urinaires, la plupart de *grandeur naturelle.*

L'ouvrage paraît par livraison de 10 planches avec le texte correspondant — Il sera complet en 10 livraisons.

Prix de chaque livraison.................. 12 fr. 50

Le tome 1er (livraison 1 à 5) est en vente Un magnifique volume de 400 pages avec 50 planches et table des matières.

En carton.................................. 62 fr. 50
Relié sur onglets en maroq. rouge, tête dorée..... 70 fr. »

BERLIOZ (F.), professeur à l'école de médecine de Grenoble. — **Manuel pratique des maladies de la peau.** 1 vol. in-18, cartonné de 500 p, 2e édition, revue, corrigée et augmentée.. 6 fr.

BROCQ (J.-L.), médecin des hôpitaux de Paris. — **Traitement des maladies de la peau.** 1 beau vol. gr. in-8 de 900 pages. 2e édition revue et corrigée........................ 15 fr.

DELFAU (Gérard), ancien interne des hôpitaux de Paris. — **Manuel complet des maladies des voies urinaires et des organes génitaux.** 1 fort vol. in-18 de 1,000 pages, avec 150 fig. dans le texte................................ 11 fr.

DESNOS (E.), ancien interne des hôpitaux de Paris et de l'hôpital Necker. — **Traité pratique des maladies des voies urinaires**, avec une préface du professeur GUYON. 1 vol. in-18 de 1,000 p., avec figures, cartonnage toile, tranches rouges.. 10 fr.

DU CASTEL (R.), médecin des hôpitaux. — **Leçons cliniques sur les affections ulcéreuses des organes génitaux chez l'homme**, professées à l'Hôpital du Midi. 1 vol. in-8 de 300 pages.................................... 6 fr.

DUNN (Scherwood). — **Nouveau traitement chirurgical des maladies inflammatoires des reins et des uretères chez la femme.** In-8 de 150 pages, avec figures dans le texte et 1 planche hors texte............................ 3 fr. 50

HAMONIC (D[r]), ancien interne des hôpitaux de Paris. — **Traité des rétentions de l'urèthre.** 1 vol. in-8 de 600 p., avec 80 figures (sous presse).................................... 12 fr.

HILLAIRET (J.-B.), médecin honoraire de l'hôpital Saint-Louis, membre de l'Académie de médecine, du Conseil d'hygiène et de salubrité de la Seine, etc., et GAUCHER (E.), médecin des hôpitaux de Paris. — **Traité théorique et pratique des maladies de la peau.**

Tome Ier : *Anatomie et physiologie de la peau ; pathologie générale : Dermatoses inflammatoires communes.* 1 beau vol. gr. in-8 de 670 pages, avec figures dans le texte et 8 planches chromolithographiques hors texte exécutées d'après nature.... 17 fr.

L'ouvrage sera complet en deux volumes ; le tome II, qui contiendra 12 planches hors texte, est actuellement sous presse.

LANGLEBERT, ancien interne des hôpitaux de Paris. — **Traité pratique des maladies des organes sexuels.** 1 vol. in-18 jésus, cartonné diamant, de 600 pages, avec figures dans le texte. 7 fr.

LANGLEBERT. — **Traité pratique de la syphilis.** 1 vol. in-18 de 610 pages, cartonné diamant.......................... 7 fr.

MOREL-LAVALLÉE, ex-chef de clinique de l'hôpital Saint-Louis, et L. BELIERES. — **Syphilis et paralysie générale**, avec une préface du professeur FOURNIER. Gr. in-8 de 240 pages..... 5 fr.

RIZAT (A.). — **Manuel pratique et complet des maladies vénériennes.** — 1 vol. in-18 cart. de 600 p., avec 24 pl. en couleurs, dessinées et coloriées d'après nature, représentant les différentes affections syphilitiques chez l'homme et la femme. 11 fr.

YVON (P.), ancien interne des hôpitaux de Paris. — **Manuel clinique de l'analyse des urines.** 4e édition, revue et augmentée. 1 vol. in-18, cartonné diamant, de 450 pages, avec 50 figures dans le texte et 9 planches hors texte dont une en couleu. 7 fr. 50

ACCOUCHEMENTS, GYNÉCOLOGIE ET MALADIES DES ENFANTS

AUVARD (A.), accoucheur des hôpitaux de Paris. — **Traité pratique d'accouchements**. Grossesse, accouchement, postpartum, pathologie puerpérale, thérapeutique puerpérale, obstétrique légale. 2e édition, 1 vol. in-8 de 800 pages, avec 434 figures. 15 fr.

AUVARD (A.). — **Traitement de l'éclampsie puerpérale**. 1 vol. in-18 de 225 pages.................... 3 fr. 50

AUVARD (A). — **Le nouveau-né**. Physiologie, hygiène, allaitement. Maladies les plus fréquentes et leur traitement. 1 vol. in-18, avec figures dans le texte.................... 1 fr. 50

AUVARD (A.), accoucheur des hôpitaux de Paris et DEVY (G.), dessinateur de la Faculté de médecine de Paris. — **Planches murales pour l'enseignement de la Gynécologie**. 50 planches mesurant $1^m,30$ de hauteur sur 1 mètre de largeur tirées en plusieurs couleurs.

Conditions de la souscription

Prix de la collection complète des 50 planches : Non collées sur toile. 200 fr.
Vernie, collée sur toile avec bâtons aux extrémités.................... 400 fr.

Prix de chaque planche séparée :

Non collée sur toile.................... 10 fr.
Vernie, collée sur toile avec bâtons aux extrémités.................... 15 fr.

Ces planches, dont nous possédons les modèles, sont toutes en cours d'exécution. Elles seront entièrement terminées avant le 1er avril 1893. Les souscripteurs recevront de suite les planches 1 à 10, et les 40 autres leur seront envoyées de trois en trois mois par séries de 10.

Un catalogue spécial illustré et raisonné de cette publication donnant le dessin réduit de chacune des 50 planches sera adressé à toute personne qui nous en fera la demande.

AUVARD (A.). — **Traité pratique de gynécologie**. 1 beau vol. gr. in-8 de 800 pages, avec 525 figures dans le texte et 12 planches chromolithographiques hors texte.................... 18 fr.

BRIVOIS (Dr L.-A.). — **Manuel d'Electrothérapie gynécologique, Technique opératoire**. 1 vol. in-18, cartonné diamant, de 400 pages, avec 70 figures dans le texte........ 6 fr.

BUDIN (P.), professeur agrégé à la Faculté de médecine de Paris. — **Obstétrique et gynécologie**. Recherches expérimentales et cliniques. 1 beau volume gr. in-8 de 720 p., avec 101 figures dans le texte et 31 planches lithographiques et en couleur hors texte. 15 fr.

BUDIN (P.). — **Mécanisme de l'accouchement normal et pathologique** et recherches sur l'insertion vicieuse du placenta, les déchirures du périnée, etc., par J. Mattews DUNCAN, président de la Société obstétricale d'Édimbourg. Traduit de l'anglais. In-8 de 520 pages, avec 116 figures intercalées dans le texte.

Broché.................... 12 fr.
Cartonné.................... 13 fr.

BUDIN (P.). — **Leçons de clinique obstétricale.** 1 vol. in-8 de 500 pages, avec 116 figures dont 81 tirées en trois couleurs dans le texte.. 12 fr.

BUDIN (P.) et CROUZAT, professeur de clinique obstétricale à la Faculté de médecine de Toulouse. — **La pratique des accouchements** à l'usage des sages-femmes. 1 vol. in-18 de 740 pages, avec 116 figures.

Broché.................................... 7 fr.
Cartonné toile, tête dorée................. 8 fr.

CADET DE GASSICOURT, médecin de l'hôpital Sainte-Eugénie. — **Traité clinique des maladies de l'enfance.** Leçons professées à l'hôpital Sainte-Eugénie. 2e édition, revue et corrigée. 3 vol. gr. in-8, formant 1,800 pages, avec 220 figures..... 36 fr.

CORRE (A.). — **Manuel d'accouchement et de pathologie puerpérale.** 1 vol. in-18 de 650 pages, avec 80 figures dans le texte et 4 planches en couleurs hors texte.

Broché.................................... 5 fr.
Cartonnage diamant, tranches rouges....... 6 fr.

ELLIS (Edward), médecin en chef honoraire de l'hôpital Victoria pour les enfants malades, de l'hôpital de la Samaritaine pour les femmes et les enfants, ancien assistant de la chaire d'obstétrique au collège de l'Université de Londres. — **Manuel pratique des maladies de l'enfance,** suivi d'un formulaire complet de thérapeutique infantile. Traduit de la quatrième édition anglaise par le Dr Waquet, et précédé d'une préface de M. le Dr Cadet de Gassicourt, médecin de l'hôpital Sainte-Eugénie. 1 fort vol. in-18 de 600 pages. 2e édition française, corrigée et augmentée............... 5 fr.

Cartonné diamant.............................. 6 fr.

LA TORRE (Dr F.). — **Du développement du fœtus chez les femmes à bassin vicié.** Recherches cliniques au point de vue de l'accouchement prématuré artificiel. 1 vol. in-8, avec tableaux. 5 fr.

LA TORRE (Dr F.). — **Des conditions qui favorisent ou entravent le développement du fœtus. Influence du père.** Recherches cliniques. 1 vol. gr. in-8 de 236 pages....... 5 fr.

LAWSON TAIT, président de la Société de gynécologie de Londres, chirurgien de l'hôpital des femmes de Birmingham. — **Traité des maladies des ovaires,** suivi d'une étude sur quelques progrès récents de la chirurgie abdominale et pelvienne (enlèvement des annexes de l'utérus, cholécystotomie, hépatotomie, etc.). Traduit de l'anglais avec l'autorisation de l'auteur, par le Dr Adolphe Olivier, ancien interne des hôpitaux, de la Maternité de Paris, membre de la Société obstétricale et gynécologique de Paris, etc. Précédé d'une préface de M. O. Terrillon, professeur agrégé à la Faculté de médecine de Paris, chirurgien des hôpitaux. 1 beau volume gr. in-8 de 500 pages, avec 58 figures dans le texte.............. 12 fr.

PLAYFAIR (W.-S.), professeur d'obstétrique et de gynécologie à King's College, président de la Société obstétricale de Londres. — **Traité théorique et pratique de l'art des accouche-**

ments, traduit de l'anglais et annoté par le Dr Vermeil. 1 beau vol. gr. in-8, de 900 pages, avec 208 figures dans le texte. 15 fr.

PROCHOWNICK (Dr). — **Le massage en Gynécologie**, traduit par les Drs Nitot et Keller. 1 vol. in-18 jésus de 250 p. 3 fr. 50

RODRIGUES DOS SANTOS, directeur de la Maternité de Rio-Janeiro. — **Clinique obstétricale**, précédée d'une préface de M. A. Pinard, professeur agrégé à la Faculté de médecine de Paris. Tome I. 1 vol. in-8 de 400 pages, avec 57 figures.................... 10 fr.

ROUVIER (Jules), professeur à la Faculté française de médecine de Beyrouth. — **Hygiène de la première enfance**. 1 vol. in-8 de 625 pages.................................... 8 fr.

SCHULTZE (B.-S.), professeur de gynécologie à l'Université d'Iéna. — **Traité des déviations utérines**, traduit de l'allemand et annoté par le Dr F.-J. Hergott, professeur de clinique obstétricale à la Faculté de médecine de Nancy. 1 beau vol. in-8 de 470 pages, avec 120 figures dans le texte................. 10 fr.

SECHEYRON (L.), ancien interne des Hôpitaux et Maternité de Paris. — **Traité d'Hystérotomie et d'Hystérectomie**, par la voie vaginale, précédé d'une préface de M. Péan, chirurgien de l'hôpital Saint-Louis. 1 beau vol. gr. in-8 de 825 pages, avec tableaux.................................... 14 fr.

SINETY (L. de). — **Traité pratique de gynécologie et des maladies des femmes**. 2e édition, revue, corrigée et augmentée de près de 200 pages. 1 beau vol. in-8 de 1,000 pages avec 181 figures dans le texte............................ 15 fr.

TESTUT (L.), professeur d'anatomie à la Faculté de Médecine de Lyon, et BLANC (Em.), ancien chef de clinique obstétricale à la même Faculté. — **Anatomie de l'utérus pendant la grossesse et l'accouchement**. 1 vol. in-folio cartonné, contenant, avec le texte à deux colonnes, six planches tirées à 12 couleurs, représentant *de grandeur naturelle* deux coupes de la femme enceinte et quatre coupes du fœtus, exécutées d'après la section vertico-médiane d'un sujet congelé au sixième mois de la grossesse.................................... 60 fr.

TOUVENAINT et CAUBET (Drs). — **Memento de Thérapeutique obstétricale et gynécologique**, d'après l'enseignement du Dr A. Auvard, accoucheur des Hôpitaux de Paris. 1 vol. in-18 jésus cartonné toile.................................... 3 fr. 50

TRIPIER (A.). — **Leçons cliniques sur les maladies des femmes Thérapeutique générale et applications de l'électricité à ces maladies**. 1 vol. in-8 de 600 pages, avec figures dans le texte.................................... 10 fr.

MALADIES DES YEUX, DES OREILLES, DU LARYNX, DU NEZ ET DES DENTS

ABADIE (Ch.), ancien interne des Hôpitaux, professeur libre d'Ophtalmologie. — **Traité des maladies des yeux.** 2e édition, revue et augmentée. 2 vol. in-8 de 500 pages chacun, avec 150 figures.......... .... 20 fr.

ABADIE (Ch.). — **Leçons de clinique ophtalmologique,** recueillies par le Dr Parenteau, revues par l'auteur, contenant les découvertes récentes. 1 vol. in-8 de 280 pages........ 7 fr.

ANDRIEU (E.), docteur en médecine de la Faculté de Paris, président de l'Institut odontologique, professeur de clinique à l'École dentaire de France ; dentiste de l'hospice des Enfants Assistés et de la Maternité. — **Traité de prothèse buccale et de mécanique dentaire** 1 vol. gr. in-8 de 600 pages, avec 368 figures intercalées dans le texte................................ 18 fr.

ANDRIEU (Dr E.). — **Traité de Dentisterie opératoire.** 1 vol. grand in-8 de plus de 600 p., avec 400 fig. dans le texte. 18 fr.

ATLAS D'ANATOMIE PATHOLOGIQUE DE L'ŒIL, par les professeurs H. Pagenstecher et G. Genth, traduit de l'allemand par le Dr Parent, chef de clinique du Dr Galezowski, avec une préface de M. Galezowski. 1 fort vol. gr. in-4, contenant 34 planches sur cuivre d'une splendide exécution, représentant en 267 dessins tous les différents cas d'anatomie pathologique des affections de l'œil.
En regard de chaque planche se trouve le texte explicatif des dessins représentés.

En carton .... 90 fr.

Relié sur onglets en maroquin rouge, tête dorée...... 100 fr.

CHARPENTIER (Aug.), prof. à la Faculté de méd. de Nancy. — **L'examen de la vision au point de vue de la médecine générale.** In-8 de 137 pages, avec 15 fig. dans le texte....... 2 fr.

GAILLARD (Dr Georges), lauréat de la Faculté de médecine de Paris, membre de la Société d'anthropologie, secrétaire de la Société odontologique, etc. — **Des déviations des arcades dentaires et leur traitement rationnel.** 1 vol. in-8 de 200 pages, avec 80 figures dans le texte, dessinées d'après nature......... 8 fr.

HERMET (Dr P.). — **Leçons sur les maladies de l'oreille,** faites à l'hôpital des Enfants-Malades. 1 vol. in-8 de 300 pages, avec figures dans le texte.................................... 4 fr.

LANDOLT (E.), directeur adjoint au laboratoire d'ophtalmologie à la Sorbonne. — **Manuel d'ophtalmoscopie.** 1 vol. in-18, cartonné diamant, avec figures dans le texte............... 3 fr. 50

LANDOLT (E.). — **Opto-types simples.** Deux cartons réunis ensemble sous enveloppe.................................. 1 fr. 50

MASSELON (J.), premier chef de clinique du professeur de Wecker. — **Examen fonctionnel de l'œil.** *L'acuité visuelle; la Réfraction; le Choix des Lunettes, la Perception des couleurs; le Champ visuel; le Mouvement des yeux et la Kératoscopie.* 2e édition revue et augmentée, 1 joli vol. in-18 cartonné, avec figures dans le texte et 15 planches en couleurs et hors texte..... 8 fr.

MASSELON (J.). — **Mémoires d'ophtalmoscopie.**

I. Chorio-rétinite. — Grand in-8 avec 12 dessins photographiques d'après nature.. 4 fr.

II. Infiltration vitreuse de la rétine et de la papille, avec 12 dessins photographiques.. 4 fr.

III. Des prolongements anormaux de la lame criblée, avec 12 dessins photographiques.. 4 fr.

MORELL-MACKENZIE, médecin à l'hôpital des maladies de la gorge et de la poitrine, à Londres, etc — **Traité pratique des maladies du larynx, du pharynx et de la trachée,** traduit de l'anglais et annoté par MM. les Drs E.-J. Moure et F. Berthier. 1 fort vol. in-8 de 800 pages, avec 150 figures..... 13 fr.

MORELL-MACKENZIE. — **Traité pratique des maladies du nez et de la cavité naso-pharyngienne.** Traduit de l'anglais et annoté par les Drs E.-J. Moure et J. Charazac (de Toulouse). 1 vol. grand in-8 de 450 pages, avec 82 fig. dans le texte.. 10 fr.

MOURE (E.-J.). — **Manuel pratique des maladies des fosses nasales** 1 vol. cartonné diamant, de 300 pages, avec 50 figures et 4 planches hors texte.................................. 5 fr.

MOURE (E.-J.). — **Leçons sur les maladies du larynx,** faites à la Faculté de médecine de Bordeaux (cours libre), 1 vol. gr. in-8 de 600 pages, avec figures.............................. 10 fr.

POLITZER (A.), professeur d'otologie à l'Université de Vienne. — **Traité des maladies de l'oreille,** traduit par le Dr Joly (de Lyon). 1 beau vol. grand in-8 de 800 pages, avec 258 fig. 20 fr.

POYET (G.), ancien interne des hôpitaux de Paris. — **Manuel clinique de laryngoscopie et de laryngologie.** 1 vol. in-18 cartonné diamant, de 400 pages, avec 50 figures dans le texte et 24 dessins chromolithographiques hors texte.......... 7 fr. 50

Société française d'ophtalmologie (*Bulletins et Mémoires*), publiés par MM. Abadie, Armaignac, Chibret, Coppez, Gayet, Meyer, Panas et Poncet.

3e Année — 1885. Un beau vol. grand in-8 de 300 pages, avec figures et 8 planches en chromo et en héliogravure hors texte... 10 fr.

4e Année. — 1886. Un beau volume gr. in-8 de 420 pages, avec [illegible] planches en couleur.......................... 10 fr.

5e Année. — 1887. Un vol, gr. in-8 de 325 pages............ 8 fr.

SOUS (G.). — **Traité d'optique** considérée dans ses rapports avec l'examen de l'œil. 2e édition, 1 vol. in-8 de 400 pages, avec 90 figures dans le texte.............................. 10 fr.

TOMES, professeur à l'hôpital dentaire, membre de l'Institut royal de Londres. — **Traité d'anatomie dentaire humaine et com-**

parée, traduit de l'anglais et annoté par le Dr Cruet, ancien interne en chirurgie des hôpitaux de Paris. 1 vol. in-8 de 450 pages, avec 175 figures dans le texte........................ 10 fr.

VACHER (L.). — **Manuel pratique des maladies des yeux**, 1 vol. de 675 p., avec 120 fig. dans le texte, cart. diam. 7 fr. 50

WECKER (L. de). — **Thérapeutique oculaire**. Leçons cliniques recueillies et rédigées par le Dr Masselon, revues par le professeur, 1 vol. in-8 de 800 pages, avec figures dans le texte.. 13 fr.

WECKER (L. de). — **Chirurgie oculaire**. Leçons cliniques recueillies et rédigées par le Dr Masselon, revues par le professeur. 1 vol. in-8 de 420 pages, avec 88 figures dans le texte..... 8 fr.

WECKER (L. de) et J. MASSELON. — **Echelle métrique pour mesurer l'acuité visuelle, le sens chromatique et le sens lumineux**. 2e édition, augmentée de planches en couleur, 1 vol. in-8 et atlas séparé, contenant les planches murales, le tout cartonné à l'anglaise..................................... 8 fr.

WECKER (L. de) et J. MASSELON. — **Ophtalmoscopie clinique**. 2e édition, revue, corrigée et très augmentée. 1 beau vol. in-18 cartonné de 400 pages, avec 80 photographies hors texte représentant, d'après nature, les différentes modifications pathologiques de l'œil.. 10 fr.

HYGIÈNE GÉNÉRALE, MÉDECINE POPULAIRE ET PHILOSOPHIE SCIENTIFIQUE

ANDRÉ (D.-G.). — **L'Hygiène des vieillards**. 1 volume in-18 jésus.. 1 fr. 50

BINET (A.). — **Le fétichisme dans l'amour** (études de psychologie expérimentale). La vie psychique des microorganismes, l'intensité des images mentales, le problème hypnotique, note sur l'écriture hystérique. 1 vol. in-12 de 310 pages, avec figures dans le texte.. 3 fr. 50

BOURGEOIS (A.). — **Manuel d'hygiène et d'éducation de la première enfance**. 1 vol. in-18 de 180 pages.......... 2 fr.

CORRE (A.). — **Les criminels**, caractères physiques et psychologiques. 1 vol. in-12 de 412 pages, avec 43 figures dans le texte 5 fr.

CORRE (A.). — **Crime et Suicide**. Étiologie générale, facteurs individuels, sociologiques et cosmiques. 1 vol. in-18 de 700 pages, avec figures.. 7 fr.

DUCHESNE (L.) et Ed. MICHEL. — **Traité élémentaire d'hygiène** à l'usage des lycées, collèges, écoles normales primaires, etc. 3e édition, 1 vol. in-18 de 225 pages, cartonné toile........ 3 fr.

GIBIER (P.). — **Le Spiritisme** (Fakirisme occidental). 2e édition, 1 vol. in-18 de 400 pages, avec figures.................. 4 fr.

GODLESKI (A.). — **La Santé de l'Enfant**. Guide pratique de la mère de famille. 1 joli vol. in-12 de 210 p............. 2 fr. 50

HOVELACQUE (Abel). — **Les débuts de l'humanité. L'homme primitif contemporain**. In-18 de 336 pages, avec 40 figures dans le texte.................................. 3 fr. 50

LAMOUNETE, prof. au lycée de Toulouse. — **Principes d'Hygiène**, rédigés conformément aux derniers programmes officiels adoptés pour l'enseignement dans les lycées, collèges et écoles normales primaires. 1 vol. in-12, cart. toile, de 250 p., avec figures. 2 fr. 50

MEUNIER (Victor), rédacteur scientifique du *Rappel*. — **Scènes et types du monde savant**. 1 vol. in-18 jésus de 400 p.. 4 fr.

MONIN (Dr E.), secrétaire de la Société d'hygiène. — **L'Hygiène de la Beauté. Formulaire cosmétique**, 6e mille. 1 vol. in-18 cartonné diamant, de 300 pages......................... 4 fr.

MONIN (E.). — **L'hygiène de l'estomac**, guide pratique de l'alimentation. 1 joli vol. in-18 de 400 pages, cartonné diamant.. 4 fr.

MONIN (E.). — **L'hygiène des sexes**. 1 joli vol. in-18 de 300 pages, cartonné diamant.......................... 4 fr.

MONIN (E.). — **L'hygiène des Riches**. Dyspepsie, Congestion, Arthritisme, Maladies viscérales, Obésité, Diabète, Albuminurie, Eczéma, Nervosisme, etc. 1 vol. in-18 jésus de 300 pages, cartonné diamant .... 4 fr.

MONIN (E.). — **L'Alcoolisme**. Etude médico-sociale. Ouvrage couronné par la Société de Tempérance et précédé d'une préface de M. Dujardin-Beaumetz. 1 vol. in-12 de 300 pages........ 3 fr. 50

MONIN (E.). — **La santé par l'exercice et les agents physiques**, avec une préface de Ph. Daryl. 1 vol. in-18 carré.
Broché.. 2 fr.
Cartonné toile...................................... 2 fr. 50

ONIMUS (E.), médecin consultant à Monaco. — **L'Hiver dans les Alpes-Maritimes et la principauté de Monaco**. Climatologie et Hygiène. 1 vol. in-12 de 600 pages, avec figures et plans, broché, 5 francs; cartonné.......................... 6 fr.

PICHON (Dr G.), chef de clinique à la Faculté de médecine de Paris, médecin de l'Asile Sainte-Anne. — **Les maladies de l'esprit**. Délire des persécutions, délire des grandeurs, délires alcooliques et toxiques; morphinomanie, éthérisme, absinthisme, chloralisme. Etudes cliniques et médico-légales. 1 vol. in-8 de 400 pages. 7 fr.

PICHON (G.), chef de clinique à la Faculté de médecine de Paris. — **Le Morphinisme**. Habitudes, impulsions vicieuses, actes anormaux, morbides et délictueux des morphinomanes. 1 vol. in-18 jésus de 500 pages.. 4 fr.

REZARD DE VOUVES (Dr). — **La Génération** étudiée sur les végétaux, les oiseaux et les animaux, pour la connaître chez la femme. 1 vol. in-12 de 150 pages.............................. 3 fr.

SOUS (G.), de Bordeaux. — **Hygiène de la vue** 1 joli vol. in-18, cart. diamant, de 360 p., avec 67 fig. intercalées dans le texte. 6 fr.

TILLIER (L.). — **L'instinct sexuel chez l'homme et chez les animaux,** avec une préf. de J.-L. DE LANESSAN. 1 vol. in-18 de 300 pages.. 3 fr. 50

TISSIÉ (Dr P.). — **L'hygiène du vélocipédiste.** 1 joli vol. in-18 de 300 p., avec 40 fig. dans le texte, cart. avec fers spéciaux. 3 fr. 50

TOUSSAINT (Dr E.), inspecteur du service de protection des enfants du premier âge, etc. etc. — **Hygiène de l'enfant en nourrice et au sevrage,** guide pratique de la femme qui nourrit. 1 vol. in-18 jésus de 150 pages.............................. 1 fr. 50

VERON (Eug.). — **Histoire naturelle des Religions.** Animisme. — Religions mères. — Religions secondaires. — Christianisme. — 2 vol. in-18 formant 700 pages............... 7 fr.

HISTOIRE DE LA MÉDECINE & OUVRAGES ADMINISTRATIFS

AUDET, médecin-major à l'École spéciale militaire de Saint-Cyr. — **Manuel pratique de Médecine militaire.** 1 joli vol. in-18, cartonné diamant, avec planches hors texte.............. 5 fr.

BARNIER, médecin de 1re classe de la marine. — **Aide-mémoire du Médecin de la Marine.** In-8.................. 2 fr. 50

COLLIN (L.), médecin-major à la direction du service de santé du gouvernement militaire de Paris. — **Code manuel des Médecins et Pharmaciens de Réserve et de l'Armée Territoriale.** 1 vol. in-12 de 200 pages.................. 2 fr. 50

DUPONCHEL (E.), professeur à la Faculté de Médecine de Toulouse. — **Traité de médecine légale militaire.** Conseil de revision et opérations médicales du recrutement; mode de répartition des militaires malades (visites réglementaires, etc.); réforme et retraite; rédaction des certificats et des rapports; maladies simulées et maladies méconnues; responsabilité; déontologie des médecins d'armées, etc. 1 vol. in-12 de 700 pages.................. 8 fr.

GUARDIA (J.-M.). — **Histoire de la médecine** d'Hippocrate à Broussais et ses succ. 1 vol. in-18 de 600 pages, cart. diam. 7 fr.

JUHEL-RÉNOY (Dr), médecin des hôpitaux de Paris. — **Vie professionnelle et Devoirs du Médecin**. 1 vol. in-18 jésus de 300 pages, cartonné diamant........................... 5 fr.

LECHOPIÉ, avocat à la Cour de Paris, et FLOQUET, médecin du Palais de Justice et du Tribunal de Commerce de la Seine. — **Droit médical ou Code des Médecins**, Docteurs, Officiers de santé, Sages-Femmes, Pharmaciens, Vétérinaires, Etudiants, etc. Préface de M. BROUARDEL. 1 vol. in-18 jésus de 500 pages.... .... 6 fr.

MAREAU (Dr D.), médecin expert de Compagnies d'assurances. — **Dictionnaire de médecine à l'usage des assurances sur la vie**. 1 vol. in-18, cartonné, de 450 pages......... 7 fr.

PERY (G.), bibliothécaire de la Faculté de médecine, officier d'Académie. — **Histoire de la Faculté de médecine de Bordeaux** et de l'enseignement médical dans cette ville (1441-1888). Publié sous les auspices du Conseil général des Facultés de Bordeaux, avec sept portraits et deux plans de la Faculté. 1 gros vol. in-8 de 450 pages.................................. 12 fr.

PETIT (A.), médecin-major de l'armée. — **Guide du Médecin et du Pharmacien auxiliaires de l'armée**, programme de l'examen d'aptitude prescrit par le dernier règlement ministériel en date du 25 mai 1886, pour les doct. en médecine, les pharmaciens, les officiers de santé et les étudiants à douze inscriptions (2e édition, rev. et corr.). 1 vol. in-18 de 200 pages, avec fig....... 3 fr. 50

ROBERT (A.), médecin principal, professeur agrégé au Val-de-Grâce, membre correspondant de la Société de Chirurgie. — **Traité des manœuvres d'ambulances et des connaissances militaires pratiques**, à l'usage des médecins de l'armée active, de la réserve et l'armée territoriale. 1 beau vol. grand in-8 de 640 pages, avec 253 figures dans le texte.......................... 13 fr.

RODET (Paul), médecin inspecteur des écoles de Paris. — **Guide de l'étudiant en médecine et du médecin praticien**, contenant les règlements administratifs concernant les aspirants au doctorat et à l'officiat, les étudiants étrangers et les étudiants des écoles secondaires, les concours des Facultés, des écoles et des hôpitaux, les services d'aliénation mentale, le service militaire des étudiants, les écoles de médecine militaire et navale, les services médicaux dépendant des administrations publiques et privées. 1 vol. in-18, cartonné, de 500 pages.................. 3 fr. 50

BOTANIQUE, HORTICULTURE, VITICULTURE, ETC.

Annuaire de l'Administration des Forêts. Tableau complet au 1er février 1888 du personnel de l'Administration des forêts de France et d'Algérie. 1 vol. grand in-8 de 165 pages..... 3 fr. 50

Atlas des champignons comestibles et vénéneux de la France et des pays circonvoisins 2 vol. in-4 contenant 72 pl. en couleur où sont représentées les figures de 229 types des principales espèces de champignons recherchés pour l'alimentation et des espèces similaires suspectes ou dangereuses avec lesquelles elles peuvent être confondues, dessinées d'après nature avec leurs organes reproducteurs amplifiés par Charles RICHON, docteur en médecine, membre de la Société botanique de France. Accompagné d'une monographie de ces 229 espèces et d'une histoire générale des champignons comestibles et vénéneux, par Ernest ROZE, lauréat de l'Institut, membre de la Société botanique de France, etc. Texte illustré de 62 photogravures des dessins primitifs des anciens auteurs, d'après des reproductions exécutées par Charles ROLLET.
En carton .... 90 fr.
Avec reliure spéciale.................................. 100 fr.

BAILLON (H), professeur d'histoire naturelle médicale à la Faculté de médecine. — **Le jardin botanique de la Faculté de médecine de Paris** Guide des élèves en médecine et des personnes qui étudient la botanique élémentaire et les familles naturelles des plantes. Contenant un résumé de leurs affinités et de leurs propriétés. 1 vol. in-18, cartonné diamant, avec un plan du jardin collé sur toile .... 5 fr.

BAILLON (H.). — **Iconographie de la Flore française,** paraissant par séries de 10 planches chromolithographiées (10 couleurs) D'après des aquarelles faites d'après nature sous les yeux de l'auteur. — Le texte explicatif, très complet, est imprimé au verso même des planches Chaque planche porte un numéro qui n'indique que l'ordre de publication. Un index méthodique et des clefs dichotomiques établissant les séries naturelles suivant lesquelles les espèces doivent être disposées, seront publiés ultérieurement. Le nom des plantes qui appartiennent à la Flore parisienne est accompagné d'un signe particulier (*). Les principales localités des environs de Paris sont indiquées à la fin du paragraphe relatif à l'habitat.
Prix de chaque série de 10 planches avec couverture... 1 fr 25

L'ouvrage sera publié en 50 séries. Les 42 premières séries sont en vente (juin 1892). Il paraît en moyenne une série par mois.

Les 400 planches de l'**Iconographie** ont été réunies en quatre volumes, cartonnage toile, lettres dorées, M. BAILLON, pour ces premières centuries, a fait un résumé des plantes qu'elles contiennent ainsi qu'un titre et une courte introduction à l'ouvrage. On peut se procurer à la librairie le texte en question ainsi que le cartonnage, moyennant **4 francs.** — Pour chaque centurie suivante un texte analogue sera établi par l'auteur et sera vendu avec un cartonnage semblable au prix de 1 franc.

BAILLON (H.). — **Traité de Botanique médicale cryptogamique** *suivi du tableau du Droguier de la Faculté de médecine de Paris.* 1 vol. gr. in-8 de 400 pages, avec 370 fig. 10 fr.

BAILLON (H.). — **Les herborisations parisiennes** 1 joli vol. de 450 pages contenant plus de 600 petites vignettes.

Broché .... 5 fr.
Cartonné .... 6 fr.

BAILLON (H.). — **Guide élémentaire d'herborisations et de botanique pratique.** Petit vol. avec figures dans le texte. 1 fr.

BELLAIR (G.), jardinier-chef des Parcs nationaux de Versailles, professeur à la Société d'Horticulture de campagne, etc. — **Traité d'Horticulture pratique** : *Culture maraîchère, arboriculture fruitière, floriculture, arboriculture d'ornement, multiplication des végétaux, maladies et animaux nuisibles* 1 vol. in-18 de 650 pages, avec 350 figures........................ 6 fr.

BLONDEL (R.), préparateur à la Faculté de médecine de Paris. — **Manuel de matière médicale**, comprenant la description, l'origine, la composition chimique, l'action physiologique et l'emploi thérapeutique des substances animales ou végétales employées en médecine, précédé d'une préface de M. DUJARDIN-BEAUMETZ, membre de l'Académie de médecine. 1 gros vol. in-18, cart., percaline verte, tr. rouges, de 980 pages, avec 358 figures dans le texte.. 9 fr.

BLONDEL (R.), préparateur à la Faculté de médecine de Paris. — **Les produits odorants des rosiers.** 1 vol. gr. in-8, avec figures et planches hors texte.. 5 fr.

CRIÉ (Louis), professeur à la Faculté des sciences de Rennes, docteur ès sciences, pharmacien de 1re classe. — **Nouveaux éléments de Botanique**, pour les candidats au baccalauréat ès sciences, et les élèves en médecine et en pharmacie, contenant l'organographie, la morphologie, la physiologie, la botanique rurale et des notions de géographie botanique et de botanique fossile. 1 gros vol. in-18 de 1,160 p., 1,332 fig. dans le texte. 10 fr.

CRIÉ (L.). — **Cours de Botanique** (organographie, familles naturelles), pour la classe de quatrième, et à l'usage des Ecoles d'agriculture et forestières, des Ecoles normales primaires. 3e édition, 1 beau vol. in-18, cartonné, de 500 pages, avec 863 figures dans le texte.. 4 fr. 50

CRIÉ (L.). — **Anatomie et Physiologie végétales** (cours rédigé conformément aux nouveaux programmes), pour la classe de philosophie et les candidats au baccalauréat ès lettres. 2e édition, 1 vol. in-8, cartonné, de 250 pages, avec 230 figures dans le texte. 3 fr.

CRIÉ (L.). — **Premières notions de Botanique**, pour la classe de huitième et les écoles primaires. 1 vol. in-18, cartonné, de 150 pages, avec 132 figures.. 2 fr.

CRIÉ (L.). — **Essai sur la flore primordiale** : ORGANISATION, DÉVELOPPEMENT, AFFINITÉS, DISTRIBUTION GÉOLOGIQUE ET GÉOGRAPHIQUE. Gr. in-8, avec nombreuses figures dans le texte... 3 fr.

DUBOIS (E.), professeur à l'École professionnelle de Reims. — **Les Produits naturels commerçables** : *Produits végétaux alimentaires.* 1 vol. in-12 de 400 pages................ 4 fr.

DUJARDIN-BEAUMETZ et EGASSE. — **Les plantes médicinales indigènes et exotiques, leurs usages thérapeutiques, pharmaceutiques et industriels.** 1 beau vol. gr. in-8 de 900 pages imprimé en deux colonnes, avec 1,200 figures dans le texte et 40 magnifiques planches en chromo, hors texte, dessinées d'après nature et tirées en 15 couleurs.

— Broché.................................. 25 fr.
Cartonné, percaline verte, tête dorée.............. 28 fr.

FLUCKIGER, professeur à l'Université de Strasbourg, et HANBURY, membre des Sociétés royale et linéenne de Londres. — **Histoire des drogues d'origine végétale,** traduite de l'anglais, augmentée de très nombreuses notes, par le Dr J.-L. DE LANESSAN, professeur agrégé d'histoire naturelle à la Faculté de médecine de Paris. 2 vol. in-8 d'environ 700 pages chacun, avec 350 figures dessinées pour cette traduction........................ 25 fr.

FORQUIGNON (L.), professeur à la Faculté des sciences de Dijon. — **Les champignons supérieurs.** PHYSIOLOGIE. — ORGANOGRAPHIE. — CLASSIFICATION. — Avec un vocabulaire des termes techniques 1 vol. in-18, cartonné diamant, avec 100 figures... 5 fr.

GÉRARD (R.), prof. agrégé à l'École sup. de pharmacie de Paris. — **Traité pratique de micrographie** appliquée à l'étude de la Botanique, de la Zoologie, des Recherches cliniques et des Falsifications. 1 vol gr. in-8, cartonné en toile, de 550 pages de texte, avec 300 figures dans le texte et 40 pl. sur cuivre hors texte contenant plus de 1,200 dessins.......................... 18 fr.

GRIGNON (L.), pharmacien de 1re classe, ancien interne des hôpitaux de Paris. — **Le Cidre.** Propriétés hygiéniques et médicales, composition chimique et analyse du cidre. 1 vol. in-18, avec figures.. 3 fr. 50

GRIGNON (E.). — **L'Eau-de-vie de cidre,** constitution, production, procédés de préparation et de conservation. valeur hygiénique et qualité de l'eau-de-vie de cidre. 1 vol. in-18....... 1 fr. 50

LANESSAN (J.-L. de), professeur agrégé d'histoire naturelle à la Faculté de médecine de Paris. — **Manuel d'histoire naturelle médicale (botanique, zoologie).** 2e édition, corrigée et augmentée. 2 forts vol. in-18 formant 2,200 pages, avec 2,050 figures dans le texte 20 fr. — Cartonné en toile................ 22 fr.

LANESSAN (J.-L. de). — **Flore de Paris** (phanérogames et cryptogames), contenant la description de toutes les espèces utiles ou nuisibles, avec l'indication de leurs propriétés médicinales, industrielles et économiques et des tableaux dichotomiques très détaillés, permettant d'arriver facilement à la détermination des familles, des tribus, des genres et des espèces de tous les phanérogames et cryptogames de la région parisienne, augmentée d'un tableau donnant les synonymes latins, les noms vulgaires, l'époque de floraison, l'habitat et les localités de toutes les espèces, d'un vocabulaire des termes techniques et d'un mémento des principales herborisations. 1 beau vol. in-18 jésus de 950 pages, avec 702 figures dans le texte.

Prix broché.. 8 fr.
Cartonné diamant.................................... 9 fr.

LANESSAN (J.-L. de). — **Histoire des drogues simples d'origine végétale.** 2 vol. in-8 (voir *Fluckiger* et *Hambury*). 25 fr.

LANESSAN (J.-L. de). — **Flore générale des Champignons** (voir *Wunsche*).

LORENTZ et PARADE. — **Cours élémentaire de Culture des Bois**, 6e édition, publiée par MM. A. LORENTZ, directeur des forêts au ministère de l'Agriculture, et L. TASSY. 1 beau vol. in-8 de 750 pages, avec 1 planche hors texte.................. 9 fr.

MARCHAND (Léon), professeur à l'École supérieure de pharmacie de Paris. — **Botanique cryptogamique pharmaceutico-médicale.** 2 vol. grand in-8 de 500 p., avec de nombreuses fig. dans le texte et des planches hors texte, dessinées par FAGUET.

Le tome I, qui comprend la 1re et la 2e partie, est en vente. Il forme 1 vol. de 500 pages avec 130 figures dans le texte et une planche en taille-douce hors texte, prix................ 12 fr.

MOTTET (S.). — **La mosaïculture.** Histoire et considérations générales, choix des couleurs, tracé, plantation, entretien, description, emploi, rusticité et multiplication des espèces employées à cet usage, etc. 1 vol. de 100 pages, avec 35 figures dans le texte et 46 tracés de mosaïques et diagrammes.................. 1 fr. 50

NICHOLSON. — **Dictionnaire pratique d'horticulture et de jardinage** (voyez *Dictionnaire pratique d'Horticulture*, page 2).

PORTES (L.), chimiste expert de l'Entrepôt, pharmacien en chef de Saint-Louis, et F. RUYSSEN. — **Traité de la Vigne et de ses produits**, précédé d'une préface de M. A. CHATIN, membre de l'Institut, directeur de l'École sup. de pharm. de Paris. 3 forts vol. formant 2,250 p. environ, avec 554 fig. dans le texte..... 32 fr.

PORTES et RUYSSEN. — **La Vigne en Russie.** 1 vol in-8 de 120 pages.. 2 fr.

(Sous presse pour paraître en juillet.)

POULSEN (V.-A.). — **Microchimie végétale**, guide pour les recherches phytohistologiques à l'usage des étudiants, traduit d'après le texte allemand par J. Paul LACHMANN, licencié ès sciences naturelles. 1 vol. in-18.................................. 2 fr.

QUÉLET (Lucien). — **Enchiridion Fungorum in Europa Media** et præsertim in Gallia vigentium. 1 vol. in-8, cartonnage percaline verte, toile rouge................................ 10 fr.
Exemplaire interfolié de papier blanc quadrillé.......... 14 fr.

QUELET (L.). — **Flore mycologique de la France et des pays limitrophes.** 1 fort vol. in-12 de 250 p.......... 8 fr.

RICHON (Dr Ch.), membre de la Société botanique de France. — **Catalogue raisonné des Champignons** qui croissent dans le département de la Marne. 1 fort vol. in-8 de 600 pages, avec figures et 4 planches hors texte.............................. 8 fr.

TASSY (L.), conservateur des forêts. — **Aménagement des forêts.** 1 vol. in-8 de 700 p., 3e édition très augmentée, 1887. 8 fr.

TASSY (L.). — **Etat des forêts en France**, travaux à faire et mesures à prendre pour les rétablir dans les conditions normales. Une brochure de 120 pages............................. 2 fr.

Ce travail est extrait de la 3e édition de l'*Aménagement des Forêts.*

WUNSCHE (Otto), professeur au Gymnasium de Wickau. — **Flore générale des Champignons.** Organisation, propriétés et caractères des familles, des genres et des espèces, traduit de l'allemand et annoté par J.-L. DE LANESSAN, professeur agrégé à la Faculté de médecine de Paris. 1 vol. in-18 de plus de 550 p.... 8 fr.
Cartonné diamant.............................. 9 fr.

ZOOLOGIE ET ANTHROPOLOGIE

BERENGER-FERAUD (L.-J.-B.), médecin en chef de la Marine. — **La Race provençale.** Caractères anthropologiques, mœurs, coutumes, aptitudes, etc., et ses peuplades d'origine. 1 vol. in-8 de 400 pages.............................. 8 fr.

CORRE (A.). professeur agrégé de l'Ecole de Brest. — **La Mère et l'Enfant dans les races humaines**. In-18 de 300 pages, avec figures dans le texte.............................. 3 fr. 50

DICTIONNAIRE DES SCIENCES ANTHROPOLOGIQUES (voir aux *Dictionnaires*).

DUBOIS (E.), professeur à l'Ecole professionnelle de Reims. — **Les produits naturels commerçables** : *Produits animaux.* 1 vol. in-12 de 360 pages.............................. 4 fr.

HUXLEY (Th.), secrétaire de la Société royale de Londres, et MARTIN (H.-N.). — **Cours élémentaire et pratique de Biologie**, traduit de l'anglais par F. PRIEUR. 1 vol. in-18 de 400 p. 4 fr.

LANESSAN (J.-L. de), professeur agrégé d'histoire naturelle à la Faculté de médecine de Paris. — **Traité de Zoologie Protozoaires.** 1 beau vol. gr. in-8 de 350 pages, avec une table alphabétique, et 300 figures dans le texte.............................. 10 fr.

Le Traité de zoologie paraît par volumes ou parties à 300 ou 400 pages, orné de très nombreuses figures contenant chacune l'histoire complète d'un ou plusieurs groupes d'animaux, et terminés par une table analytique.

1re partie. — *Les Protozoaires* (parue).

2e partie. — *Les Œufs et les Spermatozoïdes des Métazoaires. Les Cœlentérés* (sous presse).

3e, 4e et 5e parties. — *Les Vers et les Mollusques.*

6e et 7e parties. — *Les Arthropodes.*

8e, 9e et 10e parties. — *Les Proto-Vertébrés et les Vertébrés.*

LANESSAN (J.-L. de). — **Manuel de Zootomie**, guide pratique pour la dissection des animaux vertébrés et invertébrés, à l'usage des étudiants en médecine, des écoles vétérinaires et des élèves qui préparent la licence ès sciences naturelles, par AUGUSTE MOJSISOVICS ELDEN VON MOSVAR, privat-docent de zoologie et d'anatomie comparée à l'Université de Gratz. Traduit de l'allemand et annoté par J.-L. DE LANESSAN. 1 vol in-8 d'environ 400 pages, avec 128 figures. 9 fr.

LANESSAN (J.-L. de). — **Le Transformisme. Evolution de la matière et des êtres vivants.** 1 fort vol. in-18 de 600 pages, avec figures dans le texte........ .... 6 fr.

PHILIPPON (Gustave), inspecteur du matériel scientifique des écoles normales supérieures. — **Cours de zoologie, l'homme et les animaux.** 2e édition, rédigée suivant les nouveaux programmes pour les lycées et collèges, et à l'usage des écoles normales primaires. Un joli vol. in-18, cartonné toile, de 500 pages, avec 300 figures dans le texte........................... 4 fr. 50

RAY-LANKESTER (E.), professeur de zoologie et d'anatomie comparée à l' « University college » de Londres. — **De l'embryologie et de la classification des animaux.** 1 vol. in-18 de 107 pages, avec 37 figures dans le texte......................... 1 fr. 50

ROCHEBRUNE (A.-T. de), aide-naturaliste au Muséum d'histoire naturelle de Paris. — **Iconographie élémentaire du règne animal**, comprenant la figure et la description des types fondamentaux, représentant chacune des grandes classes zoologiques et de ceux des races domestiques.

Prix de chaque série de dix planches en huit et dix couleurs. 1 fr. 25

Les series 1 à 8 sont en vente (juin 1891).

VAYSSIÈRE (A.), maître de conférences à la Faculté des sciences de Marseille. — **Atlas d'anatomie comparée des invertébrés**, avec une préface de M. F. MARION, professeur à la Faculté des sciences, directeur de la Station zoologique et du Musée d'histoire naturelle de Marseille. 1 fort vol. petit in-4 en carton, contenant 60 planches noires et coloriées, avec le texte correspondant

Prix de l'ouvrage complet.............................. 40 fr.

Relié sur onglet.. 46 fr.

WAGNER (Moritz). — **De la formation des espèces par la ségrégation**, traduit de l'allemand. 1 vol. in-18...... 1 fr. 50

MINÉRALOGIE ET PALÉONTOLOGIE

JAGNAUX (R.), membre de la Société minéralogique de France et de la Société des ingénieurs. — **Traité de minéralogie appliquée** aux arts, à l'industrie, au commerce et à l'agriculture, comprenant les principes de cette science, la description des minéraux, des roches utiles et celle de procédés industriels et métallurgiques auxquels ils donnent naissance, à l'usage des candidats à la licence, des ingénieurs, des chimistes, des métallurgistes, des industriels, etc. etc. 1 très fort volume gr. in-8 de 900 pages, avec 468 figures dans le texte........................ 20 fr.

PORTES (L.), pharmacien en chef de l'hôpital Saint-Louis. — **Manuel de minéralogie**. 1 vol. in-18 jésus, cartonné diamant, de 366 pages, avec 66 figures intercalées dans le texte...... 5 fr.

ZITTEL (Karl), professeur à l'Université de Munich, et SCHIMPER (Ch.), professeur a l'université de Strasbourg. — **Traité de paléontologie**, traduit de l'allemand par Ch. Barrois, maître de conférences à la Faculté des sciences de Lille. 4 vol. grand in-8 de 800 à 900 pages chacun, avec 1,800 figures dans le texte.

Le tome I. — *Paléozoologie* (1re partie). 1 vol. in-8 de 770 pages, avec 563 figures dans le texte........................ 37 fr. 50

Le tome II. — *Paléozoologie* (2e partie). Comprenant les Mollusques et les Articulés, 900 pages, avec 1,109 fig. dans le texte..... 45 fr.

Le tome IV. — *Paléobotanique*. Comprenant les Thallophytes, les Briophytes, les Ptéridophytes, les Gymnaspermes et les angiospermes. 1 vol. in-8 de 900 pages, avec 432 fig. dans le texte. 47 fr. 50

Le tome III. — *Paléozoologie* (fin), sous presse, pour paraître en 1892.

CHIMIE, ÉLECTRICITÉ, ART DE L'INGÉNIEUR, TECHNOLOGIE COMMERCIALE, MAGNÉTISME ET PHOTOGRAPHIE

ADRIAN, pharmacien de 1re classe. — **Étude sur les extraits pharmaceutiques**, comprenant la description des divers procédés et appareils ayant servi à l'extraction des principes actifs des végétaux et à leur concentration. 1 vol. in-8 de 400 pages, avec 107 figures.............................. 9 fr.

BARDET (G.). — **Traité élémentaire et pratique d'électricité médicale** avec une préface de M. le professeur C.-M. GARIEL. 1 beau vol. in-8 de 640 pages, avec 250 fig dans le texte. 10 fr.

BARETY (A.), ancien interne des hôpitaux de Paris. — **Le magnétisme animal**, étudié sous le nom de force neurique rayonnante et circulante, dans ses propriétés physiques, physiologiques et thérapeutiques. 1 vol gr. in-8 de 640 pages, avec 82 fig.... 14 fr.

BERNHEIM, professeur à la Faculté de médecine de Nancy. — **De la suggestion et de ses applications à la thérapeutique.** 2e édition. 1 vol. in-18 de 600 pages, avec fig. dans le texte.
Broché.. 6 fr.
Cartonné diamant.................................... 7 fr.

BERNHEIM (H.). — **Hypnotisme, suggestion, psychothérapie.** 1 vol. in-8 de 500 pages.............................. 9 fr.

BOUDET DE PARIS, ancien interne des hôpitaux de Paris. — **Électricité médicale**. Études électrophysiologiques et cliniques. 1 vol. gr. in-8 de 800 p., avec de nombreuses fig. dans le texte Cet ouvrage paraîtra en trois fascicules. Les 1er et 2e fascicules sont en vente, ils forment 500 pages, avec 140 fig............. 9 fr.

Le 3e fascicule paraîtra en 1892.

BURCKER (E.), Dr ès sciences physiques, pharmacien principal de l'Armée. — **Traité des falsifications et altérations des substances alimentaires et des boissons**. 1 vol. in-8 de 500 pages, avec 61 figures dans le texte................ 10 fr.

CHASSAING (E.). — **Étude pratique de la pepsine**. 1 vol. in-12 de 170 pages, cartonné............................. 3 fr.

CHASTAING (P.), prof. agrégé à l'École sup. de pharmacie de Paris, et E. BARILLOT. — **Chimie organique**. Essai analytique sur la détermination des fonctions. 1 vol. in-18 de 290 pages...... 4 fr.

DUBOIS (E.), professeur à l'École professionnelle de Reims. — **Les produits naturels commerçables** : *Produits animaux*. 1 vol in-12 de 360 pages.................................. 4 fr.

DUBOIS (E.), professeur à l'École professionnelle de Reims. — **Les produits naturels commerçables** : *Produits végétaux alimentaires*. 1 vol. in-12 de 400 pages.................. 4 fr.

DURAND-CLAYE, ingénieur en chef des ponts et chaussées. — **Hydraulique agricole et génie rural**. Leçons professées à l'École des ponts et chaussées et rédigées par M. Félix LAUNAY, ingénieur des ponts et chaussées. 2 vol. grand in-8, formant 1,200 pages, avec 753 figures dans le texte................. 30 fr.

DUTER (E.), agrégé de l'Université, docteur ès sciences physiques, professeur de physique au lycée Louis-le-Grand. — **Cours d'électricité** rédigé conformément aux nouveaux progr. 1 vol. in-18, cartonné toile, de 238 pages, avec 200 figures dans le texte, 3 fr. 50

EGASSE (E.) — **Manuel de photographie** au gélatino-bromure d'argent. 1 vol. in-18, cartonné toile.................... 3 fr.

FONTAN (J.), professeur à l'Ecole de Toulon, et Ch. SEGARD, chef de clinique à la même école. — **Elément de médecine suggestive.** *Hypnotisme et suggestion*, 1 vol. in-18 de 320 pages. 4 fr.

GARIEL (C.-M.), professeur à la Faculté de médecine de Paris, membre de l'Académie de médecine, ingénieur en chef des ponts et chaussées. — **Traité pratique d'électricité**, comprenant les applications aux *Sciences* et à *l'Industrie*, et notamment à la *Télégraphie*, à *l'Eclairage électrique*, à la *Galvanoplastie*, à la *Physiologie*, à la *Médecine*, à la *Météorologie*, etc. etc. 2 beaux vol. gr. in-8, formant 1,000 pages, avec 600 figures dans le texte. Ouvrage complet.................................. 24 fr.

GIBIER (Dr P.). — **Le Spiritisme** (Fakirisme occidental), 2e édition, 1 vol. in-18 de 400 pages, avec figures.............. 4 fr.

GRAHAM (professeur). — **La chimie de la panification**, traduit de l'anglais. 1 vol. in-18.................................. 2 fr.

HETET, pharmacien en chef de la marine, professeur de chimie à l'Ecole de médecine navale de Brest. — **Manuel de chimie organique** avec ses applications à la médecine, à l'hygiène et à la toxicologie. 1 vol. in-8 de 880 p., avec 50 figures dans le texte.

Broché.................................... 8 fr.
Cartonné.................................. 9 fr.

HUGUET (P.), ancien interne, lauréat des hôpitaux de Paris, professeur de chimie à l'Ecole de médecine et de pharmacie de Clermont-Ferrand, pharmacien en chef des hospices. — **Traité de Pharmacie théorique et pratique.** 1 vol. in-8, cartonné, de 1,230 pages, avec 430 figures dans le texte.............. 18 fr.

JAGNAUX (R.), professeur de chimie à l'Association philotechnique, membre de la Société Minéralogique de France et de la Société des ingénieurs civils, etc. — **Traité de chimie générale analytique et appliquée.** 4 vol. gr. in-8, formant 2,200 pages, avec 800 figures dans le texte, et 2 planches en couleur hors texte. 48 fr.

JAGNAUX (R.). — **Traité pratique d'analyses chimiques et d'essais industriels**, méthodes nouvelles pour le dosage des substances minérales, minerais, métaux, alliages et produits d'art, à l'usage des ingénieurs, des chimistes, des métallurgistes, etc. 1 vol. in-18 de 500 pages, avec figures.................... 6 fr.

LIEBAULT (A.). — **Le sommeil provoqué et les états analogues.** 1 vol. in-18 de 340 pages.......................... 4 fr.

LIEBAULT (A.). — **Thérapeutique suggestive**, son mécanisme propriétés diverses du sommeil provoqué et des états analogues. 1 vol. in-18 de 320 pages............................ 4 fr.

LIEGEOIS (J.), professeur à la Faculté de Droit de Nancy. — **De la Suggestion et du Somnambulisme** dans leurs rapports avec la jurisprudence et la médecine légale. 1 beau vol. in-12 de 760 p. . . . . 7 fr. 50

MATHET (L.). — **Etude théorique et pratique sur les procédés iso-chromatiques ou ortho-chromatiques.** 1 vol. in-18 de 40 pages, avec 3 planches hors texte. . . . . 2 fr. 50

MERGIER (G.-E.), préparateur de physique médicale à la Faculté de médecine de Paris. — **Technique instrumentale** concernant les sciences médicales. Revue des méthodes et instruments usités en chirurgie, micrographie, physiologie, hygiène, etc. 1 vol. gr. in-8 de 400 pages, avec 470 figures. . . . . 8 fr.

MONANGE, préparateur à la Faculté de médecine de Paris. — **Les drogues chimiques**, d'après le droguier de la Faculté. 1 vol. in-18 de 280 pages. . . . . 3 fr.

OCHOROWICZ (J.), ancien professeur agrégé à l'Université de Lemberg. — **La suggestion mentale.** 2e édition, 1 vol. in-18 jésus de 500 pages. . . . . 5 fr.

PATEIN, pharmacien en chef de Lariboisière, docteur ès sciences. — **Manuel de Physique médicale et pharmaceutique.** 1 fort vol. in-18 de 800 pages, avec 400 figures, broché. . . . 7 fr.
Cartonné diamant. . . . . 8 fr.

ROSSIGNOL (A.), professeur de photographie. — **Manuel pratique de photographie.** 2 vol. in-18, d'environ 300 pages, avec de nombreuses figures dans le texte et 3 planches photographiées hors texte. . . . . 8 fr.

SINIGAGLIA (F.), ingénieur. — **Traité des machines à vapeur,** d'après les études théoriques et pratiques les plus récentes. Ouvrage destiné aux constructeurs et à l'enseignement technique. Traduit de l'italien, par E. de Billy, élève ingénieur au corps de mines, avec une préface de H. Léauté, membre de l'Institut. 1 vol. gr. in-8 de 300 pages, avec 64 figures. . . . . 8 fr.

SKEPTO. — **L'Hypnotisme et les Religions.** La fin du merveilleux. 2e édition, 1 vol. in-18 de 300 pages. . . . . 2 fr.

TROUVÉ (G.). — **Manuel théorique, instrumental et pratique d'Electrologie médicale** 1 vol. in-18 jésus, cartonné diamant de 450 pages, avec 135 figures dans le texte.

(Sous presse pour paraître en juillet 1892.)

VILLIERS (A.), professeur à l'Ecole supérieure de pharmacie de Paris. — **Tableaux d'analyse qualitative des sels par la voie humide.** 1 vol. gr. in-8 de 100 pages, cartonné. . . . 4 fr.

VILLIERS (A.). — **Précis d'analyse quantitative.** 1 vol. gr. in-8 de 400 pages, avec figures, cartonné. . . . . 10 fr.

(Sous presse pour paraître en juillet 1892.)

Tours, Imprimerie Deslis Frères.

www.ingramcontent.com/pod-product-compliance
Ingram Content Group UK Ltd.
Pitfield, Milton Keynes, MK11 3LW, UK
UKHW021104220726
13924UKWH00005B/2234

9 782019 94335